# Tratado de Neurocirurgia Pediátrica

Thieme Revinter

## Marcos Devanir Silva da Costa

Professor Afiliado do Departamento de Neurologia e Neurocirurgia da
Universidade Federal de São Paulo (Unifesp)
Orientador do Programa de Pós-Graduação em Neurologia e Neurociência da Unifesp
Neurocirurgião Pediátrico do Instituto de Oncologia Pediátrica (IOP-GRAACC-Unifesp)
Pesquisador do Instituto Nacional de Ciência e Tecnologia em Biologia do
Câncer Infantil e Oncologia Pediátrica (INCT BioOncoPed, Brasil)
Neurocirurgião do Serviço de Neurocirurgia Perinatal do Hospital e Maternidade
Santa Joana-Pró Matre Paulista
Atual Membro da Comissão Científica da Sociedade Brasileira de
Neurocirurgia Pediátrica (SBNPed)

## Eduardo Jucá

Neurocirurgião pelo Hospital das Clínicas de Ribeirão Preto (USP)
Doutor pela Universidade de São Paulo (USP)
*Fellow* em Neurocirurgia no Hospital Necker (Paris-França) e AFSA pela
Universidade Paris Decartes
Chefe de Serviço de Neurocirurgia Pediátrica no Hospital Infantil Albert Sabin e no
Núcleo de Neurocirurgia Pediátrica de Fortaleza (NECPED)
Professor de Neurociências na Universidade de Fortaleza e Orientador no Mestrado em
Tecnologia Minimamente Invasiva na Saúde (Unichristus)
Atual Presidente da Sociedade Brasileira de Neurocirurgia Pediátrica (SBNPed)

## Sergio Cavalheiro

Professor Titular de Neurocirurgia do Departamento de Neurologia e Neurocirurgia da
Universidade Federal de São Paulo (Unifesp)
Chefe do Serviço de Neurocirurgia do Instituto de Oncologia Pediátrica
(IOP-GRAACC-Unifesp)
Chefe do Serviço de Neurocirurgia Perinatal do Hospital e Maternidade
Santa Joana-Pró Matre Paulista

# Tratado de Neurocirurgia Pediátrica

Marcos Devanir Silva da Costa
Eduardo Jucá
Sergio Cavalheiro

Thieme
Rio de Janeiro • Stuttgart • New York • Delhi

**Dados Internacionais de Catalogação na Publicação (CIP)**
**(eDOC BRASIL, Belo Horizonte/MG)**

T776
  Tratado de neurocirurgia pediátrica / Marcos Devanir Silva da Costa, Eduardo Jucá, Sergio Cavalheiro. – Rio de Janeiro, RJ: Thieme Revinter, 2025.

  23 x 31,4 cm
  Inclui bibliografia.
  ISBN    978-65-5572-338-0
  eISBN  978-65-5572-339-7

  1. Neurocirurgia. 2. Sistema nervoso – Cirurgia. 3. Crianças – Doenças – Tratamento. I. Costa, Marcos Devanir Silva da. II. Jucá, Eduardo. III. Cavalheiro, Sergio.

CDD 617.48

**Elaborado por Maurício Amormino Júnior – CRB6/2422**

**Contato com o autor:**
Marcos Devanir Silva da Costa
marcoscostaneuro@gmail.com

**Nota:** O conhecimento médico está em constante evolução. À medida que a pesquisa e a experiência clínica ampliam o nosso saber, pode ser necessário alterar os métodos de tratamento e medicação. Os autores e editores deste material consultaram fontes tidas como confiáveis, a fim de fornecer informações completas e de acordo com os padrões aceitos no momento da publicação. No entanto, em vista da possibilidade de erro humano por parte dos autores, dos editores ou da casa editorial que traz à luz este trabalho, ou ainda de alterações no conhecimento médico, nem os autores, nem os editores, nem a casa editorial, nem qualquer outra parte que se tenha envolvido na elaboração deste material garantem que as informações aqui contidas sejam totalmente precisas ou completas; tampouco se responsabilizam por quaisquer erros ou omissões ou pelos resultados obtidos em consequência do uso de tais informações. É aconselhável que os leitores confirmem em outras fontes as informações aqui contidas. Sugere-se, por exemplo, que verifiquem a bula de cada medicamento que pretendam administrar, a fim de certificar-se de que as informações contidas nesta publicação são precisas e de que não houve mudanças na dose recomendada ou nas contraindicações. Esta recomendação é especialmente importante no caso de medicamentos novos ou pouco utilizados. Alguns dos nomes de produtos, patentes e design a que nos referimos neste livro são, na verdade, marcas registradas ou nomes protegidos pela legislação referente à propriedade intelectual, ainda que nem sempre o texto faça menção específica a esse fato. Portanto, a ocorrência de um nome sem a designação de sua propriedade não deve ser interpretada como uma indicação, por parte da editora, de que ele se encontra em domínio público.

© 2025 Thieme. All rights reserved.

Thieme Revinter Publicações Ltda.
Rua do Matoso, 170
Rio de Janeiro, RJ
CEP 20270-135, Brasil
http://Thieme.com.br

Thieme USA
http://www.thieme.com

Design de Capa: © Thieme

Impresso no Brasil por Forma Certa Gráfica Digital Ltda.
5 4 3 2 1
ISBN 978-65-5572-338-0

Também disponível como eBook:
eISBN 978-65-5572-339-7

Todos os direitos reservados. Nenhuma parte desta publicação poderá ser reproduzida ou transmitida por nenhum meio, impresso, eletrônico ou mecânico, incluindo fotocópia, gravação ou qualquer outro tipo de sistema de armazenamento e transmissão de informação, sem prévia autorização por escrito.

# DEDICATÓRIA

Dedico esta obra a todas as famílias e pacientes que estão presentes nas páginas e na alma deste livro, por confiarem suas vidas e a dos seus filhos e filhas a nós neurocirurgiões pediátricos, para que tenhamos a oportunidade de fazer o melhor por meio da nossa atuação humana e profissional.

*Marcos Devanir Silva da Costa*

Para cada paciente e para cada família que têm me ensinado a ser médico, e para cada estudante que tem me ensinado a ser professor.

*Eduardo Jucá*

Dedico este livro à minha querida esposa Iandra Márcia e às minhas filhas maravilhosas Victória e Daniela.

*Sergio Cavalheiro*

# AGRADECIMENTOS

A Deus pela vida;

A minha esposa, Vanessa, e meus filhos, Augusto, Julia e Vitor, por serem meu apoio diário e minha alegria;

Aos meus pais, Devanir (*in memoriam*) e Eponina, e toda minha família que sempre me apoiaram e incentivaram ir além;

Aos meus mestres e mentores pela dedicação e comprometimento na transmissão do conhecimento;

Aos meus alunos, residentes e *fellows* que nos estimulam a quebrar as barreiras atuais do conhecimento.

Ao Dr. Eduardo Jucá e ao Prof. Dr. Sergio Cavalheiro cuja parceria tornou possível a concretização dessa obra;

Aos neurocirurgiões que ajudaram a construir essa obra e a todos que usarão esse livro como fonte de conhecimento.

*Marcos Devanir Silva da Costa*

A Deus, pelo sopro, pela inspiração diária e pela bênção de cuidar da matéria mais nobre do Universo, o sistema nervoso das crianças.

A Adelmir e Ana, pelo papel dedicado e simultâneo de orientadores e banca nessa tese tão complexa que é a vida.

A Renata, Gabriel e Ana Maria, por razões que as palavras não alcançam.

Ao Professor Hélio Rubens Machado, pela condução zelosa de um estudante de Medicina a Neurocirurgião Pediátrico. Ao Mestre, com carinho.

A Sérgio Cavalheiro e Marcos Devanir pela parceria nesta obra.

A cada colega que contribuiu com seu tempo e conhecimento para a elaboração deste Tratado.

E à Sociedade Brasileira de Neurocirurgia Pediátrica, por ser escola e família, por nos fazer mais fortes em nossas missões.

*Eduardo Jucá*

Aos dedicados autores deste tratado, em especial aos editores Marcos Devanir Silva da Costa e Eduardo Jucá, cuja motivação foi um guia essencial nesta jornada, meu sincero agradecimento.

Aos meus mestres, representados pelo Prof. Dr. Fernando Menezes Braga, que me mostraram os caminhos da Neurocirurgia, e ao Prof. Dr. Maurice Choux, cuja orientação foi um farol na minha formação em Neurocirurgia Pediátrica, expresso minha eterna gratidão.

À Escola Paulista de Medicina, onde tenho o privilégio de dedicar os últimos 43 anos ao estudo, ensino e pesquisa da Neurocirurgia Pediátrica, incluindo duas décadas como Professor Titular da Disciplina de Neurocirurgia, deixo meu mais profundo apreço.

Ao G5 – grupo formado por mim e pelos estimados colegas Prof. Dr. Hélio Rubens Machado, Dr. Francisco Salomão, Dr. Benício Oton de Lima e Dr. Hamilton Matushita, que juntos tornamos realidade a criação da Sociedade Brasileira de Neurocirurgia Pediátrica – agradeço a parceria compartilhada em prol de nossa especialidade.

Aos meus pacientes, que me inspiram diariamente a buscar novas e melhores soluções para suas enfermidades, dedico uma parte essencial desta obra.

E, por fim, aos meus alunos, o maior motivo da existência e concretização deste tratado, reitero meu profundo agradecimento.

*Sergio Cavalheiro*

# PREFÁCIO

A Neurocirurgia Pediátrica é um campo em constante evolução, que exige conhecimento profundo, habilidades precisas e uma sensibilidade única para lidar com a complexidade e a delicadeza ao cuidar de cérebros em desenvolvimento.

Neste Tratado, contamos com o conhecimento de profissionais que se dedicam a essa especialidade para reunir desde os fundamentos anatômicos e fisiológicos até os avanços mais recentes em técnicas cirúrgicas, diagnósticos e abordagens terapêuticas. Com muito carinho e satisfação, entregamos a obra à comunidade médica acadêmica, fruto do esforço colaborativo de diversos renomados autores, especialistas que, ao longo de 44 capítulos, dedicaram seus esforços para proporcionar uma fonte abrangente e atualizada de informações.

Nosso objetivo com este trabalho é fornecer um guia que oriente não apenas a prática clínica, mas também inspire o pensamento crítico, questionamentos, reflexões e novos caminhos para a pesquisa.

Aos leitores, esperamos que o Tratado de Neurocirurgia Pediátrica da Sociedade Brasileira de Neurocirurgia Pediátrica (SBNPed) seja uma fonte de inspiração, aprendizado e referência, contribuindo para a excelência no cuidado neurocirúrgico de nossos pequenos pacientes.

*Marcos Devanir Silva da Costa*
*Eduardo Jucá*
*Sergio Cavalheiro*

# COLABORADORES

**ADELINA FEITOSA**
Médica pela Universidade Federal do Ceará (UFC)
Pediatra e Neuropediatra pela Santa Casa de Misericórdia de São Paulo
Neurologista do Núcleo de Tratamento e Estimulação
Precoce (NUTEP) da UFC
Atuação em Transtorno do Neurodesenvolvimento

**ALEXANDRE VARELLA GIANNETTI**
Titular das Sociedades Brasileiras de Neurocirurgia (SBN) e Neurocirurgia Pediátrica (SBNPed)
Professor de Neurocirurgia da Faculdade de Medicina da Universidade Federal de Minas Gerais (UFMG)
Mestre pela Universidade Federal de São Paulo (Unifesp)
Doutor pela UFMG
Pós-Doutor pela Columbia University e Weill Cornell (EUA)

**ALINE BRUNO FIGUEIREDO NICOLAU**
Médica Otorrinolaringologista pela Escola Paulista de Medicina da Universidade Federal de São Paulo (EPM-Unifesp)
*Fellowship* em Rinologia e Base de Crânio pela EPM-Unifesp
Médica Colaboradora do Setor de Rinologia e Base de Crânio da EPM-Unifesp

**AMANDA DE OLIVEIRA LÓPEZ**
Neurocirurgiã do Centro de Neurocirurgia Pediátrica do Real Hospital Português, do Hospital Esperança Olinda e do Hospital Geral Materno-Infantil, PE

**AMPARO SAENZ**
MD, FRCS (Eng.)
*Fellow* em Neurocirurgia Pediátrica no Departamento de Neurocirurgia Pediátrica Great Ormond Street Hospital for Children NHS Trust Londres WC1N3JH – United Kingdom

**ANA CAROLINA OTTAIANO**
Neurorradiologista do Hospital do Coração e da Teleimagem
Título de Especialista em Radiologia e Diagnóstico por Imagem pelo Colégio Brasileiro de Radiologia (CBR)
Membro Titular do CBR

**ANDREA MARIA CAPPELLANO**
Neuro-Oncologista Pediátrica do Instituto de Oncologia Pediátrica (IOP-GRAACC-Unifesp)

**ANTÔNIO BELLAS**
Chefe do Serviço de Neurocirurgia Pediátrica do Instituto Nacional de Saúde da Mulher, da Criança e do Adolescente Fernandes Figueira – Fundação Oswaldo Cruz
Doutor em Ciências da Saúde pelo Instituto Nacional de Saúde da Mulher, da Criança e do Adolescente Fernandes Figueira – Fundação Oswaldo Cruz
Membro da Sociedade Brasileira de Neurocirurgia Pediátrica (SBNPed)

**ARTUR HENRIQUE GALVÃO BRUNO DA CUNHA**
Neurocirurgião Preceptor da Residência Médica em Neurocirurgia do Serviço de Neurocirurgia do Hospital da Restauração
Mestre pela Universidade Federal de Pernambuco (UFPE)
Clinical Research Havard University
Member of Editorial Board of Child´s Nervous System

**BÁRBARA ALBUQUERQUE MORAIS**
Neurocirurgiã Pediátrica pela Universidade de São Paulo (USP)
Professora Voluntária do serviço de Neurocirurgia Pediátrica do HC-FM-UFG
Médica Neurocirurgiã Pediátrica do Hospital Israelita Albert Einstein de Goiânia, do Hospital da Criança de Goiânia, e da Equipe NEURIN
Membro Titular da Sociedade Brasileira de Neurocirurgia (SBN) e da Sociedade Brasileira de Neurocirurgia Pediátrica (SBNPed)

**BENICIO OTON DE LIMA**
Doutor pela Universidade de Brasília (UnB)
Coordenador de Neurocirurgia do Hospital da Criança de Brasília

**CARLOS OTTO HEISE**
Grupo de Cirurgia de Nervos Periféricos da Divisão de Neurocirurgia do Departamento de Neurologia do Hospital das Clínicas da Faculdade de Medicina da Universidade de São Paulo (FMUSP)
Setor de Neurofisiologia Clínica do Departamento de Neurologia do Hospital das Clínicas da FMUSP

**CAROLINA SOARES TORRES**
Médica e Pesquisadora do Departamento de Neurologia e Neurocirurgia da Universidade Federal de São Paulo (Unifesp)

**CILMÁRIA LEITE FRANCO**
Médica Neurocirurgiã Pediátrica do Hospital Israelita Albert Einstein de Goiânia, do Hospital da Criança de Goiânia, e da Equipe Neurin
Membro Titular da Sociedade Brasileira de Neurocirurgia (SBN) e da Sociedade Brasileira de Neurocirurgia Pediátrica (SBNPed)

**CYNARA MARTINS VASCONCELOS**
Neurocirurgiã da Rede Sarah de Hospitais de Reabilitação
*Fellow* em Neurocirurgia Pediátrica no Hospital Infantil Pequeno Príncipe
Membro da Sociedade Brasileira de Neurocirurgia (SBN)
Membro da Sociedade Brasileira de Neurocirurgia Pediátrica (SBNPed)

**CYNTHIA SOUZA MARTINS ROCHA**
Cirurgiã Plástica
Cirurgiã Craniofacial
Doutorado em Medicina pela Universidade de São Paulo (USP)

**DANIEL DANTE CARDEAL**
Médico-Assistente do Grupo de Neurocirurgia Pediátrica do Hospital das Clínicas da Faculdade de Medicina da Universidade de São Paulo (FMUSP)
Médico-Assistente do Grupo de Emergências Neurocirúrgicas do Hospital das Clínicas da FMUSP

**DOMINIC NP THOMPSON**
MBBS Bsc FRCS (SN)
Consultor em Neurocirurgia Pediátrica do Departamento de Neurocirurgia Pediátrica Great Ormond Street Hospital for Children NHS Trust Londres WC1N3JH

**EDUARDO JUCÁ**
Neurocirurgião pelo Hospital das Clínicas de Ribeirão Preto (USP)
Doutor pela USP
*Fellow* em Neurocirurgia no Hospital Necker (Paris-França) e AFSA pela Universidade Paris Decartes
Chefe de Serviço de Neurocirurgia Pediátrica no Hospital Infantil Albert Sabin e no Núcleo de Neurocirurgia Pediátrica de Fortaleza (NECPED)
Professor de Neurociências na Universidade de Fortaleza e Orientador no Mestrado em Tecnologia Minimamente Invasiva na Saúde (Unichristus)
Atual Presidente da Sociedade Brasileira de Neurocirurgia Pediátrica (SBNPed)

## COLABORADORES

**EMILIO J. PELLERITI**
Neurocirurgião Infantil
Chefe da Unidade Craniofacial, Hospital Pediátrico Humberto Notti, Mendoza, Argentina
Faculty ASOLANPED
Faculty ISPN

**EMMANUEL DE OLIVEIRA SAMPAIO VASCONCELOS E SÁ**
Residência Médica em Neurocirurgia no Hospital das Clínicas da Universidade Federal de Minas Gerais (UFMG)
Especialização em Neurocirurgia Pediátrica na Escola Paulista de Medicina da Universidade Federal de São Paulo (EPM-Unifesp)

**ENRICO GHIZONI**
Professor Livre-Docente de Neurocirurgia da Universidade Estadual de Campinas (Unicamp)
Neurocirurgião do Hospital Crânio eFace Sobrapar
Neurocirurgião do Hospital de Câncer Infantil Boldrini

**ERIKA CABERNITE MARCHETTI**
*Fellowship* em Rinologia e Base de Crânio pela Escola Paulista de Medicina da Universidade Federal de São Paulo (EPM-Unifesp)
Doutora em Ciências pela EPM-Unifesp
Médica Colaboradora do Setor de Rinologia e Base de Crânio da EPM-Unifesp

**FÁBIO ROGÉRIO**
Departamento de Patologia
Faculdade de Ciências Médicas
Universidade Estadual de Campinas (Unicamp)

**FELIPE OSTERMANN MAGALHÃES**
Residente de Neurocirurgia da Escola Paulista de Medicina da Universidade Federal de São Paulo (EPM-Unifesp)

**FERES CHADDAD-NETO**
Professor Associado Livre-Docente da Disciplina de Neurocirurgia Vascular da Universidade Federal de São Paulo (Unifesp)
Chefe do Setor de Neurocirurgia Vascular do Hospital São Paulo
Chefe do Setor de Neurocirurgia Vascular do Hospital Beneficência Portuguesa de São Paulo
Coordenador do Laboratório de Anatomia Microneurocirúrgica da Unifesp

**FERNANDO SEIJI SUZUKI**
Neurocirurgião e Neurocirurgião Pediátrico pela Universidade Federal de São Paulo (Unifesp)
Neurocirurgião Pediátrico do Instituto de Oncologia Pediátrica (IOP-GRAACC-Unifesp)

**FRANCINE H. DE OLIVEIRA**
Neuropatologista
Professora Assistente de Patologia do Hospital de Clínicas de Porto Alegre (HCPA) e da Faculdade de Medicina da Universidade Federal do Rio Grande do Sul (UFRGS), Porto Alegre

**FRANZ JOOJI ONISHI**
Neurocirurgião do Departamento de Neurologia e Neurocirurgia da Universidade Federal de São Paulo (Unifesp)
Chefe do Setor de Doenças da Coluna Vertebral, Disciplina de Neurocirurgia da Unifesp

**GABRIELE MARIA BARROS PIMENTEL TENÓRIO**
Médica-Residente em Neurocirurgia no Hospital da Restauração em Recife

**GUILHERME AUGUSTO SOUSA BATISTA**
Residente de Neurocirurgia do Hospital Felício Rocho e Hospital João XXIII

**GUILHERME VELOSO GOMES**
Residente de Neurocirurgia do Hospital Felício Rocho e Hospital João XXIII

**GUSTAVO NERY DA COSTA AZEVEDO**
Residência em Neurocirurgia no Hospital Getúlio Vargas, Recife
Neurocirurgião no Hospital da Restauração, Recife
*Fellow* em Neurocirurgia Pediátrica no Hospital da Restauração, Recife

**HÉLIO RUBENS MACHADO**
Professor Titular
Divisão de Neurocirurgia Pediátrica da Faculdade de Medicina de Ribeirão Preto (FMRP) da Universidade de São Paulo (USP)

**ISABELLA PARIZOTTO PAULA**
Especialista em Plástica Ocular pela Universidade Estadual de Campinas (Unicamp) e Instituto Penido Burnier
Oftalmologista da Equipe de Cirurgia Craniofacial do Hospital de Reabilitação de Anomalias Craniofaciais da Universidade de São Paulo (USP)
Mestre em Anomalias Craniofaciais pelo Hospital de Reabilitação de Anomalias Craniofaciais da USP

**ISAQUE HYUNG TONG KIM**
Neurocirurgião do Departamento de Neurologia e Neurocirurgia da Universidade Federal de São Paulo (Unifesp)

**ISRAEL BUZATTI QUEIROZ**
Neurocirurgião pela Santa Casa de Belo Horizonte
Membro da Sociedade Brasileira de Neurocirurgia (SBN)
Neurocirurgião da Rede Sarah de Hospitais de Reabilitação

**JANSEN VASCONCELOS**
Médico pela Universidade Federal do Ceará (UFC)
Ortopedista pelo Instituto Nacional de Ortopedia e Traumatologia (INTO/RJ)
Ortopedista Pediátrico pelo INTO/RJ

**JAVIER GONZALEZ RAMOS**
*Jefe* de Clínica de Neurocirugía del Hospital de Pediatría Juan P. Garrahan, Buenos Aires, Argentina
Presidente de la Asociación Latinoamericana de Neurocirugía Pediátrica (ASOLANPED)

**JÉSSICA BENIGNO DOS SANTOS**
Oncologista Pediátrica no Instituto de Oncologia Pediátrica (IOP-GRAACC-Unifesp)
Pediatra no Hospital Israelita Albert Einstein (HIAE)

**JÉSSICA BENIGNO RODRIGUES**
Neuro-Oncologista Pediátrica do IOP-GRAACC-Unifesp

**JOÃO GABRIEL RIBEIRO GOMES**
Neurocirurgião do Centro de Neurocirurgia Pediátrica do Real Hospital Português, do Hospital Esperança Olinda (PE)

**JOÃO PEDRO LEITE**
Neurocirurgião do Hospital de Clínicas da Universidade Estadual de Campinas (Unicamp)
*Fellow* em Cirurgia para Epilepsia da Unicamp
Preceptor de Residentes da Unicamp

**JORGE WLADIMIR JUNQUEIRA BIZZI**
Neurocirurgião Pediátrico
Membro Titular da Sociedade Brasileira de Neurocirurgia (SBN)
Professor Adjunto de Neurocirurgia, Departamento de Cirurgia, Hospital de Clínicas de Porto Alegre (HCPA) e da Faculdade de Medicina da Universidade Federal do Rio Grande do Sul (UFRGS), Porto Alegre
Chefe do Serviço de Neurocirurgia Pediátrica do Hospital da Criança Santo Antônio do Complexo Hospitalar Santa Casa de Porto Alegre
Coordenador da Unidade de Neurocirurgia Pediátrica do Serviço de Neurologia e Neurocirurgia, Hospital Moinhos de Vento de Porto Alegre
*Clinical Fellow*, Neurocirurgia Pediátrica, Children's Medical Center, Universidade do Texas, Dallas, USA
Presidente da Sociedade Brasileira de Neurocirurgia Pediátrica (SBNPed) (2017-2019)

**JOSÉ ALOYSIO DA COSTA VAL**
Mestre e Doutor pela Universidade Federal de Minas Gerais (UFMG)
Coordenador do Serviço de Neurocirurgia Pediátrica do Vila da Serra – Oncoclínicas

**JOSE FRANCISCO MANGANELLI SALOMÃO**
*Former Chief* - Serviço de Neurocirurgia Pediátrica do Instituto Nacional de Saúde da Mulher, da Criança e do Adolescente Fernandes Figueira – Fundação Oswaldo Cruz
Doutor em Ciências da Saúde pela Universidade Federal de São Paulo (Unifesp)
Membro da Sociedade Brasileira de Neurocirurgia Pediátrica (SBNPed)
Ex-Presidente da Sociedade Internacional de Neurocirurgia Pediátrica (ISPN)

**JOSÉ RENAN MIRANDA CAVALCANTE FILHO**
*Fellow* de Neurocirurgia Funcional e Epilepsia da Escola Paulista de Medicina da Universidade Federal de São Paulo (EPM-Unifesp)

**JUAN LEONARDO SERRATO-AVILA**
Departamento de Neurocirurgia, Hospital General Dr. Agustín O'Horan, Merida, Yucatán, México

**LEOPOLDO MANDIC FURTADO**
Mestre pela UFMU
Doutorando pela Universidade Federal de Minas Gerais (UFMG)
Neurocirurgião Pediátrico, Vila da Serra/Oncoclínicas

**LILLIAN GONÇALVES CAMPOS**
Especialista em Radiologia e Diagnóstico por Imagem pelo Colégio Brasileiro de Radiologia (CBR)
Especialista em Neurorradiologia Diagnóstica pelo CBR
Mestra em Ciências Médicas pela Universidade Federal do Rio Grande do Sul (UFRGS)
Radiologista do Hospital de Clínicas de Porto Alegre (HCPA)

**LORENA FAVARO PAVON**
Pesquisadora do Laboratório de Neurocirurgia Translacional
Departamento de Neurologia e Neurocirurgia da Universidade Federal de São Paulo (Unifesp)
Membro do Instituto Nacional de Ciência e Tecnologia em Biologia do Câncer Infantil e Oncologia Pediátrica (INCT BioOncoPed)

**LUCIANO BRANDÃO MACHADO**
Título Superior em Anestesiologia pela Sociedade Brasileira de Anestesiologia (SBA)
Doutor em Ciências Médicas pela Faculdade de Medicina da Universidade de São Paulo (FMUSP)
Preceptor da Residência de Anestesiologia do Hospital de Reabilitação de Anomalias Craniofaciais da USP

**LUIS ÁNGEL CANACHE JIMÉNEZ**
Médico Neurocirurgião
Especialista em Neurocirurgia Vascular pela Universidade Federal de São Paulo (Unifesp)

**MARCELO POUSA**
Neurocirurgião Pediátrico do Hospital Municipal Jesus – Secretaria Municipal de Saúde do Rio de Janeiro
Mestre em Ciências da Saúde pelo Instituto Nacional de Saúde da Mulher, da Criança e do Adolescente Fernandes Figueira – Fundação Oswaldo Cruz
Membro da Sociedade Brasileira de Neurocirurgia Pediátrica (SBNPed)

**MARCELO VOLPON SANTOS**
Professor Livre-Docente da Divisão de Neurocirurgia Pediátrica da Faculdade de Medicina de Ribeirão Preto (FMRP) da Universidade de São Paulo (USP)

**MÁRCIA CRISTINA DA SILVA**
Membro Titular da Sociedade Brasileira de Neurocirurgia e Membro Fundador da Sociedade Brasileira de Neurocirurgia Pediátrica
*Clinical Fellowship* em Neurocirurgia Pediátrica, Hospital for Sick Children, Toronto, Canadá
Master of Science, University of Toronto

**MARCOS DEVANIR SILVA DA COSTA**
Professor Afiliado do Departamento de Neurologia e Neurocirurgia da Universidade Federal de São Paulo (Unifesp)
Orientador do Programa de Pós-Graduação em Neurologia e Neurociência da Unifesp
Neurocirurgião Pediátrico do Instituto de Oncologia Pediátrica (IOP-GRAACC-Unifesp)
Pesquisador do Instituto Nacional de Ciência e Tecnologia em Biologia do Câncer Infantil e Oncologia Pediátrica – INCT BioOncoPed, Brasil
Neurocirurgião do Serviço de Neurocirurgia do Hospital e Maternidade Santa Joana-Pró Matre Paulista
Atual Membro da Comissão Científica da Sociedade Brasileira de Neurocirurgia Pediátrica (SBNPed)

**MARIA AUGUSTA MONTENEGRO**
Clinical Professor
Department of Neurosciences
University of California San Diego
Rady Children's Hospital

**MARIANO TEYSSANDIER**
Médico Neurocirurgião
Especialista em Neurocirurgia Vascular pela Universidade Federal de São Paulo (Unifesp)

**MARIO GILBERTO SIQUEIRA**
Grupo de Cirurgia de Nervos Periféricos da Divisão de Neurocirurgia do Departamento de Neurologia do Hospital das Clínicas da Faculdade de Medicina da Universidade de São Paulo

**MAURICIO JORY**
Serviço de Neurorradiologia Intervencionista - INRAD/HCFMUSP
Neurointervencionista do Hospital Israelita Albert Einstein

**MICHEL ELI FRUDIT**
Disciplina de Neurocirurgia da Universidade Federal de São Paulo (Unifesp)
Chefe do Serviço de Neurorradiologia Intervencionista – INRAD/HCFMUSP
Chefe do Serviço de Neurorradiologia Intervencionista – Hospital Israelita Albert Einstein

**MICHELE MADEIRA BRANDÃO**
*Fellowship* em Neurocirurgia Pediátrica pela Northwestern University, Chicago, Illinois
Neurocirurgiã da Equipe de Cirurgia Craniofacial do Hospital de Reabilitação de Anomalias Craniofaciais da Universidade de São Paulo (USP)
Preceptora da Faculdade de Medicina de Bauru da USP

**NASJLA SABA SILVA**
Neuro-Oncologista Pediátrica do Instituto de Oncologia Pediátrica (IOP-GRAACC-Unifesp)

**NATALIA DASSI**
Pediatra no Departamento de Pediatria da Universidade Federal de São Paulo (Unifesp) e Escola Paulista de Medicina (EPM)
Oncologista Pediátrica no Instituto de Oncologia Pediátrica (IOP-GRAACC-Unifesp)

**NAYARA MATOS PEREIRA**
Neurocirurgiã Pediátrica
Mestre em Avaliação de Tecnologias em Saúde, Doutoranda pelo IPTESP da Universidade Federal de Goiás (UFG)
Membro Titular da SBN e SBNPed
Médica do Hospital Israelita Albert Einstein de Goiânia, do Hospital da Criança de Goiânia e da Equipe NEURIN

**NELSON PAES FORTES DINIZ FERREIRA**
Chefe da Neurorradiologia do Hospital do Coração (HCor-SP) e da Teleimagem
Neurorradiologista do Alta Diagnósticos
Neurorradiologista da Blume – Medicina Diagnóstica
Membro Titular do Colégio Brasileiro de Radiologia (CBR)

**NIVALDO ALONSO**
Professor Associado de Cirurgia Plástica da Faculdade de Medicina da Universidade de São Paulo (FMUSP)
Livre-Docente da FMUSP
Coordenador de Cirurgia Craniofacial do HRAC-USP, Bauru

**OCTÁVIO RUSCHEL KARAM**
Neurocirurgião Pediátrico
Serviço de Neurocirurgia Pediátrica do Hospital da Criança Santo Antônio do Complexo Hospitalar Santa Casa de Porto Alegre

**PATRÍCIA ALESSANDRA DASTOLI**
Professora Afiliada do Departamento de Neurologia e Neurocirurgia da Universidade Federal de São Paulo (Unifesp) e Escola Paulista de Medicina (EPM)
Assistente do Setor de Neurocirurgia Pediátrica do Departamento de Neurologia e Neurocirurgia da EPM-Unifesp
Neurocirurgiã pediátrica no Instituto de Oncologia Pediátrica (IOP-GRAACC) – Grupo de Apoio ao Adolescente e à Criança com Câncer – Departamento de Pediatria da Escola Paulista de Medicina da Universidade Federal de São Paulo (EPM-Unifesp)

**PAULO RONALDO JUBÉ RIBEIRO**
Coordenador do Serviço de Neurocirurgia Pediátrica do Hospital das Clínicas da Faculdade de Medicina da Universidade Federal de Goiás (HC-FM-UFG)
Médico Neurocirurgião do Hospital Israelita Albert Einstein de Goiânia, do Hospital da Criança de Goiânia e Coordenador da Equipe NEURIN
Residência e Mestrado em Neurocirurgia pela Unifesp
Membro Titular da SBN, ABNC, SBNPED, ISPN, WFNS

### RAMIRO JOSÉ DEL RIO
Médico Neurocirujano, Hospital de Pediatría Juan P. Garrahan, Buenos Aires, Argentina
Presidente del comité de comunicaciones de la Sociedad Internacional de Neurocirugía Pediátrica (ISPN)
Secretario de la Asociación Latinoamericana de Neurocirugía Pediátrica (ASOLANPED)

### RENATA JUCÁ
Fisioterapeuta Neurofuncional
Doutorado pela Universidade Federal de Minas Gerais (UFMG)
Mestrado pela Universidade de São Paulo (USP)
Professora Adjunta no Curso de Fisioterapia da Faculdade de Medicina da Universidade Federal do Ceará (UFC)

### RICARDO DE AMOREIRA GEPP
Neurocirurgião pela Unesp, Mestrado em Neurociências pela UNB
Coordenador do Serviço de Neurocirurgia da Rede Sarah de Hospitais de Reabilitação
Ex-Presidente da Sociedade Brasileira de Neurocirurgia Pediátrica (SBNPed) – Gestão: 2022-2023
Membro da Sociedade Brasileira de Neurocirurgia (SBN)
Membro da International Society of Pediatric Neurosurgery (ISPN)
Membro da Sociedade Brasileira de Coluna (SBC)
Foi *Fellow* no Children´s Hospital da Universidade de Pittsburgh e da Universidade do Alabama (UAB)
Ex-Professor Visitante da Universidade de Winsconsin – Madison

### RICARDO SILVA CENTENO
Doutor em Neurociências pela Escola Paulista de Medicina da Universidade Federal de São Paulo (EPM – Unifesp)
Clinic and Research Fellow pelo Montreal Neurological Hospital and Institute – MCgill University
Professor de Neurocirurgia da Escola Paulista de Medicina (EPM – Unifesp)
Chefe do Setor de Cirurgia de Epilepsia e Neurocirurgia Funcional do Hospital São Paulo (EPM* Unifesp) e do Hospital de Transplantes Dr. Euryclides de Jesus Zerbini

### RITA DE CÁSSIA FERREIRA VALENÇA MOTA
Residência em Neurocirurgia no Hospital da Restauração, Recife
Mestrado em Neuropsiquiatria pela Universidade Federal de Pernambuco (UFPE)
Doutoranda no Programa de Doutorado na Pós-Neuro da UFPE
*Fellow* em Neurocirurgia Pediátrica no Hospital da Restauração, Recife

### ROBERTO SERGIO MARTINS
Grupo de Cirurgia de Nervos Periféricos da Divisão de Neurocirurgia do Departamento de Neurologia do Hospital das Clínicas da Faculdade de Medicina da Universidade de São Paulo (FMUSP)

### RODRIGO DE PAULA SANTOS
*Fellow* em Rinologia pela Universidade de Graz – Áustria
Mestre e Doutor em Otorrinolaringologia pela Universidade Federal de São Paulo (Unifesp)
Responsável pelo Setor de Cirurgia Endoscópica de Base de Crânio do Departamento de Otorrinolaringologia da Unifesp

### RODRIGO MOREIRA FALEIRO
Neurocirurgião Chefe do Serviço do Hospital Felício Rocho e do Hospital João XXIII
Professor Titular da Faculdade de Ciências Médicas de Minas Gerais

### SAMUEL TAU ZYMBERG
Professor Adjunto da Disciplina de Neurocirurgia da Escola Paulista de Medicina da Universidade Federal de São Paulo (EPM-Unifesp)
Coordenador da Prova de Título de Especialista da Sociedade Brasileira de Neurocirurgia

### SANTIAGO EZEQUIEL CICUTTI
Residente de Neurocirugía del Hospital de Pediatría Juan P. Garrahan, Buenos Aires, Argentina
Miembro Candidato de la Sociedad Internacional de Neurocirugía Pediátrica

### SERGIO CAVALHEIRO
Professor Titular de Neurocirurgia do Departamento de Neurologia e Neurocirurgia da Universidade Federal de São Paulo (Unifesp)
Chefe do Serviço de Neurocirurgia do Instituto de Oncologia Pediátrica (IOP-GRAACC-Unifesp)
Chefe do Serviço de Neurocirurgia Perinatal do Hospital e Maternidade Santa Joana-Pró Matre Paulista

### SIMONE MENDES ROGÉRIO
Neurocirurgiã Pediátrica
Coordenadora dos Serviços de Neurocirurgia Pediátrica da Fundação Santa Casa do Pará e do Hospital Oncológico Infantil Octávio Lobo – Belém Pará
Membro Titular SBN

### SUZANA MARIA BEZERRA SERRA
Neurocirurgiã Preceptora da Residência Médica em Neurocirurgia do Serviço de Neurocirurgia do Hospital da Restauração e do Hospital Getúlio Vargas
Mestre pela Universidade Federal de Pernambuco (UFPE)
Membro da Sociedade Brasileira de Neurocirurgia

### TATIANA PROTZENKO
Neurocirurgiã Pediátrica do Instituto Nacional de Saúde da Mulher, da Criança e do Adolescente Fernandes Figueira – Fundação Oswaldo Cruz
Doutora em Ciências da Saúde pelo Instituto Nacional de Saúde da Mulher, da Criança e do Adolescente Fernandes Figueira – Fundação Oswaldo Cruz
Membro da Sociedade Brasileira de Neurocirurgia Pediátrica (SBNPed)
Membro da Sociedade Internacional de Neurocirurgia Pediátrica (ISPN)

### TATIANA TAIS SIBOV
Pesquisadora do Laboratório de Neurocirurgia Translacional
Departamento de Neurologia e Neurocirurgia da Universidade Federal de São Paulo (Unifesp)
Membro do Instituto Nacional de Ciência e Tecnologia em Biologia do Câncer Infantil e Oncologia Pediátrica (INCT BioOncoPed)

### THAILANE MARIE FEITOSA CHAVES
Residência em Neurocirurgia no Hospital Santa Marcelina, São Paulo
Neurocirurgiã no Hospital da Restauração, Recife
*Fellow* em Neurocirurgia Pediátrica no Hospital da Restauração, Recife

### TOMÁS DE ANDRADE LOURENÇÃO FREDDI
Coordenador Assistente Hcor-SP, Sócio Fundador NEUROSKY.med
Título de Especialista em Radiologia e Diagnóstico por Imagem pelo Colégio Brasileiro de Radiologia
Título de Especialista em Neurorradiologia pela Sociedade Brasileira em Neurorradiologia Diagnóstica e Terapêutica
Título de Especialista em Neurorradiologia pela Sociedade Europeia de Neurorradiologia

### VANESSA AOKI SANTAROSA COSTA
Médica Endocrinologista formada pela Universidade Federal de São Paulo (Unifesp)
Mestre em Endocrinologia pela Unifesp
Especialista em Endocrinologia e Metabologia pela Sociedade Brasileira de Endocrinologia e Metabologia (SBEM)

### VANISE CAMPOS GOMES AMARAL
Professor Adjunto da Disciplina de Neurologia e Neurocirurgia da Universidade Estadual do Amazonas – UEA, AM

### VINICIUS DE MELDAU BENITES
Neurocirurgia e Cirurgia da Coluna
Grupo de Coluna da Escola Paulista de Medicina da Universidade Federal de São Paulo (EPM-Unifesp)

### VITOR VIANA BONAN DE AGUIAR
Neurocirurgião
Mestrado em Ciências pela Universidade Federal de Caxias do Sul
Rede Sarah de Hospitais de Reabilitação
Membro da Sociedade Brasileira de Neurocirurgia e da Sociedade Brasileira de Coluna

# SUMÁRIO

MENU DE VÍDEOS .................................................................. xvii

## PARTE I
### DOENÇAS CEREBRAIS ADQUIRIDAS E CONGÊNITAS

1 HISTÓRIA, DIAGNÓSTICO E TRATAMENTO DAS HIDROCEFALIAS ......................................... 3
   Márcia Cristina da Silva ▪ Alexandre Varella Giannetti

2 NEUROCIRURGIA FETAL ................................................. 13
   Sergio Cavalheiro ▪ Marcos Devanir Silva da Costa

3 COLEÇÕES EXTRA-AXIAIS NÃO TRAUMÁTICAS DA INFÂNCIA .. 23
   Nayara Matos Pereira ▪ Cilmária Leite Franco
   Bárbara Albuquerque Morais ▪ Paulo Ronaldo Jubé Ribeiro

4 CRANIOESTENOSES NÃO SINDRÔMICAS ............................. 27
   Marcos Devanir Silva da Costa
   Emmanuel de Oliveira Sampaio Vasconcelos e Sá
   Fernando Seiji Suzuki ▪ Sergio Cavalheiro

5 PLAGIOCEFALIA E BRAQUICEFALIA POSICIONAIS ................. 41
   Emilio J. Pelleriti

6 CRANIOSSINOSTOSE SINDRÔMICA ..................................... 49
   Michele Madeira Brandão ▪ Isabella Parizotto Paula
   Luciano Brandão Machado ▪ Nivaldo Alonso

7 CISTO ARACNOIDE SUPRATENTORIAL ................................. 57
   Samuel Tau Zymberg

8 LESÕES CONGÊNITAS DO COURO CABELUDO E DO CRÂNIO .. 69
   Amanda de Oliveira López ▪ Artur Henrique Galvão Bruno da Cunha
   João Gabriel Ribeiro Gomes ▪ Suzana Maria Bezerra Serra

## PARTE II
### DOENÇAS DA COLUNA E TRANSIÇÃO CRANIOVERTEBRAL

9 EMBRIOLOGIA DA COLUNA E DA TRANSIÇÃO CRANIOVERTEBRAL E SUA APLICAÇÃO NA PRÁTICA CLÍNICA .. 81
   Tatiana Protzenko ▪ Antônio Bellas
   Marcelo Pousa ▪ Jose Francisco Manganelli Salomão

10 MIELOMENINGOCELE – TRATAMENTO PÓS-NATAL ............... 91
   José Aloysio da Costa Val ▪ Leopoldo Mandic Furtado

11 ENCEFALOCELES, MENINGOCELES E SEIOS DÉRMICOS ......... 99
   Daniel Dante Cardeal
   SEÇÃO I ENCEFALOCELES ............................................. 99
   SEÇÃO II MIELOMENINGOCELES ................................... 105
   SEÇÃO III SEIO DÉRMICO ............................................. 110

12 TRATAMENTO CIRÚRGICO DOS DISRAFISMOS OCULTOS ...... 113
   Alexandre Varella Giannetti

13 TRATAMENTO CIRÚRGICO DA MEDULA ANCORADA NA MIELOMENINGOCELE ...................................................... 127
   Sergio Cavalheiro ▪ Vanise Campos Gomes Amaral
   Marcos Devanir Silva da Costa ▪ Isaque Hyung Tong Kim

14 DOENÇAS DA JUNÇÃO CRANIOVERTEBRAL PEDIÁTRICA – UMA ABORDAGEM PARA INVESTIGAÇÃO, DIAGNÓSTICO E TRATAMENTO ................................................................ 135
   Dominic NP Thompson ▪ Amparo Saenz

15 DISRAFISMO ESPINHAL E DEFORMIDADES DA COLUNA VERTEBRAL ..................................................................... 143
   Vinicius de Meldau Benites

16 TUMORES INTRADURAIS E EXTRAMEDULARES EM CRIANÇAS .................................................................. 149
   Ricardo de Amoreira Gepp ▪ Cynara Martins Vasconcelos
   Israel Buzatti Queiroz

17 TUMORES INTRAMEDULARES .......................................... 155
   Franz Jooji Onishi ▪ Sergio Cavalheiro ▪ Marcos Devanir Silva da Costa

## PARTE III
### DOENÇAS INFRATENTORIAIS

18 ANATOMIA RADIOLÓGICA DA FOSSA POSTERIOR ............... 167
   Ana Carolina Ottaiano ▪ Tomás de Andrade Lourenção Freddi
   Nelson Paes Fortes Diniz Ferreira

19 CISTOS DA FOSSA POSTERIOR ......................................... 177
   Patrícia Alessandra Dastoli ▪ Sergio Cavalheiro
   Marcos Devanir Silva Da Costa

20 MEDULOBLASTOMA ...................................................... 189
   Benicio Oton de Lima

21 EPENDIMOMAS INFRATENTORIAIS .................................... 197
   Marcos Devanir Silva da Costa ▪ Sergio Cavalheiro

22 GLIOMAS DO TRONCO CEREBRAL .................................... 211
   Sergio Cavalheiro ▪ Juan Leonardo Serrato-Avila
   Marcos Devanir Silva da Costa

23 GLIOMAS CEREBELARES ................................................. 229
   Jorge Wladimir Junqueira Bizzi ▪ Octavio Ruschel Karam
   Lillian Gonçalves Campos ▪ Francine H. de Oliveira

24 CORDOMA DE *CLIVUS* ................................................... 243
   Rodrigo de Paula Santos ▪ Samuel Tau Zymberg
   Erika Cabernite Marchetti ▪ Aline Bruno Figueiredo Nicolau

## PARTE IV
### DOENÇAS SUPRATENTORIAIS

25 TUMORES INTRACRANIANOS DO PRIMEIRO ANO DE VIDA ... 251
   Patricia Alessandra Dastoli ▪ Jéssica Benigno dos Santos
   Natalia Dassi ▪ Sergio Cavalheiro

26 TUMORES SUPRATENTORIAIS DE HEMISFÉRIOS E LOBOS CEREBRAIS ..................................................................... 261
   Ramiro José del Rio ▪ Santiago Ezequiel Cicutti ▪ Javier Gonzalez Ramos

27 GLIOMA DE VIAS ÓPTICAS .................................................. 271
Marcos Devanir Silva da Costa ▪ Carolina Soares Torres
Jéssica Benigno Rodrigues ▪ Andrea Maria Cappellano ▪ Nasjla Saba Silva

28 TUMORES SELARES E SUPRASSELARES .............................. 281
Sergio Cavalheiro ▪ Marcos Devanir Silva da Costa
Vanessa Aoki Santarosa Costa ▪ Isaque Hyung Tong Kim

29 TUMORES DA REGIÃO PINEAL ........................................... 297
Sergio Cavalheiro ▪ Marcos Devanir Silva da Costa

30 TUMORES TALÂMICOS ...................................................... 309
Emmanuel de Oliveira Sampaio Vasconcelos e Sá ▪ Sergio Cavalheiro
Marcos Devanir Silva da Costa

31 TUMORES ÓSSEOS DO CRÂNIO ......................................... 317
Simone Mendes Rogério ▪ Cynthia Souza Martins Rocha

32 DOENÇAS NEUROVASCULARES DA INFÂNCIA ................... 325
Feres Chaddad-Neto ▪ Luis Ángel Canache Jiménez ▪ Mariano Teyssandier

33 MALFORMAÇÃO ANEURISMÁTICA DA
   VEIA DE GALENO (MAVG) .................................................. 345
Michel Eli Frudit ▪ Mauricio Jory

## PARTE V
### DOENÇAS TRAUMÁTICAS E INFECCIOSAS

34 TRAUMA CRANIOENCEFÁLICO NA INFÂNCIA ..................... 353
Rodrigo Moreira Faleiro ▪ Guilherme Augusto Sousa Batista
Guilherme Veloso Gomes

35 TRAUMATISMO RAQUIMEDULAR EM CRIANÇAS ................ 365
Ricardo de Amoreira Gepp ▪ Vitor Viana Bonan de Aguiar

36 PARALISIA NEONATAL DO PLEXO BRAQUIAL ..................... 369
Mario Gilberto Siqueira ▪ Carlos Otto Heise ▪ Roberto Sergio Martins

37 EMPIEMA SUBDURAL E ABSCESSO CEREBRAL NA INFÂNCIA .. 383
Artur Henrique Galvão Bruno da Cunha ▪ Rita de Cássia Ferreira Valença Mota
Gustavo Nery da Costa Azevedo ▪ Thailane Marie Feitosa Chaves
Gabriele Maria Barros Pimentel Tenório

## PARTE VII
### NEUROCIRURGIA FUNCIONAL

38 CIRURGIA DE EPILEPSIA DO LOBO TEMPORAL NA INFÂNCIA . 391
Ricardo Silva Centeno ▪ José Renan Miranda Cavalcante Filho
Felipe Ostermann Magalhães

39 CIRURGIA DE EPILEPSIA EXTRATEMPORAL ........................ 401
Enrico Ghizoni ▪ Fábio Rogério
João Pedro Leite ▪ Maria Augusta Montenegro

40 TRATAMENTO CIRÚRGICO DA EPILEPSIA HEMISFÉRICA
   (HEMISFERECTOMIA/HEMISFEROTOMIA) ......................... 407
Marcelo Volpon Santos ▪ Hélio Rubens Machado

41 ESPASTICIDADE E OUTROS
   TRANSTORNOS DO MOVIMENTO ...................................... 413
Eduardo Jucá ▪ Renata Jucá
Adelina Feitosa ▪ Jansen Vasconcelos

## PARTE VII
### MISCELÂNIA

42 CIÊNCIA TRANSLACIONAL EM
   NEUROCIRURGIA PEDIÁTRICA ........................................... 423
Sergio Cavalheiro ▪ Lorena Favaro Pavon
Marcos Devanir da Costa ▪ Tatiana Tais Sibov

43 O FUTURO DA NEUROCIRURGIA PEDIÁTRICA:
   DESAFIOS E PERSPECTIVAS ................................................ 442
Eduardo Jucá ▪ Tatiana Protzenko
Simone Mendes Rogério ▪ Patrícia Alessandra Dástoli

44 ENDOSCOPIA – FERRAMENTA ESSENCIAL NA
   NEUROCIRURGIA PEDIÁTRICA ........................................... 448
Samuel Tau Zymberg

ÍNDICE REMISSIVO ................................................................... 457

# MENU DE VÍDEOS

| Vídeo | QR Code |
|---|---|
| Vídeo 24-1.<br>Cirurgia de paciente de 14 anos submetida a abordagem endoscópica endonasal para ressecção de CC. Reconstrução com retalho nasosseptal. | |
| Vídeo 24-2.<br>Cirurgia de paciente de 17 anos submetida a abordagem endoscópica endonasal para ressecção de CC. Reconstrução com retalho nasosseptal. | |

# Tratado de Neurocirurgia Pediátrica

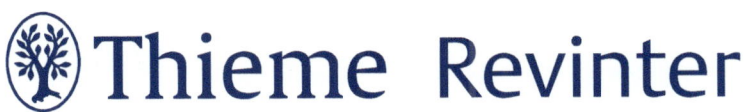

# Parte I Doenças Cerebrais Adquiridas e Congênitas

# HISTÓRIA, DIAGNÓSTICO E TRATAMENTO DAS HIDROCEFALIAS

Márcia Cristina da Silva ■ Alexandre Varella Giannetti

## HISTÓRIA

A hidrocefalia pode ser definida de forma simples como acúmulo anormal de liquor dentro dos ventrículo cerebrais, mas sua definição mais abrangente determina que a hidrocefalia é processo ativo de distensão do sistema ventricular do cérebro relacionado à passagem inadequada do líquido cerebroespinal do seu ponto de produção dentro do sistema ventricular até seu ponto de absorção na circulação sistêmica.

O conceito de hidrocefalia remonta à antiguidade. Escritos de Hipócrates (460-370 A.C.) já faziam menção a sintomas que hoje se associam à hidrocefalia em duas ocasiões, embora em ambos os casos o acúmulo de líquido era descrito como externo ao cérebro.[1,2] O entendimento da anatomia e da patologia das doenças era limitado e as explicações frequentemente envolviam crenças religiosas e supersticiosas. Galeno (130-200 a.C.) escreveu sobre hidrocefalia e descreveu um líquido que se acumulava externo ao cérebro.[1,2] Ele reconheceu que os ventrículos cerebrais se comunicavam e acreditava que a alma ou o espírito animal contido nos ventrículos apodrecia com produtos residuais, sendo coletado na hipófise e eliminado pelo nariz.[3]

Avanços significativos no entendimento da hidrocefalia começam no renascimento, quando a dissecção de corpos tornou-se mais aceita e difundida entre estudiosos. Andreas Vesalius (1514-1564), um dos pioneiros da anatomia moderna, fez observações detalhadas sobre o sistema ventricular do cérebro em seu trabalho *De Humani Corporis Fabrica* (1543), fornecendo uma descrição clara de hidrocefalia.[1,4] Entretanto, o tratamento da doença permanecia um mistério e incluía plastrões ao redor da cabeça e **banhos cefálicos** com ervas.

O conhecimento acerca da patogênese da hidrocefalia avançou consideravelmente a partir dos séculos XVII e XVIII com as descrições críticas do aqueduto cerebral por Sylvius (1614-1672), das granulações aracnoides por Pacchioni (1665-1726), do forame interventricular por Monro (1733-1817), da patologia da hidrocefalia por Morgagni (1682-1771), do quadro clínico da hidrocefalia por Robert Whytt (1714-1766).[1,2] Mas ainda havia confusão sobre sua causa e seu tratamento. Acreditava-se que a hidrocefalia era causada por febres intermitentes, reumatismo, doença consumptiva do pulmão, vermes. O seu tratamento também não havia evoluído muito desde o século XVI e incluía sangrias, purgativos, diuréticos, aplicações cefálicas e bandagem da cabeça.[2]

Progresso adicional na compreensão das causas e efeitos da hidrocefalia aconteceu no século XIX. O neurologista francês Jean-Martin Charcot (1825-1893) e o patologista Rudolf Virchow (1821-1902) fizeram importantes observações sobre a patologia da hidrocefalia. Em 1825, Magendie descreveu a circulação do liquor dentro do cérebro.[2] A introdução de tecnologias de imagem mais avançadas e a melhoria dos métodos de necropsia permitiram uma melhor visualização das alterações cerebrais associadas à condição.

O tratamento da hidrocefalia também evoluiu com o tempo e retrata o conhecimento da época da doença. Há relatos de punções ventriculares já na Grécia antiga. Galeno recomendava o tratamento **cirúrgico** de drenagem do excesso de líquido.[1] A punção ventricular permaneceu em uso no século XVIII, às vezes combinada à bandagem da cabeça, com resultados pouco animadores. Tratamentos clínicos eram uma alternativa. A injeção intraventricular de substâncias como tintura de iodo, na tentativa de se reduzir a produção de liquor, plastrões e bandagens foram praticados até o final do século XIX.

Com novos conhecimentos, novas intervenções terapêuticas foram empregadas para o tratamento da hidrocefalia: punções lombares, drenagem ventricular para o tecido subcutâneo, espaços subgaleal, subdural e subaracnoide com a utilização de tubos de ouro ou fio de *catgut*.[2]

O século XX marcou um ponto crítico na história do tratamento da hidrocefalia. Um melhor entendimento da fisiopatologia da doença, a descoberta da anestesia e novos métodos cirúrgicos permitiram intervenções mais eficazes. Várias tentativas foram feitas de drenagem dos ventrículos como solução para se restabelecer a dinâmica do fluxo liquórico: pelo teto orbitário, para o sistema vascular por meio de enxertos venosos, para a cavidade peritoneal.[2,4] No início do século o trabalho experimental de Dandy e Blackfan revolucionou o tratamento cirúrgico da hidrocefalia realizado até então, com a noção de que a remoção da fonte produtora de liquor, o plexo coroide, seria uma solução para a doença. Infelizmente, a plexectomia não fornecia solução de maneira consistente e foi praticamente abandonada na década de 1950.[1,2]

Nos anos 1950, Nulsen, Spitz e Holter desenvolveram a válvula Holter um sistema de derivação com um dispositivo para regular o fluxo de liquor do tipo mola-bola. John Holter era pai de uma criança com hidrocefalia associada a mielomeningocele.[4] Aproximadamente na mesma época, Pudenz produziu uma válvula unidirecional em fenda, fabricada com silicone.[2] Desde então, avanços no desenvolvimento de materiais biocompatíveis e melhorias contínuas das válvulas de derivação ventricular aumentaram significativamente a qualidade de vida dos pacientes. Atualmente, dezenas de opções de válvulas e cateteres estão à nossa disposição, na incessante busca por melhores resultados e menos complicações.

## DIAGNÓSTICO

Para um observador incauto, a demonstração de ventriculomegalia em um exame de imagem seria análoga ao diagnóstico de hidrocefalia. Entretanto, o diagnóstico de hidrocefalia implica em muito mais do que a demonstração de ventrículos cerebrais aumentados em um exame de imagem. Ele pode ser um diagnóstico de uma doença isolada ou um diagnóstico adicional a outras doenças do sistema nervoso central (SNC), como tumores, hemorragias, infecções, ou fazer parte de uma síndrome/doença congênita como a espinha bífida aberta (Fig. 1-1). A hidrocefalia pode também ser confundida com quadros sequelares como ventriculomegalia presente na atrofia cerebral e leucomalácia. É essencial que os exames de imagem sejam associados aos achados da anamnese, do exame clínico e o conhecimento da doença de base para um diagnóstico seguro e a proposição do tratamento mais adequado.

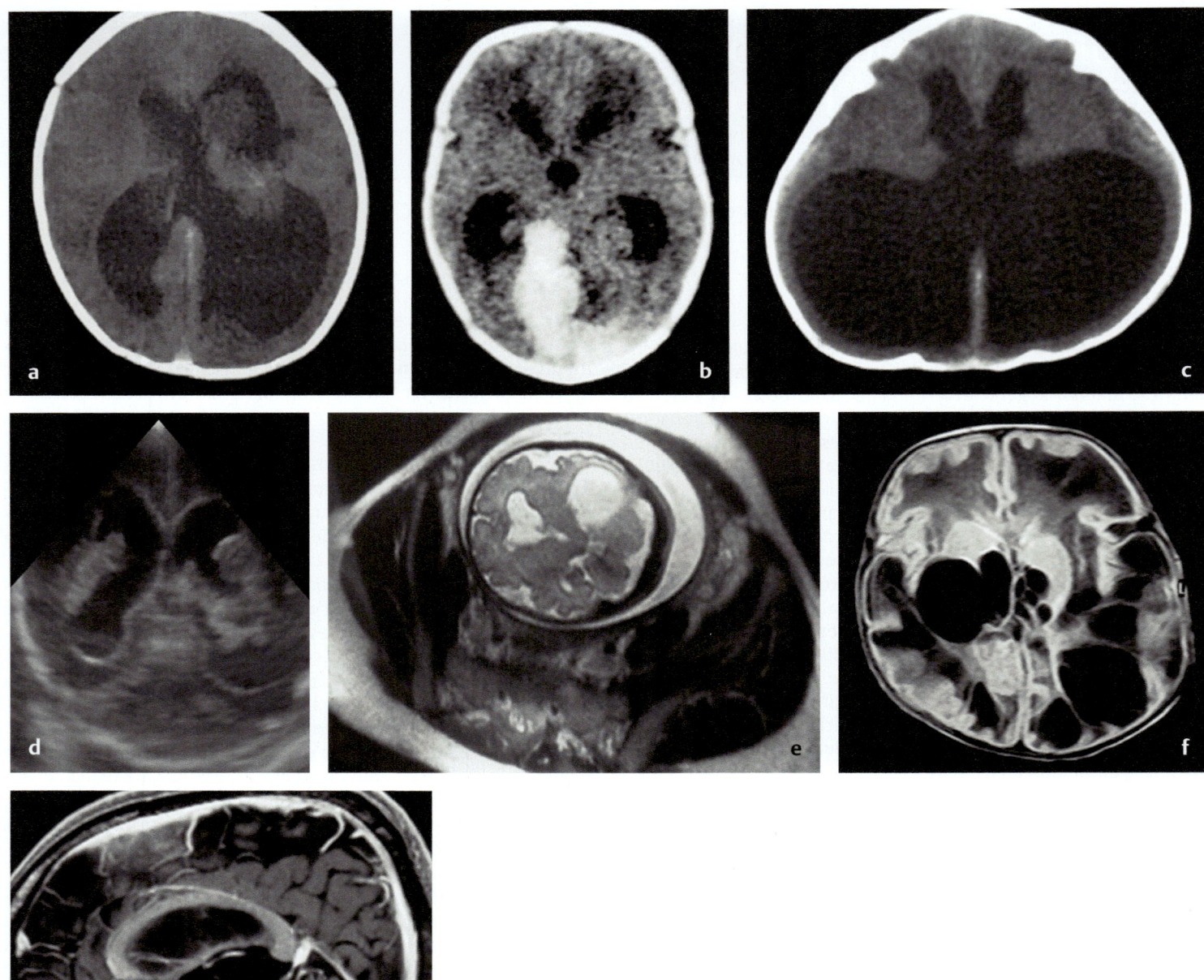

**Fig. 1-1.** Exames de imagem mostrando hidrocefalia de diferentes etiologias. (**a**) TC demonstrando hidrocefalia secundária a neoplasia congênita intraventricular em recém-nascido. (**b**) TC demonstrando hidrocefalia secundária a neoplasia de fossa posterior em criança 3 anos. (**c**) TC demonstrando hidrocefalia congênita em recém-nascido; nota-se aumento desproporcional dos cornos occipitais em relação aos cornos frontais dos ventrículos laterais – colpocefalia. (**d**) USTF demonstrando hidrocefalia pós-hemorragia intraventricular do prematuro em prematuro de 30 semanas de idade gestacional. (**e**) RM demonstrando fetal hidrocefalia associada a mielomeningocele lombar. (**f**) RM demonstrando hidrocefalia multisseptada pós-meningite bacteriana em criança de 2 anos de idade. (**g**) RM demonstrando hidrocefalia secundária a estenose de aqueduto em criança de 12 anos.

## ANAMNESE E MANIFESTAÇÕES CLÍNICAS

A avaliação inicial de um paciente com suspeita de hidrocefalia deve incluir uma anamnese detalhada e um exame físico completo.

Na anamnese deve-se pesquisar uma possível etiologia da hidrocefalia como história de infecções do SNC, traumatismos cranianos, neurocirurgias, hemorragias, neoplasias, malformações congênitas.

Os achados clínicos clássicos geralmente incluem sinais de hipertensão intracraniana como papiledema, cefaleia, náuseas, vômitos, paralisia do VI nervo craniano. Nas crianças menores com fontanelas abertas e suturas patentes, estes sinais/sintomas clássicos podem estar ausentes. Elas podem apresentar irritabilidade, atrasos do desenvolvimento neuropsicomotor, macrocrania, abaulamento de fontanela, diástase de suturas cranianas, olhar em sol poente.

## EXAMES DE IMAGEM

O exame de imagem é fundamental para confirmar o diagnóstico de hidrocefalia e identificar possíveis causas subjacentes. Os principais exames que cumprem esta função incluem a tomografia computadorizada (TC), a ressonância magnética (RM) e a ultrassonografia transfontanela (USTF).

A TC tem sua principal indicação nos casos de urgência (por sua praticidade) e no acompanhamento após o tratamento.

A RM é um exame que demanda um tempo maior para sua realização e geralmente necessita de sedação em crianças pequenas. Todavia, ela deve ser realizada idealmente em todos os pacientes, pois permite o diagnóstico etiológico mais preciso e assim auxilia na definição do tratamento final. Eventualmente, é usada também no controle evolutivo em longo prazo.

A USTF é utilizada para detecção e acompanhamento de possível dilatação ventricular em crianças com fontanela anterior patente. É um exame rápido, indolor, que não utiliza radiação ionizante e pode ser realizado à beira-leito. É um exame útil no monitoramento dos ventrículos em prematuros com hemorragia periventricular do prematuro (HIVP); em recém-nascidos com dilatação ventricular observada ainda na gestação ou portadores de mielomeningocele com perímetro cefálico e exame neurológico normais ao nascimento; e no acompanhamento após o tratamento, desde que a criança tenha fontanela anterior patente.

Ainda não há unanimidade em relação a um critério quantitativo para a definição do que é ventriculomegalia. A maioria dos critérios descritos é utilizada principalmente em pesquisas clínicas e elaboração de diretrizes. O índice de Evans é o mais conhecido destes critérios e pode também ser utilizado na prática clínica.[5] Ele foi criado originalmente para ventriculografias/pneumoencefalografias e depois adaptado para imagens axiais. O índice é calculado a partir da medição em um corte axial no nível do forame de Monro dos cornos frontais e o maior diâmetro biparietal interno craniano (Fig. 1-2). Índices maiores que 0,3 são indicativos de ventriculomegalia. Deve-se lembrar que variações na técnica do exame utilizado podem alterar as medições, levando a números falsamente maiores ou menores. Ademais, o índice não diferencia entre ventriculomegalia causada por hidrocefalia e por atrofia cerebral. Também, na hidrocefalia em crianças pequenas, o corno occipital dos ventrículos laterais pode estar desproporcionalmente aumentado em relação ao restante dos ventrículos (colpocefalia), criando um índice erroneamente baixo (Fig. 1-1C). Entretanto, segue sendo uma referência para um diagnóstico inicial.

Outros sinais presentes nos exames de imagem podem auxiliar no diagnóstico de hidrocefalia: cornos frontais arredondados, III ventrículo alargado, hipodensidade periventricular na TC ou hipersinal periventricular em imagem ponderada em T2 (T2WI) e FLAIR na RM, apagamento dos sulcos corticais, estenose do aqueduto além de etiologias como malformações cerebrais, cistos, tumores etc.[6]

Nota-se que a simples presença de ventriculomegalia em um exame de imagem não significa automaticamente hidrocefalia com indicação de tratamento definitivo. Outras informações precisam ser consideradas.

Uma situação especialmente importante neste diagnóstico diferencial são as ventriculomegalias pós-hemorragia intraventricular do prematuro (HIVP). Em torno de 50% dos pacientes que apresentam algum tipo de HIVP desenvolvem ventriculomegalia. Entretanto, a maioria delas se resolve espontaneamente ou com a utilização de tratamentos temporários. Apenas 20% de todas estas ventriculomegalias, em torno de 12% de todas as HIVP, tornar-se-á hidrocefalia com necessidade de tratamento definitivo. Diagnosticar todas estas ventriculomegalias como hidrocefalia resultaria no tratamento desnecessário de muitos pacientes.[7-10]

Outra situação na qual o diagnóstico de hidrocefalia pode ser complexo, especificamente o diagnóstico de hidrocefalia descompensada, acontece com pacientes portadores de derivações ventriculares de longa data que desenvolvem baixa elasticidade cerebral e ventrículos pequenos. O aumento do tamanho ventricular durante um mau funcionamento da válvula pode ser mínimo, permanecendo os ventrículos em um tamanho dentro de parâmetros considerados normais. O diagnóstico de hidrocefalia descompensada pode passar despercebido ao olhar desavisado, apesar de quadro claro de hipertensão intracraniana. A anamnese, o exame clínico e um alto grau de suspeição clínica serão determinantes nestes casos. Um exame de imagem realizado em um momento clínico assintomático, mostrando os ventrículos "normais" daquele paciente, pode ser de grande valia para comparação nestas situações de suspeita de descompensação da hidrocefalia (Fig. 1-3). Uma avaliação cuidadosa do exame de imagem à procura de sinais de hipertensão intracraniana (HIC), como redução de sulcos e cisternas ou arredondamento de cornos frontais, pode ajudar no diagnóstico.

Situação análoga pode ocorrer com pacientes de ventrículos de anatomia alterada por malformações congênitas ou sequelas. Nestes pacientes a descompensação da hidrocefalia pode não se manifestar como um claro aumento global e/ou significativo de todo o volume ventricular. O aumento pode ser localizado ou assimétrico. Aqui também uma comparação cuidadosa com um exame de imagem dos ventrículos "normais" para aquele paciente pode ser de grande valia para comparação nestas situações de suspeita de descompensação da hidrocefalia.

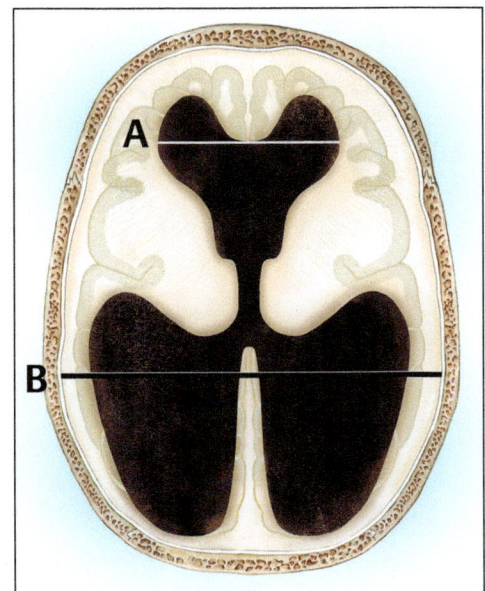

**Fig. 1-2.** Índice de Evans. Calculado dividindo-se a distância entre as extremidades dos cornos frontais **A** pelo maior diâmetro biparietal até a tábua óssea interna **B**.

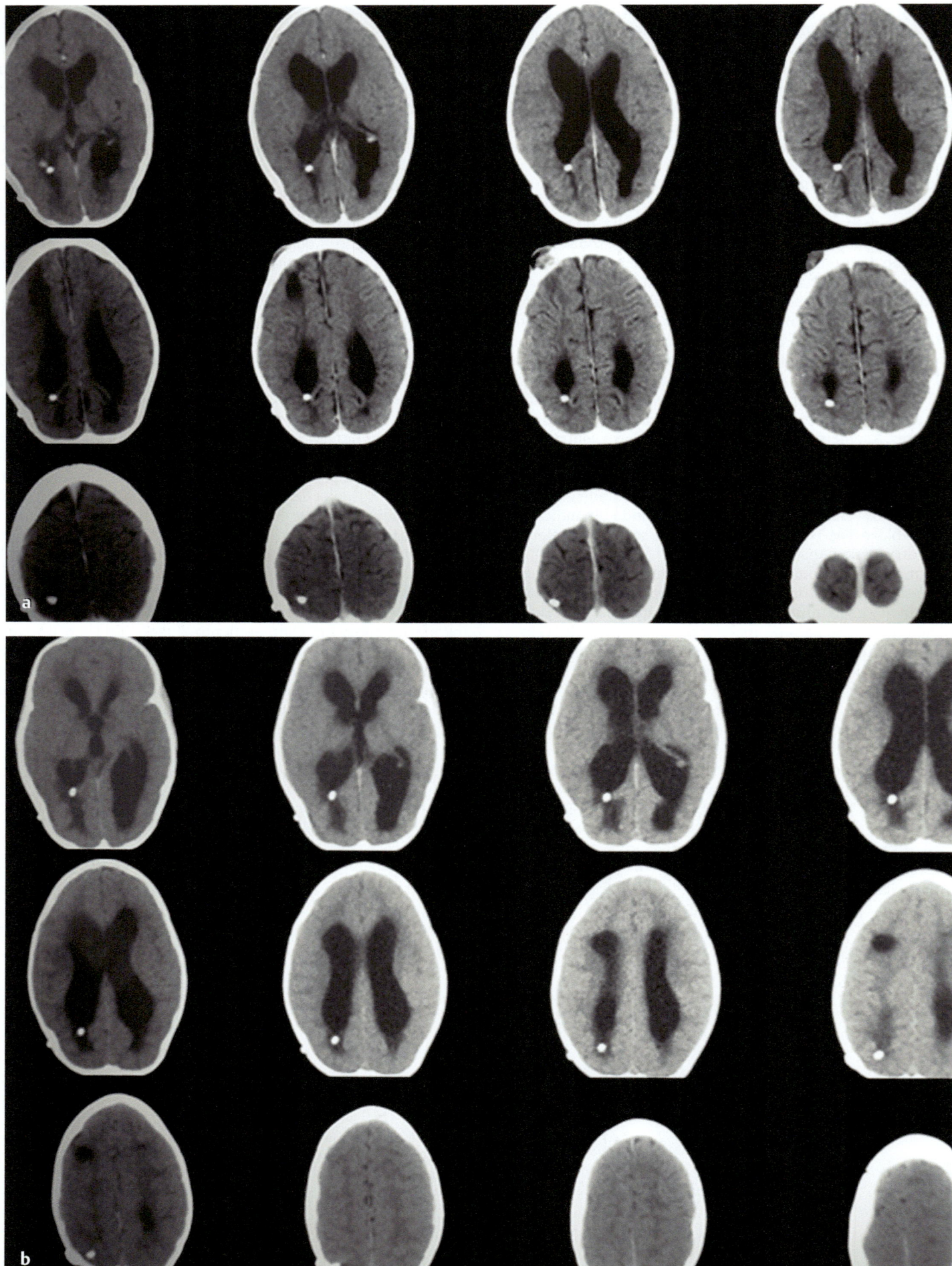

**Fig. 1-3.** Tomografias computadorizadas de criança de 2 anos, com diagnóstico de hidrocefalia. (**a**) Pós-HIVP em momento assintomático. (**b**) Com claros sinais de HIC. Nota-se a pequena variação do tamanho ventricular entre as imagens. Todavia, na imagem **b** pode-se notar cornos frontais mais arredondados e um desaparecimento dos poucos sulcos corticais presentes na imagem "normal" **a**.

# TRATAMENTO

O objetivo do tratamento da hidrocefalia é a resolução da hipertensão intracraniana e reversão/prevenção das lesões do parênquima cerebral associadas. Para muitos pacientes não haverá redução ou retorno do tamanho ventricular após um tratamento bem-sucedido, apesar da resolução dos sintomas de HIC e ausência de novas lesões cerebrais. Assim, o sucesso do tratamento deve ser medido não apenas pela melhora dos exames de imagem, mas principalmente pela melhora clínica.

## Tratamento Clínico

O conceito de tratamento medicamentoso da hidrocefalia, embora tentador, tem resultados conflitantes na literatura e é essencialmente utilizado em ocasiões especificas como tratamento temporário (até que haja condições para o tratamento definitivo) ou como tratamento auxiliar a outro método.

A acetazolamida, um potente inibidor da anidrase carbônica, é um diurético que reduz a produção de liquor e pode ser utilizada na tentativa de controle da hidrocefalia. Sua utilização, contudo, tem resultados inconsistentes, visto que ela interfere com apenas um dos vários mecanismos de produção de liquor, o que pode não ser suficiente para um controle do caso. Além disso, ela leva a desequilíbrios eletrolíticos, incluindo hiponatremia, hipocalemia e acidose metabólica, o que a torna uma medicação potencialmente perigosa para crianças pequenas.[11]

## Tratamento Cirúrgico

A hidrocefalia é essencialmente uma doença de tratamento cirúrgico. As principais opções atuais de tratamento são as derivações ventriculares (DVs) e a terceiroventriculostomia endoscópica (TVE).

A definição da técnica a ser utilizada parte inicialmente da etiologia da hidrocefalia. Se for obstrutiva e a lesão puder ser removida opta-se por ressecção por craniotomia ou endoscopia (p. ex., cisto coloide do terceiro ventrículo, tumor intraventricular ou de fossa posterior). Se for uma obstrução não ressecável, cicatricial ou de tratamento clínico e situada na porção posterior do III ventrículo até as aberturas do IV, então a TVE está indicada como tratamento inicial. Caso a hidrocefalia não seja causada por um fator obstrutivo (pós-HIVP, pós-meningites), as derivações ventriculares são a primeira opção de tratamento.

## Terceiroventriculostomia Endoscópica

Com este procedimento cria-se uma nova comunicação do sistema ventricular por meio do assoalho do III ventrículo com o espaço subaracnóideo (cisternas interpeduncular e pré-pontina) permitindo o escoamento do liquor ventricular para este espaço e sua posterior absorção.

A TVE tem sua indicação principal no tratamento das hidrocefalias obstrutivas, podendo ser esta obstrução desde a porção posterior do terceiro ventrículo (lesões expansivas talâmicas ou da região da pineal) até as aberturas do quarto ventrículo, passando pelas obstruções do aqueduto (congênitas ou adquiridas), lesões que ocupam (tumores ou cisticercos) ou distorcem o IV ventrículo (processos expansivos na ponte, cerebelo ou extra-axiais). Sua grande vantagem com relação às derivações ventriculares é a não necessidade da utilização de próteses, o que evita as complicações associadas às mesmas.

Para um procedimento bem-sucedido, são condições necessárias: a patência do espaço subaracnóideo e a preservação da absorção liquórica no nível das granulações aracnoides. Se por um lado os exames de imagem, em especial a RM, permitem a identificação precisa de algum mecanismo obstrutivo nos locais acima relacionados, por outro ainda não há método complementar que avalie com precisão a circulação cisternal e absorção liquórica. Portanto, se em associação ao mecanismo obstrutivo intraventricular houver alguma condição patológica interferindo com a circulação liquórica no espaço subaracnoide ou da absorção do liquor, então esta poderia impedir o bom resultado da TVE.

A taxa de sucesso da TVE descrita na literatura varia desde 50% até mais de 90%,[11-14] sendo influenciada por vários fatores:

- *Etiologia da hidrocefalia*: alta taxa de sucesso nas hidrocefalias causadas por estenose de aqueduto, taxa de sucesso inferior às DVs nas hidrocefalias por hemorragia intraventricular do prematuro.
- *Idade do paciente*: taxas mais altas em pacientes com mais de 6 meses de idade, embora o fator possa estar ligado à etiologia da hidrocefalia.
- *Histórico do tratamento*: menor taxa de sucesso para pacientes com histórico de infecções, hemorragias, radioterapia ou DVs prévias, estas últimas podendo estar associadas à etiologia da hidrocefalia e idade do paciente.
- *Fatores da anatomia local*: menor taxa de sucesso em pacientes que possuem o assoalho do III ventrículo espessado, ou posição desfavorável da artéria basilar, ou grande aderência intertalâmica, pelo maior grau de dificuldade técnica do procedimento.

Kulkarni et al.,[15] desenvolveram um escore para predição da taxa de sucesso de uma TVE (definida como TVE funcionante por mais de 6 meses) que pode auxiliar na seleção do paciente mais adequado para esta técnica no tratamento da hidrocefalia. Ele leva em consideração a idade do paciente, a etiologia da hidrocefalia e o histórico de tratamento como fatores independentes na predição do sucesso do método. Pacientes com idade inferior a 6 meses, portadores de hidrocefalia pós-infecciosa e com histórico de válvula prévia têm a menor chance de sucesso, contrastando com pacientes maiores de 10 anos de idade, portadores de hidrocefalia por estenose de aqueduto e sem história prévia de válvula, que têm a maior probabilidade de sucesso da TVE. A taxa de sucesso é calculada somando-se o escore para cada um dos três fatores avaliados (Quadro 1-1).

**Quadro 1-1.** Escore de sucesso de TVE – probabilidade de sucesso da TVE = escore idade + escore etiologia + escore válvula prévia[15]

| Escore de sucesso da TVE | | | |
|---|---|---|---|
| **Escore** | **Idade** | **Etiologia** | **Válvula prévia** |
| 0 | < 1 mês | Pós-infecciosa | Sim |
| 10 | 1 mês a < 6 meses | | Não |
| 20 | | ▪ Mielomeningocele<br>▪ Hemorragia intraventricular<br>▪ Tumor não tectal | |
| 30 | 6 meses a 1 ano | ▪ Estenose de aqueduto<br>▪ Tumor tectal<br>▪ Outra etiologia | |
| 40 | 1 ano a < 10 anos | | |
| 50 | ≥ 10 anos | | |

## Cirurgia

Alguns pontos a serem considerados:

- *Para uma TVE bem-sucedida*: é fundamental que o cirurgião conheça os pontos de referência anatômicos e os identifique durante o procedimento.
- *Um bom planejamento é essencial*: o tamanho do III ventrículo, o tamanho da aderência intertalâmica, a espessura do assoalho do III ventrículo, a posição da artéria basilar, o espaço entre a artéria basilar e o *clivus* podem ser avaliados na RM pré-operatória. Pacientes selecionados para a realização de TVE precisam apresentar um espaço subaracnoide patente e uma anatomia que permita a fenestração segura do assoalho do III ventrículo sem um risco excessivo para as estruturas neurovasculares adjacentes.

## Técnica Cirúrgica

A técnica da TVE consiste na introdução do endoscópio através de trepanação frontal paramediana, em geral direita, logo à frente da sutura coronal, na linha mediopupilar. Em crianças com fontanela anterior ampla, o acesso pode ser feito com uma incisão semicircular e abertura de janela óssea de 1 cm² na borda anterior da fontanela, seguindo-se a abertura da dura-máter de forma retilínea.

Ao penetrar o ventrículo lateral, direciona-se o endoscópio ao III ventrículo, passando pelo forame de Monro. Em seguida, identificam-se as estruturas do assoalho do terceiro ventrículo, assim dispostos no sentido anteroposterior: quiasma óptico, túber cinéreo com o recesso infundibular de coloração alaranjada e os corpos mamilares. A perfuração no túber cinéreo é feita a meia distância entre o infundíbulo e os corpos mamilares. Tal fenestração pode ser feita com a ponta do cautério monopolar ou bipolar, mas sem acionamento do pedal para evitar cauterização e lesão do topo da artéria basilar subjacente. Em seguida o estoma é alargado com uso de cateter-balão. Ao final pode-se descer com o endoscópio até o interior das cisternas interpeduncular e pré-pontina com o objetivo de alargar o estoma e observar se o espaço subaracnóideo é patente. Eventualmente a membrana de Liliequist ainda está íntegra e deve ser aberta da mesma forma como foi feita a abertura do assoalho ventricular. Detalhes técnicos podem variar entre cirurgiões, como o uso de cateter específico do tipo duplo balão em forma de oito ou o simples Fogarty 3 F ou o uso de pinça de preensão para perfuração e alargamento do orifício (Fig. 1-4).

A cauterização endoscópica do plexo coroide dos ventrículos laterais pode ser realizada em associação à TVE em crianças com idade inferior a 6 meses com hidrocefalia extrema, associada à mielomeningocele ou hidranencefalia.[16,17]

Ao final, deve ser sempre tentado o fechamento hermético da meninge. Nas crianças em que foi possível a realização de uma janela óssea, esta deve ser fechada e suturada em sua posição original. Tal técnica reduz acentuadamente a chance de fístula liquórica.

Crianças maiores, cujo acesso é feito por trepanação, podem ter o orifício de trépano ocluído com uma esponja hemostática ou pó de osso (reservado durante a trepanação). A sutura do subcutâneo e da pele deve ser hermética.

## Cuidados Pós-Operatórios

Uma coleção liquórica pode-se formar no período pós-operatório imediato sob a ferida operatória. Esta coleção não necessariamente significa falha do procedimento, mas é provavelmente um período de adaptação ao novo processo absortivo do liquor. Punções lombares com retirada de liquor podem incentivar o novo fluxo liquórico pela TVE.

Os exames de imagem pós-operatórios geralmente não mostrarão uma redução volumétrica dos ventrículos tão acentuada como as observadas após as derivações ventriculares, o que não significa falha do tratamento. Em um procedimento bem-sucedido haverá evidente melhora da sintomatologia de hipertensão intracraniana, além de remissão do edema periventricular e retorno à normalidade de sulcos e cisternas.

## Complicações

A taxa de complicações da TVE varia de 1-18% na literatura e inclui lesão vascular com sangramento volumoso, lesão hipotalâmica, lesão da hipófise ou haste hipofisária com disfunção endocrinológica no pós-operatório, hematoma subdural, fístula liquórica, infecção, paresia/paralisia do III ou VI nervo craniano por trauma direto intraoperatório, falha do procedimento, entre outros.[11,18]

Uma noção fundamental é de que a TVE trata a hidrocefalia, mas não a cura.[18] Maus funcionamentos também podem ocorrer. Os pacientes precisam ser monitorados no pós-operatório em longo prazo como os pacientes submetidos a DVs. A maioria das falhas da TVE ocorre nos primeiros 3 meses, mas o fechamento tardio da abertura pode ocorrer, com uma incidência relatada de 2 a 15%.[19]

### *Derivações Ventriculares Internas*

Neste tipo de procedimento implanta-se uma via alternativa para a drenagem do liquor ventricular para outro local do organismo, onde acontece a sua reabsorção para o sistema circulatório.

DVs podem ser utilizadas em hidrocefalias de qualquer etiologia, sem restrição de idade, e têm uma taxa de sucesso em torno de 70% no primeiro ano.[11,20] Vários locais no organismo já foram e são utilizados como sítios de drenagem do liquor: cavidade peritoneal, átrio direito, cavidade pleural, ureter, vesícula biliar, seio sagital, espaço cisternal, retroperitônio. Os tipos mais frequentemente realizados são a derivação para a cavidade peritoneal – derivação ventriculoperitoneal (DVP) ou átrio direito – derivação ventriculoatrial (DVA). As derivações ventriculares para outros locais são geralmente utilizadas em casos de falhas repetidas do tratamento com as derivações mais comumente empregadas.

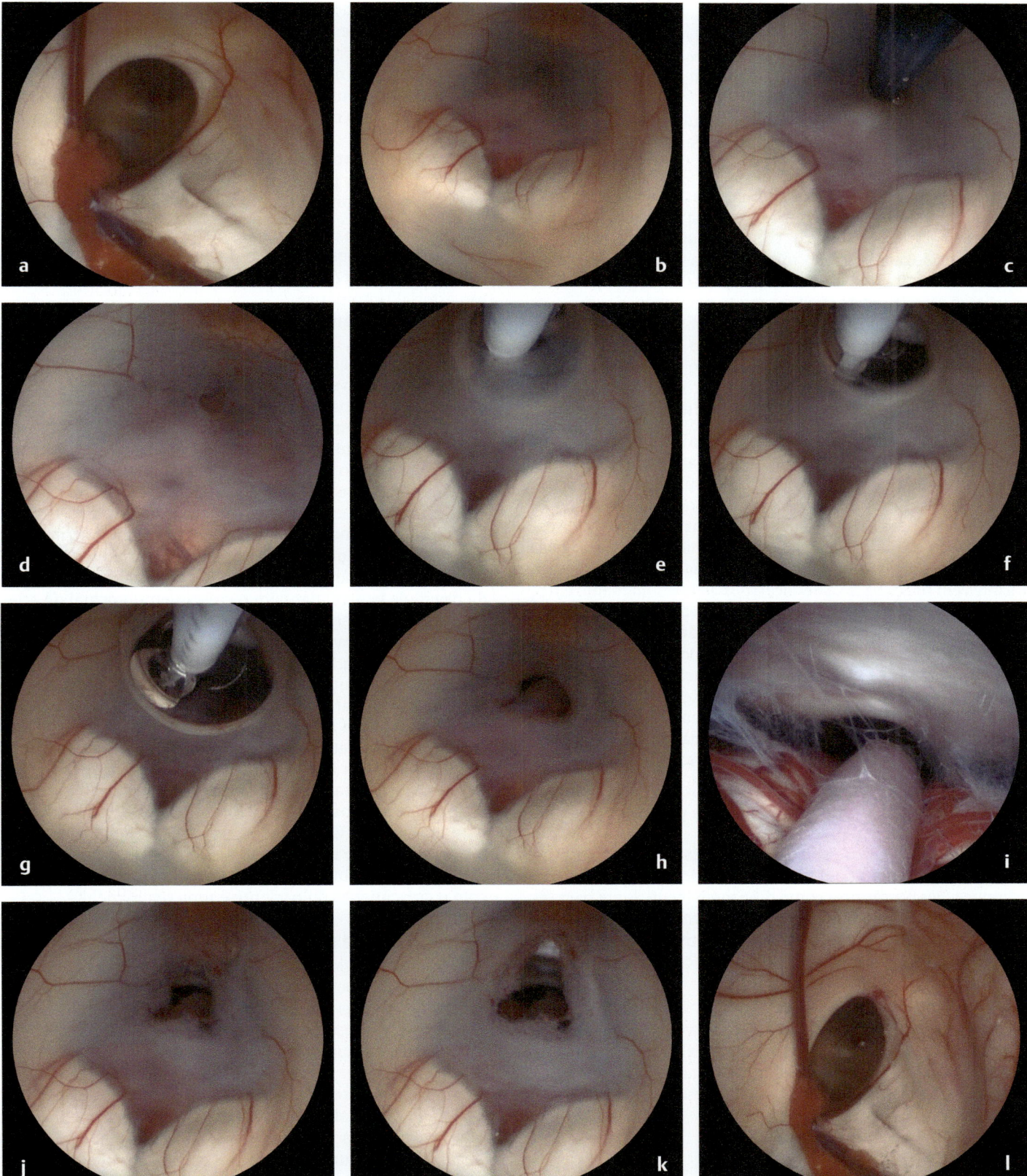

**Fig. 1-4.** Passo a passo da TVE. (**a**) Ventrículo lateral direito com vista do forame de Monro dilatado. Encontro das veias septal anterior, talamoestriada e plexo coroide na borda posterior e medial do forame. (**b**) Assoalho do terceiro ventrículo. Túber cinéreo fino e distendido quase transparente mostrando a artéria basilar subjacente. Recesso infundibular alaranjado à frente e corpos mamilares posteriormente. (**c,d**) Perfuração inicial do túber cinéreo com monopolar. (**e-h**) Aumento progressivo do orifício do túber cinéreo com cateter Fogarty 3 F. (**i**) Visão da cisterna pré-pontina e tronco da artéria basilar após passagem do neuroendoscópio pela abertura do assoalho ventricular. (**j,k**) Observa-se aumento da abertura do assoalho ventricular proporcionada pela passagem prévia do neuroendoscópio. Nota-se o movimento de descida em J, e elevação em K do túber cinéreo relacionada à passagem do liquor – sinal da bandeira. (**l**) Ventrículo lateral direito ao final do procedimento com vista do forame de Monro menos distendido.

## Escolhas da Técnica e da Válvula

A escolha do tipo de derivação e tipo de válvula mais adequados para cada paciente é em grande parte uma prerrogativa/preferência do cirurgião, desde que sejam observadas algumas advertências gerais e as peculiaridades de cada paciente.

Em crianças, o tipo de derivação ventricular mais utilizado é a DVP. Algumas considerações precisam ser feitas sobre as várias derivações ventriculares:

- Não existe um peso e/ou idade mínima para a realização da DVP, a técnica cirúrgica é essencialmente a mesma. Dito isso, a maioria dos neurocirurgiões pediátricos considera um peso entre 1.700 e 2.000 gramas como o peso mínimo para inserção de DVP. É importante ressaltar que a taxa de complicações, em especial de infecções, é mais alta nas crianças muito pequenas.
- A DVA não permite a inserção de um cateter distal mais longo para acomodar o crescimento do paciente, o que implica em revisão muito provável no futuro em crianças muito pequenas.
- A derivação ventriculopleural não deve ser utilizada em crianças menores de 4 anos, pois pode causar hidrotórax sintomático.

Estão disponíveis atualmente no mercado diferentes modelos de válvula, diferentes tipos e tamanhos de cateteres proximais e distais e diferentes acessórios. A maioria das válvulas funciona por diferencial de pressão e um número menor por controle de fluxo. Algumas válvulas podem ter dispositivos extras acoplados a sua estrutura, como mecanismo antissifão ou possibilidade de modificação de pressão de abertura. De uma maneira geral, não há diferença significativa em relação à taxa de sucesso/mau funcionamento entre os vários modelos disponíveis no mercado. Um dos fatores mais importantes é que o cirurgião esteja familiarizado com o dispositivo de sua escolha, visto que válvulas diferentes podem ter diferentes técnicas cirúrgicas para sua correta manipulação perioperatória e inserção. A não observância destas peculiaridades pode levar ao mau funcionamento precoce do sistema por danos ao seu mecanismo ou posicionamento incorreto. Na dúvida, leia o manual!

A escolha da válvula adequada também inclui:

A) *O tamanho da válvula*: pacientes pequenos necessitam de válvulas de baixo perfil, sob o risco de lesões por pressão da pele e exposição do sistema.
B) *A pressão de abertura da válvula*: esta pressão determinará em grande parte o volume de liquor drenado, que pode levar a complicações posteriores como drenagem insuficiente para resolução da hidrocefalia, síndrome do ventrículo em fenda, hematomas subdurais sintomáticos, estes últimos especialmente importantes nos casos com grandes ventrículos e macrocrania.

## Cirurgia

A cirurgia para inserção de uma derivação ventricular não deve ser considerada uma cirurgia de baixa complexidade. Pequenas falhas na técnica cirúrgica podem resultar em grandes complicações e necessidade de reoperações, troca da prótese e sequelas para o paciente.

Alguns pontos a serem considerados:

- A presença de altas taxas de proteína no liquor não contraindica a inserção de derivações ventriculares. As válvulas disponíveis conseguem lidar com taxas altas de proteína sem prejuízo de seu funcionamento.[21-25]
- Protocolos cirúrgicos estão disponíveis na literatura com o foco na prevenção das infecções pós-operatórias de válvulas. O protocolo descrito por Choux *et al.* inclui ações no pré-operatório imediato, perioperatório e cuidados pós-operatórios, com relato de significativa redução das taxas de infecção.[26] Muitas de suas recomendações estão hoje incorporadas à prática diária das cirurgias de válvula (Quadro 1-2).

Outro protocolo relatado na literatura é o protocolo padronizado HCRN (*Hydrocephalus Clinical Research Network*), que também obteve uma redução significativa da taxa de infecção com sua utilização.[27] A análise dos resultados mostrou que alguns dos itens do protocolo estavam estatisticamente associados a um menor risco de infecção pós-operatória. Um estudo posterior do mesmo protocolo com a inclusão de novos itens analisados corroborou os dados anteriores e indicou que a adição do uso de válvulas impregnadas com antibiótico não alterava a taxa de infecção pós-operatória (Quadro 1-3).[28]

O envio de liquor para análise laboratorial é desejável, visto que em torno de 3% dos pacientes apresentam alterações compatíveis com infecção no momento do procedimento:[29]

- É preciso cuidado com a drenagem de liquor durante o procedimento, especialmente em crianças pequenas. A perda de grandes volumes de liquor durante o procedimento pode levar a hipotensão arterial sintomática.
- Pacientes de tamanhos diferentes necessitam de cateteres de tamanhos diversos. O tamanho inicial do cateter ventricular pode ser planejado a partir dos exames de imagem. Classicamente, a ponta do cateter ventricular deve ser posicionada logo à frente do forame de Monro dentro do corno frontal do ventrículo lateral. Também devem ser levados em consideração: o crescimento craniano esperado em recém-nascidos e lactentes e a possibilidade de redução do tamanho ventricular após o tratamento, especialmente nas grandes ventriculomegalias. Na prática diária é necessário encontrar um equilíbrio entre estes vários fatores no planejamento do tamanho de cateter ventricular a ser inserido, tentando-se evitar que a ponta do cateter se desloque para dentro do parênquima cerebral no pós-operatório ou saia da cavidade ventricular com o crescimento normal da criança. A ponta do cateter peritoneal da DVP precisa necessariamente estar dentro da cavidade peritoneal para o bom funcionamento do sistema. Assim, o tamanho inserido irá determinar a necessidade de revisão futura com o crescimento da criança. Cateteres pequenos implicarão em cirurgia para troca deste cateter. Não há evidência com os cateteres disponíveis atualmente de que a inserção de cateteres mais longos (que permitirão o funcionamento daquela DVP até a idade adulta) aumentarão o risco de lesão de vísceras ou extrusão. A ponta do cateter atrial deve idealmente ser posicionada dentro do átrio direito. Entretanto, para este tipo de válvula não é possível a inserção de um cateter distal longo o suficiente para acomodar o crescimento do paciente. A possibilidade de revisão devida a um cateter curto com o crescimento do paciente é uma realidade.

## Técnica Cirúrgica (DVP)

A técnica cirúrgica para a inserção das DVPs segue um roteiro básico, com variações que dependem do local de treinamento do neurocirurgião. Estas pequenas modificações, de maneira geral, não interferem com o resultado final.

O acesso ventricular é similar para as várias derivações ventriculares, podendo ser frontal (2-3 cm lateral à linha mediana, 1 cm anterior à sutura coronal), parietal (3 cm posterior e 3 cm superior à orelha) ou occipital (3-4 cm lateral à linha mediana 6-7 cm acima do ínio em crianças maiores, acima da sutura lambdoide). Em crianças pequenas, uma localização correspondente deve ser utilizada, levando-se em conta o tamanho do crânio. Cuidado especial deve ser tomado para punções occipitais em pacientes portadores de cistos de fossa posterior ou da malformação de Dandy-Walker, que terão o seio transverso elevado, mais alto que o habitual.

O lado escolhido é geralmente o direito, hemisfério cerebral não dominante na maioria da população, mas o esquerdo pode ser o utilizado em casos específicos de assimetria ventricular significativa (preferir sempre o ventrículo maior), ou em situações nas quais o lado direito não possa ser utilizado, como em casos com problemas de pele ou troca de sistemas após tratamento de infecções anteriores.

A incisão craniana de pele pode ser curvilínea ou reta, mas deve ser planejada de modo que a trepanação e os elementos da prótese não fiquem posicionados sob a ferida operatória ao final do

# CAPÍTULO 1 ■ HISTÓRIA, DIAGNÓSTICO E TRATAMENTO DAS HIDROCEFALIAS

**Quadro 1-2.** Protocolo para implantação de válvulas (Choux)[25]

| | Protocolo para implantação de válvulas |
|---|---|
| **Pré-operatório** | |
| Avaliação do paciente | ■ Boas condições de pele<br>■ Condições clínicas – sem evidência de infecção<br>■ Sem raspar cabelo ou apenas região do procedimento no bloco cirúrgico<br>■ Preparação da pele/cabelo com povidine ou clorexidina na noite anterior e na manhã do procedimento |
| **Peroperatório** | |
| Sala de cirurgia | ■ Primeira cirurgia do dia, pela manhã<br>■ Neonatos e lactentes antes dos pacientes mais velhos<br>■ Máximo de 4 cirurgias de válvula por dia<br>■ Cirurgias "rápidas" duração entre 20-40 minutos |
| Pessoal | ■ Apenas 4 pessoas na sala (cirurgião, auxiliar, anestesista, enfermeira circulante)<br>■ Sem instrumentador<br>■ Neurocirurgião experiente |
| Material | ■ Seleção cuidadosa da válvula<br>■ Montagem da mesa cirúrgica "no último minuto" pelo cirurgião/auxiliar<br>■ Abertura do pacote estéril contendo a válvula imediatamente antes de sua implantação e mergulhar em solução de gentamicina após abertura<br>■ Sem testes adicionais da válvula |
| Técnica cirúrgica | ■ Utilização de campo estéril autoadesivo/exposição mínima de pele<br>■ Apenas 2 incisões de pele; iniciar pela incisão abdominal<br>■ Hemostasia meticulosa<br>■ Posicionamento cuidadoso da válvula/reservatório<br>■ Ferida cirúrgica irrigada com solução de povidine aquoso; válvula irrigada com solução contendo gentamicina antes de sua implantação<br>■ Fechamento cuidadoso da pele<br>■ Antibiótico profilático administrado 30 minutos antes da incisão de pele (oxacilina ou cloxacilina) |
| **Pós-operatório** | |
| | ■ Cuidados para se evitar posicionamento da cabeça sobre a ferida cirúrgica e válvula<br>■ Sem antibiótico no pós-operatório<br>■ Cabelo do paciente lavado com solução de povidine aquoso na manhã seguinte e antes da alta<br>■ Curativo trocado a cada 2 dias com técnica estéril<br>■ Tempo de internação curto – 4 dias (primeira DVP)/2 dias (revisão) |

procedimento. Assim, deiscências da sutura não exporão a válvula. Se for necessário a amarração de componentes da válvula, o nó do ponto de sutura deve ser posicionado sob a prótese, evitando-se que faça volume sob a pele. Especialmente em neonatos, este volume da sutura sob a pele tem o potencial de levar a ulcerações e exposição da válvula.

A abertura da dura-máter deve ser pequena, suficiente apenas para a passagem do cateter, minimizando o escape de liquor para o subcutâneo no pós-operatório imediato.

A incisão abdominal pode ser posicionada na região paramediana, linha mediana ou periumbilical. O mais importante aqui é que haja certeza da abertura da cavidade peritoneal para a introdução do cateter distal. Se necessário, como em casos de reabordagens por repetidas revisões, o auxílio de um cirurgião pediátrico pode ser de grande valia.

A passagem do cateter distal entre as incisões craniana e abdominal pode ser feito de cima para baixo ou de baixo para cima, dependendo da preferência do cirurgião. O importante aqui é o uso de cautela para se evitar a penetração inadvertida da cavidade torácica. Sempre que possível, não devem ser realizadas outras incisões de pele neste trajeto.

O fechamento das incisões deve ser hermético e cuidadoso, evitando-se atingir e/ou prender algum dos componentes do sistema durante o processo.

**Quadro 1-3.** Protocolo estandardizado HCRN para redução de infecção de válvula[26]

| Protocolo HCRN |
|---|
| ■ Lavagem da cabeça/cabelo no pré-operatório com clorexidina*<br>■ Cartaz na porta da sala de cirurgia restringindo tráfico<br>■ Cabeça/sítio cirúrgico posicionado afastado da porta da sala cirúrgica<br>■ Antibiótico profilático (cefazolina/vancomicina); incisão de pele apenas após antibiótico profilático<br>■ Cabelo cortado, não raspado, na região do procedimento como necessário<br>■ Preparação da pele com clorexidina: sem enxague – aguardar 3 minutos<br>■ Lavagem de mãos da equipe cirúrgica com betadine ou clorexidina*<br>■ Equipe cirúrgica usa duas luvas*<br>■ Campo estéril autoadesivo impregnado<br>■ Injeção de solução com vancomicina ou gentamicina no reservatório da válvula antes do fechamento de pele<br>■ 1 dose de antibiótico pós-operatório |

*Associado a menor risco de infecção.

## Cuidados Pós-Operatórios

Os cuidados no pós-operatório imediato também são parte do procedimento. O curativo estéril no pós-operatório mantém a ferida protegida, oferece conforto ao paciente e absorve eventuais drenagens que possam ocorrer. Geralmente deve ser mantido por 48 horas, até que a ferida operatória esteja selada.

O posicionamento da cabeça no pós-operatório também é importante. Deve-se evitar que o paciente posicione sua cabeça sobre a região da ferida operatória craniana e a válvula, evitando a compressão da pele na área. Este posicionamento é especialmente importante para pacientes muito pequenos que têm uma pele delgada com tecido subcutâneo escasso. Contudo, passadas quatro semanas de pós-operatório e a pele da região sobre a válvula estando com boas condições, deve-se incentivar a mudança do decúbito a fim de evitar a deformidade craniana.

## Complicações

A taxa de complicações das derivações ventriculares gira em torno de 30% no primeiro ano.[11,20,29] Elas podem ser divididas em dois grandes grupos: mecânicas e infecciosas.

As disfunções mecânicas geralmente se manifestam com o retorno dos sintomas da hidrocefalia pelo mau funcionamento do sistema. Em alguns casos pode haver inicialmente apenas uma coleção liquórica em torno da válvula que pode se prolongar pelo trajeto do cateter distal. A mais frequente é a obstrução do sistema. Mais frequentemente a obstrução é proximal, do cateter ou do mecanismo da válvula. Também são complicações comuns a quebra, desconexão ou mau funcionamento de algum componente do sistema, que podem estar associadas a erros da técnica cirúrgica.

A infecção pós-operatória é uma complicação potencialmente grave das derivações ventriculares, a maioria delas sendo diagnosticada nos primeiros dois meses após o procedimento.[20]

Uma infecção pós-operatória significa a perda da prótese implantada, visto que o seu tratamento efetivo exige a retirada/troca de todo o sistema. Ela também pode levar ao mau funcionamento do sistema e a meningite que pode acompanhá-la está associada a um risco aumentado de piora cognitiva para o paciente. As taxas de infecção na literatura variam de menos de 1% até valores superiores a 20%.[10,20,21,26,27]

Complicações menos frequentes incluem a exposição do sistema por deiscência da sutura ou escara por pressão na pele pelo equipamento, alergia ao silicone, perfuração de víscera, extrusão do cateter distal pelo ânus, vagina, uretra e síndrome do ventrículo em fenda. Em lactentes do sexo masculino submetidos a DVP pode haver intrusão do cateter distal pelo anel inguinal para dentro do saco escrotal. A presença de hérnia inguinal ou patência do anel inguinal deve ser sempre avaliada e se for este o caso, a hérnia deve ser tratada antes ou concomitantemente à instalação da DVP, para evitar a migração do cateter peritoneal.

## CONCLUSÃO

O conhecimento de uma entidade com as características da hidrocefalia remonta à antiguidade. Entretanto, foi somente com o avanço dos conhecimentos anatômicos e patológicos que a doença foi mais bem compreendida e progressos em seu tratamento foram possíveis. Apenas no século XX foram propostos tratamentos com taxas de sucesso aceitáveis. Variações destes tratamentos, a terceiroventriculostomia e as derivações ventriculares, ainda são o padrão de tratamento nos dias de hoje. Os dois métodos promovem resolução dos sintomas da doença, mas demandam cirurgiões experientes para o sucesso do procedimento. Detalhes da técnica cirúrgica podem ser a diferença entre um procedimento bem-sucedido e outro procedimento permeado de complicações.

## REFERÊNCIAS BIBLIOGRÁFICAS

1. Torack RM. Historical aspects of normal and abnormal brain fluids. II. Hydrocephalus. Arch Neurol. 1982;39(5):276-9.
2. Lifshutz JI, Johnson WD. History of hydrocephalus and its treatments. Neurosurg Focus. 2001;11(2):E1.
3. Drake JM, Sainte-Rose C. History of cerebrospinal fluid shunts. In: The shunt book. Blackwell Science. 1995:3-12.
4. Aschoff A, Kremer P, Hashemi B, Kunze S. The scientific history of hydrocephalus and its treatment. Neurosurg Rev. 1999;22(2-3):67-93.
5. Evans Jr. WA. An encephalographic ratio for estimating ventricular enlargement and cerebral atrophy. Arch NeurPsych. 1942;47(6):931-937.
6. Barkovich AJ. Hydrocephalus. In: Pediatric neuroimaging. 3rd ed. Lippincott Williams & Wilkins. 2000:581-620.
7. Valdez Sandoval P, Hernández Rosales P, Quiñones Hernández DG, et al. Intraventricular hemorrhage and posthemorrhagic hydrocephalus in preterm infants: diagnosis, classification, and treatment options. Childs Nerv Syst. 2019;35(6):917-927.
8. Murphy BP, Inder TE, Rooks V, et al. Posthaemorrhagic ventricular dilatation in the premature infant: natural history and predictors of outcome. Arch Dis Child Fetal Neonatal Ed. 2002;87(1):F37-41.
9. Behjati S, Emami-Naeini P, Nejat F, El Khashab M. Incidence of hydrocephalus and the need to ventriculoperitoneal shunting in premature infants with intraventricular hemorrhage: risk factors and outcome. Childs Nerv Syst. 2011;27(6):985-9.
10. Romero L, Ros B, Ríus F, et al. Ventriculoperitoneal shunt as a primary neurosurgical procedure in newborn posthemorrhagic hydrocephalus: report of a series of 47 shunted patients. Childs Nerv Syst. 2014;30(1):91-7.
11. Greenberg MS. Treatment of hydrocephalus. In: Greenberg's handbook of neurosurgery. 10th ed. Thieme; 2023. p. 452-477.
12. Furtado LMF, da Costa Val Filho JA, Dos Santos Júnior EC. External validation of the ETV success escore in 313 pediatric patients: a Brazilian single-center study. Neurosurg Rev. 2021;44(5):2727-2734.
13. Koch-Wiewrodt D, Wagner W. Success and failure of endoscopic third ventriculostomy in young infants: are there different age distributions? Childs Nerv Syst. 2006;22(12):1537-41.
14. Kulkarni AV, Drake JM, Kestle JR, et al. Canadian Pediatric Neurosurgery Study Group. Predicting who will benefit from endoscopic third ventriculostomy compared with shunt insertion in childhood hydrocephalus using the ETV Success Escore. J Neurosurg Pediatr. 2010;6(4):310-5.
15. Kulkarni AV, Drake JM, Mallucci CL, et al. Canadian Pediatric Neurosurgery Study Group. Endoscopic third ventriculostomy in the treatment of childhood hydrocephalus. J Pediatr. 2009;155(2):254-9.e1.
16. Zhu X, Di Rocco C. Choroid plexus coagulation for hydrocephalus not due to CSF overproduction: a review. Childs Nerv Syst. 2013;29(1):35-42.
17. Ho WS, Kestle JRW. Hydrocephalus in children: etiology and overall management. In: Winn HR. Youmans & Winn neurological surgery. 8th ed. Elsevier; 2023. p. 1696-1702.
18. Sader N, Hamilton MG, Riva-Cambrin J. The role of endoscopic third ventriculostomy: a critical review. In: Winn HR. Youmans & Winn neurological surgery. 8th ed. Elsevier; 2023. p. 345-352.
19. Donoho DA, Kappel AD, Warf BC, Bi WL. Neuroendoscopy. In: Winn HR. Youmans & Winn neurological surgery. 8th ed. Elsevier; 2023. p. 1729-1736.
20. Drake JM, Sainte-Rose C. Shunt complications. In: The shunt book. Blackwell Science. 1995:123-192.
21. Ravindra VM, Riva-Cambrin J. Management and prevention of shunt infections. In: Winn HR. Youmans & Winn neurological surgery. 8th ed. Elsevier; 2023. p. 1743-1748.
22. Fulkerson DH, Vachhrajani S, Bohnstedt BN, et al. Analysis of the risk of shunt failure or infection related to cerebrospinal fluid cell count, protein level, and glucose levels in low-birth-weight premature infants with posthemorrhagic hydrocephalus. Neurosurg Pediatr. 2011;7(2):147-51.
23. Baird C, Farner S, Mohr C, Pittman T. The effects of protein, red blood cells and whole blood on PS valve function. Pediatr Neurosurg. 2002;37(4):186-93.
24. Brydon HL, Bayston R, Hayward R, Harkness W. The effect of protein and blood cells on the flow-pressure characteristics of shunts. Neurosurgery. 1996;38(3):498-504.
25. Sandberg DI, Heros RC. Influence of protein, red blood cell count, and surgical site on shunt performance following aneurysmal subarachnoid hemorrhage. J Neurosurg. 2008;109(6):998-9.
26. Choux M, Genitori L, Lang D, Lena G. Shunt implantation: reducing the incidence of shunt infection. J Neurosurg. 1992;77(6):875-80.
27. Kestle JR, Riva-Cambrin J, Wellons JC 3rd, et al. Hydrocephalus Clinical Research Network. A standardized protocol to reduce cerebrospinal fluid shunt infection: the Hydrocephalus Clinical Research Network Quality Improvement Initiative. J Neurosurg Pediatr. 2011;8(1):22-9.
28. Kestle JR, Holubkov R, Douglas Cochrane D, et al. Hydrocephalus Clinical Research Network. A new Hydrocephalus Clinical Research Network protocol to reduce cerebrospinal fluid shunt infection. J Neurosurg Pediatr. 2016;17(4):391-6.
29. Greenberg MS. CSF diversionary procedures. In: Greenberg's handbook of neurosurgery. 10th ed. Thieme; 2023. p. 1825-1837.

# NEUROCIRURGIA FETAL

Sergio Cavalheiro ▪ Marcos Devanir Silva da Costa

## INTRODUÇÃO

Dentre os procedimentos cirúrgicos fetais, a neurocirurgia se destaca pela quantidade de casos, e com a possibilidade do desenvolvimento de novos procedimentos possíveis de serem realizados no período fetal.

Para a realização de procedimentos neurocirúrgicos fetais existe a necessidade de centros especializados que disponham de experts no diagnóstico das patologias fetais, um serviço de obstetrícia de alta complexidade com equipes materno-fetais especializadas associadas a um centro de neurocirurgia pediátrica com expertise nas mais diferentes patologias do sistema nervoso central, que ofereçam um acompanhamento multidisciplinar durante a vida pós-natal. Serviços que não disponham destas características devem encaminhar seus pacientes a estes centros, para obtenção de melhores resultados no tratamento.[1] É fundamental que o procedimento neurocirúrgico fetal seja realizado por um neurocirurgião pediátrico com grande experiência, pois caberá a ele o acompanhamento destes pacientes no período pós-natal e por vários anos.

O objetivo deste capítulo é demonstrar as possibilidades diagnósticas e de tratamento, ainda no período fetal, de algumas doenças neurocirúrgicas, dentre elas a mielomeningocele, a encefalocele occipital, a hidrocefalia e os tumores fetais.

## MIELOMENINGOCELE

A mielomeningocele (MMC) é uma doença com alta prevalência, estima-se que sua incidência varie de 1/1.000 nascidos vivos. É o disrafismo aberto fetal mais comum e se caracteriza por alterações raquianas do tipo medula ancorada e alterações encefálicas características do Chiari tipo 2. Está descrito que a suplementação alimentar com folatos pode evitar em até 70% o aparecimento da MMC.[2] Um dos agravantes desta doença é o aparecimento da hidrocefalia, que pode se desenvolver ainda no período fetal; estima-se que 70-93% das crianças operadas após o nascimento vão desenvolver hidrocefalia e 30 a 45% dos pacientes irão desenvolver o chamado Chiari sintomático, com estridor laríngeo, distúrbios da deglutição e da respiração, necessitando de descompressão da fossa posterior.[3,4] O maior objetivo da correção das MMC no período fetal é evitar o desenvolvimento de hidrocefalia.

## DIAGNÓSTICO POR IMAGEM

Dentro do contexto da cirurgia fetal, o diagnóstico por imagem foi um vetor de mudança, pois sem o diagnóstico antenatal das doenças fetais seria impossível planejar o tratamento intrauterino. Nesse contexto temos duas modalidades distintas de imagem que podem ser utilizadas seguramente durante a gestação, a ultrassonografia e a ressonância magnética. O uso da ultrassonografia bidimensional (US2D) no pré-natal tem facilitado o diagnóstico de MMC e de raquisquise com maior frequência. A ultrassonografia é suficiente para o diagnóstico preciso, podendo ou não ser complementada com ressonância magnética fetal. Para avaliação da coluna fetal, preconiza-se a varredura completa em cortes sagitais, coronais e transversais da coluna, com foco nos corpos vertebrais, no canal medular e na medula propriamente dita.[5,6]

A US2D permite uma análise detalhada das características da lesão, como: o tipo de disrafismo, sendo que nos casos de espinha bífida não se observam os arcos vertebrais posteriores, com exteriorização apenas das meninges (meningocele), ou meninges e raízes nervosas (mielomeningocele), ou apenas aberturas dos corpos vertebrais sem a identificação de saco herniário (raquisquise) (Fig. 2-1); o nível anatômico da lesão, que pode ser na maioria da vezes identificado, tendo como parâmetro T12 e sua contagem até o nível da lesão; alterações da curvatura da coluna; malformações do canal medular associadas como siringomielia e diastematomielia podem ser investigadas; e o grau de herniação das estruturas da fossa posterior pelo forame magno.[5,6]

Recentemente nosso grupo descreveu um novo parâmetro chamado de linha occipito-odontoide, que nos permite avaliar através de ultrassonografia o nível normal do cerebelo e do tronco encefálico na fossa posterior, bem como os diferentes graus de herniação cerebelar nos casos de Chiari tipo II.[7] A presença de fístula liquórica associada a herniação das tonsilas cerebelares para o canal raquiano determina graus variáveis de hipotensão intracraniana que irão se manifestar por: fossa posterior pequena, forame magno alargado, além de agenesias parciais ou total do corpo caloso. Além da avaliação ultrassonográfica direta da coluna fetal, três sinais cranianos do disrafismo espinhal podem ser verificados a partir da 12ª semana de gestação e ajudam no diagnóstico. O primeiro é o sinal do crânio em "forma de limão" (Fig. 2-2): descreve a forma do crânio no plano transverso presente em muitos fetos com mielomeningocele e é caracterizado pela concavidade dos ossos frontais perto das suturas coronais em oposição à configuração convexa do crânio fetal normal. Traduz uma perda de convexidade dos ossos frontais caracterizando a hipotensão intracraniana fetal.[5,6] O segundo sinal é a ventriculomegalia, definida como medida do átrio do ventrículo lateral maior que 10 mm, presente em 70-90% dos fetos com espinha bífida aberta. O padrão característico é de colpocefalia, com dilatação dos cornos occipitais e preservação dos cornos frontais, aspecto que pode estar relacionado com os padrões de mielinização.[8]

O terceiro é o sinal do cerebelo "em banana" (Fig. 2-3): descreve os achados ultrassonográficos no plano axial (plano transcerebelar) decorrentes da herniação das estruturas da fossa posterior pelo forame magno (cerebelo arqueado e com diâmetro abaixo do percentil 10 e obliteração da cisterna magna), esses sinais cranianos apresentam uma especificidade de 99%.[5]

A ultrassonografia permite também inferir o grau de comprometimento dos membros inferiores em fetos com MMC pela identificação da presença de pé torto e do grau de trofismo dos membros inferiores. É possível também inferir a quantidade de gordura substituindo a musculatura esquelética quando há presença de paralisias graves dos membros inferiores. A movimentação dos membros inferiores, quando avaliada ativamente, pode demonstrar um bom prognóstico quando comparada à presença de pés tortos bilaterais. Devemos levar em consideração que o disrafismo aberto pode produzir movimentação involuntária do feto, levando a falso diagnóstico.[9]

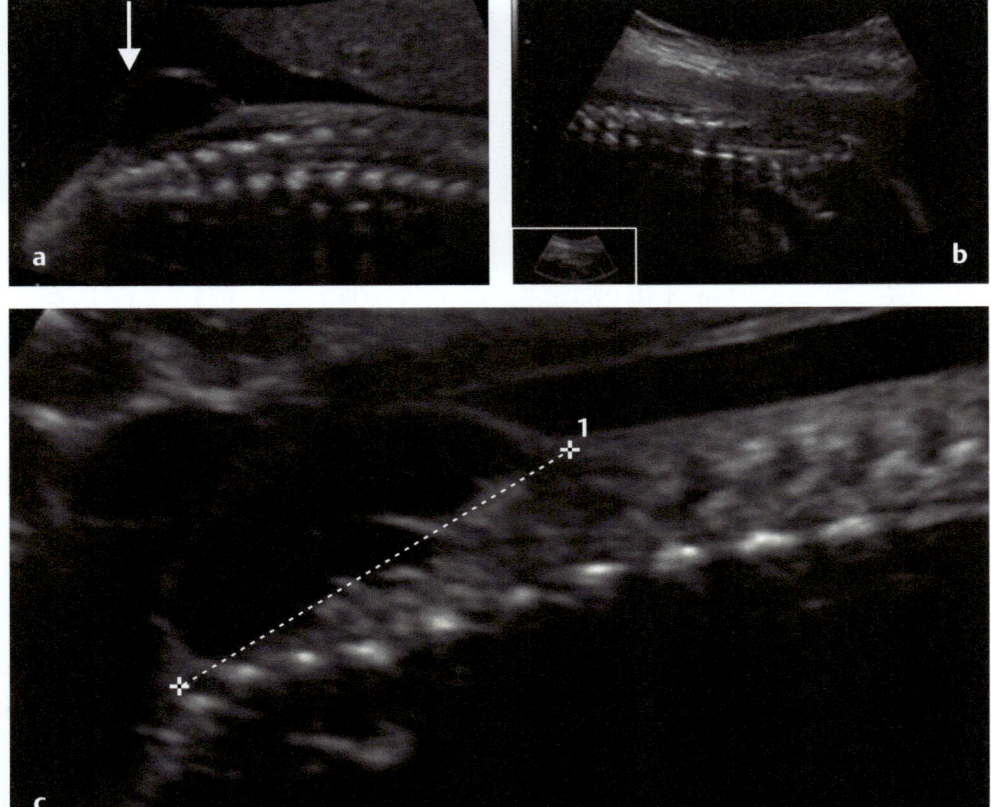

**Fig. 2-1.** Imagens estáticas de ultrassonografia fetal. (**a**) Ultrassom bidimensional em corte sagital de feto com mielocele. (**b**) Exemplo de raquisquize. (**c**) Corte sagital de um caso de mielomeningocele, por meio do qual é possível ver elementos neurais como conteúdo na protrusão cística.

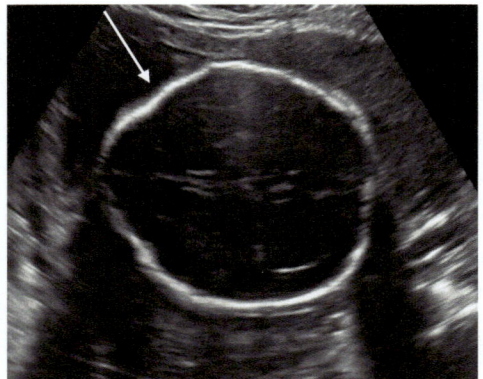

**Fig. 2-2.** Imagem de ultrassom em corte axial que mostra "sinal do limão", na imagem a seta aponta para região frontal que, por conta da baixa pressão intracraniana, perde sua convexidade e deixa o crânio do feto semelhante ao formato de um limão.

Embora a ressonância nuclear magnética (RNM) seja normalmente um exame extremamente detalhado, não se pode dizer que é superior à ultrassonografia. São exames que se complementam, dessa forma é imperativo o uso de RNM quando há sinais de disrafismo sem o sinal da banana e do limão. Nesta situação há chances de serem disrafismos ocultos.[10,11]

A RNM, embora apresente uma baixa resolução espacial, isso é compensado pelo excelente contraste dos tecidos moles entre a medula espinhal e o liquor circundante.[10] RNM também se mostra superior ao ultrassom para detecção de disrafismos fechados como lipomeningocele, dessa forma deve ser reservada para casos duvidosos na ultrassonografia ou para situações em que o neurocirurgião precisa de detalhes da anatomia do defeito (Fig. 2-4).[11]

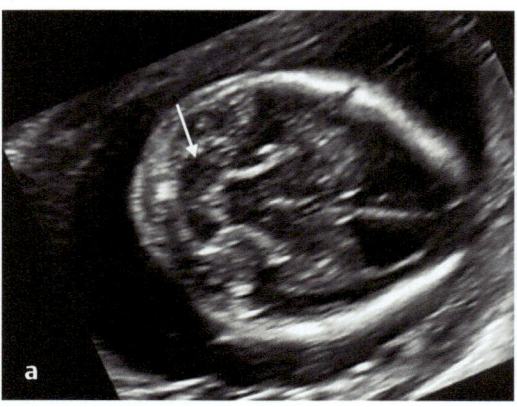
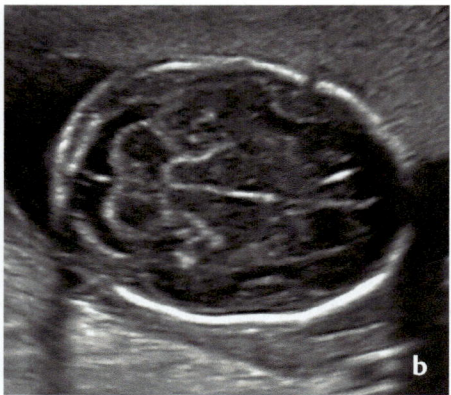

**Fig. 2-3.** Imagem de ultrassom em corte axial que mostra "sinal da banana". (**a**) Seta aponta para o cerebelo em forma de banana após perder sua curvatura. (**b**) Indivíduo normal com formato craniano normal e cerebelo com curvatura preservada.

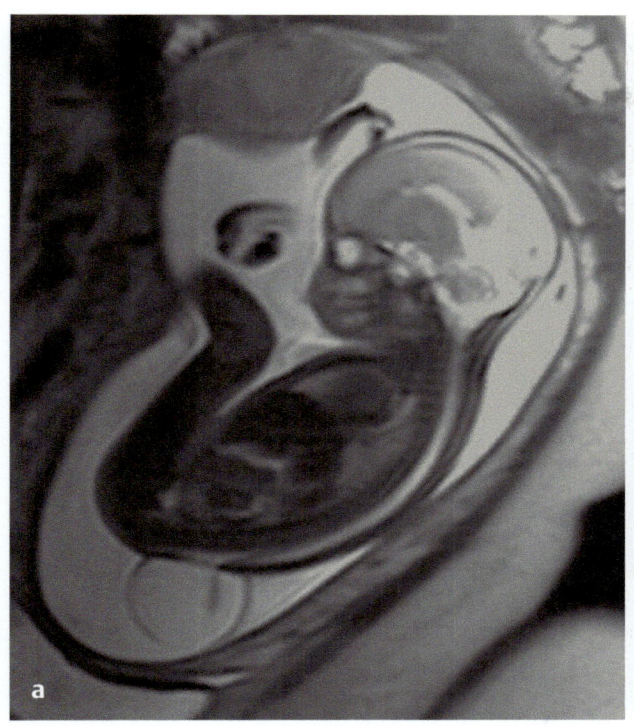

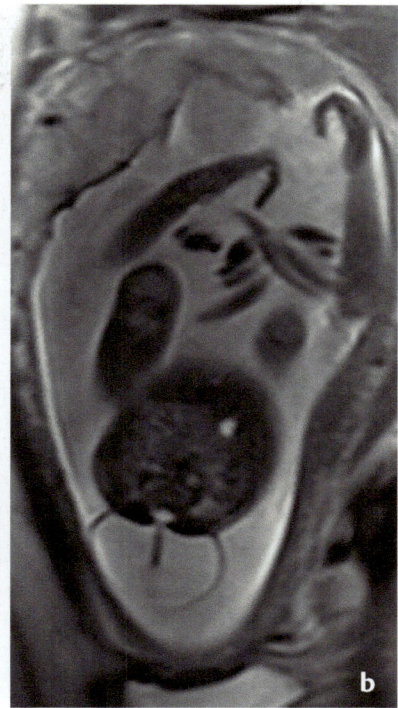

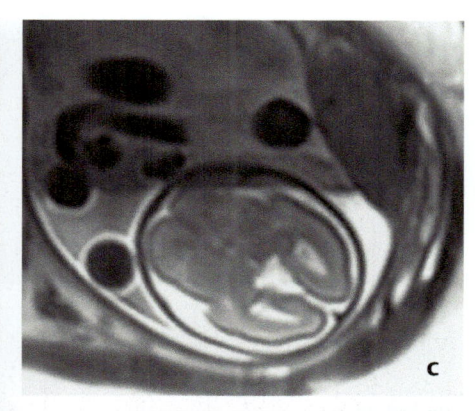

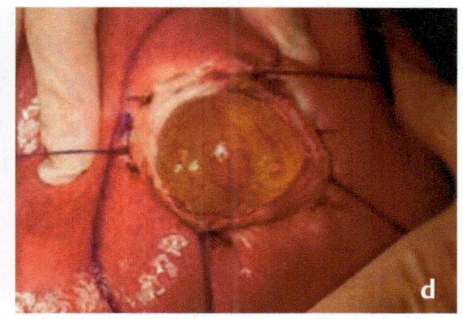

**Fig. 2-4. (a)** Ressonância magnética fetal com feto em corte sagital evidenciando uma mielomeningocele. **(b)** Corte coronal da ressonância fetal evidenciando elementos neurais dentro do saco herniário. **(c)** Evidencia corte axial da cabeça do feto mostrando padrão de colpocefalia dos ventrículos laterais. **(d)** Mostra o aspecto intraoperatório do mesmo paciente com disrafismo aberto investigado por ressonância magnética fetal.

## TÉCNICA CIRÚRGICA

As indicações formais para o tratamento da mielomeningocele são aquelas publicadas no MOMS *Trial*: gestantes com feto único diagnosticado com MMC entre T1 e S1, evidência de herniação do rombencéfalo, idade gestacional entre 19 e 25 semanas e 6 dias, sem alterações no cariótipo e idade materna acima de 18 anos. Não são candidatos para cirurgia pacientes com outras anomalias congênitas não associadas a MMC, com cifose grave, com risco de nascimento prematuro, descolamento de placenta, com índice de massa corpórea maior que 35 kg/m² e com histerotomia prévia.[12]

Utilizamos também os critérios de exclusão: colo uterino curto (≤ 25 mm); placenta de inserção segmentar; anomalia uterina; condições maternas com risco potencial de complicações (diabete melito e hipertensão arterial com controle inadequado, positividade para HIV, hepatite B ou C); aloimunização materno-fetal Rh/Kell ou história de trombocitopenia aloimune neonatal fetal e limitações psicossociais maternas.

Então, quando diagnosticada a tempo, e gestante anuente com os riscos maternos e fetais, a cirurgia pode ser realizada por um time de medicina fetal capacitado e experiente. O procedimento invasivo no feto pode ser feito desde que se tomem algumas precauções. A primeira delas visa assegurar um ambiente com poucas alterações fisiológicas. A cirurgia deve ser rápida, manipulando o feto o menor tempo possível, em média gastamos 40 minutos para correção do disrafismo. O ambiente aquecido também é fundamental, então, durante todo o procedimento é realizada uma monitoração contínua da temperatura fetal, com termômetro digital infravermelho à distância. O obstetra realiza uma histerotomia de aproximadamente 4-5 cm. Após a histerotomia o feto é posicionado para que o neurocirurgião realize o procedimento de correção da mielomeningocele. A técnica cirúrgica empregada para o tratamento da mielomeningocele consiste na liberação do placódio e das raízes lombares e sacrais, pois a medula está ancorada nesta doença. Um dos passos mais importantes é sem dúvida a liberação da medula, o tratamento da medula ancorada. Frequentemente encontramos uma banda fibrótica que fixa a parte superior do placódio à dura-máter, que chamamos de ligamento "cava". Este ligamento foi identificado em mais de 90% dos casos. Alguns autores recomendam a colocação de enxertos artificiais para o fechamento da dura-máter sem a liberação da medula e assim este procedimento visa apenas proteger o tecido neural do líquido amniótico de traumas intrauterinos.

Nós entendemos que na doença mielomeningocele temos uma medula ancorada desde o início, e dessa forma um dos passos mais importantes do procedimento é a sua liberação. Após reconstrução do placódio para sua forma original, fechamos a dura-máter hermeticamente com fio de poliglactin 910 5.0, em seguida é realizado o descolamento da aponeurose com fechamento também hermético. Na maioria dos casos, a dura-máter está firmemente aderida à aponeurose, então fechamos as duas membranas juntas e, por último, fechamos a pele também com fio absorvível e sutura contínua com poliglicaprona 25 5.0. Em todos os nossos casos a pele pode ser fechada, e o processo cicatricial se mostrou eficiente sem a utilização de material heterólogo. Os procedimentos neurocirúrgicos são realizados com auxílio de microscópio cirúrgico ou lupa (Fig. 2-5). Após o fechamento da mielomeningocele o feto é liberado na cavidade uterina. O líquido amniótico é recolocado e o útero fechado.[13]

A paciente é transferida para a unidade de recuperação pós-anestésica em função da anestesia geral e controle dos efeitos sistêmicos do sulfato de magnésio. O controle pós-operatório envolve o uso de nifedipina e medicamentos sintomáticos e as pacientes recebem alta hospitalar em geral 3 dias após o procedimento cirúrgico.

Além do acompanhamento clínico pré-natal regular, as gestantes são monitoradas semanalmente com ultrassonografia transabdominal para avaliação do líquido amniótico, espessura da cicatriz uterina e do bem-estar fetal pela mesma equipe que realizou a cirurgia fetal. Durante o seguimento pós-operatório as pacientes são orientadas a permanecer em repouso relativo no domicílio até 30 semanas com livre acesso a especialistas em medicina materno-fetal. Corticosteroides são prescritos para maturidade pulmonar a partir de 30 semanas e caso as pacientes desejarem, podem retornar às suas cidades de origem para assistência pré-natal e parto.

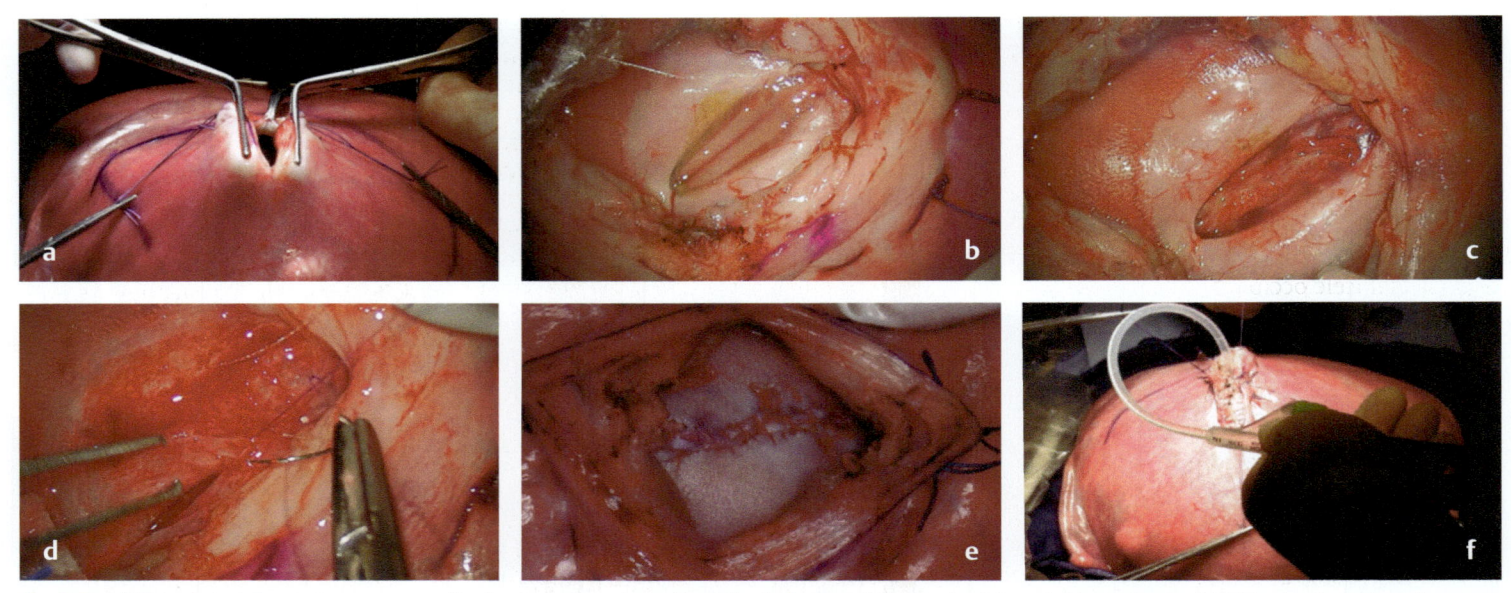

Fig. 2-5. (a) Vista da incisão uterina com o auxílio de pinças vasculares (De Bakey). (b) Exposição do placódio pela histerotomia. (c) Vista do placo liberado e tunelizado. (d) Fechamento da fáscia paravertebral acima do canal aberto no defeito da coluna. (e) Fechamento da pele do feto. (f) Fechamento do útero e reposicionamento do líquido amniótico.

## CONSIDERAÇÕES SOBRE AS TÉCNICAS CIRÚRGICAS

A primeira cirurgia aberta foi realizada no Children's Hospital of Philadelphia em 1998, por Adzick, e consistia em uma histerotomia de cerca de 6-8 cm e correção do defeito. Nesse caso pioneiro, o feto nasceu com boa função motora de membros inferiores e houve regressão da herniação de tronco encefálico. Nesse período já houve uma propagação da cirurgia fetal em centros especializados isolados e a sua comparação com os diversos trabalhos publicados de tratamento cirúrgico pós-natal, sem um protocolo bem definido, o que estava sujeito a vieses. Isto revelou a necessidade de um ensaio clínico prospectivo e randomizado multicêntrico comparando pacientes operados no período pré-natal e pós-natal. Esse estudo, publicado em 2011, ocorreu de 2003 a 2010 e foi chamado de *Randomized Trial of Prenatal versus Postnatal Repair of Myelomeningocele* (MOMS).[13] Nesse momento, enquanto o MOMS estava sendo realizado, todos os centros de medicina fetal interromperam suas atividades na correção de mielomeningocele intraútero para aguardar os resultados do *trial*. Como o nosso, que havíamos realizado o primeiro procedimento bem-sucedido em 2003 e alguns outros casos em seguida, mas esperamos o resultado desse estudo para continuar operando os casos de mielomeningocele intraútero.

Dentre os resultados encontrados no MOMS, o mais expressivo foi a diferença entre o número de pacientes que aos 12 meses de vida precisaram de derivação ventriculoperitoneal. No grupo de pacientes submetidos a correção pré-natal apenas 40% necessitaram de derivação ventriculoperitoneal, comparados com 82% do grupo corrigido após o nascimento. Também houve diferença importante na presença de sinais moderados ou severos de herniação de tronco encefálico, enquanto apenas 25% dos casos corrigidos antes do nascimento apresentaram, comparados com 67% do grupo pós-natal. Já em relação à função motora e nível anatômico da MMC, os pacientes operados intraútero apresentaram melhora de 1 ou 2 níveis em 43% dos casos, comparados a 21% dos pacientes corrigidos após o nascimento depois de 30 meses de seguimento. Houve também diferença importante em relação à marcha independente, pois 42% dos pacientes tratados intraútero eram capazes de andar independentemente, comparados a 21% do grupo tratado após nascimento, quando analisados após 30 meses de seguimento. Todas as diferenças apontadas nos desfechos obedeceram aos critérios de significância estatística estabelecidos previamente pela metodologia do estudo.

Então, após a publicação do MOMS, outros grupos também reportaram seus resultados, os centros que já estavam aptos para fazer a correção da mielomeningocele fetal retomaram suas atividades e muitos outros passaram a se organizar para iniciar. O mais interessante é que, com a eventual necessidade individual de cada serviço, houve adaptações para a técnica de correção utilizada no protocolo do MOMS. Além disso, vários serviços retomaram as tentativas de fetoscopia, também com diversas técnicas diferentes.

No momento, existem pelo menos 17 variações de técnica aberta e sete variações de técnicas endoscópicas, para correção de mielomengocele e não existe um estudo randomizado que compare as técnicas abertas com as técnicas fetoscópicas, nem um que compare as técnicas abertas, muito menos um que compare as diferentes técnicas fetoscópicas.[14] Cada uma das técnicas possui um detalhe que a torna "especial" sem necessariamente uma baliza científica. Sabemos também que cada técnica busca um objetivo em específico, por exemplo, algumas técnicas fetoscópicas tentam minimizar a lesão materna em termos de evitar laparotomia e histerotomia, mas em contrapartida não proporcionam dissecção satisfatória do placódio e muitas vezes não obtêm um fechamento multicamadas do defeito, ou ainda acrescentam cortes laterais no dorso do feto para fechar um defeito mediano, pois não é possível fazer retalhos cutâneos. Existe também uma variabilidade dos agentes envolvidos no tratamento: alguns centros contam com obstetra e neurocirurgião, outros com obstetra e cirurgião pediátrico e outros apenas obstetra. É muito clara a necessidade do obstetra numa cirurgia fetal, mas quem deve fechar a mielomeningocele é uma questão de debate, uma vez que o neurocirurgião pediátrico é o indivíduo que em algum momento da vida da criança estará envolvido e sempre esteve envolvido nos casos de fechamento pós-natal. Portanto, é o sujeito que se sente confortável para aplicar a técnica que envolve a liberação da medular e o fechamento multicamadas.

## ENCEFALOCELE OCCIPITAL

A encefalocele é um defeito congênito caracterizado por uma fenda óssea craniana mediana que resulta na protrusão das meninges (meningocele) ou das meninges e do tecido neural (encefalocele). A encefalocele tem uma prevalência estimada de 0,8 a 2,0 por 10.000 nascidos vivos.[15-17] Um terço dos pacientes morre em decorrência dessa condição, sendo que 76% das mortes ocorrem no primeiro dia de vida. Metade dos pacientes que vivem além do primeiro dia sofrerá algum grau de atraso no desenvolvimento neurológico.[18,19] Os fatores de risco mais fortes para a morte são a hidrocefalia e a microcefalia.[18,20]

A encefalocele occipital (EO), apesar de sofrerem uma alteração embiológica mesenquimal no fechamento do crânio, semelhante às mielomeningoceles, de hipotensão intracraniana. A MMC evolui com uma fossa posterior pequena, herniação do cerebelo e hidrocefalia; já as encefaloceles devidas a herniação do saco herniário também apresentam hipotensão intracraniana resultando em microcefalia (Figs. 2-6a e 2-7a), crises convulsivas de difícil controle e retardo mental. Esse mecanismo de progressão da encefalocele foi demonstrado por Gadgil N. et al.[21] em ultrassonografia de fetos com encefalocele occipital.

Em 2012 realizamos a primeira correção de encefalocele occipital no período fetal. No período de 2012 a 2022 realizamos 18 correções intrauterinas desta anomalia. Os primeiros nove casos foram comparados a dez pacientes operados no período pós-natal com as mesmas características clínicas e radiológicas.[22] Pudemos verificar a normalização do crescimento da calota craniana, a ausência de crises convulsivas no seguimento e um desenvolvimento neuropsicomotor significativamente melhor nos pacientes tratados intraútero.[22]

Consideramos os seguintes critérios de inclusão: idade gestacional entre 19 semanas e 27 semanas, idade materna ≥ 18 anos, cariótipo fetal normal, presença de microcefalia (caracterizada como perímetro cefálico abaixo do percentil 3 na triagem ultrassonográfica) e saco herniário cístico com o componente cístico representando mais de 80% do volume total, sendo esse maior que 10 mL. Os critérios de exclusão são a presença de uma anomalia fetal não associada à encefalocele occipital, cromossomopatia, o componente do tecido neural representando mais de 20% do volume total da saco herniário, a presença do tronco cerebral dentro do saco herniário, a presença de seios venosos dentro do conteúdo da hérnia, o risco de parto prematuro (incluindo colo do útero curto e parto prematuro anterior), placenta prévia e condições maternas que constituiriam um risco adicional para a saúde fetal ou materna (por exemplo diabetes ou hipertensão mal controlada, HIV e hepatite B ou C positiva), bem como a recusa de cirurgia fetal.

Do ponto de vista técnico, realizamos na mãe o mesmo tipo de abordagem para a cirurgia de MMC, com histerotomia de 4 a 5 cm. As etapas neurocirúrgicas começam com a região posterior da cabeça do feto posicionada no local da abertura uterina. Às vezes é necessário mudar a posição do feto dentro do útero. Após a exposição da encefalocele por meio de histerotomia (Figs. 2-6b e 2-7b), uma manobra de transiluminação com o auxílio de uma luz Xenon 3000 pode ser utilizada para destacar a vasculatura do saco herniário (Fig. 2-7c). A correção da EO começa com uma incisão na pele do saco herniário; o cautério monopolar elétrico não é utilizado; portanto, normalmente usamos pinças bipolares em uma intensidade muito baixa para a hemostasia quando necessário (2 ou 3 Watts). O tecido meníngeo é exposto e dissecado circunferencialmente (Fig. 2-6b), seguido de coagulação do tecido com pinças bipolares e corte com tesouras microscópicas no nível da tábua externa do osso occipital. É fundamental manter uma margem de segurança da camada meníngea para o fechamento posterior, e 2 cm são considerados suficientes. Em seguida, o tecido neural é acessado e os vasos e tecidos são coagulados e, em seguida, excisados para manter o tecido neural abaixo da tábua interna do osso occipital ou, quando possível, o tecido neural herniado é recolocado dentro do crânio. A camada meníngea é então fechada com suturas contínuas de polipropileno 6-0, e o retalho de pele é cortado e reconstruído para evitar a sobreposição de tecido. Uma miniplaca absorvível (ácido poliláctico) pode ser usada para reconstruir a fenda parieto-occipital. Essa miniplaca é colocada entre a tábua interna do osso e a dura-máter e fixada com pontos de polipropileno 5-0 (Fig. 2-6c). Por fim, o tecido subcutâneo é suturado com poliglactina 910 5-0 sem cor e a pele é fechada com suturas contínuas de poliglecaprone 25 6-0 (Figs. 2-6d e 2-7d). Após a correção do EO, o feto é liberado na cavidade uterina e segue os mesmos cuidados pós-operatórios das pacientes gestantes com MMC.

Dos nossos pacientes operados, todos nasceram por parto cesariana com idade gestacional média de 33 semanas e 3 dias. Doze foram do sexo masculino. Três pacientes necessitaram de derivação ventriculoperitoneal no seguimento de um ano. Todos os pacientes evoluíram com o perímetro cefálico dentro da normalidade. Apenas um paciente apresentou crise convulsiva na evolução e um paciente foi diagnosticado uma cromossomopatia não diagnosticada no período fetal.[22]

Entendemos que o tratamento intrauterino da encefalocele occipital pode interromper a progressão da herniação do saco herniário da encefalocele e resultar na reversão da microcefalia. Entretanto, a cirurgia fetal aberta para encefalocele aumenta o risco de prematuridade. A técnica necessária para corrigir esse defeito é viável para aqueles com experiência anterior na correção de mielomeningocele fetal.

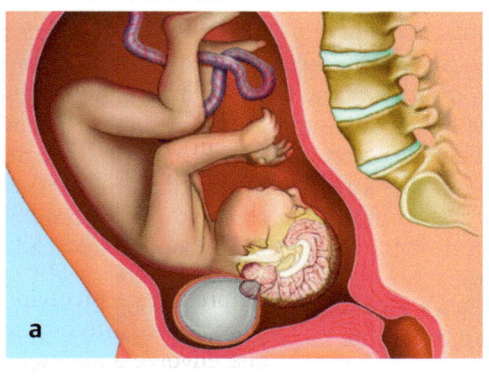

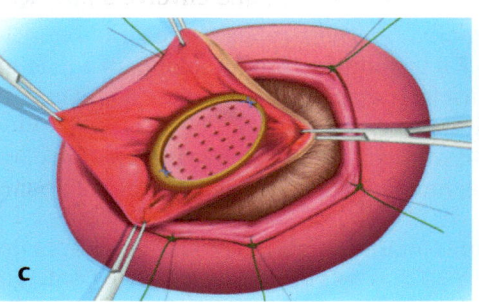

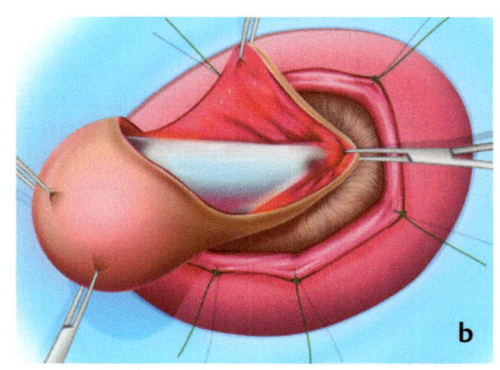

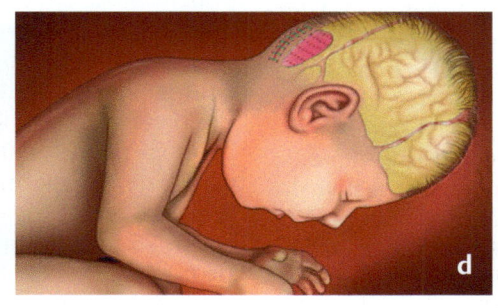

**Fig. 2-6.** Exemplo das principais etapas do reparo da encefalocele fetal usando a técnica de histerotomia aberta. (**a**) Feto na cavidade do útero com encefalocele occipital e microcefalia. (**b**) Exposição da encefalocele por meio de histerotomia e dissecção da camada meníngea. (**c**) Colocação da miniplaca absorvível para ocluir a fenda craniana. (**d**) Aspecto final da correção da encefalocele, com a miniplaca posicionada e a normalização do crescimento craniano.

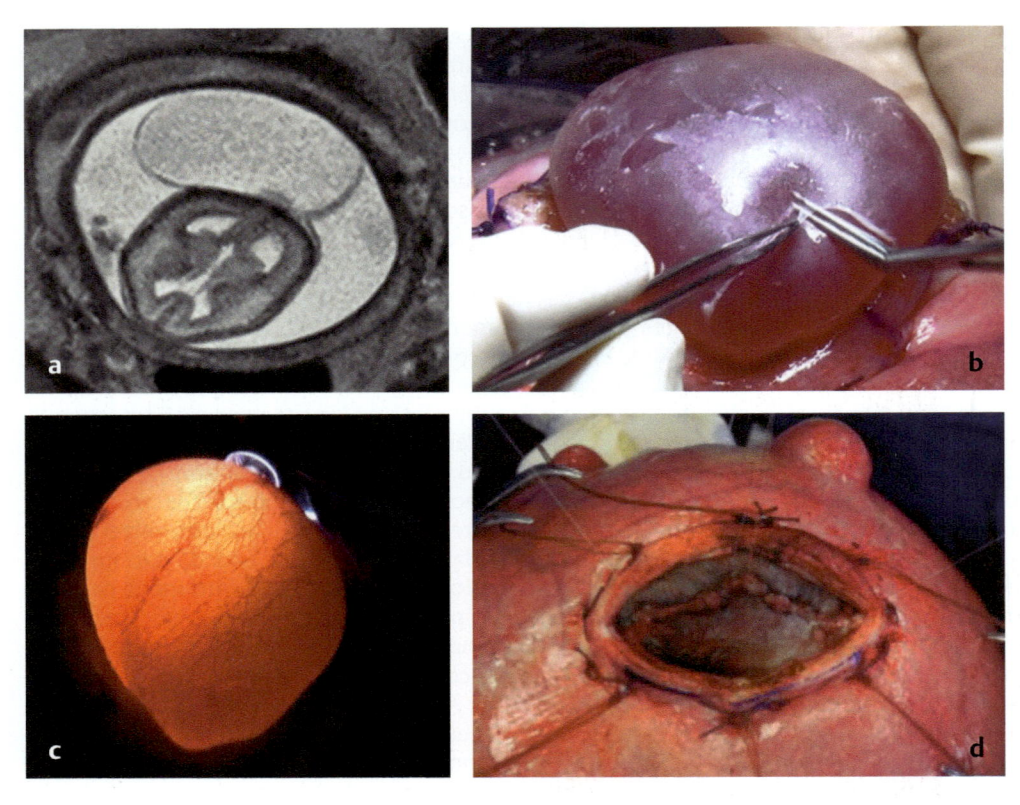

**Fig. 2-7.** Caso de um feto do sexo masculino com 24+5 semanas de gestação que apresentou encefalocele occipital. (**a**) Ressonância magnética fetal mostrando visão axial do cérebro com uma grande encefalocele occipital com uma pequena protrusão cerebral. (**b**) Exposição intraoperatória da encefalocele por meio da histerotomia. (**c**) Transiluminação do saco herniário, permitindo a visualização dos vasos na parede da encefalocele. (**d**) Correção final da pele.

## TUMORES FETAIS

Os tumores cerebrais fetais são raros, com uma prevalência de 0,34 por milhão de nascidos vivos, respondendo por 0,5 a 1,9% dos tumores cerebrais na infância.[23,24]

No período de janeiro de 1992 a janeiro de 2023, 30 fetos foram diagnosticados com tumores intracranianos no pré-natal realizado entre a 14ª e a 36ª semana gestacional em nosso serviço. Desses, 23 deles foram submetidos a estudos complementares de ressonância magnética (RM). Vinte e oito tumores localizavam-se no compartimento supratentorial e dois, na fossa posterior. Poli-hidrâmnio foi diagnosticado em cinco pacientes na ultrassonografia antenatal. Onze fetos apresentavam hidrocefalia associada ao tumor. Cinco fetos com diagnóstico de hidrocefalia, com idade gestacional inferior a 32 semanas, foram submetidos a repetidas cefalocenteses de alívio, com drenagem de 40-60 mL de líquido cefalorraquidiano (LCR). Foram realizadas de três a oito cefalocenteses em cada paciente, com uma média de quatro punções por paciente, num total de 21 cefalocenteses. Este procedimento é feito sob monitorização cardíaca fetal, tolerando-se uma frequência cardíaca mínima de 120 batimentos por minuto. Todos os fetos com hidrocefalia apresentavam uma pressão intracraniana elevada, variando de 25 a 40 cm $H_2O$. Não ocorreram complicações fetais ou maternas relacionadas a estas punções. A cefalocentese mostrou-se um método seguro e eficaz de controle da hidrocefalia e pode ser repetida até que o feto alcance a maturidade pulmonar.[13]

Em dois fetos com lesões supratentoriais foram diagnosticadas lesões nos ventrículos laterais direito e esquerdo, próximos ao forame de Monro, associadas a lesões subependimárias e vários tubérculos subcorticais. O ecocardiograma Doppler fetal evidenciou também a presença de tumores do septo cardíaco e da parede posterior do ventrículo lateral esquerdo, em um deles. No outro, uma volumosa lesão cardíaca no ventrículo lateral direito, caracterizados como rabdomiomas cardíacos. O aspecto desses tumores intraventriculares cerebrais e cardíacos é altamente sugestivo do diagnóstico do complexo esclerose tuberosa (CET). Isto nos permitiu que fosse introduzida de forma pioneira a quimioterapia com derivado da Rapamicina (Everolimus) já no período fetal, numa tentativa de controlar as lesões e proteger o futuro bebê de crises epilépticas de difícil controle, atraso do desenvolvimento e talvez prevenir o comportamento autista nesses pacientes com CET (Fig. 2-8). Ao nascimento, nos dois casos, evidenciaram-se importante redução das lesões cardíacas e controle das lesões cerebrais. No *follow-up* de cinco anos e um ano essas crianças apresentavam adequado desenvolvimento neuropsicomotor e o eletroencefalograma sem atividade epileptiforme.[25]

As lesões fetais da fossa posterior são raras. Na nossa série destacam-se um caso de schwannoma e um caso de hemangioma capilar gigante. Esta última, que era uma volumosa lesão, foi diagnosticada no ultrassom obstétrico de rotina, com 35 semanas de gestação. Sem hidrocefalia ou repercussões sistêmicas, o neonato nasceu por parto cesárea na 37ª semana gestacional. O ultrassom transfontanela e a ressonância magnética de encéfalo neonatais mostraram uma lesão gigante, homogênea e extremamente vascularizada, com compressão do cerebelo e deslocamento anterior do tronco cerebral. A hipertensão intracraniana foi controlada com a colocação de uma derivação ventriculoperitoneal de pressão programável logo na primeira semana de vida. Estudo detalhado dos aspectos radiológicos e a intensa vascularização da lesão pouco característica dos tumores mais comuns da fossa posterior sugeriram o diagnóstico de um hemangioma cavernoso capilar, tumor de rara ocorrência cerebral. O altíssimo risco de sangramento do tratamento cirúrgico e os relatos de sucesso na redução e controle de hemangiomas infantis complicados com uso do propranolol encorajaram o tratamento com 3 mg/kg/dia de propranolol a cada 12 horas por seis meses.

A frequência cardíaca e a pressão arterial do bebê foram rigorosamente monitoradas durante o tratamento e, após um ano, evidenciou-se a total redução do hemangioma.[26] Em outro feto o diagnóstico de hemangioma cavernoso capilar foi realizado com 24 semanas de gestação. Foi introduzido propranolol para a mãe na dose de 120 mg e verificado o desaparecimento quase que completo três semanas após o início do tratamento.

No período intraútero ocorreram dois óbitos: um feto com diagnóstico de craniofaringioma e outro com diagnóstico de carcinoma de plexo coroide.

Os 25 casos restantes foram submetidos ao tratamento cirúrgico: 17 deles entre 1 e 30 dias de vida, três entre 30 e 60 dias, e cinco deles com mais de 60 dias de vida. Um recém-nascido com cinco dias de vida e volumoso tumor parieto-occipital com diagnóstico anatomopatológico de gliobastoma congênito evoluiu a óbito no intraoperatório.

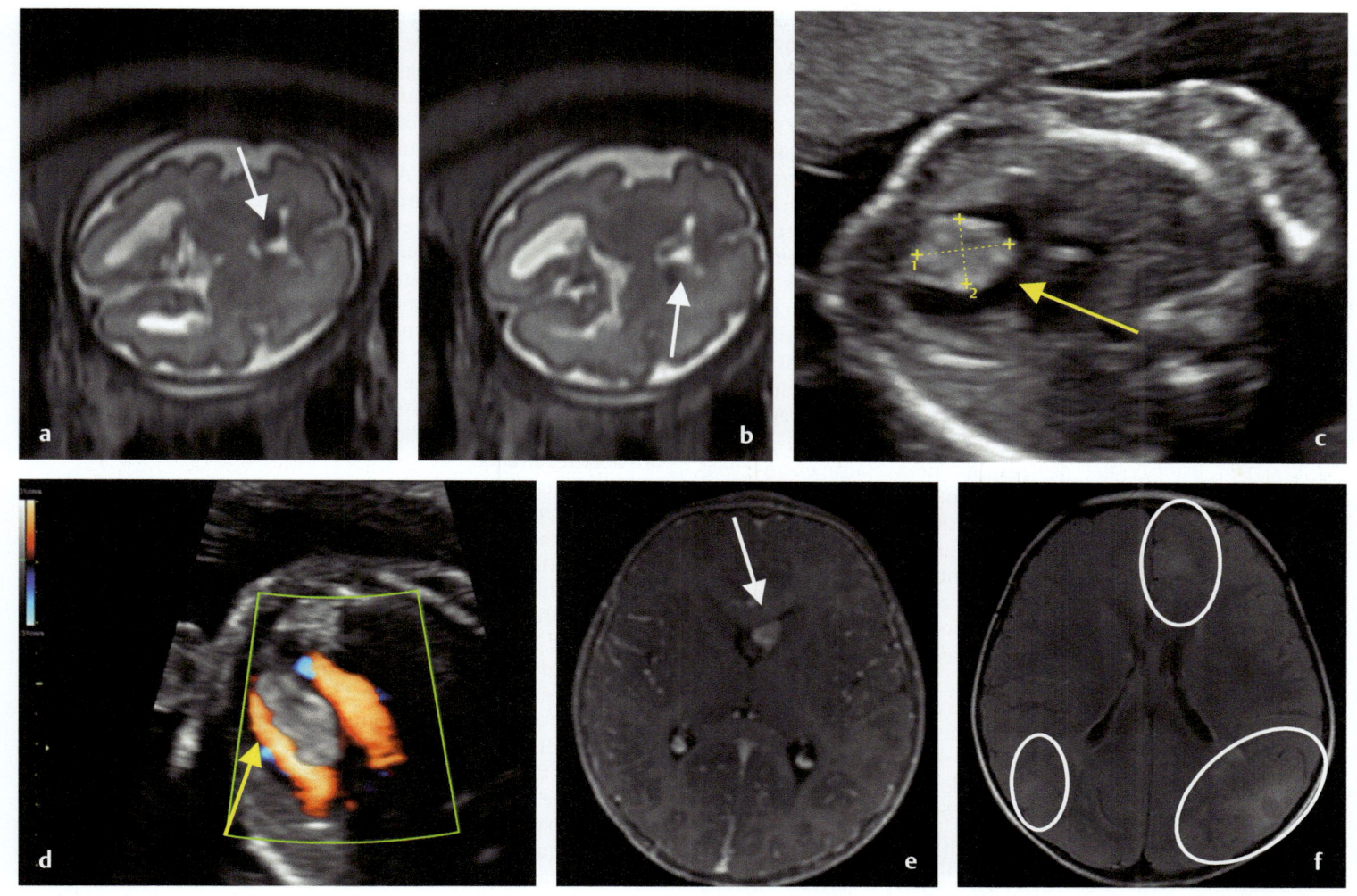

**Fig. 2-8.** (**a**) RM fetal com sequência HASTE com 19 semanas de gestação mostrando um tumor subependimário no nível do forame de Monro no lado direito (seta). (**b**) RM fetal com sequência HASTE com 19 semanas de gestação mostrando um tumor subependimário no nível do forame de Monro no lado esquerdo (seta branca). (**c**) Imagem de ecocardiografia fetal realizada com 21 semanas e 6/7 dias mostrando uma massa ecogênica com bordas definidas medindo 10 × 7 mm. (**d**) Imagem da ecocardiografia fetal Doppler realizada com 25 semanas e 6/7 dias mostrando uma massa ecogênica com bordas definidas localizada no septo interventricular. (**e**) Ressonância magnética pós-natal com sequência T1WI e realce pelo contraste mostrando uma única lesão subependimária no nível do forame de Monro no lado esquerdo (seta branca), sem sinais de hidrocefalia. (**f**) RM pós-natal com sequência FLAIR demonstrando hipersinal em três áreas subcorticais diferentes: frontal esquerda e parietal bilateral (elipse branca).

Os demais oito óbitos, quatro casos de glioblastoma congênito, três casos de carcinoma de plexo coroide e um caso de teratoma imaturo ocorreram ao longo do tratamento. A idade máxima alcançada por um dos pacientes com gliobastoma congênito foi de 5 anos e 4 meses, após cerca de quatro cirurgias intercaladas com quimioterapia para redução da lesão e sua vascularização.

Nossa série de casos caracteriza-se pela grande variedade de tipos histológicos: seis tumores do plexo coroide (três carcinomas e três papilomas), cinco teratomas maduros, cinco glioblastomas congênitos, dois gangliomas anaplásicos, dois hamartomas hipotalâmicos, dois astrocitomas subependimários de células gigantes, um astrocitoma anaplásico, um hemangiopericitoma, um hemangioma capilar, um pinealoblastoma, um teratoma imaturo, um tumor do seio endodérmico, um craniofaringioma e um schwannoma. Observa-se um discreto predomínio de 17 tumores com baixo grau de malignidade e 13 tumores caracterizados como de alto grau.[13]

Apesar do avanço contínuo dos métodos de imagem no período fetal, a acurácia e a realização do diagnóstico dos tumores cerebrais fetais no momento adequado permanecem como importantes desafios, principalmente pela sua raridade. Inúmeras são as limitações da neurocirurgia fetal dos tumores cerebrais, e a cefalocentese ainda permanece como o principal procedimento para a preservação do cérebro nesta importante fase do desenvolvimento. O principal objetivo do tratamento antenatal é a prevenção da hidrocefalia fetal, por conseguinte da macrocrania e da desproporção cefalopélvica.[23,24,27-29]

O prognóstico destes fetos costuma ser muito ruim, a maioria destes tumores fetais caracteriza-se por altos índices mitóticos e células embrionárias indiferenciadas, produzindo volumosas lesões. Por outro lado, o emprego de terapias-alvo que bloqueiam a gênese tumoral relacionada a diversas síndromes genéticas pode apresentar resultados promissores, tendo-se em mente que a interrupção da gestação não é uma opção terapêutica em nosso País.

## HIDROCEFALIA FETAL

A hidrocefalia fetal é uma das doenças mais devastadoras no período fetal. Sua incidência é provavelmente subestimada devido ao grande número de óbitos no período fetal, ou mesmo interrupção da gestação, e varia consideravelmente em diferentes regiões, mas acredita-se que sua taxa varie de 0,2 a 3,1 para cada 1.000 nascidos vivos.[30-32]

A hidrocefalia fetal é uma doença complexa e multifatorial. O período em que o feto sofre o insulto que culmina na hidrocefalia é um dos fatores mais importantes a serem considerados ao se estabelecer um prognóstico pré-natal. A hidrocefalia fetal diagnosticada no último trimestre da gestação geralmente tem um resultado melhor quando comparada àquela diagnosticada no primeiro e no segundo trimestre da gravidez. Um comportamento semelhante pode ser observado na hidrocefalia obstrutiva, que tem um resultado melhor quando comparada à hidrocefalia comunicante. Outras malformações associadas à hidrocefalia podem ocorrer em até 75% dos casos, exercendo forte influência no prognóstico dos fetos afetados por essa doença.

Um dos pontos-chave do diagnóstico pré-natal é a diferenciação entre hidrocefalia fetal e ventriculomegalia não hipertensiva. A primeira é elegível para tratamento intrauterino com bons resultados. A segunda, entretanto, pode resultar em um desfecho favorável ou catastrófico por meio de uma etiologia destrutiva, como visto em infecções virais como o vírus Zika. Portanto, as ventriculomegalias não hipertensivas normalmente não são elegíveis para o tratamento intrauterino.[33]

Instituições em todo o mundo interrompem a gravidez quando se deparam com um caso de hidrocefalia fetal com base no prognóstico imprevisível da paciente. Entretanto, em muitos países a interrupção da gravidez é proibida ou só é permitida em casos de risco para a mãe ou em casos de violência sexual. Esse cenário justifica o desenvolvimento de centros de neurocirurgia fetal capazes de criar e aprimorar as técnicas para o tratamento da hidrocefalia durante a vida intrauterina e minimizar os resultados prejudiciais dessa doença.

Em 1981, Jeanty et al.[34] descreveram uma relação entre o ventrículo lateral e o hemisfério cerebral com base no estudo de 200 fetos normais. A representação gráfica dessa relação permite que a ventriculomegalia seja diagnosticada em uma idade gestacional precoce, muito antes de qualquer aumento no diâmetro biparietal. Em muitos casos, a circunferência craniana e o diâmetro biparietal só aumentam perto do final do período gestacional. A grande ventriculomegalia geralmente ocorre sem qualquer aumento no perímetro cefálico.

Durante o período fetal, uma largura atrial < 10 mm é considerada normal; entre 10 e 15 mm, a ventriculomegalia é classificada como leve a moderada, enquanto uma medida > 15 mm é classificada como grave.[35] No grupo com ventriculomegalia leve e moderada, apenas 14% desenvolvem hidrocefalia progressiva, 57% são estáveis e em 29% a regressão ocorre espontaneamente.[36]

Outro método de imagem que contribui para a prática pré-natal é a RM fetal. Entretanto, a RM está sujeita a artefatos devido aos movimentos do feto. Vários relatórios confirmaram que a RM fetal é um complemento valioso e importante para a US em uma grande diversidade de patologias cerebrais fetais.[37,38]

A RM fetal é mais adequada que a ultrassonografia na avaliação dos processos de maturação e mielinização neuronal. Ela também não é afetada por problemas como sombras acústicas na avaliação do córtex cerebral, bem como durante a diferenciação dos tecidos cerebrais. As imagens de alta resolução e as sequências ultrarrápidas de disparo único ponderado em T2 ou meio-Fourier *single-shot turbo spin-echo* (HASTE) permitem que a investigação seja realizada sem a necessidade de sedação do feto e são suficientemente precisas para permitir a análise da anatomia fetal.

Para possibilitar o prognóstico e um possível tratamento intrauterino, são necessários exames de sangue da mãe e do feto, além do diagnóstico da hidrocefalia. As análises devem incluir o estudo de infecções congênitas adquiridas durante a gestação, bem como o estudo do cariótipo fetal. A cordocentese deve ser realizada como uma questão de rotina antes de qualquer decisão clínica com relação ao tratamento. Entretanto, a associação da hidrocefalia fetal com infecção congênita ou cromossomopatia contraindica procedimentos terapêuticos intrauterinos.

Estudos experimentais em modelos animais demonstraram que quanto mais precoce o tratamento da hidrocefalia fetal, maior a sua eficácia. Esse tipo de resultado não é verificado na prática clínica diária devido à grande variedade de doenças que um feto pode apresentar. No caso da hidrocefalia malformativa, muitos pacientes apresentam múltiplas malformações associadas, o que compromete um bom resultado.[39-42]

Na dilatação ventricular fetal é muito importante diferenciar entre ventriculomegalia e hidrocefalia. A ventriculomegalia pode ser o resultado de atrofia ou hipoplasia do sistema nervoso central ou malformação associada à agenesia do corpo caloso, enquanto na hidrocefalia a ventriculomegalia é hipertensiva. Pode ser muito difícil diferenciar as duas condições. Na hidrocefalia geralmente há uma diminuição do espaço subaracnóideo e uma suspensão do plexo coroide. O ângulo formado entre a parede do ventrículo e o plexo coroide está aumentado. Na ventriculomegalia, por outro lado, o espaço subaracnóideo e o plexo coroide estão preservados.[43] Cavalheiro et al.[44] relataram os resultados de 36 fetos tratados intrauterinamente e constataram que todos aqueles que apresentaram níveis de pressão intracraniana acima de 20 cm $H_2O$ tiveram melhor desenvolvimento cognitivo e motor do que aqueles que apresentaram baixos níveis de pressão intracraniana. Entretanto, nem sempre a reversão da ventriculomegalia leva a uma reversão dos efeitos devastadores já causados pela hidrocefalia e nem mesmo daqueles causados pela malformação associada.

Uma diferenciação correta entre as várias etiologias da ventriculomegalia é essencial para prever o resultado e orientar as diversas opções de tratamento, que podem começar já no período pré-natal.[45] É sabido que uma ventriculomegalia leve a moderada isolada está ligada a um resultado anormal em 10-20% das crianças, enquanto a ventriculomegalia com anomalias associadas ou como parte de uma síndrome complexa é caracterizada por um resultado anormal em até 40-50% das crianças.[46] Após vários anos tratando e monitorando fetos com hidrocefalia fetal, podemos dizer que diante de um caso de hidrocefalia aguda em evolução sem outras malformações associadas, os procedimentos intrauterinos podem ser benéficos.

Os seguintes requisitos foram propostos para selecionar pacientes elegíveis para o tratamento fetal:

A) A hidrocefalia deve ser diagnosticada em um estágio inicial da gestação.
B) Não deve estar associada a outras malformações.
C) Um estudo de cariótipo deve ser realizado em todos os casos.
D) A dilatação ventricular deve ser progressiva.
E) O tratamento deve ser conduzido por uma equipe multidisciplinar composta por especialistas em perinatologia, ultrassonografia, obstetrícia, neurocirurgia e genética.

O algoritmo mostrado na Figura 2-9 é proposto para a tomada de decisão na hidrocefalia fetal no Hospital e Maternidade Santa Joana de São Paulo e nos Departamentos de Neurocirurgia e Obstetrícia da Universidade Federal de São Paulo. Embora os diagnósticos de malformações fetais tenham melhorado nos últimos anos, a mesma melhora não foi observada nas técnicas cirúrgicas para o tratamento da hidrocefalia. As opções cirúrgicas incluem a cefalocentese, que consiste em múltiplas punções ventriculares para a remoção do liquor, e os *shunts* ventriculoamnióticos (Fig. 2-10),

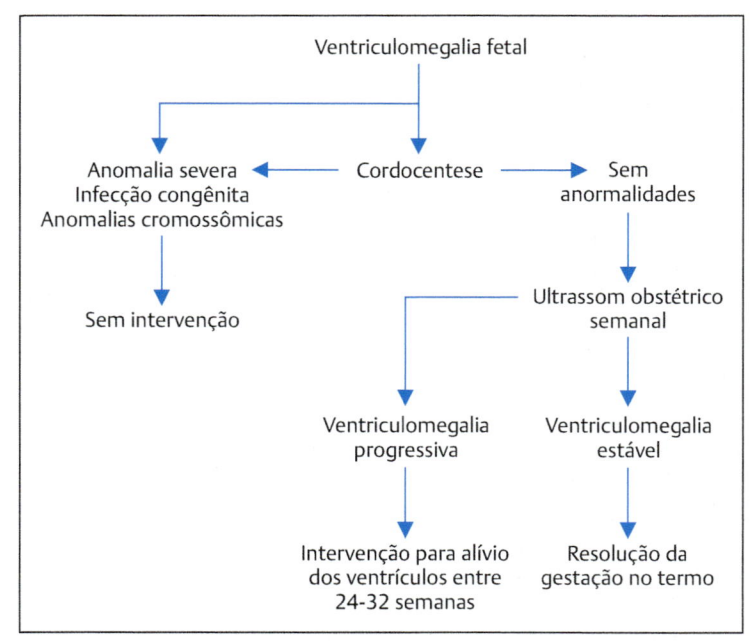

**Fig. 2-9.** Algoritmo de tratamento de hidrocefalia fetal.

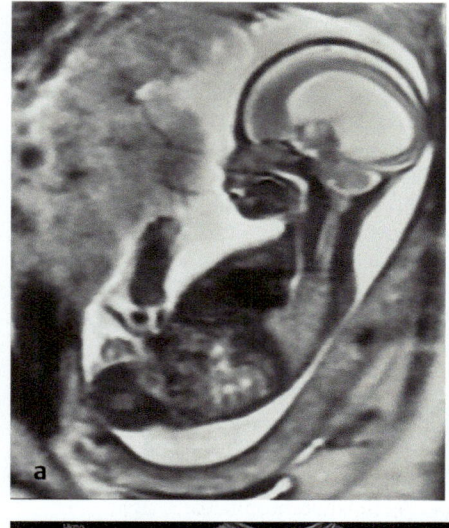

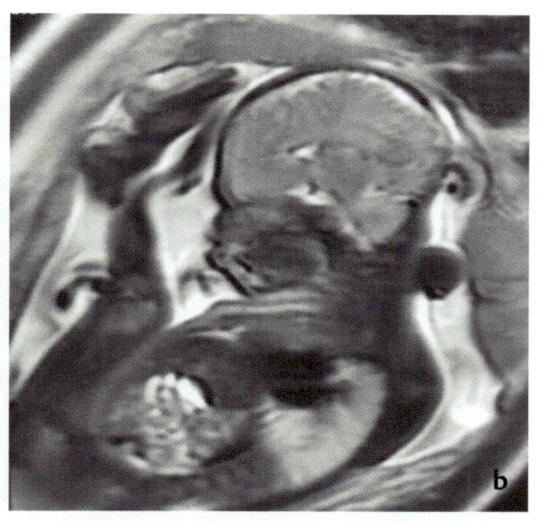

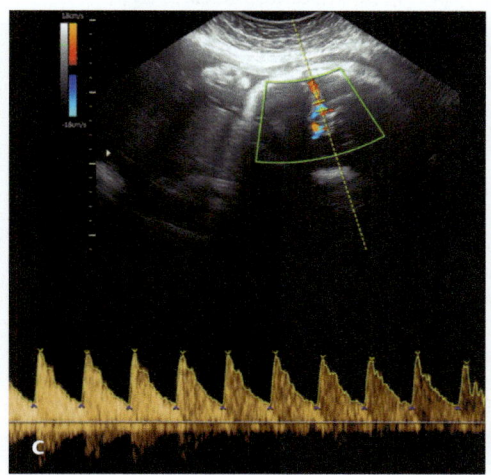

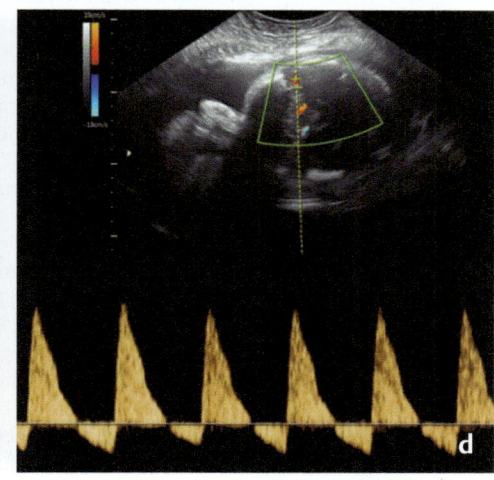

**Fig. 2-10. (a)** Paciente com 27 semanas de gestação, teve um feto com hidrocefalia aguda devido à estenose de aqueduto e sorologia positiva para o vírus *Coxsackie*. **(b)** Doppler da artéria cerebral média demonstrando inversão de onda diastólica. O feto foi submetido a derivação ventriculoamniótica com cateter duplo *pig-tail*. **(c)** Ultrassom imediatamente após a derivação demonstrando normalização do Doppler. **(d)** Ressonância 30 dias após o procedimento mostrando resolução da hidrocefalia. Paciente foi acompanhado e permaneceu com desenvolvimento normal até a última avaliação aos 5 anos.

que proporcionam uma rápida diminuição do volume da cavidade ventricular, mas frequentemente migram para as cavidades ventriculares ou uterinas.

Não há sistemas de *shunts* peritoneais ventriculares que possam ser colocados percutaneamente e fixados na pele do feto. Por outro lado, a neuroendoscopia fetal é viável, mas tecnicamente muito difícil, porque o feto raramente está em uma posição que permita ao cirurgião alcançar o ponto de Kocher e realizar o procedimento. Os procedimentos de neuroendoscopia em fetos e recém-nascidos são mais complicados porque a membrana de Liliequist está muito separada do tubérculo cinéreo nessa idade. Para que o procedimento seja bem-sucedido é necessário abrir ambas as membranas, o que às vezes se torna muito difícil no útero.[47,48]

Procedimentos neuroendoscópicos foram tentados três vezes por nosso grupo e em apenas um caso foram eficazes. Além disso, a literatura não é unânime quanto ao fato de os procedimentos neuroendoscópicos serem tão eficazes em recém-nascidos quanto quando realizados após o primeiro ano de vida, o que causa dúvidas sobre a conveniência da realização da terceira ventriculostomia endoscópica fetal.[49]

## CONCLUSÃO

Com o desenvolvimento da ultrassonografia, ressonância magnética; estudos genéticos e laboratoriais, o diagnóstico das doenças fetais ficou mais preciso, possibilitando uma conduta médica adequada e permitindo aos pais a tomada de decisão, tanto relacionada com a manutenção da gestação quanto com a possibilidade de uma terapêutica fetal precisa. A neurocirurgia fetal está atrelada ao obstetra, que é quem faz o diagnóstico inicial, mas cabe ao neurocirurgião a decisão do tratamento, da técnica cirúrgica utilizada e do seguimento em longo prazo destes pacientes. Sugerimos que todos os países tenham centros multidisciplinares especializados em neurocirurgia fetal.

## REFERÊNCIAS BIBLIOGRÁFICAS

1. Sutton LN, Sun P, Adzick NS. Fetal neurosurgery. Neurosurgery. 2001;48(1):124-144.
2. Santos LM, Lecca RC, Cortez-Escalante JJ, et al. Prevention of neural tube defects by the fortification of flour with folic acid: a population-based retrospective study in Brazil. Bull World Health Organ. 2016;94(1):22-9.
3. Manning SM, Jennings R, Madsen JR. Pathophysiology, prevention, and potential treatment of neural tube defects. Ment Retard Dev Disabil Res Rev. 2000;6(1):6-14.
4. Northrup H, Volcik KA. Spina bifida and other neural tube defects. Curr Probl Pediatr. 2000;30(10):313-32.
5. Nicolaides KH, Campbell S, Gabbe SG, Guidetti R. Ultrasound screening for spina bifida: cranial and cerebellar signs. Lancet. 1986;2(8498):72-4.
6. Nyberg DA, Mack LA, Hirsch J, Mahony BS. Abnormalities of fetal cranial contour in sonographic detection of spina bifida: evaluation of the lemon sign. Radiology. 1988;167(2):387-92.
7. de Sa Barreto EQ, Moron AF, Milani HJ, et al. The occipitum-dens line: the purpose of a new ultrasonographic landmark in the evaluation of the relationship between the foetal posterior fossa structures and foramen magnum. Childs Nerv Syst. 2015;31(5):729-33.
8. Cardoza JD, Goldstein RB, Filly RA. Exclusion of fetal ventriculomegaly with a single measurement: the width of the lateral ventricular atrium. Radiology. 1988;169(3):711-4.
9. Sival DA, van Weerden TW, Vles JS, et al. Neonatal loss of motor function in human spina bifida aperta. Pediatrics. 2004;114(2):427-34.
10. Griffiths PD, Widjaja E, Paley MN, Whitby EH. Imaging the fetal spine using in utero MR: diagnostic accuracy and impact on management. Pediatr Radiol. 2006;36(9):927-33.
11. Simon EM. MRI of the fetal spine. Pediatr Radiol. 2004;34(9):712-9.
12. Adzick NS, Thom EA, Spong CY, et al. A randomized trial of prenatal versus postnatal repair of myelomeningocele. N Engl J Med. 2011;364(11):993-1004.
13. Cavalheiro S, da Costa MDS, Barbosa MM, et al. Fetal neurosurgery. Childs Nerv Syst. 2023;39(10):2899-2927.

14. da Costa MDS, Cavalheiro S, Camargo NC, et al. Fetal Myelomeningocele Repair: How Many Techniques Are Necessary? World Neurosurg. 2020;141:511-513.
15. Prevalence of neural tube defects in 20 regions of Europe and the impact of prenatal diagnosis, 1980-1986. EUROCAT Working Group. J Epidemiol Community Health. 1991;45(1):52-58.
16. Field B. Neural tube defects in New South Wales, Australia. Journal of medical genetics. 1978;15:329-338.
17. Kim K, Wang Y, Kirby RS, Druschel CM. Prevalence and trends of selected congenital malformations in New York State, 1983 to 2007. Birth Defects Res A Clin Mol Teratol. 2013;97:619-627.
18. Kiymaz N, Yilmaz N, Demir I, Keskin S. Prognostic factors in patients with occipital encephalocele. Pediatr Neurosurg. 2010;46:6-11.
19. Siffel C, Wong LY, Olney RS, Correa A. Survival of infants diagnosed with encephalocele in Atlanta, 1979-98. Paediatr Perinat Epidemiol. 2003;17:40-48.
20. Lo BW, Kulkarni AV, Rutka JT, et al. Clinical predictors of developmental outcome in patients with cephaloceles. J Neurosurg Pediatr. 2008;2:254-257.
21. Gadgil N, McClugage SG, Aldave G, et al. Natural history of posterior fetal cephaloceles and incidence of progressive cephalocele herniation. J Neurosurg Pediatr. 2022;30(3):342-348.
22. Cavalheiro S, Silva da Costa MD, Nicácio JM, et al. Fetal surgery for occipital encephalocele. J Neurosurg Pediatr. 2020;26(6):605-612.
23. Cornejo P, Feygin T, Vaughn J, et al. Imaging of fetal brain tumors. Pediatr Radiol. 2020;50:1959-1973.
24. Isaacs H. Fetal brain tumors: a review of 154 cases. Am J Perinatol. 2009;26:453-466.
25. Cavalheiro S, da Costa MDS, Richtmann R. Everolimus as a possible prenatal treatment of in utero diagnosed subependymal lesions in tuberous sclerosis complex: a case report. Childs Nerv Syst. 2021;37:3897-3899.
26. Cavalheiro S, Do Amaral Campos HG, Da Costa MDS. A case of giant fetal intracranial capillary hemangioma cured with propranolol. J Neurosurg Pediatr. 2016;17:711-716.
27. Shekdar KV, Schwartz ES. Brain Tumors in the Neonate. Neuroimaging Clin N Am. 2017;27:69-83.
28. Fahmideh MA, Scheurer ME. Pediatric Brain Tumors: Descriptive Epidemiology, Risk Factors, and Future Directions. Cancer Epidemiol Biomarkers Prev. 2021;30:813-821.
29. Isaacs H. Perinatal brain tumors: A review of 250 cases. Pediatr Neurol. 2002;27:249-261.
30. Cavalheiro S, Uchiyama M, Santana RM, et al. Hidreocefalia Fetal. J Bras Neurocirurg. 1992;3:1-8.
31. Chiu TH, Haliza G, Lin YH, et al. A retrospective study on the course and outcome of fetal ventriculomegaly. Taiwan J Obstet Gynecol. 2014;53(2):170-177.
32. Stein SC, Feldman JG, Apfel S, et al. The epidemiology of congenital hydrocephalus. A study in Brooklyn, N.Y. 1968-1976. Childs Brain. 1981;8(4):253-262.
33. Cavalheiro S, Lopez A, Serra S, et al. Microcephaly and Zika virus: neonatal neuroradiological aspects. Childs Nerv Syst. 2016;32(6):1057-1060.
34. Jeanty P, Dramaix-Wilmet M, Delbeke D, et al. Ultrasonic evaluation of fetal ventricular growth. Neuroradiology. 1981;21:127-131.
35. Garel C. Fetal cerebral biometry: normal parenchymal findings and ventricular size. Eur Radiol. 2005;15:809-813.
36. Kelly EN, Allen VM, Seaward G, et al. Mild ventriculomegaly in the fetus, natural history, associated findings and outcome of isolated mild ventriculomegaly: a literature review. Prenat Diagn. 2001;21:697-70.
37. Huisman TA. Fetal magnetic resonance imaging. Semin Roentgenol. 2008;43:314-336.
38. Huisman TA, Martin E, Kubik-Huch R, Marincek B. Fetal magnetic resonance imaging of the brain: technical considerations and normal brain development. Eur Radiol. 2002;12:1941-1951.
39. Chervenak FA, Duncan C, Ment LR, et al. Outcome of fetal ventriculomegaly. Lancet. 1984;2:179-181.
40. Clark RG, Milhorat TH. Experimental hydrocephalus. 3. Light microscopic findings in acute and subacute obstructive hydrocephalus in the monkey. J Neurosurg. 1970;32:400-413.
41. Edwards MS, Harrison MR, Halks-Miller M, et al. Kaolin-induced congenital hydrocephalus in utero in fetal lambs and rhesus monkeys. J Neurosurg. 1984;60:115-122.
42. Stein SC, Feldman JG, Apfel S, et al. The epidemiology of congenital hydrocephalus. A study in Brooklyn, N.Y. 1968-1976. Childs Brain. 1981;8:253-262.
43. Pooh RK, Maeda k, Pooh KH. An atlas of fetal central nervous system disease. Diagnosis and Management Pathernon CRC, London. 2003.
44. Cavalheiro S, Moron AF, Zymberg ST, Dastoli P. Fetal hydrocephalus-- prenatal treatment. Childs Nerv Syst. 2003;19:561-573.
45. Huisman TA. Fetal magnetic resonance imaging of the brain: is ventriculomegaly the tip of the syndromal iceberg? Semin Ultrasound CT MR. 2011;32:491-509.
46. Bulas D. Fetal magnetic resonance imaging as a complement to fetal ultrasonography. Ultrasound Q. 2007;23:3-22.
47. Buxton N, Macarthur D, Mallucci C, et al. Neuroendoscopic third ventriculostomy in patients less than 1 year old. Pediatr Neurosurg. 1998;29:73-76.
48. Gorayeb RP, Cavalheiro S, Zymberg ST. Endoscopic third ventriculostomy in children younger than 1 year of age. J Neurosurg. 2004;100:427-429.
49. Kulkarni AV, Sgouros S, Constantini S, Investigators I. International Infant Hydrocephalus Study: initial results of a prospective, multicenter comparison of endoscopic third ventriculostomy (ETV) and shunt for infant hydrocephalus. Childs Nerv Syst. 2016;32:1039-1048.

# COLEÇÕES EXTRA-AXIAIS NÃO TRAUMÁTICAS DA INFÂNCIA

CAPÍTULO 3

Nayara Matos Pereira ■ Cilmária Leite Franco
Bárbara Albuquerque Morais ■ Paulo Ronaldo Jubé Ribeiro

## INTRODUÇÃO

Neste capítulo serão abordadas as coleções extra-axiais não traumáticas da infância, com ênfase na efusão subdural benigna. Serão enfocados aspectos históricos, epidemiológicos e fisiopatológicos, bem como informações referentes ao quadro clínico, diagnóstico e tratamento.

A efusão subdural benigna da infância (ESB) é a causa mais comum de macrocefalia em bebês.[1] Motivo frequente de consulta ao neurocirurgião pediátrico é uma condição caracterizada por um aumento progressivo do perímetro cefálico durante a infância, associado a espaços subaracnóideos aumentados no exame de imagem, sobretudo adjacente aos lobos frontais, e ventrículos normais ou apenas moderadamente aumentados. Essa coleção, predominantemente, é autolimitada e se resolve espontaneamente até o segundo ano de vida.[1-3]

## HISTÓRICO

Anteriormente ao uso frequente da tomografia de crânio (TC), a ESB era pouco diagnosticada.[2] Em uma das primeiras referências a esta condição, em 1917, Dandy utilizou o termo hidrocefalia externa, a qual definiu como aumento da pressão intracraniana combinado com espaços subaracnóideos dilatados em bebês.[4]

Com o advento da TC, o termo hidrocefalia externa passou a ser utilizado para pacientes macrocefálicos com alargamento dos espaços subaracnóideos sem dilatação ventricular importante.[5]

Desde então, diversos termos foram utilizados para descrever esta condição,[1-3] como: higroma subdural, efusão subdural, coleções subdurais benignas, hidrocefalia obstrutiva extraventricular, hidrocefalia idiopática/benigna, alargamento dos espaços subaracnóideos, entre outros.

## EPIDEMIOLOGIA

A incidência de ESB é de 0,4 a 0,8 por 1.000 nascidos vivos, sendo 2/3 das crianças do sexo masculino.[2,3] Um centro terciário de neurologia pediátrica avaliou achados incidentais em exames de imagem realizados no serviço, com identificação de 0,6% das crianças com ESB.[3]

Uma forma familiar já foi descrita, sendo que 40-90% das crianças com ESB podem apresentar ao menos um parente próximo com macrocrania (perímetro cefálico superior ao percentil 97).[1] Uma herança genética com transmissão autossômica dominante foi descrita, e recentemente um modelo de herança multifatorial encontra-se em estudo.[1]

## ETIOLOGIA

As coleções são consideradas idiopáticas, pois não existe uma causa completamente entendida para seu desenvolvimento. No entanto, tem sido associada a condições como prematuridade e hemorragia intraventricular, meningite, distúrbios metabólicos, terapia com corticoide, quimioterapia, histórico de procedimento neurocirúrgico, trauma, e é descrita em crianças com pressão venosa elevada.[2,6,7]

## FISIOPATOLOGIA

Existem mecanismos que são comuns à hidrocefalia e à ESB. São conhecidas três vias para absorção liquórica, sendo elas: as granulações aracnoides, os capilares linfáticos e a passagem transependimária. As granulações aracnoides (ou vilosidades) tornam-se visíveis entre os 6 e os 18 meses de idade, desenvolvendo-se gradualmente em termos de tamanho e número ao longo dos anos seguintes. A hipótese mais comum é que o acúmulo de líquido seja causado por granulações aracnoides imaturas durante os primeiros meses de vida, que não conseguem absorver o líquido cefalorraquidiano (LCR). Como o LCR é produzido continuamente, ele se acumula no espaço subaracnóideo, causando expansão dos espaços liquóricos.[1,6,8]

Outras teorias para a ESB foram sugeridas. Por exemplo, acredita-se que uma ruptura da membrana aracnoide poderia criar um sistema de válvula unidirecional, prejudicando a reabsorção do LCR.[8] Além disso, existe hipótese de haver uma discrepância em que o crânio aumenta de tamanho mais rápido que o cérebro por algum tempo, causando um acúmulo transitório de LCR subaracnóideo.[7,9]

## QUADRO CLÍNICO

O principal sinal é a macrocrania, de forma que geralmente os bebês apresentam um rápido aumento no perímetro cefálico acima do percentil 97. Medições posteriores normalmente ficam acima do percentil superior; ou o perímetro cefálico cresce cruzando percentis (mais de dois desvios-padrão do percentil de crescimento).[3,6,8,10,11] Ocorre em lactentes por volta de 3 a 18 meses de vida, predominantemente quando as suturas cranianas ainda se encontram abertas.[10] Um sinal comum é uma fontanela anterior tensa e pulsátil. Também pode haver distensão das veias do couro cabeludo, protuberância frontal desproporcional, irritabilidade, hipotonia, vômitos, atraso do desenvolvimento neuropsicomotor (desenvolvimento motor grosso, atraso de fala), hipotonia cervical, ataxia e convulsões.[3,7,11,12]

## DIAGNÓSTICO

A ESB é diagnosticada principalmente por meio de exames de neuroimagem, incluindo a TC e a ressonância magnética (RM).[13] Nota-se, em ambos os métodos, uma ampliação do espaço subaracnóideo, principalmente na região bifrontal, com uma fissura inter-hemisférica alargada e sulcos cerebrais proeminentes, podendo haver ventriculomegalia de leve a moderada.[14,15] Não há critérios exatos para o diagnóstico, mas o espaço subaracnóideo é geralmente maior que 4 mm de espessura.[15] As Figuras 3-1 e 3-2 mostram dois casos diferentes de pacientes com ESB, com coleções bifrontais estimadas em 12 e 7 mm, respectivamente.

Por meio da tomografia pode ser difícil diferenciar o diagnóstico de **aumento do espaço subaracnóideo** com **coleção subdural**. Porém, por meio de Doppler e de RM, essa diferenciação pode ser facilitada. No espaço subaracnóideo normal ou expandido, as veias pontes e superficiais percorrem o LCR sem deslocamento, e a membrana aracnoide não é visível. Por outro lado, na coleção subdural observa-se um compartimento separado com deslocamento da membrana aracnoide e deslocamento central das veias superficiais em direção

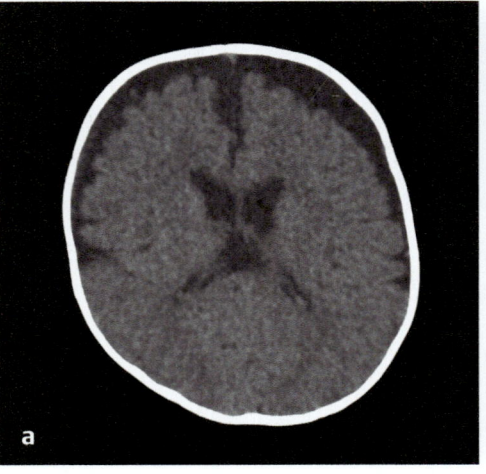

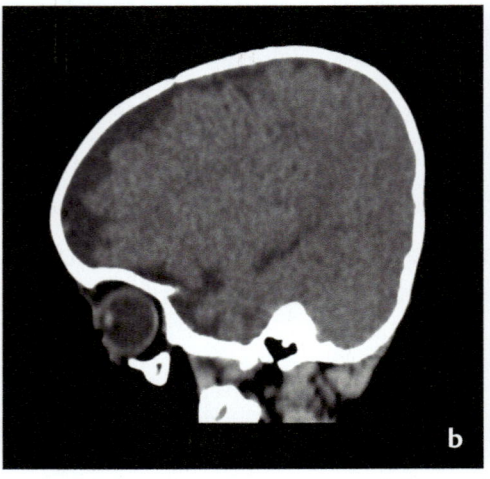

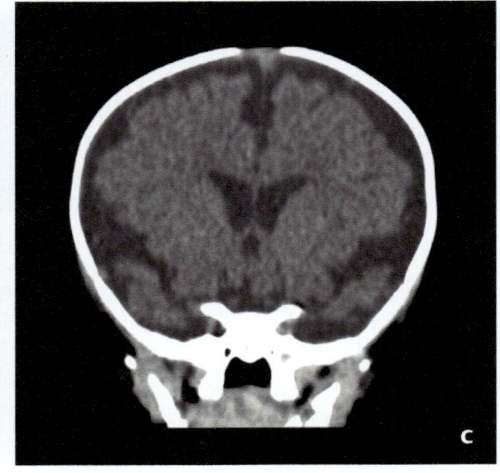

**Fig. 3-1.** TC de crânio de paciente com ESB com coleção estimada em 12 mm em cortes (a) axial, (b) sagital, (c) coronal. Esse paciente também possui assimetria craniana (plagiocefalia postural). (Fonte: arquivo pessoal.)

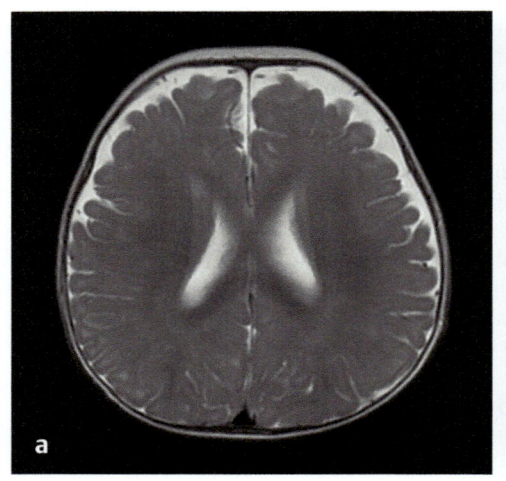

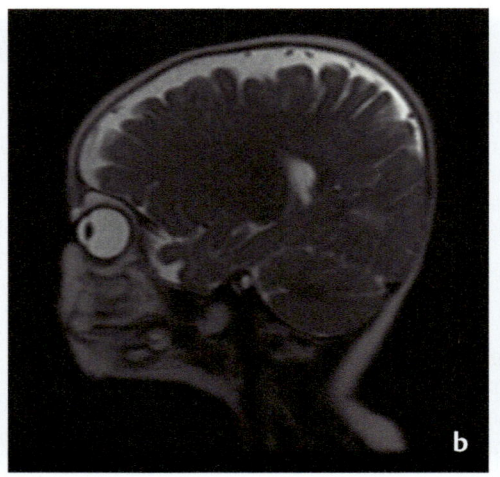

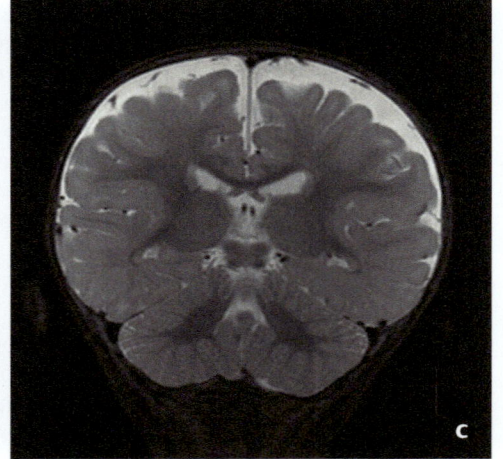

**Fig. 3-2.** RM de crânio em cortes (a) axial, (b) sagital, (c) coronal. Ponderados em T2, de paciente com ESB, com coleções bifrontais estimadas em 7 mm. (Fonte: arquivo pessoal.)

à superfície do cérebro, frequentemente acompanhado de um sutil achatamento dos sulcos adjacentes.[16,17]

## DIAGNÓSTICOS DIFERENCIAIS

É importante diferenciar a ESB de outras condições que podem apresentar sinais clínicos e radiológicos semelhantes.

## HEMATOMA SUBDURAL

Hematomas subdurais, especialmente aqueles resultantes de trauma, podem ser confundidos com ESB devido à presença de coleções. No entanto, hematomas subdurais geralmente apresentam características diferentes na neuroimagem, como a presença de sangue ou produtos de degradação do sangue, que podem ser detectados com TC ou RM.[3,13] Embora já tenha sido demonstrado que hematomas subdurais em crianças não são patognomônicos de abuso infantil, é importante suspeitar e investigar para evitar eventuais novos episódios de abuso, quando for o caso.[18]

## Atrofia Cerebral

A atrofia cerebral pode apresentar sinais semelhantes à ESB na neuroimagem, como o aumento dos espaços subaracnóideos. No entanto, a atrofia cerebral é caracterizada por perda de massa cerebral e sulcos cerebrais mais proeminentes, o que pode ser identificado em uma RM detalhada.[13]

## Hidrocefalia

A hidrocefalia é caracterizada pela dilatação dos ventrículos devido ao fluxo inadequado de fluido cerebroespinal. Diferente da ESB, a hidrocefalia frequentemente resulta em um aumento simétrico dos ventrículos sem o aumento proporcional dos espaços subaracnóideos.[13]

### Macrocefalia

A macrocefalia, uma condição hereditária que resulta em um aumento do tamanho da cabeça, pode ser confundida com ESB. Contudo, na macrocefalia não há anormalidades nas neuroimagens além do aumento do perímetro cefálico. A avaliação do histórico familiar pode ajudar na diferenciação.[13]

## TRATAMENTO
### Conservador

A maior parte dos pacientes tem um curso autolimitado com uma evolução de poucos meses. A evolução do perímetro craniano normalmente se estabiliza por volta de 9 a 12 meses de idade, ou no máximo até 2 anos. O seguimento e o acompanhamento são, portanto, importantes, sobretudo nos casos que apresentam sintomas de hipertensão intracraniana ou algum sinal de retardo do desenvolvimento neuropsicomotor, ou mesmo se a progressão da macrocrania não estabilizar, o que pode resultar em um crânio muito desproporcional.[3,19]

### Medicamentoso

A acetazolamida pode ser utilizada por algumas semanas, usualmente dois meses, na dose de 15 mg/kg/dia, dose dividida em três tomadas diárias por causa de sua meia-vida curta, e tem uma boa ação do ponto de vista clínico, pois estabiliza a progressão do perímetro cefálico. A acetazolamida age diminuindo a produção liquórica em torno de 30% e isso diminui a pressão no sistema de absorção.[20,21]

## Punções Seriadas

As punções seriadas podem ter um papel tanto no diagnóstico, pois é possível mensurar a pressão intracraniana, quanto no tratamento, porém faltam estudos para estabelecer o número, e se é melhor a via transfontanela ou lombar, sendo que na comprovação de coleção subaracnóidea as punções lombares são preferíveis.[6]

Na prática, evitamos as punções transfontanela, salvo em situações especiais e de urgência, que exijam uma rápida redução da pressão intracraniana, uma vez que existe risco de fístula pelo local da punção em caso de hipertensão intracraniana associada.

## Cirúrgico

### Derivação Ventricular Externa

Pode ser utilizada em situações de urgência e como opção às punções seriadas, porém com o inconveniente de ser temporária e ainda com um risco maior de infecção.[6,12]

### Derivação Ventriculoperitoneal

Neste caso há um índice maior de obstrução porque os ventrículos em geral têm dimensões normais ou levemente aumentadas, o que já torna difícil a punção adequada. Dessa forma, a pressão exercida pela coleção extra-axial no sentido do centro tende a reduzir o ventrículo mais ainda, colabando-o e aumentando a chance de disfunção por obstrução.[10]

### Derivação Lombar

Nos casos em que o diagnóstico é de aumento do espaço subaracnóideo, a derivação lomboperitoneal tem um mecanismo terapêutico interessante, porque força a circulação normal e promove a rápida diminuição da pressão intracraniana. Porém, o espaço subaracnóideo para implante do cateter pode ser pequeno e estreito, e há ainda risco teórico de migração tonsilar, que só é observada na prática nos casos que necessitam de derivação em longo prazo. Recentemente, tem ganhado importância a indicação de derivação lomboperitoneal com sistema antissifão, pois teria ação de diminuir a pressão intracraniana e promover melhora na absorção supratentorial[10,12]. Entretanto, ainda preferimos a derivação subdural craniana, uma vez que pode ser indicada tanto na coleção subdural quanto na subaracnóidea, e é tecnicamente mais previsível.

### Derivação Subduroperitoneal

A nossa indicação nos casos que necessitam de uma intervenção cirúrgica é o implante de uma derivação subduroperitoneal com válvula de muito baixa pressão, ou em alguns casos até sem pressão, utilizando-se apenas o conector reto entre os cateteres, uma vez que a hiperdrenagem é muito rara, e já programamos a retirada desse sistema em alguns meses.[12,22]

## PROGNÓSTICO

A maioria das crianças tem bom prognóstico, sem maiores consequências, salvo macrocrania como sinal permanente. Déficits leves nas avaliações neuropsicológicas são observados, devendo esse instrumento ser mais correntemente utilizado tanto no diagnóstico quanto no seguimento.[1]

Algum grau de atraso motor é presente naquelas crianças que já chegam com déficits instalados ou com diagnóstico tardio, mas é possível haver melhora com o tratamento.[23]

## FLUXOGRAMA

A Figura 3-3 contém um fluxograma didático para guiar a propedêutica da EBS a partir da suspeita clínica.

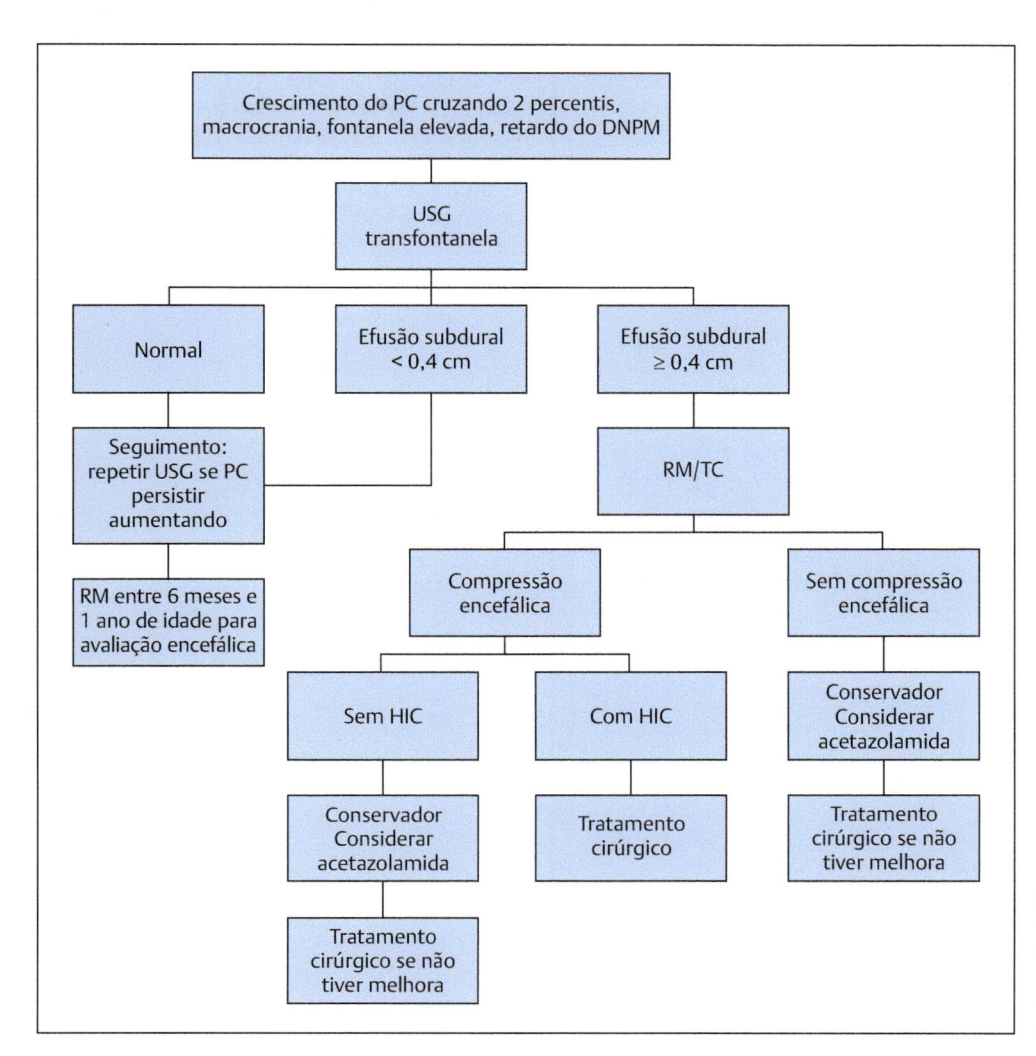

**Fig. 3-3.** Fluxograma ilustrando o manejo do paciente com suspeita de EBS. PC: perímetro cefálico; DNPM: desenvolvimento neuropsicomotor; USG: ultrassonografia; TC: tomografia computadorizada; RM: ressonância magnética; HIC: hipertensão intracraniana.

## CONCLUSÃO

A ESB é uma condição relativamente comum, manifestando-se como macrocefalia benigna e geralmente resolvendo-se de forma espontânea até o segundo ano de vida. O diagnóstico é realizado por meio de métodos de imagem, como a TC e a RM, que mostram espaços subaracnóideos aumentados.

O tratamento é majoritariamente conservador, com a maioria dos pacientes apresentando melhora sem necessidade de intervenção cirúrgica. Em casos específicos, a acetazolamida pode ser utilizada para estabilizar a progressão do perímetro cefálico, enquanto as derivações, principalmente as subduroperitoneais, são opções para casos mais graves.[1]

Em suma, a ESB da infância requer uma abordagem diagnóstica cuidadosa e tratamento conservador, com intervenções cirúrgicas sendo reservadas para casos específicos. Compreender melhor, os fatores para indicação de tratamento, é essencial para otimizar os cuidados.[1]

## REFERÊNCIAS BIBLIOGRÁFICAS

1. Marino MA, Morabito R, Vinci S, et al. Benign external hydrocephalus in infants. A single centre experience and literature review. Neuroradiol J. 2014;27(2):245-50.
2. Halevy A, Cohen R, Viner I, et al. Development of Infants With Idiopathic External Hydrocephalus. J Child Neurol. 2015;0(8):1044-7.
3. Zahl SM, Egge A, Helseth E, Wester K. Clinical, Radiological, and Demographic Details of Benign External Hydrocephalus: A Population-Based Study. Pediatr Neurol. 2019;96:5-57.
4. Dandy WE, Blackfan KD. An experimental, clinical and pathological study: Part 1. —experimental studies. AmJ Dis Child. 1914;8(6):406-482.
5. Robertson WC Jr., Gomez MR. External hydrocephalus. Early finding in congenital communicating hydrocephalus. Arch Neurol. 1978;5(8):541-4.
6. Zahl SM, Egge A, Helseth E, Wester K. Benign external hydrocephalus: a review, with emphasis on management. Neurosurg Rev. 2011;4(4):417-2.
7. Khosroshahi N, Nikkhah A. Benign Enlargement of Subarachnoid Space in Infancy: A Review with Emphasis on Diagnostic Work-Up. Iran J Child Neurol. 2018;12(4):7-15.
8. Zahl SM, Wester K, Gabaeff S. Examining perinatal subdural haematoma as an aetiology of extra-axial hygroma and chronic subdural haematoma. Acta Paediatr. 2020;109(4):659-666.
9. Sun M, Yuan W, Hertzler DA, et al. Diffusion tensor imaging findings in young children with benign external hydrocephalus differ from the normal population. Childs Nerv Syst. 2012;28(2):199-208.
10. Sainz LV, Schuhmann MU. Subarachnomegaly-venous congestion of infancy. Childs Nerv Syst. 2021;7(11):455-46.
11. Zahl SM, Egge A, Helseth E, et al. Quality of life and physician-reported developmental, cognitive, and social problems in children with benign external hydrocephalus-long-term follow-up. Childs Nerv Syst. 2019;5(2):245-250.
12. Wiig US, Zahl SM, Egge A, et al. Epidemiology of Benign External Hydrocephalus in Norway-A Population-Based Study. Pediatr Neurol. 2017;7:6-41.
13. Hussain ZB, Hussain AB, Mitchell P. Extra-axial cerebrospinal fluid spaces in children with benign external hydrocephalus: A case-control study. Neuroradiol J. 2017;0(5):410-417.
14. Hamza M, Bodensteiner JB, Noorani PA, Barnes PD. Benign extracerebral fluid collections: a cause of macrocrania in infancy. Pediatr Neurol. 1987;(4):218-21.
15. Prassopoulos P, Cavouras D, Golfinopoulos S, Nezi M. The size of the intra and extraventricular cerebrospinal fluid compartments in children with idiopathic benign widening of the frontal subarachnoid space. Neuroradiology. 1995;7(5):418-21.
16. Chen CY, Chou TY, Zimmerman RA, et al. Pericerebral fluid collection: differentiation of enlarged subarachnoid spaces from subdural collections with color Doppler US. Radiology. 1996;201(2):89-92.
17. Care MM. Macrocephaly and subdural collections. Pediatr Radiol. 2021;51(6):891-897.
18. McNeely PD, Atkinson JD, Saigal G, et al. Subdural hematomas in infants with benign enlargement of the subarachnoid spaces are not pathognomonic for child abuse. AJNR Am J Neuroradiol. 2006;27(8):1725-8.
19. Castro-Gago M, Perez-Gomez C, Novo-Rodriguez MI, et al. [Benign idiopathic external hydrocephalus (benign subdural collection) in 9 children: its natural history and relation to familial macrocephaly]. Hidrocefalia externa idiopatica benigna (efusion subdural benigna) en 9 ninos: evolucion natural y relacion con la macrocefalia familiar. Rev Neurol. 2005;40(9):51-7.
20. Barlow CF. CSF dynamics in hydrocephalus--with special attention to external hydrocephalus. Brain Dev. 1984;6(2):119-27.
21. Pouplard F, Pineau P. [Use of acetazolamide in external hydrocephalus in infants]. Ann Pediatr (Paris). Utilisation de l'acetazolamide dans l'hydrocephalie externe du nourrisson. 1990;7(5):10-2.
22. Alvarez LA, Maytal J, Shinnar S. Idiopathic external hydrocephalus: natural history and relationship to benign familial macrocephaly. Pediatrics. 1986;77(6):901-7.
23. Maruccia F, Gomariz L, Rosas K, et al. Neurodevelopmental profile in children with benign external hydrocephalus syndrome. A pilot cohort study. Childs Nerv Syst. 2021;7(9):2799-2806.

# CRANIOESTENOSES NÃO SINDRÔMICAS

## CAPÍTULO 4

Marcos Devanir Silva da Costa ■ Emmanuel de Oliveira Sampaio Vasconcelos e Sá
Fernando Seiji Suzuki ■ Sergio Cavalheiro

## INTRODUÇÃO

A cranioestenose ou craniossinostose (*synostosis* = união anormal de ossos) é a fusão prematura de dois ou mais ossos do crânio em decorrência do fechamento precoce de suas suturas. A resultante do eixo de crescimento restrito por essa fusão leva a um tipo de deformidade craniana a depender de qual sutura está comprometida.

Para olhos experientes já é possível perceber o padrão de deformidade logo ao nascimento, porém o posicionamento do feto no útero e pelve, além de tocotraumatismos podem ser fatores que dificultem este achado. Na história natural, à medida que o cérebro e o crânio vão crescendo, ficam mais perceptíveis as alterações de formato da cabeça, assim como pode ser possível palpar uma saliência ou quilha óssea sobre a sutura anormalmente fechada.

## FISIOPATOLOGIA

A causa do fechamento precoce das suturas não relacionadas a nenhuma síndrome é desconhecida, podendo estar presentes tanto fatores genéticos quanto ambientais.

História familiar de cranioestenose e uso de citrato de clomifeno para tratamento de infertilidade já foram apontados como fatores de risco independentes para o desenvolvimento da doença.[1,2] Outras hipóteses como idade materna ou paterna avançada, história de tabagismo, gemelaridade e consumo de álcool durante a gestação também já foram aventadas, porém sem nenhuma clara evidência de que sejam estatisticamente significativas.[1]

Dentro da fisiologia normal das suturas é importante notar que as suturas sagital, coronal e lambdoides vão se fechar após os 18 anos de idade, já a sutura metópica pode estar fechada a partir do terceiro mês de vida sem trazer uma repercussão patológica. Ainda considerando a fisiologia do crescimento craniano, é importante ressaltar que o crescimento do cérebro é um dos principais fatores determinantes no formato e volume craniano final, por isso é necessário que o neurocirurgião pediátrico conheça essa curva de volume *versus* idade (Fig. 4-1). Nessa curva é possível notar que o volume craniano dobra nos primeiros 6 meses de vida. Dessa forma, a restrição em alguma sutura faz com que haja uma deformidade progressiva, afetando o crescimento natural do crânio que é estabelecido pela lei de Virchow – crescimento do crânio ocorre perpendicular às linhas de suturas – dessa forma as outras suturas que continuam abertas compensam o crescente volume cerebral, levando às assimetrias e deformidades cranianas que esteticamente são perceptíveis, e podendo causar uma contenção do crescimento cerebral resultando em hipertensão intracraniana em até 14% dos casos não sindrômicos.

## EPIDEMIOLOGIA

É estimado que nasçam todos os anos aproximadamente 73.000 crianças com cranioestenoses não sindrômicas em todo o mundo,[3] ou 1 para cada 2.000 nascidos vivos. É uma doença reconhecida globalmente, que afeta o desenvolvimento craniofacial e o ambiente psicossocial familiar, uma vez que, embora possível, é incomum que as crianças sejam diagnosticadas no período antenatal. Em maternidades e hospitais onde há a familiaridade com a doença os pais são surpreendidos com o diagnóstico logo ao nascimento, porém muitas vezes onde a assistência em saúde não tenha a experiência com este tipo de patologia, o diagnóstico acaba sendo tardio, interferindo inclusive nas opções de tratamento. Os esforços de educação médica devem ser continuados no sentido de fazer com que todos os profissionais no ambiente materno-infantil tenham a capacidade de reconhecer e referenciar precocemente as crianças com suspeita de cranioestenose para os serviços de tratamento.

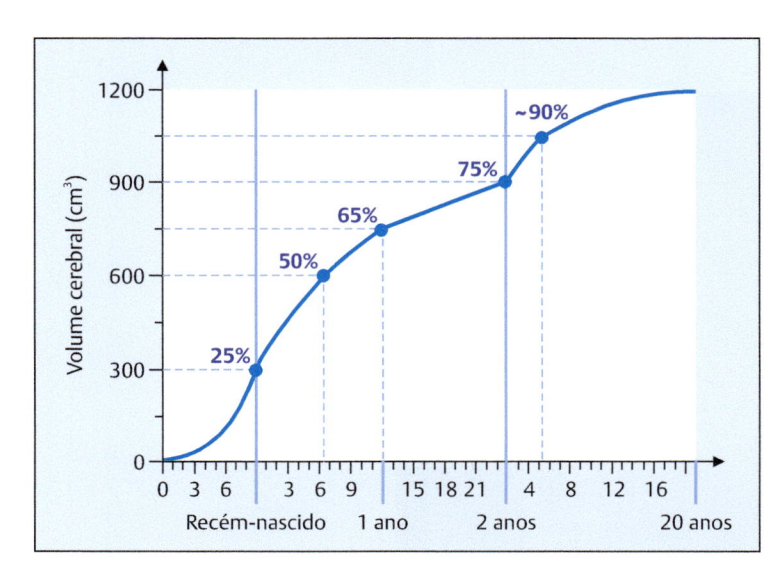

**Fig. 4-1.** Gráfico da evolução do volume cerebral (eixo y) com a idade (eixo x), mostrando o acelerado aumento do volume nos primeiros meses de vida.

## CLASSIFICAÇÃO E DIAGNÓSTICO

As cranioestenoses podem ser classificadas como sindrômicas e não sindrômicas:

- *Sindrômicas*: são identificadas em aproximadamente 5-15% dos casos e estão em um contexto de uma das manifestações dentre o conjunto de sinais e sintomas que levam a suspeitar de uma síndrome genética, dentre as quais podemos citar as síndromes de Crouzon, Apert, Pfeiffer, Muenke, Saethre-Chotzen, que normalmente estão associadas a alterações nos genes *FGFR-1* e *FGFR-2*, *FGFR-3*, *TWIST*[4] e serão abordadas em outro capítulo deste tratado.
- *Não sindrômicas*: são as cranioestenoses esporádicas, sem um fator identificável aparente, também chamadas de idiopáticas, apresentam-se unicamente com alguma (ou raramente mais de uma) alteração sinostótica craniana.

Outra classificação, que inclusive irá nos guiar para estratégia de tratamento, parte da definição de qual ou quais suturas estão acometidas:

- *Unissuturais*: apenas uma sutura craniana e apresenta fenótipos específicos.
- *Multissuturais*: mais de uma sutura craniana, apresenta fenópicos relacionados a número e a quais suturas estão acometidas.

Outra consideração a ser feita é que podem existir, embora infrequentes, cranioestenoses unissuturais relacionadas a alguma síndrome genética ou mesmo casos de cranioestenoses multissuturais que não são sindrômicos.

O diagnóstico da cranioestenose é clínico, baseado na história e no exame físico. Na história o principal fator que deve ser entendido é a piora progressiva da deformidade desde o nascimento, como foi discutido previamente, o volume craniano dobra em 6 meses, isso significa que uma alteração verdadeira de uma sutura craniana irá progressivamente piorar ao longo dos primeiros meses de vida. No exame físico, para profissionais experientes é possível determinar o tipo de cranioestenose apenas pela ectoscopia, no entanto a palpação das suturas com identificação de uma quilha óssea ou calosidade, bem como a não mobilidade[5] de ossos adjacentes fundidos pelo fechamento precoce de uma determinada sutura, são manobras valiosas para determinação do tipo de cranioestenose.

Nos casos mais brandos, que geram alguma dúvida, pode ser utilizado algum exame complementar para visualização das suturas, como raios X simples do crânio (Figs. 4-2 e 4-3) ou mesmo uma ultrassonografia das suturas cranianas. Muito embora a tomografia computadorizada com reconstrução tridimensional (Fig. 4-4) seja o melhor exame para evidenciar a alteração sinostótica, há de se pesar a necessidade deste exame levando em consideração a carga de radiação ionizante, eventual necessidade de sedação, ou mesmo a ansiedade dos pais.

Uma alteração de formato craniano bastante comum que não poderíamos deixar de citar aqui são as alterações posturais do crânio do recém-nascido, sendo esse o principal diagnóstico diferencial das cranioestenoses. Como não há fechamento precoce das suturas cranianas, não são cranioestenoses, e sim alterações posicionais. Recém-nascidos e lactentes com torcicolo congênito ou alterações musculares unilaterais podem apresentar-se com esta condição pela dificuldade em mexer a posição do pescoço, fazendo com que a cabeça fique em uma única posição por muito tempo. Nos anos 1990, vimos um aumento do número de casos de deformidades posicionais, pela recomendação das sociedades de pediatria para que as crianças dormissem de costas a fim de reduzir o risco da síndrome da morte súbita infantil, sendo que esse tema também é abordado em um capítulo específico desse tratado.

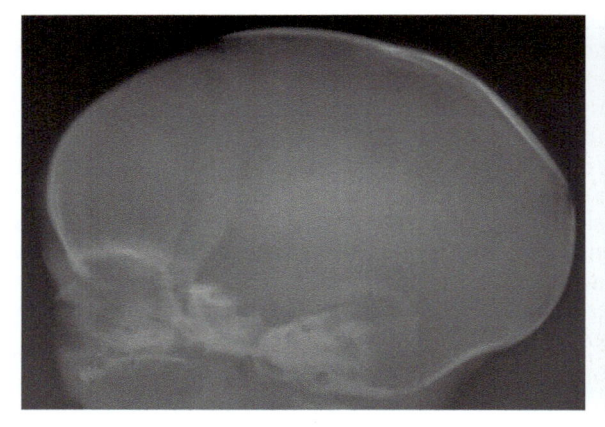

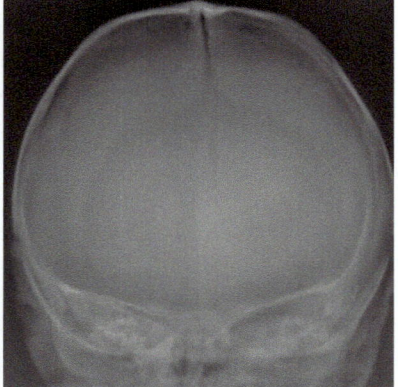

**Fig. 4-2.** Raios X em AP e perfil de recém-nascido com escafocefalia demonstrando o aspecto dolicocefálico do crânio e a sutura sagital sinostótica.

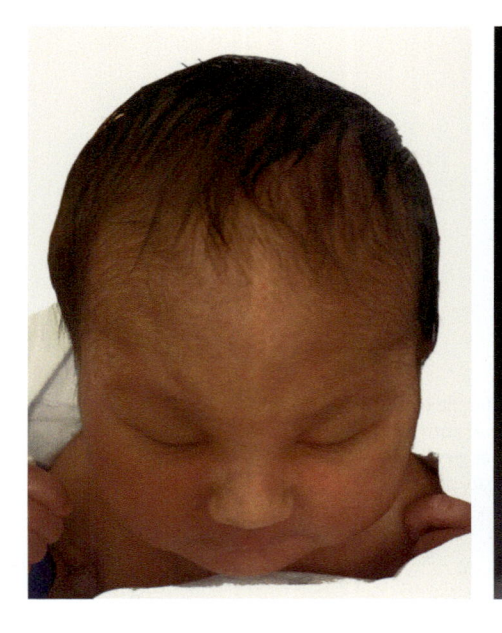

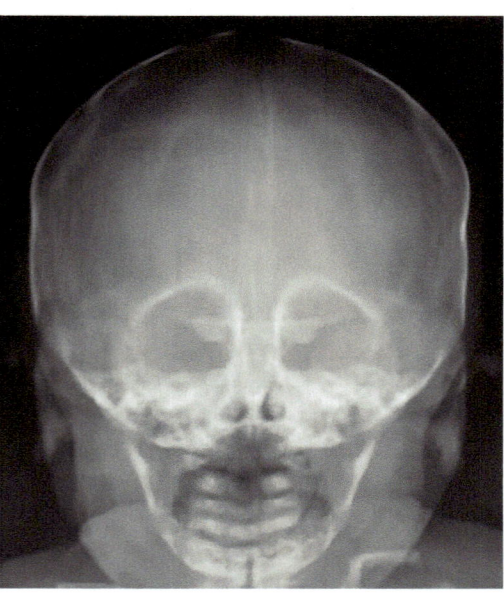

**Fig. 4-3.** Recém-nascido e Raios X em AP com trigonocefalia.

Nos casos unissuturais temos principalmente:

- *Escafocefalia (Fig. 4-5)*: fechamento precoce da sutura sagital levando à desproporção de crescimento anteroposterior. Nesses casos a cabeça assume um formato dolicocefálico, a medida do índice cefálico com um craniômetro pode evidenciar um índice cefálico menor que 0,75 (normal 0,75 a 0,85).
- *Trigonocefalia (Fig. 4-6)*: fechamento precoce da sutura metópica levando a fronte em formato triangular e hipotelorismo.[6] Essa formação triangular da fronte pode ser quantificada pelo ângulo interfrontal (IFA), que quando menor que 130° é altamente sugestivo de trigonocefalia (Fig. 4-7).
- *Plagiocefalia anterior (Fig. 4-8)*: fechamento precoce unilateral da sutura coronária, levando a abaulamento frontal contralateral, desvio do nariz com a base ipsilateral ao fechamento da sutura e a ponta do nariz para o lado contralateral, além disso é possível identificar uma órbita rasa no lado ipsilateral ao fechamento da sutura coronal.
- *Plagiocefalia posterior (Fig. 4-9)*: fechamento precoce unilateral da sutura lambdoide levando ao abaulamento parietal contralateral ao lado afetado e achatamento parieto-occipital do lado afetado, bem como o desvio craniocaudal da orelha ipsilateral ao lado afetado.

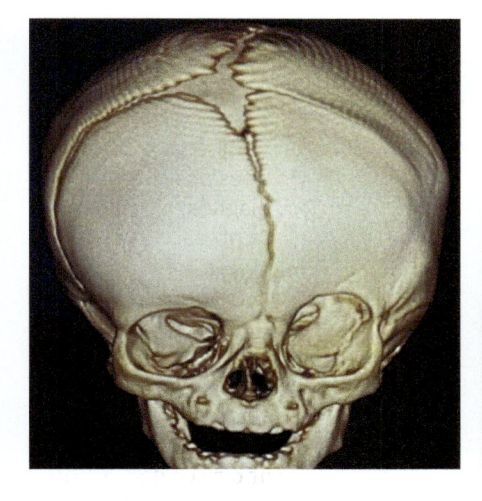

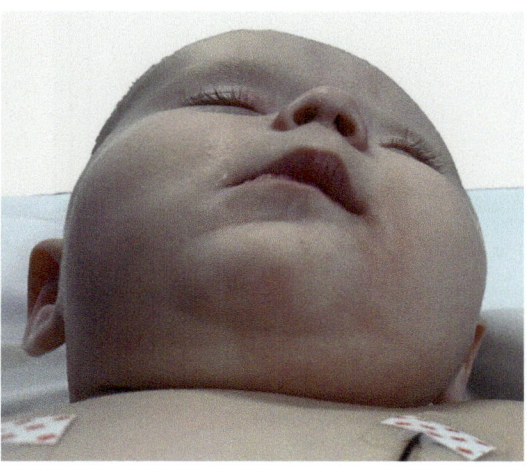

**Fig. 4-4.** (a) Tomografia do crânio em reconstrução 3D. (b) Lactente de 4 meses com plagiocefalia anterior esquerda.

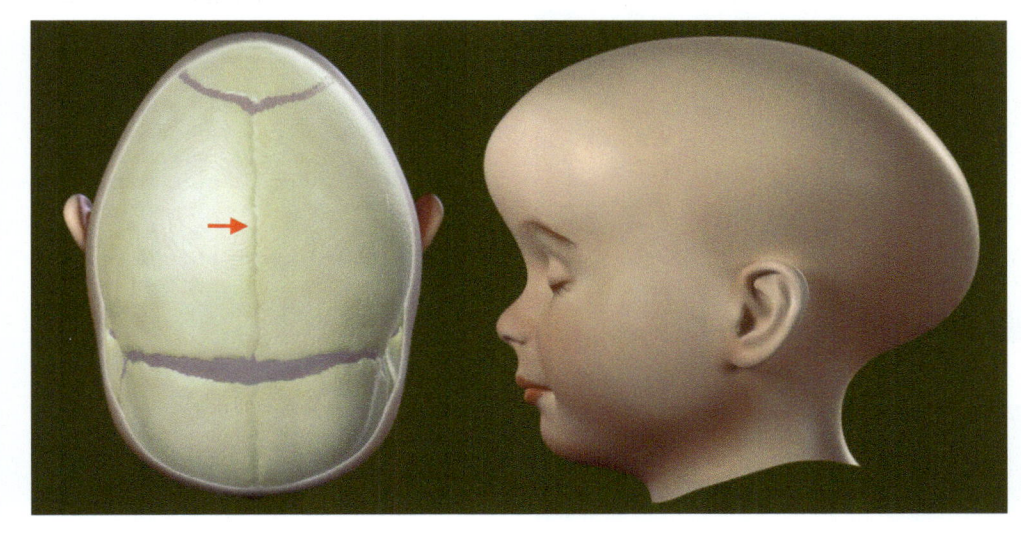

**Fig. 4-5.** Ilustração evidenciando o fechamento da sutura sagital (seta vermelha) na imagem da esquerda, bem como ilustrando uma inversão do formato do crânio numa vista superior, onde a parte posterior do crânio fica mais angulada e a fronte fica mais larga que a parte posterior. Na imagem da direita fica claro o alongamento anteroposterior, demonstrando o aspecto dolicocefálico do crânio.

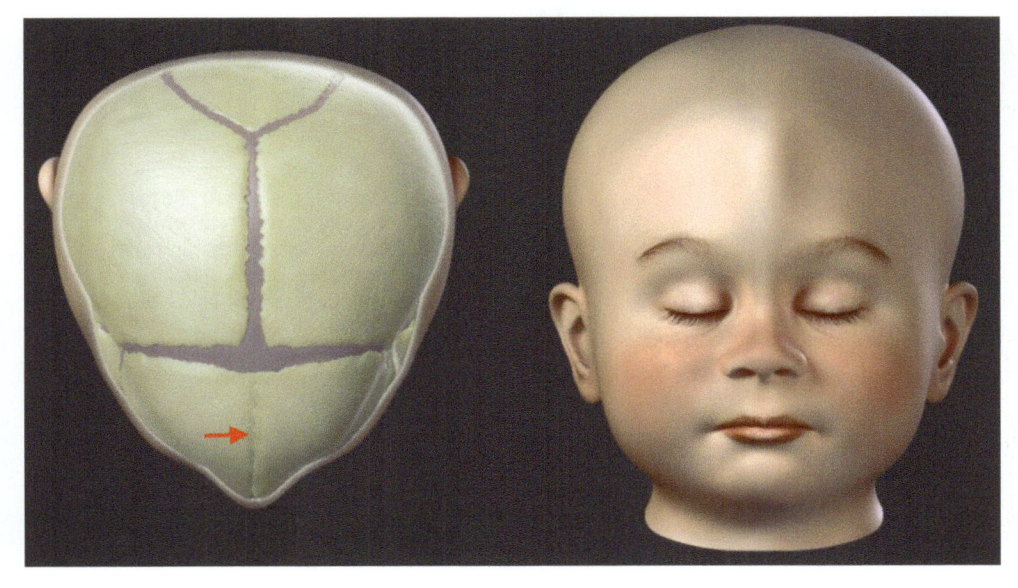

**Fig. 4-6.** Ilustração evidenciando o fechamento da sutura metópica ou interfrontal (seta vermelha) na imagem da esquerda, como ilustrando a formação de uma quilha frontal proeminente, e na imagem da direita evidenciando, além da quilha, o aspecto de hipotelorismo.

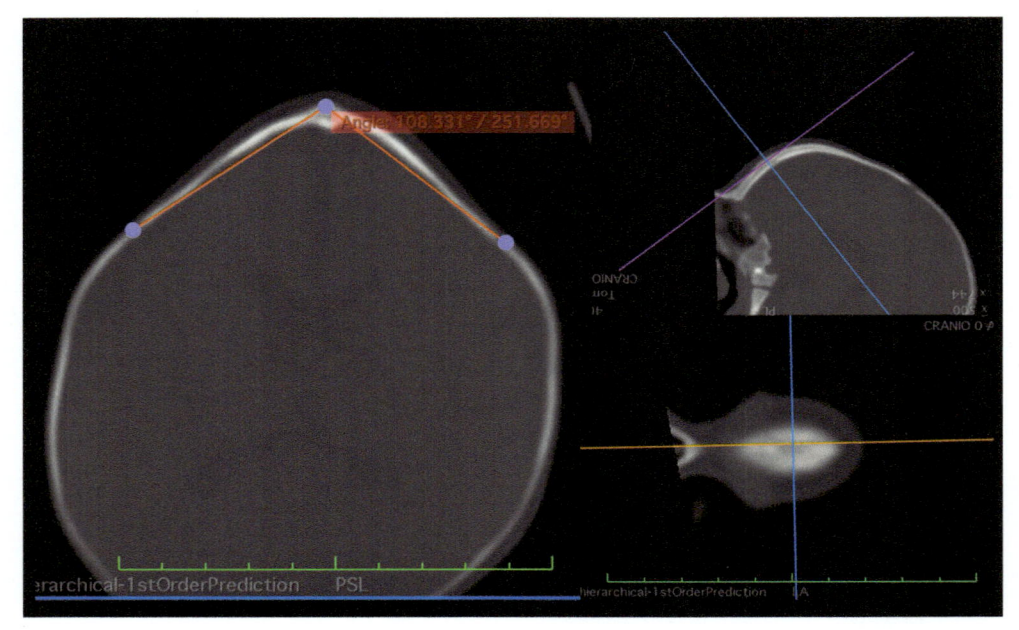

**Fig. 4-7.** Imagem de tomografia de crânio, janela óssea, numa reconstrução multiplanar (axial, coronal e sagital) para mensuração do ângulo interfrontal (IFA), que nesse caso revelou um valor de 108, sendo considerada trigonocefalia a presença de ângulos menores que 130.

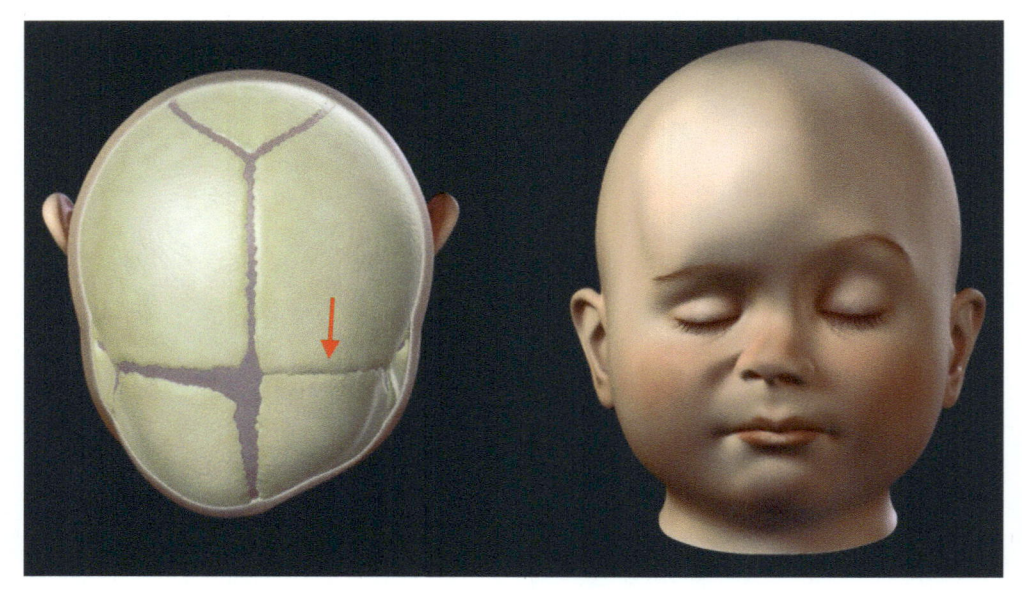

**Fig. 4-8.** Ilustração evidenciando o fechamento da sutura coronal esquerda (seta vermelha) na imagem da esquerda, gerando uma abaulamento frontal contralateral ao lado afetado e um achatamento ipsilateral. Imagem da direita evidencia novamente um abaulamento frontal direito, contralateral ao lado afetado, uma elevação da órbita esquerda, ipsilateral ao lado afetado, um nariz oblíquo, com sua base apontando para o lado afetado e sua ponta direcionada para o lado contralateral.

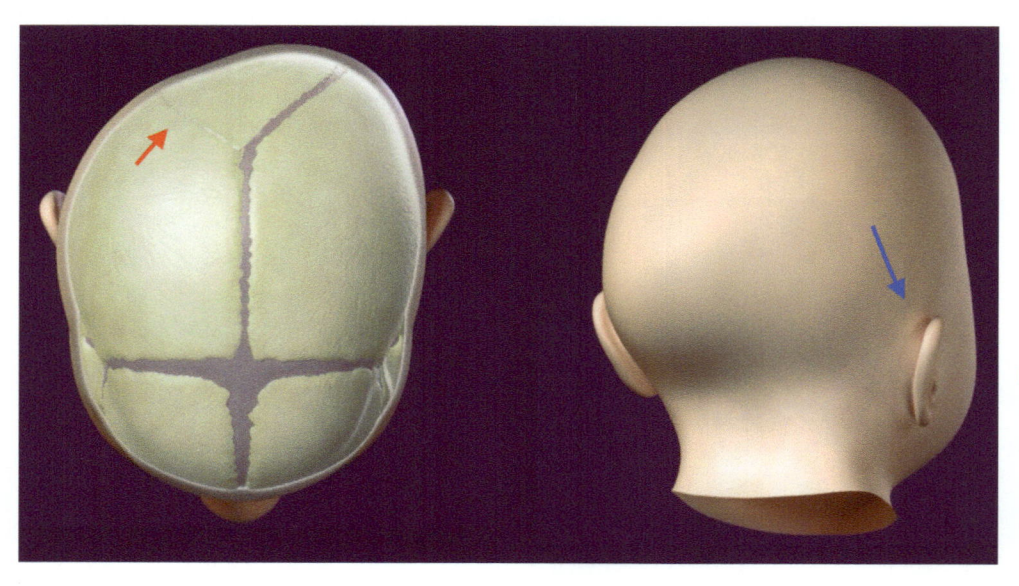

**Fig. 4-9.** Ilustração evidenciando o fechamento da sutura lambdoide direita (seta vermelha) na imagem do lado esquerdo, gerando um abaulamento occiptoparietal contralateral, e um achatamento ipsilateral ao lado afetado. Na imagem da direita é possível identificar o deslocamento craniocaudal da orelha ipsilateral ao lado afetado (seta azul).

# TRATAMENTO
## Considerações Gerais

Todas as cirurgias para tratamento da cranioestenose seguem alguns preceitos básicos que serão discutidos nessa seção para evitar repetições.

O tipo de anestesia utilizado é a anestesia geral, preferencialmente venosa total, pelo controle mais fino dos anestésicos diante das repercussões hemodinâmicas, despertar facilitado, entre outras vantagens. É feita intubação orotraqueal para acoplamento ao ventilador mecânico.

O controle hemodinâmico é o principal fator a ser levado em consideração.[7] Os pacientes submetidos aos procedimentos cirúrgicos para tratamento da cranioestenose geralmente têm idade inferior a 1 ano, e assim têm menor tolerância à perda sanguínea, dessa forma é ideal que esses pacientes tenham pelo menos mais que 4-5 kg de massa corpórea. Do ponto de vista anestésico, é necessária monitorização multiparamétrica com eletrocardiograma, frequência cardíaca, pressão arterial e saturação arterial de oxigênio. A pressão arterial deve ser obtida por meio de colocação de cateter intra-arterial. Também deve ser feita punção de veias periféricas que podem ser utilizadas para infusão de soluções fisiológicas ou hemotransfusão. Pode ser feita também punção de veia profunda, preferencialmente subclávia ou jugular interna, a fim de fornecer um acesso venoso confiável para infusão de soluções fisiológicas ou hemotransfusão, em caso de falha dos acessos venosos periféricos e infusão de drogas vasoativas, caso seja necessário, para auxiliar no manejo do choque hipovolêmico. Ainda dentro do âmbito da anestesia, é importante salientar o uso do ácido tranexâmico, uma medicação antitrombolítica que reduz a perda sanguínea. Deve ser usada num ataque de 15 mg/kg na indução, seguido por infusão contínua em bomba numa dose de 10 mg/kg/h. A cateterização vesical também é necessária para avaliarmos a diurese, que é um excelente parâmetro de perfusão orgânica.

Do ponto de vista neurocirúrgico, é de extrema importância a hemostasia rigorosa do início ao fim do procedimento cirúrgico. É necessário uso de clipes hemostáticos e instrumentos como os cautérios monopolar com ponta tipo agulha e bipolar.

Na técnica aberta para correção de cranioestenoses, deve-se utilizar uma incisão biparietal ou bifrontal em zigue-zague. É utilizada preferencialmente esta forma de incisão devido ao apelo estético, já que proporciona uma cicatriz praticamente inaparente no longo prazo. Antes de iniciar a incisão é feita infiltração do tecido subcutâneo apenas com solução fisiológica ou associada a anestésico local e epinefrina, com dose adequada para o peso e a idade. A dissecção dos planos subjacentes é feita com cautério monopolar e, logo após, são colocados clipes hemostáticos nas bordas cutâneas. A exposição da calota craniana pode ser feita de duas formas. A primeira baseia-se na dissecção ao nível do estrato areolar e a segunda baseia-se em descolamento subperiosteal ao longo de toda a superfície craniana que é de interesse para a abordagem cirúrgica. A primeira tem a vantagem de ter menos perda sanguínea, enquanto a segunda tem a vantagem de permitir uma melhor visualização dos acidentes anatômicos ósseos e osteotomias mais precisas. A hemostasia pode ser alcançada por meio do uso de cera óssea hemostática. Os autores deste artigo fazem uso de cera óssea embebida em solução fisiológica aquecida. Desta forma a cera óssea fica em um estado mais maleável e facilmente aplicada na superfície óssea delicada do paciente. Esta cera também deve ser aplicada nas bordas das osteotomias. Outras formas de hemostáticos muito úteis são as matrizes de colágeno em formato de esponja e/ou solução, algumas até possuem associação com trombina, aumentando a eficácia da hemostasia, além disso, são muito utilizadas as matrizes de celulose.

Na técnica assistida por endoscopia, a cirurgia requer passos diferenciados para cada tipo de sutura craniana acometida pela cranioestenose, e serão abordados individualmente nas seções posteriores, mas um ponto comum nos diversos tipos de cranioestenose é a idade do paciente para se considerar cirurgia endoscópica. O paciente precisa ter entre 3-4 meses de vida, após a idade dos 4 meses não se recomenda a cirurgia endoscópica.

O fechamento cutâneo é feito por planos com fios absorvíveis para evitar a necessidade de retirada de pontos de sutura futuramente. O curativo é feito com gaze por técnica estéril e associado a enfaixamento levemente compressivo. O cuidado pós-operatório imediato é feito em unidade de terapia intensiva, sendo transferido para leitos de menor complexidade à medida que apresenta estabilidade clínica e hemodinâmica.

## Tratamento da Escafocefalia

Vamos considerar duas técnicas para a escafocefalia, primeira técnica aberta ou convencional e a segunda técnica endoscópica.

### Técnica Aberta

O paciente é colocado em decúbito ventral, com cabeça em posição neutra apoiada em coxins. Para a técnica aberta, os passos iniciais já foram discutidos (Fig. 4-10a,b). Seguiremos para as osteotomias. Inicialmente são feitos quatro orifícios de trepanação com orientação parassagital de cada lado ao longo de toda a sutura sagital (Fig. 4-10c). Deste modo é possível fazer o descolamento dural e do seio sagital superior de forma segura. É feita a união destes orifícios de trepanação de forma a resultar em uma suturectomia com início na fontanela anterior e término na fontanela posterior. Em média, esta peça óssea apresenta cerca de 6-8 cm de largura (Fig. 4-10d). Ao se fazer exposição do seio sagital superior, deve-se recobri-lo com malha hemostática de celulose.

Após esta etapa, são feitas quatro osteotomias verticais ao longo de ambas as margens laterais à área de suturectomia (Fig. 4-10e). São feitas, então, duas cunhas logo atrás da sutura coronal e duas cunhas logo à frente das suturas lambdoides. Pode-se associar uma osteotomia occipital para os casos em que o occipício está muito proeminente. Essa técnica descrita pode ser utilizada com bons resultados em bebês de 4-6 meses de vida, após essa idade devem ser consideradas outras técnicas de reconstrução calvariana total, como a técnica de Melbourne modificada.

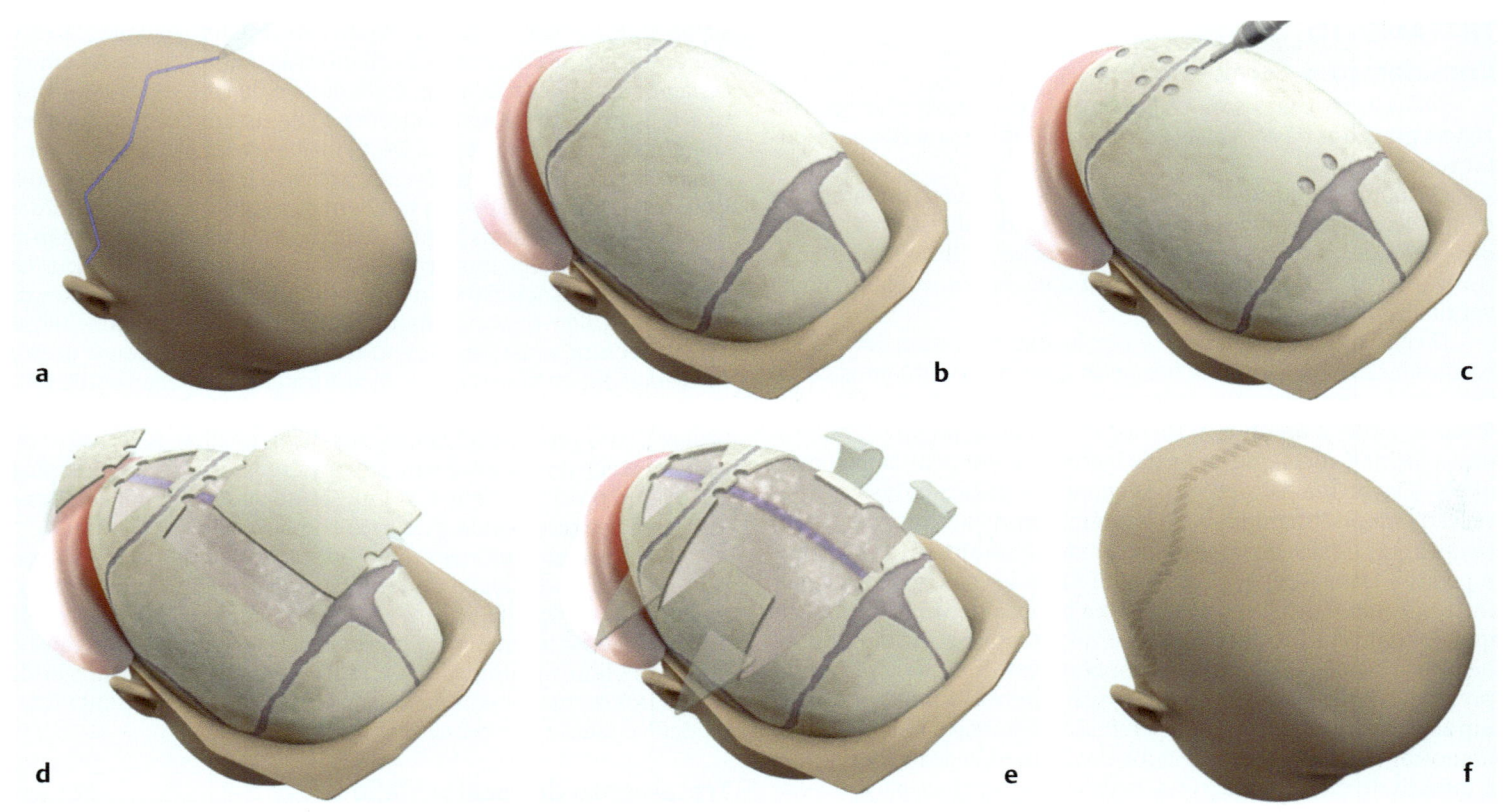

**Fig. 4-10.** (**a**) Incisão bicoronal em zigue-zague. (**b**) Rebatimento do *flap* cutâneo e gálea aponeurótica. (**c**) Trepanações cranianas. (**d**) Retirada das peças ósseas. (**e**) Osteotomias verticais. (**f**) Síntese da pele com fios absorvíveis.

## Técnica Endoscópica

Essa técnica é considerada para pacientes menores de 4 meses, onde eles são colocados em posição ventral com a cabeça estendida (posição de "esfinge") – (Fig. 4-11). São feitas duas incisões lineares (Fig. 4-12a),[8] cerca de 3 cm de comprimento cada uma, com orientação transversal, situadas nas porções anterior e posterior da sutura sagital. É feita a dissecção dos tecidos subjacentes ao nível do estrato areolar, inicialmente a olho nu e posteriormente com auxílio do endoscópio para ampla exposição desde o bregma até o lambda. É utilizado cautério monopolar com ponta tipo agulha e óptica 0 grau nesta fase do procedimento, além de afastador do tipo Aufricht para melhor exposição do acesso. São feitas duas trepanações parassagitais (Fig. 4-12b) em cada incisão, uma de cada lado da sutura sagital, para descolamento dural e do seio sagital superior. É feita a comunicação dos orifícios de trepanação e o seu alargamento por meio de pinças Kerrison.

Atentamos para o descolamento cuidadoso da dura-máter e do seio sagital superior da área que será manipulada, inicialmente a olho nu, mas em porções mais profundas assistido por endoscopia (Fig. 4-12c,d). Após a dissecção é feito o descolamento do pericrânio da área exposta assistida por endoscopia e iniciada a osteotomia, por meio de duas osteotomias laterais ao seio sagital superior com uso de tesoura – suturectomia sagital em monobloco (Fig. 4-12e,f). Após essa fase é necessário fazer a dissecção do plano areolar e o descolamento subperiosteal nas regiões parietais laterais às incisões cirúrgicas. É finalizada com o descolamento dural subjacente e osteotomias de formato triangular posteriores à sutura coronária e anteriores à sutura lambdoide (Fig. 4-13).

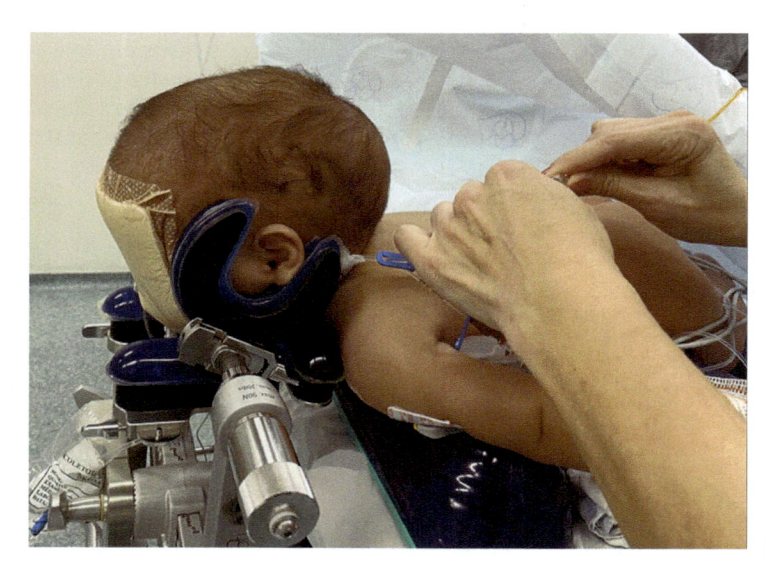

**Fig. 4-11.** Posição de esfinge.

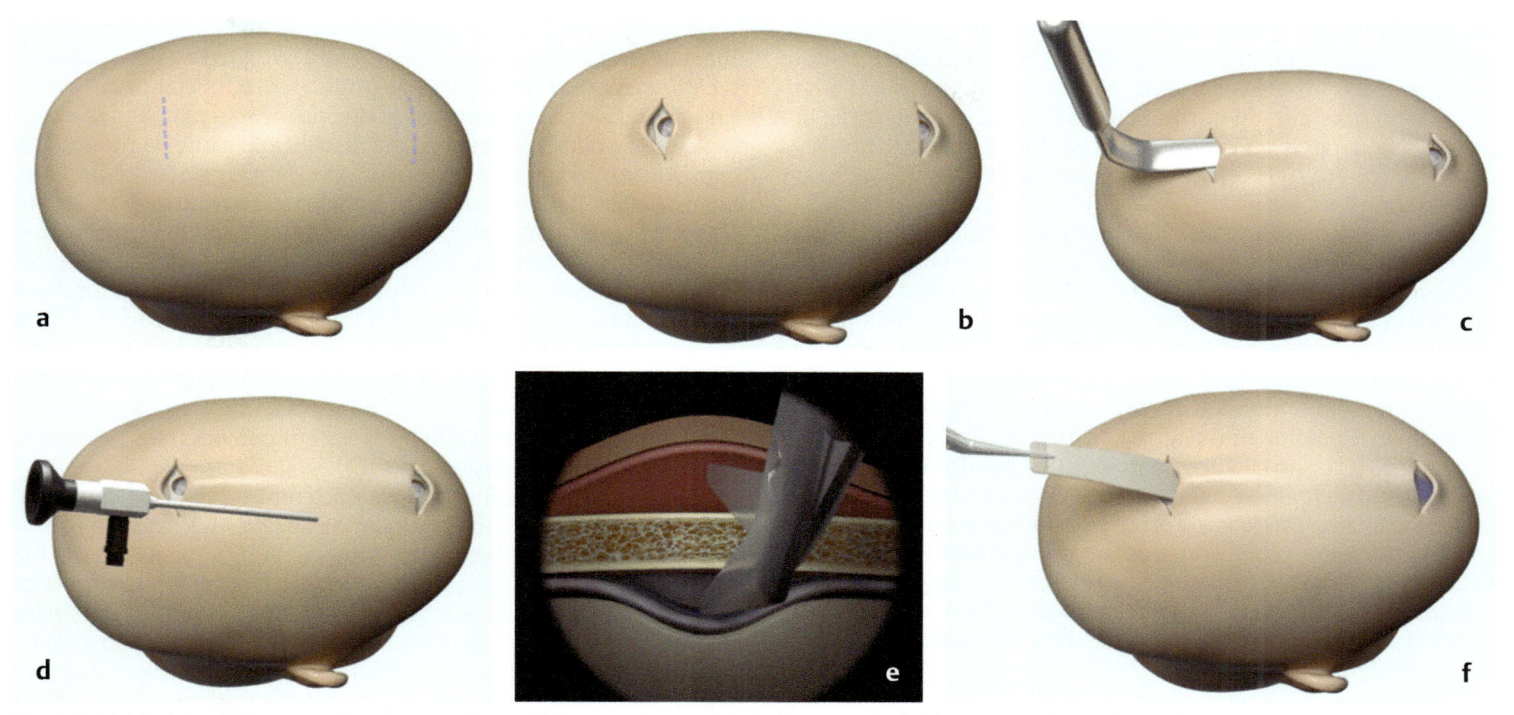

**Fig. 4-12.** (a) Incisões lineares anteriores e posteriores. (b) Trepanações para descolamento dural. (c) Dissecção do tecido areolar. (d) Introdução e visualização direta com endoscópio de 0 grau. (e) Osteotomia endoscópica com auxílio de tesoura. (f) Retirada em monobloco da área de suturectomia.

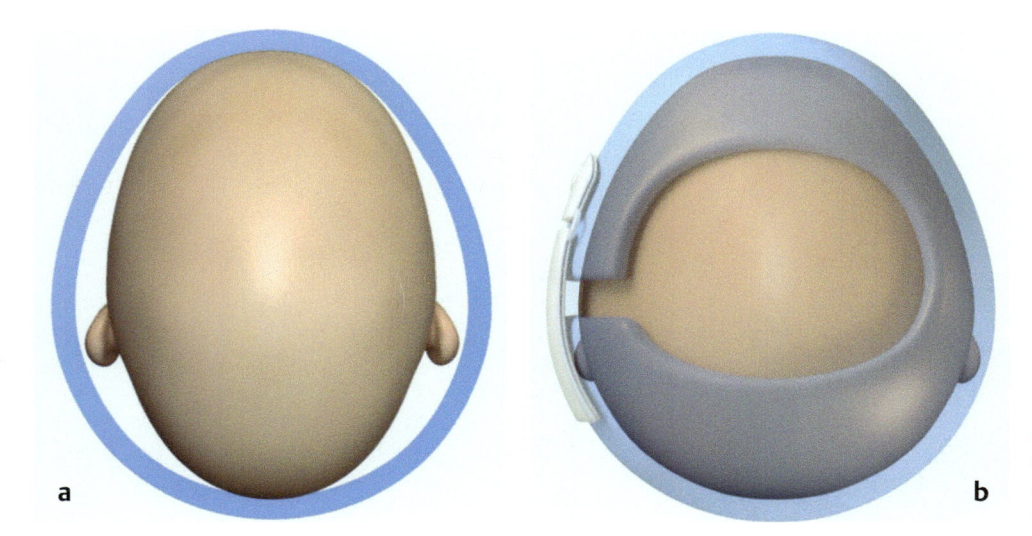

**Fig. 4-13.** (a) Colocação de órtese craniana após o tratamento cirúrgico endoscópico da escafocefalia. (b) Evolução esperada do crânio ao longo do tempo com uso da órtese craniana 23 horas por dia.

## Tratamento da Trigonocefalia
### Técnica Aberta ou Avanço Fronto-Orbitário

Essa técnica possui o maior intervalo de idade para indicação, alguns cirurgiões preferem operar com 4-6 meses e outros por volta dos 9 meses de vida. O paciente deve ser colocado em decúbito dorsal com cabeça em posição neutra ou leve flexão da coluna cervical repousando sobre rodilha macia ou apoio em ferradura. Na técnica aberta, os passos iniciais já foram discutidos em seção anterior (Fig. 4-14a,b). Abaixo serão descritas de forma mais detalhada as osteotomias a serem feitas. Após exposição ampla da região frontal desde a fontanela anterior até o rebordo orbitário superior, também é feito o descolamento da porção superior do músculo temporal bilateralmente, onde são feitos orifícios de trepanação, mais precisamente localizados no *keyhole* de ambos os lados e orifícios parassagitais superiormente à glabela. Caso o paciente tenha fontanela anterior fechada, será necessário que sejam feitos orifícios de trepanação adicionais nessa região para que possa ser feito o descolamento dural nesta localização. Com o objetivo de alcançar uma craniotomia bifrontal, é feito o descolamento dural da área de interesse e feita a união dos orifícios de trepanação. Cuidado adicional deve ser reservado para evitar lesão dural ou do seio sagital superior. Após a retirada do *flap* ósseo bifrontal será feita a divisão em dois fragmentos ósseos na linha média (onde estaria a sutura metópica).

Neste momento será feita a confecção do retalho ósseo do rebordo orbitário superior. É necessária dissecção subperiosteal do rebordo orbitário superior bilateralmente com extensão até a face interna do teto orbitário. Na linha média devemos visualizar a sutura internasal. O delineamento do retalho ósseo desejado começa na osteotomia de sua porção lateral que terá cerca de 3 cm de extensão e abrangerá fragmentos ósseos frontal, esfenoidal e temporal, que são conhecidas como gavetas, pois auxiliam na fixação do avanço. A osteotomia pode ser feita por instrumento de corte piezoelétrico, pelo menor risco de lesão de tecidos moles e falha óssea menor ou com serra reciprocante ou broca diamantada de 1-2 mm. Neste corte inicial será necessária ajuda do auxiliar para afastamento delicado da periórbita enquanto o cirurgião afasta o cérebro com uma espátula. Será feita a retirada da parte anterior do osso frontal, onde encontramos a glabela anteriormente e as partes superiores do rebordo orbitário, bilateralmente. É possível notar que o retalho ósseo do rebordo orbitário superior apresenta formato triangular que clinicamente justifica o hipotelorismo comumente encontrado nesses pacientes. Isto é resultante da aproximação de ambas as cavidades orbitárias, confirmada por um ângulo frontal reduzido. Conforme descrito por Oi e Matsumoto,[9] o ângulo frontal é definido como o ângulo entre as duas linhas traçadas através de ptério bilateralmente e násio. O ângulo frontal é considerado normal quando mede 104° ou mais. Já a trigonocefalia pode ser classificada como leve quando apresenta ângulo entre 96-103°, moderada quando entre 90-95° ou grave quando inferior a 89°.

O remodelamento do retalho ósseo do rebordo orbitário superior é feito por meio da osteotomia incompleta nos pontos a seguir: mediano interorbitário, frontal lateral à parede orbitária lateral de ambos os lados.[10] A osteotomia é considerada incompleta porque necessita apenas da retirada da cortical interna, sendo depois feita uma fratura em galho verde e fixação com miniplacas absorvíveis. Dessa forma será obtido um aumento da distância interorbitária e correção do hipotelorismo (Fig. 4-14c,d)

Por fim, serão acoplados os retalhos ósseos bifrontal (que anteriormente foi dividido na linha mediana em dois *flaps* ósseos menores e rotacionados) ao rebordo orbitário superior após remodelação. Essa fixação é feita com miniplacas e miniparafusos absorvíveis. A fixação de toda a peça cirúrgica após a remodelação é feita com avanço, ou seja, ficará com um intervalo sem cobertura óssea entre a peça cirúrgica e o restante do crânio. Esse intervalo é de cerca de 2-2,5 cm (Fig. 4-14e).

## Técnica Endoscópica

Essa técnica é considerada para pacientes menores de 4 meses. O paciente deve ser posicionado em decúbito dorsal com cabeça em posição neutra. A incisão cirúrgica é linear mediana com orientação transversal,[8] medindo cerca de 3 cm, e situada posteriormente à linha de implantação do cabelo (Fig. 4-15a). É feita a dissecção dos tecidos subjacentes ao nível do estrato areolar, inicialmente a olho nu e posteriormente com auxílio do endoscópio para ampla exposição desde o bregma até o násio. É utilizado cautério monopolar com ponta tipo agulha e óptica 0 grau nesta fase do procedimento, além de afastador do tipo Aufricht para melhor exposição do acesso (Fig. 4-15b). Após a dissecção é feito o descolamento do pericrânio da área exposta assistida por endoscopia. Após esta fase será iniciada a osteotomia. São feitas duas trepanações parassagitais, uma de cada lado, para descolamento do seio sagital superior. É feita a comunicação de ambos os orifícios de trepanação e o seu alargamento por meio de pinças Kerrison (Fig. 4-15c). Superada esta parte, é feito o descolamento da dura-máter da área que será manipulada, inicialmente a olho nu, mas em porções mais profundas são assistidas por endoscopia.

Primeiramente, é feita a ressecção com auxílio de tesoura tanto em direção ao bregma como ao násio (Fig. 4-15d). Esta osteotomia em direção ao bregma pode necessitar ou não ser assistida por endoscopia. Em direção ao násio, a osteotomia pode ser feita inicialmente com tesoura, mas sua porção mais profunda e anterior irá necessitar de broca diamantada ou pinça de Middleton-Jansen. A osteotomia é finalizada quando for possível identificar a sutura sagital ou fontanela anterior posteriormente e a sutura internasal anteriormente. Neste momento, é possível notar pela palpação uma maior mobilidade nos ossos frontais. Após a osteotomia é feita a revisão do sítio cirúrgico à procura de quilhas ósseas pontiagudas ou irregulares que devem ser removidas (Fig. 4-16).

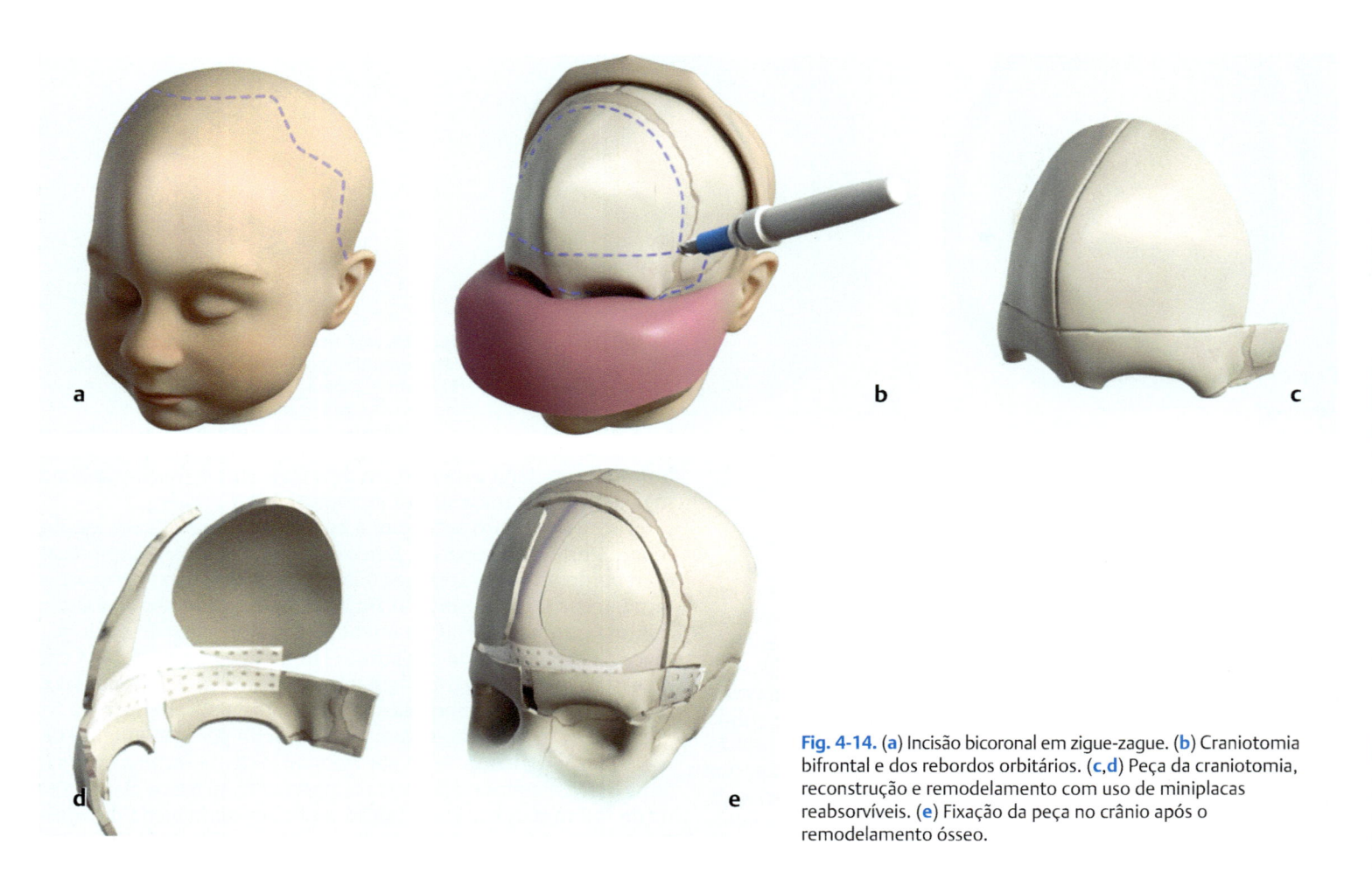

**Fig. 4-14.** (**a**) Incisão bicoronal em zigue-zague. (**b**) Craniotomia bifrontal e dos rebordos orbitários. (**c,d**) Peça da craniotomia, reconstrução e remodelamento com uso de miniplacas reabsorvíveis. (**e**) Fixação da peça no crânio após o remodelamento ósseo.

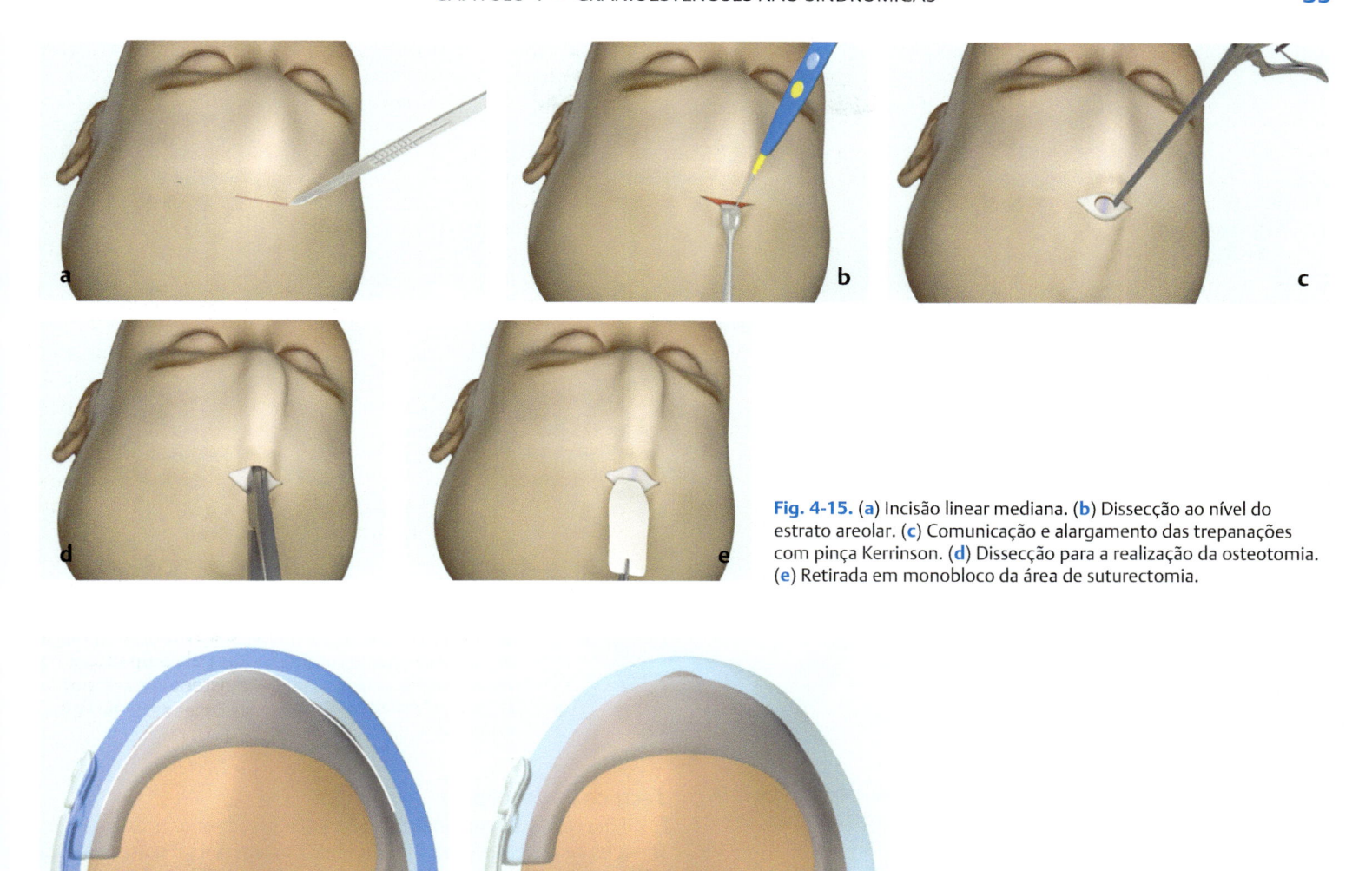

**Fig. 4-15.** (a) Incisão linear mediana. (b) Dissecção ao nível do estrato areolar. (c) Comunicação e alargamento das trepanações com pinça Kerrinson. (d) Dissecção para a realização da osteotomia. (e) Retirada em monobloco da área de suturectomia.

**Fig. 4-16.** (a) Colocação de órtese craniana após o tratamento cirúrgico endoscópico da trigonocefalia. (b) Evolução esperada do crânio ao longo do tempo com uso da órtese craniana 23 horas por dia.

## Tratamento da Plagiocefalia anterior
### Técnica Aberta

Assim como a trigonocefalia existe um intervalo grande de indicação para técnica aberta, no entanto preferimos operar por volta dos 4-6 meses. O paciente deve ser posicionado tal como na cirurgia para correção da trigonocefalia, em decúbito dorsal com cabeça em posição neutra ou leve flexão cervical sobre rodilha macia ou apoio em ferradura. Na técnica aberta, os passos iniciais já foram discutidos em seção anterior (Fig. 4-17a). Abaixo serão descritas de forma mais detalhada as osteotomias a serem feitas. Após exposição ampla da região frontal desde a fontanela anterior até o rebordo orbitário superior, também é feito o descolamento da porção superior do músculo temporal bilateralmente, onde são feitos orifícios de trepanação, mais precisamente localizados no *keyhole* de ambos os lados e orifícios parassagitais superiormente à glabela. Caso o paciente tenha fontanela anterior fechada, será necessário que sejam feitos orifícios de trepanação adicionais nessa região para que possa ser feito o descolamento dural nesta localização.

Com o objetivo de alcançar uma craniotomia bifrontal, é feito o descolamento dural da área de interesse e feita a união dos orifícios de trepanação. O *flap* ósseo deve incluir parte do osso parietal, de forma a incluir parte da sutura coronal (Fig. 4-17b). Cuidado adicional deve ser reservado para evitar lesão dural ou do seio sagital superior. Após a retirada do *flap* ósseo bifrontal (Fig. 4-17c) serão feitas osteotomias radiais ao longo de todas as bordas. É comum encontrarmos dificuldade durante a osteotomia do lado onde há a fusão da sutura coronal, visto que o paciente apresenta uma asa menor do esfenoide mais angulada e voltada para cima. Em situações como esta pode ser necessário um orifício de trepanação adicional para facilitar a dissecção dural e osteotomia.

Neste momento será feita a confecção do retalho ósseo do rebordo orbitário superior. É necessária dissecção subperiosteal do rebordo orbitário superior bilateralmente, com extensão até a face interna do teto orbitário. Na linha média devemos visualizar a sutura internasal.

O delineamento do retalho ósseo desejado começa na osteotomia de sua porção lateral, que terá cerca de 3 cm de extensão e

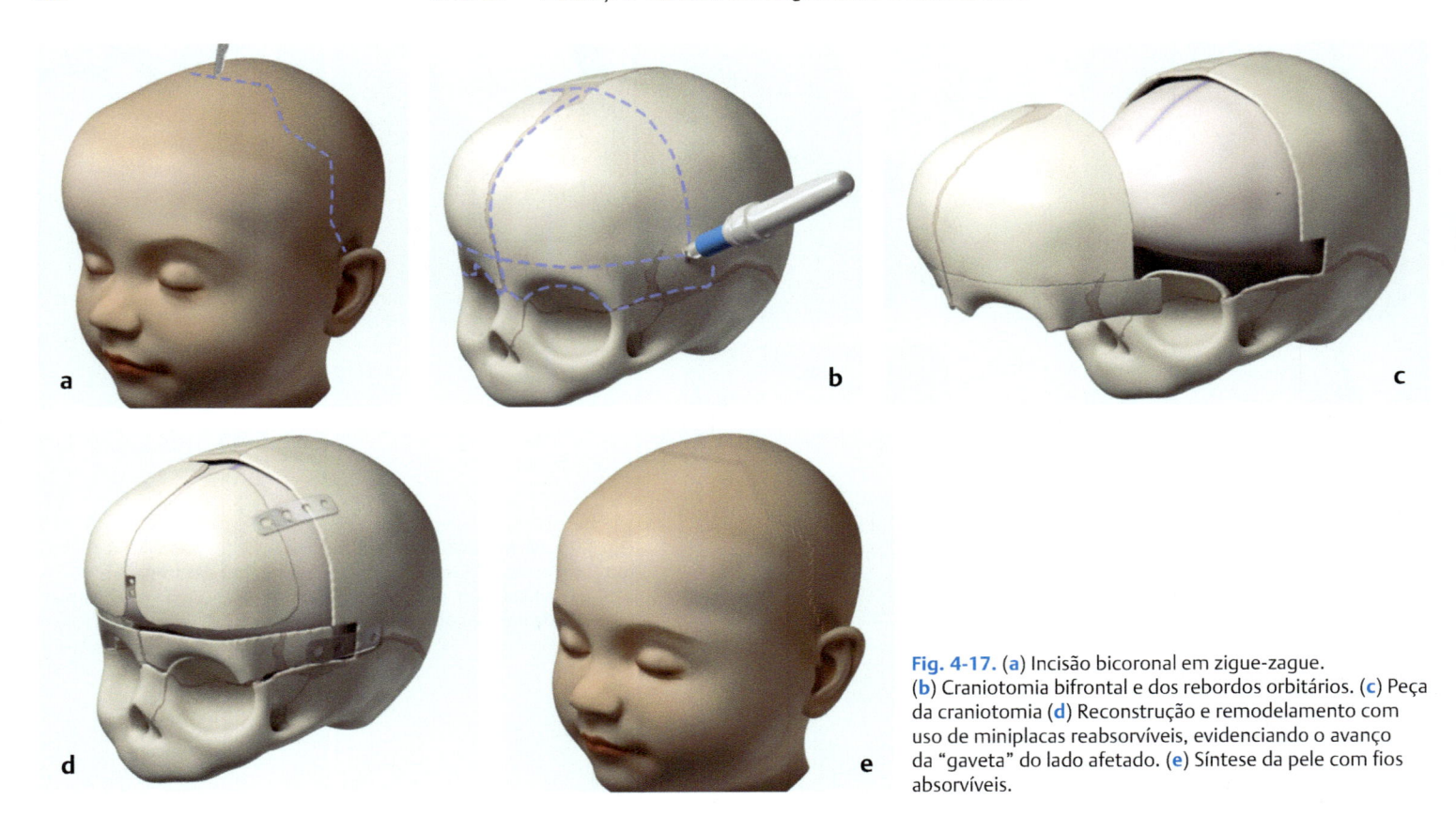

**Fig. 4-17.** (a) Incisão bicoronal em zigue-zague. (b) Craniotomia bifrontal e dos rebordos orbitários. (c) Peça da craniotomia (d) Reconstrução e remodelamento com uso de miniplacas reabsorvíveis, evidenciando o avanço da "gaveta" do lado afetado. (e) Síntese da pele com fios absorvíveis.

abrangerá fragmentos ósseos frontal, esfenoidal e temporal. A osteotomia pode ser feita com o instrumento de corte piezoelétrico, pelo menor risco de lesão de tecidos moles e menor falha óssea ou com fresa reciprocante ou até mesmo broca diamantada de 1-2 mm. Neste corte inicial será necessário ajuda do auxiliar para afastamento delicado do cérebro com uma espátula. Adiante será necessário afastamento tanto do cérebro quanto do globo ocular para poder fazer o corte do teto orbitário. Será feita a retirada da parte anterior do osso frontal onde encontramos a glabela anteriormente. O processo restante é a repetição do que foi feito inicialmente, desta vez do outro lado.

Apesar de fenotipicamente a plagiocefalia anterior apresentar avanço orbitário apenas do lado são, é necessária confecção de retalho ósseo bilateral para que possamos atingir uma simetria adequada e, dessa forma, um resultado estético satisfatório.

O remodelamento do retalho ósseo do rebordo orbitário superior é feito por meio da osteotomia incompleta nos pontos a seguir: mediano interorbitário, frontal lateral à parede orbitária lateral de ambos os lados. A osteotomia é considerada incompleta porque necessita apenas da retirada da cortical interna, sendo depois feita uma fratura em galho verde e fixação com miniplacas absorvíveis.

Por fim, serão acoplados o *flap* ósseo bifrontal (que inclui pequena parte dos ossos parietais e a sutura coronal do lado sadio) ao rebordo orbitário superior após remodelação. Essa fixação é feita com miniplacas e miniparafusos absorvíveis (Fig. 4-17d). A fixação de toda a peça cirúrgica após a remodelação é feita com avanço, ou seja, ficará com um intervalo sem cobertura óssea entre a peça cirúrgica e o restante do crânio. O intervalo de avanço fronto-orbitário é semelhante ao que vemos na trigonocefalia, de cerca de 2-2,5 cm. Neste momento será possível notar que o lado sadio necessita de um avanço inferior ao lado onde a sutura craniana estava fusionada, em decorrência do abaulamento frontal.

### Técnica Endoscópica

Essa técnica é considerada para pacientes menores de 4 meses. O paciente deve ser posicionado em decúbito dorsal com a cabeça levemente rotacionada, de modo que o lado onde há a fusão da sutura coronal esteja voltado para cima. É feita uma incisão cirúrgica linear na porção média[8] (entre a fontanela anterior e a base da fossa craniana média) da sutura coronal fusionada (Fig. 4-18a), orientação transversa, situada posteriormente à linha de implantação do cabelo, medindo cerca de 3 cm.

É feita a dissecção dos tecidos subjacentes ao nível do estrato areolar, inicialmente a olho nu e posteriormente com auxílio do endoscópio para ampla exposição desde a fontanela anterior até a sutura escamosa. É utilizado cautério monopolar com ponta tipo agulha e óptica 0 grau nesta fase do procedimento, além de afastador do tipo Aufricht para melhor exposição do acesso.

Após a dissecção é feito o descolamento do pericrânio da área exposta assistida por endoscopia. Após esta fase será iniciada a osteotomia.

É feita uma única trepanação (Fig. 4-18b), no centro da área exposta pela incisão, e o seu posterior alargamento por meio de pinças Kerrison. Superada esta parte, é feito o descolamento da dura-máter da área que será manipulada, inicialmente a olho nu, mas em porções mais profundas assistido por endoscopia (Fig. 4-18c).

Primeiramente, é feita a ressecção com auxílio de tesoura (Fig. 4-18d), tanto em direção à fontanela anterior como ao assoalho da fossa craniana média. Em porções mais profundas da osteotomia será necessária a visão por endoscopia, podendo utilizar a broca diamantada ou a pinça de Middleton-Jansen. A osteotomia é finalizada quando for possível identificar a fontanela anterior superiormente e a base da fossa craniana média (Fig. 4-18e), por fim, é feita a revisão do sítio cirúrgico à procura de quilhas ósseas pontiagudas ou irregulares que devem ser removidas (Fig. 4-19).

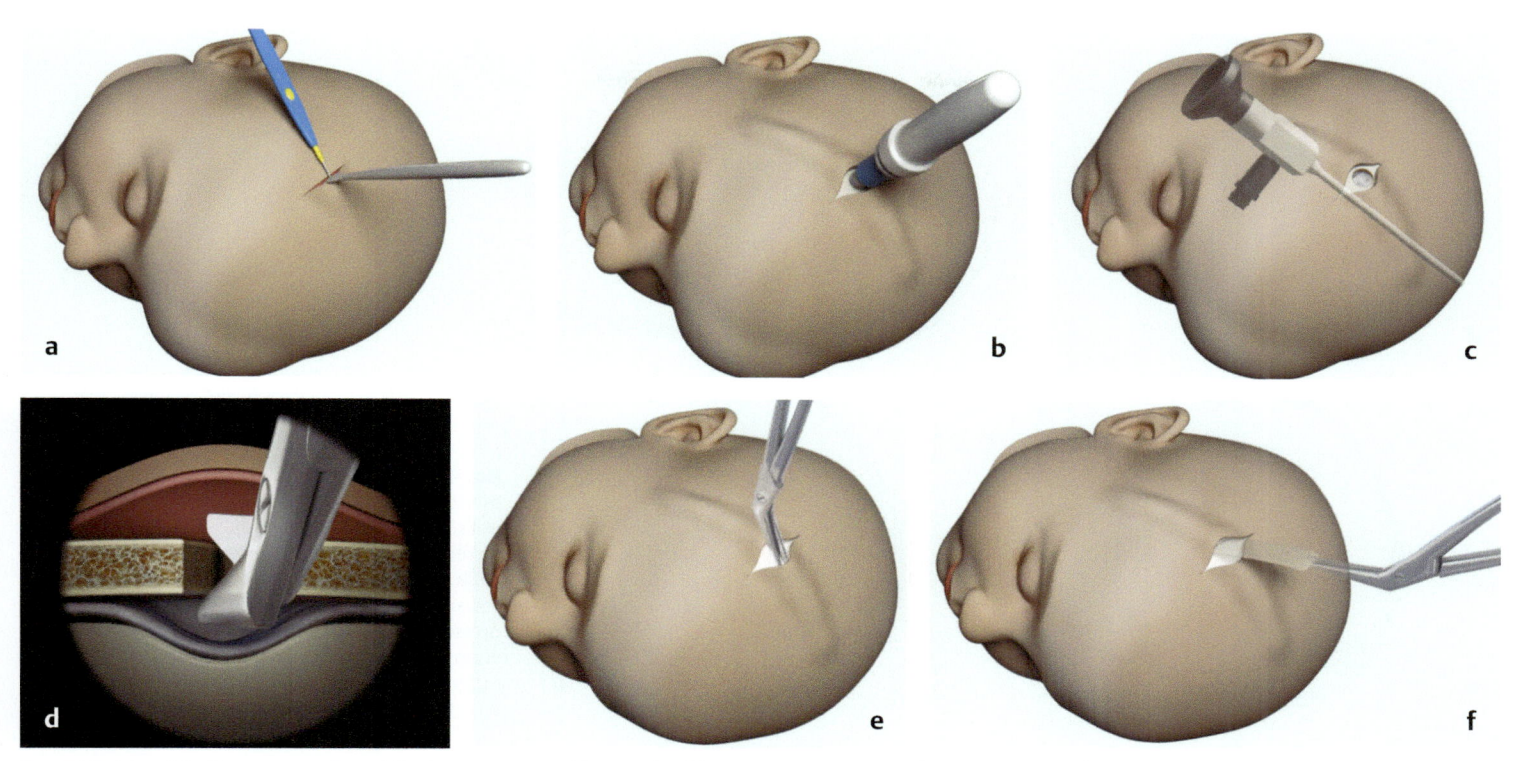

**Fig. 4-18.** (a) Incisão linear na porção média da sutura coronal fusionada. (b) Trepanação no centro da área exposta pela incisão. (c) Descolamento da dura-máter com auxílio do endoscópio. (d) Osteotomia com tesoura com visualização endoscópica. (e) Osteotomia com tesoura sob visualização direta nas porções proximais. (f) Retirada em monobloco da área de suturectomia.

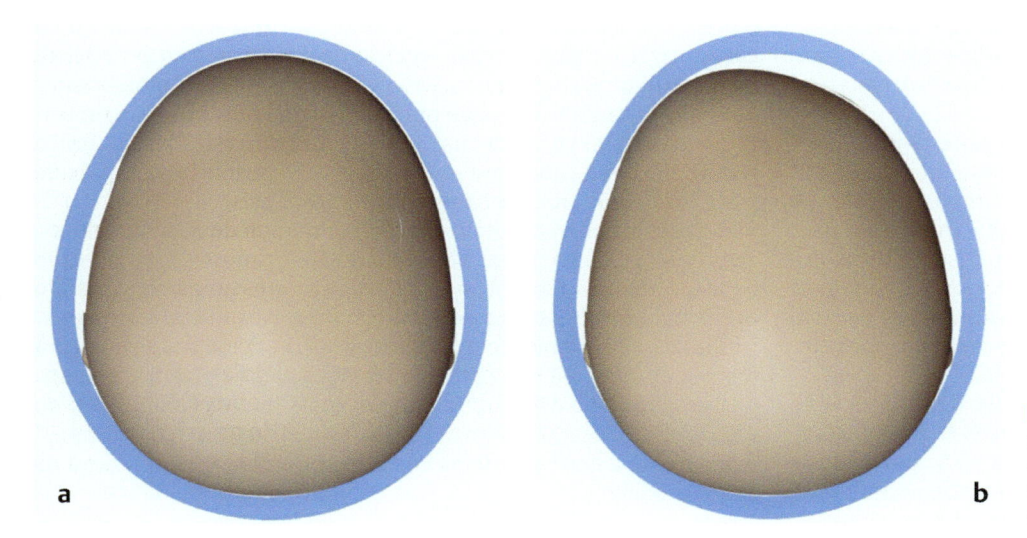

**Fig. 4-19.** (a) Colocação de órtese craniana após o tratamento cirúrgico endoscópico da plagiocefalia anterior. (b) Evolução esperada do crânio ao longo do tempo com uso da órtese craniana 23 horas por dia.

## Tratamento Plagiocefalia Posterior
### Técnica Aberta

Para abordagem da plagiocefalia posterior pela técnica aberta, o paciente é posicionado em decúbito ventral. Após exposição da porção posterior da calota craniana nos moldes das cirurgias anteriores, será possível iniciar as osteotomias e os remodelamentos.

Inicialmente são feitas duas trepanações parassagitais, uma à direita e outra à esquerda, ao nível do lambda. Outras duas trepanações são feitas próximas à tórcula de Herófilo de forma semelhante às anteriores. É feito descolamento dural e dissecção cuidadosa do seio sagital superior.

Neste momento são iniciadas as osteotomias, que devem ser amplas, abrangendo a totalidade das suturas lambdóideas e limitadas à proximidade com os seios transversos. Não há necessidade funcional de incluir a fossa posterior e o forame magno na osteotomia. As últimas osteotomias a serem feitas são sobre o seio sagital superior, devido ao risco de lesão da estrutura, sendo realizada primeiro na sua porção mais proximal e após em sua porção mais próxima à tórcula de Herófilo. Após a soltura do *flap* ósseo é feito o descolamento cuidadoso do restante do seio sagital superior sob visão e colocação de malha hemostática sobre sua superfície para hemostasia.

O remodelamento ósseo é iniciado nesta fase do procedimento cirúrgico. São feitas osteotomias radiais ao longo de toda a borda do *flap* ósseo e rotação em 180 graus. Sua fixação à calota craniana é feita por meio de miniplacas e miniparafusos absorvíveis. Ao final do procedimento será possível notar aumento do espaço disponível para crescimento cerebral no compartimento posterior do crânio.

### Técnica Endoscópica

Essa técnica é considerada para pacientes menores de 4 meses. A técnica endoscópica para tratamento da plagiocefalia posterior tem abordagem focada apenas no lado afetado, diferentemente do que é visto na técnica aberta. O paciente é posicionado de forma semelhante em decúbito ventral, com leve rotação ipsilateral da cabeça, de maneira que o lado desejado fique voltado para cima. São utilizadas duas incisões lineares, com comprimento de cerca de 3 cm, uma situada lateralmente ao lambda sobre a porção média da sutura lambdoide acometida e a segunda situada superiormente ao astério ipsilateral,

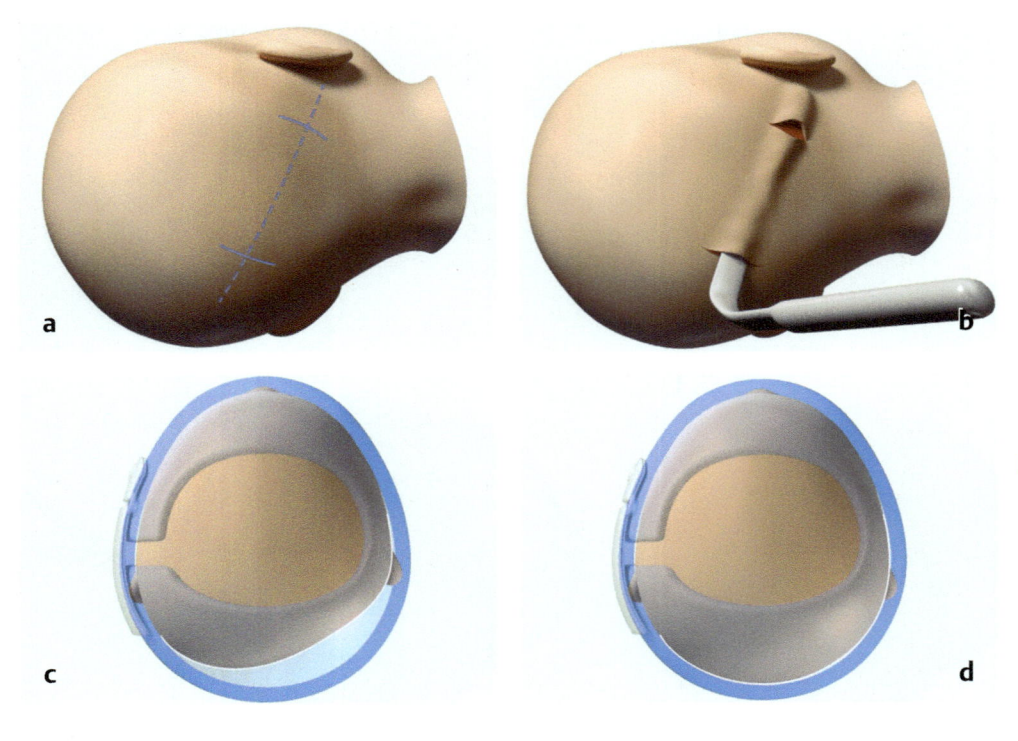

**Fig. 4-20.** (a,b) Marcação da incisão e dissecção do pericrânio seguindo os mesmos preceitos da técnica utilizada para plagiocefalia anterior, com exceção da realização de duas incisões e duas trepanações, dada atenção especial em relação às estruturas vasculares venosas da região. (c) Colocação de órtese craniana após o tratamento cirúrgico endoscópico da plagiocefalia posterior. (d) Evolução esperada do crânio ao longo do tempo com o uso da órtese craniana 23 horas por dia.

ambas com orientação transversa. Por meio desta técnica é possível melhor controle das estruturas vasculares.

É feita a dissecção dos tecidos subjacentes ao nível do estrato areolar, inicialmente a olho nu e posteriormente com auxílio do endoscópio para ampla exposição desde o lambda até o astério. É utilizado cautério monopolar com ponta tipo agulha e óptica 0 grau nesta fase do procedimento, além de afastador do tipo Aufricht para melhor exposição do acesso.

Após a dissecção, é feito o descolamento do pericrânio da área exposta assistida por endoscopia. É importante que nesta fase do procedimento seja possível identificar a sutura lambdoide patente contralateral e a porção posterior da sutura sagital. Após esta fase será iniciada a osteotomia. São feitas duas trepanações, uma no centro de cada uma das incisões com o seu posterior alargamento por meio de pinças Kerrison. O descolamento da dura-máter da área que será manipulada pode ser feito inicialmente a olho nu, mas em porções mais profundas assistido por endoscopia.

Posteriormente, é feita a ressecção com auxílio de tesoura tanto em direção ao lambda como em direção ao astério. Em porções mais profundas da osteotomia será necessária a visão por endoscopia, podendo utilizar tesoura de Tessier ou Metzenbaum reta ou a pinça de Middleton-Jansen. A osteotomia é finalizada quando for possível identificar ambas as suturas patentes sagital e lambdóidea contralateral e as suturas da região mastóidea (occipitomastóidea e parietomastóidea). Por fim, é feita a revisão do sítio cirúrgico à procura de quilhas ósseas pontiagudas ou irregulares que devem ser removidas (Fig. 4-20).

## Tratamento da Braquicefalia
### Técnica Aberta

A braquicefalia é uma condição que ocorre quando as duas suturas coronárias estão alteradas, causando normalmente um encurtamento do crânio no seu diâmetro anteroposterior, alterando as órbitas bilateralmente, deixando o rebordo orbitário raso e podendo causar uma proptose ocular, ou seja, o globo ocular fica projetado anteriormente aos limites das órbitas. A grande questão é que a braquicefalia está frequentemente envolvida nos casos sindrômicos de cranioestenose. Dessa forma, é importante essa diferenciação antes do tratamento para inclusive alinhar as expectativas e futuras abordagens, pois esses casos podem ser abordados por técnica endoscópica, mas 1/3 deles vão precisar de uma segunda cirurgia, enquanto os não sindrômicos, apenas em torno de 1-2% vão precisar de uma segunda cirurgia.

Algumas vezes fica claro que o paciente tem uma cranioestenose sindrômica, como no caso dos pacientes com Apert, que apresentam sindactilia nas mãos e nos pés, ou seja, fusão dos dedos das mãos e dos pés. Já os pacientes com Crouzon apresentam uma hipoplasia do terço médio da face muito relevante. Outros casos são de difícil caracterização, muitas vezes precisando de um médico geneticista para auxiliar no diagnóstico. Uma vez definida como uma braquicefalia não sindrômica, cabe então a discussão das formas de tratamento. Assim como os outros tipos de cranioestenose, o único tratamento que cabe para esse tipo de condição é a cirurgia, que pode ser de duas formas, aberta ou endoscópica.

A técnica aberta é realizada normalmente após os 5-7 meses, alguns serviços preferem por volta dos 9-11 meses. Essa questão da idade envolve a experiência de cada cirurgião, mas em geral são bebês maiores. Nesses casos o avanço fronto-orbitário é uma possibilidade de tratamento e assim a cirurgia aberta se assemelha à técnica empregada nos casos de trigonocefalia e plagiocefalia anterior, sendo que diferentemente das duas técnicas anteriores, no caso da braquicefalia é feito um avanço simétrico das duas "gavetas" e não existe a necessidade de corrigir a quilha triangular, como na trigonocefalia.

### Técnica Endoscópica

A técnica endoscópica é realizada com até 3-4 meses de vida, e por ser realizada mais precocemente os vetores de crescimento do cérebro favorecem os resultados em longo prazo, o paciente recebe duas incisões de aproximadamente 2,5 cm no ponto de encontro da sutura coronal com a linha temporal superior, onde o músculo temporal faz sua inserção em cada lado, e é empregada bilateralmente a mesma técnica descrita para a plagiocefalia anterior.

## AVALIAÇÃO DE DESFECHOS E SEGUIMENTO

Após o tratamento cirúrgico deve haver um seguimento rigoroso por parte do neurocirurgião pediátrico, pois alguns casos podem iniciar como uma doença unissutural e evoluir para comprometimento de outras suturas e inclusive apresentar hipertensão intracraniana. Não existe uma fórmula exata, mas em geral não se deve deixar de seguir uma criança operada por cranioestenose com menos de 5 anos, devido à possibilidade de surgimento de complicações tardias, que felizmente não são frequentes mas precisam ser atentamente avaliadas. Uma proposta razoável é o seguimento a cada 2-3 meses até o primeiro ano, semestral ou anual até o 5º ano de vida e pode-se ainda fazer uma consulta final com 10 anos de vida. Em geral, um exame com 12 meses de vida é fundamental para o seguimento em longo prazo e para efeito de comparação em caso de dúvidas futuras. Além do seguimento com neurocirurgião pediátrico, o oftalmologista pode ser um aliado no seguimento, à medida que pode surpreender baixa de acuidade visual e papiledema em decorrência de hipertensão intracraniana. Para cada tipo de cranioestenose espera-se um desfecho estético; o índice craniano ou cefálico, que é a proporção entre o diâmetro biparietal pelo anteroposterior, é uma medida fácil que pode ser realizada em cada consulta com craniômetro. O intervalo de normalidade encontra-se entre 0,75 e 0,85, mas essa medida é bastante útil nos casos de escafocefalia e braquicefalia, e tem valor muito limitado na trigonocefalia e plagiocefalia, tanto anterior quanto posterior. Uma escala um pouco mais universal para o seguimento pós-operatório é a escala de Whitaker, que varia de I a IV, sendo I – nenhum refinamento ou revisão cirúrgica considerada aconselhável ou necessária pelo cirurgião ou pelo paciente; II – revisões de tecido mole ou de contorno ósseo menos desejáveis, realizadas ou não; III – osteotomias alternativas importantes ou procedimentos de enxerto ósseo que são necessários ou que já foram realizados e IV – procedimento de grande porte que é maior ou excede em extensão a cirurgia original necessária. A crítica dessa escala é a subjetividade na interpretação dos seus próprios resultados por parte do cirurgião e a baixa replicabilidade entre diferentes avaliadores.[11]

## COMPARAÇÃO ENTRE TÉCNICA ABERTA *VERSUS* ENDOSCÓPICA

Esse é um tema de debate importante na literatura e entre cirurgiões. Considerando o aspecto técnico, é importante reconhecer que o cirurgião deve executar a técnica com que ele se sente mais confortável e que o mesmo conhece o potencial para promover melhores resultados para os seus pacientes. No entanto, quando se comparam as duas técnicas é importante considerar as vantagens e desvantagens de cada procedimento. A técnica endoscópica tem uma desvantagem notável, que é a idade de corte para realização do procedimento. Pacientes maiores de 4 meses não são bons candidatos para a técnica, pois é necessário que a cirurgia seja realizada no momento de maior expansão do volume craniano, e isso acontece nos primeiros 6 meses de vida. Nesse aspecto, é importante que o neurocirurgião pediátrico esteja envolvido no processo de educação continuada para médicos e pediatras, ensinando e ajudando a diagnosticar precocemente os casos de cranioestenose.

Outro aspecto que pode ser considerado uma limitação para a técnica endoscópica é a necessidade de uso da órtese craniana (capacete) no pós-operatório, a maioria dos estudos aponta a necessidade de uso da órtese por uma média de 7-8 meses ou até completar um ano de vida. Adaptação, lesões cutâneas e o custo são outros fatores que podem inviabilizar o uso, no entanto, no que se refere ao custo, considerando o custo total do tratamento, já foi estudado e identificado que a cirurgia endoscópica, mesmo com a prescrição do capacete, tem custo médio inferior ao da cirurgia aberta.

Quando se consideram condições ideais, em que o diagnóstico foi feito a tempo de se tomar uma decisão pela melhor técnica cirúrgica, é importante lembrar alguns fatores para decisão: na cirurgia endoscópica o tempo médio de procedimento é em torno de 70 minutos, na cirurgia aberta 130 minutos; a taxa de transfusão na cirurgia endoscópica é de aproximadamente 26%, na cirurgia aberta é de 81%; o tempo de internação gira em torno de 1 a 2 dias para técnica endoscópica e em média 4 dias para cirurgia aberta.[12] Em relação ao desfecho morfológico ou estético, uma metanálise recentemente apresentada pelo nosso grupo mostrou que não há diferença em termos de índice craniano entre cirurgia aberta e cirurgia endoscópica, bem como a cirurgia endoscópica possui menor taxa de reoperação quando comparada com a técnica aberta.[13] Por fim, considerando o desfecho mais importante, que seria o desfecho cognitivo, foram estudados pacientes que haviam sido submetidos a cirurgia endoscópica e aberta quando lactentes e foram prospectivamente acompanhados e avaliados em idade escolar e não foram identificadas diferenças nos domínios neurocognitivos avaliados.[14]

## CONCLUSÃO

Existem muitas formas de cranioestenose não sindrômicas, a depender do tipo de sutura envolvida, no entanto, todas têm em comum a deformidade craniana e o potencial de causar hipertensão intracraniana.[15] Cada tipo de cranioestenose tem uma técnica específica de correção e a cirurgia endoscópica deve ser considerada quando o paciente se apresenta numa idade favorável para essa técnica.

## REFERÊNCIAS BIBLIOGRÁFICAS

1. Ardalan M, Rafati A, Nejat F, et al. Risk Factors Associated With Craniosynostosis: A Case Controle Study. Pediatr Neurosurg. 2012;48:152-156.
2. Cohen AR. Pediatric Neurosurgery Tricks of the Trade. Thieme; 2016.
3. Shlobin NA, Baticulon RE, Ortega CA, et al. Global Epidemiology of Craniosynostosis: A Systematic Review and Meta-Analysis. W Neurosurg. 2022;164:413-423.
4. Di Rocco C, Pang D, Rutka JT. Textbook of Pediatric Neurosurgery. 1st ed. Springer. 2020.
5. Almeida GM, Barros NG. Craniostenose. Tratamento Cirúrgico. Arquivos de NeuroPsiquiatria. 1965;23(4).
6. Genitori L, Cavalheiro S, Lena G, et al. Skull Base in trigonocephaly. Pediatr Neurosurg. 1991;17(4):175-81.
7. Filho EM, Carvalho WB, Cavalheiro S. Perioperative Patient Management in Pediatric Neurosurgery. Rev Assoc Med Bras. 1992;58(3):388-96.
8. Jimenez DF. Endoscopic Craniosynostosis Surgery: An Illustrated Guide to Endoscopic Techniques. 1st Ed. Elsevier; 2023.
9. Oi S, Matsumoto S. Trigonocephaly (metopic synostosis). Clinical, surgical and anatomical concepts. Childs Nerv Syst. 1987;3(5):259-65.
10. Van der Meulen J. Metopic synostosis. Childs Nerv Syst (Epub 2012 Aug 8. PMID: 22872249; PMCID: PMC3413823). 2012;28(9):1359-67.
11. Wes AM, Naran S, Sun J, et al. The Whitaker classification of craniosynostosis outcomes: an assessment of interrater reliability. Plast Reconstr Surg. 2017;140(4):579e-86e.
12. Thompson DR; Pediatric Craniofacial Collaborative Group. Endoscopic Versus Open Repair for Craniosynostosis in Infants Using Propensity Escore Matching to Compare Outcomes: A Multicenter Study from the Pediatric Craniofacial Collaborative Group. Anesth Analg. 2018;126(3):968-975).
13. Vasconcellos FN, Betta V, Almeida B, et al. A Comparative Analysis of Surgical Techniques for Craniosynostosis: Open Surgery versus Endoscopic Approach. CNS Annual Meeting. 2024.
14. Magge SN, Fotouhi AR, Allhusen V, et al. Cognitive Outcomes of Children With Sagittal Craniosynostosis Treated With Either Endoscopic or Open Calvarial Vault Surgery. JAMA network open. 2024;7(4):e248762.
15. Kyutoku S, Inagaki T. Review of Past Reports and Current Concepts of Surgical Management for Craniosynostosis. Neurol Med Chir (Tokyo). 2017;57:217.

# PLAGIOCEFALIA E BRAQUICEFALIA POSICIONAIS

Emilio J. Pelleriti

## INTRODUÇÃO
### Definição e Antecedentes

Existem diferentes tipos de assimetrias cranianas que podemos observar nas crianças. Entre elas, as mais frequentes são a plagiocefalia e a braquicefalia. Ambos os termos derivam do grego *plagios* (que significa oblíquo) e *brachy* (cujo significado é curto) associados a *kephale*, cabeça.

Quando usamos esses termos fazemos referência a um formato anormal da cabeça, sem especificar a etiologia propriamente dita. No caso da plagiocefalia, esta pode ser anterior ou posterior. A primeira é secundária à fusão prematura da sutura coronal (que será tratada em outro capítulo). A posterior pode ser causada por fusão da sutura lambdoide, ou seja, uma cranioestenose. No entanto a plagiocefalia pode ocorrer sem estar associada a fechamento prematuro de suturas, assim como a braquicefalia, nesses casos é importante salientar que se trata de uma assimetria ou deformidade craniana posicional ou postural.

Na plagiocefalia e braquicefalia posicionais ocorre uma deformação plástica, que é secundária à forças mecânicas externas ao crânio. Estas forças podem ser intrauterinas ou mesmo se apresentarem nos primeiros meses de vida, enquanto as suturas e o crescimento do crânio são normais.[1,3]

Em 1992 por recomendação da Academia Americana de Pediatria, (AAP), as crianças começaram a ser deitadas em posição supina a fim de prevenir a síndrome de morte súbita em lactentes (programa *Back to Sleep*). Isto foi de grande benefício, já que reduziu em um 40% a incidência deste evento. Em compensação, foi observado um aumento progressivo das deformidades posicionais, principalmente posteriores.[4-10] Em 1974, a prevalência destas era de 1/300 recém-nascidos vido RNV, quando por volta de 1994 já era de 1/60. Em 2013 se reportou uma prevalência de 46,6% de plagiocefalias posicionais em lactentes entre 7 e 12 semanas.[11]

### Mecanismo e Etiologia da Deformação Craniana

Das múltiplas hipóteses para explicar a deformidade craniana posicional, a mais acertada é a que sinaliza que, antes do primeiro ano de vida, o crânio da criança é macio e maleável. Isto permite sua passagem pelo canal de parto e o rápido crescimento cerebral que observamos na primeira infância, principalmente a duplicação de volume que ocorre nos primeiros meses de vida.

Esta característica é o que predispõe o osso à deformação, quando forças externas exercem pressão de forma constante em determinado período de tempo, como quando o crânio repousa sobre uma superfície plana. Esta deformidade posicional, faz com que a criança continue apoiando a cabeça do mesmo lado, gerando assim um círculo vicioso que agrava o problema caso não seja tratado a tempo. Da mesma forma, o osso na área de contato, para de crescer, enquanto o cérebro em sua expansão exerce pressão, deslocando as áreas com menor resistência. Isto gera áreas de compensação, com maior protrusão da região occipital contrária ipsilateral à zona menos desenvolvida.

Se descartamos teorias como as hereditárias, podemos concluir que a deformidade craniana posicional é causada por forças mecânicas externas perpetuadas no tempo, sejam elas pré-natais ou pós-nascimento (Fig. 5-1).[1,2,12-14]

Os pais dos bebês afetados perguntam frequentemente o porquê ocorreu este achatamento, sendo que outras crianças de seu entorno não apresentam o mesmo apesar de dormirem na mesma posição. Uma explicação poderia ser que, em muitos casos, o achatamento começa no útero e se agrava depois do nascimento, já que a recomendação de dormir em decúbito dorsal não é o único fator que pode provocar esta deformidade. Ou de fato, existe uma pequena diferença de tônus muscular nesses bebês ou uma certa imaturidade motora que impede ou dificulta o próprio reposicionamento do bebê, levando ao ciclo vicioso referido.

Podemos dividir em dois grandes grupos os fatores de risco e a etiologia associada de causa antenatal e pós-natal. Entre os primeiros (e com maior evidência científica) encontramos as gravidezes gemelares e múltiplas, que ocasionam menor mobilidade e maior contato cefálico devido a redução do espaço intrauterino, associados a um risco maior de prematuridade. As anomalias intrauterinas, e o oligoidrâmnio – ainda que menos frequentes como causa do mesmo mecanismo.

Quanto aos fatores pós-natais associados ou não a fatores antenatais podemos destacar o torcicolo congênito e o decúbito prolongado (associado ou não ao atraso maturativo ou prematuridade) como fatores preponderantes.[15]

Como conclusão, poderíamos citar um mecanismo de caráter misto, no qual existem fatores pré-natais e pós-natais que juntos poderiam piorar nas primeiras semanas de vida. Isto se deve a um mecanismo de *feedback* positivo: quanto maior o tempo de apoio, menor o desenvolvimento do segmento ósseo, e maior a expansão craniana em outras áreas pelo desenvolvimento encefálico (Quadro 5-1).[16-19]

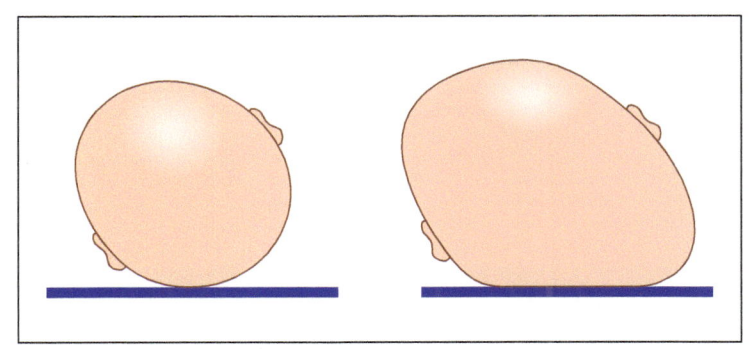

**Fig. 5-1.** Mecanismo de deformação craniana: forças externas exercem pressão sobre a cabeça do recém-nascido ao permanecer na mesma posição.

**Quadro 5-1.** Principais fatores de risco na Plagiocefalia e Braquicefalia Postural[1,2,3,7]

| Fatores gerais | Fatores obstétricos/perinatais | Fatores pós-natais |
| --- | --- | --- |
| Sexo masculino | Parto instrumental (fórceps) | |
| | Oligoâmnios | |
| | Malformações uterinas | Posição supina |
| Mãe primípara | Peso de nascimento elevado | Restrição de movimentos de cabeça, torcicolo |
| | Prematurez | Preferência por um lado |
| Baixo nível educacional | Desproporção cefálica | Pouco tempo em prono sem mudar a posição |
| | Gravidez múltipla | Uso prolongado de cadeirinha de carro e carrinho |
| | Posição intrauterina anormal | Atraso no desenvolvimento, pouca atividade |
| | Trabalho de parto prolongado | Obesidade |

## DIAGNÓSTICO
### Avaliação Clínica

Toda assimetria craniana deve gerar a suspeita da presença de uma craniossinostose. De qualquer maneira, o diagnóstico é simples, e se baseia em uma boa avaliação clínica da morfologia craniana, geralmente sem necessidade de exames complementares para o diagnóstico de uma assimetria posicional.

A anamnese outorga informação valiosa, compilando informação de antecedentes pré e perinatais. Entre eles, a prematuridade e a estadia prolongada em unidades de internação intensiva que são quase marcadores de assimetria posicional. Não menos importante é interrogar sobre o formato do crânio ao nascer, para saber se este se manteve estável ou apresentou alguma melhora. No caso de uma craniossinostose, é evidente que a assimetria está presente desde o nascimento, e que, longe de melhorar, aumenta. Nisto se diferencia das plagiocefalias posicionais, nas quais a grande maioria apresenta morfologia normal ao nascimento e o achatamento aparece ao longo dos primeiros meses de vida. Contrariamente às craniossinostoses, a plagiocefalia posicional pode melhorar, se o fator desencadeante for corrigido. Embora estes dados não sejam patognomônicos de uma ou outra condição, são de grande ajuda para o diagnóstico diferencial. A avaliação clínica deve ser iniciada com a observação meticulosa da cabeça do bebê a partir de todos os pontos de vista (anterior, lateral, posterior e superior).

O diagnóstico diferencial entre as formas de assimetrias posicionais e as verdadeiras craniossinostoses é muito importante, principalmente as formas posteriores de sinostose lambdoide ou braquicefalia por fusão bilateral das suturas coronais.

No caso da plagiocefalia posicional, encontraremos um achatamento da região parieto-occipital, acompanhado de um grau variável de compensação da região frontal. A cabeça adquire a forma de um paralelogramo, com deslocamento variável do pavilhão auricular ipsilateral para frente, mantendo simetria vertical com o contralateral. Frequentemente podemos encontrar torcicolo e alopecia na região achatada.

No caso da braquicefalia o achatamento é bilateral, com diferentes graus de severidade. Não serão observadas compensações frontais nem assimetria auricular, destacando-se assim a importância da anamnese (Fig. 5-2).

Quanto à sinostose lambdoide, observamos a presença do achatamento occipital sem compensação frontal. A assimetria auricular, será no plano vertical, observando um pavilhão mais baixo que o contralateral por descenso da mastoide. O aspecto do crânio é turricefálico, e em plano horizontal se apresenta como um trapezoide (Fig. 5-3).

Por fim, não devemos esquecer o exame cervical, a fim de detectar a presença do torcicolo congênito. Estes se encontram fortemente associados ao mecanismo de produção da plagiocefalia posicional, ao limitar a mobilidade cervical.[19]

Pode-se considerar que as medições antropométricas manuais feitas em consultório, são difíceis de serem realizadas em crianças, sendo necessário uso de um craniômetro para tomar medidas do índice craniano ou índice cefálico e medidas oblíquas do crânio para medir o índice de assimetria, a partir desses índices é possível estabelecer uma escala de gravidade, por exemplo, para braquicefalia usa-se o índice craniano, considerando normal = 75-84,9, braquicefalia leve 85-94,9, braquicefalia moderada de 95-104,9 e grave 105 ou mais, e escafocefalia 75; já o índice de assimetria

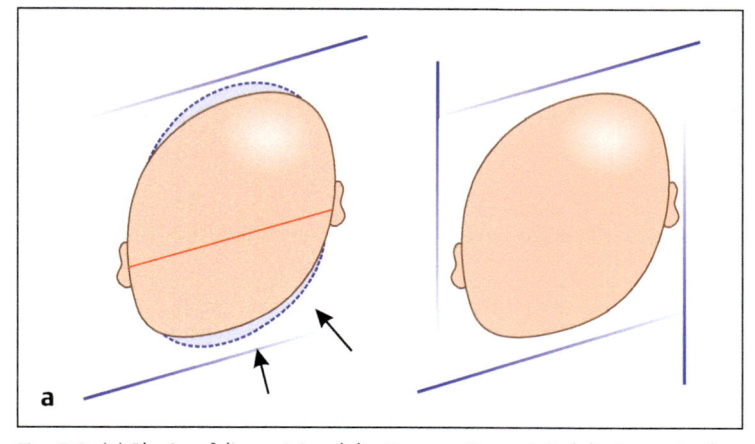

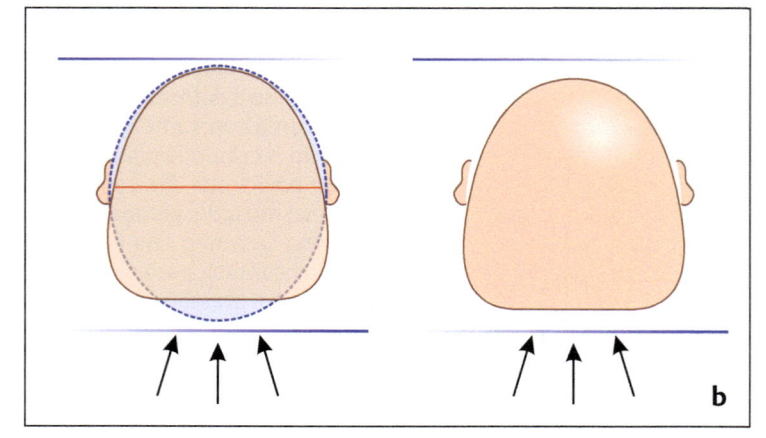

**Fig. 5-2.** (**a**) Plagiocefalia posicional direita: a região occipital direita está achatada com compensação frontal protuberante. Visualiza-se assimetria do pavilhão auricular, encontrando-se avançado no lado da lesão. Forma craniana em "paralelogramo". (**b**) Braquicefalia: a região occipital encontra-se achatada bilateralmente e alargada com um aumento nítido de seu diâmetro. Não há compensação frontal, pelo contrário, podemos observar um aspecto braquicefálico. Os pavilhões auriculares estão simétricos.

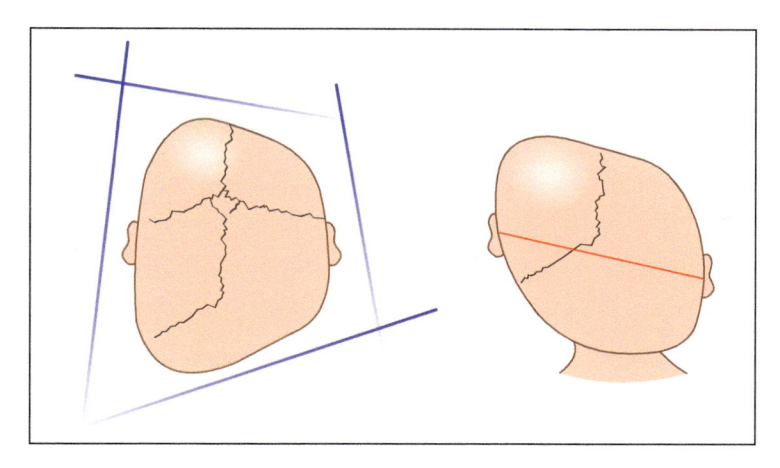

Fig. 5-3. Craniossinostose lambdoide ou plagiocefalia posterior: achatamento occipital sem compensação frontal. A assimetria auricular ocorre no plano vertical, observando um pavilhão auricular mais baixo do que o contralateral devido ao descenso do maciço mastóideo. Forma craniana em "trapezoide".

Quadro 5-2. Classificação Argenta em 5 tipos, de acordo com a severidade da plagiocefalia posicional

| Descobertas clínicas | Tipo I | Tipo II | Tipo III | Tipo IV | Tipo V |
|---|---|---|---|---|---|
| Assimetria posterior | Presente | Presente | Presente | Presente | Presente |
| Desalinhamento auricular | Ausente | Presente | Presente | Presente | Presente |
| Assimetria frontal | Ausente | Ausente | Presente | Presente | Presente |
| Assimetria frontal | Ausente | Ausente | Ausente | Presente | Presente |
| Abaulamento temporal ou posterior crescimento craniano vertical | Ausente | Ausente | Ausente | Ausente | Presente |

Quadro 5-3. Classificação Argenta em 3 graus, de acordo com a severidade da braquicefalia posicional[5]

| | Grau 1 | Grau 2 | Grau 3 |
|---|---|---|---|
| Deformação central posterior | Presente | Presente | Presente |
| Alargamento posterior do crânio | Ausente | Presente | Presente |
| Crescimento vertical da cabeça, cabeça vertical ou abaulamento temporal | Ausente | Ausente | Presente |

craniana vai avaliar a gravidade da plagiocefalia, sendo normal quando menor ou igual 3,49, leve 3.5-6,24, moderado 6,25-10,9 e grave 11 ou mais. A escala Argenta é qualitativa e muito prática para classificar a plagiocefalia e braquicefalia em diferentes graus de severidade (Quadros 5-2 e 5-3) sem a necessidade de aferir medidas.[5]

## Imagens Complementares

Não existe necessidade de exames de imagens de crânio para o diagnóstico de uma plagiocefalia ou braquicefalia posicional. A avaliação clínica, juntamente com a anamnese, deve ser suficiente.

As radiografias simples de crânio de frente, perfil e Towne não são de grande ajuda devido a escassa especificidade.[20,21]

A tomografia de crânio não é recomendada rotineiramente. Seria limitada apenas aos casos duvidosos, porque a menor densidade óssea da população pediátrica – cujo cérebro está em desenvolvimento – a coloca em situação de vulnerabilidade. Deve-se mencionar também, a longa esperança de vida desta população e o risco que a radiação pode causar ao longo da vida.

Além disso, em muitos casos é necessária a sedação, o que implica um risco maior. No caso de ser utilizada, é recomendado o uso em doses baixas e em clínicas ou hospitais preparados para essa atividade.[22,23]

Um método recente e seguro seria o uso de ecografia da sutura lamboide. Este estudo permite visualizar uma lacuna hipoecoica em caso de permeabilidade da sutura e obliteração em caso de sinostose.[24,25]

## Potenciais Complicações das Assimetrias Posicionais

Está claro que a principal consequência é a deformidade estética, mais evidente em casos moderados e severos.

Porém, um dos aspectos mais controversos e mal interpretados desta condição, é o que se refere às complicações da mesma. Podemos mencionar aqui o atraso no desenvolvimento psicomotor, os déficits neurocognitivos e os transtornos odontológicos e oftalmológicos.

Por muito tempo, foi levado em consideração somente a condição estética para a indicação do tratamento (principalmente as terapias com capacete). Entretanto, nas últimas décadas, têm surgido mais evidências científicas sobre outras possíveis complicações. Existem trabalhos que sinalizam diferenças significativas quanto aos indicadores de desenvolvimento mental (IDM) e de desenvolvimento psicomotor (IDPM) em relação aos grupos de controle. As pontuações do IDPM foram de até um 20% de casos com retardo mental leve e 13% com retardo mental significativo, enquanto as do IDM foram de um 8 e 9% respectivamente para os casos moderados e severos.[26] Parece verificar-se uma associação entre a plagiocefalia posicional e uma desvantagem precoce no desenvolvimento neurológico, que fica mais evidente nas funções motoras quando comparadas com as do grupo de controle.[27] Revisões mais recentes sugerem que a plagiocefalia é um marcador de alto risco para atrasos do neurodesenvolvimento.[28,29] Dessa forma, é importante reconhecer que pode haver uma diferença, principalmente psicomotora, entre as crianças com plagio/braquicefalia moderada/grave em relação as crianças sem essas condições ou casos leves. No entanto, não é possível estabelecer que a plagio/braquicefalia postural sejam a causa dessa diferença, mas deve-se entender que elas podem ter sido causadas por uma alteração psicomotora que passou despercebida, sendo apenas identificada a assimetria craniana.[30]

O neurodesenvolvimento parece não ser o único problema, já que existem outras complicações como as anomalias oculares e visuais. A plagiocefalia posterior pode afetar o campo visual, encontrando uma restrição do mesmo de até 20 graus em um 17% dos pacientes estudados.[31] Não há evidência sustentável quanto aos casos que apresentam movimentos oculares anormais ou estrabismo, vistos frequentemente nas craniossinostoses.

Existem trabalhos que relacionam a má oclusão dental, o deslocamento da articulação temporomandibular e as assimetrias faciais com os graus mais importantes das deformações posicionais, mas a evidência científica ainda não é conclusiva.[32]

## Opções de Tratamento

Podemos enumerar diferentes níveis de tratamento das assimetrias posicionais, dependendo da idade e da severidade da mesma, todas focadas na causa subjacente em uma primeira instância.

## Prevenção – Educação

Temos visto que um dos principais mecanismos causadores da deformidade é o apoio seletivo do segmento occipital uni ou bilateral, pelo que podemos concluir que existem formas de prevenir o mesmo.

Existe um consenso em que esta problemática se intensificou a partir do programa *Back to Sleep* da Academia Americana de Pediatria. Não estamos contrários ao mesmo, já que a evidência é categórica acerca da diminuição de morte súbita do lactente, porém tanto os pediatras a cargo da atenção primária quanto os pais em geral, estão mais entendidos mais orientados sobre esse programa do que sobre as formas de prevenir a deformidade sem contradizer as regras do mesmo.

Existem estudos que mostram que somente explicar aos pais sobre a plagiocefalia e dar suficientes recomendações, diminui o risco de padecer da prevalência da mesma. A informação oferecida aos pais pode ser verbal ou através de guias escritas, baseando-se no critério de que a recomendação supina é "unicamente para dormir".[33,34]

Durante o dia é recomendável que a criança permaneça em posição prona (Tummy Time), começando com alguns minutos ao dia e aumentando a quantidade de tempo progressivamente. Também é útil apresentar brinquedos à criança a fim de estimular que levante a cabeça, e ao dormir, alternar a posição da mesma, segundo recomendações da própria Associação Americana de Pediatria e a OMS.[35]

Existem outros estudos que sinalizam a importância da prevenção. Em um deles, foi comparada a evolução de dois grupos de recém-nascidos, no primeiro grupo, os pais foram instruídos sobre estratégias de prevenção da plagiocefalia posicional, enquanto no grupo de controle não foi dada nenhuma instrução, as crianças foram avaliadas aos 3 meses de idade com exames 2D e 3D, e foi encontrada uma diferença significativa: no primeiro grupo foi verificada uma prevalência de 10% de plagiocefalia, em comparação ao 33% no grupo de controle, mostrando assim a eficácia da orientação na prevenção dessa condição.[36,37]

## Posicionamento Contrário Ativo e Terapias Físicas

Apesar da prevenção antecipada, as deformidades podem estar presentes. Para esses casos, surgem diversas opções terapêuticas que podem ser implementadas. Primeiramente, podemos realizar um posicionamento contrário ativo, que começará assim que o diagnóstico for feito, com o objetivo de evitar ativamente que o bebê continue apoiando-se no lado afetado. Se requer uma cuidadosa orientação aos pais, indicando o reposicionamento do lado não afetado da cabeça da criança sobre o colchão. Com esse propósito é possível trocar a posição do berço ou colar os brinquedos de um lado determinado, com o objetivo de que o bebê mude a posição a qual direciona o olhar. Durante a alimentação também é possível mudar o lado no qual o bebê se apoia contra o peito da mãe e reforçar o tempo de bruços, se já estiver sendo praticado.

Quanto às terapias físicas, estas podem ajudar a corrigir a postura, principalmente nos casos de torcicolo associado. Nestes casos o tratamento fisioterapêutico deve ser iniciado precocemente, alcançando maior eficácia se realizado antes do primeiro mês de vida. Pode-se alcançar níveis normais de mobilidade por volta de um mês e meio. Se iniciado tardiamente (após os 6 meses), podem ser necessários até 10 meses de terapia devido à rigidez adquirida do músculo esternocleidomastoideo.[38,39]

As terapias osteopáticas, cujos princípios consistem na mobilização das estruturas comprometidas (como as fáscias e músculos cervicais), requer que os especialistas qualificados realizem movimentos suaves, já que existem casos de morbimortalidade por manobras cervicais de alongamento sem descartar, nestes casos, causas subjacentes prévias.[40]

## Terapias com Capacetes

Finalmente, e diante do fracasso dos métodos mencionados, pode-se utilizar terapia com capacete. O mecanismo de ação das órteses cranianas contém as áreas proeminentes, deixando espaço para as áreas achatadas e permitindo que o desenvolvimento encefálico exerça sua pressão sobre as mesmas.

Somente recomendamos o uso do capacete nos casos moderados e severos de plagiocefalia e braquicefalia posicionais que não tenham respondido a outras terapias. A idade mínima para iniciar o tratamento é aos 6 meses de idade. Em casos severos, pode ser iniciada antes, a partir dos 4 meses já que em nossa experiência – e de acordo com a evidência científica – existe uma melhora mais significativa e rápida do formato do crânio que com as terapias habituais. Por esse motivo, é conveniente o começo antecipado do tratamento, para desta forma, limitar o tempo total de uso. Isto ocorre porque o principal mecanismo de modelagem é a força que o encéfalo exerce durante seu desenvolvimento, e a medida que o tempo passa, o desenvolvimento do mesmo é menor.[41]

Existe evidência que atesta a efetividade do capacete modelador sobre as terapias conservadoras em casos de assimetrias moderadas e severas. Foram encontrados até um 94% de correção total no caso de uso do capacete desde o início e um 96% em casos de uso posterior a terapias conservadoras, em comparação com 77% de casos nos quais foram aplicadas somente terapias conservadoras. Os fatores de risco de falha do tratamento são a falta de aderência a seu uso.[42,43]

Quanto às complicações associadas ao uso do capacete, são mencionadas a transpiração excessiva, alopecia em alguns casos, a necessidade de portabilidade 23 horas ao dia e o custo no geral.

Recomenda-se, portanto, o capacete para os casos moderados ou severos, diante do fracasso de terapias conservadoras. Nestes casos, a satisfação da família é muito grande, e os resultados são confiáveis com poucas ou nulas complicações.

## Caso Clínico I
Paciente **terapia com capacete**.

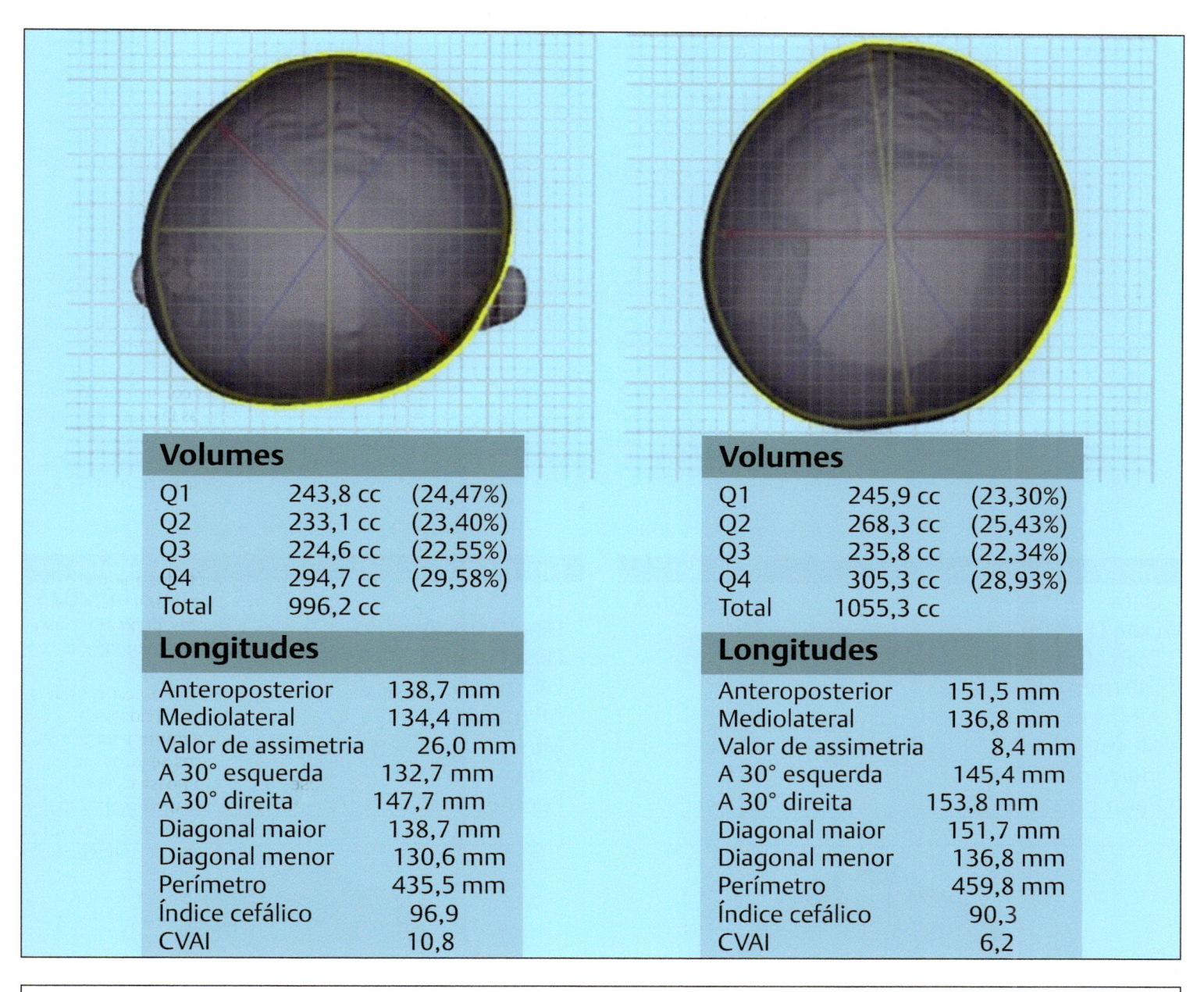

| Volumes | | | Volumes | | |
|---|---|---|---|---|---|
| Q1 | 243,8 cc | (24,47%) | Q1 | 245,9 cc | (23,30%) |
| Q2 | 233,1 cc | (23,40%) | Q2 | 268,3 cc | (25,43%) |
| Q3 | 224,6 cc | (22,55%) | Q3 | 235,8 cc | (22,34%) |
| Q4 | 294,7 cc | (29,58%) | Q4 | 305,3 cc | (28,93%) |
| Total | 996,2 cc | | Total | 1055,3 cc | |

| Longitudes | | Longitudes | |
|---|---|---|---|
| Anteroposterior | 138,7 mm | Anteroposterior | 151,5 mm |
| Mediolateral | 134,4 mm | Mediolateral | 136,8 mm |
| Valor de assimetria | 26,0 mm | Valor de assimetria | 8,4 mm |
| A 30° esquerda | 132,7 mm | A 30° esquerda | 145,4 mm |
| A 30° direita | 147,7 mm | A 30° direita | 153,8 mm |
| Diagonal maior | 138,7 mm | Diagonal maior | 151,7 mm |
| Diagonal menor | 130,6 mm | Diagonal menor | 136,8 mm |
| Perímetro | 435,5 mm | Perímetro | 459,8 mm |
| Índice cefálico | 96,9 | Índice cefálico | 90,3 |
| CVAI | 10,8 | CVAI | 6,2 |

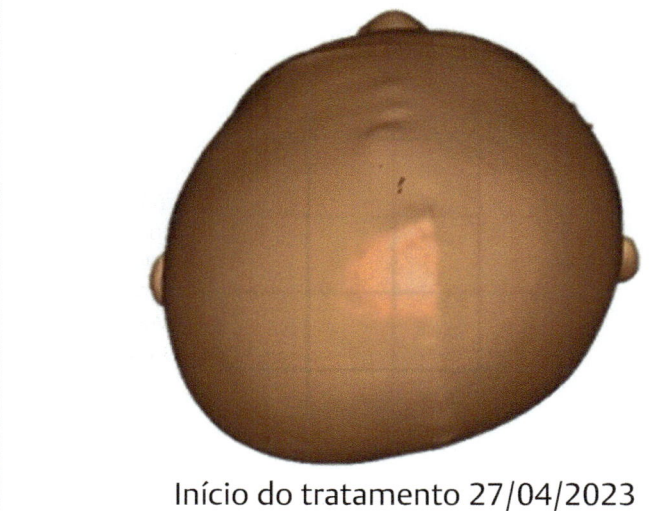

Início do tratamento 27/04/2023 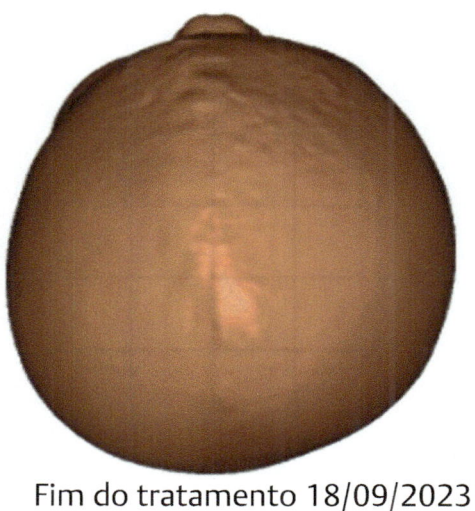        Fim do tratamento 18/09/2023

## Caso Clínico II
Paciente RTBI, 10 meses **terapia com capacete**.

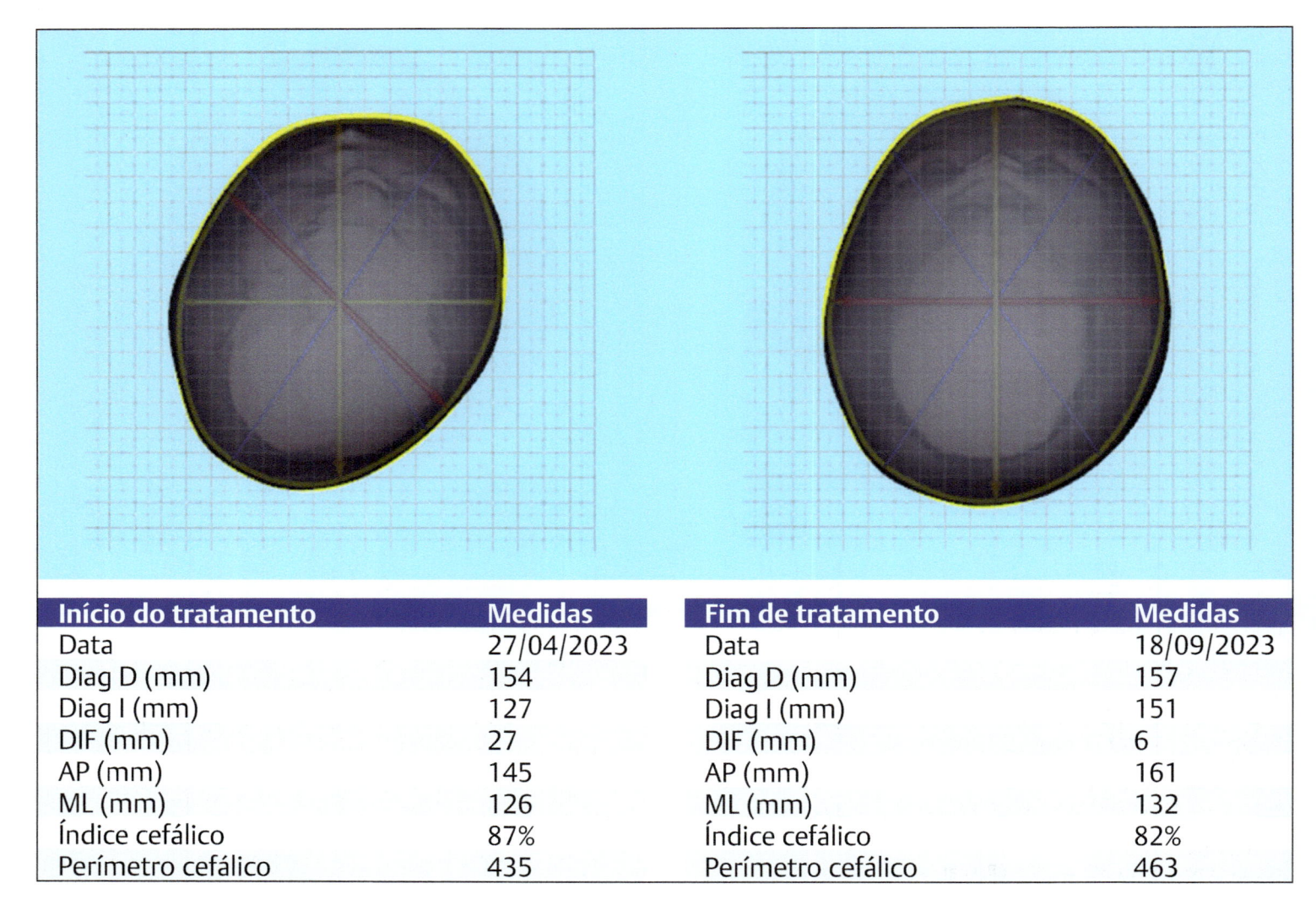

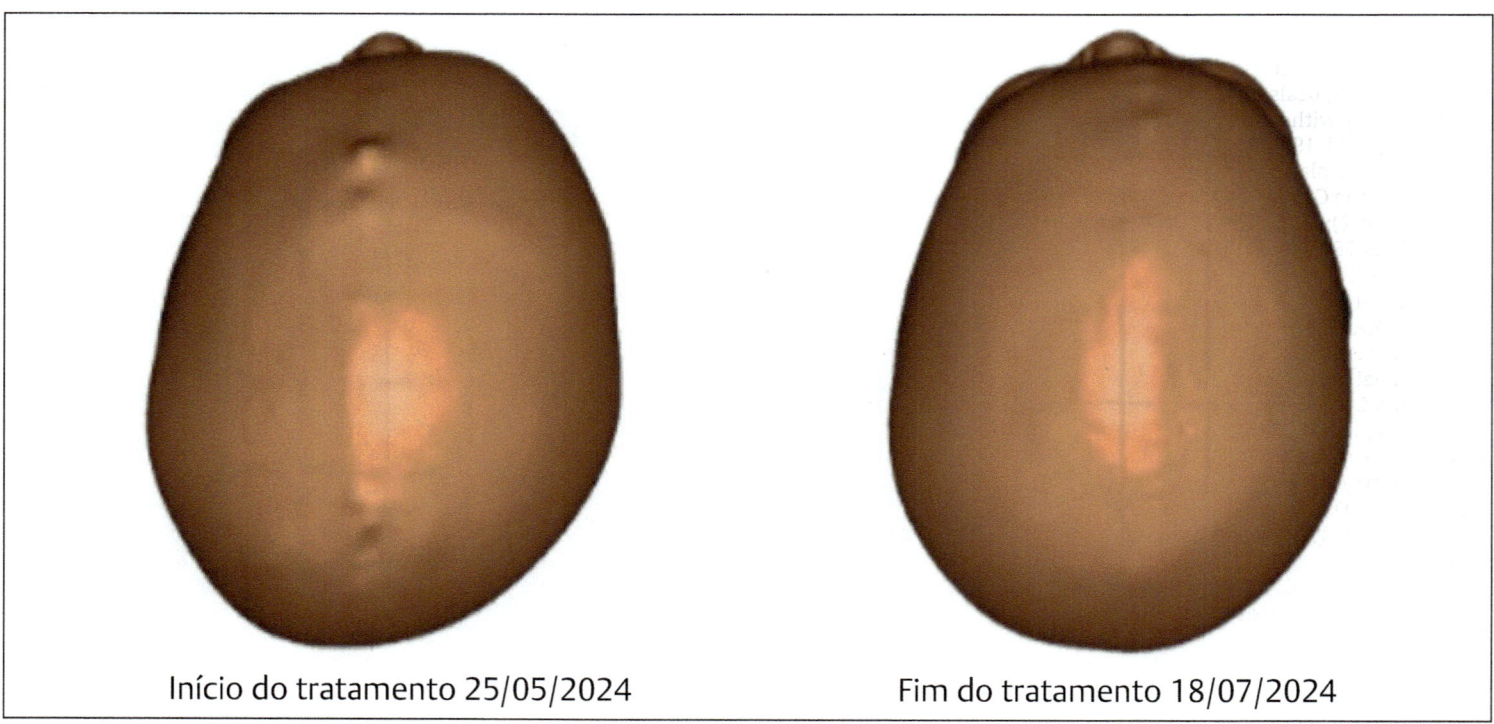

| Início do tratamento | Medidas | Fim de tratamento | Medidas |
|---|---|---|---|
| Data | 27/04/2023 | Data | 18/09/2023 |
| Diag D (mm) | 154 | Diag D (mm) | 157 |
| Diag I (mm) | 127 | Diag I (mm) | 151 |
| DIF (mm) | 27 | DIF (mm) | 6 |
| AP (mm) | 145 | AP (mm) | 161 |
| ML (mm) | 126 | ML (mm) | 132 |
| Índice cefálico | 87% | Índice cefálico | 82% |
| Perímetro cefálico | 435 | Perímetro cefálico | 463 |

Início do tratamento 25/05/2024

Fim do tratamento 18/07/2024

## CONCLUSÃO

As assimetrias cranianas posicionais tratadas neste capítulo, são essencialmente uma condição de tipo benigna, com um incremento substancial de sua incidência a partir do programa *Back to Sleep*. Esta incidência pode ser diminuída com educação e assessoramento aos pais e aos profissionais de atenção primária.

As opções de tratamentos válidos incluem o reposicionamento para todas as formas, a fisioterapia (principalmente nos casos de torcicolo congênito) e o uso da terapia com capacete em casos moderados a severos refratários ao tratamento conservador, não havendo indicação para cirurgia nesta condição.

## REFERÊNCIAS BIBLIOGRÁFICAS

1. Beuriat PA, Szathmari A, Di Rocco F, et al. Deformational plagiocephaly: State of the art andreview of literature. Neurochirurgie. 2019;65(5):322-9.
2. Burón Klosea V, Imperatore Dupréb ML, Zuleta A, et al. Considerations in the management ofpositional plagiocephaly. Andes pediatr. 2023;94(2):134-143.
3. Rogers GF. Deformational plagiocephaly, brachycephaly, and scaphocephaly. Part I: terminology, diagnosis, and etiopathogenesis. J Craniofac Surg. 2011;22(1):9-16.
4. American Academy of Pediatrics AAP Task Force on Infant Positioning and SIDS: Positioningand SIDS [published correction appears in Pediatrics. 1992;90(2 Pt 1):264. Pediatrics. 1992;89(6 Pt 1):1120-1126.
5. Di Rocco F, Ble V, Beuriat P-A, et al. Prevalence and severity of positional plagiocephaly in children and adolescents. Acta Neurochi. 2019;161:1095-8.
6. Argenta LC, David LR, Wilson JA, et al. An increase in infant cranial deformity with supine sleeping position. J Craniofac Surg. 1996;7:5-11.
7. Argenta L, David L, Thompson J. Clinical classification of positional plagiocephaly. J Craniofac Surg. 2004;15(3):368-372.
8. Turk AE, McCarthy JG, Thorne CH, et al. The back to sleep campaign and deformationalplagiocephaly: is there cause for concern? J Craniofac Surg. 1996;7(1):12-8.
9. Straathof EJM, Heineman KR, Hamer EG, et al. Prevailing head position to one side in earlyinfancy-A population-based study. Acta Paediatr. 2020;109(7):1423-9.
10. Collett BR, Leroux BG, Wallace ER, et al. Head shape at age 36 months among children withand without a history of positional skull deformation. J Neurosurg Pediatr. 2018;21(3):204-1.
11. Mawji A, Vollman AR, Hatfield J, et al. The incidence of positional plagiocephaly: a co-hortstudy. Pediatrics. 2013;132(2):298-304.
12. Littlefield TR, Beals SP, Manwaring KH, et al. Treatment of craniofacial asymmetry withdynamic orthotic cranioplasty. J Craniofac Surg. 1998;9(1):11-19.
13. Sargent B, Kaplan SL, Coulter C, et al. Congenital Muscular Torticollis: Bridging the Gap Between Research and Clinical Practice. Pediatrics. 2019;144(2):e20190582.
14. Littlefield TR, Kelly KM, Pomatto JK, Beals SP. Multiple-birth infants at higher risk fordevelopment of deformational plagiocephaly. Pediatrics. 1999;103(3):565-569.
15. Golden KA, Beals SP, Littlefield TR, Pomatto JK. Sternocleidomastoid imbalance versuscongenital muscular torticollis: their relationship to positional plagiocephaly. Cleft Palate Craniofac J. 1999;36(3):256-261.
16. 16-Oh AK, Hoy EA, Rogers GF. Predictors of severity in deformational plagiocephaly. J Craniofac Surg. 2009;20 (1):685-689.
17. Peitsch WK, Keefer CH, LaBrie RA, et al. Incidence of cranial asymmetry in healthynewborns. Pediatrics. 2002;110(6):e72.
18. Rogers GF. Deformational plagiocephaly, brachycephaly, and scaphocephaly. Part I: terminology, diagnosis, and etiopathogenesis. J Craniofac Surg. 2011;22(1):9-16.
19. Rogers GF, Oh AK, Mulliken JB. The role of congenital muscular torticollis in thedevelopment of deformationalplagiocephaly. Plast Reconstr Surg. 2009;123(2):643-52.
20. Dias MS, Klein DM. Occipital plagiocephaly: deformation or lambdoid synostosis? II. Aunifying theory regarding pathogenesis. Pediatr Neurosurg. 1996;24(2):69-73.
21. O'Sullivan H, Bracken S, Doyle J, et al. X.rays had little value in diagnosing children'sabnormal skull shapes,and primary care clinicians should refer concerns to specialist teams. Acta Paediatrica. 2021;110(4):1330-4.
22. Brenner D, Elliston C, Hall E, Berdon W. Estimated risks of radiation-induced fatal cancerfrom pediatric CT. AJR Am J Roentgenol. 2001;176(2):289-296.
23. Morton RP, Reynolds RM, Ramakrishna R, et al. Low-dose head computed tomography inchildren: a single institutional experience in pediatric radiation risk reduction: clinical article. J Neurosurg Pediatr. 2013;12(4):406-410.
24. Sze RW, Parisi MT, Sidhu M, et al. Ultrasound screening of the lambdoid suture in the childwith posterior plagiocephaly. Pediatr Radiol. 2003;33(9):630-636.
25. Krimmel M, Will B, Wolff M, et al. Value of high-resolution ultrasound in the differentialdiagnosis of scaphocephaly and occipital plagiocephaly. Int J Oral Maxillofac Surg. 2012;41(7):797-800.
26. Panchal J, Amirsheybani H, Gurwitch R, et al. Neurodevelopment in children with singlesuture craniosynostosis and plagiocephaly without synostosis. Plast Reconstr Surg. 2001;108(6):1492-1500.
27. Martiniuk AL, Vujovich-Dunn C, Park M, et al. Plagiocephaly and DevelopmentalDelay: A Systematic Review. J Dev Behav Pediatr. 2017;38(1):67-78.
28. Speltz ML, Collett BR, Stott-Miller M, et al. Case-control study of neurodevelopment indeformational plagiocephaly. Pediatrics. 2010;125(3):e537-542.
29. Molinari J, Molina G, Muñoz-Serrano N. Plagiocefalia posicional y neurodesarrollo: unarevisión narrativa. Andes pediatr. Forthcoming. 2024;95(5).
30. Collett BR, Wallace ER, Kartin D, Cunningham ML, Speltz ML. Cognitive Outcomes and Positional Plagiocephaly. Pediatrics. 2019;143(2)
31. Siatkowski RM, Fortney AC, Nazir AS, et al. Visual field defects in deformational posteriorplagiocephaly. J AAPOS. 2005;9(3):274-278.
32. Kluba S, Roßkopf F, Kraut W, et al. Malocclusion in the primary dentition in children withand without deformational plagiocephaly. Clin Oral Investig. 2016;20(9):2395-401.
33. Stellwagen L, Hubbard E, Chambers C, Jones KL. Torticollis, facial asymmetry andplagiocephaly in normal newborns. Arch Dis Child. 2008;93(10):827-831.
34. Flannery AB, Looman WS, Kemper K. Evidence-based care of the child with deformational plagiocephaly, part II: management. J Pediatr Health Care. 2012;26(5):320-331.
35. Persing J, James H, Swanson J, Kattwinkel J. American Academy of Pediatrics Committee onPractice and Ambulatory Medicine, Section on Plastic Surgery and Section on Neurological Surgery. Prevention and management of positional skull deformities in infants. American Academy of Pediatrics Committee on Practice and Ambulatory Medicine, Section on Plastic Surgery and Section on Neurological Surgery. Pediatrics. 2003;112(1 Pt 1):199-202.
36. Cavalier A, Picot M-C, Artiaga C, et al. Prevention of deformational plagiocephaly in neonates. Early Hum Dev. 2011;87(8):537-543.
37. Aarnivala H, Vuollo V, Harila V, et al. Preventing deformational plagiocephaly through parentguidance: a randomized,controlled trial. Eur J Pediatr. 2015;174(9):1197-208.
38. Kaplan SL, Coulter C, Sargent B. Physical Therapy Management ofCongenital MuscularTorticollis: A 2018 Evidence-Based Clinical Practice Guideline From the APTA Academy of Pediatric Physical Therapy. Pediatr PhysTher. 2018;30(4):240-90.
39. Sargent B, Kaplan SL, Coulter C, et al. Congenital Muscular Torticollis: Bridging the Gap Between Research and Clinical Practice. Pediatrics. 2019;144(2):e20190582
40. Driehuis F, Hoogeboom TJ, Nijhuis van der Sanden MWG, et al. Spinal manual therapy ininfants, children and adolescents: A systematic review and meta-analysis on treatment indication,technique and outcomes. PLoS One. 2019;14(6):e0218940.
41. Tamber MS, Nikas D, Beier A, et al. Congress of Neurological Surgeons Systematic Reviewand Evidence-Based Guideline on the Role of Cranial Molding Orthosis (Helmet) Therapy for Patients With Positional Plagiocephaly. Neurosurgery. 2016;79(5):E632-e3.
42. Steinberg JP, Rawlani R, Humphries LS, et al. Effectiveness of conservative therapy andhelmet therapy for positionalcranial deformation. Plast Reconstr Surg. 2015;135(3):833-42.
43. Lam S, Pan IW, Strickland BA, et al. Factors influencing outcomes of the treatment ofpositional plagiocephaly in infants: a 7-year experience. J Neurosurg Pediatr. 2017;19(3):273-81.

# CRANIOSSINOSTOSE SINDRÔMICA

Michele Madeira Brandão ■ Isabella Parizotto Paula
Luciano Brandão Machado ■ Nivaldo Alonso

## INTRODUÇÃO

A craniossinostose (CS) resulta da fusão prematura das suturas cranianas. Em cerca de 80-90% dos casos[1] é isolada, com incidência de 1:2.100 a 1:2.500 nascidos vivos e envolve a fusão de uma única sutura, enquanto os casos sindrômicos, geralmente, envolvem fusão de múltiplas suturas complexas. Atualmente existem mais de 180 síndromes, de diferentes etiologias, que cursam com essa alteração.

A craniossinostose sindrômica (CSS) é rara, ocorrendo em 1:30.000 a 1:100.000 nascidos vivos com restrições de crescimento craniofacial e outras anomalias associadas, incluindo defeitos de extremidades e comprometimento da função cognitiva. Hipertensão intracraniana, atrasos no desenvolvimento e estrabismo são mais frequentes nas formas sindrômicas da CS do que na CS isolada. A estenose coronal bilateral é a mais comumente associada às síndromes. A apresentação da doença varia de leve envolvimento sutural a graves pansinostoses, com um espectro de manifestações dismórficas extracraniofaciais.

A maioria dos casos de CSS é atribuída às variantes, ou mutações, dos genes *FGFR1*, *FGFR2* e *FGFR3*,[2] os quais estão relacionados aos receptores do fator de crescimento de fibroblastos, que regulam o desenvolvimento e crescimento ósseo e afetam as células mesenquimais e os osteoblastos. Estes genes codificam os receptores de tirosinaquinase, que têm um papel fundamental na regulação do crescimento e da diferenciação celular. Variantes nestes genes resultam na alteração da sinalização dos receptores, que acelera a diferenciação dos osteoblastos, promovendo a fusão prematura das suturas cranianas. As síndromes de CS mais comuns incluem Apert (*FGFR2*), Crouzon (*FGFR2*), Muenke (*FGFR3*), Pfeiffer (*FGFR1* e *FGFR2*) e Saethre-Chotzen (*TWIST/FGFR2*).

Compreender as apresentações sindrômicas multifacetadas e entender a variabilidade clínica é fundamental para a prestação de cuidados individualizados necessários, que necessitam de diversas especialidades e atendimento multidisciplinar.

## ACOMPANHAMENTO CLÍNICO

As características clínicas das crianças com CSS são variáveis, mas com certa especificidade para cada síndrome, que devem levar a uma suspeita diagnóstica a partir do exame físico. As principais alterações anatômicas das CSS estão resumidas no Quadro 6-1[3] e as alterações funcionais provocadas por elas serão abordadas por especialidade a seguir, assim como as condutas preconizadas.

Quadro 6-1. Características físicas presentes em pacientes com as principais craniossinostoses sindrômicas

| | Síndromes | | | | |
|---|---|---|---|---|---|
| | **Apert** | **Crouzon** | **Jackson-Weiss** | **Pfeiffer** | **Saethre-Chotzen** |
| **Genes e herança** | *FGFR2*<br>Autossômica dominante | *FGFR2*<br>Autossômica dominante | *FGFR1*<br>*FGFR2*<br>Autossômica dominante | *FGFR1*<br>*FGFR2*<br>Autossômica dominante | *TWIST1*<br>*FGFR2*<br>Autossômica dominante |
| **Alterações craniofaciais** | | | | | |
| **Crânio** | ■ Acrocefalia<br>■ Braquicefalia<br>■ Fontanela ampla<br>■ Megaencéfalo | ■ Braquicefalia | | ■ Turricefalia<br>■ Braquicefalia<br>■ Crânio em trevo (Pfeiffer tipo 3) | ■ Braquicefalia<br>■ Acrocefalia |
| **Face** | ■ Fronte alta e larga<br>■ Face plana<br>■ Hipoplasia do terço médio<br>■ Prognatismo | ■ Bossa frontal<br>■ Hipoplasia do terço médio<br>■ Prognatismo | ■ Hipoplasia do terço médio | ■ Hipoplasia do terço médio<br>■ Prognatismo | ■ Face plana<br>■ Fronte alta e plana<br>■ Linha do cabelo baixa<br>■ Hipoplasia do terço médio da face<br>■ Assimetria facial |
| **Orelha** | ■ Perda auditiva<br>■ Otite média crônica<br>■ Alteração de canais semicirculares | ■ Perda auditiva conduzida<br>■ Canal auditivo atrésico | | | ■ *Crux* proeminente<br>■ Orelhas pequenas<br>■ Baixa implantação<br>■ Deformidade da cartilagem<br>■ Surdez |

(Cont.)

Quadro 6-1. *(Cont.)* Características físicas presentes em pacientes com as principais craniossinostoses sindrômicas.

| | \multicolumn{5}{c}{Síndromes} | | | | |
|---|---|---|---|---|---|
| | **Apert** | **Crouzon** | **Jackson-Weiss** | **Pfeiffer** | **Saethre-Chotzen** |
| **Alterações craniofaciais** | | | | | |
| Olho | ▪ Órbitas rasas<br>▪ Hipertelorismo<br>▪ Pálpebras oblíquas<br>▪ Proptose | ▪ Órbitas rasas<br>▪ Hipertelorismo<br>▪ Pálpebras oblíquas<br>▪ Proptose<br>▪ Estrabismo | | ▪ Órbitas rasas<br>▪ Hipertelorismo<br>▪ Pálpebras oblíquas<br>▪ Proptose<br>▪ Estrabismo | ▪ Órbitas rasas e assimétricas<br>▪ Hipertelorismo<br>▪ Pálpebras oblíquas<br>▪ Proptose<br>▪ Estrabismo<br>▪ Buftalmo<br>▪ Ptose<br>▪ Blefaroptose<br>▪ Alteração de saco lacrimal |
| Nariz | ▪ Ponte nasal baixa<br>▪ Estenose ou atresia de coana | ▪ Nariz curvado | | ▪ Nariz pequeno<br>▪ Ponte nasal baixa<br>▪ Estenose ou atresia de coana | ▪ Nariz pequeno, longo e pontudo |
| Cavidade oral | ▪ Palato ogival<br>▪ Fissura palatina<br>▪ Úvula bífida<br>▪ Má oclusão dentária<br>▪ Atraso na erupção dos dentes | ▪ Abaulamento palatal<br>▪ Apinhamento dentário | | ▪ Palato ogival<br>▪ Apinhamento dentário | ▪ Palato estreito<br>▪ Fissura palatina |
| **Alterações musculoesqueléticas** | | | | | |
| Crânio/Coluna | ▪ Craniossinostose (coronal)<br>▪ Estenose do forame jugular<br>▪ Fusão de vértebras cervicais | ▪ Craniossinostose (coronal, sagital, lambdoide)<br>▪ Calcificação do ligamento estilo-hioide.<br>▪ Anormalidades da coluna cervical | ▪ Craniossinostose | ▪ Craniossinostose (coronal com ou sem sagital) | ▪ Craniossinostose (coronal, lambdoide, metópica)<br>▪ Acrocefalia<br>▪ Forame parietal |
| Membros | ▪ Sinostose de úmero e rádio<br>▪ Fusão de ossos do carpo | | | ▪ Sinostose do úmero e rádio | ▪ Sinostose radioulnar |
| Mãos | ▪ Sindactilia<br>▪ Polidactilia | | | ▪ Polegar alargado<br>▪ Sindactilia parcial<br>▪ Braquimesofalanges | ▪ Sindactilia (geralmente 2 e 3 dedos)<br>▪ Falange terminal bífida<br>▪ Braquidactilia<br>▪ Clinodactilia |
| Pés | ▪ Sindactilia<br>▪ Hálux alargado<br>▪ Polidactilia | | ▪ Hálux alargado<br>▪ Metatarsos curtos e alargados<br>▪ Fusões ósseas | ▪ Hálux alargado | ▪ Alterações do metacarpo<br>▪ Sindactilia – *Hallux valgus* |
| **Alterações do sistema nervoso** | | | | | |
| | ▪ Agenesia de corpo caloso<br>▪ Ventriculomegalia<br>▪ Malformação Chiari I<br>▪ Cisto de fossa posterior<br>▪ Hidrocefalia<br>▪ Déficit Intelectual | ▪ Déficit Intelectual<br>▪ Convulsões | | ▪ Hidrocefalia<br>▪ Malformação Chiari 1 | |

## PEDIATRIA, ENFERMAGEM E SERVIÇO SOCIAL

O pediatra desempenha um papel fundamental no atendimento inicial dos pacientes com CS, identificando alterações morfológicas do crânio, da face e dos membros. Após a suspeita diagnóstica, o recém-nascido deve ser avaliado pelas equipes de neurocirurgia pediátrica, cirurgia craniofacial e genética.[4] É essencial que o pediatra dê atenção especial à ventilação e alimentação, pois pacientes com CSS podem apresentar disfagia, apneia/hipopneia central e obstrutiva,[5-7] que são condições que precisam ser estabilizadas antes de qualquer procedimento intracraniano. Outras malformações devem ser investigadas, como: fissura de palato, alterações cardíacas e intestinais. Posteriormente, associado à equipe de anestesiologia, o pediatra deve otimizar a condição do paciente para a cirurgia. Um exemplo desse trabalho conjunto é a utilização da eritropoetina pré-operatória para elevação da hemoglobina.[8]

A equipe de neurocirurgia pediátrica deve orientar os pais em relação aos cuidados pós-operatórios, especialmente quando estiver indicada a órtese craniana e os distratores osteogênicos. A participação ativa dos pais é essencial para o resultado dos procedimentos, a ponto de inviabilizar a realização dos mesmos caso os pais não se sintam aptos ou não se comprometam com os cuidados necessários. Durante todo o tratamento os pacientes deverão ser reavaliados frequentemente por diversos especialistas e a equipe de serviço social deve estar apta para guiar e organizar a rotina da família.

## GENÉTICA

Após o nascimento é realizada uma avaliação genética-clínica inicial, incluindo anamnese detalhada, com informações relacionadas aos períodos pré, peri e pós-natais, além de dados familiares que fornecem subsídios para a construção do heredograma. Medidas antropométricas (peso, altura, perímetro cefálico, distância interpupilar interna e externa) devem ser registradas, assim como documentação fotográfica completa, contemplando vários ângulos do crânio e da face, dorso, palma das mãos, dorso e planta dos pés. A solicitação de exames moleculares depende do grau de suspeita,[2,9] como avaliação de gene único, painel de genes ou exoma. O geneticista interpretará os exames para conclusão do diagnóstico e prosseguirá com aconselhamento genético para os pais e para o paciente.

## ANESTESIOLOGIA

O anestesiologista que atua com pacientes com CSS deve ter treinamento em manejo de via aérea difícil e intubação com nasofibroscópio. Pacientes com CSS apresentam hipoplasia do terço médio da face, palato arqueado, anomalias dentárias e restrição da abertura bucal, tornando a intubação deles potencialmente complicada.[10]

A técnica anestésica deve priorizar a anestesia intravenosa total,[11] que contribui para diminuir a complacência craniana. Manitol a 20%, em doses de 1 a 2 g/kg, deve ser evitado ou utilizado com muita precaução devido à hiponatremia idiopática no pós-operatório de cirurgia de CSS, que pode ocorrer em 5 a 30% das cirurgias.[12] Um ponto central da anestesia para CCS é o manejo do sangramento. A prevenção do sangramento pode começar antes da cirurgia com o uso de eritropoetina para otimizar os níveis de hemoglobina, principalmente em pacientes com anemia. O ácido tranexâmico,[13] por ter efeitos antifibrinolítico e anti-inflamatório, deve ser administrado em dose de ataque de 30 mg/kg, seguida de uma infusão contínua de 10 mg/kg/h até o final do procedimento e administração de fibrinogênio endovenoso está indicada para cirurgias quando o paciente apresenta fibrinogênio abaixo de 200 mg/dL.[14]

## NEUROCIRURGIA

A equipe de neurocirurgia deve avaliar os efeitos da hipertensão intracraniana, hidrocefalia, malformação de Chiari tipo I e outras malformações cerebrais. A prioridade do neurocirurgião é evitar os efeitos deletérios da hipertensão intracraniana, que provoca déficits cognitivos e visuais.[15-18] São várias as razões pelas quais crianças com CSS apresentam elevação da pressão intracraniana (PIC):

- *Desproporção cranioencefálica*: causando compressão do encéfalo. Esse já foi considerado o maior fator associado aos déficits neurológicos, mas não há trabalhos demonstrando que o volume intracraniano pode estar dentro da normalidade e até mesmo aumentado.[17,18]
- *Síndrome da apneia obstrutiva do sono (SAOS)*: devida à retrusão do terço médio da face, a SAOS pode levar a hipercapnia e hipertensão venosa, contribuindo para a elevação da PIC.[19-21]
- *Hipertensão venosa do sistema nervoso central*: alterações na base do crânio, como diminuição dos forames jugulares, podem levar à hipertensão venosa e reduzir a velocidade de absorção do liquor pelas granulações aracnoides, causando diminuição da complacência craniana e hidrocefalia.[22-26]

A hipertensão intracraniana pode ser detectada pelo exame físico, medida do perímetro cefálico, fundoscopia[27,28] e exames radiológicos. Recentemente, métodos não invasivos como ultrassom de bainha de nervo óptico,[29,30] tomografia de coerência óptica[31,32] e sensor *brain care*[33] têm sido utilizados para avalição da PIC em pacientes com CSS, mas seus resultados devem ser considerados no contexto de uma avaliação global do paciente, já que o padrão-ouro é a monitorização invasiva que, devido à sua morbidade e complicações, não é utilizada rotineiramente. A ventriculomegalia[34,35] é um achado comum em pacientes com CSS, especialmente na síndrome de Apert e está relacionada à presença de Chiari 1,[36] e deve ser diferenciada da hidrocefalia, que é mais frequente nas síndromes de Crouzon e Saethre-Chotzen e em pacientes com CS multissutural com fechamento da sutura lambdoide. Pode ser tratada de diversas formas e a escolha do tratamento está relacionada com a sua gravidade e progressão, mas preferencialmente deve ser feita a cirurgia de expansão do crânio. Em casos de hidrocefalia progressiva com risco ao paciente, deve-se considerar a derivação e terceiroventriculostomia endoscópica.[4,37] A colocação da derivação ventriculoperitoneal deve ser avaliada com cuidado, pois além das complicações relacionadas a ela, no caso específico do seu uso na CSS, traz uma complicação extra que é a dificuldade do crânio expandir após a colocação da mesma, dificultando as cirurgias posteriores, como avanço fronto-orbitário ou frontofacial. Portanto, deve ser evitada se possível,[34] dando-se preferência para as cirurgias de descompressão craniana. A terceiroventriculostomia endoscópica pode ser utilizada para controle da hidrocefalia até que seja possível a realização da expansão.

Os pacientes com CSS não serão submetidos a um único procedimento cirúrgico, mas a uma sequência de procedimentos. Após as cirurgias para expansão do crânio serão necessárias as cirurgias de avanço da face envolvendo cirurgia craniofacial e bucomaxilofacial. É importante que a equipe que trata pacientes com CSS esteja apta a realizar toda a jornada de tratamento da criança, para que os procedimentos sejam indicados e realizados no tempo certo.

Não há um protocolo único, e os serviços de referência têm suas próprias rotinas de atendimento e de procedimentos cirúrgicos. Quando a opção inicial para expansão do crânio for a suturectomia (Fig. 6-1), esta deve ser realizada nos primeiros meses de vida (3-5 meses)[38,39] e é indicada para pacientes com sinostose coronal bilateral, combinada com o uso da órtese de crânio, que deve ser utilizada até um ano de vida, com ajustes quinzenais ou mensais. O ortesista deve ser orientado a ajustar a órtese visando a correção da turricefalia e aumento do diâmetro anteroposterior. A suturectomia

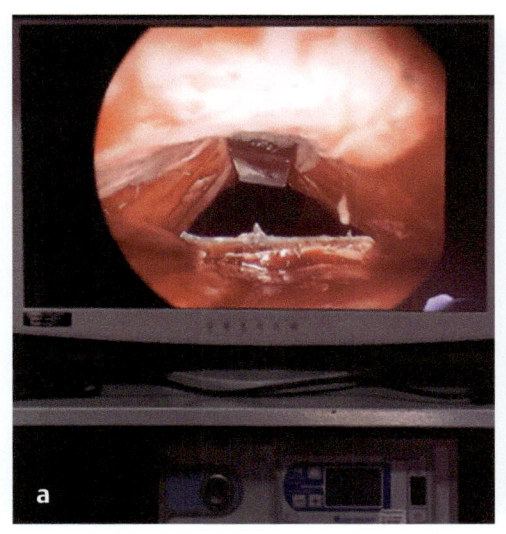

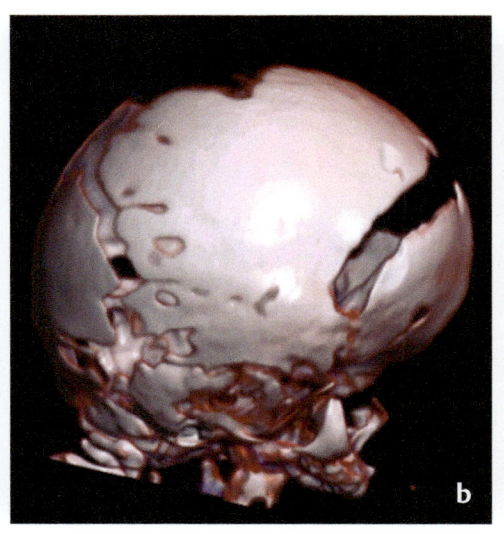

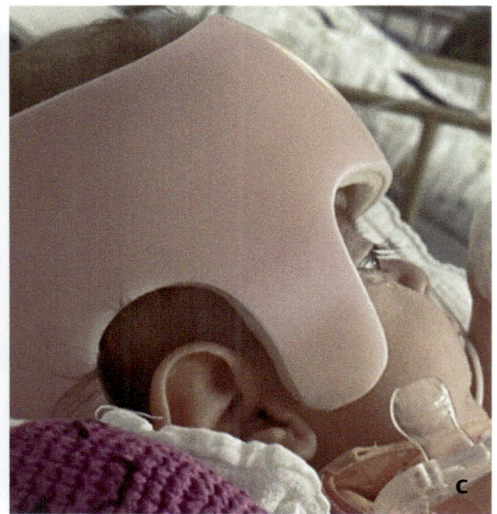

**Fig. 6-1.** (**a**) Suturectomia endoscópica. (**b**) Tomografia pós-operatória de suturectomia bicoronal (paciente com síndrome de Apert). (**c**) Paciente com órtese de crânio.

endoscópica é um procedimento menos invasivo, com menor taxa de sangramento e menor tempo de internação hospitalar, porém devem ser considerados o custo da órtese e a necessidade de locomoção da família para ajustes periódicos. Os retornos também são importantes para monitoramento de sintomas e sinais de hipertensão intracraniana, já que uma parte dos pacientes necessitará de um avanço fronto-orbitário para controle do quadro. Apesar da taxa de reoperação, de cerca de 33%,[39] a suturectomia tem sido uma tendência no tratamento da CSS, pois permite postergar o avanço fronto-orbitário, que é uma cirurgia mais invasiva.

Quando a opção inicial for o avanço fronto-orbitário, há um consenso de que deve ser realizado antes do primeiro ano de vida para diminuir o impacto dos efeitos da HIC. Nessa situação, é provável que, devido ao crescimento da criança, um segundo avanço seja necessário no futuro e pode ser combinado com o avanço facial (avanço frontofacial ou em monobloco) com distratores (Fig. 6-2) e posteriormente com a cirurgia ortognática. Se uma nova expansão craniana não for necessária, o próximo procedimento será o avanço Le Fort III com uso de distratores para avanço do terço médio da face.

A descompressão craniana posterior com distração osteogênica (Fig. 6-3), como procedimento inicial para expandir o crânio (conduta dos autores), é indicada por algumas razões: cirurgia menos invasiva, alongamento gradativo do crânio com menor chance de falhas ósseas, aumento da fossa posterior que contribui para controle da PIC e prevenção da turricefalia.[40-42] Outra razão é a preservação da região fronto-orbitária para que o avanço em monobloco ou fronto-orbitário, que poderá ser realizado posteriormente, seja realizado com menor morbidade. Os distratores devem ser ativados duas vezes ao dia para se obter 1 mm de afastamento por dia e após um período de consolidação de 4 meses devem ser removidos.

Pacientes com craniossinostose demandam uma equipe formada pela neurocirurgia pediátrica e a cirurgia craniomaxilofacial. Após a etapa de expansão do crânio os pacientes precisarão da cirurgia de avanço da face para desobstrução da via aérea, melhora da estética facial e da oclusão. O momento da realização da técnica indicada dependerá do comprometimento respiratório apresentado pelos pacientes e da sua idade. No serviço dos autores a preferência é para o avanço frontofacial em monobloco[43,44] após descompressão craniana posterior com uso de distratores. A cirurgia, geralmente realizada entre 4 e 8 anos de idade, pode ser antecipada quando o paciente mostra sinais de obstrução respiratória e hipertensão intracraniana (Fig. 6-4).

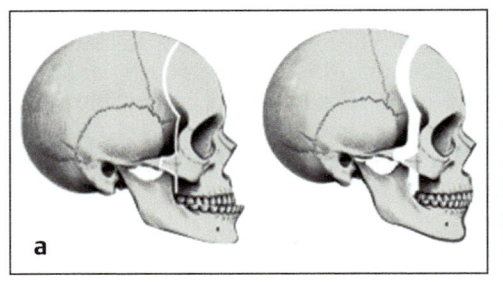

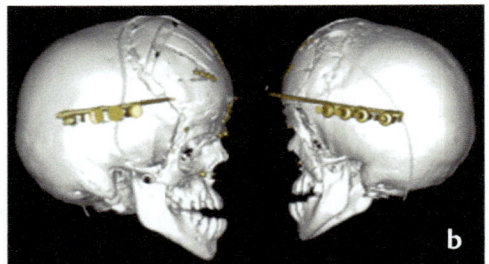

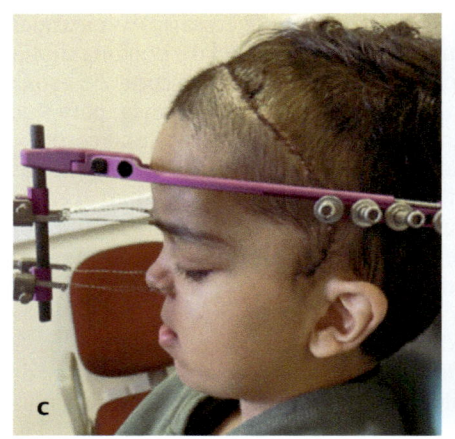

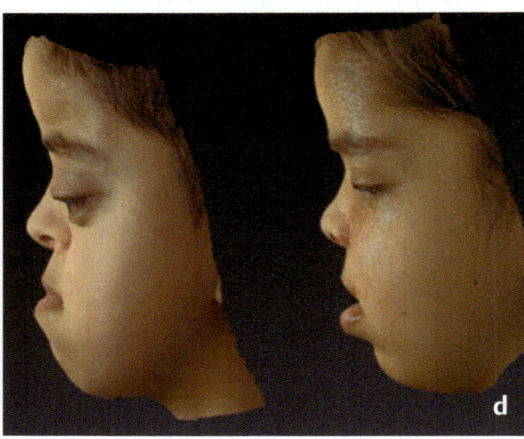

Fig. 6-2. (a) Esquema das osteotomias da cirurgia de avanço frontofacial (monobloco). (b) Tomografia pós-operatória. (c) Paciente com síndrome de Crouzon com RED (*rigid external device*). (d) Resultado do avanço frontofacial.

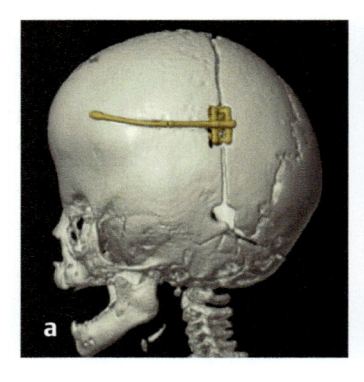

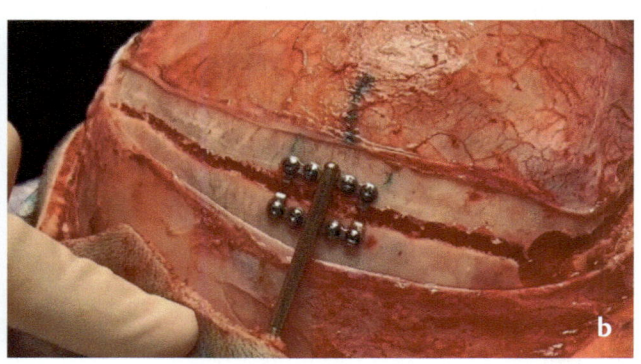

Fig. 6-3. (a) Tomografia pós-operatória de cirurgia de descompressão craniana posterior. (b) Distrator de crânio. Cirurgia Craniomaxilofacial.

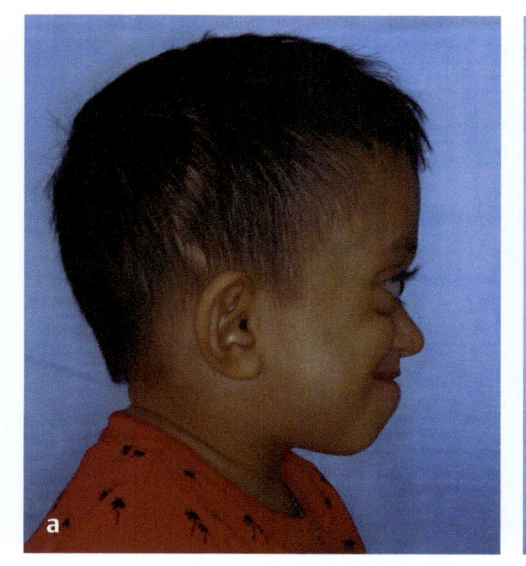

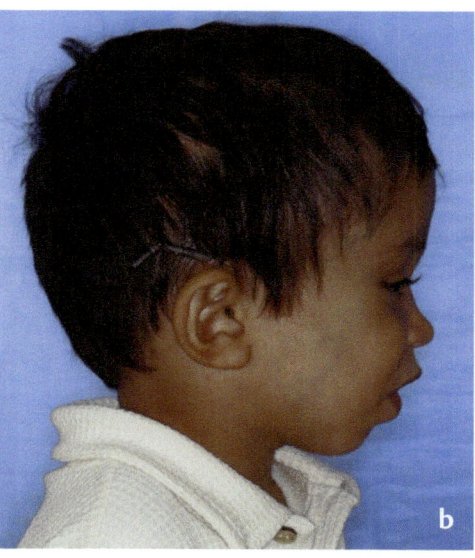

**Fig. 6-4.** (a) Paciente previamente submetido a avanço frontal em preparo para cirurgia em monobloco. (b) Pós-operatório de cirurgia de monobloco com distrator interno. Paciente com síndrome de Crouzon.

## ORTODONTIA E CIRURGIA BUCOMAXILOFACIAL

A partir dos 6 anos, quando se inicia a irrupção dos dentes permanentes, uma consulta inicial com o ortodontista ajuda a avaliar se é oportuno alguma intervenção ou para monitorizar as trocas dentárias e fazer as intervenções necessárias, como a cirurgia Le Fort I para refinamento da oclusão, após o avanço da face (Le Fort III), combinada ou não com o avanço em monobloco.

## OFTALMOLOGIA

São diversas as alterações oftalmológicas que causam prejuízo sensorial e impactam a neuroplasticidade cerebral. Já ao nascimento o oftalmologista deverá ser consultado, pois um dos primeiros procedimentos necessários no cuidado do bebê com CSS poderá ser a tarsorrafia para proteção ocular, que é indicado também quando o paciente apresenta luxação do globo ocular. Estrabismos e erros de refração com baixa visão devem ser adequadamente tratados, pois impactam negativamente a neuroplasticidade. Um achado frequente sem conduta terapêutica que pode ser confundido com papiledema é a persistência de fibras de mielina, que é um achado relacionado às mutações do *FGFR 2*. Na Figura 6-5 há um resumo das principais alterações oftalmológicas e a conduta relacionada.

## OTORRINOLARINGOLOGIA E FONOAUDIOLOGIA

Inicialmente a atenção dos profissionais deve estar voltada para o quadro de obstrução respiratória (que pode levar a uma traqueostomia nos primeiros meses de vida) e disfagia. Ainda que não necessitem de traqueostomia, cerca de 70% dos pacientes podem ter apneia de sono, que deve ser investigada por questionários e polissonografia.[4] Um potencial evocado de vias auditivas de tronco encefálico (PEATE) deve ser solicitado por volta dos 6 meses de vida, para detecção das alterações auditivas e intervenções.

## PSICOLOGIA

Existem diversos métodos para a avaliação do desenvolvimento neuropsicomotor, que se pode ser feita antes dos procedimentos intracranianos e repetida periodicamente. Os autores utilizam a escala IDADI em crianças menores de 6 anos (Inventário Dimensional de Avaliação do Desenvolvimento Infantil). Acima de 6 anos, a WASI (escala Wechsler abreviada de inteligência) e o Raven Infantil nas crianças com dificuldade comportamental.

## ORTOPEDIA

Pacientes com CSS podem apresentar alterações musculoesqueléticas, como escoliose, sindactilia e fusões ósseas em coluna, ombros e cotovelos e necessitam de acompanhamento ortopédico, especialmente pacientes com síndrome de Apert, que necessitam de cirurgia para correção de sindactilia.

## CONCLUSÃO

O manejo de pacientes com CCSS é complexo, longo, envolve múltiplos procedimentos cirúrgicos e uma equipe formada por diversos profissionais. O tempo de realização das intervenções diagnósticas e terapêuticas traz impacto no desenvolvimento da criança, e por isso o acompanhamento com uma equipe especializada é fundamental. Um resumo do acompanhamento ao longo do tempo está descrito na Figura 6-6.

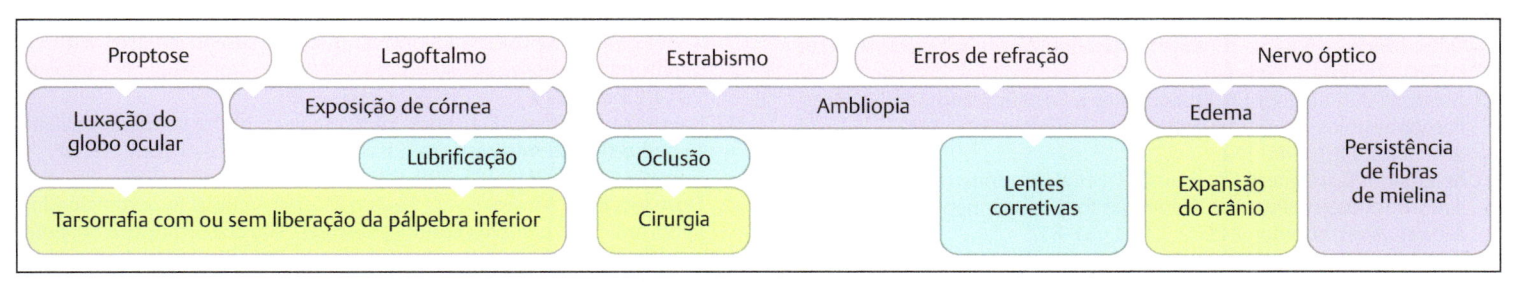

**Fig. 6-5.** Fluxograma de atendimento aos pacientes com alterações oftalmológicas.

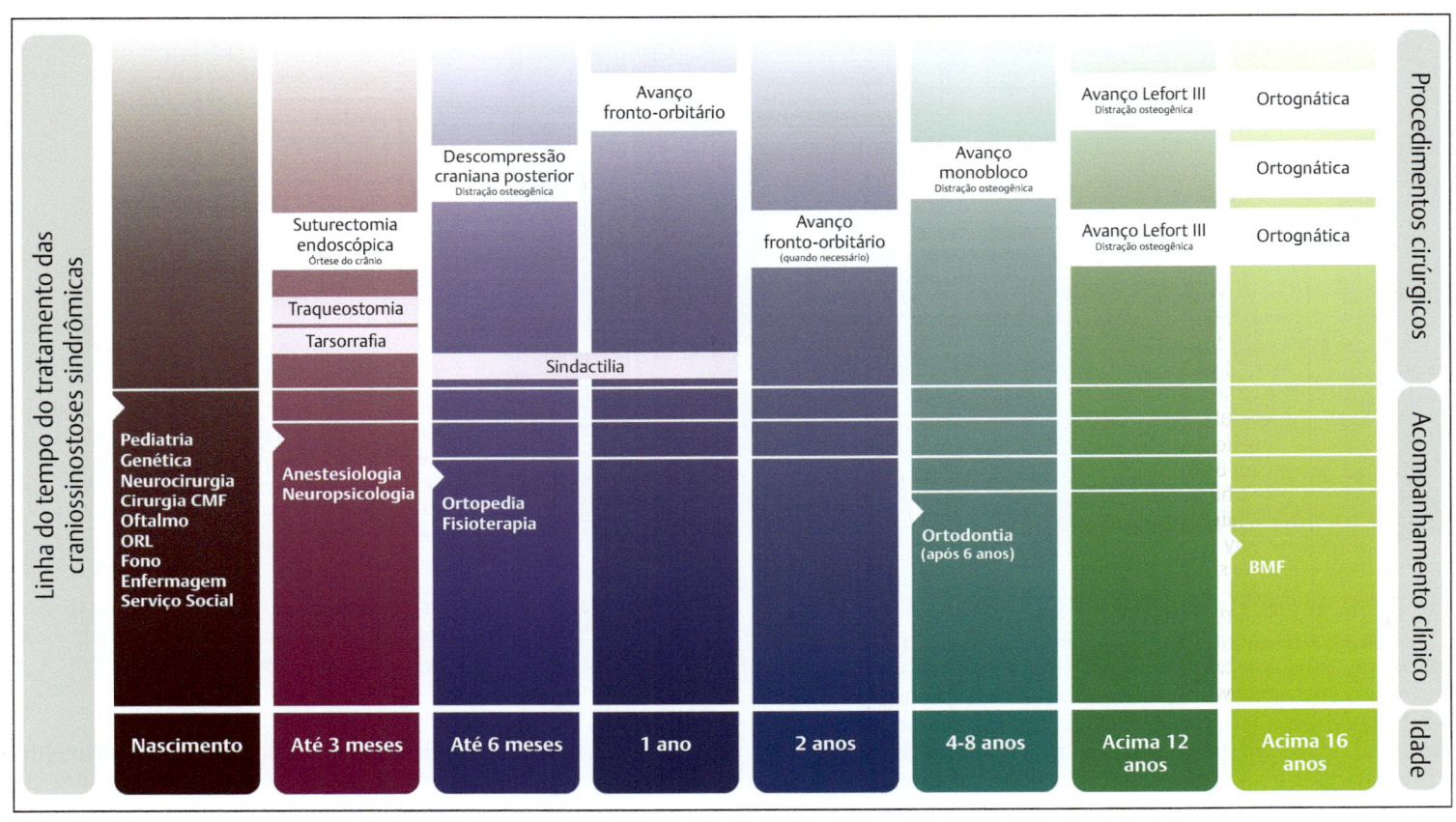

**Fig. 6-6.** Linha do tempo do tratamento das craniossinostoses sindrômicas.

## REFERÊNCIAS BIBLIOGRÁFICAS

1. Shlobin NA, Baticulon RE, Ortega CA, et al. Global Epidemiology of Craniosynostosis: A Systematic Review and Meta-Analysis. World Neurosurg. 2022;164(e3):413-423.
2. Kutkowska-Kaźmierczak A, Gos M, Obersztyn E. Craniosynostosis as a clinical and diagnostic problem: molecular pathology and genetic counseling. 2018.
3. Online Mendelian Inheritance in Man OMNI of GMJHU (Baltimore, M. https://omim.org.
4. Mathijssen IMJ. Updated Guideline on Treatment and Management of Craniosynostosis. J Craniofac Surg. 2021;32(1):371-450.
5. Tajima S, Imai K. Obstructive sleep apnea attack in complex craniosynostosis. Acta Oto-Laryngol Suppl; [Online]. 1994;(517):17-20.
6. Nguyen JQN, Resnick CM, Chang YH, et al. Impact of obstructive sleep apnea on optic nerve function in patients with craniosynostosis and recurrent intracranial hypertension. J AAPOS. 2019;23(4):e47.
7. Spruijt B, Joosten KFM, Driessen C, et al. Does obstructive sleep apnea contribute to elevated intracranial pressure in children with syndromic craniosynostosis? A prospective co-hort study. Arch Dis Child. 2014;99:A164-A165.
8. dos Santos AA, de Castro AJM, Soriano S. Tratamento de Anemia e Diretrizes para Terapia com Eritropoietina. World Health Organization (WHO); [online]. 2021:1-9.
9. Blessing M, Gallagher ER. Epidemiology, Genetics, and Pathophysiology of Craniosynostosis. Oral Maxillofac Surg Clin North Am. 2022;34(3):341-352.
10. Apfelbaum JL, Hagberg CA, Connis RT, et al. American Society of Anesthesiologists Practice Guidelines for Management of the Difficult Airway. Anesthesiology. 2022;136(1):31-81.
11. Preethi J, Bidkar PU, Cherian A, et al. Comparison of total intravenous anesthesia vs. inhalational anesthesia on brain relaxation, intracranial pressure, and hemodynamics in patients with acute subdural hematoma undergoing emergency craniotomy: a randomized control trial. European Journal of Trauma and Emergency Surgery. 2021;47(3):831-837.
12. Hosking J, Dowling K, Costi D. Intraoperative and postoperative hyponatremia with craniosynostosis surgery. Paediatr Anaesth. 2012;22(7):654-660.
13. Valentine SL, Cholette JM, Goobie SM. Transfusion Strategies for Hemostatic Blood Products in Critically Ill Children: A Narrative Review and Update on Expert Consensus Guidelines. Anesth Analg. 2022;135(3):545-557.
14. Neurocirurgia E, Tavares C, Sazaki S, et al. Evaluation of the Safety of Fibrinogen Concentrate Administration for Bleeding Control in Neurosurgery. 2014.
15. Gault DT, Renier D, Marchac D, Jones BM. Intracranial pressure and intracranial volume in children with craniosynostosis. Plast Reconstr Surg. 1992;90(3):377-381.
16. Renier D, Sainte-Rose C, Marchac D, Hirsch JF. Intracranial pressure in craniostenosis. J Neurosurg. 1982;57(3):370-377.
17. Fok H, Jones BM, Gault DG, et al. Relationship between intracranial pressure and intracranial volume in craniosynostosis. Br J Plast Surg. 1992;45(5):394-397.
18. Sgouros S, Hockley AD, Goldin JH, et al. Intracranial volume change in craniosynostosis. J Neurosurg. 1999;91(4):617-625.
19. Tajima S, Imai K. Obstructive sleep apnea attack in complex craniosynostosis. Acta Otolaryngol. 1994;114:17-20.
20. Yang S, Mathijssen IMJ, Joosten KFM, Nl Y. The impact of obstructive sleep apnea on growth in patients with syndromic and complex craniosynostosis: a retrospective study. Eur J Pediatr. 2022;181:4191-4197.
21. Spruijt B, Joosten KFM, Driessen C, et al. Does obstructive sleep apnea contribute to elevated intracranial pressure in children with syndromic craniosynostosis? A prospective co-hort study. J Sleep Res. 2014;23:315-316.
22. Booth CD, Figueroa RE, Lehn A, Yu JC. Analysis of the jugular foramen in pediatric patients with craniosynostosis. Journal of Craniofacial Surgery. 2011;22(1):285-288.
23. Florisson JMG, Barmpalios G, Lequin M, et al. Venous hypertension in syndromic and complex craniosynostosis: The abnormal anatomy of the jugular foramen and collaterals. Journal of Cranio-Maxillofacial Surgery. 2015;43(3):312-318.
24. Copeland AE, Hoffman CE, Tsitouras V, et al. Clinical Significance of Venous Anomalies in Syndromic Craniosynostosis. Plast Reconstr Surg Glob Open. 2018;6(1):e1613.
25. Ghali GZ, Zaki Ghali MG, Ghali EZ, et al. Intracranial Venous Hypertension in Craniosynostosis: Mechanistic Underpinnings and Therapeutic Implications. World Neurosurg. 2019;127:549-558.
26. Sainte-Rose C, LaCombe J, Pierre-Kahn A. Intracranial venous sinus hypertension: Cause or consequence of hydrocephalus in infants? J NEUROSURG. 1984;60(4):727-736.

27. Fearon JA, Barrientos S, Ditthakasem K, Herbert M. Optic Nerve Atrophy in Syndromic Craniosynostosis. Plast Reconstr Surg. 2022;150(2):381e-386e.
28. Frisien L. Swelling of the optic nerve head: a staging scheme. Neurosurgery, and Psychiatry. 1982;45:13-18.
29. Papalini EP. Optic nerve: Measure the diameter of its sheath to detect intracranial hypertension. Rev Bras Oftalmol. 2018;77(2):68-71.
30. Haredy M, Zuccoli G, Tamber M, et al. Use of neuroimaging measurements of optic nerve sheath diameter to assess intracranial pressure in craniosynostosis. Child's Nervous System. 2018;34(5):939-946.
31. Swanson JW, Xu W, Ying GS, et al. Intracranial pressure patterns in children with craniosynostosis utilizing optical co-herence tomography. Childs Nerv Syst. 2020;36(3):535-544.
32. Rufai SR, Hisaund M, Jeelani NUO, McLean RJ. Detection of intracranial hypertension in children using optical co-herence tomography: A systematic review. BMJ Open. 2021;11(8).
33. Brandao MM, Tonello C, Parizotto I, et al. Analysis of intracranial pressure waveform using a non-invasive method in individuals with craniosynostosis. Child's Nervous System. 2024;40(1):145-152.
34. Tcherbbis Testa V, Jaimovich S, Argañaraz R, Mantese B. Management of ventriculomegaly in pediatric patients with syndromic craniosynostosis: a single center experience. Acta Neurochir (Wien). 2021;163(11):3083-3091.
35. Cinalli G, Spennato P, Sainte-Rose C, et al. Chiari malformation in craniosynostosis. Child's Nerv Syst. 2005;21(10):889-901.
36. De Jong T, Rijken BFM, Lequin MH, et al. Brain and ventricular volume in patients with syndromic and complex craniosynostosis. 2012;28:137-140.
37. Di Rocco F, Jucá CE, Arnaud E, et al. The role of endoscopic third ventriculostomy in the treatment of hydrocephalus associated with faciocraniosynostosis: Clinical article. J Neurosurg Pediatr. 2010;6(1):17-22.
38. Rottgers SA, Lohani S, Proctor MR. Outcomes of endoscopic suturectomy with postoperative helmet therapy in bilateral coronal craniosynostosis. J Neurosurg Pediatr. 2016;18(3):281-286.
39. Shim Y, Kim SK, Ko JM, et al. The Outcomes of Endoscopic Suturectomy in Syndromic Craniosynostosis. Journal of Craniofacial Surgery; [Online]. 2024;35(2).
40. Spruijt B, Rijken BFM, Den Ottelander BK, et al. First vault expansion in apert and crouzon-pfeiffer syndromes: Front or back? Plast Reconstr Surg. 2016;137(1):112e-121e.
41. White N, Evans M, Dover S, et al. Posterior calvarial vault expansion using distraction osteogenesis. Child's Nervous System. 2009;25(2):231-236.
42. Wu M, Barnett SL, Massenburg BB, et al. Early posterior vault distraction osteogenesis changes the syndromic craniosynostosis treatment paradigm: long-term outcomes of a 23-year co-hort study. Child's Nervous System. Published online 2024.
43. Marchac A, Arnaud E. Cranium and midface distraction osteogenesis: Current practices, controversies, and future applications. Journal of Craniofacial Surgery. 2012;23(1):235-238.
44. Paternoster G, Haber SE, Khonsari RH, James S, Arnaud E. Craniosynostosis: Monobloc Distraction with Internal Device and Its Variant for Infants with Severe Syndromic Craniosynostosis. Clin Plast Surg. 2021;48(3):497-506.

# CISTO ARACNOIDE SUPRATENTORIAL

Samuel Tau Zymberg

## INTRODUÇÃO

Cistos aracnoides (CAs) são definidos como erros do desenvolvimento da aracnoide no período embrionário. São formados por uma duplicação das membranas aracnoides nas bordas do cisto[1-3] e, contêm liquor no seu interior. Esta duplicação determina uma diferença de estrutura entre a região do domo (mais grossa, rica em colágeno, acinzentada e elástica) e a região basal (semelhante à aracnoide normal) (Fig. 7-1). Podem ser chamados de secundários quando surgem após cirurgia, trauma craniano, infecção ou hemorragia. A prevalência em adultos é de aproximadamente 1,4%, enquanto a prevalência em crianças é de 2,6%, e há preponderância do sexo masculino de 2:1 a 5:1.[4,5] Os sinais e sintomas podem ser variáveis de acordo com seu tamanho e localização. Cistos pequenos são geralmente assintomáticos e devem ser apenas acompanhados por exames de imagem. Cistos maiores provocam compressão do parênquima cerebral e do sistema ventricular, ocasionando sintomas neurológicos. Cefaleia é o sintoma mais comum, presente em 66% dos casos.[6] Outros sintomas associados podem ser tontura, náuseas, vômitos, ataxia, convulsão e perda auditiva. A maioria dos CAs estão localizados no compartimento supratentorial, especificamente na fossa média. Outras localizações são hoje bem conhecidas, como cisternas suprasselar, quadrigeminal ou inter-hemisférica, ângulo pontocerebelar e convexidade cerebral. A maior parte dos CAs são assintomáticos. Estima-se que cerca 5,3% sejam sintomáticos. Algumas regiões tendem a apresentar sintomas precoces, por envolverem o sistema ventricular, é o caso do cisto suprasselar (CSS) e do cisto quadrigeminal (CQ). A maior parte dos CAs assintomáticos são cistos da fossa média (CFM).[3,7] Considera-se hoje que a distribuição dos CAs por localização seja de forma aproximada: CFM 30-50%, CSS 10%, CQ 10%, convexidade (CC) 10%, ângulo pontocerebelar 10%, fossa posterior 10%.[8] Mais raros são os cistos inter-hemisféricos (CIH).

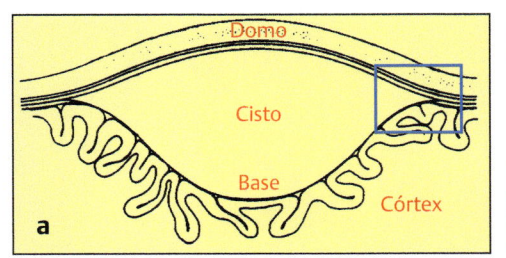

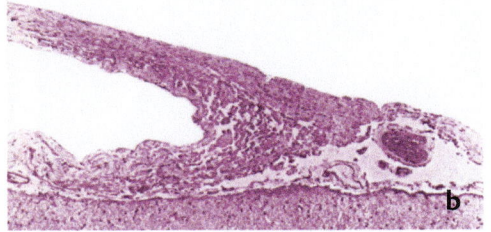

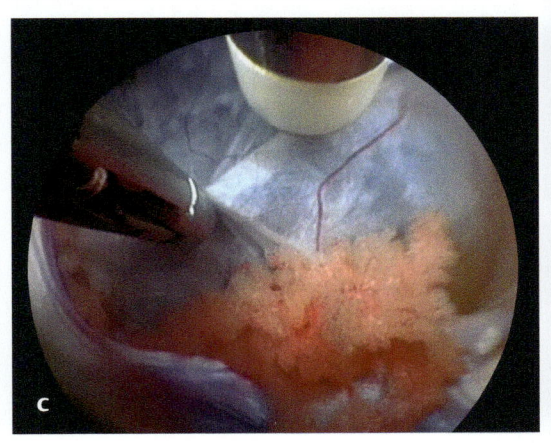

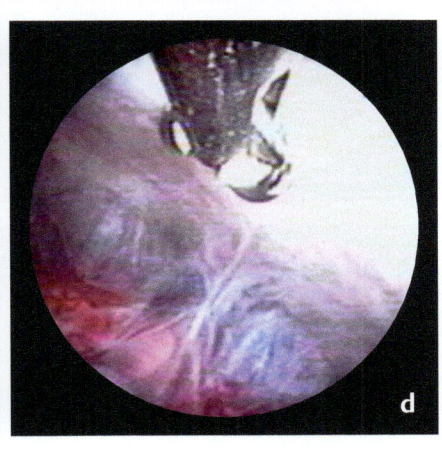

**Fig. 7-1.** Estrutura do cisto aracnoide (CSS). (**a**) Diagrama que demonstra as regiões do domo e base do cisto e detalhe da região vista em **b**. (**b**) Corte histológico mostra duplicação da aracnoide na margem. (**c**) Visão do domo com parede espessa a elástica. (**d**) Visão interna do cisto mostra aracnoide em muito semelhante à normal.

## CISTOS DA FOSSA MÉDIA

Os CFMs são os CAs mais comuns, representando cerca de metade dos casos, e na maioria das vezes seu achado é incidental. Com o aumento na realização dos exames de imagem observamos um aumento do diagnóstico e muitas vezes sem correlação com os sintomas apresentados pelo paciente. No passado acreditava-se que eram decorrentes de agenesia do lobo temporal.[9,10] A classificação de Galassi[11] categoriza os CFMs segundo suas dimensões: tipo I: pequeno limitado ao polo temporal, tipo II: médio triangular ou quadrangular, ocupa a porção anterior e central da fossa média com extensão para fissura silviana, tipo III: grande, ocupa toda a fossa média e múltiplas extensões (Fig. 7-2). A maioria é assintomática, no entanto na população pediátrica predominam os casos sintomáticos. CFMs podem ser descobertos após um traumatismo craniano que leva a sangramento no seu interior (Fig. 7-2). Sintomas mais comuns incluem cefaleia, aumento do perímetro cefálico, atraso do desenvolvimento, sinais focais e convulsão.[12,13] A associação entre CFM e epilepsia é discutida na literatura e hoje consideramos não haver associação entre ambos.[3] Muitas vezes o sintoma de cefaleia tem intensidade variável ou queixas vagas podem se somar a um cenário duvidoso quanto à indicação de tratamento. A abordagem multidisciplinar (psicologia, neurologia clínica, outras especialidades) sempre estará indicada para a tomada de decisão. Por se tratar de doença benigna, a decisão por operar passa também pelo método a ser escolhido. As alternativas atuais de tratamento são: derivação cistoperitoneal, fenestração microcirúrgica e fenestração endoscópica. As derivações apresentam bons resultados clínicos no curto prazo, porém o alto índice de disfunção, ao redor de 40%, torna esta opção menos atraente. A fenestração microcirúrgica traz como vantagem a possibilidade de comunicações cisternais maiores, no entanto observamos uma maior incidência de coleções subdurais no pós-operatório.[3,10]

A fenestração endoscópica tem sido adotada por apresentar resultados semelhantes aos da microcirurgia, menor exposição tecidual e menor índice de complicações.[3,10,13] Em uma revisão sistemática, a eficácia foi de 90% e intercorrências ocorreram em 23%, a menor taxa entre as modalidades.[10] Para a realização da cisto-cisternostomia endoscópica posicionamos a cabeça em decúbito lateral sem angulação e o lado não afetado para baixo. Fazemos uma incisão reta na região temporal de acordo com a posição do cisto. Feita a trepanação e abertura dural, colocamos o sistema de endoscopia e a cirurgia segue com controle visual no monitor. Ao avançar o endoscópio seguindo a crista esfenoidal iremos observar a bifurcação da artéria carótida interna, o nervo óptico e o nervo oculomotor (NOM). Usualmente escolhemos os locais de fenestração de acordo com a anatomia individual: entre o NOM e a borda tentorial, entre o NOM e a artéria carótida interna e entre esta e o nervo óptico (Fig. 7-3).[3,13,14] Com relação aos resultados esperados, devemos considerar separadamente a melhora clínica em relação às imagens de controle. Muitas vezes a expansão cerebral pode ser demorada dependendo da idade e do tempo de doença. Em algumas ocasiões a expansão cerebral é rápida, tomando o espaço previamente ocupado pelo cisto (Fig. 7-4).

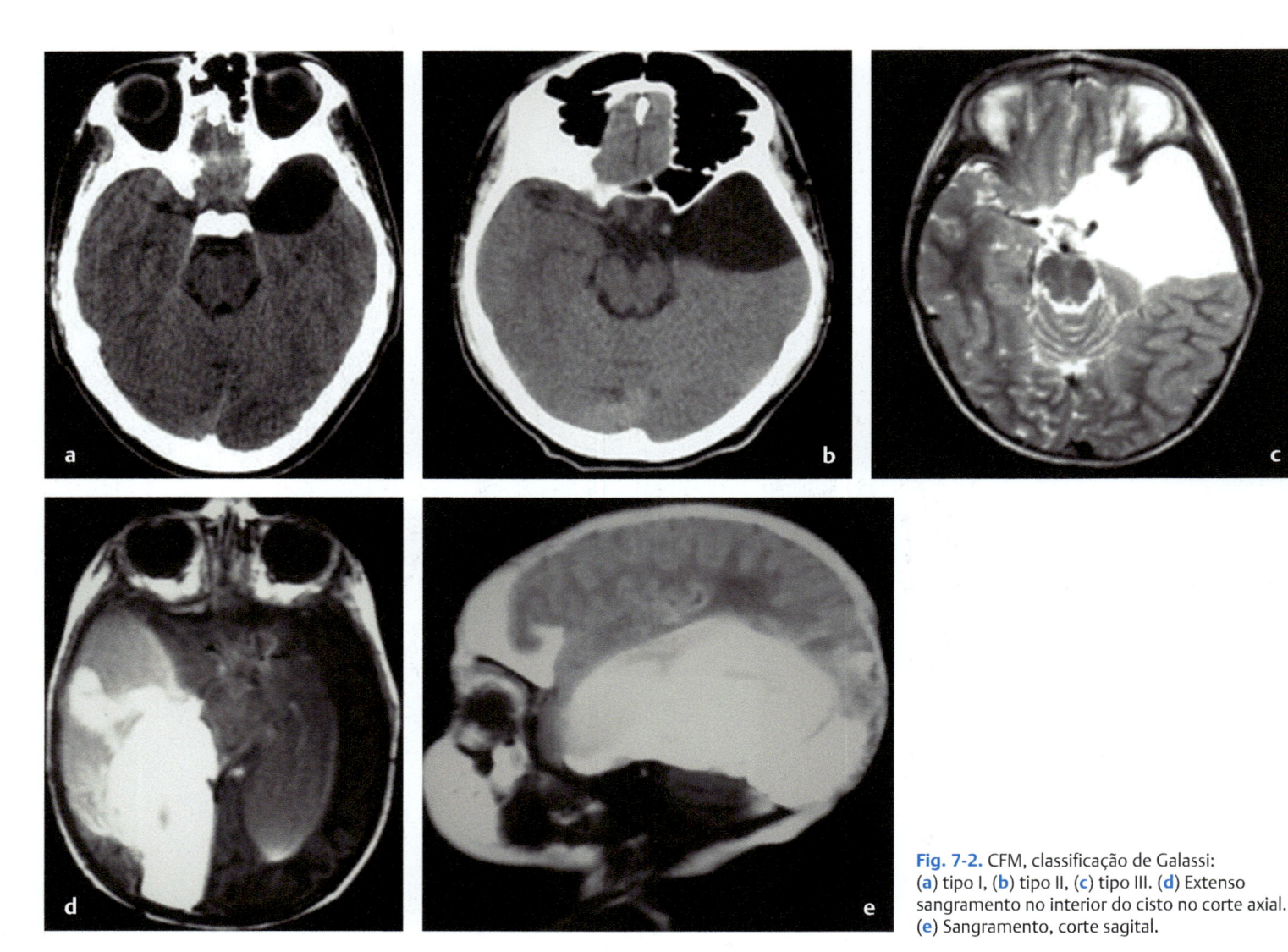

Fig. 7-2. CFM, classificação de Galassi: (a) tipo I, (b) tipo II, (c) tipo III. (d) Extenso sangramento no interior do cisto no corte axial. (e) Sangramento, corte sagital.

CAPÍTULO 7 ■ CISTO ARACNOIDE SUPRATENTORIAL

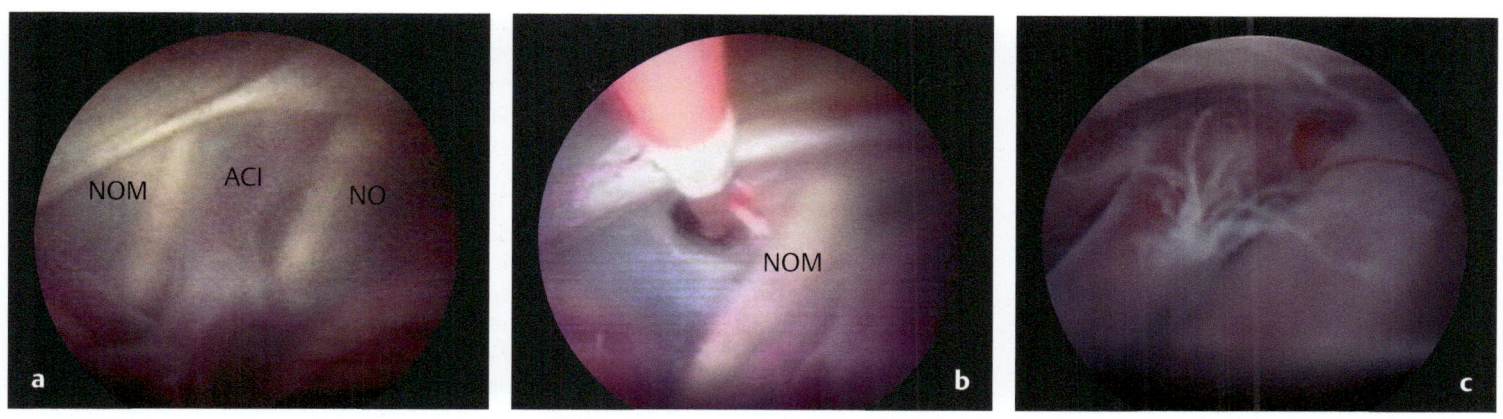

**Fig. 7-3.** Cisto aracnoide da fossa média esquerda: (**a**) visão geral com identificação dos nervos II e III e artéria carótida interna. (**b**) Abertura da aracnoide posterior ao nervo oculomotor e membrana de Lilliequist. (**c**) Visão cisternal do sistema vertebrobasilar. ACI: artéria carótida interna; NOM: nervo oculomotor; NO: nervo óptico; T: tentório.

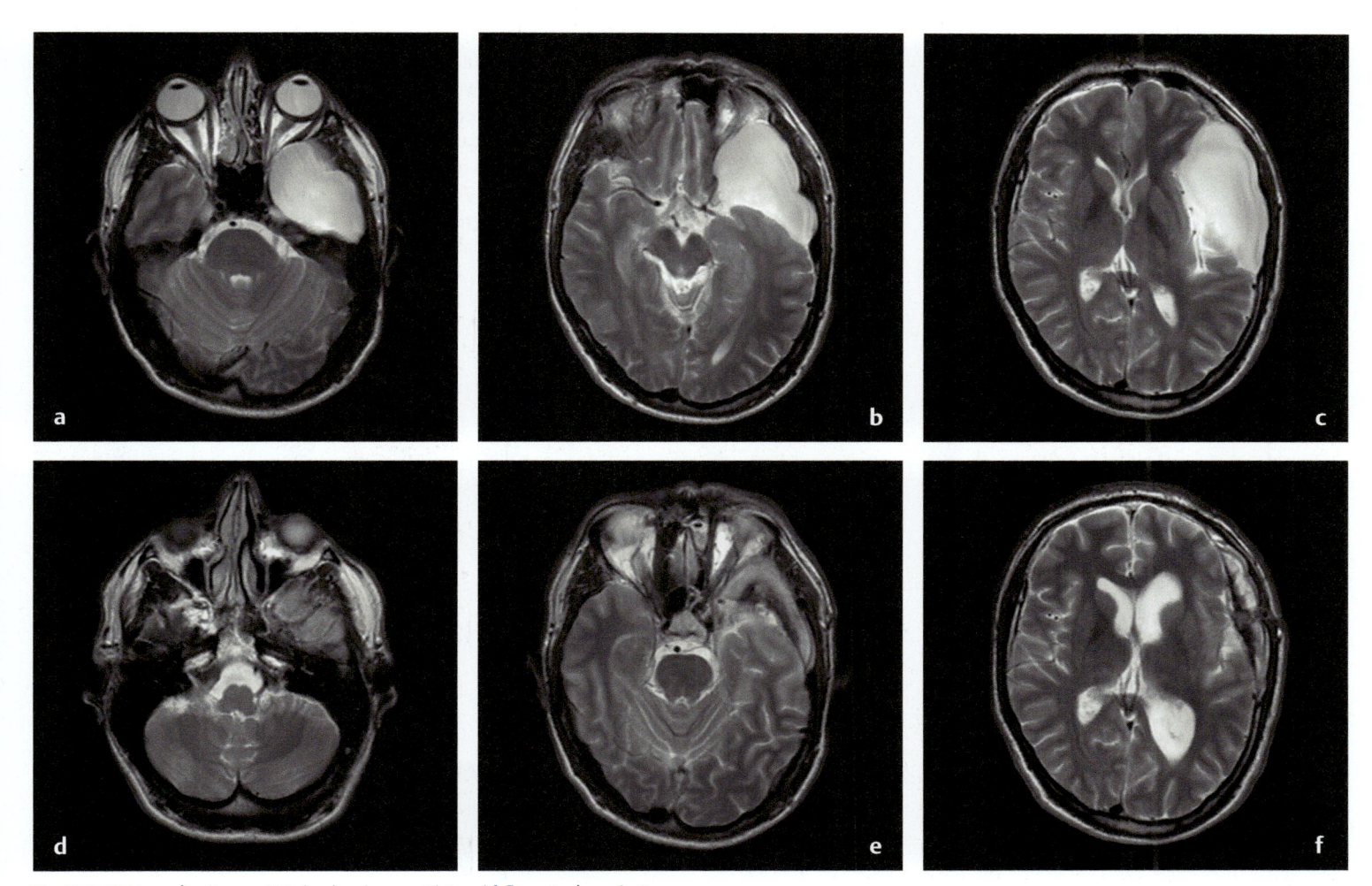

**Fig. 7-4.** CFM, avaliação por RM: (**a-c**) pré-operatória e (**d-f**) controle após 6 meses.

## CISTOS SUPRASSELARES

CSSs são considerados especiais dentre os CAs. Além de produzirem quadro clínico distinto dos demais, os CSSs tiveram sua fisiopatologia demonstrada pela neuroendoscopia. São cistos de linha média que crescem em direção ao terceiro ventrículo provocando hidrocefalia (Fig. 7-5). Sinais e sintomas de hipertensão intracraniana podem se associar a alterações endocrinológicas, movimentos cefálicos automáticos, atraso do desenvolvimento, ataxia etc. (Quadro 7-1). O *bobble-head doll* é um movimento involuntário vertical e horizontal da cabeça que pode ser interrompido voluntariamente ou durante o sono. Diversas teorias tentam explicar o fenômeno como estimulação crônica de motoneurônios cervicais ou um mecanismo involuntário para redução da pressão intracraniana.[15-17] Distúrbios endocrinológicos estão associados aos CSSs (Quadro 7-1), mas a puberdade precoce parece ter maior correlação. Pacientes tratados no período pré-púbere ainda correm risco de desenvolver a condição e devem ser acompanhados para eventual bloqueio medicamentoso.[16,18] Desde a década de 1980 havia suspeita acerca do papel da membrana de Lilliequist na gênese dos CSSs.[19] Esta hipótese foi confirmada pela neuroendoscopia, nos trabalhos pioneiros da década de 1990 que demonstraram o mecanismo valvular junto à artéria basilar.[20-22] Desta forma, a realização da ventriculocistocisternostomia endoscópica (VCC) restaura a livre comunicação entre compartimentos antes isolados, promovendo a reabertura das vias liquóricas (Figs. 7-5 a 7-7). Esta cirurgia significou uma mudança de paradigma em um período no qual predominavam as derivações com válvula. No estudo cooperativo europeu de 1992, CSSs representavam 11% dos casos e reoperações ocorreram em 30% dos pacientes.[12] Uma revisão sistemática recente[23] aponta a VCC como

**Quadro 7-1.** CSSs: sinais, sintomas e suas origens

| Fatores hidrocefálicos |
|---|

- Cefaleia
- Macrocrania
- Convulsão
- Papiledema/atrofia
- Retardo DNPM
- Incontinência esfincteriana

| Fatores compressivos |
|---|

- Tronco cerebral/tálamo
- Ataxia
- Espasticidade
- Paraparesia
- *Bobble-head doll*

| Hipotálamo hipofisário |
|---|

- Puberdade precoce
- *Diabetes insipidus*
- S. Froelich
- Amenorreia secundária

| Optoquiasmático |
|---|

- Diminuição acuidade visual

a que melhor resultado de longo prazo apresenta, quando comparada com a ventriculocistostomia (VC), derivações e craniotomias para fenestração.[23] A VCC deve ser realizada utilizando os mesmos parâmetros de uma TVE: trepanação pré-coronal e introdução do endoscópio no ventrículo lateral, que mostrará claramente o cisto acinzentado provocando a obstrução dos forames de Monro e do terceiro ventrículo. A abertura do cisto preferencialmente com tesoura torna esta etapa mais rápida e sem risco de colabamento das membranas do cisto (Fig. 7-7). A visão interna do CSS mostra a exuberante anatomia suprasselar em um espaço dilatado pelo cisto. A comunicação cisternal deverá ser feita no dorso selar, local mais seguro para manipulação da aracnoide. A aracnoide defeituosa, que constitui o mecanismo valvular junto à artéria basilar, não necessita de remoção (Figs. 7-6 e 7-7). Em 2016 um estudo francês[24] que analisou 35 casos, incluindo 14 com diagnóstico antenatal, propôs duas outras categorias de CSSs. O clássico CSS agora tipo I seria a expansão de divertículo do folheto diencefálico da membrana de Liliequist ou cisterna quiasmática (Fig. 7-5). Geralmente devem ser tratados, pois se associam precocemente com hidrocefalia e são sintomáticos. O CSS tipo II seria a dilatação da cisterna interpeduncular por defeito da membrana mesencefálica sem bloqueio do terceiro ventrículo (Fig. 7-8). São muitas vezes assintomáticos e não requerem tratamento. O CSS tipo III representa formas de expansão lateral para outros sistemas subaracnoides. Nesse caso, o processo patológico ocorreria nas membranas pontomesencefálicas medial e lateral (Figs. 7-8 e 7-9).[25] Tem apresentação precoce com macrocrania e bom prognóstico após tratamento.[24] A expansão cerebral no controle pós-operatório é evidente (Fig. 7-9).

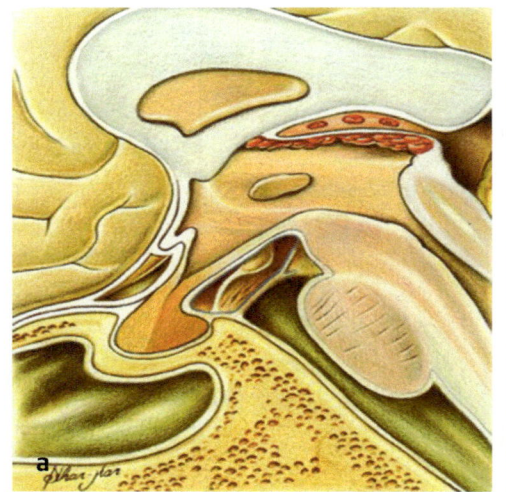

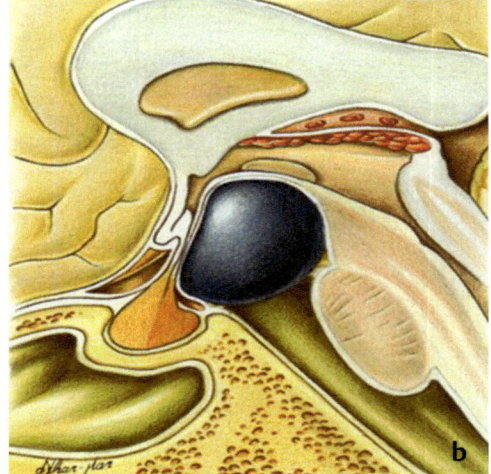

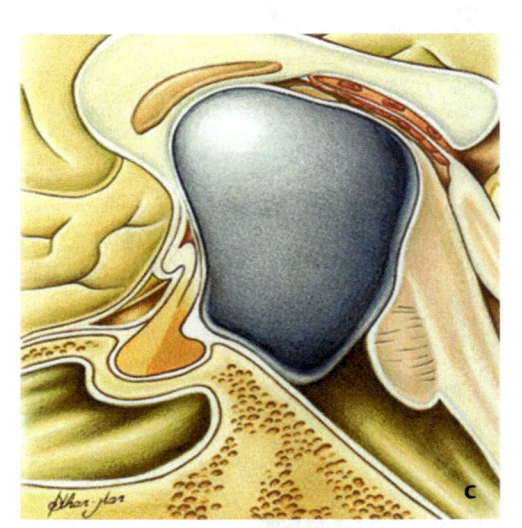

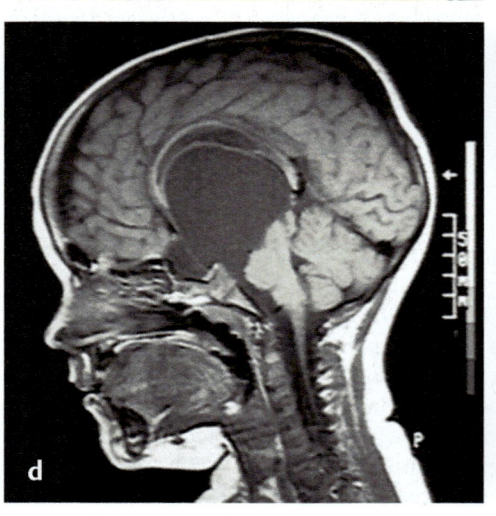

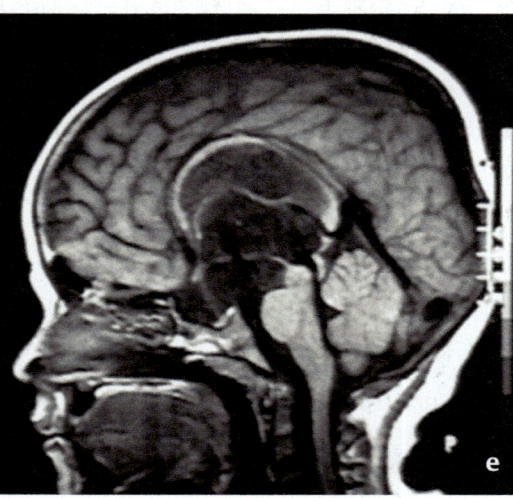

**Fig. 7-5.** CSS tipo I fisiopatologia e tratamento. (**a**) Defeito congênito da membrana de Liliequist, formação de divertículo. (**b**) Formato balonado, expansão ao terceiro ventrículo. (**c**) Obliteração do terceiro ventrículo, bloqueio de forames de Monro e bloqueio aquedutal por compressão. (**d**) CSS pré-operatório. (**e**) Controle 2 meses após VCC.

## CAPÍTULO 7 ■ CISTO ARACNOIDE SUPRATENTORIAL

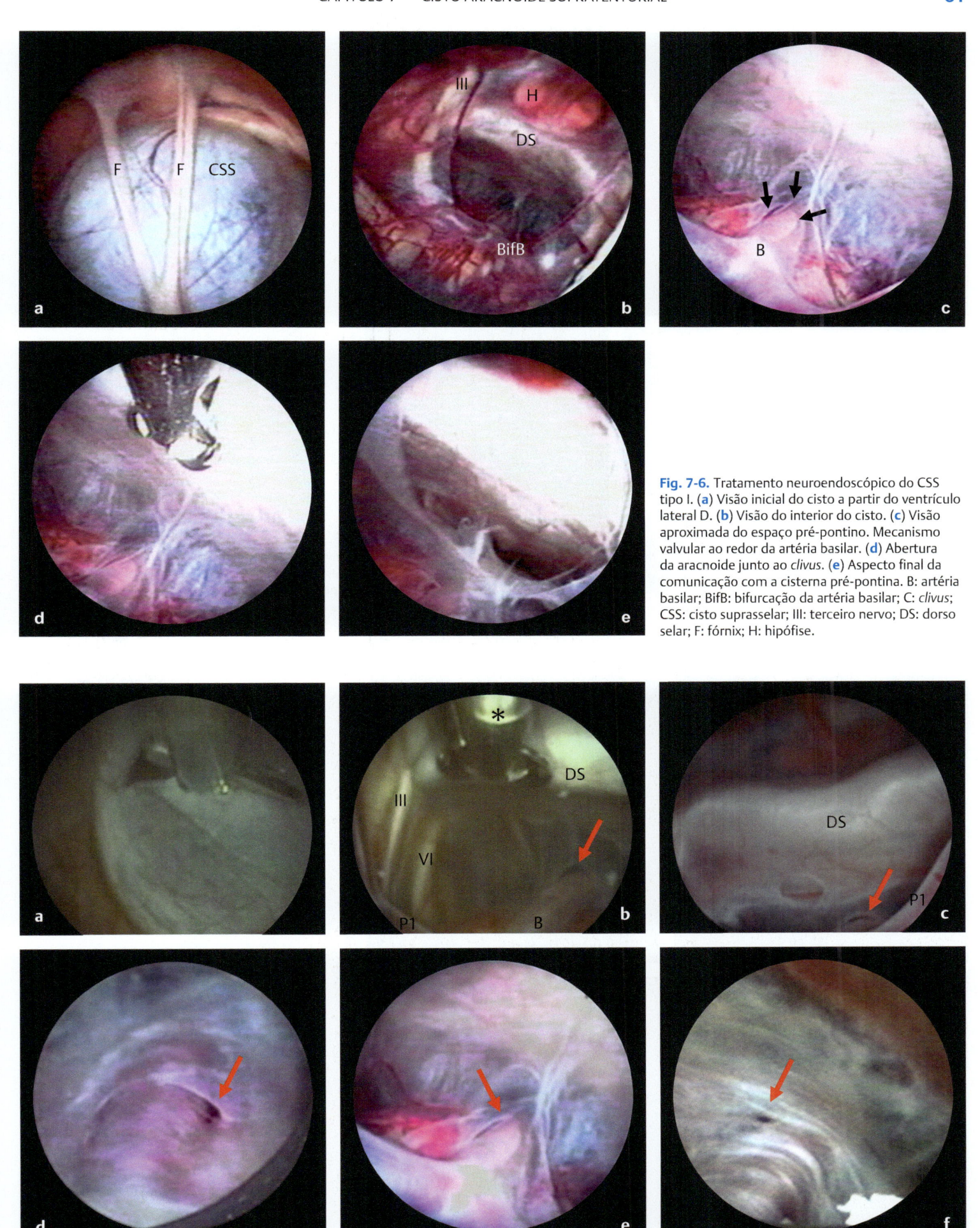

**Fig. 7-6.** Tratamento neuroendoscópico do CSS tipo I. (**a**) Visão inicial do cisto a partir do ventrículo lateral D. (**b**) Visão do interior do cisto. (**c**) Visão aproximada do espaço pré-pontino. Mecanismo valvular ao redor da artéria basilar. (**d**) Abertura da aracnoide junto ao *clivus*. (**e**) Aspecto final da comunicação com a cisterna pré-pontina. B: artéria basilar; BifB: bifurcação da artéria basilar; C: *clivus*; CSS: cisto suprasselar; III: terceiro nervo; DS: dorso selar; F: fórnix; H: hipófise.

**Fig. 7-7.** CSS, imagens da VCC. (**a**) Abertura do cisto com tesoura. (**b**) Visão interna do espaço pré-pontino, mecanismo valvular (seta), pinça (*) ao remover aracnoide no dorso selar. (**c-f**) Mecanismo valvular de diversos pacientes (setas). III: nervo oculomotor; VI: nervo abducente; B: artéria basilar; DS: dorso selar; P1: segmento da artéria cerebral posterior.

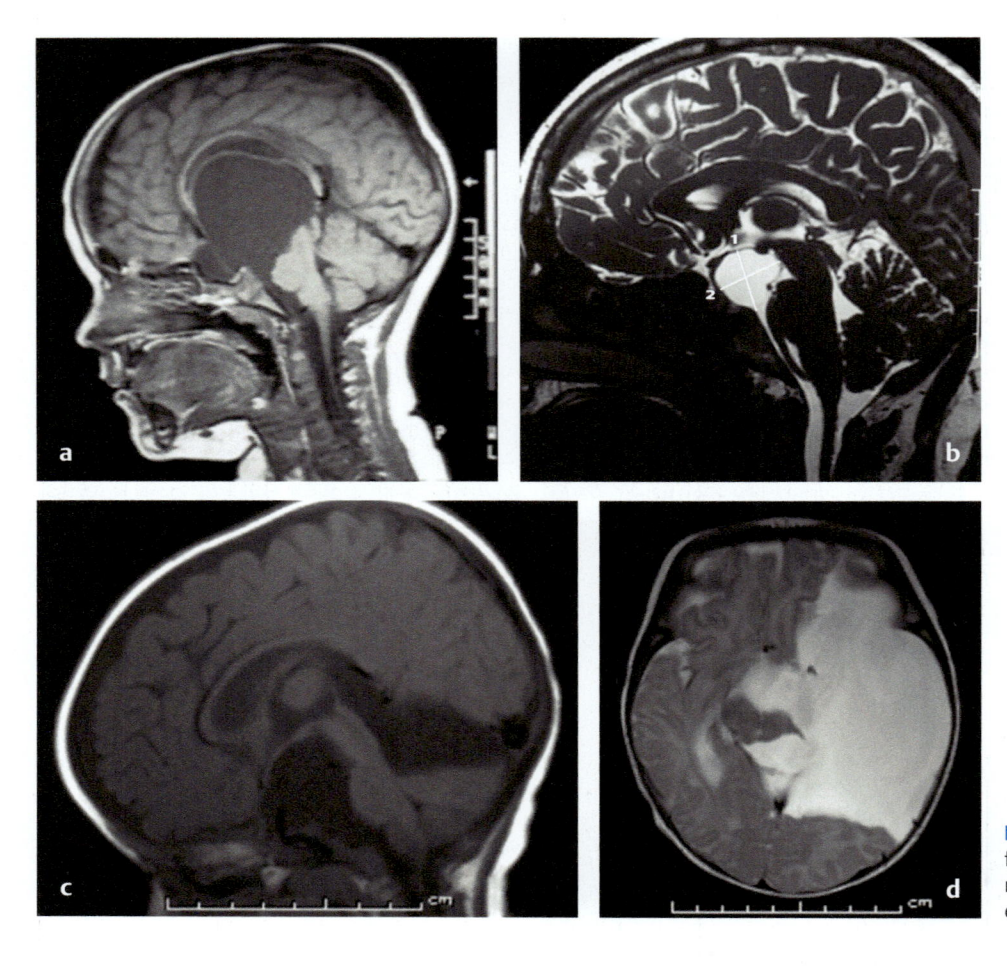

**Fig. 7-8.** Categorias de CSSs. (**a**) Tipo I por expansão do folheto diencefálico. (**b**) Tipo II por expansão do folheto mesencefálico na fossa interpeduncular. (**c,d**) Tipo III expansão suprasselar e frontotemporoparietal esquerda.

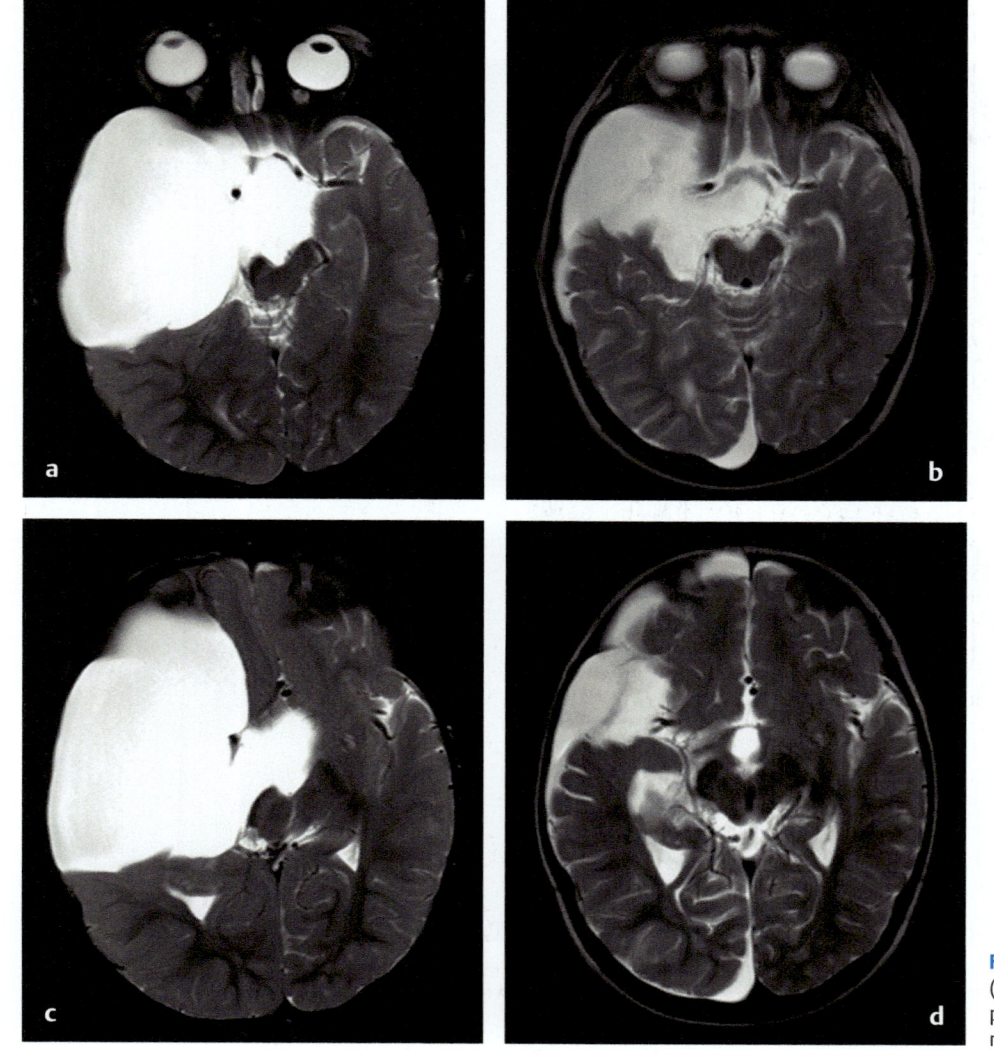

**Fig. 7-9.** CSS tipo III Imagens de RM T2. (**a,c**) No pré-operatório. (**b,d**) E controle 6 meses pós-operatório. Expansão do tecido cerebral e reabertura dos espaços liquóricos.

## CISTOS QUADRIGEMINAIS

Esses cistos despertam interesse pela localização mediana e suas implicações com a importante anatomia da região.[26] Além disso, diversas técnicas já foram propostas para o tratamento, como microcirurgia, derivações e abordagens endoscópicas pelo ventrículo lateral e terceiro ventrículo, com ou sem TVE concomitante.[18,27-30] Recentemente, uma revisão sistemática sugere a utilização da neuroendoscopia para os casos associados a hidrocefalia.[30] Cistos quadrigeminis (CQs) podem também estar associados a outras doenças (holoprosencefalia, malformação de Chiari tipo II e encefaloceles).[30-32] Cistos da região da cisterna quadrigeminal já foram considerados unicamente supratentoriais.[33] Sabemos atualmente que podem ter diversos tipos de extensão de acordo com anatomia individual (Fig. 7-10). Dessa forma, extensão superior em direção ao trígono, inferior em direção à cisterna supracerebelar, anterior em direção ao terceiro ventrículo e lateral comprimindo as cisternas ambiens[8] podem ocorrer. Podemos classificar os CQs de acordo com o tipo de extensão (tipo I: extensão supra e infratentorial, tipo II: extensão infratentorial e tipo III: extensão lateral em direção ao lobo temporal).[8] Em função da localização dorsal mesencefálica, a compressão precoce do aqueduto cerebral leva a hidrocefalia na maioria dos casos sintomáticos. Os sintomas, portanto, podem ser decorrentes da hidrocefalia (dor de cabeça, macrocrania, vômitos, sonolência, papiledema etc.) ou diretamente da compressão dorsal do mesencéfalo (dificuldade no olhar verticalizado, alterações da motricidade ocular, anormalidades pupilares).[8,14]

Pacientes assintomáticos devem ser apenas acompanhados.[8,26,30] CQs são quase que invariavelmente associados a hidrocefalia, o que torna as abordagens endoscópicas bastante atraentes. Diversas técnicas já foram utilizadas, como ressecção endoscópica da parede do cisto por via transventricular, via supracerebelar infratentorial e os acessos pré-coronais com ventriculocistostomia e TVE associada. A abertura da parede nesses casos pode ser feita tanto no ventrículo lateral como no terceiro ventrículo, dependendo da extensão (Fig. 7-11).[8,18,27,30] Nos últimos anos diversos autores têm enfatizado os bons resultados obtidos por meio da ventriculocistostomia associada a TVE, com taxas de sucesso de 80 a 90%.[8,30,34,35] Há hoje uma tendência de se evitar os sistemas de derivação com válvula nestes pacientes, pela alta incidência de reoperações comparativamente aos resultados da endoscopia[30,36]. Com relação às complicações do tratamento, higromas são a principal ocorrência pós-operatória, ao redor de 15% dos casos. Sangramento intraoperatório também é descrito e geralmente controlado com as técnicas habituais de irrigação.[30,34,35]

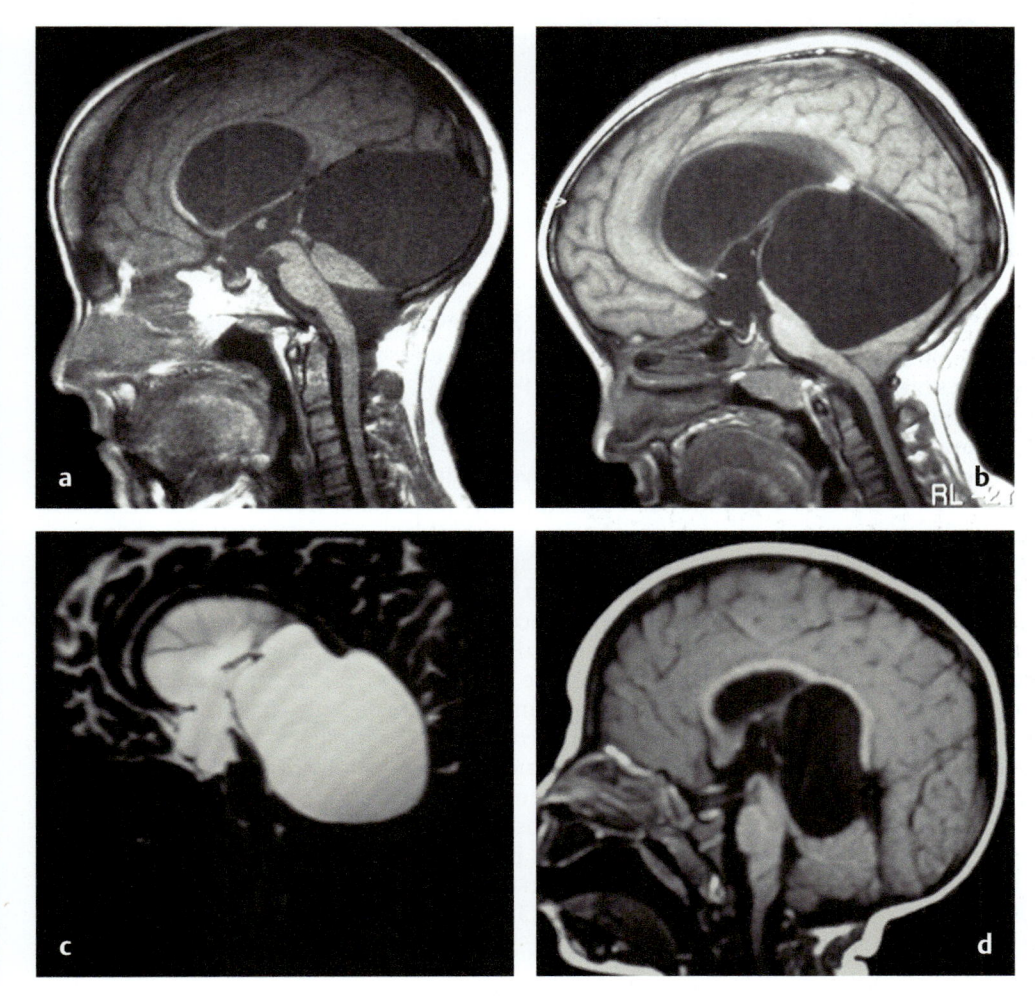

**Fig. 7-10. (a-d)** CLQ padrões distintos de crescimento. Em comum a compressão sobre a lâmina quadrigêmea determinando hidrocefalia e compressão sobre a face tentorial cerebelar.

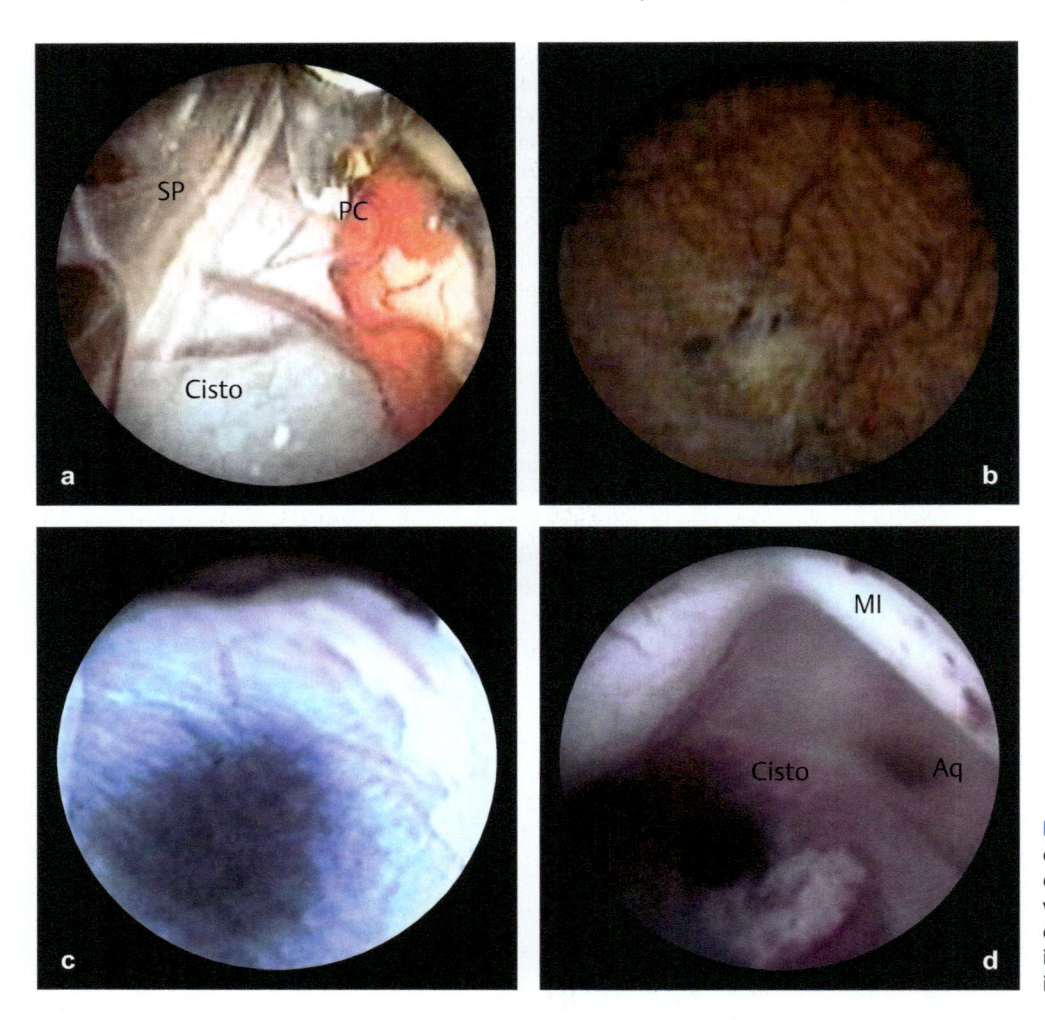

**Fig. 7-11.** CLQ aspectos cirúrgicos. (**a**) Visão da expansão ao ventrículo lateral. (**b**) Visão interna com tecido cerebelar. (**c**) Abordagem pelo terceiro ventrículo, visão do cisto. (**d**) Após fenestração e descompressão vemos aqueduto e massa intermédia. Aq: aqueduto cerebral; MI: massa intermédia; PC: plexo coroide; SP: septo pelúcido.

## CISTOS INTER-HEMISFÉRICOS

Os cistos inter-hemisféricos (CIHs) são mais raros e associados a outras malformações, como alterações no corpo caloso e hidrocefalia (Fig. 7-12). Tradicionalmente esses cistos já foram tratados com microcirurgia ou derivações. Redução das dimensões do CIH foram observadas em ambas as técnicas, mas a necessidade de revisões e reabordagens pode acrescentar comorbidades.[37-39] A utilização da neuroendoscopia na criação de comunicações entre cisto, sistema ventricular e/ou espaço subaracnoide tem sido uma alternativa mais resolutiva para estes casos.[40,41] Os CIHs em geral são diagnosticados no período pré-natal. Quando não sintomáticos, devem ser seguidos e reexaminados periodicamente.[42] Os sinais e sintomas mais frequentemente associados são: macrocrania, assimetria craniana, atraso do desenvolvimento, convulsão e irritabilidade.[41] Esses sintomas podem aparecer nos primeiros meses ou anos de vida, mas alguns podem permanecer assintomáticos por muitos anos. Nos casos sintomáticos o tratamento cirúrgico se impõe e os princípios não diferem dos CAs em outras localizações, sendo alternativas a comunicação com o sistema ventricular e/ou cisternal.[40] Apesar de representar um menor número de casos, os CIHs apresentam resultados excelentes, com redução do volume e melhora clínica (Fig. 7-12).[40,41] Por conta das malformações associadas e do volume do cisto, atraso relativo do desenvolvimento e macrocrania podem persistir.[41]

## CISTOS DA CONVEXIDADE CEREBRAL

Os cistos da convexidade cerebral (CCs) são mais raros e em grande parte assintomáticos. Os relatos na literatura são esporádicos, ora mostrando a sua resolução espontânea[43,44] ou após trauma craniano leve,[45] ora apresentando aumento com necessidade de tratamento cirúrgico.[45-47] Hemorragia intracística pós-traumatismo craniano pode acontecer, similarmente aos CFMs. O quadro clínico remete a sinais e sintomas de aumento da pressão intracraniana, podendo se associar a epilepsia e sinais focais.[45] Quatro modalidades de tratamento foram descritas para os CCs: derivação cistoperitoneal, microcirurgia, derivação cistoventricular por navegação ou estereotaxia e cirurgia endoscópica com fenestração, em geral para o sistema ventricular.[45-47] Da mesma forma que em outras localizações, os CCs assintomáticos não devem ser tratados, mas acompanhados periodicamente.[43-45] Nos últimos anos tem havido uma tendência à utilização dos endoscópios em conjunto com a neuronavegação.[45-47]

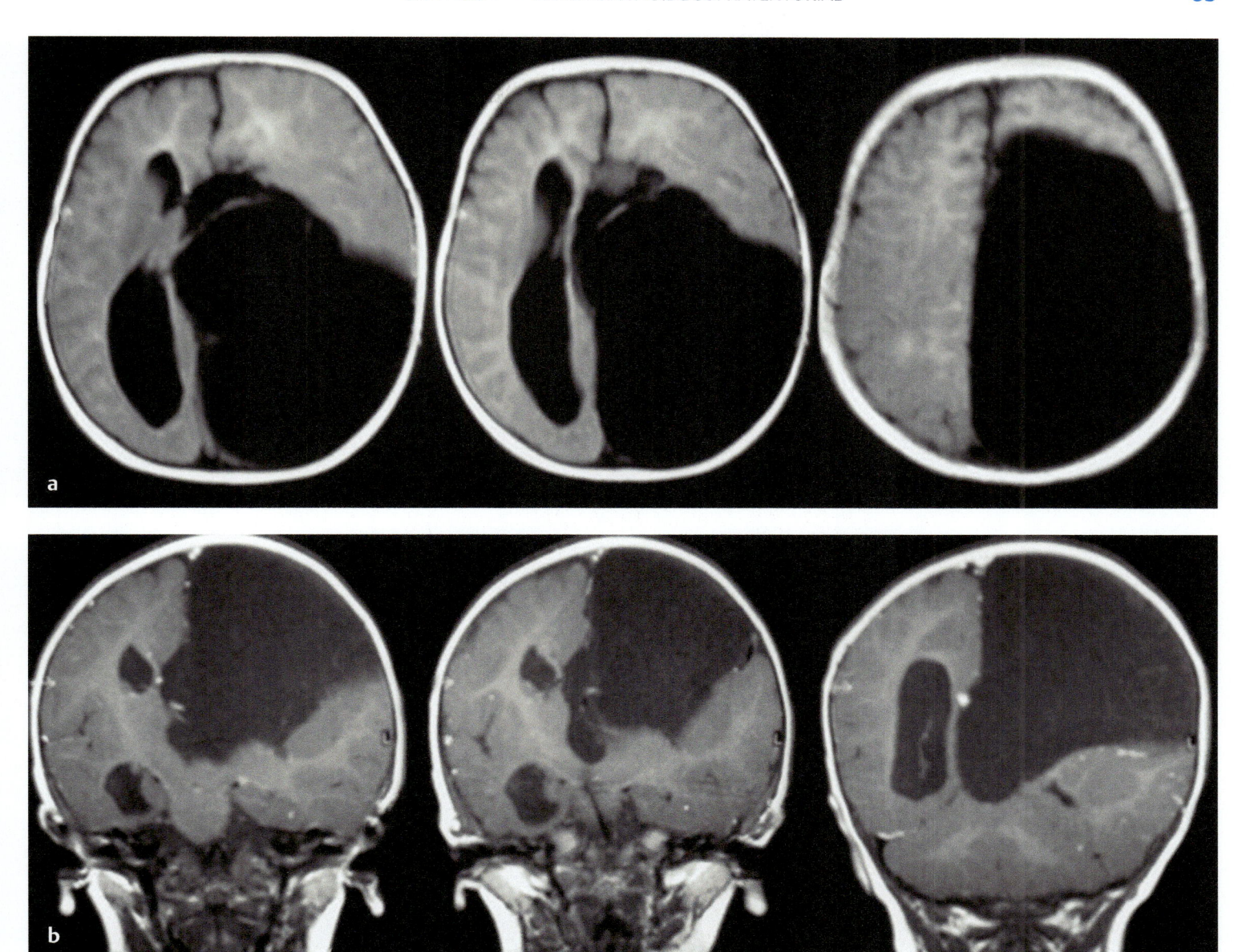

Fig. 7-12. CIH, (a,b) Imagens pré-operatórias. *(Continua)*

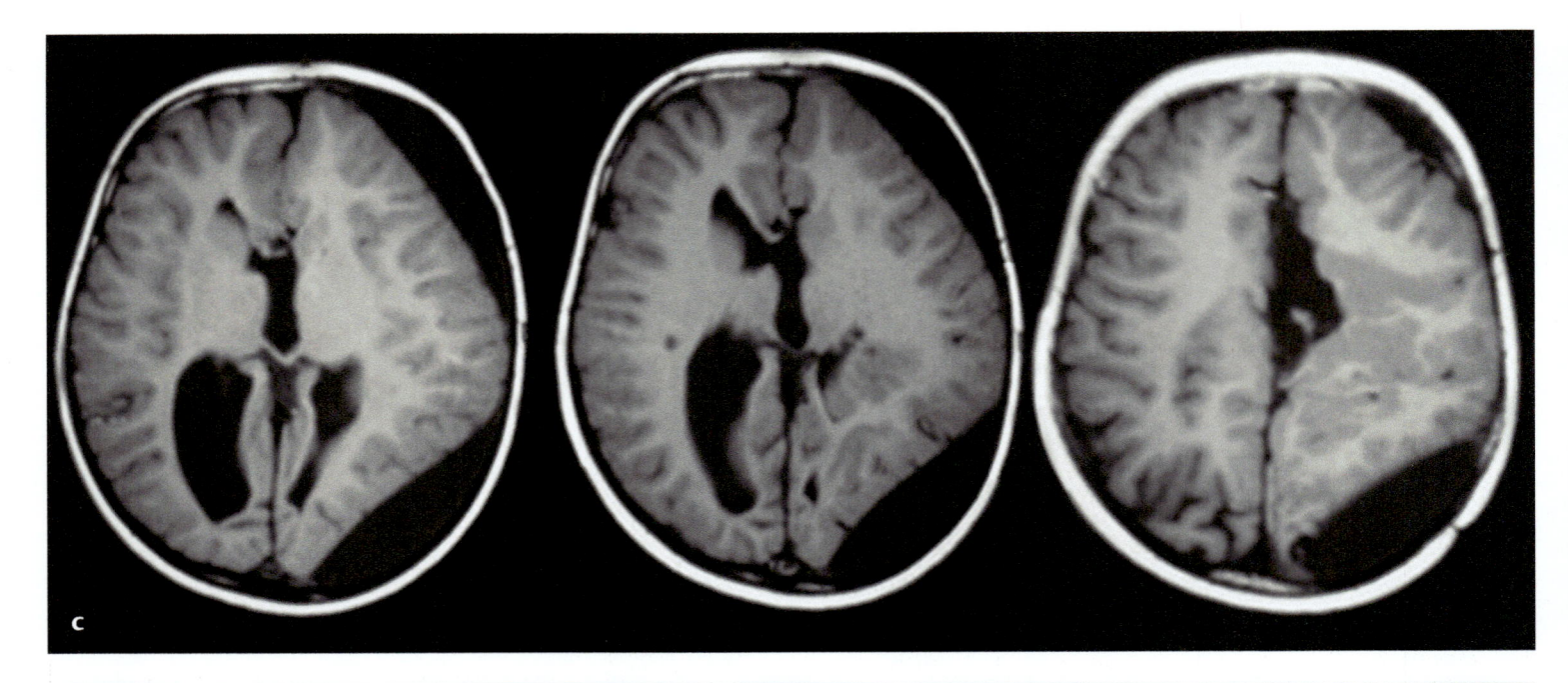

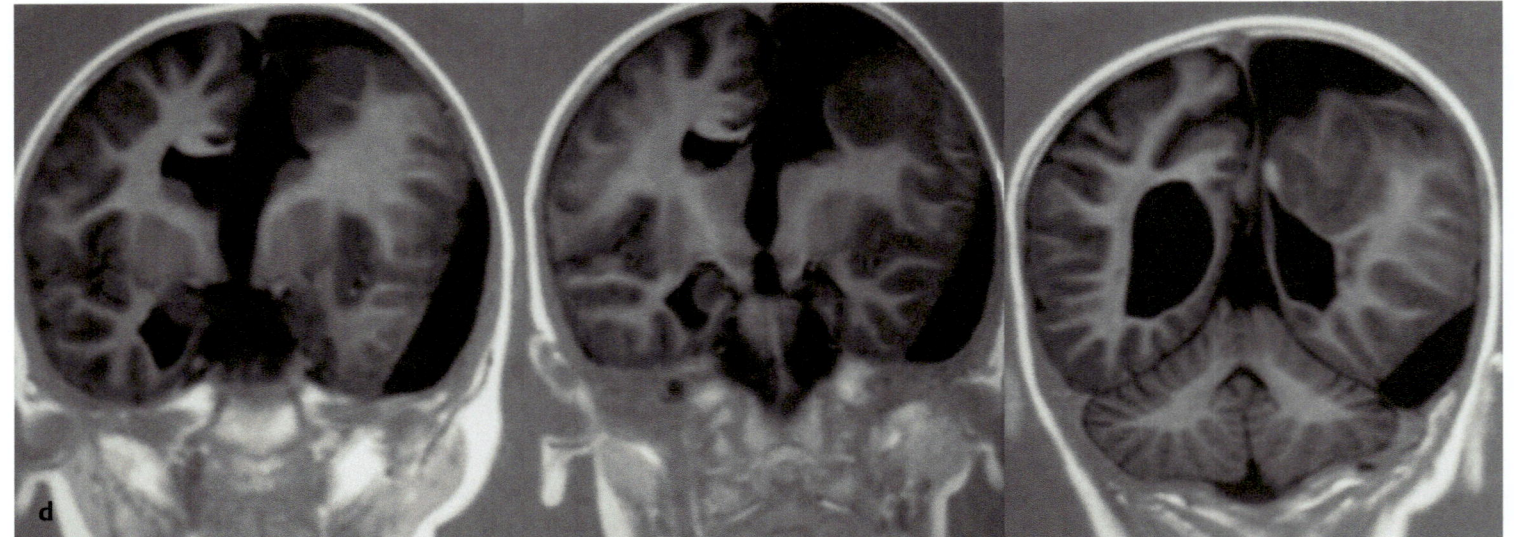

Fig. 7-12. *(Cont.)* (c,d) Controle 12 meses após cistoventriculostomia endoscópica.

## CONCLUSÃO

Cistos de aracnoide supratentoriais são uma entidade heterogênea que se diferem entre si não só pela localização topográfica, mas também pelas manifestações clínicas e pelas diferentes abordagens terapêuticas.

## REFERÊNCIAS BIBLIOGRÁFICAS

1. Starkman SP, Brown TC, Linell EA. Cerebral arachnoid cysts. J. Neuropath. Exp. Neurol. 1958;17:484-500.
2. Rengashary SS, Watanabe I. Ultrastructure and pathogenesis of intracranial arachnoid cysts. J. Neuropath. Exp. Neurol. 1981;40:61-83.
3. de Araújo AVA, Ghizoni E, Formentin C, Dal Fabbro M. Middle fossa arachnoid cyst: a review. Arch Pediatr Neurosurg [Internet]. 2021;4(1):e922021.
4. Al-Holou WN, Terman S, Kilburg C, et al. Prevalence and natural history of arachnoid cysts in adults. J Neurosurg. 2013;118:222-231.
5. Al-Holou WN, Yew AY, Boomsaad ZE, et al. Prevalence and natural history of arachnoid cysts in children. J Neurosurg Pediatr. 2010;5:578-585.
6. Helland CA, Wester K. A population based study of intracranial arachnoid cysts: clinical and neuroimaging outcomes following surgical cyst decompression in adults. J Neurol Neurosurg Psychiatry. 2007;78:1129-1135.
7. Jafrani R, Raskin JS, Kaufman A, Lam S. Intracranial arachnoid cysts: Pediatric neurosurgery update. Surg Neurol Int. 2019;10:15.
8. Cinalli G, Spennato P, Columbano L, et al. Neuroendoscopic treatment of arachnoid cysts of the quadrigeminal cistern: a series of 14 cases. J Neurosurg Pediatr. 2010;6(5):489-97.
9. Robinson RG. The temporal lobe agenesis syndrome. Brain. 1964;87:87-106.
10. Chen Y, Fang HJ, Li ZF, et al. Treatment of Middle Cranial Fossa Arachnoid Cysts: A Systematic Review and Meta-Analysis. World Neurosurg. 2016;92:480-490.e2.
11. Galassi E, Tognetti F, Gaist G, et al. CT scan and metrizamide CT cisternography in arachnoid cysts of the middle cranial fossa: classification and pathophysiological aspects. Surg Neurol. 1982;17(5):363-9.
12. Oberbauer RW, Haase J, Pucher R. Arachnoid cysts in children: a European co-operative study. Child's Nerv Syst. 1992;8:281-286.
13. Gui SB, Wang XS, Zong XY, et al. Assessment of endoscopic treatment for middle cranial fossa arachnoid cysts. Childs Nerv Syst. 2011;27(7):1121-1128.
14. Mustansir F, Bashir S, Darbar A. Management of Arachnoid Cysts: A Comprehensive Review. Cureus. 2018 10(4):e2458.
15. Benton JW, Nellhaus G, Huttenlocher PR, et al. The bobble-head doll syndrome. Neurology. 1966;16:725-729.
16. Patriquin HB. The bobble-head doll syndrome. Radiology. 1973;107:171-172.
17. Russo RH, Kindt GW. A neuroanatomical basis for the bobble-head doll syndrome. J. Neurosurg. 1974;41:720-723.
18. Schroeder HW, Gaab MR, Niendorf WR. Neuroendoscopic approach to arachnoid cysts. J Neurosurg. 1996;85(2):293-8.

19. Fox JL, Al-Mefty O. Suprasellar arachnoid cysts: an extension of the membrane of Liliequist. Neurosurgery. 1980;7:615-618.
20. Caemaert J, Abdullah J, Calliauw L, et al. Endoscopic treatment of suprasellar arachnoid cysts. Acta Neurochir. (Wien). 1992;119:68-73.
21. Santamarta D, Aguas J, Ferrer E: The natural history of arachnoid cysts: endoscopic and cine-mode MRI evidence of a slit-valve mechanism. Minim. Invas. Neurosurg. 1995;38:133-137.
22. Schroeder HWS, Gaab MR. Endoscopic observation of a slit-valve mechanism in a suprasellar prepontine arachnoid cyst: case report. Neurosurgery. 1997;40:198-200.
23. Kelly KA, Sherburn MM, Sellyn GE, et al. Management of Suprasellar Arachnoid Cysts in Children: A Systematic Literature Review Highlighting Modern Endoscopic Approaches, World Neurosurgery. 2020.
24. André A, Zérah M, Roujeau T, et al. Suprasellar Arachnoid Cysts: Toward a New Simple Classification Based on Prognosis and Treatment Modality. Neurosurgery. 2016;78(3):370-9.
25. Lyu J. Possible origins of suprasellar arachnoid cysts based on anatomical considerations. World Neurosurg. 2014;82(3-4):e570-3.
26. Massimi L. Arachnoid cysts of the quadrigeminal cistern: Proposal of a therapeutic algorithm based on a systematic review of literature Arch Pediatr Neurosurg. 2023;5(3):e1982023.
27. Choi JU, Kim DS, Huh R. Endoscopic approach to arachnoid cyst. Childs Nerv Syst. 1999;15(6-7):285-91.
28. Arakawa Y, Kita D, Ezuka I, et al. Regression of cerebellar tonsillar descent and hydrocephalus after endoscopic third ventriculostomy in a patient with a quadrigeminal arachnoid cyst. Surg Neurol Int. 2013;4:142.
29. Sharifi G, Jahanbakhshi A. Quadrigeminal cisterna arachnoid cyst treated by endoscopic ventriculocystostomy through the trigonal region. J Neurol Surg A Cent Eur Neurosurg. 2013;74(1):e145-8.
30. Furtado LMF, Santos JVS, Esteves Júnior FS, et al. Arachnoid cysts of the quadrigeminal cistern: Proposal of a therapeutic algorithm based on a systematic review of literature. Arch Pediatr Neurosurg [Internet]. 2022;4(3):e1572022.
31. Spennato P, Ruggiero C, Aliberti F, et al. Interhemispheric and quadrigeminal cysts. World Neurosurg. 2013;79(2):S20e1-7.
32. Sinha S, Brown JI. Familial posterior fossa arachnoid cyst. Childs Nerv Syst. 2004;20(2):100-3.
33. Di Rocco C, Caldarelli M, Ceddia A. Incidence, anatomical distribution and classification of arachnoidal cysts, in Raimondi A, Choux M, Di Rocco C (eds): Intracranial Cyst Lesions. New York: Springler-Verlag. 1993:101-111.
34. El-Ghandour NM. Endoscopic treatment of quadrigeminal arachnoid cysts in children. J Neurosurg Pediatr. 2013;12(5):521-8.
35. Gui S, Bai J, Wang X, et al. Assessment of endoscopic treatment for quadrigeminal cistern arachnoid cysts: a 7-year experience with 28 cases. Childs Nerv Syst. 2016;32(4):647-54.
36. Silva MA, Chang H, Weng J, et al. Surgical management of quadrigeminal cistern arachnoid cysts: case series and literature review. J Neurosurg Pediatr. 2022;29(4):427-3.
37. Caldarelli M, Di Rocco C: Surgical options in the treatment of interhemispheric arachnoid cysts. Surg Neurol 1996;46:212-221.
38. Ulu MO, Kafadar AM, Dashti R, et al. Treatment of symptomatic interhemispheric arachnoid cysts by cystoperitoneal shunting. J Clin Neurosci. 2010;17:700-705.
39. Di Rocco F, Yoshino M, Oi S. Neuroendoscopic transventricular ventriculocystostomy in treatment for intracranial cysts. J Neurosurg Pediatr. 2005;103:54-6.
40. Cinalli G, Peretta P, Spennato P, et al. Neuroendoscopic management of interhemispheric cysts in children. J Neurosurg. 2006;105(3):194-202.
41. Giannetti AV, Fraga SM, Silva MC, Gurgel-Giannetti J. Endoscopic treatment of interhemispheric arachnoid cysts. Pediatr Neurosurg. 2012;48(3):157-162.
42. Mori K: Giant interhemispheric cysts associated with agenesis of corpus callosum. J Neurosurg. 1992;76:224-230.
43. Matushita H, Cardeal DD, Monaco B. Spontaneous disappearance of cerebral convexity arachnoid cyst. Arq NeuroPsiquiatr. 2012;70(6):473-474.
44. Hanai S, Yanaka K, Aiyama H, et al. Spontaneous resorption of a convexity arachnoid cyst associated with intracystic hemorrhage and subdural hematoma: A case report. Surg Neurol Int. 2023;14:224.
45. Gui S, Zong X, Li C, et al. Endoscopic treatment of convexity arachnoid cysts. Childs Nerv Syst. 2013;29:505-508.
46. Chernov MF, Kamikawa S, Yamane F, Hori T. Double-endoscopic approach for management of convexity arachnoid cyst: case report. Surg Neurol. 2004;61(5):483-6.
47. Kimura R, Hayashi Y, Sasagawa Y, et al. Progressively Enlarged Convexity Arachnoid Cysts in Elderly Patients: A Report of 2 Cases. World Neurosurg. 2020;135:253-258.

# LESÕES CONGÊNITAS DO COURO CABELUDO E DO CRÂNIO

Amanda de Oliveira López ▪ Artur Henrique Galvão Bruno da Cunha
João Gabriel Ribeiro Gomes ▪ Suzana Maria Bezerra Serra

## INTRODUÇÃO

Lesões congênitas do couro cabeludo e do crânio possuem uma ampla variedade de diagnósticos diferenciais e o conhecimento das características que as diferenciam auxilia na definição da proposta terapêutica mais adequada. Apesar de a maioria destas lesões serem benignas, algumas delas podem ser altamente complexas e se não identificadas e tratadas precocemente podem levar a sérias complicações.

Neste capítulo faremos uma revisão sobre as principais lesões neurocirúrgicas do couro cabeludo e crânio enfatizando a apresentação clínica, investigação por imagem e conduta terapêutica mais adequada para cada situação.

## APLASIA CUTÂNEA CONGÊNITA

Aplasia cutânea congênita (ACC) é uma doença rara caracterizada por ausência de todas as camadas da pele.[1] As lesões podem ser únicas ou múltiplas, com morfologia variada: circular, oval, estrelada ou triangular.[2]

### História

A primeira descrição dessa patologia foi feita por Cordon, em 1767, referindo-se ao caso de duas irmãs com lesões nos membros inferiores. O primeiro caso de acometimento do escalpe foi descrito em 1826, por Campbell.[3] O escalpe é o local mais comum do defeito e usualmente acomete a linha média. A falha pode se limitar à pele ou acometer estruturas subjacentes como o crânio e a dura-máter.[3,4]

### Epidemiologia

Sua frequência está estimada em 1:10.000 nascimentos e não há predileção pelo sexo, exceto nas síndromes de malformações ligadas ao cromossomo X.

### Etiologia

Existem diferentes teorias relacionadas à etiologia da ACC. Dentre as quais se destacam as seguintes.

#### Drogas Teratogênicas

O aparecimento de ACC tem sido relacionado ao uso de certos medicamentos como: metimazol, misoprostol, benzodiazepínicos, ácido valproico, dentre outros.[5-7]

#### Teoria Amniogênica

Segundo esta teoria a membrana amniótica poderia aderir à pele do feto deixando áreas desnudas. Alguns autores descrevem o aparecimento de "bandas amnióticas" que são anéis de constrição por aderência entre o âmnio e a pele. Um ponto importante contra essa teoria é que a maioria das placentas analisadas mantinham sua integridade.[3,8]

#### Teoria Vascular

Teoria relacionada com alteração nos fatores de coagulação e formação de trombos. Foi desenvolvida a partir de observação de fetos gemelares, nos quais um nasceu com aplasia cútis e o outro havia falecido (feto papiráceo). Postula-se que a morte de um dos gemelares daria lugar à formação de um material tromboplástico de uma circulação a outra, sendo as lesões cutâneas resultantes de isquemia.[9]

#### Infecções Intrauterinas

Infecções durante a gestação por varicela-zóster, herpes simples, infecções do grupo TORCH e ainda HIV têm sido relatadas associadas à presença de ACC em fetos.[10]

#### Fatores Genéticos

Na literatura estão descritos muitos casos de ACC em familiares com herança autonômica dominante, recessiva e esporádicos, sendo estes últimos os que predominam. Porém a localização precisa do defeito genético ainda não foi identificada.[11]

#### Defeito no Fechamento do Tubo Neural

O postulado é que o fechamento do tubo neural nos humanos é contínuo, iniciando em um ponto na região cervical e progredindo tanto em direção cefálica quanto em direção caudal. Essa teoria ajuda a entender por que a maioria das lesões são encontradas na linha média.[12-14]

Existem várias outras teorias que tentam explicar o surgimento da ACC, como a Teoria Traumática, Teoria das Forças Biomecânicas sobre o Vértice da Cabeça, Involução Intraútero de Hemangioma; porém ainda não há na literatura a definição de qual teoria melhor explica esta malformação.

### Classificação

Dentre os vários sistemas de classificação propostos na literatura, a Classificação de Frieden, publicada em 1986, tem sido a mais utilizada por ser a mais completa.[1] Ela tenta esclarecer a etiologia, especificar os padrões clínicos, a topografia da ACC, o modo de herança e as anomalias associadas (Quadro 8-1).

**Quadro 8-1.** Classificação de Frieden para aplasia cutânea congênita (ACC)

| Tipo | Características | Fatores genéticos |
|---|---|---|
| 1 | ACC do escalpe e ausência de anomalias múltiplas | Autossômico dominante ou esporádico |
| 2 | ACC do escalpe associada a anormalidades dos membros (redução dos membros, sindactilia, pé torto, ausência ou distrofia de unhas, marcas de pele nos dedos dos pés) | Autossômico dominante |
| 3 | ACC do escalpe associada a *nevus* epidérmicos e organoides | Esporádico |
| 4 | ACC sobrejacente a malformações embriológicas (mielomeningocele, gastrosquise e onfalocele) | Fatores potenciais |
| 5 | ACC associada a feto papiráceo ou infartos placentários | Esporádico |
| 6 | ACC associada a epidermólise bolhosa (EB) | A depender do tipo da EB: pode ser autossômico dominante ou recessivo |
| 7 | ACC localizada em extremidades sem bolhas | Autossômico dominante ou esporádico |
| 8 | ACC causada por teratogênicos específicos (metimazol, infecções por varicela e herpes simples) | Sem fatores genéticos |
| 9 | ACC associada a malformações sindrômicas (trissomia do 13, síndrome 4p-, displasias ectodérmicas, síndrome de Johanson-Blizzard, hipoplasia dérmica focal, disgenesia gonadal XY, complexo de ruptura da banda amniótica) | Vários, a depender da síndrome específica |

## Tratamento

Ainda não há consenso na literatura sobre qual a melhor estratégia de manejo da ACC.[4,15-18] O tratamento deve ser individualizado e o risco-benefício de cada modalidade de tratamento deve ser avaliado.

### Tratamento Conservador

Em geral indicado para lesões pequenas (< 2 cm), superficiais, com dura-máter íntegra e sem exposição do seio sagital superior ou para aquelas lesões que, independente das dimensões, já se apresentam ao nascimento parcialmente cicatrizadas.[4,19-21]

Consiste na realização de curativos úmidos e, a depender do caso, com associação de antibióticos tópicos.[22]

O tratamento conservador possui a vantagem de não submetermos o paciente ao risco cirúrgico, entretanto, pode ocorrer um tempo de internamento prolongado. A cicatrização por esse método é lenta e necessita da participação da família e da equipe de enfermagem para a realização de curativos (em geral trocados 2-3 vezes por dia), além de identificação precoce de qualquer intercorrência (sangramento proveniente do seio sagital e infecções). Dessa forma, não se recomenda tratamento conservador para lesões que exponham em algum grau os seios venosos.

Outra desvantagem do tratamento conservador é a alopecia residual, que pode necessitar de um procedimento cirúrgico futuro para melhor resultado estético.

### Tratamento Cirúrgico

Tem como vantagens o menor tempo de internamento hospitalar e a menor incidência de alopecia residual local.

Entre as desvantagens deste tratamento temos o alto risco cirúrgico para esta faixa etária, a escassez de tecido para rotação de tecido cutâneo e o risco de isquemia e necrose do tecido cutâneo.[4,15,16,23,24]

Existem várias modalidades cirúrgicas disponíveis. De uma maneira simplificada elaboramos uma linha de raciocínio para auxiliar na orientação da conduta cirúrgica:

- Para lesões até 5 cm utilizamos o tratamento cirúrgico com desbridamento das bordas e fechamento primário (Fig. 8-1).
- Para lesões entre 5-10 cm em geral optamos por rotação simples de *flap* de escalpe após desbridamento das bordas (Fig. 8-2).
- Para lesões maiores de 10 cm, na nossa opinião, a melhor opção de tratamento é a correção do defeito com *flap* pediculado utilizando o ultrassom Doppler para confirmação de bom pedículo vascular (Fig. 8-3).

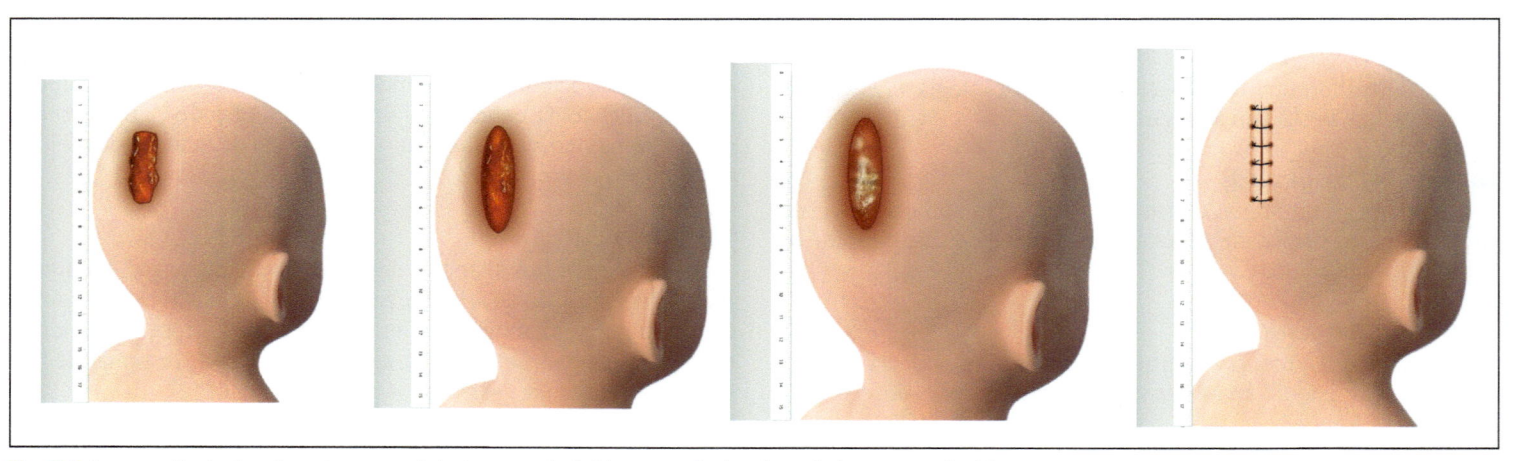

**Fig. 8-1.** Imagem ilustrativa do tratamento cirúrgico com desbridamento das bordas e fechamento primário.

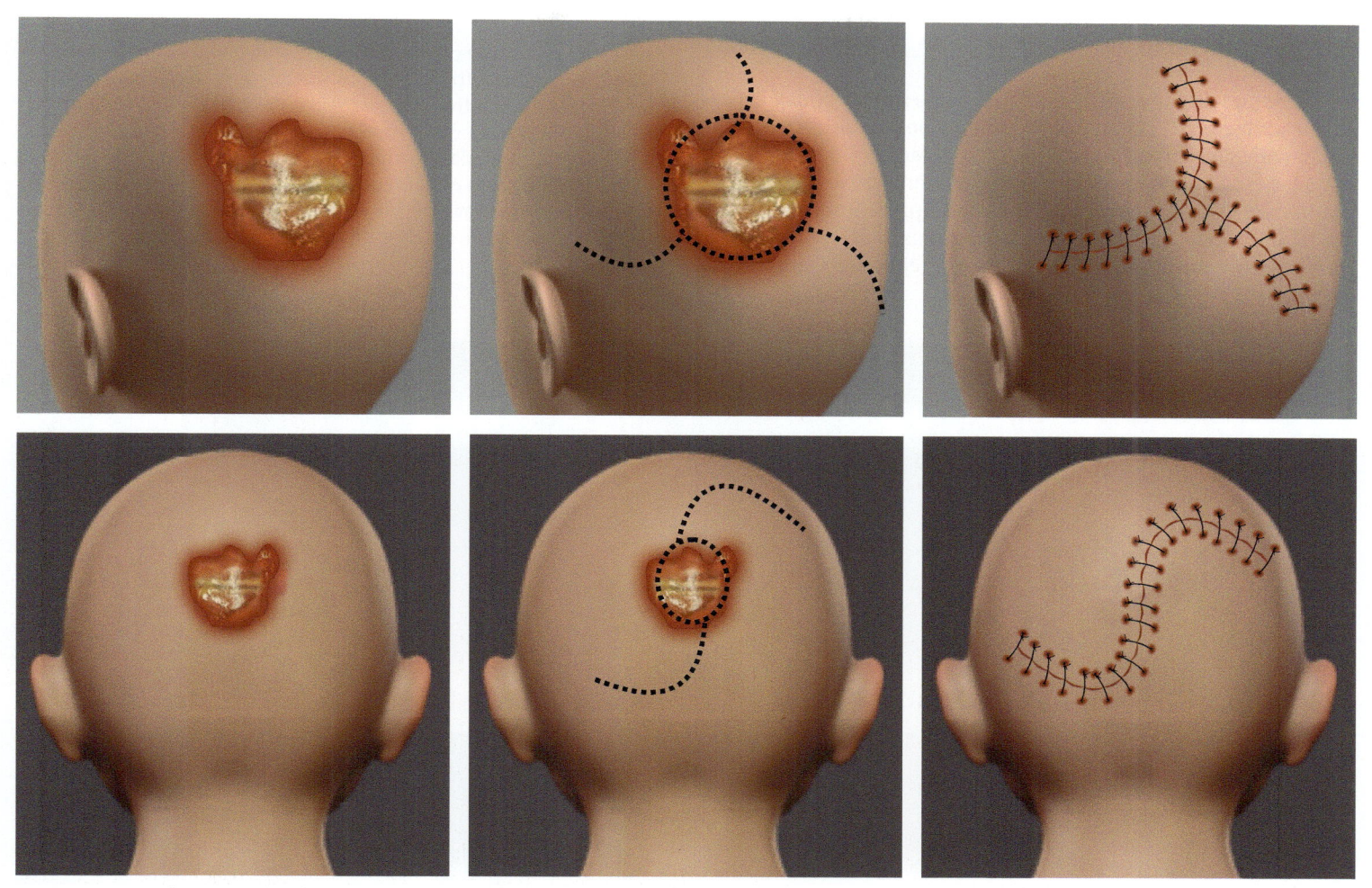

**Fig. 8-2.** Imagens ilustrativas de opções para rotação simples de retalho cutâneo em lesões entre 5 e 10 cm de extensão.

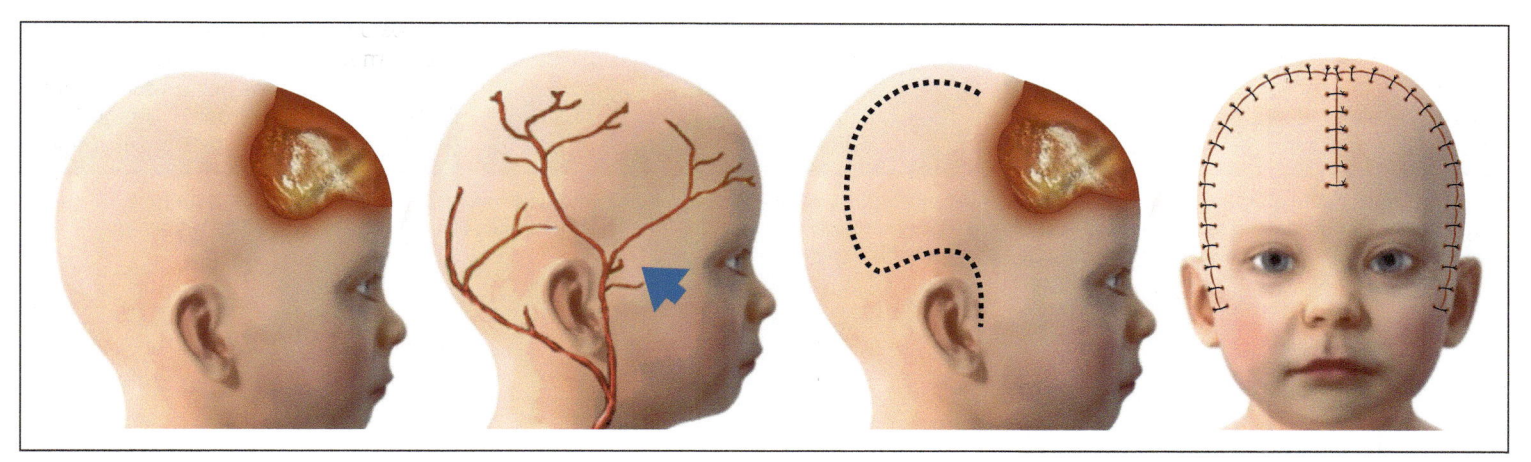

**Fig. 8-3.** Imagens ilustrativas de rotação de retalho cutâneo pediculado, com base na artéria temporal superficial e fechamento de extensa falha cutânea frontal.

## Casos Ilustrativos
### Caso 1 (Fig. 8-4)

Bebê do sexo feminino, nascida em outro serviço onde foi diagnosticada com ACC. Optou-se inicialmente por tratamento conservador naquele hospital. A paciente deu entrada em nosso hospital com 2 meses de idade e volumoso sangramento ativo por lesão de couro cabeludo, no seio sagital superior. Apresentava grande falha na linha média medindo 6 × 6 cm e sinais de infecção. Prosseguimos com tratamento cirúrgico de emergência para controle de sangramento, rafia sinusal, duroplastia, desbridamento da ferida e rotação de retalho de couro cabeludo. Como havia sinais de infecção, iniciamos tratamento antibiótico intravenoso. No pós-operatório houve piora do quadro infeccioso com deiscência de ferida operatória. Foi realizado novo procedimento cirúrgico (desbridamento da ferida) e otimizada a antibioticoterapia. Os exames de imagem pós-operatórios não evidenciaram malformações cerebrais, o seio sagital superior estava pérvio e havia pequena área de gliose parassagital. A paciente recebeu alta em bom estado clínico e a ferida cicatrizou bem.

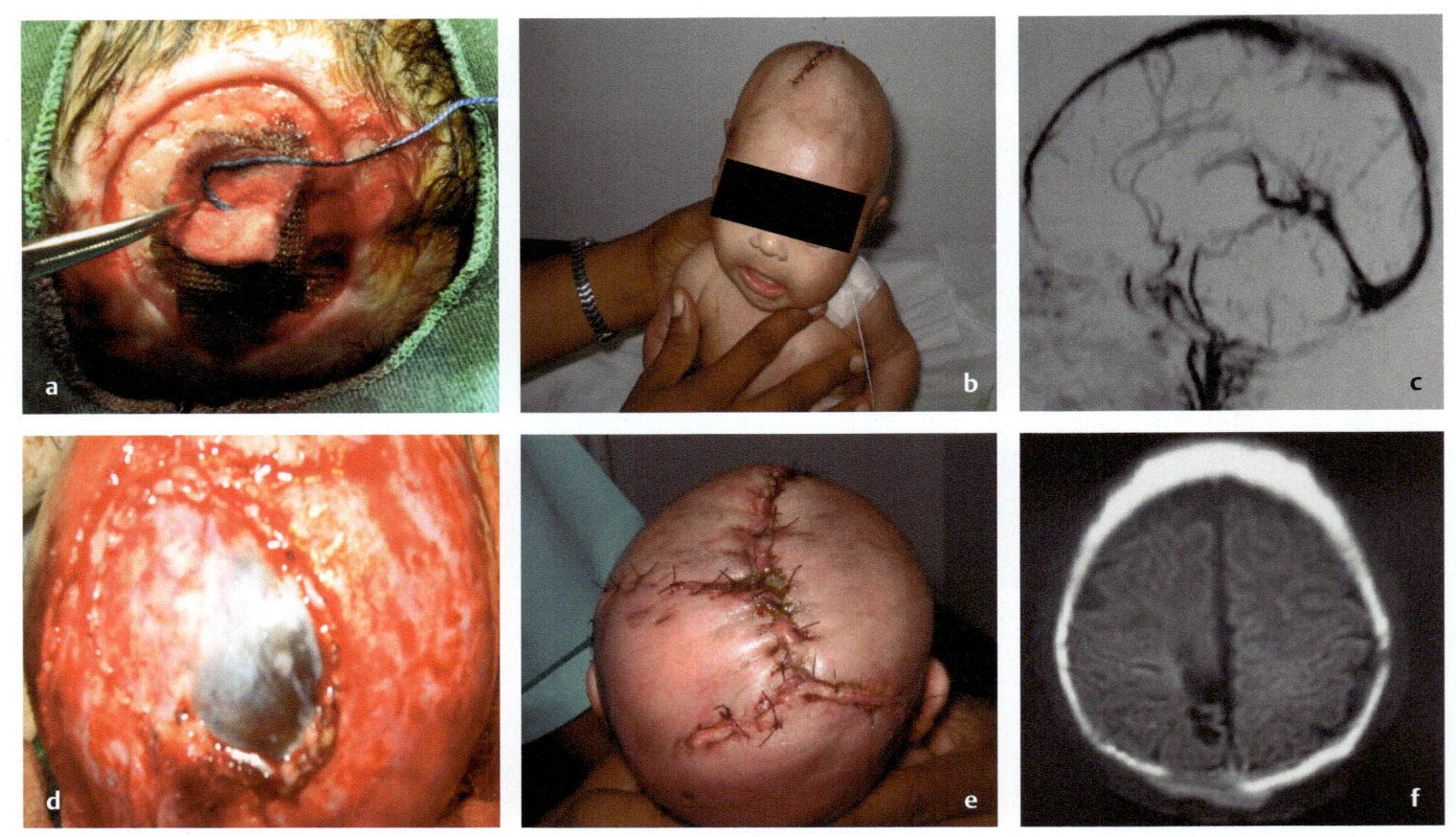

**Fig. 8-4.** Caso 1. (**a**) Imagem intraoperatória de lesão em escalpe na linha média com hemorragia ativa do seio sagital superior. (**b**) Realizado controle da hemorragia com rafia do seio sagital superior. (**c,d**) Imagem pós-operatória com aspecto da ferida após rotação de *flap* cutâneo. (**e,f**) RNM pós-operatória evidenciando patência de seio sagital superior e pequena área de gliose parassagital.

## Caso 2 (Fig. 8-5)

Paciente do sexo feminino com história gestacional materna de uso de misoprostol. Ao exame físico foi identificada uma lesão na linha média do escalpe de 5 × 3 cm com envolvimento de pele e crânio. No 5º dia de vida foi submetida a tratamento cirúrgico com desbridamento das bordas da lesão, descolamento do couro cabeludo e fechamento primário. Teve boa recuperação e recebeu alta alguns dias após a cirurgia com a ferida cicatrizada e exame neurológico normal.

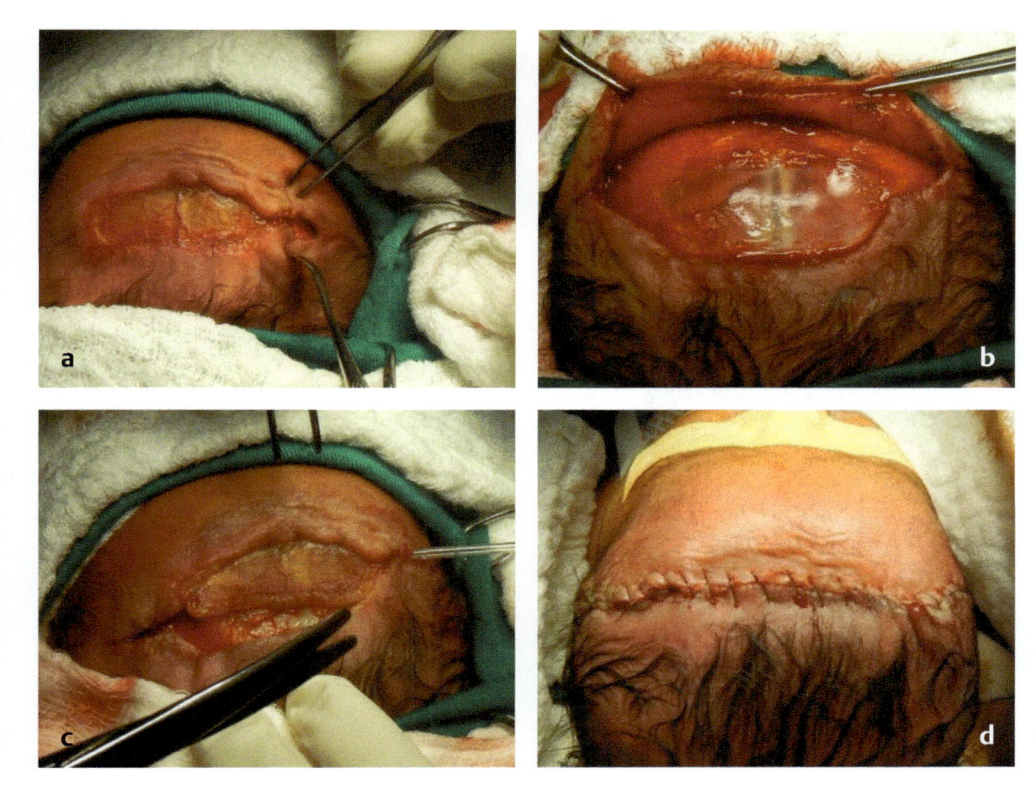

**Fig. 8-5.** Caso 2. (**a,b**) Imagem intraoperatória em etapas: desbridamento de bordas da lesão em escalpe. (**c**) Descolamento de *flap* cutâneo. (**d**) Fechamento primário da ferida operatória sem tensão das bordas.

## Caso 3 (Fig. 8-6)

Paciente do sexo feminino com história gestacional materna normal e parto normal. Apresentava lesão ulcerativa na linha média do couro cabeludo medindo 5 × 2 cm, com comprometimento cutâneo e ósseo. Havia sinais clínicos de infecção. Foi submetida a tratamento cirúrgico com desbridamento das bordas da ferida e rotação do retalho de couro cabeludo. O regime de tratamento com antibiótico intravenoso foi feito durante 10 dias. Recuperou-se bem no pós-operatório e recebeu alta com ferida cicatrizada e exame neurológico normal.

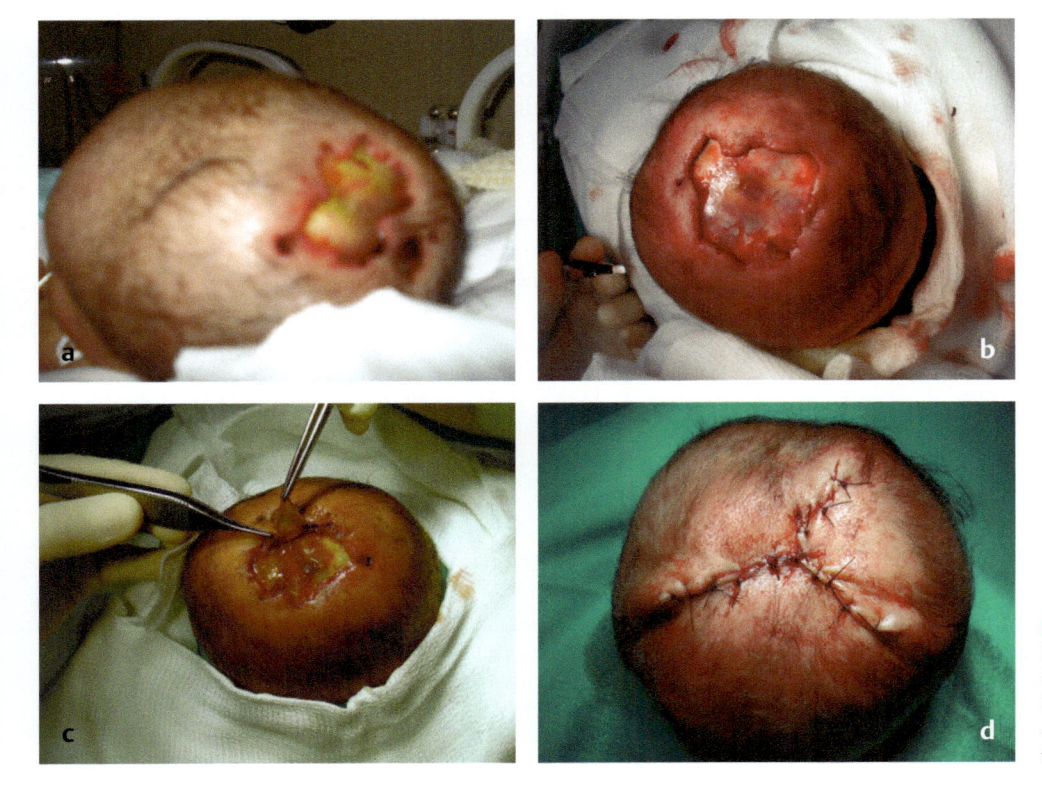

**Fig. 8-6.** Caso 3. (**a**) Imagem pré-operatória de lesão ulcerativa em linha média. (**b**) Imagem intraoperatória mostrando desbridamento das bordas da lesão. (**c**) Visualização da exposição do seio sagital superior. (**d**) Rotação de *flap* e fechamento de ferida operatória.

## Caso 4 (Fig. 8-7)

Dois de nossos pacientes eram irmãos. Nasceram com lesão cutânea parcialmente cicatrizada (com tecido de granulação) e foram submetidos a tratamento conservador com curativos diários umedecidos e sulfadiazina de prata. As feridas tiveram boa cicatrização sem necessidade de intervenção cirúrgica, porém os pacientes ficaram com alopecia residual. Ambos tinham exame neurológico normal.

Aplasia cútis congênita é uma rara doença e a maior parte dos trabalhos publicados são apenas relatos de caso.

Embora o manejo ainda seja muito controverso na literatura, com nossa experiência e com a análise de dados publicados por outros serviços, concluímos que o melhor manejo para a maior parte dos casos é o tratamento cirúrgico, exceto em casos de lesões em processo de cicatrização ao nascimento, em lesões pequenas e superficiais e pacientes com muitas comorbidades que contraindiquem o procedimento.

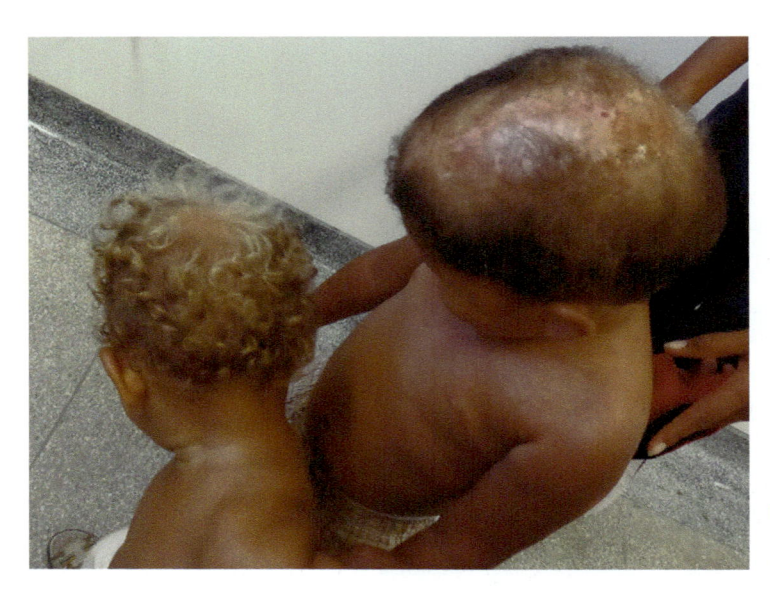

**Fig. 8-7.** Casos 4 e 5: Aspecto final de lesões submetidas a tratamento conservador. Pode-se observar a alopecia local.

## CEFALOCELE ATRÉSICA
### Conceito e Classificação

A cefalocele atrésica (CA) é uma forma frustra de cefalocele (defeito congênito no crânio e dura-máter com herniação de qualquer estrutura intracraniana).

Classificada como tipo IV de encefalocele, a cefalocele atrésica difere das cefaloceles verdadeiras pela presença de remanescentes durais, tecido fibroso e tecido neuronal displásico.[25]

CA corresponde a uma lesão pequena, não cística, plana ou nodular, localizada na linha média do couro cabeludo (próxima ao vértice – Tipo Parietal – ou acima/cefálica à protuberância occipital externa – Tipo Occipital).[26,27]

As cefaloceles atrésicas **parietais** são lesões ovais/redondas, bem delimitadas, sem pelos, com tamanho que pode variar de 5 a 15 mm.[25] Em geral o defeito é coberto por pele atrófica ou por uma membrana brilhante. Podem parecer bolhosas ou císticas logo após o nascimento e se transformam em uma lesão alopécica plana. Histologicamente, a lesão cutânea é tecido fibroso inespecífico, desprovido de anexos cutâneos e tecido neural.

Na profundidade da lesão cutânea o crânio apresenta um óstio bem delimitado. A dura-máter caracteristicamente ocupa o defeito ósseo, separando a lesão de pele da cavidade intracraniana (Fig. 8-8).

As cefaloceles atrésicas **occipitais** geralmente se apresentam como lesões nodulares, não císticas, de 10 a 15 mm de diâmetro e cobertas por epitélio liso e cicatrizado ou pele com pêlos esparsos. A partir da lesão cutânea, um tecido fibroso tubular se estende intracranialmente através de um pequeno defeito na calvária. O núcleo fibroso possui conexão dural ao nível da tórcula (Fig. 8-9). Microscopicamente, o cordão fibroso central é composto de tecido meningofibroso desprovido de quaisquer elementos neurais e de quaisquer elementos sugestivos de trato sinusal dérmico.[28]

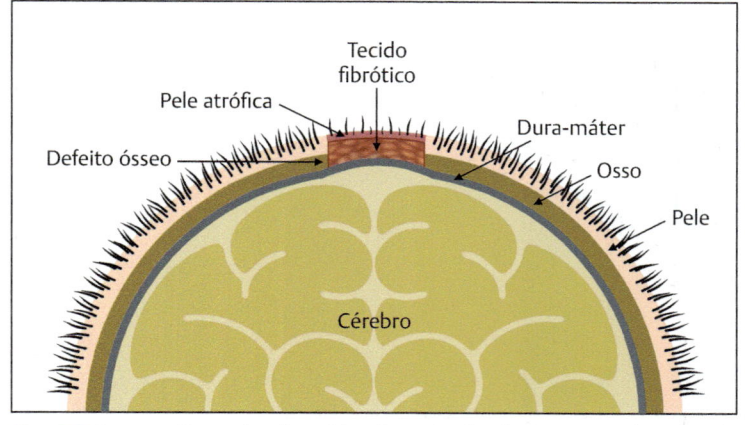

**Fig. 8-8.** Imagem ilustrativa da cefalocele parietal – alopécica. A pele no local da lesão é atrófica e sua profundidade, em geral, é preenchida por tecido cicatricial e o defeito ósseo é ocupado pela dura-máter.

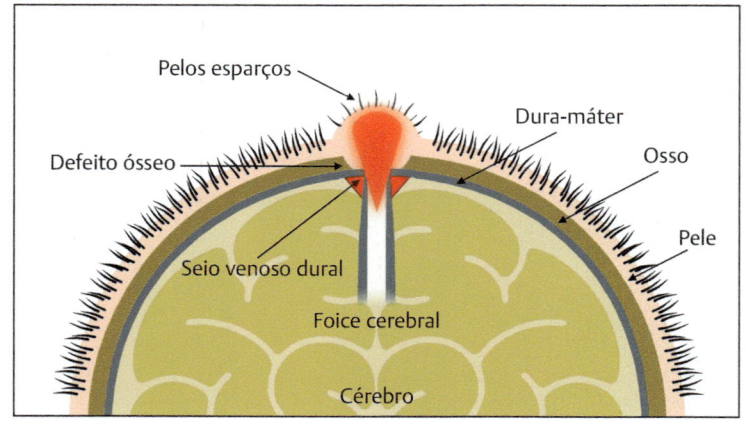

**Fig. 8-9.** Imagem ilustrativa da cefalocele occipital – nodular. A pele apresenta-se cicatrizada no local da lesão. A partir dela encontra-se um tecido fibroso tubular que atravessa o defeito ósseo e alcança a dura-máter no nível da tórcula.

## Apresentação Clínica

As CAs geralmente se apresentam como uma pequena massa no couro cabeludo na linha média coberta pela pele. Clinicamente, a maioria dos pacientes com cefalocele atrésica é assintomática e geralmente com descoberta acidentalmente. Entre os sintomas, o mais frequentemente descrito pelos pacientes é dor local (por estiramento da dura-máter), o que pode interferir negativamente na qualidade de vida.

## Neuroimagem

A partir do momento em que há suspeita clínica de cefalocele atrésica, a investigação com ressonância magnética se torna fundamental, tanto para diagnosticar outras malformações intracranianas associadas (encontradas frequentemente, sobreetudo no tipo parietal), quanto para o planejamento cirúrgico. As malformações intracranianas mais frequentes nestes casos são hidrocefalia, cisto intracraniano, disgenesia cerebelar, alterações em seios venosos, holoprosencefalia, heterotropia da substância cinzenta e malformações de Chiari.[29]

## Tratamento

A cirurgia é recomendada nos casos de dor local, lesões ulceradas e com alto risco de ruptura ou quando as lesões incomodam os pacientes e familiares do ponto de vista estético.[25]

No planejamento cirúrgico é fundamental a realização de ressonância e angiorressonância cerebral, devido à alta incidência de anomalias venosas associadas.

A cirurgia normalmente envolve a incisão elíptica na base da malformação, seguida de dissecção e extirpação do conteúdo do saco, sem intervir nas anomalias venosas, pois participam da drenagem venosa habitual. A depender do defeito ósseo, pode-se associar a cranioplastia. Em vários casos optamos por realizar a drilagem das bordas do defeito ósseo e colocar fragmentos de osso com cola de fibrina sobre a dura-máter, para facilitar a ossificação e, por consequência, levar ao fechamento da falha óssea.

## Prognóstico

O prognóstico da cefalocele atrésica é excelente para pacientes com CA isolada (sem outras malformações associadas), apresentando ao longo dos anos neurodesenvolvimento normal.[30]

Para pacientes com outras malformações associadas, o prognóstico dependerá mais da gravidade destas últimas, do que da cefalocele propriamente dita.[29]

## Caso Ilustrativo

Paciente com 2 anos de idade apresentando pequena lesão nodular, descamativa, localizada na linha média, próximo à protuberância occipital externa. Queixava-se de dor e hipersensibilidade local (Fig. 8-10).

Realizou tomografia de crânio e ressonância magnética que confirmaram a hipótese de cefalocele atrésica (Fig. 8-10).

Indicada cirurgia para ressecção da lesão e correção do defeito ósseo.

Identificada lesão fibrosa que conectava o plano subcutâneo ao conteúdo intracraniano através de falha óssea na linha média. Devido à proximidade da lesão com sistema venoso, foi optado por realizar craniotomia circular para identificação de local de contato da lesão com a dura-máter. Realizada coagulação e ressecção de tecido malformado discretamente distal à sua implantação na dura-máter. Realizada drilagem da margem do defeito ósseo (indentada) e recolocação do *flap* ósseo com cobertura da área de falha e fixação com tela e parafusos absorvíveis (Fig. 8-11).

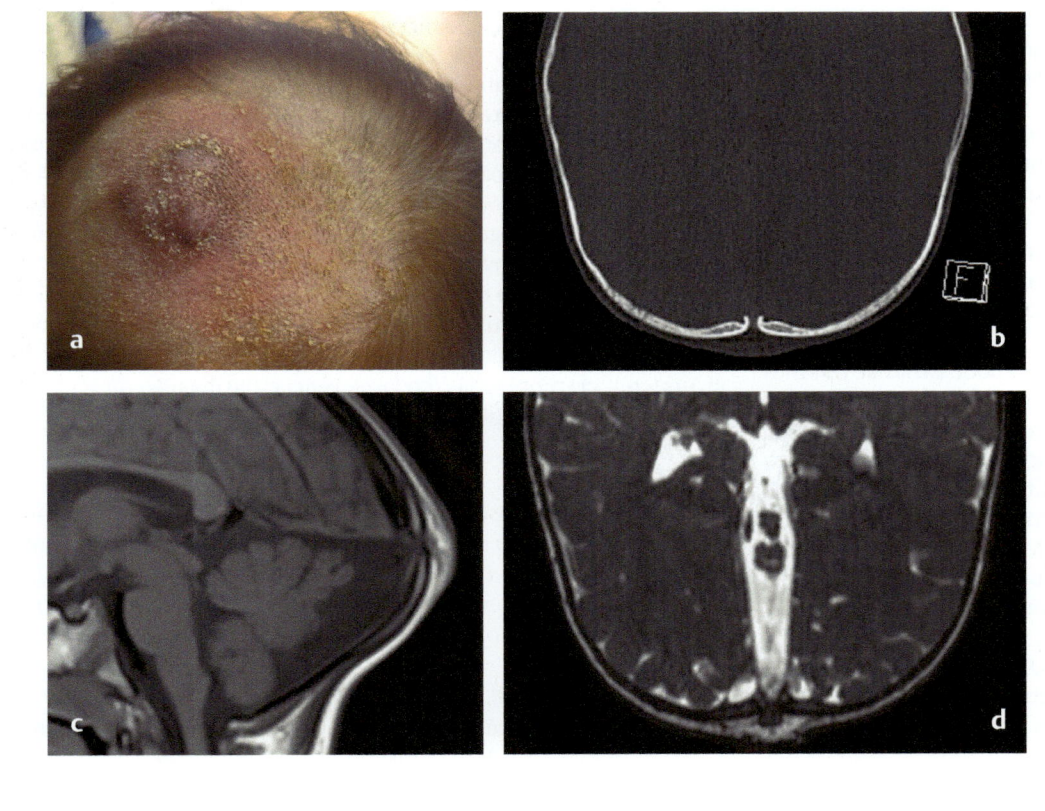

Fig. 8-10. Caso ilustrativo de cefalocele atrésica occipital: (a) Lesão nodular em linha média do couro cabeludo. (b) TC de crânio corte axial revela falha óssea na linha média com presença de indentações em ambas as bordas do defeito ósseo. (c) RNM corte sagital T1 evidenciando passagem de tecido intracraniano através de falha óssea próxima à região da tórcula. (d) RNM corte axial em T2 em que podemos observar íntima relação da lesão com os seios venosos.

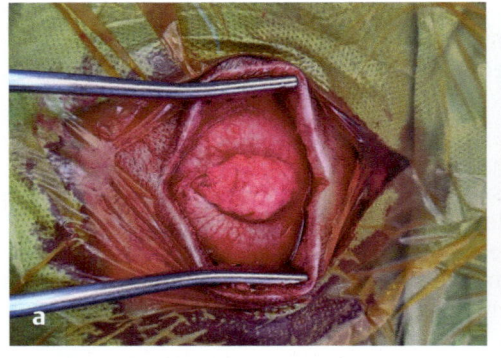

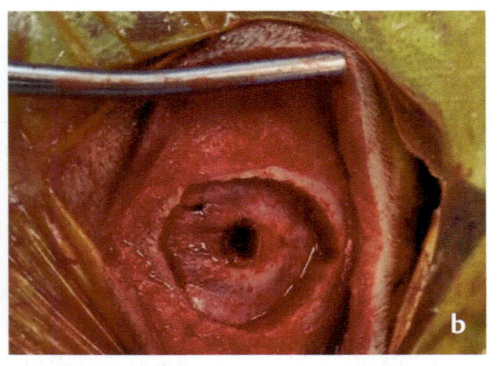

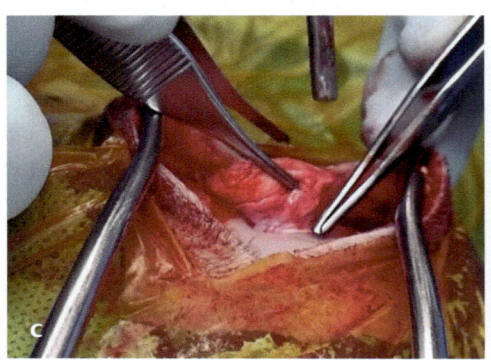

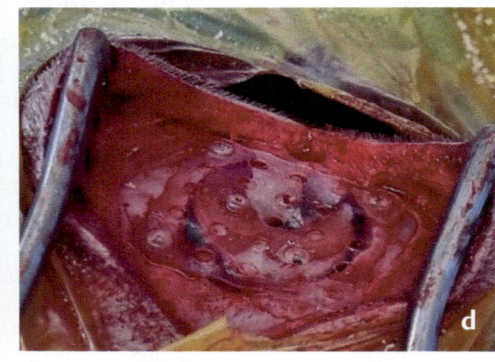

**Fig. 8-11.** Caso ilustrativo de cefalocele atrésica occipital. (**a**) Imagem intraoperatória, após dissecação do plano cutâneo, revelando o conteúdo herniado com aspecto fibroso. (**b**) Após craniotomia, retirada de *flap* ósseo, coagulação e amputação da lesão imediatamente distal à implantação na dura-máter. (**c**) Identificada falha óssea e o **colo** da cefalocele junto à falha óssea. (**d**) Aspecto final após recolocação do *flap* ósseo priorizando a cobertura do defeito prévio.

## FORAMES PARIETAIS ALARGADOS

Os forames parietais aumentados (FPA) são uma condição rara (varia de 1:15.000-1:50.000) caracterizada por defeitos variáveis de ossificação intramembranosa dos ossos parietais.[31]

Durante o desenvolvimento fetal, os ossos frontal, parietal e a porção escamosa dos ossos temporais sofrem ossificação intramembranosa (ossificação direta da membrana vascularizada). Esta ossificação conclui-se no quinto mês de gestação. Quando há ossificação insuficiente ao redor da incisura parietal, restam grandes forames permanentes.[31,32]

FPA são forames localizados no ângulo posterior superior do osso parietal, próximo ao encontro das suturas sagital e lamboide, e apresentam-se como radiolucências simétricas e pareadas nas imagens do crânio.[32]

É importante lembrar que podemos encontrar, como variações da normalidade (60-70% da população), pequenos orifícios nos ossos parietais, de 1-2 mm de diâmetro, nos quais passam as veias emissárias.[33]

No caso do FPA, o diâmetro da falha óssea pode variar de milímetros a vários centímetros. Estes forames são cobertos por uma membrana fibrosa e, mais superficialmente, pelo couro cabeludo normal.

O FPA pode ser hereditário, transmitido de forma autossômica dominante e com alta penetrância. Na literatura existem muitos relatos de acometimento familiar desta condição.[31-33]

No exame físico destes pacientes podemos palpar o defeito ósseo, porém como, em geral, esta condição é assintomática, muitas vezes o diagnóstico é feito por meio de um achado incidental nos exames de imagem.

A tomografia computadorizada 3D usando janelas ósseas revela claramente o defeito. A ressonância magnética é útil na definição de alterações anatômicas intracranianas associadas (meníngeas, vasculares e/ou corticais). Dentre as alterações associadamente encontradas, as mais frequentes são alterações de seios venosos/persistência de seio falcino.

Devido à forte relação com alterações genéticas, pacientes com diagnóstico de FPA, devem ser encaminhados para avaliação de geneticista.

O tratamento do FPA na maioria dos casos é conservador e muitas vezes há uma redução do diâmetro do defeito ao longo dos anos. A cranioplastia é indicada apenas em raros casos, em que o defeito ósseo residual é grande, como forma de proteção cerebral diante de possíveis traumas ao longo da vida.[31]

## CRÂNIO BÍFIDO

Crânio bífido (CB) caracteriza-se por uma falha na ossificação na linha média do crânio durante o período embrionário.[34]

Ao longo dos anos, as dimensões da falha óssea podem reduzir e no final do processo o defeito se assemelhar aos forames parietais aumentados bilateralmente, o que causa muitas vezes confusão na literatura em relação à terminologia mais correta em relação às duas entidades.

Diferente do forame parietal aumentado, o CB não possui uma relação forte com herança familiar.[35]

Caracterizado por um defeito de linha média, no CB ao exame físico é possível palpar uma ampla falha óssea em continuidade com a fontanela anterior. Se a falha óssea for grande pode haver herniação das meninges e córtex cerebral, levando a sintomas como cefaleia ou crises convulsivas.

O tratamento do crânio bífido oculto é em geral conservador, devido à história natural usualmente benigna. Em alguns raros casos, o crânio bífido persistente e amplo pode justificar o tratamento cirúrgico – cranioplastia (dar preferência à utilização de enxertos ósseos da própria calvária).

## CONCLUSÃO

São muitas as lesões congênitas que podem afetar o crânio e o couro cabeludo, e o diagnóstico correto e precoce é fundamental para a segurança do recém-nascido. É fundamental que o neurocirurgião pediátrico esteja familiarizado com essas condições para oferecer a melhor abordagem desde o primeiro momento.

## REFERÊNCIAS BIBLIOGRÁFICAS

1. Frieden IJ. Aplasia cútis congenita: a clinical review and proposal for classification. J Am Acad Dermatol. 1986;14(4):646-660.
2. Tincopa-Wong OW. Aplasia cútis congénita: lo que se conoce en el presente. Dermatol Peru. 2012;22(2):89-110.
3. Campbell W. Case of congenital ulcer on the cranium of a fetus. J Med Sci (Edinburgh). 1826;2:82-84.
4. Santos de Oliveira R, Barros Jucá CE, Lopes Lins-Neto A, et al. Aplasia cútis congenita of the scalp: is there a better treatment strategy? Childs Nerv Syst. 2006;22(9):1072-1079.
5. Suárez O, López-Gutiérrez JC, Andrés A, et al. Revisión de 36 casos de aplasia cútis congénita. Protocolo quirúrgico y resultados [Aplasia cútis congenita: surgical treatment and results in 36 cases]. Cir Pediatr. 2007;20(3):151-155.

6. Başterzi Y, Bağdatoğlu C, Sari A, Demirkan F. Aplasia cútis congenita of the scalp and calvarium: conservative wound management with novel wound dressing materials. J Craniofac Surg. 2007;18(2):427-429.
7. Skoufi G, Lialios G, Plachouras N, et al. Aplasia cútis congenita: Successful conservative treatment. Pediatr Int. 2006;48(5):507-509.
8. Nagore E, Sánchez-Motilla JM, Febrer MI, et al. Radius hypoplasia, radial palsy, and aplasia cútis due to amniotic band syndrome. Pediatr Dermatol. 1999;16(3):217-219.
9. Lemke RP, Machin G, Muttitt S, et al. A case of aplasia cútis congenita in dizygotic twins. J Perinatol. 1993;13(1):22-27.
10. Metta AK, Ramachandra S, Manupati S. Bullous aplasia cútis congenita: is hiv an association? Indian J Dermatol. 2011;56(3):344-345.
11. Baselga E, Torrelo A, Drolet BA, et al. Familial nonmembranous aplasia cútis of the scalp. Pediatr Dermatol. 2005;22(3):213-217.
12. Drolet B, Prendiville J, Golden J, et al. 'Membranous aplasia cútis' with hair collars. Congenital absence of skin or neuroectodermal defect? Arch Dermatol. 1995;131(12):1427-1431.
13. Gerrelli D, Copp AJ. Failure of neural tube closure in the loop-tail (Lp) mutant mouse: analysis of the embryonic mechanism. Brain Res Dev Brain Res. 1997;102(2):217-224.
14. Drolet BA, Baselga E, Gosain AK, et al. Preauricular skin defects. A consequence of a persistent ectodermal groove. Arch Dermatol. 1997;133(12):1551-1554.
15. Maillet-Declerck M, Vinchon M, Guerreschi P, et al. Aplasia cútis congenita: review of 29 cases and proposal of a therapeutic strategy. Eur J Pediatr Surg. 2013;23(2):89-93.
16. Tosun Z, Ozkan A, Savaci N. Is surgery always necessary in the treatment of aplasia cútis congenita? Plast Reconstr Surg. 2006;117(4):1355-1356.
17. Saraiya HA. Management of aplasia cútis congenita of the scalp: a continuing enigma. Br J Plast Surg. 2002;55(8):707-708.
18. Bernbeck B, Schwabe J, Groninger A, et al. Aplasia cútis congenita of the scalp: how much therapy is necessary in large defects? Acta Paediatr. 2005;94(6):758-760.
19. Henriques JG, Pianetti Filho G, Giannetti AV, Henriques KS. Extensa falha cutânea e craniana em paciente com aplasia cútis congenita [Large scalp and skull defect in patient with aplasia cútis congenita]. Arq Neuropsiquiatr. 2004;62(4):1108-1111.
20. Yin HY, Tang XJ, Liu W, et al. Aplasia cútis congenital: a case of large scalp and skull defects treated with conservative approach. Chin Med J (Engl). 2013;126(14):2795-2796.
21. Raposo-Amaral CE, Raposo-Amaral CA. Aplasia cútis congenita: impact of early treatment on calvarial osteogenesis. J Plast Reconstr Aesthet Surg. 2011;64(9):e237-e240.
22. Bouali S, Charfeddine SH, Ghedira K, et al. Large aplasia cútis congenita of the vertex conservative management. Childs Nerv Syst. 2024;40(2):285-292.
23. Henderson TO, Thomas GP, Wall SA. Parental allografts in the management of Adams-Oliver syndrome. Childs Nerv Syst. 2013;29(8):1223-1224.
24. Zimmerman B, Chamlin SL. A 6-week-old girl with a scalp lesion. Pediatr Ann. 2013;42(1):13-15.
25. Sencer S, Arnaout MM, Al-Jehani H, et al. The spectrum of venous anomalies associated with atretic parietal cephaloceles: A literature review. Surg Neurol Int. 2021;12:326.
26. Naidich TP, Altman NR, Braffman BH, et al. Cephaloceles and related malformations. AJNR Am J Neuroradiol. 1992;13(2):655-690.
27. Rai Y, Ogiwara H. Atretic cephalocele associated with sinus pericranii: a single-center analysis. Childs Nerv Syst. 2024;40(2):543-547.
28. Yokota A, Kajiwara H, Kohchi M, et al. Parietal cephalocele: clinical importance of its atretic form and associated malformations. J Neurosurg. 1988;69(4):545-551.
29. Martinez-Lage JF, Sola J, Casas C, et al. Atretic cephalocele: the tip of the iceberg. J Neurosurg. 1992;77(2):230-235.
30. Tokatly Latzer I, Roth J, Constantini S, et al. Neurodevelopmental outcome of children born with an isolated atretic cephalocele. Childs Nerv Syst. 2021;37(4):1295-1300.
31. Mavrogiannis LA, Wilkie AOM. Enlarged Parietal Foramina. In: Adam MP, Feldman J, Mirzaa GM et al., eds. GeneReviews®. Seattle (WA): University of Washington, Seattle. 2004.
32. Griessenauer CJ, Veith P, Mortazavi MM, et al. Enlarged parietal foramina: a review of genetics, prognosis, radiology, and treatment. Childs Nerv Syst. 2013;29(4):543-547.
33. Mupparapu M, Binder RE, Duarte F. Hereditary cranium bifidum persisting as enlarged parietal foramina (Catlin marks) on cephalometric radiographs. Am J Orthod Dentofacial Orthop. 2006;129(6):825-828.
34. Celik SE, Kara A. Complete cranium bifidum without scalp abnormality. Case report. J Neurosurg Pediatr. 2008;1(3):258-260.
35. Vedajallam S, Chacko A, Andronikou S, et al. Cranium bifidum occultum. Pediatr Neurosurg. 2012;48(4):261-263.

# Parte II Doenças da Coluna e Transição Craniovertebral

# EMBRIOLOGIA DA COLUNA E DA TRANSIÇÃO CRANIOVERTEBRAL E SUA APLICAÇÃO NA PRÁTICA CLÍNICA

CAPÍTULO 9

Tatiana Protzenko ■ Antônio Bellas
Marcelo Pousa ■ Jose Francisco Manganelli Salomão

## INTRODUÇÃO

Anomalias congênitas da coluna vertebral envolvem tanto estruturas ósseas quanto o sistema nervoso central. A ocorrência frequente de padrões com várias combinações sugere uma inter-relação entre a origem e o desenvolvimento dessas estruturas.[1] A compreensão da anatomia embrionária normal é de fundamental importância para o reconhecimento de malformações congênitas vertebrais e seu adequado tratamento cirúrgico. Neste capítulo revisaremos, de forma didática, os principais momentos embrionários da formação da coluna vertebral, correlacionando a anatomia normal com a anatomia embrionária das lesões disráficas e das malformações craniovertebrais mais comuns.

Nosso estudo embrionário iniciar-se-á a partir do blastocisto, o embrião de 15 dias pós-ovulatórios (DPO) com duas camadas denominadas epiblasto e hipoblasto, que passará pelas etapas de gastrulação, neurulação primária, neurulação juncional e neurulação secundária. Mais comumente, as lesões disráficas são relacionadas com a disrupção de um momento embrionário específico, mas pode haver superposição de lesões de fases embrionárias distintas com associações complexas disráficas, tanto em múltiplos níveis vertebrais quanto em múltiplas lesões no mesmo nível, comprometendo, de forma importante, o prognóstico neurológico do paciente.

## GASTRULAÇÃO

A gastrulação começa com a formação de uma linha primitiva na metade caudal do embrião, na superfície dorsal do epiblasto.[2] A porção cranial da linha primitiva é denominada nodo de Hensen, enquanto um sulco central se forma na linha primitiva (sulco primitivo) e sua porção cranial é conhecida como fosseta primitiva (Fig. 9-1). As células do epiblasto migram através do sulco primitivo – as primeiras células a migrar formarão o endoderma, que desloca o hipoblasto lateralmente para que este último forme as células extraembrionárias; as próximas células a migrar formarão o mesoderma e as células remanescentes no epiblasto darão origem ao ectoderma. Dessa forma o embrião, inicialmente bilaminar na forma de blastocisto, se torna trilaminar.

Nesse momento o mesoderma se difunde pelo disco embrionário, o sulco primitivo regride e as células presentes no nodo de Hensen – um organizador do embrião – migram a partir da fosseta primitiva e formam o processo notocordal, ocupando o espaço onde antes se localizava o sulco primitivo (Fig. 9-1). O processo notocordal atravessa o disco embrionário e sua porção cranial é contínua com a cavidade amniótica. Entre DPO 18 e 20, o processo notocordal se funde ao endoderma em um processo chamado intercalação. Nesse momento o processo notocordal comunica transitoriamente

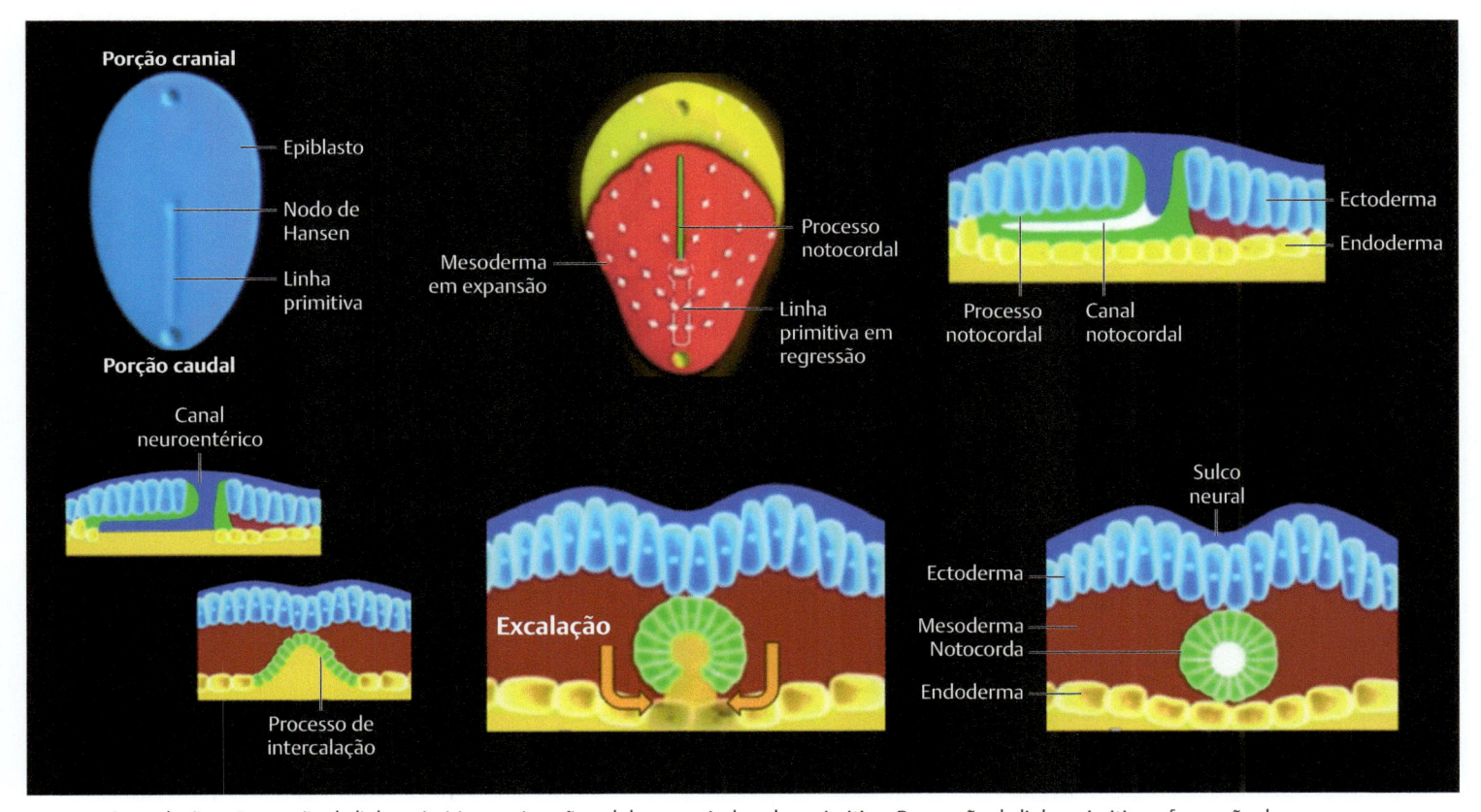

**Fig. 9-1.** Gastrulação – Formação da linha primitiva e migração celular a partir do sulco primitivo. Regressão da linha primitiva e formação do processo notocordal. Processo notocordal em comunicação com a cavidade amniótica. Intercalação. Excalação.

a cavidade amniótica com a cavidade vitelínica, formando o canal neuroentérico primitivo, que persiste por 3 dias. Até hoje é desconhecida a função exata dessa estrutura.[3] A seguir, o processo notocordal se dobra dorsoventralmente, se separando do endoderma, em um processo chamado escalação. A reintegração das células do processo notocordal na linha média forma, então, a notocorda, na forma de um tubo, cuja função principal será a indução da formação da placa neural.

## Gastrulação na Prática Clínica

Se existir falha das células prospectivas da notocorda em integrar a linha média, permanecerá uma adesão entre o ectoderma e o endoderma primitivos. A incorporação do mesênquima pluripotente nesta adesão constitui o trato endomesenquimal, que não apenas separa a notocorda permanentemente, mas também força a formação de duas placas neurais e, consequentemente, duas hemicordas.[4] Essa malformação é chamada "síndrome da medula fendida", cuja estrutura básica consiste em: 2 heminotocordas + 2 hemiplacas neurais + trato endomesenquimal que contém endoderma, mesoderma e ectoderma.

Segundo Pang et al.,[3] a evolução dessa malformação básica para a doença apresentada depende de:

A) Capacidade das hemicordas em se regenerarem na linha média.
B) Interação em cada heminotocorda com a sua respectiva placa neural.
C) Persistência do trato endomesenquimal.
D) Destino dos 3 elementos germinativos.

Sendo assim, a cicatrização variável da notocorda resulta em anomalias vertebrais associadas, como vértebras em borboleta. Já a cicatrização parcial das hemiplacas neurais resulta na medula fendida – 2 hemimedulas, cada uma com seu canal central, e uma indentação na linha média. O trato endomesenquimal na linha média pode englobar células mesodérmicas precursoras da meninge primitiva ou não.[4,5] A participação dessas células especializadas promove a formação de um envoltório dural para cada hemicorda, além da formação de um septo ósseo entre elas devido à sua capacidade esclerogênica. Neste caso, a malformação associada é a síndrome da medula fendida do tipo I (SMF I), outrora determinada diastematomielia (Fig. 9-2a-c).

Caso as células da meninge primitiva não sejam incorporadas, um único envoltório dural será formado e um septo fibroso existirá entre as hemicordas. Neste caso, a malformação associada é a síndrome da medula fendida do tipo II (SMF II), antigamente denominada diplomielia (Fig. 9-2d-f).

Como a gastrulação e o trato endomesenquimal se formam entre DPO 18 e 22 e as células da meninge primitiva entre DPO 27-28 dias, as formas mais precoces, mais altas (cervicais e torácicas altas), geralmente são SMF II, enquanto a SMF I tende a ser torácica baixa e lombar.[5]

Na prática clínica, saber diferenciar os dois tipos de medula fendida é importante para o planejamento da abordagem cirúrgica. No tipo I o septo ósseo apresenta uma artéria em sua base e a ressecção dural entre as hemicordas se faz necessária. Entretanto, independente do tipo, essas malformações são sempre cirúrgicas devido ao ancoramento medular e à deterioração clínica progressiva já comprovadas na literatura.[6]

Caso o erro embrionário seja relacionado com a regressão incompleta do canal neuroentérico e haja remanescente endodérmico precursor de célula gástrica ou respiratória, um cisto neuroentérico será formado.[7] Pode acontecer em todo o neuroeixo, sendo mais comum na região cervical, anterior ou anterolateralmente à medula espinal. Esses cistos são identificáveis à ressonância magnética e são hipointensos em T1, hiperintensos em T2 e podem fazer parte da síndrome da medula fendida. O tratamento consiste em sua ressecção microcirúrgica, conforme demonstrado na Figura 9-3.

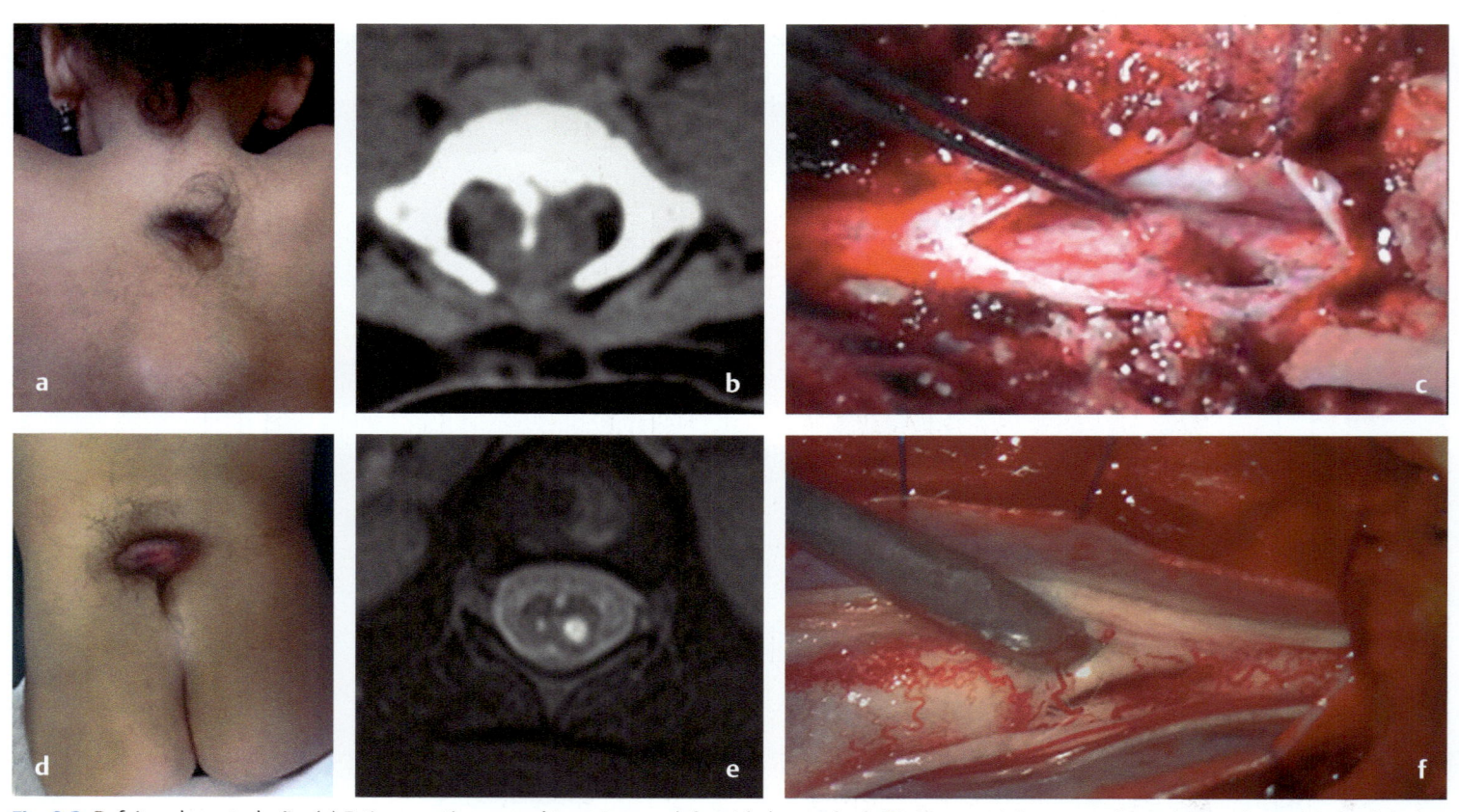

**Fig. 9-2.** Defeitos da gastrulação. (**a**) Estigma cutâneo com hipertricose e deformidade vertebral. (**b**) Corte axial de tomografia evidenciando medula fendida do tipo I – duas hemimedulas com esporão ósseo. (**c**) Anatomia cirúrgica do esporão ósseo entre as hemimedulas, e da medula fendida tipo II. (**d**) Estigma cutâneo com hipertricose e lesão dérmica perolada. (**e**) Corte axial de ressonância magnética evidenciando duas hemimedulas com único envoltório dural (medula fendida tipo II). (**f**) Anatomia cirurgia da medula fendida tipo II.

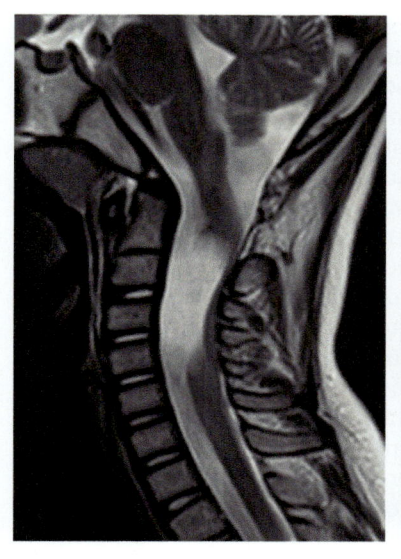

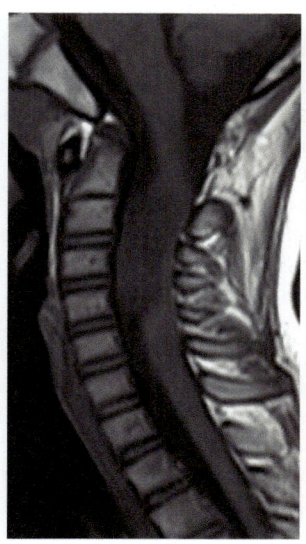

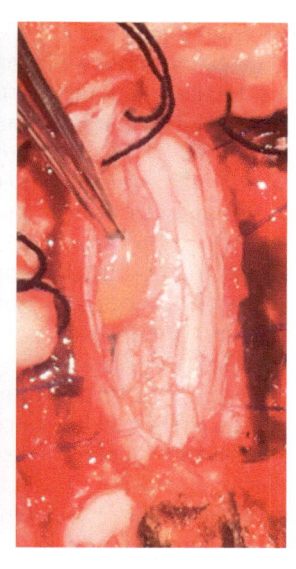

**Fig. 9-3.** Cisto neuroentérico. Ressonância magnética de coluna cervical evidenciando lesão hipointensa em T1 e hiperintensa em T2 e lesão exposta em microcirurgia.

## NEURULAÇÃO PRIMÁRIA

Após o desenvolvimento na gastrulação de um embrião trilaminar, a primeira função da notocorda é estimular a formação da placa neural, entrando na neurulação primária. Este estágio é iniciado entre os DPO 17 e 19, por meio do desenvolvimento de um sulco na placa neural (sulco neural), imediatamente acima da notocorda.[3] As bordas (dobras neurais) se elevam bilateralmente e convergem na linha média, destacando-se do ectoderma cutâneo e fundindo-se formando o tubo neural entre DPO 21 e 23 (Fig. 9-4). Quando o ectoderma neural se destaca do cutâneo, células especializadas migratórias pluripotentes se originam entre a dobradura neural e a superfície ectodérmica adjacente – são as células da crista neural, responsável pela formação dos melanócitos, células de Schwann, meninges espinhais, raízes dorsais, gânglios e medula suprarrenal.

Apesar de anteriormente se pensar que o fechamento do tubo neural acontecia como um zíper a partir do ponto inicial de fechamento, a neurulação de mamíferos parece se estender a partir de inúmeros pontos de iniciação no neuroeixo craniocaudal,[8] o que explica a possibilidade de múltiplos disrafismos em diferentes níveis da coluna no mesmo paciente. Entretanto, em humanos, conhecemos apenas dois pontos de iniciação do fechamento do tubo neural, enquanto em embriões de aves são 3 pontos. Apesar disso, sabemos que o neuroporo cranial se fecha primeiro, em torno dos DPO 23 e 25, e o neuroporo caudal em torno de DPO 25-27.

Após o fechamento do tubo neural, células mesenquimais se organizam em situação para-axial em pares de massas laterais à notocorda, determinando a formação de somitos. O destino embrionário dos somitos e da notocorda serão discutidos na sessão de embriologia da junção craniovertebral desse capítulo.

Em resumo, podemos perceber que existem duas etapas que constituem a neurulação primária:

1. Fechamento do tubo neural.
2. Disjunção ectodérmica.

### Neurulação Primária na Prática Clínica

Uma falha no fechamento do tubo neural na coluna vertebral dá origem ao disrafismo mais conhecido e frequente, a mielomeningocele.[3] Neste defeito, a placa neural que deveria invaginar, se fundir e se separar do ectoderma cutâneo, permanece aberta, plana e aderida ao epitélio displásico adjacente (Fig. 9-5). A mielomeningocele apresenta uma área central mielovasculosa (placódio neural) e área periférica epiteliosa. Os músculos estão deslocados lateralmente e os elementos posteriores da coluna vertebral são ausentes ou abertos (*spina bifida*). As raízes sensitivas e motoras são ventrais e, como a superfície externa do tubo neural é responsável pela indução à formação da dura-máter, esta só estará presente na superfície ventral.

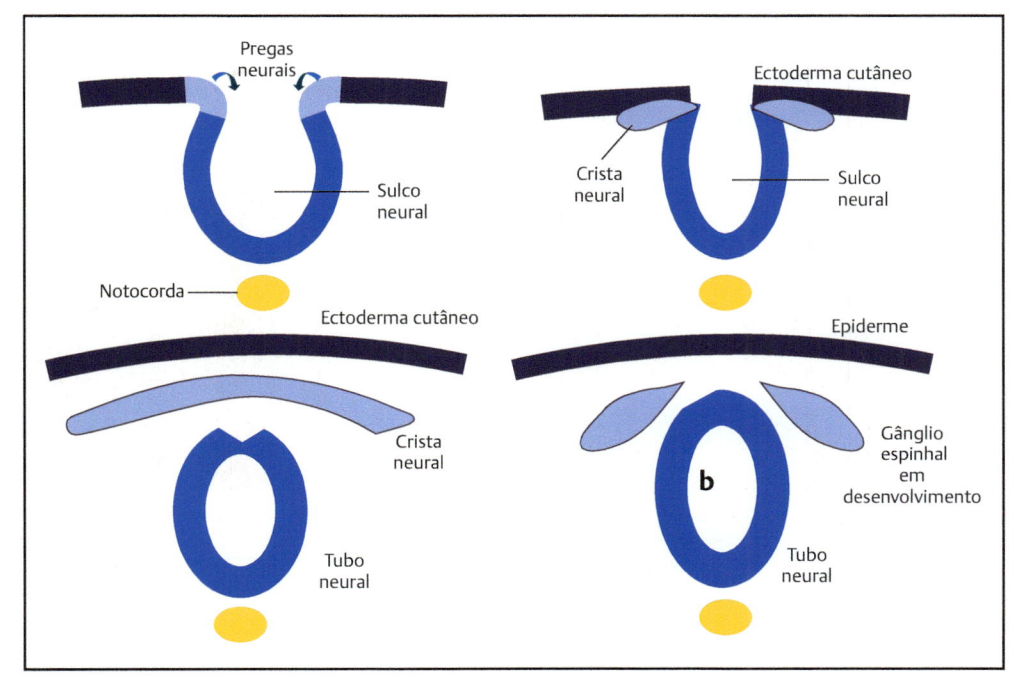

**Fig. 9-4.** Neurulação primária – Formação do sulco neural, elevação das dobras neurais, fusão do tubo neural e disjunção ectodérmica.

Já os defeitos de disjunção ectodérmica podem acontecer de duas formas diferentes. Pode existir uma disjunção ectodérmica prematura, que leva à formação dos lipomas espinhais dorsais; ou pode existir uma disjunção ectodérmica incompleta, levando à formação da mielosquise dorsal limitada (MDL) ou do *sinus* dermal (SD).[9]

No caso da disjunção prematura, o neuroectoderma se destaca do ectoderma cutâneo antes do seu perfeito fechamento. Com isso, o mesoderma entra em contato com o epêndima do canal central da futura medula, levando à formação de tecido gorduroso, que ancora a medula espinal (Fig. 9-6). Como a parte externa do neuroectoderma estimula a formação dural, haverá um defeito dural e insuficiência mesodérmica na região do lipoma espinhal. A zona de entrada da raiz dorsal (DREZ), que se forma a partir da crista neural, sempre será ventrolateral ao ponto de adesão do lipoma dorsal. Os lipomas dorsais são, portanto, resultado apenas de defeito da disjunção ectodérmica na neurulação primária.[10] A parte rostral dos lipomas transicionais segue esse mesmo raciocínio, porém, o envolvimento do cone medular, mesmo respeitando a DREZ, mostra que a neurulação secundária, neste último caso, também foi envolvida.

No caso da disjunção incompleta, segundo Pang *et al.*,[9] se ocorrer uma pequena falha de fechamento do ectoderma de superfície, este permanece aderido ao ectoderma neural. Como os escleromiótomos ao redor deste defeito são normais, o tubo neural permanece em localização normal intraespinhal e traciona a pele que permaneceu aderida a ele. Forma-se, assim, o *sinus* dermal, caracterizado por um tubo verdadeiro que permite comunicação direta da pele com os elementos neurais, com alto risco de infecção (Fig. 9-7), e sendo considerado uma urgência na neurocirurgia pediátrica.[11] A assinatura cutânea do *sinus* dermal é um óstio na pele (*dimple*), sendo muito característica a presença de pequena quantidade de pelos associada.

Entretanto, se o problema for uma pequena falha de fechamento do neuroectoderma, a disjunção neste ponto focal também não ocorrerá e uma haste fibroneural se forma e conecta o tubo neural à pele (Fig. 9-8). Nesse caso teremos a mielosquise dorsal limitada.[12] A haste afeta a integração do tecido mesodérmico nessa área focal, impedindo a formação de pele com camadas completas e, por isso, uma assinatura cutânea sempre estará presente. Pode ser plana ou sacular, dependendo da pressão liquórica ao redor da haste fibroneural, que pode distender os tecidos adjacentes.

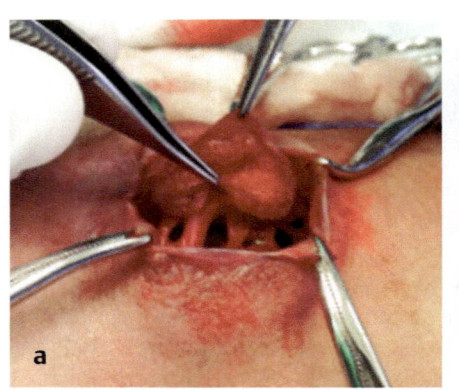

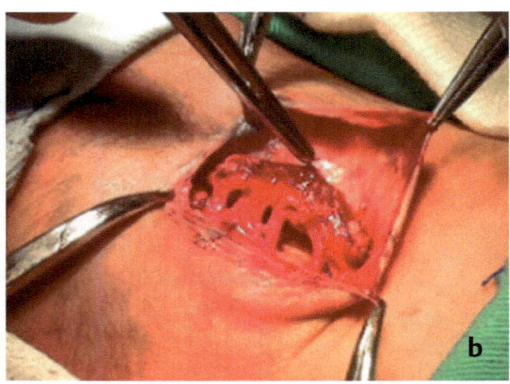

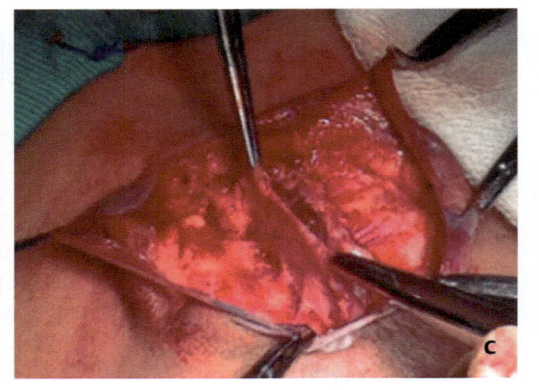

Fig. 9-5. Anatomia cirúrgica da mielomeningocele. (a) Placódio neural individualizado com raízes ventais. (b) Neurulação do placódio. (c) Fechamento dural.

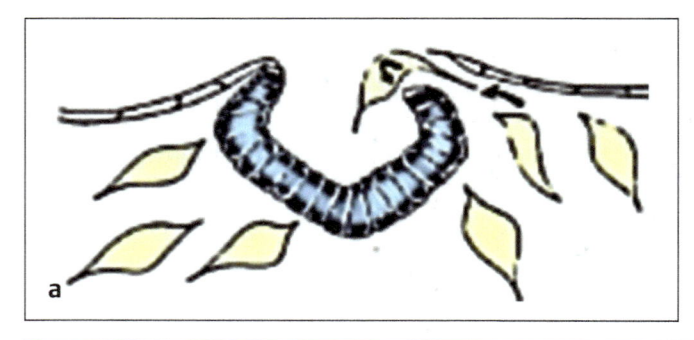

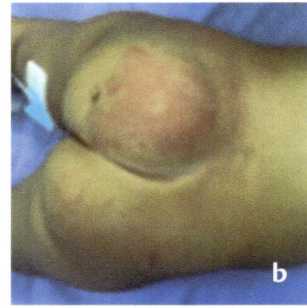

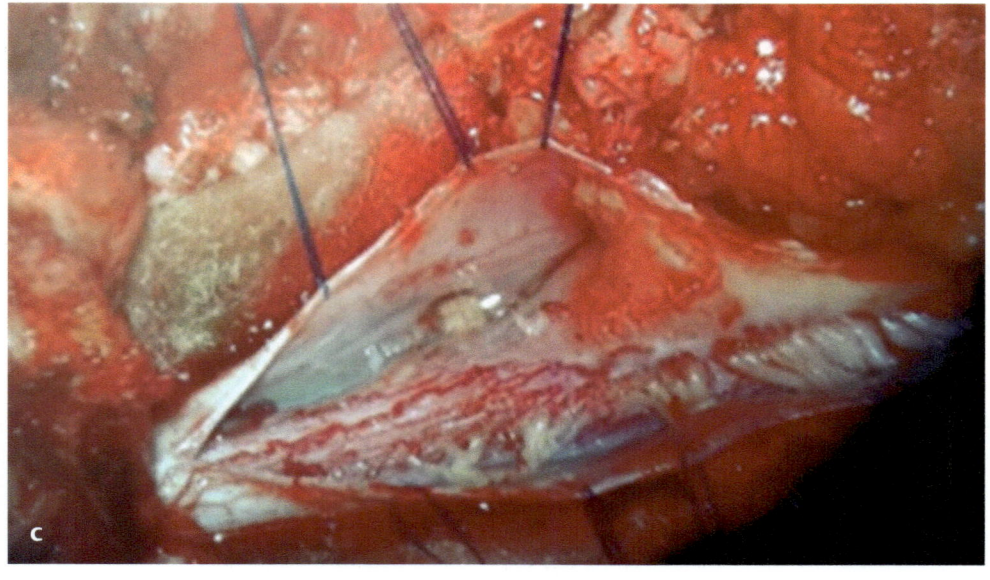

Fig. 9-6. Lipoma espinhal. (a) Representação esquemática da disjunção ectodérmica prematura. (b) Estigma cutâneo evidenciando lipoma subcutâneo associado a pequeno estigma cutâneo. (c) Anatomia microcirúrgica de lipoma transicional. Nota-se limite da DREZ.

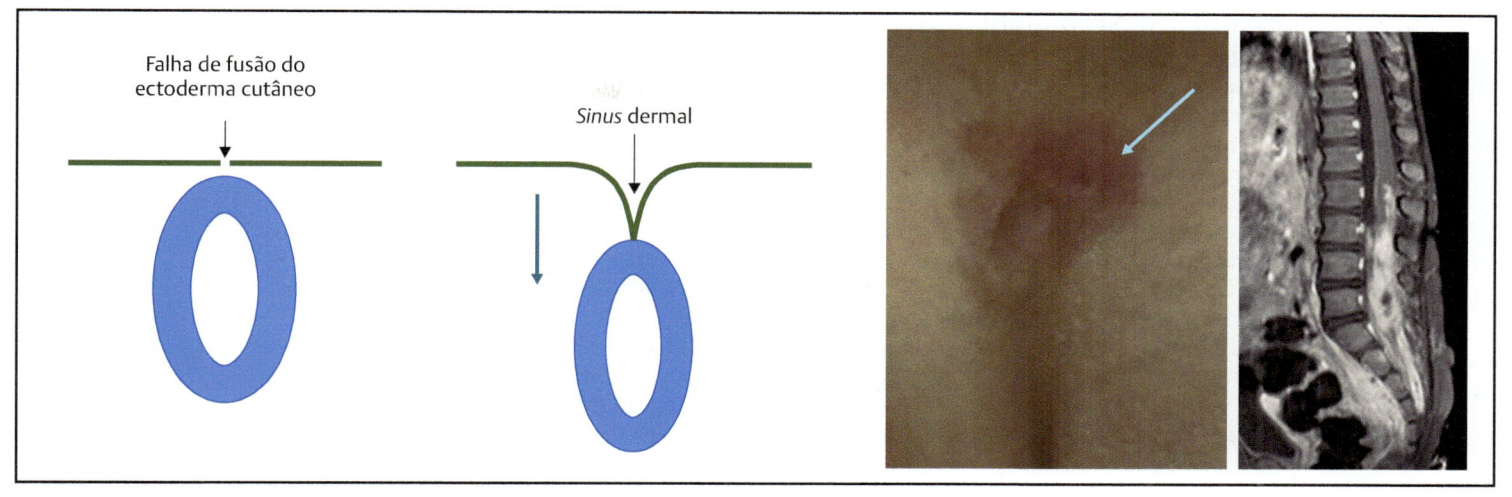

**Fig. 9-7.** Disjunção ectodérmica incompleta em *sinus* dermal. Discreta aderência do ectoderma cutâneo ao neural, causando tração da pele (seta azul-escura). Estigma cutâneo representado por pequena depressão (seta azul-clara). Ressonância magnética de coluna lombossacra evidenciando empiema intrarraquiano consequente ao SD.

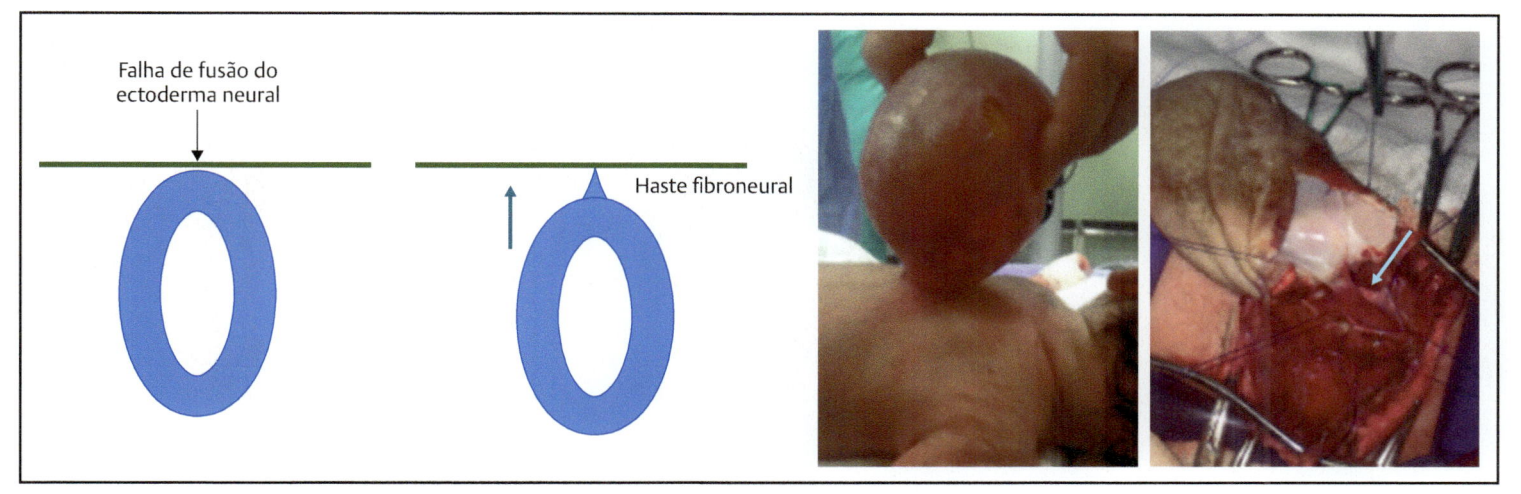

**Fig. 9-8.** Disjunção ectodérmica incompleta em MDL. Discreta aderência do ectoderma neural ao cutâneo, sendo o mesmo ancorado pela pele (seta azul-escura). Anatomia cirúrgica de MDL sacular. Nota-se haste fibroneural ancorada ao estigma cutâneo (seta azul-clara).

## NEURULAÇÃO JUNCIONAL E SECUNDÁRIA

A neurulação secundária se inicia após o fechamento do neuroporo caudal, que marca o final da neurulação primária. O tubo neural secundário é formado pela agregação e transformação do blastema mesenquimal pluripotente, conhecida como massa celular caudal.[3] A massa celular caudal, possivelmente, se origina do *cluster* mesodérmico resultante da regressão da linha primitiva. Além do tubo neural, a massa celular caudal também dá origem à notocorda caudal, somitos caudais, intestino caudal e trato urogenital.

O esquema básico da neurulação secundária consiste em 3 fases distintas (Fig. 9-9):

1. Agregação da massa celular caudal e condensação.
2. Cavitação intracordal e fusão ao primeiro tubo neural (neurulação juncional) – a neurulação juncional consiste em uma fase intermediária ligando o final da neurulação primária com o início da secundária. O exato mecanismo molecular e o nível na medula espinal onde acontece a fusão dos dois tubos neurais ainda está em debate na literatura.
3. Degeneração e diferenciação retrogressiva – apoptose da porção final medular cavitária, levando à formação do filamento terminal.

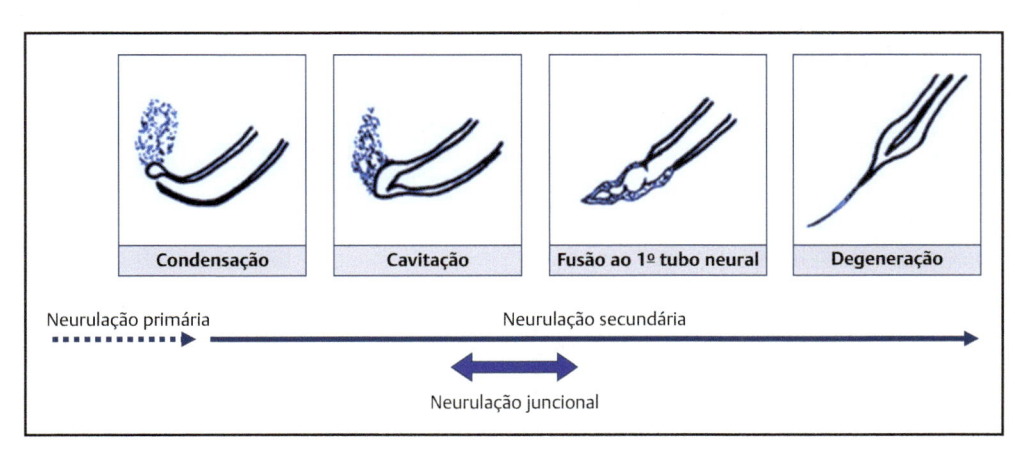

**Fig. 9-9.** Sequência da neurulação secundária – condensação, cavitação, fusão (neurulação juncional) e degeneração.

## Neurulação Secundária e Juncional na Prática Clínica

Erros no início da neurulação secundária podem levar à falha da massa celular caudal com depleção da futura notocorda nesta região. Isso resulta em falta da indução de parte do tubo neural e de outros órgãos dependentes da indução notocordal. A Figura 9-10 demonstra paciente com agenesia sacra, caracterizada por hipotrofia glútea e de membros inferiores, com aspecto de "garrafa de champanhe invertida".

Durante a condensação da massa celular caudal é possível que células mesenquimais lipogênicas sejam aprisionadas, com consequente condensação aberrante. Dessa forma, a interface entre a medula espinal e a gordura é caótica, não respeitando a DREZ, resultando nos lipomas caóticos.[10] Note na Figura 9-11 a anatomia microcirúrgica de um lipoma caótico, sendo possível observar a presença de gordura ventrolateralmente à DREZ.

Defeitos recentemente descritos na fusão dos dois tubos neurais são relacionados com a neurulação juncional. Em 2016, Eibach *et al.* reportaram 3 casos de pacientes apresentando dois segmentos medulares que eram completamente separados de modo funcional e anatomicamente conectados por uma haste estreita que não possuía tecido neural. Em nossa casuística notamos a presença de caso semelhante,[13] porém, com inclusão de gordura na haste, e acreditamos se tratar de verdadeiro lipoma da neurulação juncional (Fig. 9-12).

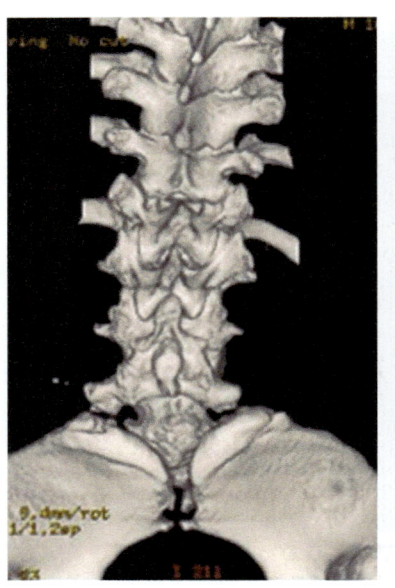

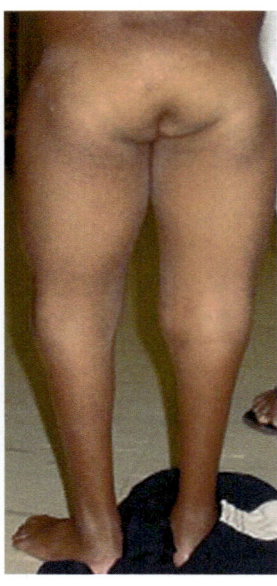

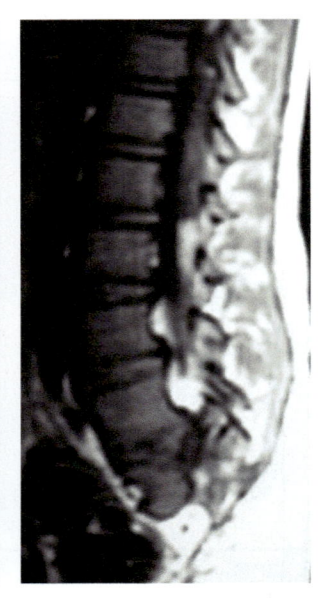

Fig. 9-10. Agenesia caudal – insuficiência notocordal levando à atrofia de membros inferiores e agenesia sacra.

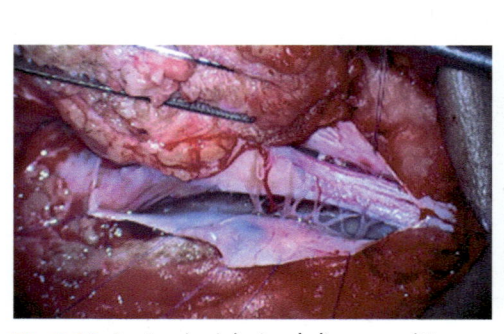

Fig. 9-11. Anatomia cirúrgica de lipoma caótico. Nota-se lipoma ventralmente à DREZ.

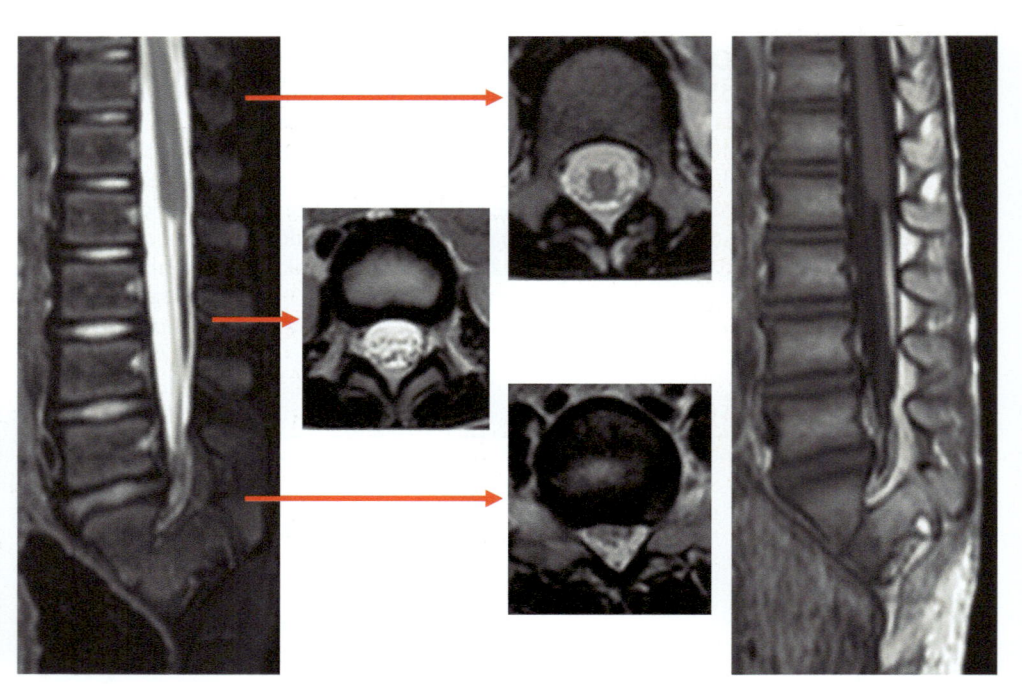

Fig. 9-12. Defeito de neurulação juncional relacionado com lipoma espinhal.

Falhas de apoptose no momento da degeneração retrogressiva também podem acontecer. Quando o erro acontece nos estágios Hamburger Hamilton 35-40,[14] ocorre deficiência na apoptose na superfície dorsal do tubo neural secundário na interface ectodérmica, pouco antes da disjunção, impedindo a separação do tubo neural da futura pele. A degeneração caudal também fica comprometida e a porção distal do tubo neural não desaparece. Esta malformação é denominada mielocistocele terminal, caracterizada por uma medula espinal alongada, cuja porção terminal extrui para o espaço extraespinhal dorsal e se funde ao tecido subcutâneo.[15] A parte extrusa tem formato de boca de trompete e tem cisto preenchido por liquor, que pode estar em continuidade com uma cavidade siringomiélica. Os tecidos que vão estar associados, como gordura, ou o tamanho da lesão ou da cavidade siringomiélica será variável (elementos não essenciais). Como a massa celular caudal dá origem ao intestino distal, existe forte associação dos defeitos de rotação intestinal e mielocistocele terminal, principalmente relacionado com o complexo OEIS[15] (onfalocele, extrofia de cloaca, imperfuração anal e defeito espinhal) (Fig. 9-13a).[16] Nessas associações podem existir mutações no gene *HOX*. Entretanto, quando falhas na apoptose são mais tardias, o processo de degeneração retrogressiva é incompleto ou ineficaz, levando a alterações no filamento terminal, que pode ser curto, espesso ou lipomatoso (Fig. 9-13b). Nesse caso não há defeito dural associado.

Outro defeito da fase de degeneração retrogressiva é a síndrome da medula retida, descrita por Pang *et al.* em 2011.[17] A apresentação era de uma medula espinal alongada, com tecido distal sem função neural, porém levando ao ancoramento medular.

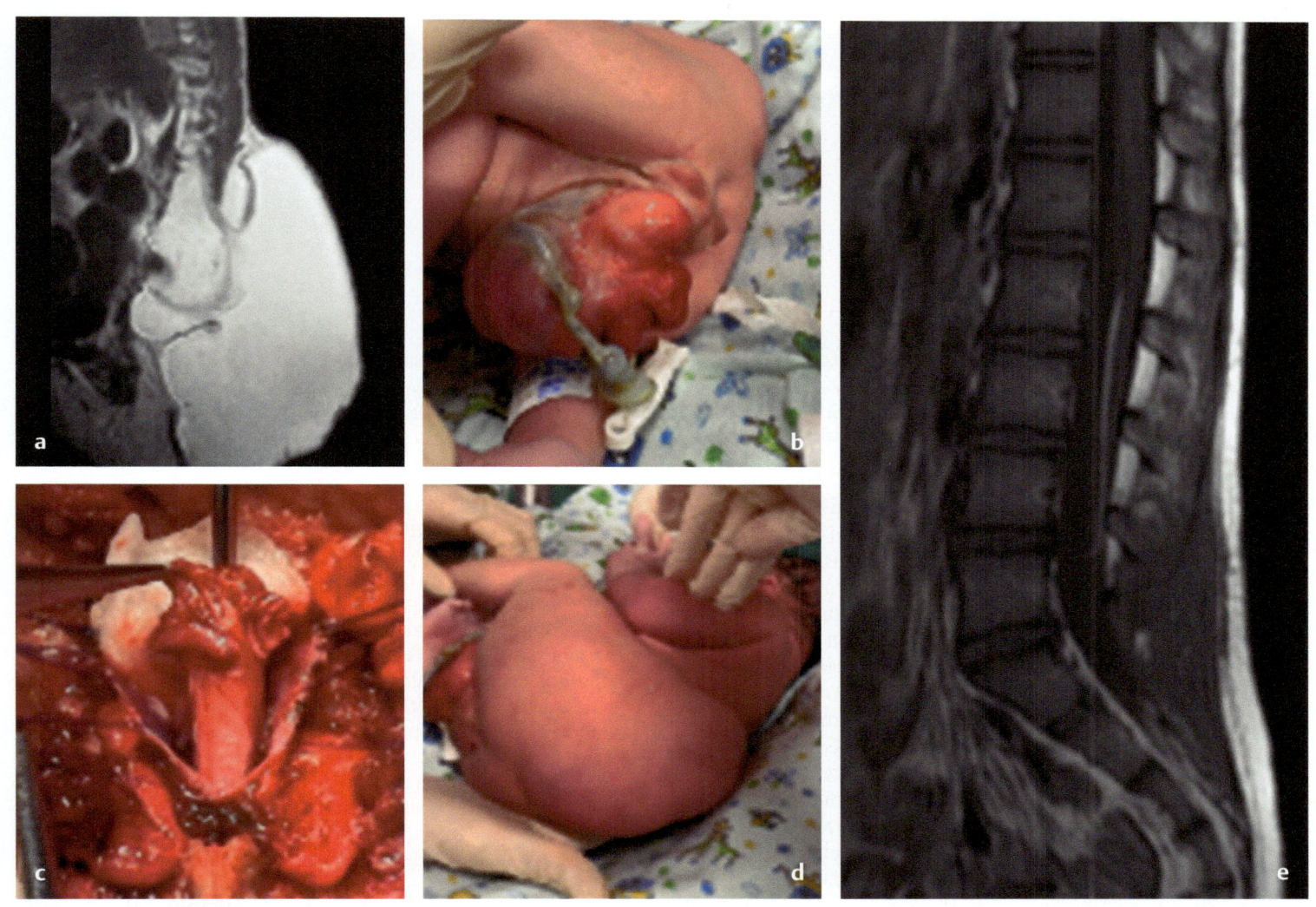

**Fig. 9-13. (a-d)** Mielocistocele terminal – nota-se abertura da medula espinal associada a cisto relacionado com canal central e cisto aracnoide. Anatomia cirúrgica de mielocistocele terminal relacionada com complexo OEIS. **(e)** Corte sagital de ressonância magnética de coluna lombossacra sequência T1 evidenciando *filum terminale* lipomatoso com cone em posição normal.

## FORMAS COMPLEXAS DE DISRAFISMOS

Apesar de a maior parte dos disrafismos acontecer de forma solitária, associação de defeitos de diversos estágios embrionários é possível. Sabemos que as mielomeningocele, em 15% dos casos, podem se associar à síndrome da medula fendida, formando a chamada hemimielomeningocele. Outras associações também são possíveis, como mieloesquise dorsal limitada e síndrome da medula fendida, mielosquise dorsal limitada e lipomas, lipomas e *sinus* dermais, além de lesões em múltiplos níveis. A Figura 9-14 demonstra algumas formas de associação, que se associam à maior gravidade do caso e que, por vezes, desafiam as teorias embrionárias, como demonstrado anteriormente na Figura 9-12.

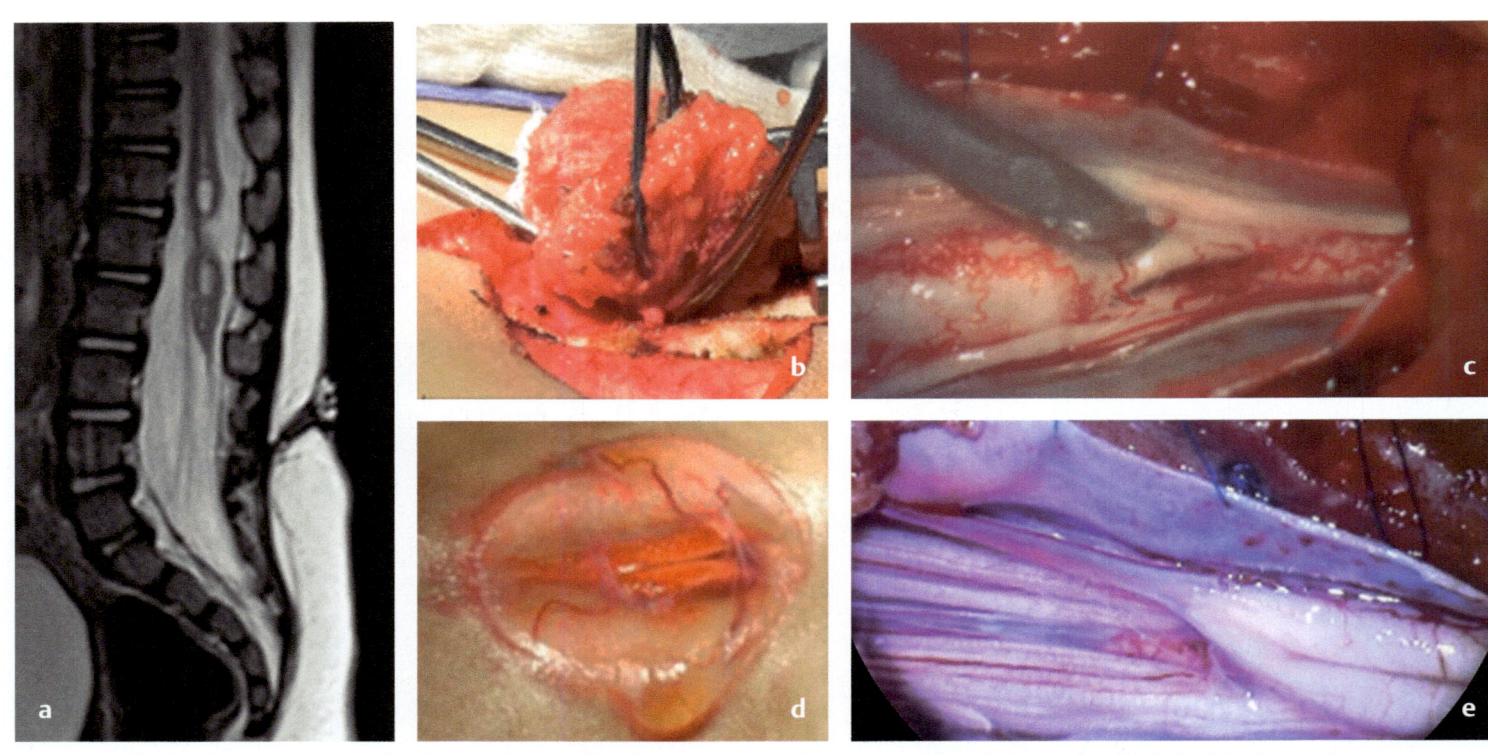

**Fig. 9-14.** Múltiplos disrafismos associados. (**a-c**) Mielosquise dorsal limitada, associada à siringomielia e síndrome da medula fendida do tipo II. (**d**) Hemimielomeningocele: medula fendida do tipo II associada à exposição do tubo neural. (**e**) Medula fendida do tipo II associada à haste fibroneural de mielosquise dorsal limitada. Nota-se o cone medular normal abaixo da medula fendida.

## EMBRIOLOGIA DA JUNÇÃO CRANIOVERTEBRAL

Quarenta e dois somitos são formados no final da 4ª semana de gestação. Existem 4 somitos occipitais, 8 cervicais, 12 torácicos, 5 lombares, 5 sacrais e 8–10 pares sacrococcígeos.[17] A junção craniocervical se desenvolve a partir de 4 somitos occipitais e os 3 primeiros somitos cervicais. Cada somito se diferencia em um dermátomo externo e miótomo interno e um esclerótomo medial. Os esclerótomos são ventromediais em sua localização e formarão os corpos vertebrais. Essas células ventromediais migram em direção à linha média, bilateralmente, e circundam a notocorda. Cada esclerótomo desenvolverá a fissura de Ebner, que é uma fenda central que divide uma coleção frouxa de células, cranialmente, de uma coleção densa, caudalmente. As células da fissura de Ebner migram em direção à notocorda, envolvendo-a para se tornarem os precursores dos discos intervertebrais.[1] O desenvolvimento normal prossegue com a metade superior de um esclerótomo unindo-se à metade inferior de seu vizinho e, assim, forma a primeira manifestação do corpo vertebral. Os primeiros quatro esclerótomos, no entanto, não seguirão este curso e se fundem, essencialmente, para formar o osso occipital e as porções posteriores do forame magno (Fig. 9-15).[19]

Os dois primeiros esclerótomos occipitais formam o basioccipital. O terceiro esclerótomo é responsável pelo osso exoccipital, que forma os tubérculos jugulares. O esclerótomo chave na compreensão da junção craniovertebral é o quarto esclerótomo occipital denominado proatlas (Fig. 9-15). O hipocentro do proatlas forma o tubérculo anterior do *clivus*, enquanto o centro forma o ápice do odontoide, assim como o ligamento apical. O arco neural se divide em um segmento ventral e outro caudal. O segmento ventral forma a margem anterior do forame magno e os côndilos occipitais. Os ligamentos cruzado e alar são condensações da porção lateral do proatlas. A divisão caudal do arco neural do proatlas forma as massas laterais do atlas e a porção superior do arco posterior do atlas.

O primeiro esclerótomo espinhal forma o axis. O centro é separado para se fundir com o corpo do áxis e formar o processo odontoide. O arco neural desse mesmo esclerótomo espinhal forma a porção posterior e inferior do arco de C1. Durante a embriogênese, o hipocentro do segundo esclerótomo espinhal deve desaparecer. O corpo do áxis é formado pelo centro e a divisão do arco neural forma as facetas e o arco posterior do áxis. Dessa forma, o corpo do odontoide se origina do primeiro esclerótomo espinhal, enquanto sua porção terminal se origina do proatlas. A porção mais inferior do corpo do áxis será formada pelo segundo esclerótomo espinhal. Ao nascimento, o processo odontoide é separado do corpo do áxis por uma banda cartilaginosa que será, mais tarde, chamada de sincondrose neural central.

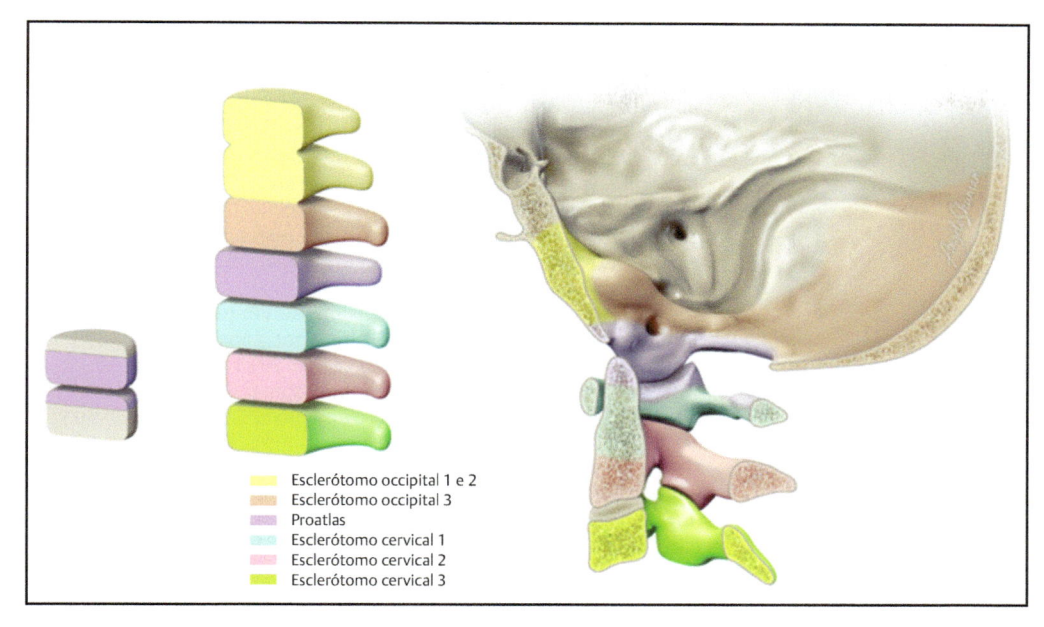

**Fig. 9-15.** Anatomia embrionária da junção craniovertebral – representação das estruturas formadas pelos esclerótomos occipitais e cervicais.

## Anatomia Embrionária Craniovertebral na Prática Clínica

Existe uma grande variedade de anomalias congênitas da junção craniovertebral que pode ocorrer singularmente ou associar-se a outras malformações no mesmo indivíduo e envolver estruturas ósseas e neurais. Um insulto a ambos os tipos de estruturas pode ocorrer entre a quarta e a sétima semanas de vida intrauterina e resulta em uma combinação de anomalias que consistem em falha de segmentação, falha de fusão de diferentes componentes de cada osso, hipoplasia e anquilose.

Defeitos na especialização dos somitos na topografia da junção craniovertebral podem associar-se à occipitalização do atlas (Fig. 9-16) ou à assimilação atlanto-occipital.[20]

Defeitos na indução notocordal do mesoderma mediano na região rombencefálica ou falências na dissociação notocorda-neuroectodérmica, além de determinar anormalidades de dissociação do atlas e da formação do odontoide podem culminar em anomalias do basioccipital.[21] Como descrito anteriormente, o forame magno e os côndilos occipitais se formam a partir da combinação do último somito occipital e do primeiro somito cervical. A formação insuficiente dos côndilos occipitais determina hipoplasia dos côndilos occipitais.

Doenças congênitas envolvendo tecido conjuntivo, como síndrome de Morquio e outras mucopolissacaridoses, bem como a síndrome de Down, podem levar à subluxação atlantoaxial grave.[22]

Há alta incidência de vértebra bífida anterior e posterior de C1 (Fig. 9-17) e também de *os odontoideum* nesses casos.

Existem debates na literatura sobre se *os odontoideum* é realmente um anomalia de desenvolvimento ou uma fratura odontoide não unida. Os defensores da teoria traumática argumentam que, para ser congênito, o defeito deveria acontecer abaixo das inclinações superiores das facetas de C2. Entretanto, os desenvolvimentistas salientam que as experiências com mutantes transgênicos mostram repetidamente que primórdios vertebrais que sofreram desenvolvimento aberrante raramente evoluem para a configuração ortodoxa do fenótipo normal, mas, em vez disso, tornam-se de formato estranho devido ao crescimento excessivo, insuficiente ou mesmo errático, dependendo das atividades dos indutores locais. Segundo Pang e Thompson,[23] o que tem sido chamado de *os odontoide* é, possivelmente, uma designação heterogênea tanto da variedade congênita quanto da pós-traumática, mas podem existir casos com etiologias mistas.

Avaliação recente por tomografia computadorizada do atlas mostrou que vários centros de ossificação estão presentes durante seu desenvolvimento e as massas laterais devem estar presentes ao nascimento.[24] Um anel completo deve se formar aos 3 anos de idade. O desenvolvimento anormal é observado em displasias esqueléticas, como displasia espondiloepifisária, acondroplasia, anomalias genéticas, síndrome de Down e síndrome de Goldenhar.

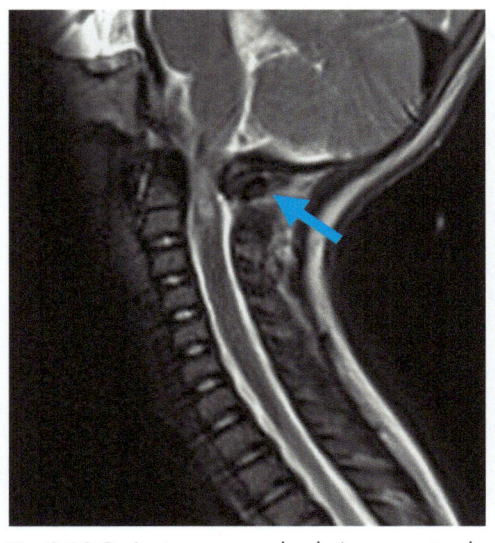

**Fig. 9-16.** Paciente com acondroplasia apresentando occipitalização do arco hipoplásico posterior do atlas (seta azul).

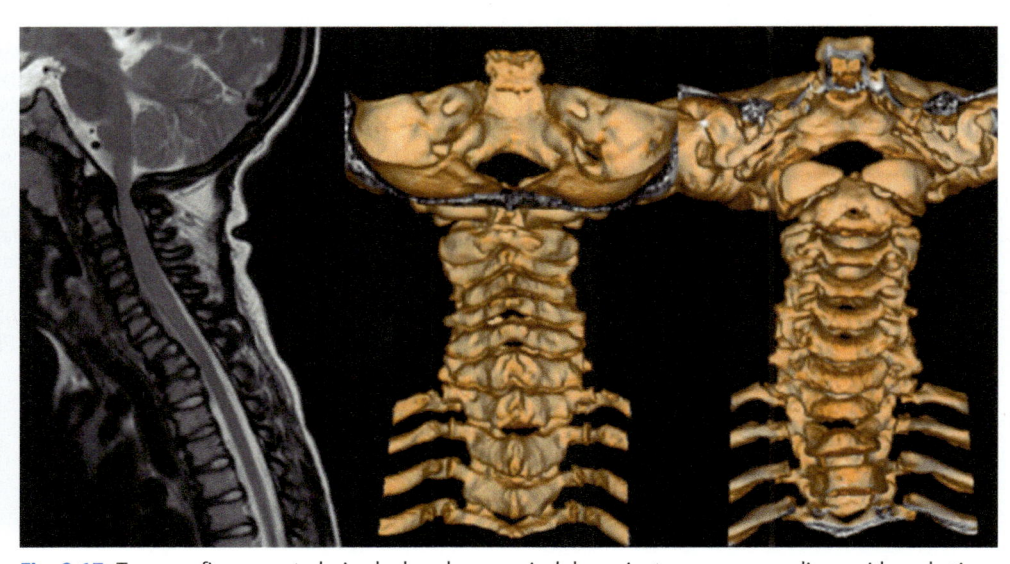

**Fig. 9-17.** Tomografia computadorizada de coluna cervical de paciente com mucopolissacaridose do tipo VI. Nota-se anormalidade do atlas com odontoide hipoplásico e defeito de fusão do arco anterior de C1.

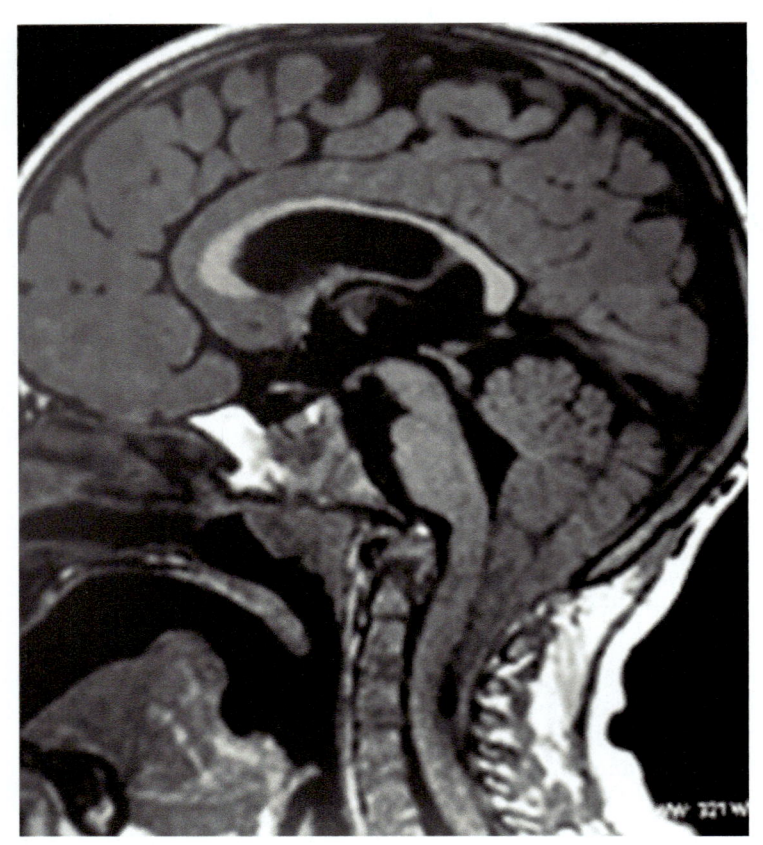

**Fig. 9-18.** RM da junção craniovertebral evidenciando anormalidade de segmentação do proatlas associada à deformidade de Chiari I. Trata-se de paciente com síndrome de Klippel-Feil.

Em 1981, Marin-Padilla e Marin-Padilla[25] demonstraram que o condrocrânio básico dos fetos com malformações do rombencéfalo, como a deformidade de Chiari, são mais curtas que o normal. A falta do condrocrânio básico desses fetos é atribuída ao subdesenvolvimento do osso occipital, especialmente perceptível em seu componente basal. O defeito resulta em uma fossa posterior curta e pequena, inadequada para conter o desenvolvimento das estruturas nervosas naquela região. O alongamento do processo odontoide, referido como "processo dolico-odontoide", é explicado pela depressão do basioccipital resultando em impressão basilar frequentemente observada nas "malformações de Chiari" clínicas (Fig. 9-18). Esta associação é frequente na síndrome de Klippel-feil, caracterizada pela tríade: pescoço curto e alado e implantação baixa da linha capilar. Nessa síndrome existe, ainda, um palato ogival associado à surdez, paralisia facial e anomalias cardiovasculares. Fusões de costelas e escoliose são comuns e 30% dos indivíduos têm anomalias do trato geniturinário.[26]

## REFERÊNCIAS BIBLIOGRÁFICAS

1. Menezes AH. Craniocervical developmental anatomy and its implications. Childs Nerv Syst. 2008;24(10):1109-22.
2. Rossant J, Tam PPL. Early human embryonic development: blastocyst formation to gastrulation. Developmental Cell. 2022;57(2):152-65.
3. Mitchell JB, Pang D. Surgical management of spinal dysraphism. In: Schmidek and sweet operative neurosurgical techniques. Elsevier. 2012:707-34.
4. Pang D, Dias MS, Ahab-Barmada M. Split cord malformation. Neurosurgery. 1992;31(3):451-80.
5. Tahir Z, Craven C. Gastrulation and split cord malformation. In: Pang D, Wang KC, eds. Spinal dysraphic malformations. Vol 47. Advances and Technical Standards in Neurosurgery. Springer International Publishing; 2023. p. 1-23.
6. Pang D. Split cord malformation. Neurosurgery. 1992;31(3):481-500.
7. Shukla M, Behari SBG, et al. Spinal neurenteric cysts: associated developmental anomalies and rationale of surgical approaches. Acta Neurochir. 2015;157(9):1601-10.
8. Greene NDE, Copp AJ. Development of the vertebrate central nervous system: formation of the neural tube. Prenatal Diagnosis. 2009;29(4):303-11.
9. Wong ST, Pang D. Focal Spinal nondisjunction in primary neurulation : limited dorsal myeloschisis and congenital spinal dermal sinus tract. J Korean Neurosurg Soc. 2021;64(2):151-88.
10. Pang D. Surgical management of complex spinal cord lipomas: how, why, and when to operate. A review: JNSPG 75th Anniversary Invited Review Article. Journal of Neurosurgery: Pediatrics. 2019;23(5):537-56.
11. Lee SM, Cheon JE, Choi YH, et al. limited dorsal myeloschisis and congenital dermal sinus: comparison of clinical and mr Imaging Features. AJNR Am J Neuroradiol. 2017;38(1):176-82.
12. Pang D, Zovickian J, Oviedo A, Moes GS. Limited dorsal myeloschisis: a distinctive clinicopathological entity. Neurosurgery. 2010;67(6):1555-80.
13. Eibach S, Moes G, Hou YJ, et al. Unjoined primary and secondary neural tubes: junctional neural tube defect, a new form of spinal dysraphism caused by disturbance of junctional neurulation. Childs Nerv Syst. 2017;33(10):1633-47.
14. Pang D, Zovickian J, Lee JY, Moes GS, Wang KC. Terminal myelocystocele: surgical observations and theory of embryogenesis. Neurosurgery. 2012;70(6):1383-405.
15. Lee JY, Wang KC, Pang D. Secondary Neurulation defect: terminal myelocystocele, a biological leviathan. In: Pang D, Wang KC, eds. Spinal dysraphic malformations. Vol 47. Advances and Technical Standards in Neurosurgery. Springer International Publishing; 2023. p. 225-34.
16. Stevenson RE. Common pathogenesis for sirenomelia, OEIS complex, limb-body wall defect, and other malformations of caudal structures. American J of Med Genetics Pt A. 2021;185(5):1379-87.
17. Pang D, Zovickian J, Moes GS. Retained medullary cord in humans: late arrest of secondary neurulation. Neurosurgery. 2011;68(6):1500-19.
18. Bambakidis NC, Dickman CA, Spetzler RF, Sonntag VKH, eds. Surgery of the craniovertebral junction. Georg Thieme Verlag. 2013:b-002-85485.
19. Offiah CE, Day E. The craniocervical junction: embryology, anatomy, biomechanics and imaging in blunt trauma. Insights Imaging. 2017;8(1):29-47.
20. Chandraraj S, Briggs CA. Failure of somite differentiation at the craniovertebral region as a cause of occipitalization of the atlas: spine. 1992;17(10):1249-51.
21. Currarino G. Canalis basilaris medianus and related defects of the basiocciput. AJNR Am J Neuroradiol. 1988;9(1):208-11.
22. Terai H, Nakamura H. Surgical management of spinal disorders in people with mucopolysaccharidoses. IJMS. 2020;21(3):1171.
23. Pang D, Thompson DNP. Embryology, classification, and surgical management of bony malformations of the craniovertebral junction. In: Di Rocco C, Akalan N, eds. Pediatric craniovertebral junction diseases. Vol 40. Advances and Technical Standards in Neurosurgery. Springer International Publishing; 2014. p. 19-109.
24. Stevens JM, Chong WK, Barber C, et al. A new appraisal of abnormalities of the odontoid process associated with atlanto-axial subluxation and neurological disability. Brain. 1994;117(1):133-48.
25. Marin-Padilla M, Marin-Padilla TM. Morphogenesis of experimentally induced arnold-chiari malformation. Journal of the Neurological Sciences. 1981;50(1):29-55.
26. de F Siddiqui. A comprehensive approach to the diagnosis and management of klippel feil syndrome. ARI. Published [online]. 2023:1868-72.

# MIELOMENINGOCELE – TRATAMENTO PÓS-NATAL

José Aloysio da Costa Val ▪ Leopoldo Mandic Furtado

## INTRODUÇÃO

A mielomeningocele é uma malformação do sistema nervoso central (SNC) em que a neurulação primária, processo que ocorre no embrião humano por volta do 21º dia de gestação, não ocorre adequadamente e por completo. Por esse motivo a porção distal da coluna também não se fecha e a medula, aberta, é exposta ao meio ambiente. A condição é conhecida desde a antiguidade, e o tratamento passou por várias tentativas. Desde o século XX, a cirurgia para fechamento da mielomeningocele logo após o nascimento tornou-se o padrão e é o tratamento ainda mais realizado em todo o mundo. Esse tratamento define a vida da criança para o resto da sua vida, por isso deve ser realizado por equipe experiente e com recursos apropriados. Recentemente antenatal, tem sido cada vez mais utilizado. Esforços têm sido realizados a nível mundial para a suplementação alimentar com ácido fólico pelas mulheres em idade fértil, único método eficaz conhecido para a prevenção dos disrafismos, como são chamadas as diversas malformações do SNC secundárias aos defeitos das neurulações.

## CONCEITO

As mielomeningoceles são malformações da pele, da coluna vertebral e da medula espinal, decorrentes de anomalias da neurulação primária. Também chamadas de espinha bífida aberta, em contraposição a outros defeitos nos quais a pele está íntegra, consiste na exposição da medula, mais comumente no nível lombar ou lombossacro, ao meio externo através da abertura dos processos espinhosos das vértebras (disrafismo), dos seus envoltórios e da pele. Como não houve a neurulação primária adequada, a medula fica aberta e exposta (placódio), as raízes que dela se originam têm orientação anterior. O contato direto do placódio com o líquido amniótico produz lesões de natureza inflamatória e que induzem astrogliose, com graus variados de lesão mielorradicular dos níveis acometidos pelo defeito congênito isso provoca comprometimento da motricidade dos membros inferiores, das funções esfincterianas e deformidades como o pé torto congênito.[1,2] Pode haver resquícios de dura-máter e de pele. Em algumas situações forma-se uma bolsa liquórica íntegra à mielocele que costuma se romper durante o parto (Figs. 10-1 e 10-2).

Embora sejam mais comuns em nível lombossacral, as mielomeningoceles podem ocorrer em qualquer nível do eixo da coluna. Quanto mais alto o nível afetado, maior é o acometimento motor.

Associa-se à mielomingocele a malformação de Chiari II, complexo em que estão presentes malformações múltiplas e variáveis do encéfalo, malformação craniana e herniação do cerebelo para parte superior do canal vertebral, com compressão da porção alta da medula espinal.

A hidrocefalia também está associada às mielomeningoceles, sendo uma comorbidade frequente e de difícil manejo.

Considerada também como doença crônica em virtude da existência de múltiplas deficiências no decorrer da vida dos pacientes acometidos, as mielomeningoceles conduzem a significativo impacto socioeconômico para o sistema de saúde.[3] Segundo estudos estadunidenses, o custo médio hospitalar por paciente está na ordem de $59.889,00, e o custo total estimado ao longo da vida, somando gastos diretos e indiretos com educação especial, necessidade de cuidadores e potencial perda de emprego, é estimado em 600 mil dólares por indivíduo.[4-6]

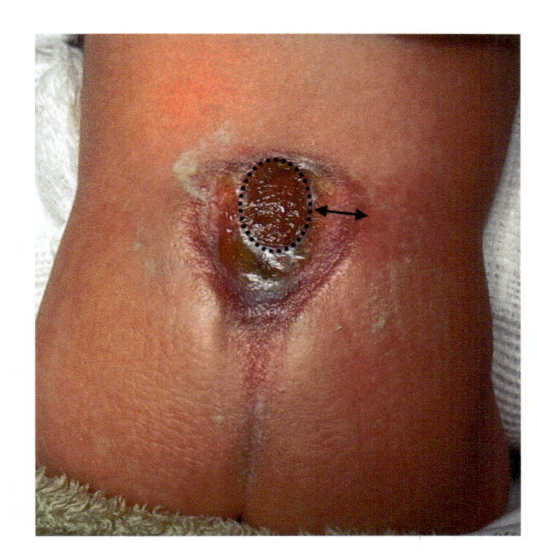

**Fig. 10-1.** Mielomeningocele pós-natal: anatomia dos disrafismos abertos. O placódio ou medula plana, em virtude da sua não neurulação, apresenta-se ao nascimento como estrutura avermelhada e plana. Foi delimitada por pontos interrompidos. A zona epitelioide ou de transição situa-se entre o limite do placódio e o início da pele normal.

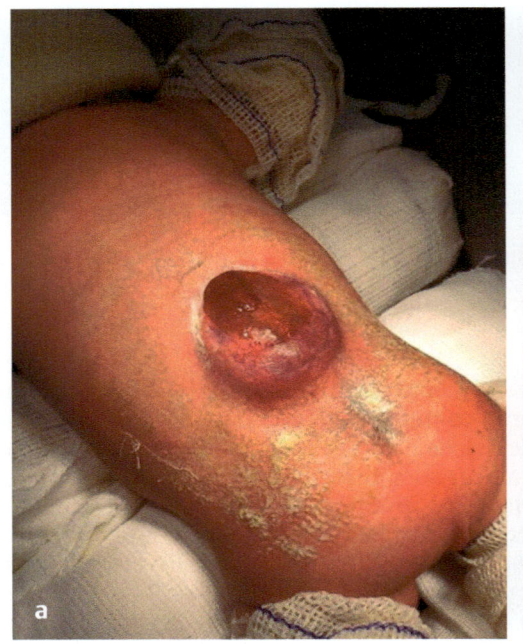

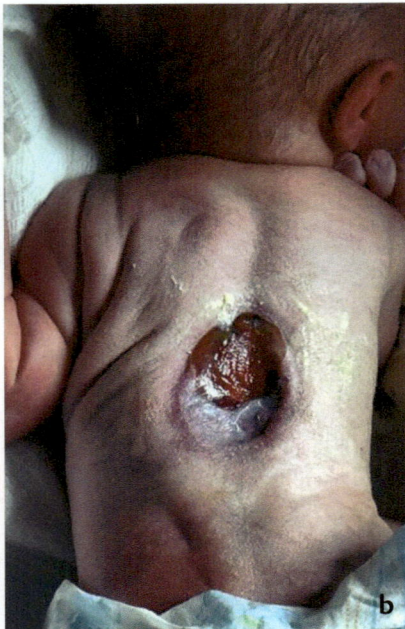

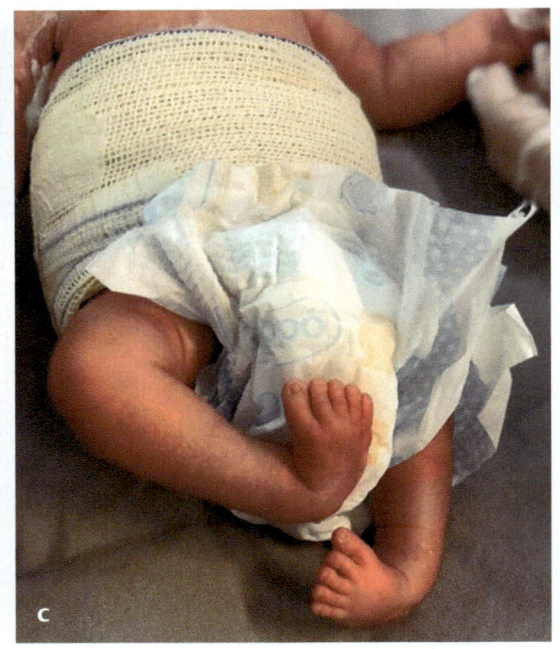

**Fig. 10-2.** Diferença estrutural entre: (**a**) mielomenigocele, (**b**) mielorraquisquise e (**c**) presença de deformidade nos pés após o nascimento nos disrafismos abertos.

## PERSPECTIVA HISTÓRICA

As malformações disráficas são conhecidas desde a antiguidade, embora não existisse nessa época uma descrição clara sobre a doença. O pouco que se conhece desse período decorre de achados arqueológicos, sejam de restos mortais que mostram evidências de pessoas que sobreviveram com as doenças ou por representações artísticas, como figuras e estatuetas (Fig. 10-3).[7]

Uma menção inicial à patologia pode ser atribuída a Hipócrates,[7] porém, ele e os predecessores, até o fim da idade média, pouco contribuiriam para sua compreensão e tratamento. Geralmente pouco parecia ser feito para as crianças acometidas além de cuidados básicos, geralmente ocorrendo a morte logo após o nascimento. É atribuída a Aristóteles a recomendação de infanticídio para as crianças com esta anomalia, atitude recorrente em algumas civilizações durante a história. Porém, há algumas evidências de adultos que conseguiam sobreviver. Um achado arqueológico interessante foi escavado na Sicília, em que um indivíduo adulto apresentava sacro aberto, denotando uma síndrome disráfica (Fig. 10-4).[8] Somente em 1610 um tratamento foi descrito, fato que ocorreu 13 anos após a morte do autor. Peter Van Forest ligou a base de uma lesão na região cervical posterior de uma criança de 2 anos, em que resultou em sua morte.[9] Em 1641, Nicholas Tulp fez a primeira descrição anatômica consistente, propôs um tratamento cirúrgico com dissecção do sacro e união das estruturas e cunhou o termo *spina bifida*.[10,11] Tulp, cujo nome real era Claes Piereszoon, ficou mais conhecido pela pintura de Rembrandt, Lição de Anatomia do Dr. Tulp, de 1632 (Fig. 10-5).

Porém, a despeito de inúmeras tentativas, pouco se fazia além de punções e compressão, geralmente sem resultado efetivo. Cooper, em 1813, fez uma compilação desses procedimentos, mas conclui, novamente, que o ideal era paliar e deixar a patologia ter seu curso.[12-14] Hans Chiari acrescentou luz à compreensão da anomalia ao descrever alterações anatômicas associadas que, mais tarde, levariam seu nome, incluindo a associação à hidrocefalia.[15,16]

Apenas no início do século XX, técnicas com dissecção do placódio e fechamento em múltiplas camadas foram gradualmente desenvolvidas como descrito por Frazier[17] e compiladas, posteriormente, por Ingraham e Hamlin,[18] sendo a base das técnicas usadas até hoje.

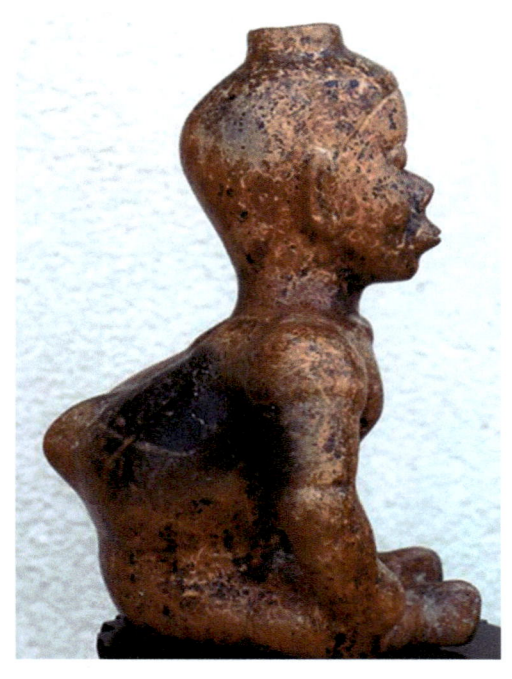

**Fig. 10-3.** Estatueta de terracota originária de Colima (México) de cerca de 200 a.C. mostrando cifoescoliose grave comum nas mieloramenigoceles. (Coleção particular de James T. Goodrich.)[7]

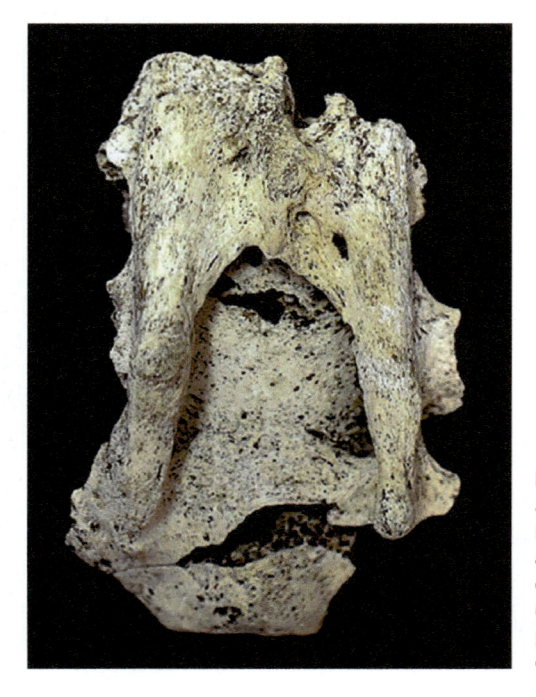

**Fig. 10-4.** Achado arqueológico mostrando o sacro aberto achado em escavação na Sicília (Itália) referente ao período grego, cerca de 600 a 400 a.C.[8]

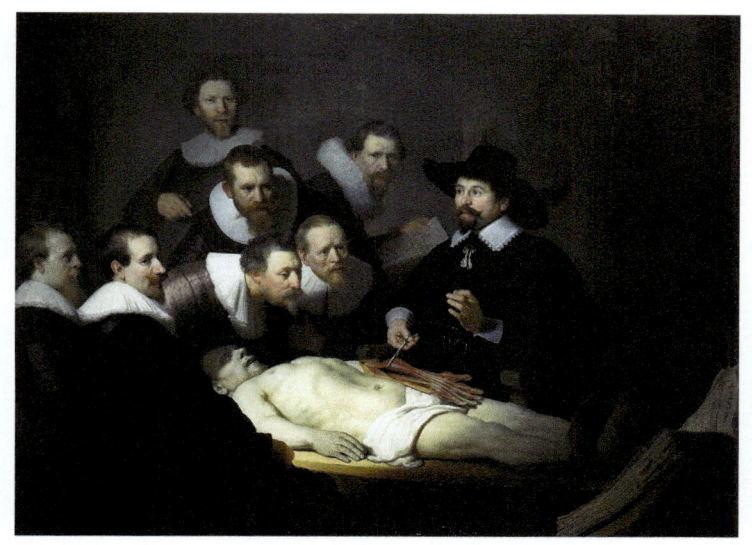

Fig. 16-5. Lição de anatomia do Dr. Pulp – Rembrant, 1632.

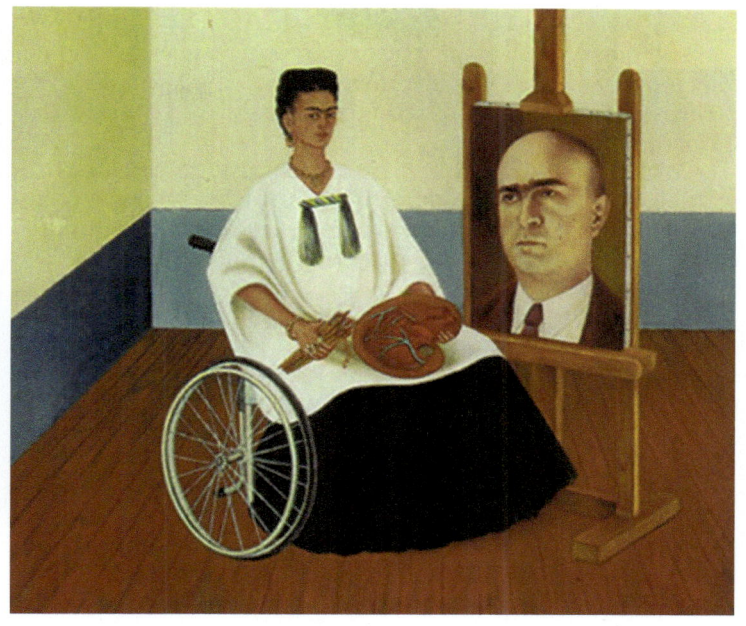

Fig. 10-6. Autorretrato com o retrato do Dr. Farill. Frida Kahlo, 1951.[20]

No final daquele século, consolidada a opção cirúrgica, discutia-se a quem operar, excluindo-se, em alguns casos, crianças paralisadas e com potencial de comprometimento cognitivo grave. É surpreendente que a conduta deixe a criança seguir seu curso (eutanásia involuntária) ainda exista e suscite discussões éticas.[19]

O sofrimento e as consequências associadas às mielomeningoceles são encontradas em manifestações artísticas. Acredita-se que Frida Kahlo tenha nascido com disrafismo espinhal e, posteriormente, tenha sido acometida por poliomielite. Já adulta sofreu trauma espinhal, que complicou seu já difícil quadro. Ela conviveu com suas sequelas durante toda a vida, o que foi expressando em sua arte (Fig. 10-6).[20]

## EMBRIOLOGIA

Para se compreender os disrafismos espinhais, em especial as mielomeningoceles, é fundamental a revisão básica da embriologia.

Ao final da segunda semana gestacional, o embrião inicia a fase de gastrulação, a partir da invaginação da fissura primitiva e do nódulo de Hensen, inferiormente ao epiblasto. Esta invaginação leva à formação dos 3 tecidos primordiais, ectoderma, mesoderma e endoderma. O ectoderma é responsável pela formação do sistema nervoso central, da pele e dos órgãos sensitivos. Já visível no 16º dia, é constituído de uma porção central, neuroectoderma, e uma porção periférica, ectoderma cutâneo. Dos 16º aos 28º dias, ocorre a neurulação primária, com uma invaginação central do tecido formando o tubo neural, seguido da fusão das porções periféricas na linha média. Após este processo restam duas aberturas nas extremidades, os neuroporos cranial e caudal, que se fecham aproximadamente entre o 24º e o 26º dias, respectivamente. O não fechamento efetivo dos neuroporos levam a alguns defeitos de formação do crânio e do encéfalo (neuroporo cranial) e à mielomeningocele (neuroporo caudal).[21]

## PROPEDÊUTICA

Técnicas de ultrassonografia permitem um diagnóstico acurado bastante precoce da mielomeningocele, já a partir da 18ª semana.

O estudo da coluna vertebral pode evidenciar o defeito de fusão das vértebras, a bolsa liquórica (meningocele) e mesmo detalhes da malformação medular. O estudo do crânio pode evidenciar a ventriculomegalia, se já presente, e de deformidades do crânio, como os sinais do limão (estreitamento do frontal) e da banana (deformidade cerebelar secundária à fossa posterior restrita) (Fig. 10-7).

A ressonância magnética fetal é um estudo mais avançado e pode evidenciar com mais detalhes as diversas malformações do feto. Os estudos de imagem são fundamentais para o preparo do futuro tratamento da criança, bem como ajudar na indicação da cirurgia antenatal se for o caso.

A alfafetoproteína sérica elevada pode ocorrer e ser um exame de triagem, desencadeando a propedêutica de imagem.

A amniocentese e testes genéticos estão indicados quando há outras malformações suspeitas ou associadas.

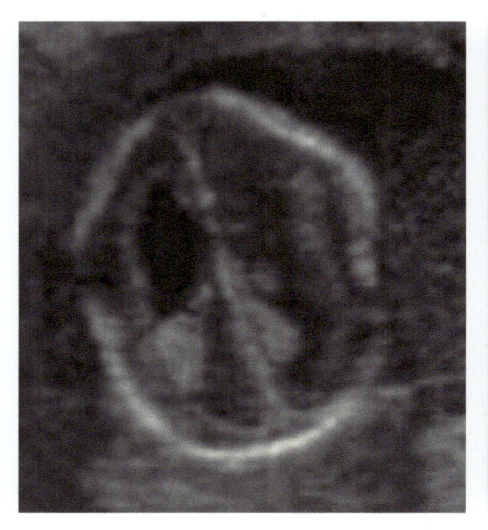

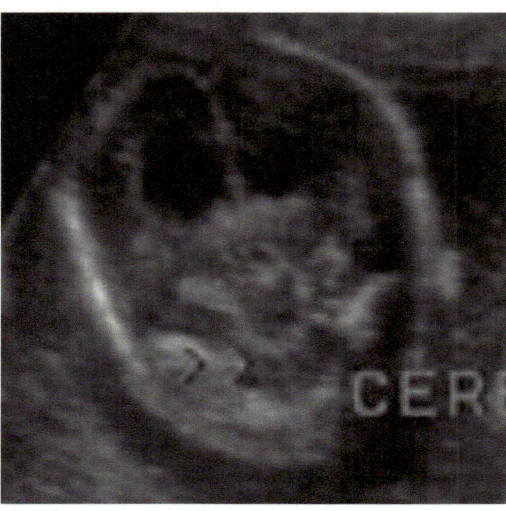

Fig. 10-7. Ultrassonografia do crânio fetal denotando o "sinal do limão", constrição do frontal à esquerda e o "sinal da banana" demonstrando alterações na morfologia cerebelar.

## PLANEJAMENTO TERAPÊUTICO

Esta talvez seja a etapa mais importante no manejo das mielomeningoceles. Após o diagnóstico, o apoio, o esclarecimento e o manejo correto minimiza os sérios problemas decorrentes da malformação por si.

Por outro lado, informações contraditórias entre as equipes, falta de planejamento adequado, ou inadequação do momento correto de abordagem podem transformar um problema já muito difícil em algo muito maior, com graves consequências para a criança e para a família.

O neurocirurgião pediátrico é parte importante dessa engrenagem e, em nossa opinião, deve conduzir, em conjunto com a medicina fetal e a obstetrícia, os eventos que se seguem. Outras especialidades, como ortopedia e urologia, devem ser acionadas no período pós-natal, pois pouco podem ajudar durante a gestação.

As crianças com mielomeningoceles são predispostas à alergia ao látex, o que pode-se manifestar como anafilaxia grave, fato amplificado pelo contato constante de luvas de látex por profissionais de saúde. O esclarecimento da família e a explicação de como substituir o látex e até como abordar os profissionais ainda não familiarizados com o problema devem ser feitos precocemente.[22]

Idealmente, a gestação deve ser levada o mais próximo possível do termo, pois um recém-nascido com menos complicações sistêmicas e com bom peso tem menos riscos de complicações comuns no manejo da doença. A hidrocefalia, presente na maioria dos casos, em geral não compromete o feto durante a gestação, sendo manejada no pós-natal.

É fundamental o esclarecimento da família quanto à gestação, o parto e os momentos que se seguem, os procedimentos cirúrgicos possíveis e o momento de realizá-los, as avaliações de outras equipes e o futuro da criança. Por isso o neurocirurgião pediátrico deve ser o protagonista no enfrentamento à mielomeningocele, pois é o profissional que acompanha a criança em todas as fases, estando apto a esclarecer a família.

Sempre que possível, o parto deve ser eletivo, alinhado entre o obstetra e o neurocirurgião pediátrico. É claramente preferível que a criança não nasça de surpresa, sem que tudo esteja preparado.

A cesariana deve ser realizada por equipe experiente, em centro capacitado para partos de alto risco. O pessoal de sala deve ser treinado para os cuidados com a malformação. O mais comum é que a bolsa se rompa durante o processo, sendo necessária a proteção com curativo estéril sem lesar o placódio. Idealmente, o neurocirurgião pediátrico pode estar presente ou haver algum profissional (pediatra) treinado para esta abordagem.

A criança deve ser levada à UTI pediátrica e ser preparada para o procedimento de fechamento da mielomeningocele.

A cirurgia inicial define o futuro da criança. Quando não bem realizada, pode levar a complicações permanentes. Assim acreditamos que esta deve ser feita eletivamente, por equipes cirúrgica e anestesiológica experientes e descansadas. O uso de todos os recursos possíveis impacta no prognóstico. Uso de microscopia, hemostasia rigorosa, manipulação delicada dos tecidos, conhecimento da anatomia alterada e a técnica ideal são passos obrigatórios.

O tratamento da hidrocefalia, se esta for muito importante ao nascimento, pode preceder o fechamento do defeito neural.[23]

O pós-operatório deve ser realizado na UTI neonatal. Cuidados com a ferida devem ser realizados, idealmente, pela enfermagem da equipe neurocirúrgica.

## TRATAMENTO

Estruturalmente, as mielomeningoceles caracterizam-se por exposição do placódio ao meio externo devido à ausência de envoltórios meníngeos e cobertura óssea, muscular e cutânea.[24] Além disso, entre o placódio e o tecido cutâneo normal há a chamada zona juncional, um tecido cutâneo rudimentar de espessura variável. Há diferentes nomenclaturas conforme a apresentação do disrafismo aberto. Quando assume a forma cística e elevada, é a mielomeningocele propriamente dita. Designa-se mielosquise quando o placódio se posiciona no mesmo nível da pele, sem elevações. Na prática, ambas as situações possuem a mesma fisiopatologia. Entretanto, as correções cirúrgicas das mielosquises são mais desafiadoras pela dificuldade do fechamento cutâneo (Figs. 10-1 e 10-2).

### Princípios do Tratamento

Atualmente, embora a técnica fetal para o tratamento da mielomeningoceles tenha ganhado notoriedade por minimizar danos neurológicos relacionados com a motricidade e redução na incidência da hidrocefalia, o tratamento neonatal ainda é a modalidade mais realizada na maioria dos serviços de neurocirurgia.[25,26]

O entrosamento entre as equipes de neurocirurgia pediátrica e de neonatologia, além de outras especialidades, aumenta a chance de um tratamento pós-natal adequado. Um exemplo disso é a presença da equipe de cirurgia plástica atuando sinergicamente com a equipe de neurocirurgia pediátrica para os fechamentos cutâneos extensos, o que deve ser programado antes do parto.

O parto deve ocorrer em ambiente isento de látex. Posteriormente, o cuidado com a lesão deve ocorrer, como já descrito. A presença do neurocirurgião pediátrico nesse momento auxilia a prevenir danos mielorradiculares adicionais (Figs. 10-8 e 10-9).[27]

Um princípio técnico fundamental é a identificação dos elementos neurais, separando-os da zona juncional e da pele normal. Para isso o uso da microscopia deve ser rotineiro (Fig. 10-9). Além disso, a qualidade da dissecção e cobertura do sistema neural impacta não somente no risco de fístula liquórica, mas também na incidência futura de ancoramento medular posterior.[28]

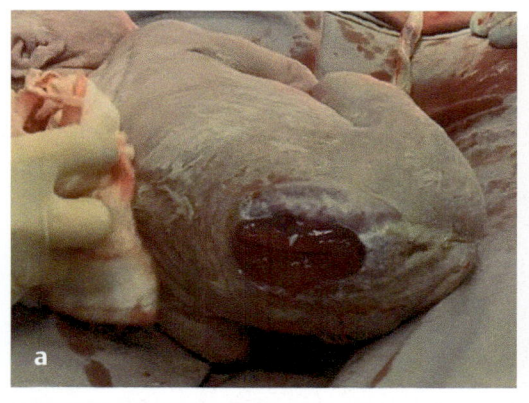

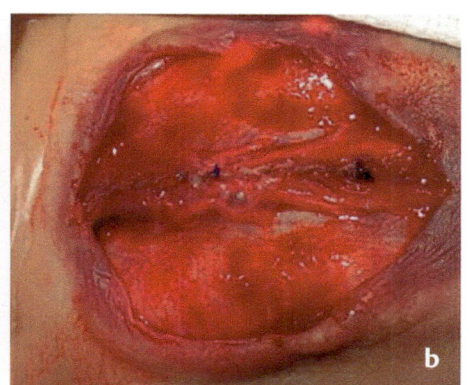

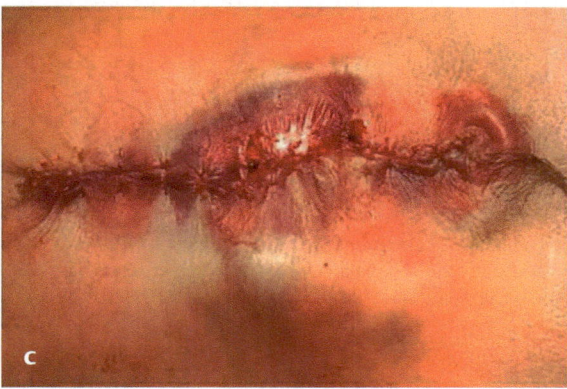

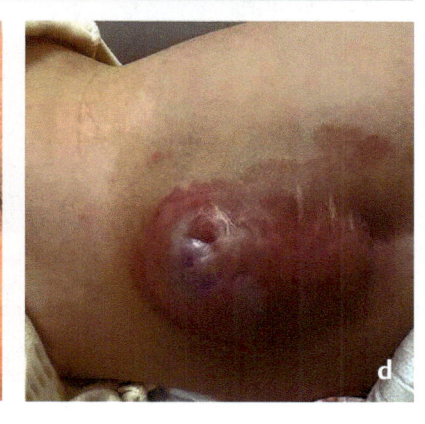

**Fig. 10-8.** Etapas no tratamento de uma MMC lombar. (**a**) Após o nascimento de uma criança com MMC, deve-se examinar sua anatomia para o planejamento operatório. (**b**) Após a neurulação do placódio com suturas pelo fio prolene 6-0, frequentemente se observam as raízes lombares e sacrais. (**c**) Nesse caso, optamos em deixar a zona epitelioide a fim de manter a tensão adequada da pele normal. (**d**) Sete meses após a correção da MMC, o paciente demonstra adequada cicatrização da pele e formação de estrutura cística. Tal paciente não evoluiu com hidrocefalia.

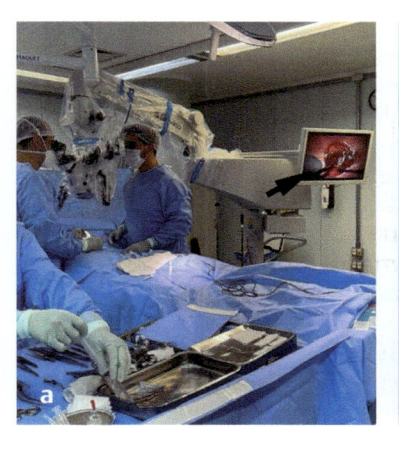

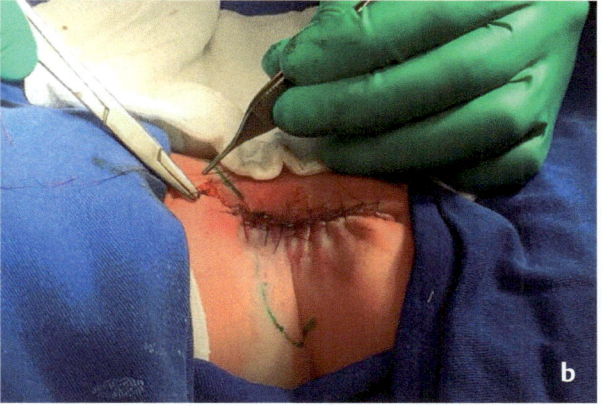

**Fig. 10-9.** (**a**) A abordagem neurocirúrgica pós-natal da MMC deve ser realizada com o microscópio. (**b**) Final do procedimento, a pele suturada com pontos separados. O uso de luvas isentas é de praxe a fim de minimizar a exposição dos pacientes a esse material.

## Técnica Operatória

O tratamento cirúrgico ideal da mielominingocele deve conter as seguintes etapas:

1. Dissecção e fechamento do placódio.
2. Dissecção e fechamento da dura-máter.
3. Fechamento da aponeurose toracolombar.
4. Fechamento cutâneo.
5. Curativo.

Entretanto, em virtude de particularidades de muitos pacientes, algumas etapas, como o fechamento do plano muscular, podem não ser possíveis e deve-se considerar sempre o risco de perda sanguínea excessiva antes de grandes incisões e dissecções profundas visando à obtenção desses planos a todo custo. Dessa forma, a segurança do paciente não deve ser sacrificada em prol do cumprimento das etapas anteriores.

Posiciona-se o neonato cuidadosamente em decúbito ventral, evitando compressões sobre os globos oculares. Os quatro membros podem ser enfaixados a fim de minimizar a perda de calor e hipotermia (Fig. 10-10a). Outras técnicas também podem ser utilizadas para este fim.

A área do disrafismo deve ser limpa com soro fisiológico. Deve-se evitar material degermante e soluções alcoólicas sobre o placódio a fim de evitar lesões do tecido neural.

O primeiro passo da cirurgia é individualizar o placódio do tecido intermediário, ou zona juncional e membrana aracnoide rudimentar. A hemostasia deve ser cuidadosa, com diatermia em baixa intensidade. Evita-se utilizar aspiradores para não espoliar o paciente com perda sanguínea desnecessária.

Uma vez individualizado o placódio, mediante sua separação da zona juncional, ele deve ser neurulado (união das extremidades em forma de cone) sob visão microscópica, utilizando-se de sutura com fios atraumáticos não absorvíveis 6-0 em pontos separados. O uso de fios absorvíveis pode causar reação inflamatória no pós-operatório e aumentar a chance de ancoramento medular posterior (Fig. 10-10b).

É fundamental evitar resquícios cutâneos junto ao tecido neural durante o fechamento, pois estes podem levar à formação de lesões de inclusão, como os tumores dermoides e epidermoides.

A manipulação do placódio deve ser cuidadosa, evitando compressões com a pinça e o uso indiscriminado do bipolar. Além disso, a agulha de sutura deve respeitar o limite da borda para evitar sua transfixação. Estudos recentes mostram que o placódio tem viabilidade na maioria dos pacientes e que deve ser preservado. Estudos em cirurgias de ancoramento posterior mostram atividade fisiológica.[29] Eibach *et al.* usaram monitorização eletrofisiológica intraoperatória durante a correção da mielomeningocele e também detectou atividade funcional.[30] Além dessas evidências no âmbito da eletrofisiologia, a presença de

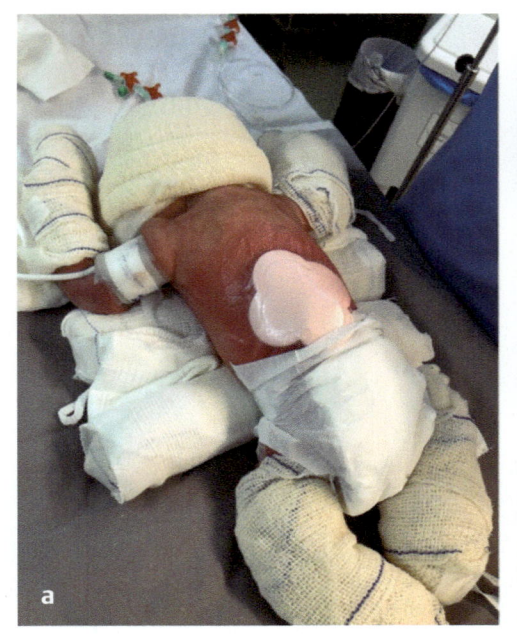

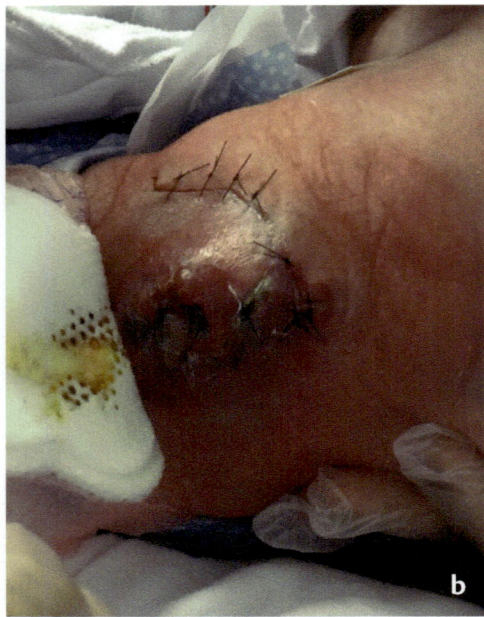

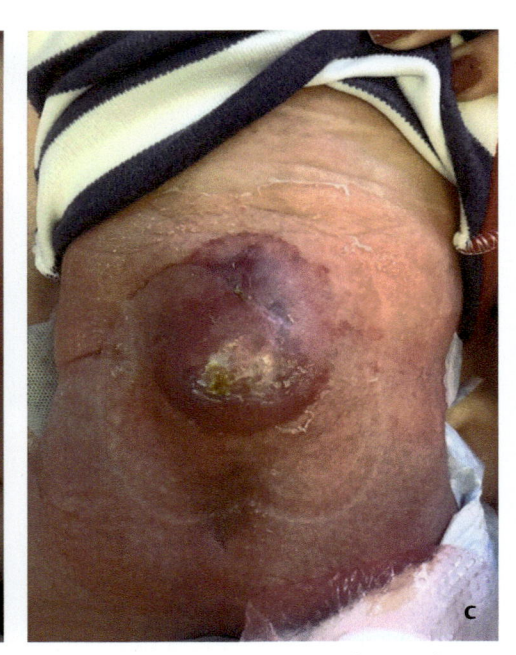

**Fig. 10-10.** Uso do curativo hidrocelular após a correção neonatal da MMC. (**a**) Observa-se os cuidados com o posicionamento e o enfaixamento dos membros a fim de reduzir a perda de calor durante a cirurgia, assim como a colocação do curativo hidrocelular. (**b**) Após o quinto dia da cirurgia, o curativo foi retirado e observa-se que a ferida mantém-se seca. (**c**) Após a retirada dos pontos com 21 dias de cirurgia, grande parte da ferida cirúrgica cicatrizou, restando a formação do tecido de granulação no segmento central.

mediadores inflamatórios no tecido do placódio também foi observada em estudos, suportando a ideia de que esse tecido também possui maior risco de ser danificado durante a manipulação cirúrgica.[31] Portanto, a realização de técnica operatória pautada na preservação do placódio deve ser considerada padrão. Como já mencionado, deve-se tentar fechar o plano dural (geralmente com outros tecidos), músculo e aponeurose e pele. Porém, nem sempre isso é possível.

A pele é suturada com pontos não absorvíveis delicados. O curativo deve proteger a região da sutura de contaminações e ser trocado quando estiver umedecido. O uso de curativos hidrocelulares possui a vantagem de não exigir troca diária, minimizando danos da pele adjacente, além de absorverem maior volume de secreção que os curativos convencionais, tornando a região da sutura seca e otimizando a sua cicatrização (Fig. 10-10c).[32]

## ACOMPANHAMENTO

No pós-operatório dos pacientes com mielomeningoceles deve-se evitar contaminações do sítio cirúrgico devido à proximidade com a região anal. Além disso, o exame diário das condições da cicatriz também auxilia no diagnóstico rápido da fístula liquórica, que constitui risco para infecções do sistema nervoso.

Outro risco nesse período consiste na piora respiratória e hemodinâmica causada pela compressão bulbar pela malformação de Chiari. Em série retrospectiva com 72 pacientes, Salomão et al. descreveram mortalidade de 8,3% durante o primeiro ano de acompanhamento e a presença de disfunção bulbar pela malformação de Chiari foi o principal fator atribuído.[33]

Outro fator a ser considerado é a hidrocefalia, que deve ser tratada logo que se tornar sintomática.

## PREVENÇÃO

As mielomeningoceles são universais, ocorrendo em todos os locais do globo. Há uma correlação direta entre sua incidência e baixas condições socioeconômicas, sendo mais frequentes nas regiões menos favorecidas. Dessa maneira o acesso à alimentação e à saúde da população como um todo é fundamental para seu controle.

Entretanto, a única maneira de reduzir sua ocorrência (e das anencefalias, secundárias ao não fechamento do neuroporo anterior) é a suplementação do ácido fólico pela gestante, o que deve ocorrer antes da concepção. A dieta, isoladamente, não é capaz de prover a necessidade necessária à prevenção. Assim, é necessário que toda mulher que planeje engravidar use a suplementação.

Curiosamente, a prática da suplementação para mulheres em idade fértil é pouco realizada mundialmente e estima-se que metade das gestações de todo o mundo não são planejadas. Esforços são realizados globalmente para a fortificação de alimentos de uso cotidiano com ácido fólico, de modo a garantir que a maior parte das mulheres esteja protegida em um evento não programado.[34] Tal trabalho já é realizado no Brasil pela Sociedade Brasileira de Neurocirurgia Pediátrica. Em 2004, os esforços de conscientização culminaram em lei que orienta a fortificação da farinha de trigo no Brasil.

De qualquer maneira, é função do neurocirurgião pediátrico esclarecer todas as mulheres em idade reprodutiva a usarem ácido fólico, reforçando a razão para esta medida.

## REFERÊNCIAS BIBLIOGRÁFICAS

1. Blount JP, Bowman R, Dias MS, et al. Neurosurgery guidelines for the care of people with spina bifida. J Pediatr Rehabil Med. 2020;13(4):467-77.
2. Zieba J, Miller A, Gordiienko O, et al. Clusters of amniotic fluid cells and their associated early neuroepithelial markers in experimental myelomeningocele: Correlation with astrogliosis. PLoS One. 2017;12(3):e0174625.
3. Furtado LMF, Val Filho JAC, Dantas F, Sousa CM. Tethered cord syndrome after myelomeningocele repair: a literature update. Cureus. 2020;12(10):e10949.
4. Hoxha M, Malaj V, Zappacosta B, Firza N. Pharmacoeconomic evaluation of costs of myelomeningocele and meningocele treatment and screening. Clinicoecon Outcomes Res. 2024;16:69-80.
5. Sin AH, Rashidi M, Caldito G, Nanda A. Surgical treatment of myelomeningocele: year 2000 hospitalization, outcome, and cost analysis in the US. Childs Nerv Syst. 2007;23(10):1125-7.
6. Yi Y, Lindemann M, Colligs A, Snowball C. Economic burden of neural tube defects and impact of prevention with folic acid: a literature review. Eur J Pediatr. 2011;170(11):1391-400.
7. Özek MM. Hippocrates. In: Kühn CG. Medicorum graecorum opera quae exstant. Leipzig, C, Cnoblochius. 1825;2008;21:500.
8. Melintenda S, Varotto E, Pappalardo E, et al. Spina Bifida Sacralis Occulta from Ancient Greek Sicily (Pozzanghera Necropolis, Leontinoi, 6th–4th Century BC): Anatomical, Anthropological and Ethnomedical Considerations on the Insular Presentation of this Congenital Anomaly. Anthropological Review. 2023;86(2):13-25.
9. Van Forestus P. Observationum et curationum chirurgicarum Libri Quinque Lugduni Batavorum, Ex. Officiana Plantiniana Raphelengii. 1610.
10. Rickham PP. Nicolaas tulp and spina bifida. Clin Pediatr. 1963;2(1):40-2.

11. Furukawa T. First description of spina bifida by Nicolaas Tulp. Neurol. 37:1816-28. See also Rickham PP (1963) Nicolaas Tulp and spina bifida. Clin Peds. 1987;2:40-42.
12. Zerah M, Kulkarni A. Spinal cord malformations. In: Handbook of Clinical Neurology Pediatric Neurology Part II. Dulac O, Lassonde M, Sarnat HB, eds. Elsevier. 2013;112(3).
13. Özek MM, Cinalli G, Maixner WJ. Spina bifida management and outcome. Milan: Springer-Verlag; 2008.
14. Cooper A. Some observations on spina bifida. Medico-Chirurgical Transactions. 1811;2:443-7.
15. Chiari H. Über Veränderungen des Kleinhirns in Folge won Hydrocephalie des Grosshirns. Dtsch med Wschr 17:1172-75. An English translation of this paper was published in 1987. Chiari H Concerning alterations in the cerebellum resulting from cerebral hydrocephalus. 1891. Pediatr Neurosci. 1891;13:3-8.
16. Chiari H. Über Veränderungen des Kleinhirns, des Pons und Medulla oblongata infolge von kongenitaler Hydrocephalie des Grosshirns. Denkschriften der Kais Akad Wiss math-naturw Wien. 1896;63:71-116.
17. Frazier CH. Surgery of the spine and spinal cord. D Appleton & Co, New York. 1918.
18. Ingraham FD, Hamlin H. Spina bifida and cranium bifidum; surgical treatment. N Engl J Med. 1943;228:631-41.
19. de Jong TH. Deliberate termination of life of newborns with spina bifida, a critical reappraisal. Childs Nerv Syst. 2008;24:13-28.
20. Tibúrcio RV. Neurology and neurosurgery in arts Sebastião Gusmão. 2009;1:161.
21. Zerah1 M, Kulkarni AV. Spinal cord malformations. In: Handbook of clinical neurology, pediatric neurology part II. Elsevier. 2013;112(3).
22. Meneses V, Parenti S, Burns H, Adams R. Latex allergy guidelines for people with spina bifida. J Pediatr Rehabil Med. 2020;13(4):601-9.
23. Machado HR, Oliveira R. Simultaneous repair of myelomeningocele and shunt insertion; Childs Nerv Syst. 2004;20(2):107-9.
24. Maassel N, Farrelly J, Coman D, et al. Diffusion weighted imaging as a biomarker of retinoic acid induced myelomeningocele. PLoS One. 2021;16(6):e0253583.
25. Mattogno PP, Massimi L, Tamburrini G, et al. Myelomeningocele repair: surgical management based on a 30-year experience. Acta Neurochir Suppl. 2017;124:143-8.
26. Cavalheiro S, da Costa MDS, Moron AF, Leonard J. Comparison of prenatal and postnatal management of patients with myelomeningocele. Neurosurg Clin N Am. 2017;28(3):439-48.
27. Mauer UM, Jahn A, Unterreithmeir L, et al. Survey on current postnatal surgical management of myelomeningocele in Germany. J Neurol Surg A Cent Eur Neurosurg. 2016;77(6):489-94.
28. Perry VL, Albright AL, Adelson PD. Operative nuances of myelomeningocele closure. Neurosurgery. 2002 Sep.;51(3):719-24.
29. Pouratian N, Elias WJ, Jane JA, et al. Electrophysiologically guided untethering of secondary tethered spinal cord syndrome. Neurosurg Focus. 2010;29(1):E3.
30. Eibach S, Moes G, Hou YJ, et al. New surgical paradigm for open neural tube defects. Childs Nerv Syst. 2021;37(2):529-38.
31. Kowitzke B, Cohrs G, Leuschner I, et al. Cellular profiles and molecular mediators of lesion cascades in the placode in human open spinal neural tube defects. J Neuropathol Exp Neurol. 2016;75(9):827-42.
32. Yamane T, Nakagami G, Yoshino S, et al. Hydrocellular foam dressings promote wound healing associated with decrease in inflammation in rat periwound skin and granulation tissue, compared with hydrocolloid dressings. Biosci Biotechnol Biochem. 2015;79(2):185-9.
33. Salomao JF, Pinheiro JA, Carvalho JG, et al. [Myelomeningocele: surgical treatment and results]. J Pediatr (Rio J). Mielomeningocele: tratamento cirúrgico e resultados. 1995;71(6):317-21.
34. Kancherla V, et al. Preventing birth defects, saving lives, and promoting health equity: an urgent call to action for universal mandatory food fortification with folic acid. Lancet Glob Health. 2022;10:e1053-57.

# ENCEFALOCELES, MENINGOCELES E SEIOS DÉRMICOS

Daniel Dante Cardeal

## SEÇÃO I

## ENCEFALOCELES

### CONCEITOS

A encefalocele consiste em uma herniação de parte do conteúdo intracraniano por uma falha óssea craniana. O termo encefalocele é utilizado de maneira genérica para diversos tipos de formas de herniação do conteúdo intracraniano. Quando o conteúdo herniado é composto por meninges e liquor denomina-se meningocele craniana. A presença de tecido glial juntamente com as meninges como revestimento define-se gliocele. A presença de tecido cerebral juntamente ao conteúdo herniado denomina-se meningoencefalocele. Se parte do sistema ventricular estiver incluída no saco herniário, define-se como hidromeningoencefalocele.[1]

### CLASSIFICAÇÃO

A classificação mais utilizada baseia-se na localização anatômica do defeito ósseo craniano. As encefaloceles podem ser divididas em três grupos: de convexidade, sincipitais ou frontoetmoidais e basais.[2] As encefaloceles de convexidade apresentam defeito ósseo localizado entre a glabela e o forame magno. As frontoetmoidais apresentam o defeito craniano na junção dos ossos frontal e etmoidal e, nas basais, o defeito está localizado atrás do forame ceco, principalmente, nos ossos etmoidal e esfenoidal.

### INCIDÊNCIA

A incidências das encefaloceles é de aproximadamente 0,8-3,0/10.000 nascidos vivos.[3] As meningoceles cranianas são mais frequentes que as meningoencefaloceles, numa proporção de 3/1.[4] A proporção entre encefaloceles occipitais e frontoetmoidais é de 2,5/1 a 15/1. As encefaloceles occipitais são mais frequentes nas mulheres (2/1) e as frontoetmoidais são mais frequentes nos homens (1,5/1). Existe uma variação na distribuição geográfica das encefaloceles, sendo as occipitais mais comuns nos Estados Unidos, Inglaterra e Alemanha, e as frontoetmoidais nos países do sudeste asiático. As razões para tais variações são desconhecidas.[5]

### MALFORMAÇÕES ASSOCIADAS

Existem mais de 20 síndromes associadas às encefaloceles, no entanto, as encefaloceles occipitais estão frequentemente associadas a síndromes autossômicas recessivas como síndrome de Meckel-Gruber, síndrome Knobloche e síndrome de von Voss-Cherstvoy. As encefaloceles anteriores estão associadas à displasia frontonasal e à síndrome de Walker-Warburg. A síndrome de Meckel-Gruber é a síndrome mais comum associada a defeitos do tubo neural.[6]

Além das síndromes existe uma condição intrauterina associada às encefaloceles chamada banda amniótica. Bandas de tecido amniótico podem aderir ao feto e provocar septações com malformações. Por vezes essas septações podem comprometer a face e o crânio provocando desfigurações faciais e encefaloceles (Fig. 11-1).

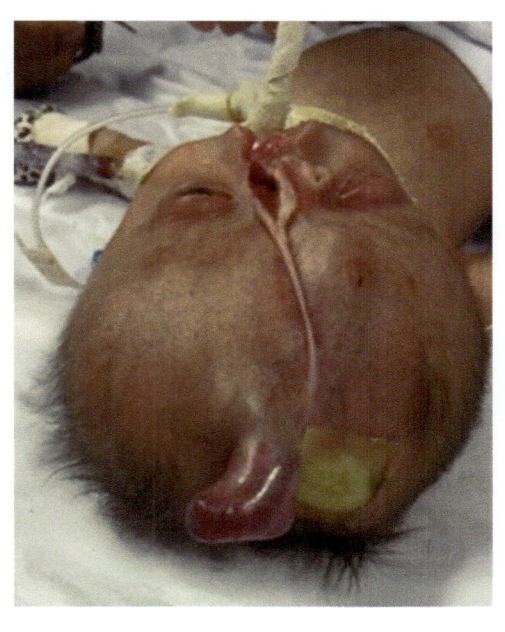

**Fig. 11-1.** Criança com banda amniótica e encefalocele frontal.

## DIAGNÓSTICO

A maioria das malformações fetais é diagnosticada pela ultrassonografia fetal. Lesões exofíticas extracranianas, posteriores ou anteriores são facilmente reconhecidas na ultrassonografia. Apesar de a avaliação clínica do RN poder diagnosticar a maioria das encefaloceles, a ressonância magnética (RM) é importante para determinar a natureza do conteúdo do saco herniário, a anatomia das distorções cerebrais e a proximidade de estruturas vasculares como seios venosos (Fig. 11-2).[7]

## ENCEFALOCELES OCCIPITAIS

Representam cerca de 75-85% das encefaloceles,[8] sendo caracterizadas por defeito craniano entre o *lambda* e o forame magno. Quando a encefalocele está abaixo do forame magno pode-se utilizar o termo encefalocele occipitocervical. A classificação mais comum consiste em dividir as encefaloceles occipitais em superior/inferior com base na relação do defeito craniano com a protuberância occipital externa.[9] Quando o defeito no crânio está acima da protuberância occipital externa, é chamado superior e, se abaixo, é chamado inferior. O conteúdo do saco também é amplamente variável, sendo que 37% apresentam tecido cerebral, 21% tecido cerebelar e cerebral, 5% apenas tecido cerebelar e 37% tecido nodular gliótico (Fig. 11-3).[10]

Lesões associadas podem estar presentes em mais da metade dos casos de encefalocele occipital. Dentre elas a hidrocefalia é a mais comum, presente em cerca de 65% dos casos principalmente em decorrência de estenose de aqueduto ou malformação de Chiari tipo III. No rombencéfalo, pode haver agenesia cerebelar parcial ou completa, torção em forma de S do tronco cerebral, cerebelo invertido, malformação de Dandy-Walker, microcefalia.[11,12]

Ao avaliar um paciente com encefalocele occipital, é essencial pesquisar por outras anomalias, pois defeitos duplos do tubo neural como encefalocele occipital e lipomas medulares podem coexistir.[13] Apesar de existir associação de anomalias venosas a encefaloceles occipitais, o desenvolvimento do tubo neural ocorre antes do desenvolvimento venoso cerebral, tornando improvável que um seio venoso hernie para o saco da encefalocele.[14]

### Tratamento Cirúrgico

O objetivo da cirurgia em uma encefalocele é evitar que ocorra aumento do conteúdo herniado pela encefalocele, proteger as estruturas neuronais, evitar hemorragias ou infecções e melhorar o aspecto estético da criança. A cirurgia geralmente deve ser planejada eletivamente exceto nos casos em que tenha ocorrido rompimento da pele com fístula liquórica ou exposição das estruturas neuronais.

A criança é colocada em decúbito ventral (Fig. 11-4). Comumente realiza-se uma incisão transversal na pele por ser, na maior parte das vezes, mais fácil o fechamento. A pele é cuidadosamente dissecada da dura-máter ao seu redor e o defeito craniano é identificado. Realiza-se abertura dural e ressecção do tecido gliótico que preenche a encefalocele. Por fim, realiza-se fechamento hermético da dura-máter e fechamento da pele (Fig. 11-4). Nos casos em que o conteúdo da encefalocele é viável não há possibilidade de ressecção das estruturas e uma plástica dural expansora pode ser realizada.

Por vezes o defeito craniano é muito grande, sendo necessária a realização de cranioplastia com enxerto autólogo de osso craniano. A melhor região doadora é a região parietal. Realiza-se a transposição do osso para a região da encefalocele e o poder osteogênico da dura-máter saudável e do pericrânio é responsável por crescimento ósseo na área doadora (Fig. 11-5).[15]

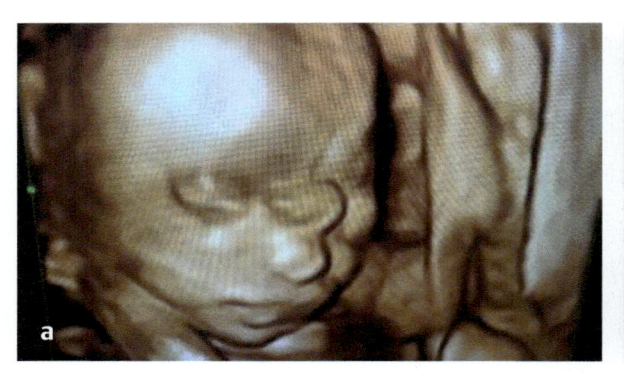

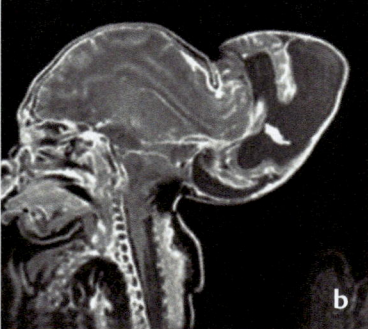

Fig. 11-2. (a) Ultrassonografia pré-natal em feto com encefalocele anterior. (b) Ressonância magnética de criança com encefalocele posterior.

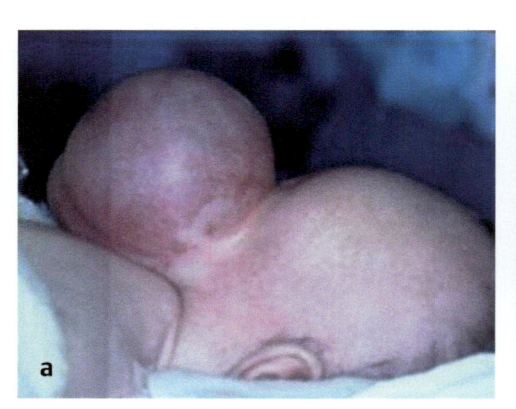

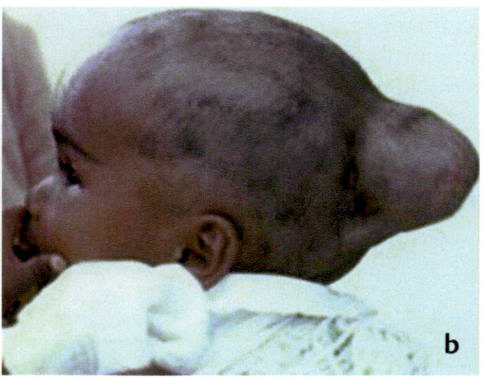

Fig. 11-3. (a) Encefalocele occiptal inferior. (b) Encefalocele occiptal superior.

# CAPÍTULO 11 ■ ENCEFALOCELES, MENINGOCELES E SEIOS DÉRMICOS

**Fig. 11-4.** (**a**) Paciente em posição ventral. (**b**) Dissecção com exposição da dura-máter da encefalocele. (**c**) Abertura dural e resseção do conteúdo da encefalocele. (**d**) Fechamento dural. (**e**) Fechamento da pele.

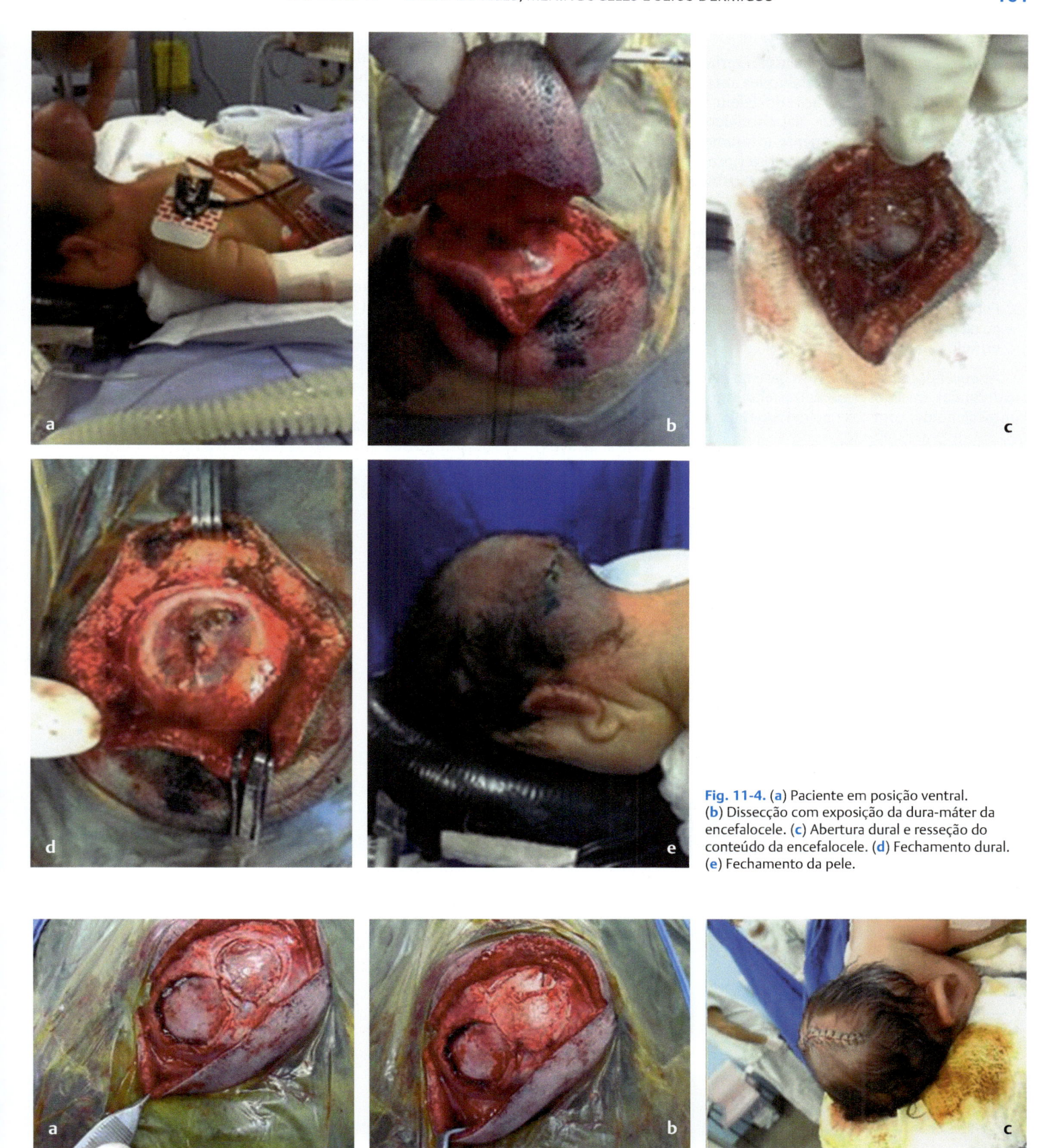

**Fig. 11-5.** (**a**) Falha óssea extensa após reparo da dura-máter em encefalocele occiptal. (**b**) Transposição óssea de área doadora parietal. (**c**) Aspecto final de fechamento da pele em correção de encefalocele occiptal.

## ENCEFALOCELES ANTERIORES

Todas as encefaloceles localizadas anteriormente à fontanela anterior são descritas como encefaloceles anteriores. Elas são, ainda, divididas com base na localização do defeito do crânio em frontoetmoidais (sinciptais) ou basais. Nas encefaloceles frontoetmoidais o defeito ósseo ocorre anteriormente ao forame ceco,[16] e nas encefaloceles basais o defeito ósseo ocorre posteriormente ao forame ceco.[17]

As encefaloceles frontoetmoidais são divididas em 3 tipos com base no defeito externo do crânio:[16,18,19]

1. *Encefalocele nasofrontal*: o cérebro hernia na frente dos ossos nasais entre o osso frontal e o násion (Fig. 11-6).
2. *Encefalocele nasoetmoidal*: o cérebro hernia atrás dos ossos nasais entre o osso nasal e o osso etmoidal (septo nasal) (Fig. 11-7).
3. *Encefalocele naso-orbital*: a herniação do cérebro ocorre ao longo da órbita medial, entre o processo frontal da maxila e o osso etmoidal-lacrimal.

As encefaloceles basais, com base no defeito interno do crânio, são divididas em transetmoidal, esfenoetmoidal, transesfenoidal, e frontoesfenoidal com base no defeito interno do crânio:[20]

A) *Transetmoidal*: caracterizada pela herniação cerebral através da placa cribriforme.
B) *Esfenoetmoidal*: caracterizada pela herniação cerebral na junção do plano esfenoidal e da placa cribriforme.
C) *Transesfenoidal*: herniação do cérebro através do plano esfenoidal para o seio esfenoidal.
D) *Frontoesfenoidal (esfeno-orbital)*: quando a herniação cerebral ocorre através da fissura orbital superior.

As encefaloceles basais são raramente diagnosticadas ao nascimento. Podem estar associadas à fenda palatina em mais de 30% dos pacientes (Fig. 11-8).[20] Elas também podem estar associadas à displasia congênita do nervo óptico (síndrome de Morning Glory) e ao complexo agiria/paquigiria.[21] As principais queixas são obstrução nasal, roncos e secreção aquosa pelo nariz (liquor), podendo estar associada à febre recorrente (meningite).[22] Os tipos naso-orbital e esfeno-orbital podem apresentar proptose e as encefaloceles transesfenoidais (Fig. 11-9) podem apresentar anormalidades visuais e disfunção endócrina secundária à herniação do quiasma óptico ou da haste hipofisária.[20] Quando as encefaloceles nasais se apresentam como massas intranasais e obstrução nasal, podem ser confundidas com pólipos nasais ou cisto dermoide nasal. O diagnóstico diferencial é dado pela presença de compressibilidade, pulsatilidade e aumento de tamanho ao chorar ou tossir (sinal de Furstenberg).[23]

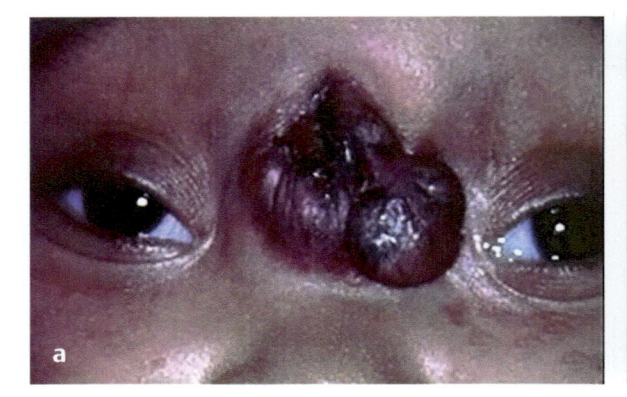

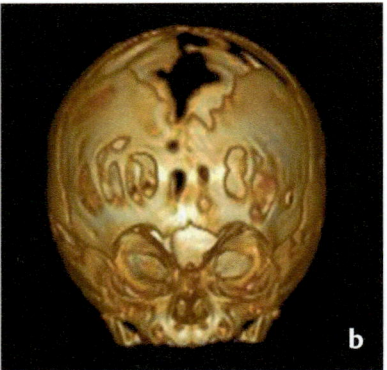

Fig. 11-6. (a) Paciente com encefalocele nasofrontal. (b) Imagem de tomografia com reconstrução 3D da falha óssea em encefalocele nasofrontal.

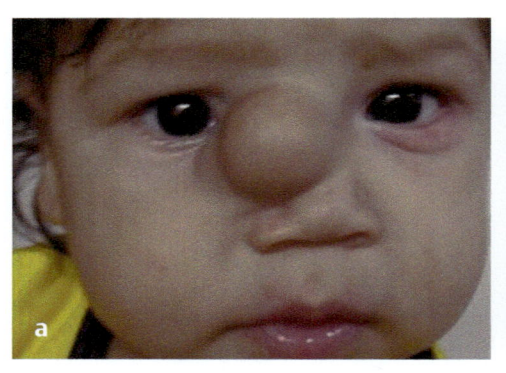

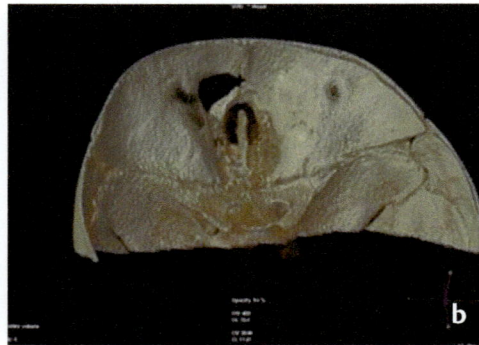

Fig. 11-7. (a) Paciente com encefalocele nasoetmoidal. (b) Imagem de tomografia com reconstrução 3D da falha óssea da encefalocele nasoetmoidal.

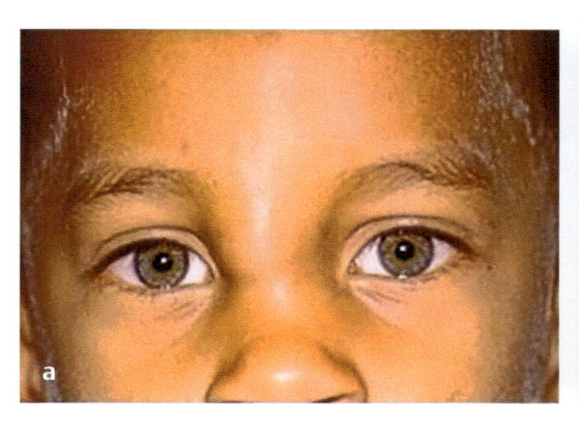

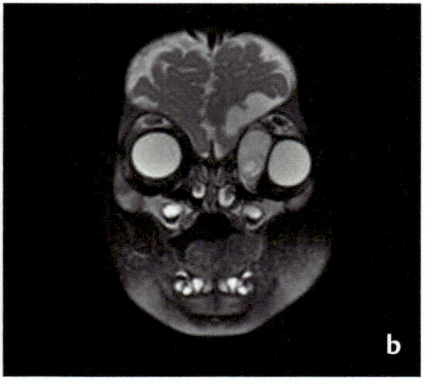

Fig. 11-8. (a) Paciente com encefalocele naso-orbitária. (b) Imagem de ressonância magnética mostrando encefalocele naso-orbitária.

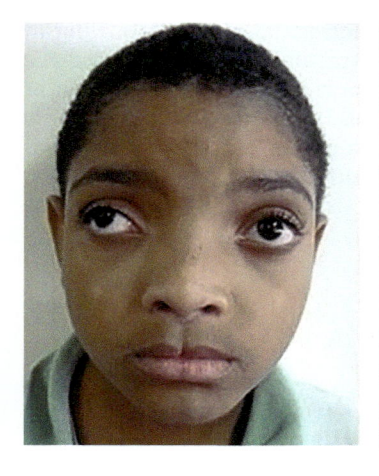

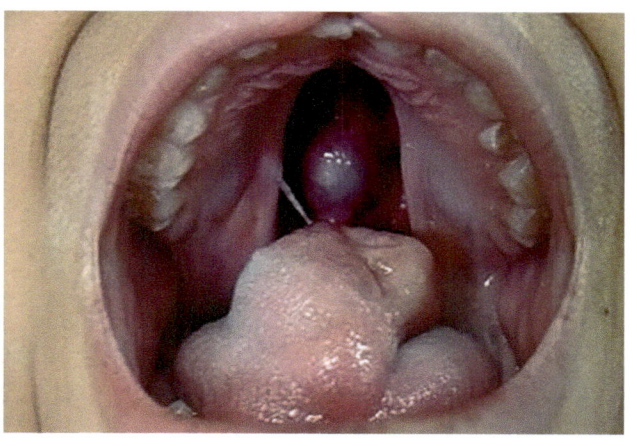

**Fig. 11-9.** Paciente com encefalocele transesfenoidal e fenda palatina.

## Tratamento Cirúrgico

O tratamento das encefaloceles sincipitais é cirúrgico. O objetivo da intervenção cirúrgica é evitar ulceração progressiva da pele para evitar fístula liquórica ou herniação secundária do tecido cerebral. O procedimento cirúrgico é eletivo, exceto em situações de fístula liquórica ativa ou dificuldade respiratória causada por obstrução das vias aéreas.[20] A hidrocefalia pode estar presente nos casos das encefaloceles sincipitais e o tratamento deve ser realizado anteriormente ao reparo da malformação propriamente dita.[24] As opções cirúrgicas disponíveis são transcraniana (bicoronal), transfacial, transnasal (endoscópica) ou procedimentos combinados. A estratégia básica do reparo da encefalocele sincipital é o fechamento do defeito dural, reparo do defeito craniano externo e a ressecção do saco herniado.[25] Na encefalocele sincipital, o conteúdo herniado é gliótico e pode ser ressecado. A dura-máter deve ser hermeticamente fechada com auxílio de pericrânio e a falha óssea corrigida com enxerto ósseo. O procedimento endoscópico pode ser preferido se a encefalocele sincipital não estiver associada a uma deformidade craniofacial significativa.[26] A abordagem transfacial pode ser realizada se a encefalocele for pequena e a pele do rosto estiver saudável (Fig. 11-10). Em todas as outras situações, a abordagem transcraniana é preferida. Muitas vezes a cirurgia é combinada com a equipe neurocirúrgica e craniofacial. A abordagem combinada permite a correção da encefalocele sincipital associadamente à correção de eventuais deformidades faciais como telecanto ou assimetrias orbitárias (Fig. 11-11).[24]

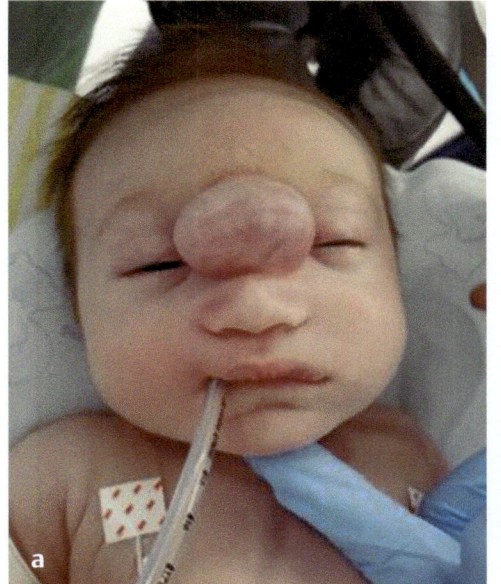

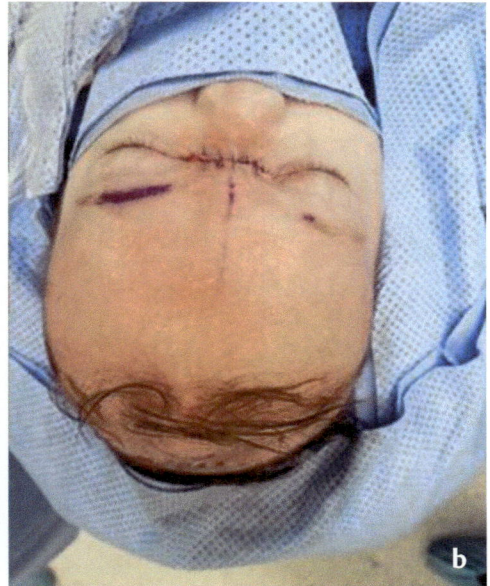

**Fig. 11-10.** (a) Paciente com encefalocele frontoetmoidal. (b) Resultado final de acesso transfacial para tratamento de encefalocele frontoetmoidal.

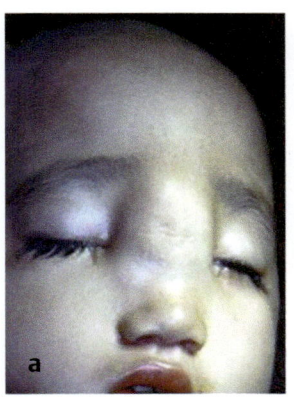

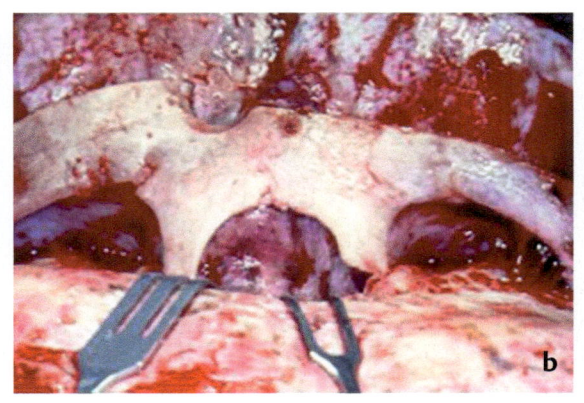

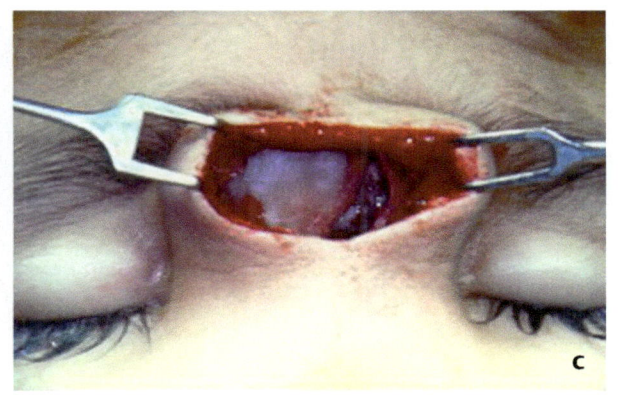

**Fig. 11-11.** (a) Paciente com encefalocele frontoetmoidal. (b) Acesso transcraniano com visualização da encefalocele. (c) Abordagem combinada transfacial com ressecção da encefalocele por via facial.

O tratamento das encefaloceles basais tem as mesmas indicações da encefaloceles sinciptais, porém, muitas vezes, o conteúdo herniado não pode ser ressecado porque pode incluir a hipófise ou o hipotálamo. Existem três abordagens disponíveis: transcraniana, transnasal-endoscópica e transoral-transpalatal. Para encefaloceles transetmoidais e esfenoetmoidais pode ser usada uma abordagem transcraniana ou endoscópica. As abordagens endoscópicas transnasal ou aberta oferecem taxas de sucesso de 90%, mas a abordagem endoscópica apresenta taxas menores de complicações como meningite, sepse e mortalidade.[27] O principal fator limitante para o tratamento endoscópico das encefaloceles basais é a idade inferior a 5 anos por limitação do canal de trabalho.[28] Nos casos em que a herniação do conteúdo cerebral ocorre através da parede inferior do seio esfenoidal, a abordagem mais indicada é a transpalatal. No entanto, se a herniação ocorrer pela parede anterior do seio esfenoidal, a abordagem transnasal é indicada.[29] Isso porque, muitas vezes, o conteúdo herniado inclui estruturas vitais como hipófise ou hipotálamo e o acesso transcraniano pode estar associado à necessidade de tração dessas estruturas, gerando lesões permanentes e alta taxa de mortalidade.[20]

## SEÇÃO II

# MIELOMENINGOCELES

## INTRODUÇÃO

A mielomeningocele (MMC) é malformação caracterizada como defeito do fechamento do tubo neural, fenômeno que ocorre em torno da 4ª semana de gestação ou no período embriológico conhecido como neurulação primária.[30] O defeito do fechamento resulta em abertura da pele, fáscia muscular, músculos, dura-máter, medula espinal e lâminas vertebrais, resultando na exposição do tecido neuronal chamado placódio e também na anencefalia ou no segmento caudal da coluna vertebral, gerando as chamadas "espinhas bífidas". A ausência de pele e a exposição da placa neural caracterizam a espinha bífida aberta (MMC). Ocorrem mais comumente na região lombossacral. Entretanto, existe grande variabilidade no nível anatômico espinal e extensão da coluna vertebral acometida pela MMC. Pode apresentar-se como formas planas e pequenas até formas extensas com grande distensão do tecido neuronal (Fig. 11-12). O quadro clínico é variável, desde anormalidades sensitivo-motoras nos membros inferiores, alterações vesicais, deformidades dos membros e da coluna vertebral e/ou alterações cognitivas. O prognóstico neurológico está diretamente relacionado com o nível anatômico da lesão e com a extensão da MMC. A associação da MMC com hidrocefalia (HC) ou síndrome de Chiari tipo 2 pode gerar macrocrania e/ou anormalidades nos membros superiores, assim como distúrbios ventilatórios e deglutição.

## EPIDEMIOLOGIA

A incidência global da MMC varia de 0,1 a 10 casos/1.000 nascidos vivos. É mais comum em regiões com baixo desenvolvimento socioeconômico e a ocorrência é menor em negros e asiáticos. No Brasil, a incidência da espinha bífida é de cerca de 1 caso para cada 1.139 nascidos vivos.

A gestação prévia de recém-nascido com espinha bífida aumenta o risco de que a mesma patologia ocorra em gestações futuras.[4] A suplementação com 0,4 mg ácido fólico reduz em 70% o risco de recorrência.[31]

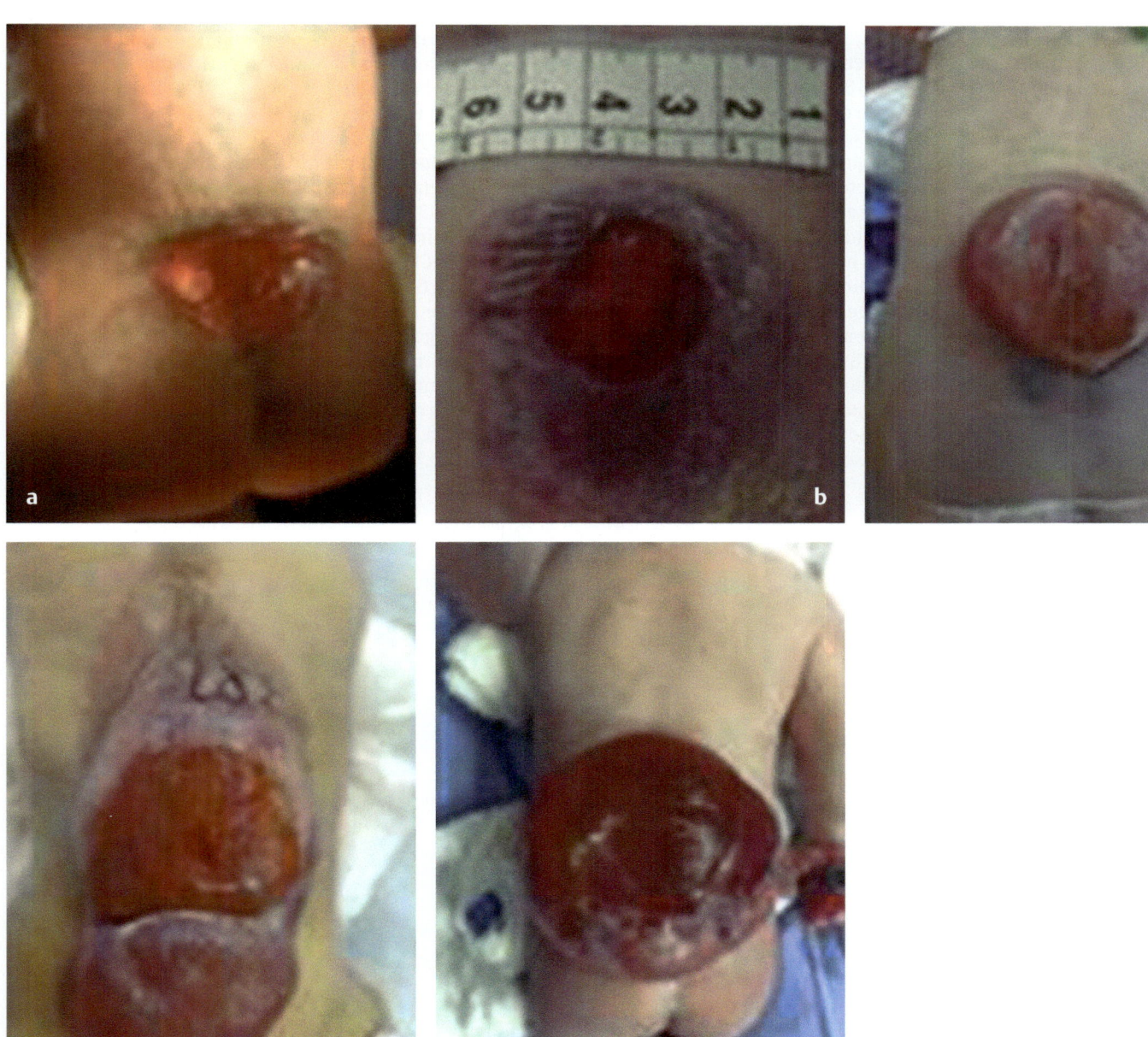

**Fig. 11-12.** Imagens de pacientes com MMC. (a,b) Planas. (c-e) Distendidas.

## EMBRIOLOGIA

As anormalidades embrionárias que induzem os defeitos do fechamento do tubo neural manifestam-se na terceira e quartas semanas de gestação, período denominado de neurulação primária. No 22º dia de gestação ocorre espessamento e invaginação do ectoderma dorsal do embrião para formar o sulco neural que apresenta trajeto longitudinal e aprofunda-se progressivamente para formar a goteira neural e o tubo neural. O processo de neurulação termina com o fechamento do neuroporo caudal na região do segmento medular de S1 a S2.[32] Os defeitos ocorridos durante a fase de neurulação primária que acometem a formação caudal do tubo neural geram a espinha bífida aberta ou MMC. Os defeitos que ocorrem após a fase de neurulação primária geram malformações espinais cobertas por pele que são denominadas disrafismos ocultos.

## ETIOLOGIA

A etiologia da MMC é multifatorial, no entanto, as vias metabólicas do ácido fólico e da glicose parecem estar relacionadas com a formação do tubo neural. A prevenção da ocorrência dos defeitos de fechamento do tubo neural pode ser realizada com a ingestão de 0,4 a 1 mg por dia de ácido fólico durante pelo menos três meses antes da gravidez e durante os três primeiros meses de gestação.

Outras condições associadas à MMC seriam o uso de medicações anticonvulsivantes (carbamazepina ou ácido valproico), diabetes melito e obesidade (Quadro 11-1).

## DIAGNÓSTICO

- *Alfafetoproteína sérica*: é aumentada em cerca de 80% dos casos de defeitos do tubo neural entre a 16ª e a 18ª semanas de gestação. Está em desuso devido à possibilidade de falso-positivos.[33]
- *Ultrassonografia (ou ecografia) fetal*: é o exame de escolha para diagnóstico pré-natal da MMC. Possibilita predizer o nível da lesão em mais de 60% dos casos e apresenta sensibilidade próxima a 100%. O diagnóstico mais acurado da MMC é evidenciado em torno da 20ª semana de gestação. Achados indiretos como anormalidades dos ângulos da base do crânio e da fossa posterior, assim como translucência nucal alterada são sinais indiretos da presença de MMC evidenciados antes da 20ª semana de gestação. A ultrassonografia de fetos com MMC pode revelar o "sinal do limão" (correspondente ao acavalgamento das estruturas ósseas cranianas) (Fig. 11-13) e o "sinal da banana" (deformidade do cerebelo com forma côncava em decorrência da fossa posterior pequena).[34-36]
- *Ressonância magnética (RM)*: exame realizado quando a ecografia fetal não fornece informações consistentes sobre o diagnóstico de MMC ou quando há necessidade de informações adicionais aos demais exames de imagem. A RM não é mais sensível na identificação da MMC do que a ultrassonografia fetal.[37]

## LESÕES ASSOCIADAS

Diversas alterações cranioencefálicas podem estar associadas à MMC (Quadro 11-2). Várias hipóteses foram formuladas para justificar a formação das lesões associadas. Uma das mais aceitas é a teoria unificada de McLone,[38] que postula que a fístula liquórica decorrente da falha de fechamento do tubo neural é responsável pela falha de distensão do tubo neural primitivo que mantém o desenvolvimento normal das estruturas encefálicas; isso resultaria em alteração da adesão e da migração teciduais e no desenvolvimento de fossa posterior pequena com a consequente ocorrência da malformação de Chiari tipo II; a fossa posterior pequena seria a principal causa da hidrocefalia em crianças com MMC.

De acordo com a teoria da *two-hit hypothesis*,[39] a lesão neuronal e, consequentemente, a gravidade clínica e o aparecimento das lesões associadas das crianças com MMC relacionam-se com a alteração neuronal primária causada pela falha do fechamento do tubo neural e, secundariamente, pelo tempo de exposição do tecido neuronal ao líquido amniótico ou ao longo período do traumatismo e distensão do placódio no ambiente intrauterino.

## TRATAMENTO

Como as principais teorias envolvem a duração da exposição do tecido nervoso ao líquido amniótico, ao traumatismo do placódio ou à presença da fístula liquórica contínua no período pré-natal, recomenda-se o tratamento da MMC no período fetal. O trabalho MOMs (*Management of Myelomengocele Study* – 2011)[40] evidenciou os benefícios do tratamento pré-natal da MMC em relação ao pós-natal. O tratamento pré-natal resulta em redução das taxas de hidrocefalia e de malformação de Chiari tipo II, melhor desempenho cognitivo e melhor relação entre os níveis motores e anatômicos da lesão. No Quadro 11-3 apresentam-se os critérios para indicação e contraindicação da cirurgia fetal da Divisão de Clínica Neurocirúrgica do Hospital das Clínicas da FMUSP.

O tratamento pré-natal da MMC deve ser multidisciplinar e envolver a equipe de medicina fetal, sendo realizado entre a 20ª e a 26ª semanas de gestação. A técnica utilizada é a "aberta", ou seja, após mini-histerotomia e exposição do feto para fechamento da MMC. O tratamento pós-natal é reservado a casos em que há contraindicação para o tratamento fetal. Preconiza-se a cirurgia no "tempo zero", ou seja, logo ao nascimento, quando o tratamento é no período pós-natal.[41]

**Quadro 11-1.** Fatores etiológicos envolvidos na formação da MMC[32]

- Baixas condições socioeconômicas
- Baixa escolaridade dos pais
- Idade materna inferior a 19 anos ou superior a 40 anos
- Origem hispânica
- Hiperglicemia
- Diabetes
- Obesidade materna
- Medicamentos antagonistas do folato
- Anticonvulsivantes

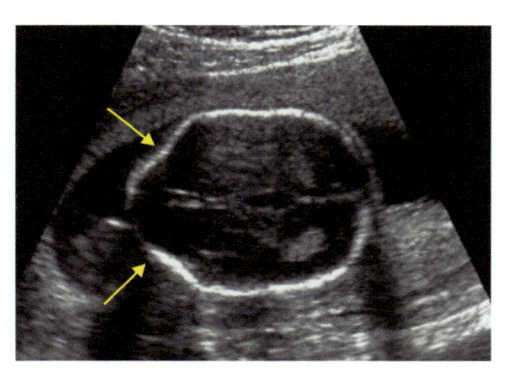

**Fig. 11-13.** Ecografia fetal evidenciando "sinal do limão" em doente com MMC. As setas mostram o "acavalgamento" das estruturas ósseas cranianas.

**Quadro 11-2.** Malformações cranianas associadas à MMC

- Hidrocefalia
- Malformação de Chiari tipo II
- Colpocefalia
- Massa intermédia alargada
- Fossa posterior pequena
- *"Beaking"* do tecto de mesencéfalo
- Polimicrogíria
- Heterotopias
- Craniolacunia

**Quadro 11-3.** Critérios de inclusão e contraindicação para realização da cirurgia fetal para MMC

| Critérios de inclusão | Critérios de contraindicação |
| --- | --- |
| Gestação única | Anomalias fetais não relacionadas a MMC |
| Nível mais alto da lesão T1 | Cifose severa |
| Nível mais baixo da lesão S1 | Risco de parto prematuro |
| Evidências de herniação cerebelar | Risco de descolamento placentário |
| Idade gestacional entre 20 e 26 anos | IMC materno > 35 |
| Cariótipo normal | Histerotomia prévia |

## Tratamento Pós-Natal da MMC

O tratamento pós-natal da MMC pode ser realizado logo ao nascimento e consiste nos seguintes passos: separação do placódio do tecido transicional; neurulação do placódio; dissecção e fechamento dural; dissecção e fechamento da fáscia muscular, quando possível; e fechamento do subcutâneo e da pele (Fig. 11-14).

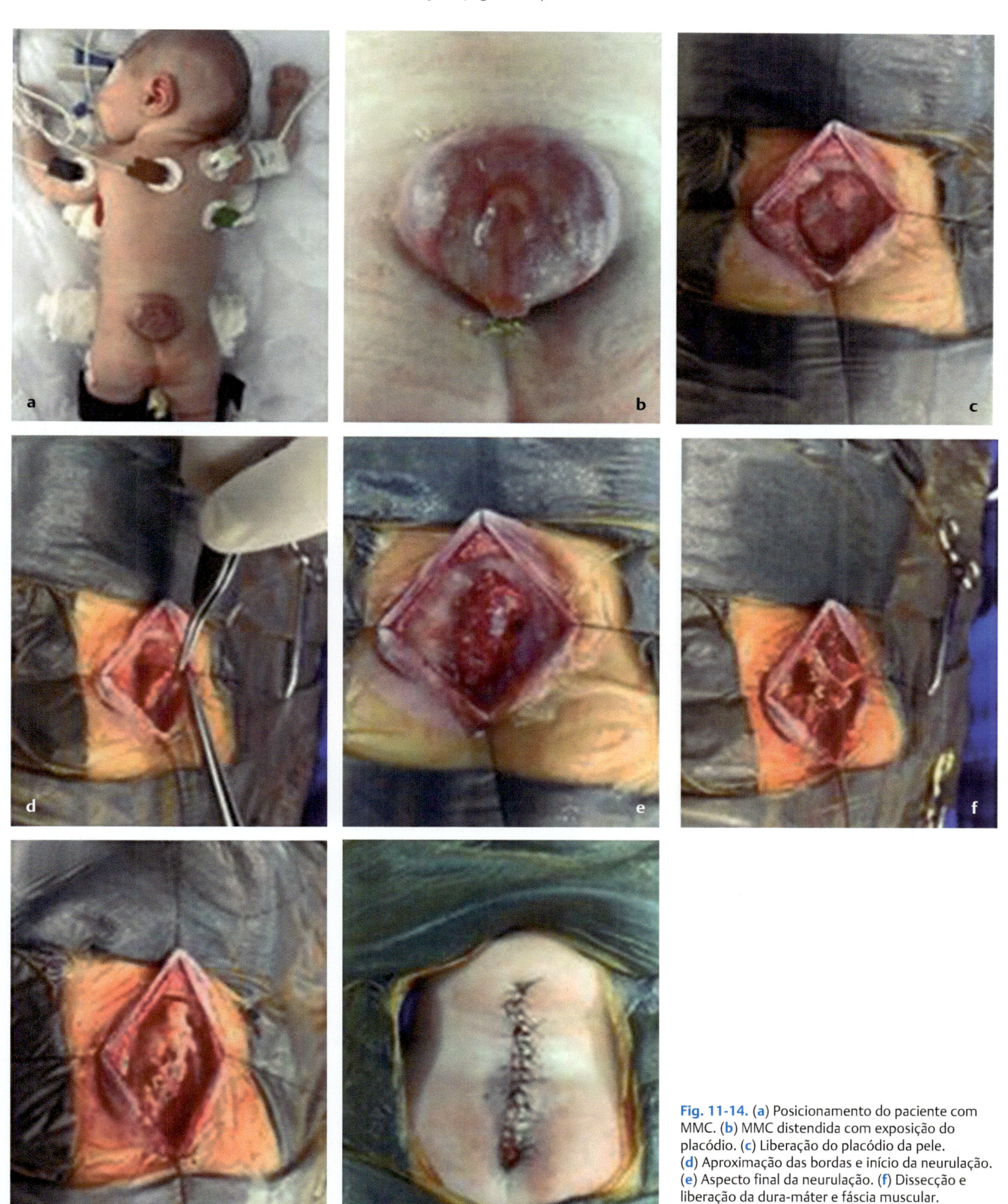

Fig. 11-14. (a) Posicionamento do paciente com MMC. (b) MMC distendida com exposição do placódio. (c) Liberação do placódio da pele. (d) Aproximação das bordas e início da neurulação. (e) Aspecto final da neurulação. (f) Dissecção e liberação da dura-máter e fáscia muscular. (g) Aspecto final do fechamento dural e da fáscia muscular. (h) Aspecto final do fechamento da pele.

## Tratamento Pré-Natal da MMC

Após o posicionamento e a exposição do feto corrige-se a MMC de modo semelhante ao realizado para a correção pós-natal. No feto, o tecido fetal é mais frágil, o que implica na necessidade da utilização do microscópio cirúrgico e da dissecção muito cuidadosa dos planos cirúrgicos. A pele deve ser suturada com pontos contínuos de fio absorvível. Havendo dificuldade de aproximar as bordas, devem ser realizadas incisões laterais de alívio. A Figura 11-15 mostra a exposição uterina, histerotomia e a exposição do feto com MMC, assim como as etapas de neurulação, fechamento da dura-máter/fáscia muscular e fechamento da pele do feto. A Figura 11-16 mostra a ferida operatória do recém-nascido submetido à correção da MMC no período intrauterino após o nascimento.

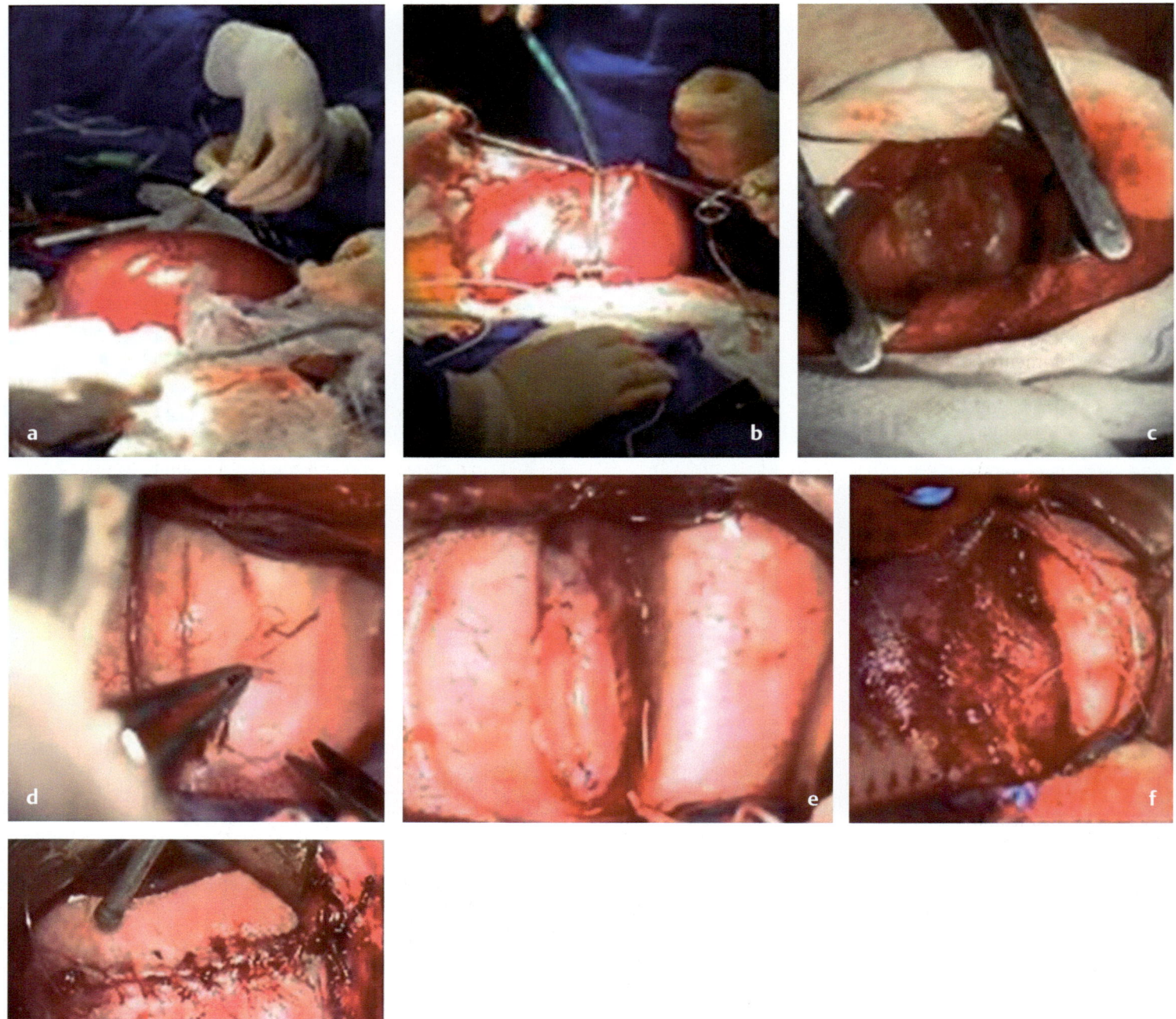

**Fig. 11-15.** Correção intrauterina da MMC. (a) Exposição uterina. (b) Abertura uterina e aspiração do líquido amniótico. (c) Posicionamento e exposição da MMC. (d) Sob microscopia, dissecção e liberação do placódio. (e) Neurulação. (f) Fechamento da dura-máter. (g) Fechamento da pele.

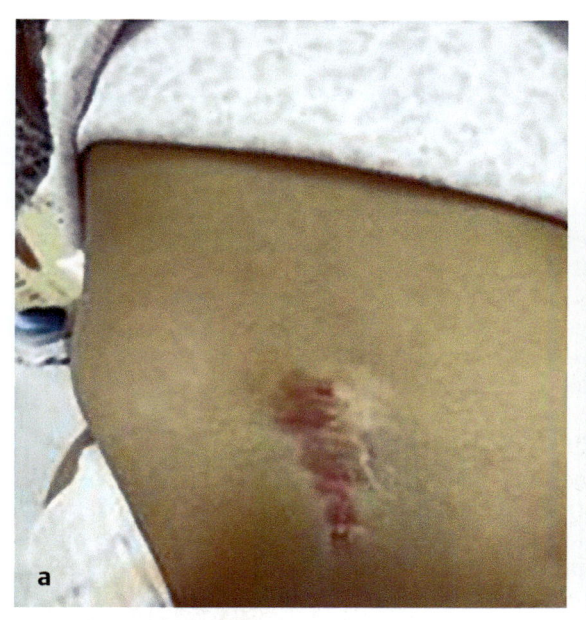

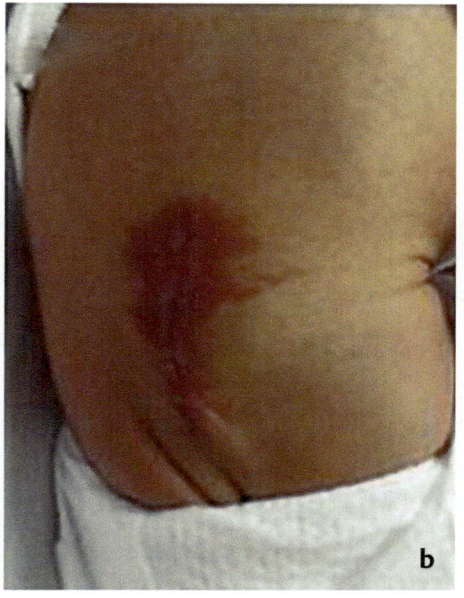

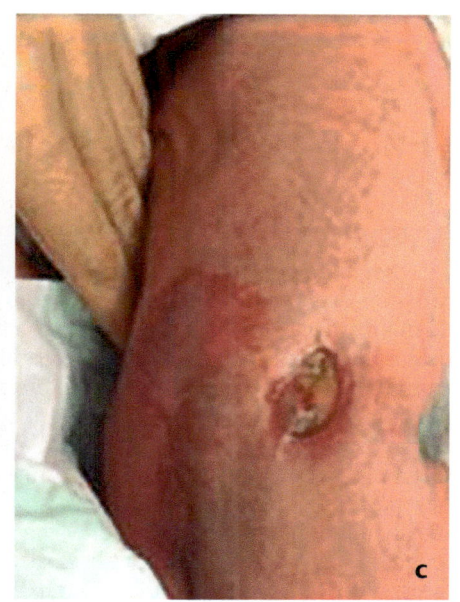

**Fig. 11-16.** (a) Aspecto pós-natal das feridas na região lombar de pacientes submetidos à correção intrauterina da MMC. (b) Paciente com fechamento primário da MMC. (c) Paciente com necessidade de abertura de alívio lateral para fechamento da MMC.

## Tratamento da Hidrocefalia

De acordo com o estudo MOMS, o tratamento pré-natal reduziu de 80% para 50% a taxa de derivação ventriculoperitoneal (DVP) em relação ao tratamento pós-natal. O Quadro 11-4 mostra os critérios de indicação de DVP nos pacientes com MMC no grupo de neurocirurgia pediátrica do HCFMUSP.

Apesar de a principal causa da hidrocefalia nas crianças com MMC ser obstrutiva e decorrente da fossa posterior pequena com obliteração do forame de Magendie, a hidrocefalia pode ter outras origens que envolvem anormalidades venosas, plasticidade craniana e fontanelar, aumento do plexo coroide para compensar a presença de fístula liquórica no período fetal e imaturidade das granulações de Pachioni.[42]

Visto isso, Warf et al., em 2013,[43] obtiveram 70% de sucesso no tratamento da hidrocefalia em crianças com MMC realizando a terceiroventriculostomia associada à coagulação do plexo coroide com endoscópios flexíveis.

## COMPLICAÇÕES

As complicações da MMC podem ser precoces ou tardias. As precoces manifestam-se nas primeiras semanas de vida após o ato operatório. O desenvolvimento da hidrocefalia costuma ocorrer após o tratamento da MMC; apenas 15% das crianças nascem com necessidade de DVP concomitantemente à correção da MMC. Na presença de hidrocefalia e de hipertensão intracraniana após o fechamento da MMC pode ocorrer abaulamento da ferida operatória e fístula liquórica incisional. O tratamento da hidrocefalia com DVP no momento adequado previne complicações como fístula liquórica, abaulamento e deiscência da ferida operatória e, consequentemente, risco de infecção. A infecção pós-operatória é uma das complicações mais temidas, tendo em conta o grande porte da manipulação cirúrgica e o implante de DVP associadamente à baixa imunidade dos recém-nascidos. Preconiza-se o uso de antibioticoterapia profilática visando reduzir as taxas de infecção das feridas operatórias e de infecção do sistema de DVP.[44]

As complicações tardias ocorrem meses ou anos após a correção da MMC e são consequência da lesão neuronal e da hidrocefalia. As mais comuns são as intercorrências decorrentes do implante do sistema de DVP, manifestadas, preferencialmente, nos primeiros 6 meses após a cirurgia, mas podem ser mais tardias. As complicações tardias mais comuns da DVP relacionam-se com a alteração da complacência ventricular e com problemas com o cateter proximal da DVP. Muitas vezes as crianças apresentam sinais de mau funcionamento da DVP com pouca dilatação ventricular, mas com sinais de hipertensão intracraniana grave decorrente do implante precoce do sistema de DVP. Podem, também, apresentar sintomas decorrentes da malformação de Chiari tipo II ou da siringomielia. Estes são mais comumente relacionados com o mau funcionamento da DVP, ou seja, recomenda-se a avaliação da presença de HC antes de atribuir a deterioração neurológica à malformação de Chiari II ou à siringomielia.

A medula presa é uma complicação que pode ocorrer em pacientes com mielomeningocele. A medula pode permanecer ancorada na cicatriz uterina, levando à lesão neuronal por alterações de fluxo sanguíneo, distensão medular e processo apoptótico e inflamatório local.[45] Os pacientes podem apresentar sintomas neurológicos, ortopédicos e urológicos progressivos. Esses sintomas incluem piora da deambulação devido à fraqueza nas pernas ou pés tortos, comprometimento das funções da bexiga e do intestino, infecções urinárias recorrentes e função sensorial prejudicada.[46]

A bexiga neurogênica é a complicação tardia que mais interfere na qualidade de vida das crianças e implica na necessidade de sondagem intermitente ou uso de fraldas por tempo prolongado. Nos casos graves as infecções urinárias podem ser recorrentes aumentando o risco de insuficiência renal.[44]

A exposição prolongada ao látex e as várias intervenções cirúrgicas aumentam a taxa de alergia ao látex em crianças com MMC. As cirurgias em pacientes com MMC devem ser realizadas com materiais sem látex a fim de reduzir a exposição e minimizar os riscos de sensibilização.

**Quadro 11-4.** Critérios de indicação de derivação DVP em doentes com MMC

| | |
|---|---|
| Pelo menos dois critérios | Aumento progressivo do perímetro cefálico |
| | Aumento do índice ventricular |
| | Fontanela abaulada |
| | Perímetro cefálico > P97,5 |
| Ou | Siringomielia + ventriculomegalia |
| Ou | Sintomas de Chiari + ventriculomegalia |
| Ou | Fístula liquórica na ferida operatória da MMC |

## SEÇÃO III

# SEIO DÉRMICO

## INTRODUÇÃO

O seio dérmico é um disrafismo espinhal oculto raro. Os disrafismos espinhais ocultos são um grupo de distúrbios resultantes da malformação do desenvolvimento da linha média envolvendo a pele, o mesênquima e os elementos neurais. O trato do seio dérmico é uma anomalia embriológica neurocutânea caracterizada por um pertuito revestido de epitélio que conecta a pele da região dorsal com o tecido neural, as meninges ou a medula espinal. O trato oferece uma passagem natural de micro-organismos colonizadores da pele para a medula espinal e meninges, aumentando assim as chances de meningite. Nesse caso, a infecção se espalha rapidamente ao longo do neuroeixo, levando a abscessos extradurais e intramedulares. A descamação de células epiteliais também leva à formação de cistos dermoides intraespinhais.

A formação do trato sinusal dérmico decorre de um defeito na disjunção do ectoderma neural e do ectoderma cutâneo terminando por gerar uma comunicação do tecido neuronal com o meio externo. Devido ao crescimento progressivo do embrião, o trato sinusal original pode se tornar obliquamente orientado.

## QUADRO CLÍNICO

O quadro clínico mais comum é caracterizado por estigmas cutâneos e meningite.[47,48] As anormalidades da pele podem ser: *dimple* ou fosseta, inflamação da pele, pigmentação anormal, hipertricose, hemangioma, fístula liquórica ou apêndice cauda (Fig. 11-17).

A incidência de meningite varia de 1-75%, podendo levar à formação de abscessos espinhais extradurais, subdurais ou intramedulares.[49] Esses quadros de meningite aumentam o risco de déficits neurológicos motores e sensitivos graves, assim como o desenvolvimento de hidrocefalia por vezes consequente a ventriculite.[50]

Tumores intraespinhais podem ocorrer em até 50% dos casos sendo que cerca de 80% são tumores dermoides e 15% tumores epidermoides.[51] As lesões intrarraqueanas podem evoluir para um quadro de medula presa gerando piora neurológica, infecções urinárias recorrentes e dor. Existem relatos de associação a outras malformações como lipomielocele e diastematomielia.[52]

## DIAGNÓSTICO

A ressonância magnética é o exame de escolha para investigação de seio dérmico podendo demonstrar o trato do seio dérmico, sua extensão intraespinhal, eventual abscesso espinhal e outros disrafismos espinhais associados (Fig. 11-18). A medula presa pode estar presente em mais de 60% dos casos.[53] A ultrassonografia pode ser utilizada em crianças pequenas (menores que 4 meses), pois a imaturidade de fusão das lâminas permite a janela para visualização de lesões intraespinhais ou comunicação do trato com a região intraespinhal.[54]

## TRATAMENTO

O tratamento do seio dérmico é cirúrgico. O paciente é colocado em decúbito ventral e o trato do seio dérmico deve ser dissecado até sua inserção no canal espinhal e na dura-máter. Normalmente a cirurgia é realizada com monitorização neurofisiológica intraoperatória. Após a abertura dural e a identificação de tumores intradurais, é realizada cuidadosamente a ressecção da massa aderida à medula. Na evidência de abscessos ou empiema intadural, uma lavagem exaustiva deve ser realizada. Por fim, a identificação e a secção do *filum* terminal é realizada sob orientação da monitorização neurofisiológica intraoperatória. A ressecção completa do trato do seio dérmico deve ser realizada para evitar recorrência da lesão.

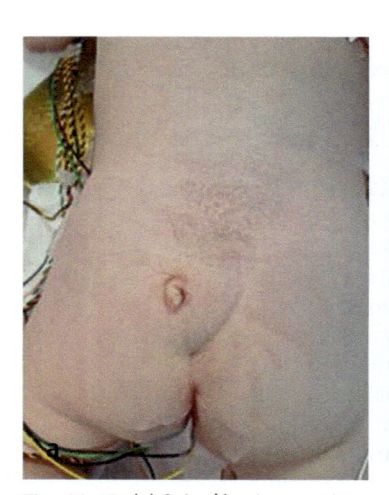

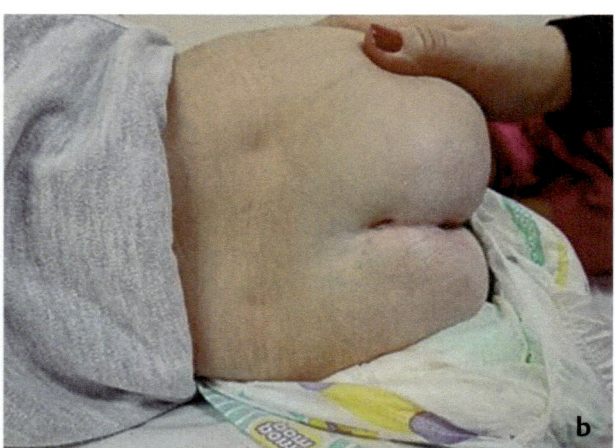

Fig. 11-17. (a) Seio dérmico e estigma cutâneo tipo "apêndice cutâneo". (b) Seio dérmico e estigma cutâneo tipo *dipple* ou fosseta.

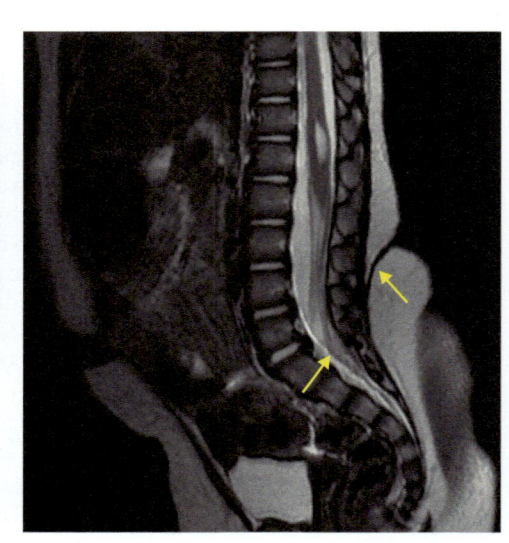

Fig. 11-18. Ressonância magnética de paciente com seio dérmico. As setas indicam a presença do trato sinusal e do corpo de inclusão intradural.

## REFERÊNCIAS BIBLIOGRÁFICAS

1. Yokota A, Matsukado Y, Fuwa I, Moroki K, Nagahiro S. Anterior basal encephalocele of the neonatal and infantile period. Neurosurgery. 1986;19(3):468-78.
2. Suwanwela C, Suwanwela N. A morphological classification of sincipital encephalomeningoceles. J Neurosurg. 1972;36(2):201-11.
3. Karch S, Sciences HUJ of the N 1972 undefined. Occipital encephalocele: a morphological study. Elsevier; [online]. 1972.
4. Simpson D, David D, Neurosurgery JW, undefined. Cephaloceles: treatment, outcome, and antenatal diagnosis. Journals [online]. 1984.
5. Aung Thu, Hta Kyu. Epidemiology of frontoethmoidal encephalomeningocoele in Burma. J Epidemiol Community Health (1978). 1984;38(2):89-98.
6. Cohen MM, Lemire RJ. Syndromes with cephaloceles. Teratology. 1982;25(2):161-72.
7. Chatterjee M, Bondoc B, and AAA journal of obstetrics, 1985 undefined. Prenatal diagnosis of occipital encephalocele. Elsevier; [online]. 1985.
8. Naidich TP, Altman NR, Braffman BH, et al. Cephaloceles and related malformations. AJNR Am J Neuroradiol. 1992;13(2):655-90.
9. Nager GT. Cephaloceles. Laryngoscope. 1987;97(1):77-84.
10. Simpson DA, David DJ, White J. Cephaloceles: treatment, outcome, and antenatal diagnosis. Neurosurgery. 1984;15(1):14-21.
11. Cakmak A, Zeyrek D, Cekin A, Karazeybek H. Dandy-Walker syndrome together with occipital encephalocele. Minerva Pediatr. 2008;60(4):465-8.
12. Shokunbi T, Adeloye A, Olumide A. Occipital encephalocoeles in 57 Nigerian children: a retrospective analysis. Child's Nervous System. 1990;6(2):99-102.
13. Sather MD, Livingston AD, Puccioni MJ, Thorell WE. Large supra and infratentorial occipital encephalocele encompassing posterior sagittal sinus and torcular Herophili. Child's Nervous System. 2009;25(7):903-6.
14. Ohba H, Yamaguchi S, Sadatomo T, et al. Surgical resection of large encephalocele: a report of two cases and consideration of resectability based on developmental morphology. Child's Nervous System. 2017;33(3):541-5.
15. Gallo AE. Repair of giant occipital encephaloceles with microcephaly secondary to massive brain herniation. Child's Nervous System. 1992;8(4):229-30.
16. Morón FE, Morriss MC, Jones JJ, Hunter J V. Lumps and Bumps on the Head in Children: Use of CT and MR Imaging in Solving the Clinical Diagnostic Dilemma. RadioGraphics. 2004;24(6):1655-74.
17. Naidich TP, Altman NR, Braffman BH, et al. Cephaloceles and related malformations. AJNR Am J Neuroradiol. 1992;13(2):655-90.
18. Nager GT. Cephaloceles. Laryngoscope. 1987;97(1):77-84.
19. Raybaud C, Levrier O, Brunel H, et al. MR imaging of fetal brain malformations. Child's Nervous System. 2003;19(7-8):455-70.
20. Tirumandas M, Sharma A, Gbenimacho I et al. Nasal encephaloceles: a review of etiology, pathophysiology, clinical presentations, diagnosis, treatment, and complications. Child's Nervous System. 2013;29(5):739-44.
21. Dutta HK, Deori P. Anterior encephaloceles in children of Assamese tea workers. J Neurosurg Pediatr. 2010;5(1):80-4.
22. Hoving EW. Nasal encephaloceles. Child's Nervous System. 2000;16(10-11):702-6.
23. Wang IJ, Lin SL, Tsou KI, et al. Congenital midline nasal mass: cases series and review of the literature. Turk J Pediatr. 2010;52(5):520-4.
24. Oucheng N, Lauwers F, Gollogly Jet al. Frontoethmoidal meningoencephalocele: appraisal of 200 operated cases. J Neurosurg Pediatr. 2010;6(6):541-9.
25. Hoving EW. Nasal encephaloceles. Child's Nervous System. 2000;16(10-11):702-6.
26. Gun R, Tosun F, Durmaz A, et al. Predictors of surgical approaches for the repair of anterior cranial base encephaloceles. European Archives of Oto-Rhino-Laryngology. 2013;270(4):1299-305.
27. Komotar R, Starke R, Raper D, et al. Endoscopic endonasal versus open repair of anterior skull base csf leak, meningocele, and encephalocele: a systematic review of outcomes. J Neurol Surg A Cent Eur Neurosurg. 2012;74(04):239-50.
28. Keshri A, Shah S, Patadia S, et al. Transnasal endoscopic repair of pediatric meningoencephalocele. J Pediatr Neurosci. 2016;11(1):42.
29. Spacca B, Amasio ME, Giordano F, et al. Surgical management of congenital median perisellar transsphenoidal encephaloceles with an extracranial approach. Neurosurgery. 2009;65(6):1140-6.
30. Van Allen MI, Kalousek DK, Chernoff GF, et al. Evidence for multi-site closure of the neural tube in humans. Am J Med Genet. 1993;47(5):723-43.
31. Santos LMP, Pereira MZ. Efeito da fortificação com ácido fólico na redução dos defeitos do tubo neural. Cad Saude Publica. 2007;23(1):17-24.
32. Au KS, Ashley-Koch A, Northrup H. Epidemiologic and genetic aspects of spina bifida and other neural tube defects. Dev Disabil Res Rev. 2010;16(1):6-15.
33. Marwick C. Controversy surrounds use of test for open spina bifida. JAMA. 1983;250(5):575-7.
34. Aubry MC, Aubry JP, Dommergues M. Sonographic prenatal diagnosis of central nervous system abnormalities. Child's Nervous System. 2003;19(7-8):391-402.
35. Gabbe SG, Mintz MC, Mennuti MT, McDonnell Rn AE. Detection of open spina bifida by the lemon sign: Pathologic correlation. J Clin Ultrasound. 1988;16(6):399-402.
36. Forest CP, Goodman D, Hahn RG. Meningomyelocele: early detection using 3-dimensional ultrasound imaging in the family medicine center. Journal of the American Board of Family Medicine. 2010;23(2):270-2.
37. Saleem SN, Said AH, Abdel-Raouf M, et al. Fetal MRI in the evaluation of fetuses referred for sonographically suspected neural tube defects (NTDs): impact on diagnosis and management decision. Neuroradiology. 2009;51(11):761-72.
38. McLone DG, Knepper PA. The Cause of Chiari II Malformation: A Unified Theory. Pediatr Neurosci. 1989;15:1-12.
39. Meuli M, Meuli-Simmen C, Hutchins GM, et al. The spinal cord lesion in human fetuses with myelomeningocele: Implications for fetal surgery. J Pediatr Surg. 1997;32(3):448-52.
40. Adzick NS, Thom EA, Spong CY, et al. A randomized trial of prenatal versus postnatal repair of myelomeningocele. New England Journal of Medicine. 2011;364(11):993-1004.
41. Pinto FCG, Matushita H, Furlan ALB, et al. Surgical treatment of myelomeningocele carried out at time zero immediately after birth. Pediatr Neurosurg. 2009;45(2):114-18.
42. Tamburrini G, Frassanito P, Iakovaki K, et al. Myelomeningocele: the management of the associated hydrocephalus. Child's Nervous System. 2013;29(9):1569-79.
43. Warf BC. The impact of combined endoscopic third ventriculostomy and choroid plexus cauterization on the management of pediatric hydrocephalus in developing countries. World Neurosurg. 2013;79(2):S23.e13-S23.e15.
44. Hahn YS. Open myelomeningocele. Neurosurg Clin N Am. 1995;6(2):231-41.
45. Yamada S, Won DJ, Yamada SM. Pathophysiology of tethered cord syndrome: correlation with symptomatology. Neurosurg Focus. 2004;16(2):1-5.
46. Ferreira Furtado LM, Da Costa Val Filho JA, Dantas F, Moura de Sousa C. Tethered cord syndrome after myelomeningocele repair: a literature update. Cureus; [online]. 2020.
47. Radmanesh F, Nejat F, El Khashab M. Dermal sinus tract of the spine. Child's Nervous System. 2010;26(3):349-57.
48. Ackerman LL, Menezes AH, Follett KA. Cervical and thoracic dermal sinus tracts. Pediatr Neurosurg. 2002;37(3):137-47.
49. Jindal A, Mahapatra AK. Spinal congenital dermal sinus: an experience of 23 cases over 7 years. Neurol India. 2001;49(3):243-6.
50. Martínez-Lage JF, Pérez-Espejo MA, Tortosa JG, et al. Hydrocephalus in intraspinal dermoids and dermal sinuses: the spectrum of an uncommon association in children. Child's Nervous System. 2006;22(7):698-703.
51. Elton S, Oakes WJ. Dermal sinus tracts of the spine. Neurosurg Focus. 2001;10(1):1-4.
52. Van Allen MI, Kalousek DK, Chernoff GF, et al. Evidence for multi-site closure of the neural tube in humans. Am J Med Genet. 1993;47(5):723-43.
53. Tubbs RS, Frykman PK, Harmon CM, et al. An unusual sequelae of an infected persistent dermal sinus tract. Child's Nervous System. 2007;23(5):569-71.
54. Lin KL, Wang HS, Chou ML, Lui TN. Sonography for detection of spinal dermal sinus tracts. Journal of Ultrasound in Medicine. 2002;21(8):903-7.

# TRATAMENTO CIRÚRGICO DOS DISRAFISMOS OCULTOS

CAPÍTULO 12

Alexandre Varella Giannetti

## INTRODUÇÃO

Espinha bífida é definida como a ausência de fechamento (fusão) das porções posteriores da coluna vertebral (processo espinhoso apenas ou ausência parcial ou total das lâminas). Na presença de defeito cutâneo com exposição das estruturas do sistema nervoso, a malformação é denominada espinha bífida aberta, sendo seus principais exemplos a mielomeningocele e a raquisquise (alguns autores colocam a meningocele nesta categoria pelo fato de haver exteriorização meníngea além do canal raquiano, embora a pele suprajacente esteja preservada). Por outro lado, se o defeito ósseo for coberto por pele normal sem exposição de tecido neural ou meninge, ele é denominado de espinha bífida oculta. A ausência de fusão óssea sem alterações anatômicas do saco dural, da medula espinhal ou da cauda equina e sem a presença de tecido anômalo entre as estruturas ósseas é bastante comum, sendo relatada com frequência de até 30% na população geral. Este achado, em geral, é assintomático e sem significado patológico.

Por outro lado, eventualmente, tecido anômalo como gordura ou trato fibroso pode preencher o defeito ósseo e atravessar a dura-máter. Finalmente, alterações anatômicas na medula espinal e nas raízes nervosas podem existir. Em todos esses casos as malformações são recobertas por tecido cutâneo normal, exceto pela possível presença dos chamados estigmas cutâneos como hipertricose, apêndices cutâneos, manchas avermelhadas etc. Nesses casos em que a malformação não fica restrita apenas aos elementos ósseos vertebrais posteriores, a literatura médica costuma designar a condição como de disrafismo oculto (muito embora disrafismo seja sinônimo de espinha bífida). Este capítulo adota essa terminologia e se restringe, portanto, a doenças como a medula ancorada (presa), mielomeningocele manqué, a presença de seio dérmico com ou sem tumor intradural, lipomas complexos da medula espinal e malformação da medula dividida. Inicialmente descrevem-se características gerais de todas estas afecções como sintomatologia, fisiopatologia e propedêutica diagnóstica. A seguir são feitas considerações específicas sobre cada doença com as particularidades da sintomatologia, das classificações e ênfase em suas histórias naturais e tratamentos.

## SINTOMATOLOGIA

O disrafismo oculto pode-se manifestar pela presença de alterações cutâneas na linha mediana do dorso (mais comumente lombar), alterações ortopédicas, neurológicas e esfincterianas.

Embora a presença de estigmas cutâneos não seja patognomônica da existência do disrafismo, está relacionada com maior chance da ocorrência da malformação subjacente. Entretanto, a ausência do estigma não afasta a possibilidade de haver o disrafismo (até cerca de 20% dos casos não apresentam alterações no exame ectoscópico). Dentre as lesões mais características (isoladamente ou em associação) citam-se (Fig. 12-1):[1]

- *Lipoma*: presença de massa indolor de volume variável e limites imprecisos, frequentemente assimétrica, macia, pouco aderente.
- *Hipertricose*: tufo de cabelos mais frequentemente profuso.
- *Hemangioma capilar*: área cutânea eritematosa, elevada ou não.
- *Apêndice caudal*: elevação cutânea filiforme de poucos milímetros ou centímetros de comprimento, recoberto de pele normal, contendo tecido fibroso, gordura e, mais raramente, músculo, cartilagem, notocorda ou osso.
- *Meningocele atrésica*: alteração cutânea mediana, com pele fina, descolorada, frequentemente sensível ao toque. Em alguns casos há presença de tecido fibroso subjacente penetrando o canal vertebral e o saco dural.
- *Seio dérmico*: abertura cutânea com descida de trato recoberto de epitélio com direção preferencialmente cefálica, que atravessa os planos subjacentes podendo terminar no interior do saco dural. Do ponto de vista ectoscópico, apresenta-se apenas como o orifício puntiforme, sem secreção, na linha mediana. Quanto mais alto na região lombar, maior a possibilidade de haver o trato. Entretanto, quando existente na região interglútea (sendo necessário o afastamento dos glúteos para sua detecção), apontando para baixo e logo acima do sacro, este orifício pode corresponder apenas à depressão sacrococcígea, que não tem qualquer significado patológico e, portanto, não requer propedêutica complementar.[2]
- *Nevo pigmentar*: mancha mais escura que a pele. Contudo, ele isoladamente é pouco sugestivo de existência do disrafismo.
- *Prega interglútea desviada ou bifurcada*: isoladamente, a probabilidade de haver o disrafismo associado é baixa, embora a suspeita deva ser levantada.

Dentre os sinais ortopédicos que podem estar associados ao disrafismo destacam-se: pé equino, assimetria dos pés (o mais frequente), diferença no comprimento ou deformidade dos membros inferiores, escoliose, hipotrofia, restrição de amplitude de movimento em articulações. Tais alterações podem estar associadas a sinais neurológicos motores como paresias simétricas ou assimétricas, hipo ou hiper-rexia, reflexo cutaneoplantar extensor, espasticidade e alterações na marcha. Sintomas sensitivos como dor lombar ou nos membros inferiores e parestesias, associados à hipoestesia ou hiperestesia também podem aparecer. Alguns desses achados podem estar presentes já ao nascimento ou se desenvolverem de maneira progressiva, embora lentamente na maioria dos casos.

A sintomatologia urológica é a mais frequente e caracteriza-se, principalmente, por urgência, incontinência e infecção urinária de repetição. Alteração do esfíncter anal pode estar presente por causa de incontinência, embora a constipação seja a mais prevalente.

Pacientes com sinais de síndrome de regressão caudal também podem ter um disrafismo oculto associado e, portanto, merecem investigações.

Além dos sintomas mais clássicos descritos anteriormente, um paciente com seio dérmico pode desenvolver infecção local manifesta por dor, calor, rubor e tumefação locais além de drenagem de secreção purulenta. Diante do fato de haver comunicação com o interior do canal raquiano existe a chance de desenvolvimento de abcesso epidural ou meningite e, assim, o acometimento agudo, febril, de paraplegia, no primeiro, ou síndrome meníngea no segundo.

A sintomatologia acima descrita pode ser relacionada com um ou mais dos seguintes mecanismos:

A) Mielodisplasia (malformação medular).
B) Tração medular.
C) Efeito de massa por estruturas adjacentes como tumor epidermoide, dermoide ou lipoma.

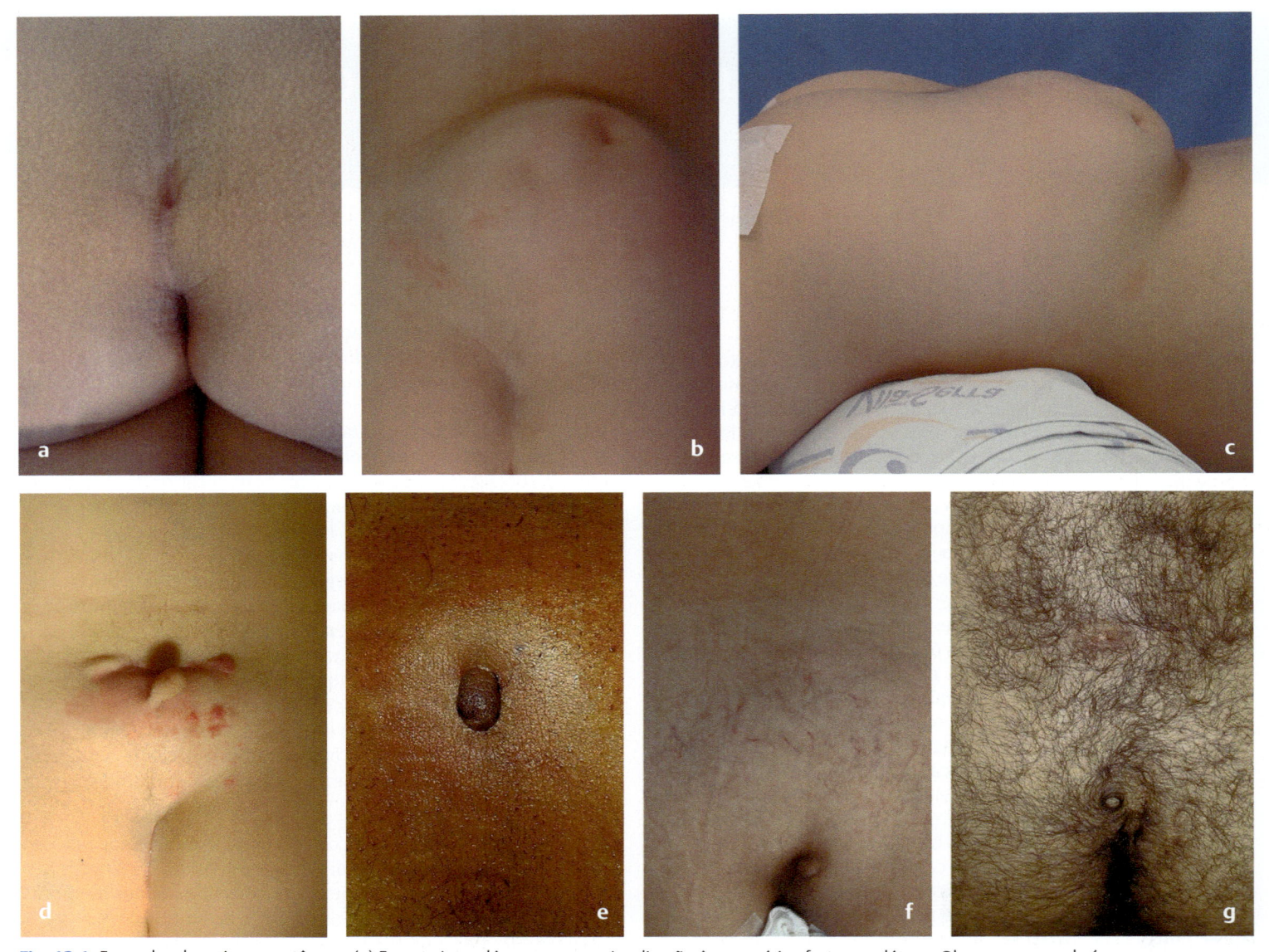

**Fig. 12-1.** Exemplos de estigmas cutâneos. (**a**) Fosseta interglútea: para sua visualização é necessário afastar os glúteos. Observa-se que ela é rasa e em fundo cego. Este achado, quando isolado, indica baixa probabilidade de existir um disrafismo oculto. (**b,c**) Volumoso lipoma subcutâneo associado a lipomielomeningocele. (**d**) Apêndice cutâneo rodeado por mancha eritematosa em criança com seio dérmico. (**e**) Apêndice caudal em paciente com medula presa. (**f**) Apêndice cutâneo e lipoma subcutâneo em criança com lipoma complexo da medula. (**g**) Hipertricose em paciente com lipoma complexo da medula.

A princípio, o primeiro seria primário, isto é, presente ao nascimento e, portanto, irreversível. Por outro lado, os dois últimos seriam secundários, de instalação pós-natal (precoce ou tardia), progressiva e, a princípio, passíveis de prevenção ou reversibilidade.

Todos estes sintomas podem ser de difícil detecção nos recém-nascidos e bebês nos primeiros meses ou anos de vida. Como o controle esfincteriano é adquirido apenas após a idade de 3 a 5 anos, as disfunções vesical ou anal podem estar presentes já ao nascimento, mas serem observadas apenas quando a criança deveria passar a ter continência esfincteriana. Uma pequena deficiência motora, em especial se restrita a uma raiz, pode não ser observada nos primeiros meses de vida, mas detectada quando a criança começa a caminhar. Uma assimetria do membro inferior ou um pé cavo já ao nascimento podem se tornar mais exuberantes com o crescimento somático do membro e não obrigatoriamente devido a uma piora neurológica. Estes são alguns exemplos que mostram que determinar se um sintoma é relacionado com a mielodisplasia ou secundário nem sempre é fácil. Desse modo, saber se o paciente está com sintomatologia progressiva e passível de tratamento não é simples.

Por outro lado, existem situações em que a progressão é mais evidente, particularmente crianças mais velhas. Se uma criança alcança o controle esfincteriano e o perde a seguir, se uma fraqueza surge ou se agrava, se aparece dor lombar ou irradiada que não havia previamente, a progressão é evidente e, portanto, os dois mecanismos de tração e/ou compressão por efeito de massa podem estar presentes.

Assim, a época da detecção dos sintomas é muito importante. Se um déficit primário é detectado tardiamente, poderá ser interpretado de forma equivocada como secundário e progressivo. Nesse caso, o tratamento cirúrgico não traz benefício e o observador poderá inferir que uma vez instalado o déficit, não poderá ser revertido. Autores que advogam a cirurgia profilática podem ter chegado, equivocadamente, à conclusão de irreversibilidade dos sintomas devido a esses elementos.

## PROPEDÊUTICA ULTRASSONOGRÁFICA

Conforme descrito anteriormente, uma criança assintomática com estigmas cutâneos ou com discretos sinais como um ânus imperfurado ou pé torto congênito, por exemplo, pode ser portadora de disrafismo oculto. Contudo, esta probabilidade é muito baixa. Kucera *et al.* fizeram o estudo ultrassonográfico de 3.884 bebês com idade até 6 meses e portadores de fossetas sacrais simples. O exame foi normal em 3.751 (96,6%) das crianças e anormal em 133 (3,4%). Alguns exames de ultrassom (US) e ressonância magnética (RM) posteriores mostraram-se normais, com apenas 76 casos (2,1%) com anormalidades. As alterações mais encontradas foram: cone medular baixo sem sinais de medula presa e fibrolipoma (filamento terminal com gordura no interior). Apenas cinco crianças das 3.884 avaliadas inicialmente (0,13%) foram operadas por apresentarem cone baixo associado a filamento espesso ou lipomatoso e/ou redução dos movimentos das raízes da cauda equina.[3]

Ausili *et al.* estudaram, por meio de US, recém-nascidos que tivessem fossetas sacrococcígeas e/ou outros estigmas cutâneos. De um total de 439 casos, 70 (16%) apresentavam combinação de lesões cutâneas. O US foi anormal em 39 crianças (8,9%) com os seguintes achados (isolados ou em associação): cone medular abaixo de L2-L3, filamento espesso com gordura ou cisto, anormalidade vertebral, no tecido subcutâneo ou seio dérmico. Essas 39 crianças foram submetidas à RM que confirmou anormalidades em 22 pacientes. Todos os 439 pacientes foram seguidos pelo período mínimo de 12 meses e apenas 5 foram operados (1% de todo o grupo de pacientes). Por outro lado, dentre os pacientes que tiveram US normal e, portanto, não foram submetidos à RM de maneira sistemática, um deles (0,25%) desenvolveu sintomas clínicos, foi submetido à RM e, posteriormente, operado de síndrome da medula presa. Os autores observaram, ainda, que na presença de um estigma isolado, em especial quando se tratava de fosseta sacrococcígea, hemangioma pequenino e hipertricose, a chance de alteração no US foi ainda mais baixa.[4]

Os dois trabalhos acima mostram, portanto, que a chance de detecção do disrafismo oculto em uma criança com estigma cutâneo inespecífico é baixa. Além disso, como será abordado mais adiante, mesmo se houver uma malformação intrarraquiana, nem sempre sua história natural será evolutiva e requererá uma abordagem cirúrgica. Assim, se por um lado há necessidade do diagnóstico, este não deve depender de um exame caro e de risco (associado à anestesia) como a ressonância magnética. A ultrassonografia da coluna vertebral atende muito bem esta situação.

O ultrassom (US) da coluna vertebral é exame de baixo custo e sem risco. Por outro lado, ele é dependente do examinador e tem a limitação de poder ser realizado somente até a idade de 3 a 6 meses, pois, após este período, há consolidação dos elementos ósseos posteriores e as janelas ultrassonográficas da coluna se fecham. Embora não fosse o objetivo dos trabalhos, os dois artigos acima mostraram uma importante sensibilidade, havendo falso-positivos, isto é, anormalidades que foram detectadas nos exames ultrassonográficos, mas que não foram confirmadas pela RM. Por outro lado, torna-se difícil avaliar a especificidade, pois a RM não foi realizada nos casos de US normal. No trabalho de Ausili *et al.* houve apenas um falso-negativo dentre os 400 casos normais.[4] Portanto, o US é utilizado em especial nos bebês nessa faixa etária e com os sintomas descritos no início deste tópico. Caso o exame seja alterado e dependendo da importância deste achado, pode-se continuar a propedêutica com a RM. Um filamento terminal espesso ou com discreto lipoma ou um cone medular em L3 são frequentemente detectados na população geral. Nessas circunstâncias, apesar do achado "anormal" do US, a propedêutica poderia ficar restrita a este exame e a RM seria realizada apenas na ocorrência de alguma nova manifestação clínica.

## MEDULA ANCORADA

A síndrome da medula ancorada é caracterizada por disfunções neurológicas, esfincterianas, ou musculoesqueléticas em decorrência da tração na medula espinal. A princípio os disrafismos ocultos descritos neste capítulo poderiam ser responsáveis pela síndrome, isto é: filamento terminal curto, associação a seio dérmico, lipoma, medula dividida ou até mesmo a medula presa após fechamento de mielomeningocele. Entretanto, muitos autores preferem reservar o termo de medula ancorada ou medula presa para os casos em que o cone medular está baixo (isto é, abaixo de L2) ou associado a um filamento terminal espesso (diâmetro maior que 2 mm) ou um filamento contendo lipoma no seu interior, mas separado da medula (filo lipomatoso), que, aliás, é a maneira como ela foi descrita pela primeira vez por Hoffman *et al.*[5] Este capítulo adota essa definição mais restrita de medula ancorada (Fig. 12-2).

O filamento terminal é uma estrutura fibroelástica que fixa o cone, situado no nível de L2, ao final do saco dural em S2 (ponto em que ele atravessa a dura-máter e se fixa na estrutura óssea). A principal função do filamento terminal é estabilizar o cone durante os movimentos da coluna vertebral, pois nestes movimentos o canal vertebral sofre variações de seu comprimento. O filamento terminal

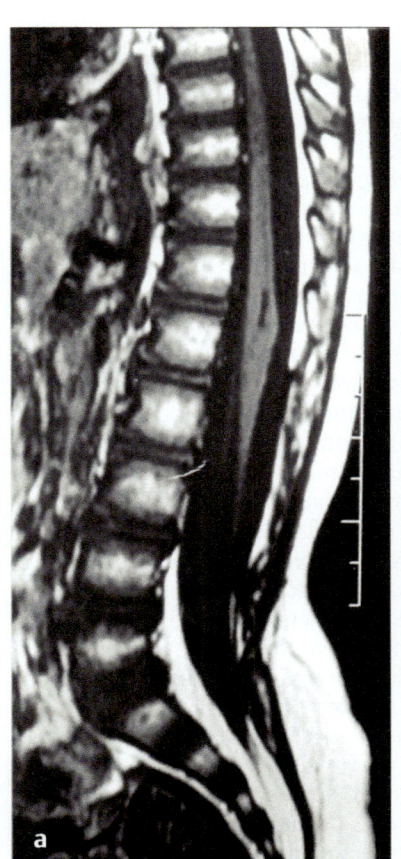

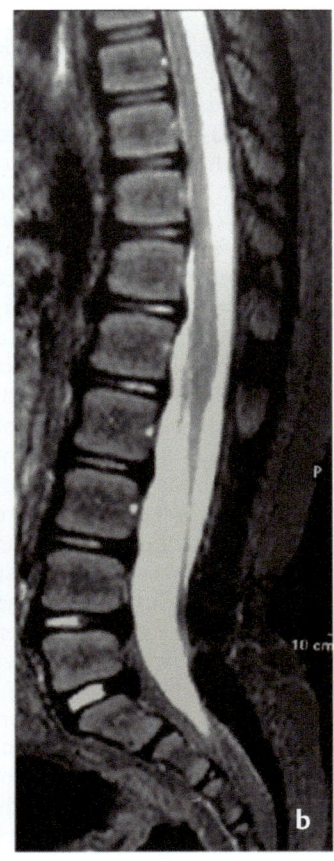

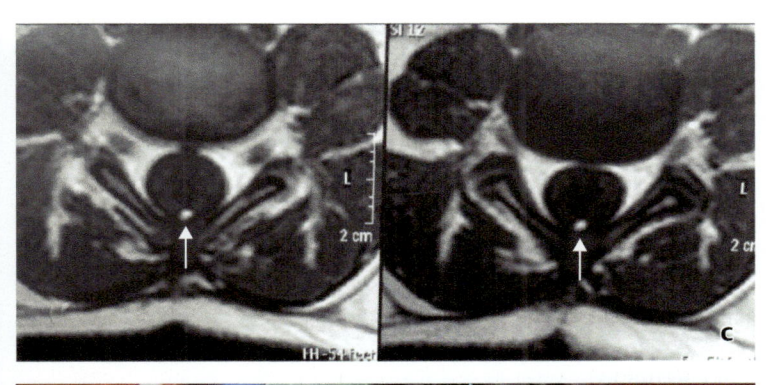

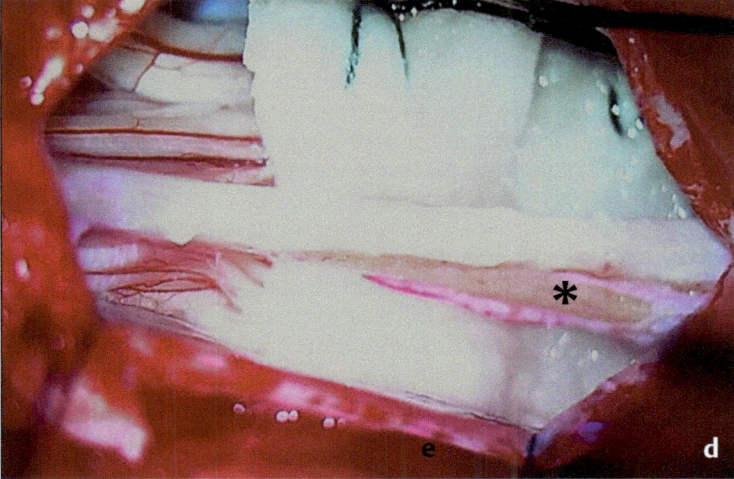

**Fig. 12-2.** Adolescente portadora de medula ancorada (presa). Cortes sagitais de RM ponderada em: (**a**) T1 e (**b**) T2 mostrando o cone baixo (L2-L3) e o filamento terminal com hipersinal (seta) denotando o lipoma no seu interior. (**c**) Cortes axiais de RM ponderada em T1 sem contraste exibindo o filamento terminal hiperintenso (setas). (**d**) Fotografia intraoperatória sob visão do microscópio. O filamento terminal está isolado das raízes notando-se que ele é mais brilhante e apresenta o lipoma em sua composição.

é formado no estágio embriológico da neurulação secundária, isto é, no processo em que a massa de células caudais, formada após a neurulação primária (formação e fechamento do tubo neural), sofre cavitação e regressão. Esta canalização e regressão anormal resultam no filamento patológico, que pode ser mais espesso que o normal (2 mm), conter tecido adiposo no seu interior ou ter menor elasticidade. Todas estas alterações podem provocar dificuldade do movimento da medula e seu consequente estiramento. A tração contínua leva a alterações isquêmicas na porção final da medula e à instalação progressiva do quadro clínico.

Quanto à sintomatologia, os estigmas cutâneos estão presentes em 80-100% dos casos e os sintomas são os mesmos dos demais disrafismos ocultos descritos no tópico anterior. Ressalta-se, entretanto, sua maior associação à escoliose.

Os estudos da evolução natural da medula ancorada são conflitantes e duvidosos, em especial nos casos assintomáticos. Cools et al. fizeram o levantamento das imagens de 50.249 pacientes que foram submetidos à ressonância magnética da coluna lombar por diversas razões. Lipoma no filamento terminal foi observado em 436 casos (0,9%). Cerca de um terço eram crianças e dois terços adultos. A distribuição por sexo foi semelhante. Em 405 pacientes cuja posição do cone foi avaliada, 64 (16%) estavam abaixo do nível habitual. Este achado foi mais comum em crianças que em adultos com diferença estatisticamente significativa. Siringomielia também foi mais comum nas crianças. Dentre todos os pacientes com lipoma do ligamento terminal, 95% eram assintomáticos. Dentre os sintomáticos, dois terços eram crianças e todas com idade inferior a 9 anos. Os sintomas predominantes foram disfunções urológicas e dor lombar ou nos membros. Dos 22 casos sintomáticos, 17 (77%) apresentavam-se com cone baixo, ou seja, a presença do cone abaixo do nível normal foi considerada um fator preditivo de 27% para ocorrência de sintomas. Por outro lado, o cone no nível normal foi considerado fator preditivo negativo de 99%. Finalmente, é importante notar que 47 dos 64 (73%) pacientes com cone medular baixo não apresentavam sintomas. A história natural de 249 pacientes assintomáticos (33 apresentavam o cone baixo) foi estudada por meio do acompanhamento mínimo de 6 meses e média de 3,5 anos. Apenas uma criança cursou com sintomas (infecções urinárias de repetição). A conclusão dos autores foi de que a história natural do lipoma do filamento terminal é bastante benigna e a cirurgia profilática não se justifica. Crianças assintomáticas e que apresentem o cone baixo deveriam ser acompanhadas. Os adultos não precisam de acompanhamento.[6]

Apesar do estudo anterior, alguns neurocirurgiões acreditam que, uma vez estabelecido o déficit, muitos pacientes não recuperarão a função após o tratamento cirúrgico. Considerando que a cirurgia é de risco muito baixo, preconizam a cirurgia profilática, isto é, naqueles pacientes assintomáticos e que tenham o diagnóstico de maneira fortuita ou na propedêutica de estigmas cutâneos, por exemplo.[7,8]

A técnica cirúrgica consiste no posicionamento em decúbito ventral sob anestesia geral, realização de laminotomia ou laminectomia em um nível (abaixo do cone). Uma vez aberta a dura-máter no sentido longitudinal e sob visão do microscópio, o ligamento terminal é identificado em especial por sua cor mais branca e brilhante que as raízes da cauda equina, ou pela presença de tecido adiposo amarelado típico (Fig. 12-2d). A confirmação deve ser feita com monitorização neurofisiológica (estimulação e ausência de resposta). O filamento é seccionado e encaminhado para anatomia patológica para fins de documentação. O fechamento é feito de maneira convencional.

Em relação aos resultados, Edström et al. obtiveram melhora da disfunção vesical em 48% e do déficit sensoriomotor em 42% em uma série de 95 pacientes. Contudo, permaneceram inalterados 28% dos casos com distúrbio urinário e 40% daqueles com sintomas sensoriomotores.[7] Day et al., em série retrospectiva de 208 crianças, obtiveram melhora dos distúrbios esfincterianos (vesical e intestinal) em 80% dos casos, das disfunções neurológicas em 80% e da dor lombar em 54%. Houve melhora da escoliose em 18% com estabilização em 52%, embora o tempo de acompanhamento tenha sido curto, com média de 2 anos.[8]

Complicações cirúrgicas são de baixa incidência (5%) e incluem fístula liquórica, infecção meníngea ou de ferida operatória. A piora neurológica é relatada em 1% dos casos. A recidiva do ancoramento é rara, mas relatada na literatura.[7,8]

Mais recentemente foi descrita uma entidade denominada medula ancorada oculta, em que há sintomatologia semelhante à da medula ancorada, em especial com dor e disfunção vesical, mas o cone em posição normal. A secção do filamento terminal promove a melhora do quadro clínico.[9] A confirmação diagnóstica desta entidade é desafiadora. Sequências de RM com o paciente em decúbito ventral e observação de que o filamento terminal permanece posterior às raízes ou RM dinâmica são de baixa sensibilidade e especificidade. Exames de potencial evocado também são pouco úteis. Finalmente, os estudos urodinâmicos podem ser realizados para melhor caracterização das disfunções urológicas. As poucas séries descritas na literatura referem melhora da disfunção urológica, intestinal e alívio da dor em 78%, 88% e 98% dos casos em um tempo de acompanhamento médio de 46,5 meses. A piora dos sintomas urológicos foi observada em 3,28% dos pacientes.[10]

## MENINGOCELE *MANQUÉ*

O termo meningocele *manqué* foi introduzido em 1972, a partir de observações intraoperatórias de aderências fixando as estruturas neurais à face interna da dura-máter. A palavra *manqué* é de origem francesa e corresponde a ausente ou perdido. No caso específico deste disrafismo, o termo indica uma meningocele que deveria ter acontecido, mas que não ocorreu ou involuiu parcialmente. Na descrição original, medula, raízes nervosas ou o filamento terminal encontravam-se aderidos à face interna da dura-máter por nervos aberrantes ou bandas fibrosas. Em publicações posteriores, aderências ventrais à medula também foram relatadas, em especial em associação à síndrome da medula dividida do tipo II. Essas alterações podem ser encontradas em qualquer nível medular, desde o cervical ao lombar, sendo mais comuns neste último. Em um determinado número de casos, as aderências atravessam a dura-máter e continuam no tecido entre as lâminas, a musculatura e até a superfície subcutânea. Nesses casos os tratos podem ser representados por tecido fibroso, adiposo, nervos, gânglios, vasos, músculo liso, células epidérmicas, cartilagem ou osso. A meningocele *manqué* pode ser encontrada isoladamente ou associada a outros disrafismos como a medula dividida, lipomas lombossacrais e siringoidromielia.[11]

Do ponto de vista fisiopatológico, as aderências e possíveis tratos seriam o resultado de uma mielomeningocele que não se formou ou atrofiou durante o desenvolvimento do embrião, sendo, portanto, um defeito na neurulação primária. Outra teoria afirma que as aderências seriam relacionadas com uma regressão anormal do tubo neural caudal, ou seja, na neurulação secundária.

Esse disrafismo é o mais raro de todos, mas tem sintomatologia de apresentação semelhante aos demais, ou seja, com malformações e deformidades ortopédicas, incontinência esfincteriana e sintomas motores e sensitivos. Os estigmas cutâneos estão presentes em 42% a 68% dos casos. A idade no momento do diagnóstico é em torno de 11 anos, mas a detecção também pode ocorrer na idade adulta.

O diagnóstico por imagem é difícil, sendo feito, na maioria dos casos, no intraoperatório, durante a exploração cirúrgica de um paciente com suspeita de disrafismo. Na era da mielografia e da mielotomografia observava-se uma medula baixa, filamento terminal espesso e defeitos de enchimento na linha mediana. A RM pode mostrar finas estruturas isointensas na sequência ponderada em T1 partindo da medula até a dura-máter.

O tratamento cirúrgico consiste em liberar todas as aderências. Nos casos em que o filamento terminal parece estar envolvido na fisiopatologia da medula ancorada, este também deve ser seccionado. As bandas e tratos epidurais devem ser removidos durante o acesso cirúrgico, mas com cuidado para não produzirem tração aos elementos intradurais aos quais estão conectados. Os resultados cirúrgicos são variados com 37% dos casos apresentando melhora dos sintomas, 47% permanecendo estáveis e 16% cursando com piora neurológica.[12]

## SEIO DÉRMICO E TUMOR DE ORIGEM EMBRIOLÓGICA

O seio dérmico corresponde a uma estrutura filiforme contendo uma luz, revestido de epitélio e apresentando na parede tecido dérmico e fibroglial. É encontrado na linha mediana, podendo ocorrer desde o crânio até o sacro, sendo mais frequentemente encontrado na região lombar. Originando-se na superfície cutânea como um pequeno orifício, podendo ou não estar rodeado por *nevus* ou tufos de pelos, aprofunda-se pelos tecidos subjacentes, atravessa a dura-máter e se prende ao ligamento terminal e/ou sobe junto deste até o cone medular (Fig. 12-3). Na minoria dos casos, o seio pode terminar antes de penetrar o saco dural. Quando bem baixo, pode terminar no cóccix. Tumores dermoides (mais frequentes) ou epidermoides intradurais podem estar associados ao seio dérmico. No primeiro caso há elementos das duas camadas germinativas: pele, glândulas sebáceas e cabelo. No segundo existe apenas o tecido epidérmico. A descamação progressiva de células é responsável pelo crescimento da lesão, e por esta razão ele também é conhecido como cisto epidermoide. Excepcionalmente um teratoma (contendo elementos das três camadas germinativas) pode ser encontrado.

Do ponto de vista fisiopatológico, o seio dérmico origina-se da falha do desprendimento do tubo neural e do ectoderma durante a neurulação primária. Os tumores associados apareceriam em virtude da presença de células do ectoderma e do mesoderma juntas ao tubo neural.

A sintomatologia é a mesma dos outros disrafismos, isto é, inicialmente apenas com achado cutâneo e, a seguir, por manifestações esfincterianas, neurológicas ou ortopédicas. Isso pode acontecer devido à tração da medula e/ou compressão do cone e cauda equina pelo tumor. Uma vez que o seio conecta o meio externo e os tecidos profundos, infecções podem surgir, sejam apenas superficiais (cutâneas), sejam profundas como meningite ou abscesso epidural. Devido a esse risco potencial de infecção, o tratamento é indicado. Por outro lado, o seio que termina no cóccix pode regredir com o tempo e tem baixo risco de complicação neurológica. Assim, seu tratamento ficaria restrito àqueles casos que cursassem com infeção superficial.

A técnica cirúrgica consiste em incisão cutânea englobando o orifício do seio e a dissecção do trato nas camadas profundas. Feita a laminectomia local, faz-se a abertura dural mediana a partir do ponto em que ela é perfurada pelo seio. Este deve ser seguido em todo seu trajeto intradural (Fig. 12-3b-d). Eventualmente a laminectomia deve ser prolongada superiormente até o término do seio no cone medular. Todo o tecido é ressecado. Na presença do tumor intrarraquiano, a extensão da laminectomia ou laminotomia já é previamente determinada a partir do exame de RM. Idealmente, todo tumor deve ser removido, embora a parede do cisto epidermoide possa ser muito aderente às raízes e sua remoção radical possa pôr em risco a função neurológica. O balanço entre a chance de recorrência e o déficit funcional imediato deve ser feito, dando-se preferência pela conduta mais conservadora. A monitorização intraoperatória tem papel importante nesta decisão.

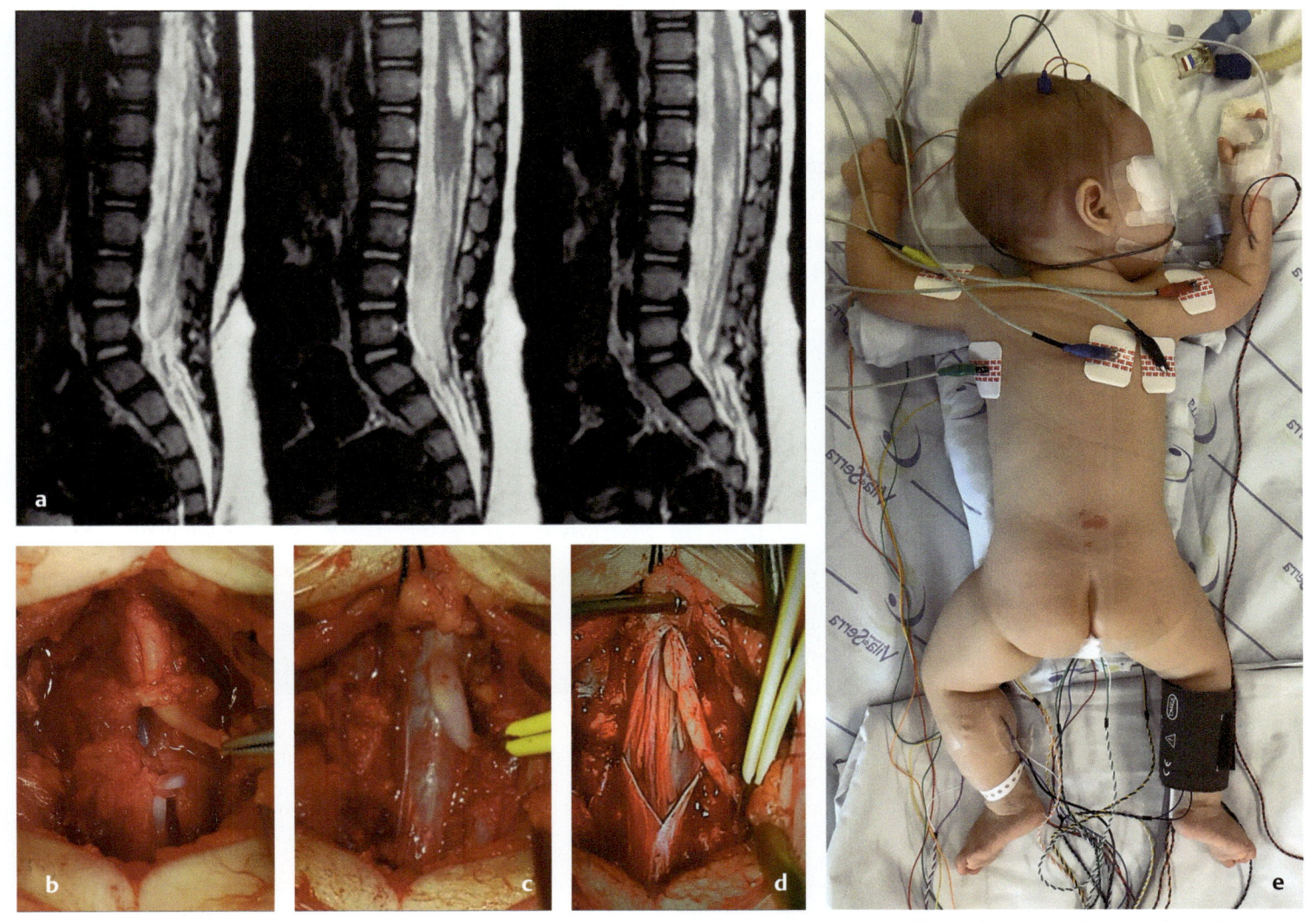

**Fig. 12-3.** Criança com seio dérmico. (**a**) Cortes sagitais de RM ponderadas em T2 observando-se o seio subcutâneo filiforme hipointenso de trajeto descendente penetrando o canal vertebral entre L5-S1. O cone está entre L1-L2 e existe pequena siringomielia a montante. (**b-e**) Fotografias intraoperatórias macroscópicas. (**b-c**) Visão do microscópio. (**d**) Observa-se o trajeto do seio penetrando entre os ligamentos de L5-S1. (**b**) Ascensão epidural, (**c**) intradural por trás das raízes da cauda equina. (**e**) Criança em posição cirúrgica com monitorização neurofisiológica: eletromiografia contínua de L2 a S4, eletromiografia estimulada com *probe* monopolar, potencial evocado somatossensitivo em membros inferiores, potencial evocado motor transcraniano, potencial evocado genitocortical e reflexo bulbocavernoso.

## LIPOMA COMPLEXO DA MEDULA ESPINAL E LIPOMIELOMENINGOCELE

Lipoma complexo da medula espinal corresponde ao defeito congênito em que há um lipoma aderido à medula que está, em geral, abaixo do nível de L2. A massa lipomatosa encontra-se no tecido subcutâneo, podendo ser de volume variável, mas em geral bem visível, na linha mediana, às vezes assimétrica (Fig. 12-1b,c). O tecido adiposo anômalo desce pelos planos subjacentes atravessando o defeito de formação de um ou mais níveis da lâmina vertebral, atravessa a dura-máter, que é deiscente neste ponto, e termina por aderir à medula ou às raízes da cauda equina. No ponto em que o lipoma se adere à medula, ela está aberta e a lesão pode continuar em níveis acima do defeito raquiano. Se a interface lipoma e placódio neural está dentro do canal vertebral, a malformação é denominada de lipomielocele. Lipomielomeningocele corresponde ao quadro em que, além do lipoma, a medula e o espaço subaracnóideo estão herniados atravessando o defeito do canal ósseo vertebral.[13] Contudo, este termo muitas vezes é utilizado de maneira mais ampla, englobando todos os lipomas da medula espinal.

O lipoma complexo da medula espinal é classificado em três tipos principais segundo as características morfológicas:[14,15]

1. *Dorsal*: o lipoma está aderido à superfície posterior da medula, entre as zonas de entrada das raízes dorsais, e, assim, estas não estão aderidas e o cone está preservado.
2. *Transicional*: o lipoma está aderido à face posterior da medula e do cone, mas também sem envolvimento de raízes (mais comum) (Fig. 12-4).
3. *Caótico*: o lipoma está aderido à porção dorsal da medula e do cone, mas se prolonga também para a porção ventral e desce entre as raízes da cauda equina. Seu plano de separação com a medula é ainda mais difícil de determinar (Fig. 12-5).

Aparentemente a maioria das lipomielomeningoceles, se levada em conta a definição restrita do termo, seria classificada como caótica, sendo seu principal exemplo, mas não exclusivo.

Há ainda um quarto tipo denominado terminal, em que o lipoma se restringe ao filamento terminal e a medula está íntegra e preservada. O volume do lipoma pode ser fino e restrito ao filamento terminal (seria assim o filamento lipomatoso discutido no tópico da medula ancorada) ou um pouco maior, mas em geral não aderente às raízes da cauda equina. Neste caso o saco dural está íntegro e não há a associação ao lipoma subcutâneo. Por ter características muito distintas dos demais e prognóstico cirúrgico mais favorável, ele não será discutido nesta seção.

Esses três tipos de lipoma da medula espinal guardam relação com alterações embriológicas da medula, seja na neurulação primária e/ou na secundária. Na neurulação primária, por indução da notocorda, a porção mediana do ectoderma dorsal sofre transformação originando a placa neural. Esta, então, se dobra formando o sulco neural, que se torna mais profundo, dando origem à goteira neural. Por fim, há o encontro das duas porções laterais da goteira na linha mediana fechando o tubo neural. Este, então, se desprende do ectoderma, que acaba por recobrir o tubo. O tecido mesenquimal se insinua entre o ectoderma e o tubo neural para dar origem, no futuro, ao tecido celular subcutâneo, músculo e elementos ósseos vertebrais posteriores. Simultaneamente, nas transições entre a placa neural e o ectoderma formam-se duas estruturas maciças paralelas e posteriores ao tubo neural chamadas cristas neurais. Estas últimas originarão os gânglios espinhais.

A neurulação secundária compreende três estágios:

1. Condensação de material neural a partir de massa de células caudais para formar uma medula espinal sólida.
2. Cavitação dessa medula e sua integração ao tubo neural primitivo.
3. Degeneração da porção mais distal da medula.

A porção distal e degenerada dá origem ao filamento terminal. A pequena porção cranial integrada à medula primitiva formará o cone medular. Sua cavidade central se une à cavidade do tubo neural e ambos originam o canal central da medula.

Postula-se que a goteira neural se desprenda precocemente do ectoderma antes do fechamento do tubo neural. Desse modo, células mesenquimais pluripotentes ficam aderidas à face aberta da medula primitiva e o tubo não se fecha em determinado segmento.

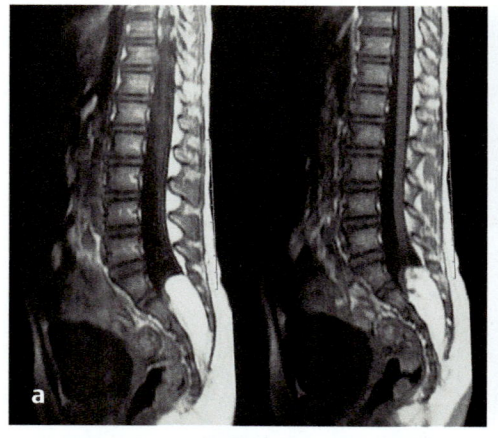

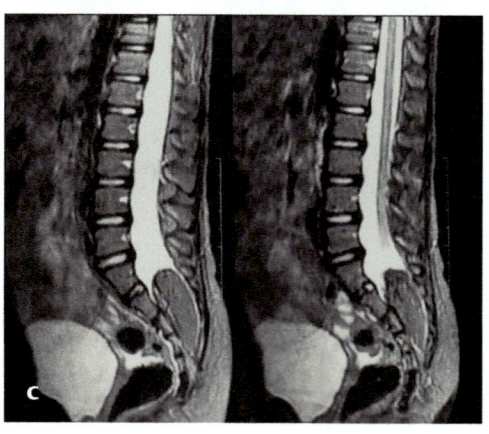

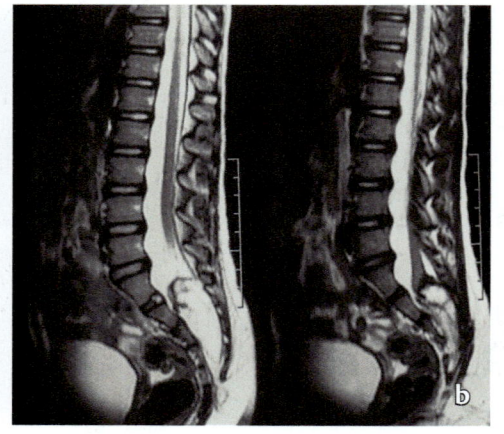

**Fig. 12-4.** Cortes sagitais de RM ponderada em T1 sem contraste. (**a**) T2. (**b**) T2 com supressão de gordura. (**c**) Observa-se medula baixa terminando em S1 com massa hiperintensa em T1 e T2 sacral intradural aderida à face posterior do cone medular caracterizando um lipoma complexo da medula espinal do tipo transicional.

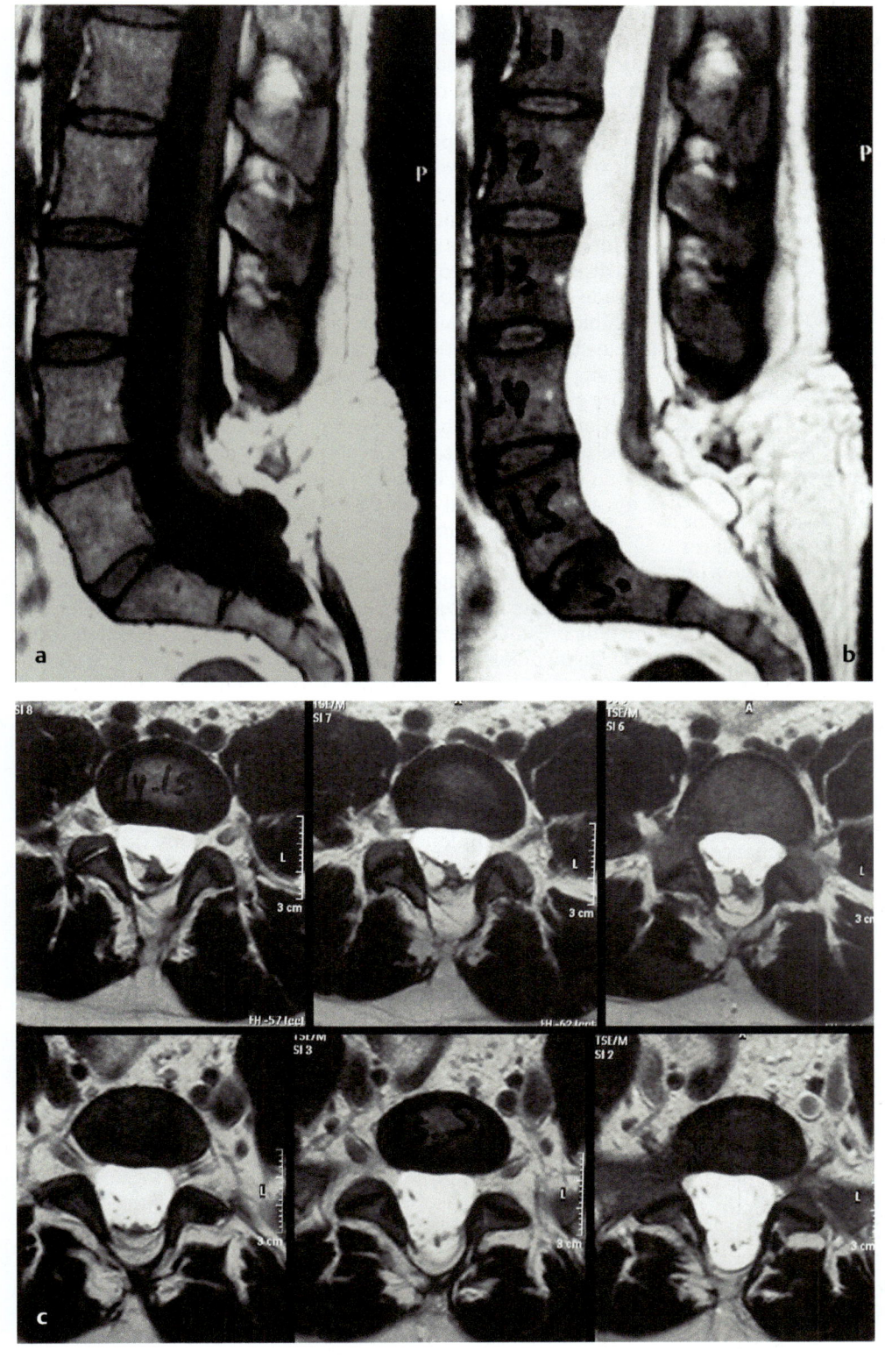

**Fig. 12-5.** Cortes sagitais de RM ponderada em T1 (a) sem contraste e (b) T2 mostrando cone medular entre L4-L5 e massa aderida à sua face posterior e atravessando a topografia dos elementos ósseos posteriores, que estão ausentes entre L5-S2. (c) Cortes axiais de RM ponderada em T2 com supressão de gordura. Observa-se a redução da intensidade da massa e do tecido subcutâneo, o que confirma a natureza lipomatosa da lesão.

Estas células mesenquimais dão origem às células adiposas do lipoma e mantém a continuidade com o tecido celular subcutâneo. Uma vez que a crista neural se forma, as raízes dorsais se desenvolvem e se conectam à medula mantendo-se sempre laterais ao lipoma. Uma vez que o tubo neural não se fechou e sua superfície externa é responsável pela indução da formação da dura-máter, esta não se forma no local onde existe o lipoma. O mesmo acontece com o fechamento dos elementos ósseos posteriores. Quando sendo restrito à neurulação primária, esse processo leva à formação do lipoma do tipo dorsal, em que o cone está preservado, pois sua formação está relacionada com a neurulação secundária.

Por outro lado, se o tecido mesenquimal que origina o lipoma aderido à face não fechada da medula primitiva descer pelo canal central e penetrar no segmento medular resultante da neurulação secundária, poderá interferir no desenvolvimento do cone, formando assim um lipoma transicional.[13]

Em relação ao lipoma caótico, postula-se que o distúrbio de formação fica restrito à neurulação secundária. Assim, a medula espinal acima do cone está preservada. Acredita-se que na formação da massa de células caudais formam a porção final da medula, tecido lipogênico mesenquimal fique aderido a elas e assim surge o lipoma caótico. Isso explicaria o envolvimento difuso do cone (face anterior e posterior) além do aprisionamento das raízes da cauda equina.[16]

Historicamente, todos os pacientes com lipomas complexos da medula eram considerados em risco de piora neurológica ou urológica e, assim, a cirurgia era indicada independentemente do quadro clínico. Por outro lado, o risco de lesão medular durante a cirurgia não era desprezível e a maioria dos pacientes era submetida a resseções parciais. Entretanto, os estudos mostraram que o ancoramento e a deterioração tardios eram frequentes, levantando a hipótese de que o tratamento conservador pudesse ser mais favorável.

A história natural do lipoma complexo da medula é ainda mal compreendida. Os dados da literatura são conflitantes, em especial devido a muitos artigos serem retrospectivos e não randomizados. Paralelamente, deve-se pensar que a evolução natural do assintomático é diferente daquele que se apresenta com sintomas. Kulkarni, Pierre-Kahn e Zerah acompanharam 53 crianças assintomáticas pelo período médio de 4,4 anos (mínimo de 12 meses e máximo de 9 anos). Treze pacientes (25%) exibiram deterioração neurológica. Os autores compararam essa série com outra previamente publicada pelo mesmo serviço em que a cirurgia profilática fora realizada em pacientes assintomáticos. Dos 100 casos, 22 (22%) desenvolveram déficits durante o acompanhamento. Os autores concluíram que a cirurgia profilática não parece ser melhor que a história natural nos casos assintomáticos.[17] Talamonti et al. fizeram um estudo comparativo da evolução entre pacientes assintomáticos tratados conservadoramente e operados de maneira profilática. Os grupos eram semelhantes quanto aos tipos de lipomas. No grupo de tratamento conservador, 7 de 24 pacientes (29%) desenvolveram algum grau de deterioração neurológica ou urológica. No grupo operado houve uma piora relacionada com a cirurgia e 3 acabaram por apresentar sintomas tardios, representando assim 4 em 32 casos (12,5%). Esta diferença não foi significativa do ponto de vista estatístico, mas os autores acreditam que é uma tendência. O tipo de lipoma não representou fator que influenciasse a evolução. Por outro lado, naqueles casos operados em que a relação medula/saco dural foi maior que 50%, a chance de desenvolvimento de sintomas de medula ancorada foi maior. O momento do desenvolvimento dos sintomas relacionados com a medula presa foi igual em ambos os grupos, em torno de 8 anos de vida. Em outras palavras, a cirurgia parece reduzir a chance de deterioração neurológica no futuro, mas não altera o momento da ocorrência.[18] Na revisão sistemática feita por Perera et al., 20-84,6% dos pacientes assintomáticos e conduzidos conservadoramente permaneceram estáveis, ao passo que 15,4 a 80% deterioraram com o tempo.[19]

No tratamento cirúrgico dos lipomas complexos, sob anestesia geral e monitorização neurofisiológica, o paciente é colocado em decúbito ventral. A incisão longitudinal é realizada e a gordura subjacente dissecada e parcialmente removida até identificação do ponto onde ela atravessa o defeito medial da fáscia muscular. A fáscia e a musculatura paravertebral são dissecadas lateralmente até a identificação da última lâmina intacta da coluna vertebral, que é removida na intenção de se identificar uma porção de saco dural normal (Fig. 12-6a). Neste ponto e sob a visão do microscópio, a dura-máter é aberta longitudinalmente e a medula subjacente é identificada (Fig. 12-6b). A abertura dural é prolongada inferiormente até o ponto onde ela termina no lipoma. Uma dissecção circunferencial bilateral é feita na junção da dura e o lipoma com grande cuidado e identificação das possíveis raízes que podem estar localizadas imediatamente abaixo deste ponto. A dissecção é feita no sentido craniocaudal, até o encontro de novo segmento normal do saco dural (Fig. 12-6c-e). Uma vez contornado todo o lipoma no local onde ele atravessa o defeito dural, passa-se à sua ressecção interna com uso de *laser* ou aspirador ultrassônico. Uma vez esvaziado, o lipoma é seccionado no plano esbranquiçado, entre o lipoma e o tecido glial medular. Ao final o fragmento de lipoma intramedular também é removido. O ligamento terminal é identificado e seccionado. A estrutura tubular da medula que está aberta em decorrência de malformação é reconstituída por meio de sutura na linha mediana com prolene 6-0 ou 7-0. O fechamento dural pode ser primário ou por plástica dural a partir de fáscia muscular retirada do campo operatório. O saco dural reconstituído deve ser o mais amplo possível a fim de evitar novo ancoramento medular no futuro. Os planos muscular, subcutâneo e a pele são fechados de maneira convencional. Frequentemente é necessário ressecar tecido cutâneo exuberante. A maioria dos cirurgiões prefere deixar um dreno subcutâneo para evitar a coleção que se forma devido ao grande descolamento neste plano. A criança deve permanecer em decúbito ventral ou lateral e de cabeceira baixa por 24 a 48 horas a fim de prevenir a fístula liquórica.[20] O uso de acetazolamida por 1 semana para reduzir a produção liquórica pode ser feito, mas sem maior embasamento científico.

Como comentado anteriormente, a ressecção parcial do lipoma pode ser associada a taxas não desprezíveis de ancoramento medular no futuro. Assim, Pang vem propondo a técnica acima descrita com a ressecção total ou quase total. Usando esta estratégia, Casado-Ruiz et al. trataram 25 pacientes. Treze casos tinham lipomas do tipo dorsal ou transicional. Embora tenham evoluído inicialmente com melhora na média da escala funcional, cinco deles necessitaram de reoperação por cursarem com recorrência de sintomas de medula presa. Os autores observaram que estes casos tinham uma relação medula/saco dural maior que aqueles que não precisaram de nova cirurgia. Entretanto, esta diferença não foi significativa do ponto de vista estatístico. Nos dois casos de lipoma caótico a ressecção foi parcial.[21]

A evolução pós-operatória nos pacientes com lipomas complexos da medula espinal está relacionada com o estado neurológico prévio. Em uma série de 80 casos, 92% dos assintomáticos assim permaneceram em longo prazo. Contudo, nenhum daqueles com distúrbio vesical e/ou intestinal recuperou a função apesar de um determinado número de pacientes ter apresentado melhora motora e/ou sensitiva.[22] Arai et al. obtiveram melhora funcional em 10% e piora pós-operatória em 5,8% de 120 casos tratados com cirurgia. A deterioração neurológica foi em sua maioria relacionada com o funcionamento vesical e intestinal.[23] Na recente revisão sistemática feita por Perera et al., dentre os 913 casos somados de todos os artigos (tratados e não tratados), 67,5% dos pacientes permaneceram estáveis e 17,6% cursaram com piora neurológica. Quando separados entre assintomáticos e sintomáticos, a estabilidade foi de 82,3 e 37,4% e a piora foi de 17,7% e 18,2% dos casos, respectivamente. Dentre os sintomáticos observou-se melhora clínica em 42,4%. Houve melhora da dor e do déficit motor e urológica em 75,5%, 20,2% e 12,3% dos casos, respectivamente. Na comparação entre ressecção total e subtotal, a evolução a longo prazo sem deterioração neurológica foi de 77,2-98,4% e 10-67%, respectivamente. Pacientes com lesões do tipo caótica ou cujo placódio localizava-se fora do canal raqueano (verdadeira lipomielomeningocle) tiveram o pior prognóstico independente do tratamento.[19]

Dentre as complicações cirúrgicas citam-se: deiscência e infecção da ferida operatória, meningite, fístula liquórica, déficit neurológico e novo ancoramento. A taxa de complicações varia de 10-30%.[17,18] A incidência de novo ancoramento varia de 0-27,3% (média de 4,5%),[19] sendo esta detectada em decorrência de dor lombar, deficiência motora nos membros inferiores ou piora da função urológica ou intestinal cerca de 3 a 8 anos após a cirurgia.[22,23]

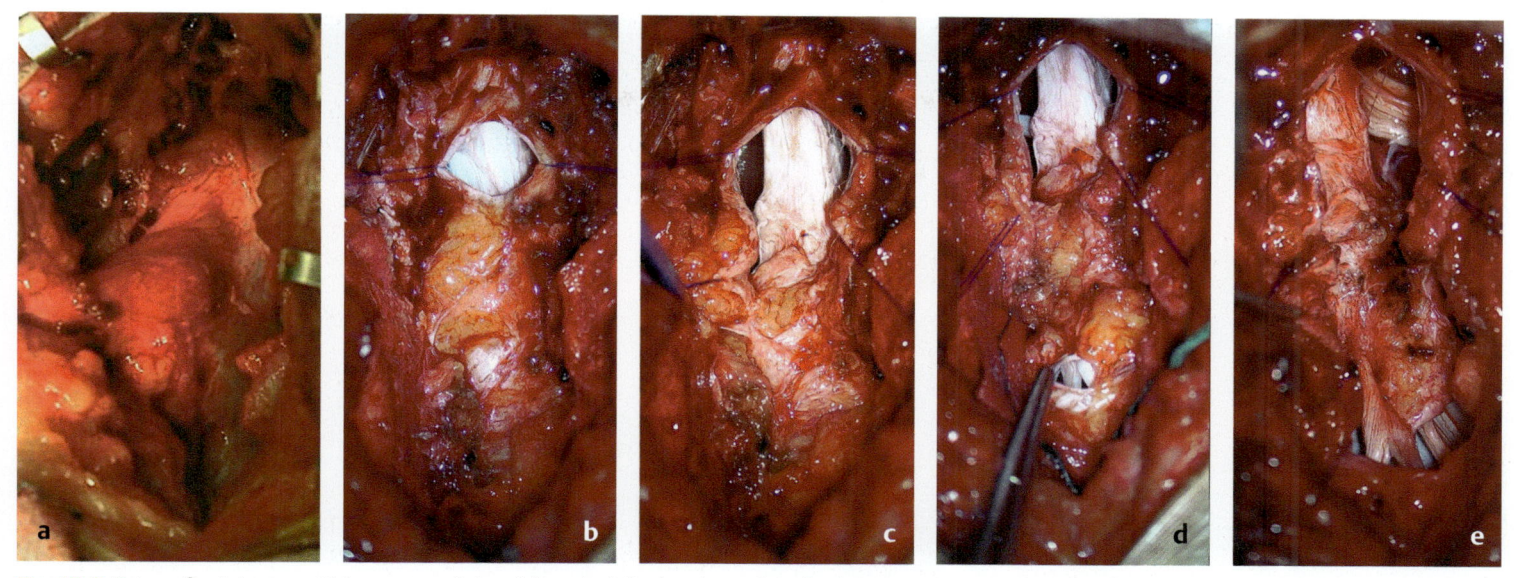

**Fig. 12-6.** Fotografias intraoperatórias macroscópicas (**a**) e sob visão do microscópio (**b-e**) do mesmo paciente mostrado na Figura 12-5. (**a**) Após a remoção da última lâmina preservada (L4) nota-se o saco dural íntegro. Logo abaixo o lipoma atravessa o saco dural deiscente. (**b**) Abertura dural mediana (a montante do lipoma) com afastamento lateral das bordas por meio de fios de prolene. Observa-se a medula subjacente. (**c**) Dissecção progressiva e redução do lipoma, notando-se que ao final há uma grande falha dural. (**d**) Abertura da dura-máter a jusante do lipoma notando-se presença das raízes. (**e**) A ressecção do lipoma é incompleta, devido à aderência importante da massa ao cone e raízes da cauda equina (lipoma complexo do tipo caótico).

## MALFORMAÇÃO DA MEDULA DIVIDIDA

A malformação da medula dividida é o disrafismo oculto mais raro e se caracteriza por uma duplicação de medula espinal em determinada porção, sendo o mais comum na região lombar. Ela pode ser classificada em dois tipos:

1. Cada segmento medular é envolto por um saco dural distinto e entre eles existe um esporão ósseo indo da face posterior do corpo vertebral até a lâmina. Previamente esse tipo era denominado de diastematomielia (Fig. 12-7).
2. Ambos os segmentos medulares estão envolvidos por um único saco dural. Entre eles existe um septo fibroso. Neste caso o disrafismo ósseo é mais comum, previamente denominado de diplomielia (Figs. 12-8 e 12-9).

Essa malformação é secundária a um defeito na formação da notocorda ainda na fase de gastrulação do embrião. A notocorda é formada por um conjunto de células paramedianas e que crescem no sentido medial. Por uma falha nesta migração ocorre a formação de duas notocordas, que induzem a formação das duas medulas. Paralelamente, nessa região do embrião não ocorre a separação do endoderma e do ectoderma formando um canal neuroentérico acessório, que é responsável pela persistência da separação das duas hemimedulas.

Do ponto de vista clínico, a malformação da medula dividida apresenta-se como os demais disrafismos, havendo uma associação forte ao estigma cutâneo caracterizado por um tufo de pelos que costuma estar localizado um pouco abaixo do nível da medula duplicada. Alterações neuro-ortopédicas, como assimetria dos membros inferiores, pé equino e cavo são frequentes, distúrbios esfincterianos também. Entretanto, não é incomum que o paciente seja assintomático. A malformação da medula dividida pode ser associada a outros disrafismos, em especial o filamento terminal espesso ou lipomatoso, seio dérmico, siringomielia e mielomeningocele.[24]

Embora a história natural da medula dividida não seja bem compreendida, acredita-se que, se não tratado o paciente irá cursar com déficits neurológicos progressivos. Assim a cirurgia profilática seria indicada.

O tratamento cirúrgico consiste em incisão longitudinal mediana sob anestesia geral e monitorização neurofisiológica. Dois níveis vertebrais acima e abaixo da lesão são expostos. No tipo I a laminectomia é feita acima e abaixo do nível da lesão separadamente. Em seguida, usando-se Kerrison ou broca, faz-se a remoção das lâminas no nível do esporão deixando-se o processo espinhoso que está aderido a este último. A dura-máter é liberada em todas as direções, em especial em torno do esporão ósseo. A seguir o septo ósseo é removido com broca até chegar na face posterior do corpo vertebral. O sangramento ósseo é controlado com cera para osso. Em seguida a dura-máter é aberta na linha mediana acima e abaixo do ponto de bifurcação, que é contornado circunferencialmente. Prossegue-se com a ressecção do componente dural que unia as duas faces (anterior e posterior) do saco dural e que está localizado entre as duas medulas. Se for possível faz-se a sutura da dura-máter anterior (embora a chance de fístula liquórica seja mínima, se deixada aberta). O fechamento dural posterior é feito hermeticamente como de hábito, assim como nos demais planos. Na medula dividida do tipo II, a laminectomia é realizada com mais cautela devido à possível presença de aderências entre a face interna e a dura-máter. Após abertura mediana do saco dural, diversas aderências medulares à dura-máter são seccionadas em toda a circunferência medular. A fenestração entre as duas hemimedulas é estreita e não precisa ser abordada. A sutura dural deve ser hermética e os demais planos fechados de maneira usual. Havendo outras malformações que possam produzir ancoramento medular no futuro, elas também devem ser tratadas, em especial o ligamento terminal espesso ou lipomatoso. Se ele estiver em nível mais distante da medula dividida, uma nova incisão cutânea e laminectomia devem ser realizadas.[25]

Assim como nos outros disrafismos, déficits transitórios pós-operatórios não são raros. Dentre os sintomas, a dor é o que tem maior índice de melhora (cerca de 90% dos pacientes cursam com alívio da dor), seguida dos déficits motores e sensitivos e, menos comumente, dos déficits esfincterianos. A escoliose costuma ficar estável.[25]

Dentre as complicações, fístula liquórica e infecção podem ocorrer, mas com baixa incidência. Piora motora, sensitiva ou esfincteriana permanentes são incomuns.

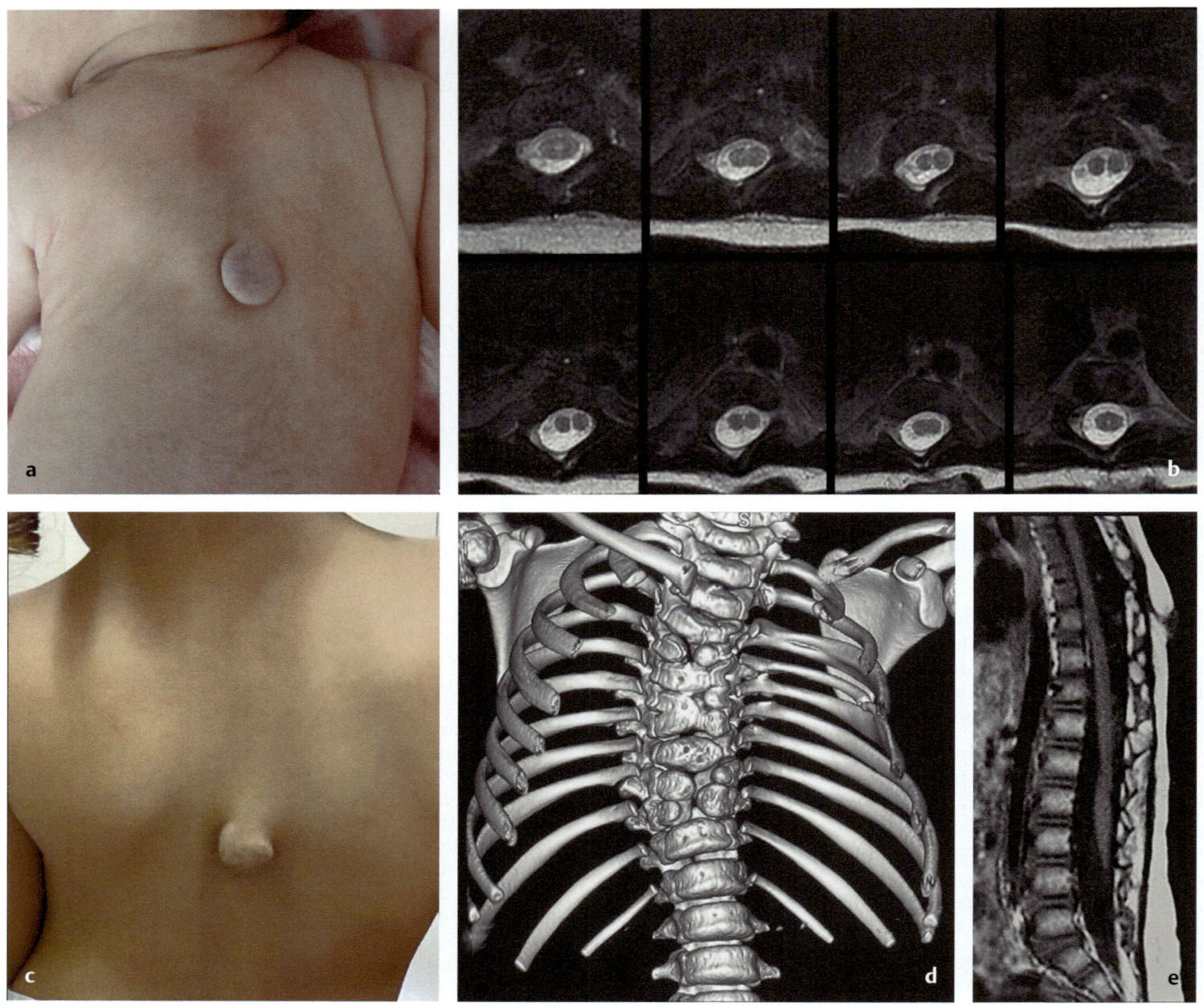

**Fig. 12-7.** Recém-nascido com malformação da medula dividida tipo I. (**a**) Fotografia do dorso da criança observando tumefação óssea na região toracolombar. O exame neurológico foi normal. (**b**) Cortes sagitais medianos de RM da coluna ponderada em T1 e T2 (**c**) mostrando esporão ósseo a partir da face posterior de dois corpos vertebrais torácicos baixos, ausência dos elementos ósseos vertebrais posteriores e deformidade da medula com cavidade siringomiélica acima do defeito. (**d**) Cortes axiais de RM ponterada em T2 exibindo a medula duplicada havendo um saco dural envolvendo cada hemimedula que estão separados por um esporão ósseo.

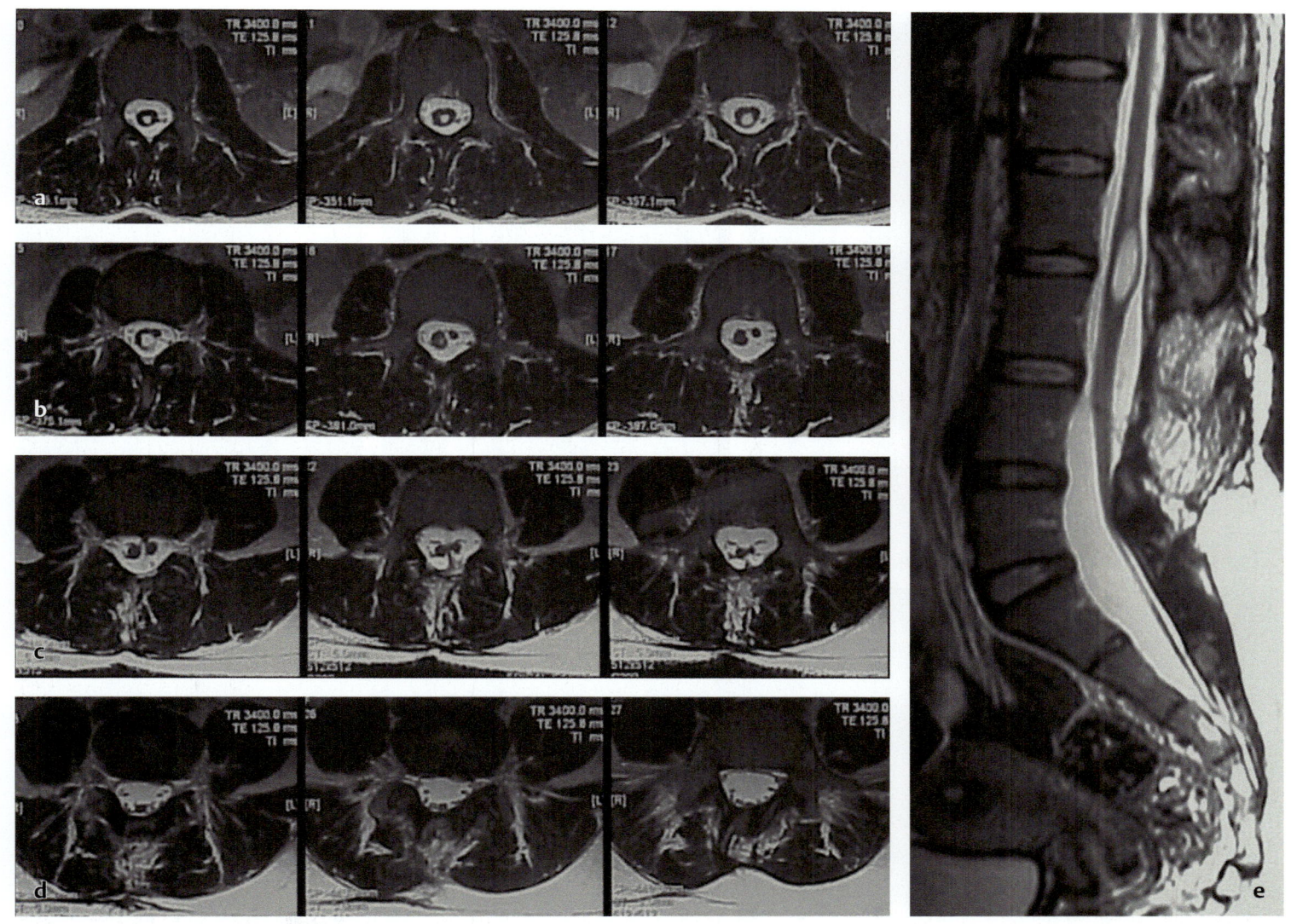

**Fig. 12-8.** Criança com malformação da medula dividida tipo II. (**a**) Recém-nascido com estigma cutâneo caracterizado por excesso de pele na linha mediana torácica. O exame neurológico era normal. (**b**) Cortes axiais de RM ponderada em T2 notando formação de duas medulas contidas em um único saco dural. (**c**) Criança com 2 anos de idade permanecendo com exame neurológico normal, exceto pela presença de escoliose. (**d**) É confirmada por TC da coluna havendo malformação de diversos corpos vertebrais. (**e**) Corte sagital de RM ponderada em T1 na idade de 2 anos mostrando o cone baixo (L3-L4) e alteração cutânea mediana torácica com trato filiforme entre o estigma cutâneo e o saco dural, que é dilatado no nível da duplicação medular.

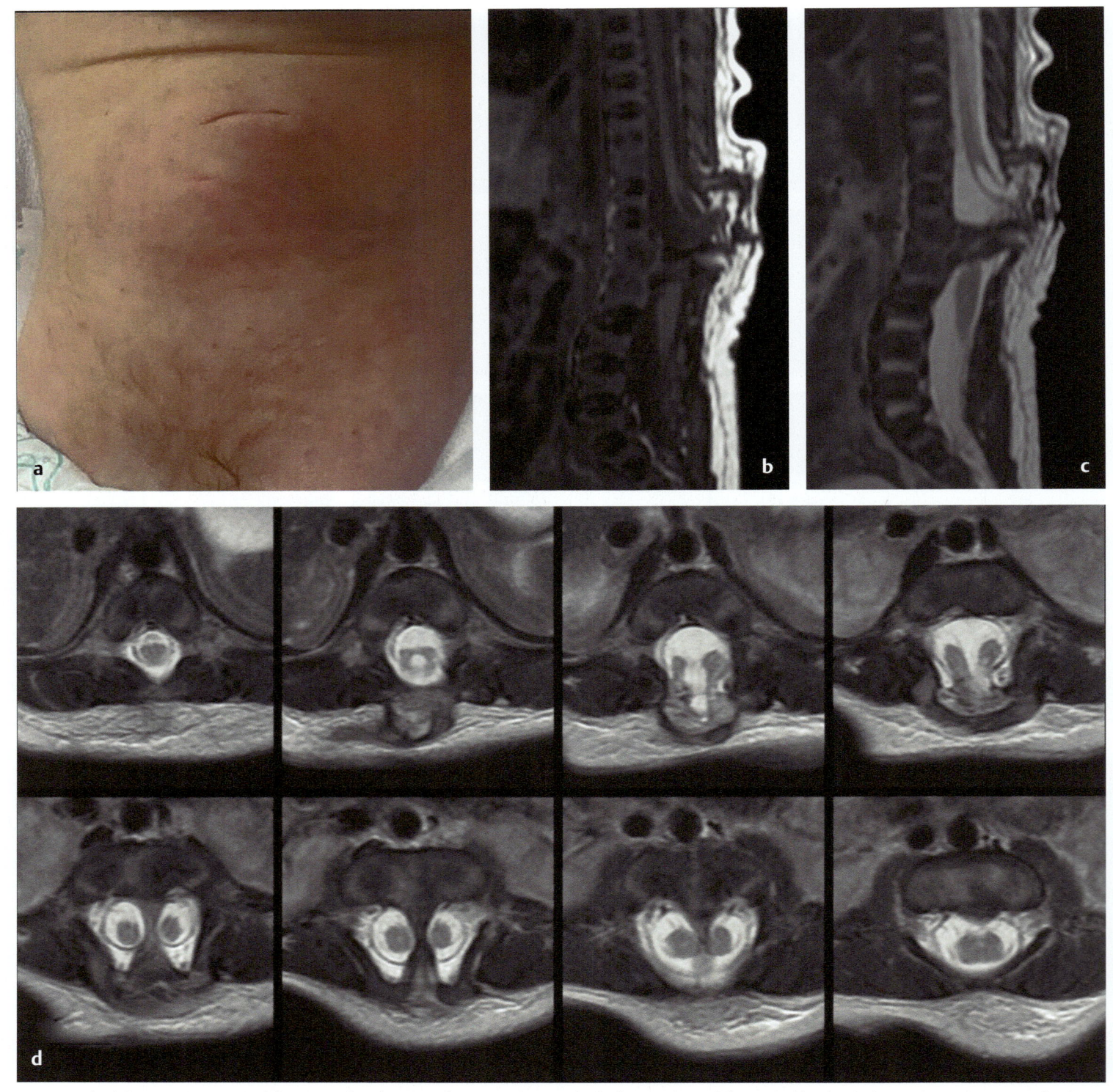

**Fig. 12-9. (a-c)** Cortes axiais e sagital de RM ponderada em T2 de criança mostrando duplicação da medula no nível lombar (L4) contida em único saco dural (tipo II). **(d)** Observa-se imagem retilínea entre as duas hemimedulas (segunda imagem na terceira linha dos cortes axiais). Existe, ainda, cavidade siringomiélica entre L3-L4.

## REFERÊNCIAS BIBLIOGRÁFICAS

1. Albright AL, Pollack IF, Adelson PD. Principles and practice of pediatric neurosurgery. 3rd ed. Cochrane DD. In: Occult spinal dysraphism. New York, NY : Thieme, 2015. p. 308-24.
2. Gomi A, Oguma H, Furukawa R. Sacrococcygeal dimple: a new classification and relationship with spinal lesions. Childs Nerv Syst. 2013;29:1641-5.
3. Kucera JN, Coley I, O'Hara S, et al. The simple sacral dimple: diagnostic yeld of ultrasound in neonates. Pediatr Radiol. 2015;45:211-6.
4. Ausili E, Maresca G, Massini L, et al. Occult spinal dysraphisms in newborns with skin markers: role of ultrasonography and magnetic resonance imaging. Childs Nerv Syst. 2018;34:285-91.
5. Hoffman HJ, Hendrick B, Humphreys RP. The tethered spinal cord: its protean manifestations, diagnosis and surgical correction. Pediatr Neurosurg. 1976;2:145-55.
6. Cools MJ, Al-Holou, Stetler WR, et al. Filum terminale lipomas: image prevalence, natural history and conus position. J Neurosurg Pediatr. 2014;13:559-67.
7. Edström E, Wesslén C, Fletcher-Sandersjöö A, et al. Filum terminale transection in pediatric tethered cord syndrome: a single center, population-based, cohort study of 95 cases. Actha Neurochirurgica. 2022;164:1473-80.
8. Day EL, Proctor MR, Scott M. Surgical volume of simple tethered cord releases: review of a large pediatric neurosurgical service experience. J Neurosurg Pediatr. 2020;26:60-4.
9. Michael MM, Garton ALA, Kuzan-Fisher CM, et al. A critical naalusis of surgery for occultr tethered cord syndrome. Childs Nerv Syst. 2021;37:3003-11.
10. Tu A, Steinbok P. Occult tethered cord syndrome: a review. Childs Nerv Syst. 2013;29:1635-40.

11. Schmidt C, Bryant E, Iwanaga J, et al. Meningicele manqué: a comprehensive riview of this enigmatic finding in occult spinal dysraphism. Childs Nerv Syst. 2017;33:1065-71.
12. Tubbs RS, McGirt MJ, Wander DE, Oakes WJ. Neurological presentation and long-term outcome following operative intervention in patientes with meningocele manque. Br J Neurosrug. 2003;17:230-3.
13. Sarris CE, Tomei L, Carmel PW, Gandhi CD. Lypomyelomeningocele: patholpgy, treatment and outcomes. A review. Neurosurg Focus. 2012;33(4):E3-E9.
14. Chapman P. Congenital intraspinal lipoma. Anatomic considerations and surgical treatment. Childs Brain. 1982;9:37-47.
15. Morota N, Ihara S, Ogiwara H. New classification of spinal lipomas based on embryogenic stage. J Neurosurg Pediatr. 2017;19:428-39.
16. Pang D. Surgical management of complex spinal cord lipomas. In: Albright AL, Pollack IF, Adelson PD, eds. Principles and practice of pediatric neurosurgery. 3rd ed. New York, NY : Thieme, 2019. p. 325-41.
17. Kulkarni AV, Pierre-Kahn A, Zerah M. Conservative management of asymptomatic spinal lipomas of the conus. Neurosurgery. 2004;54:868-75.
18. Talamonti G, D'Aliberti G, Nichelatti M, et al. Asymptomatic lipomas of the medullary conus: surgical treatment versus conservative management. J Neurosurg Pediatr. 2014;14:245-54.
19. Perera D, Craven CL, Thompson D. Lumbosacral lipoma in childhood, how strong is the evidence base? A systematic review. Childs Nerv Syst. 2024;40:715-28.
20. Bragg TM, Iskandar B. lipomyelomeningocele. In: Winn HR, ed. Youmans and winn neurological surgery, 7th ed. Philadelphia, PA: Elsevier, 2017. p. 1834-41.
21. Casado-Ruiz J, Ros B, Iglesias S, et al. Spinal cord lipomas: lessons learned in the era of total resection. Childs Nerv Syst. 2024;40:1121-8.
22. Kanev PM, Lemire RJ, Loeser JD, Berger MS. Management and long-term follow-up review of children with lipomyelomeningocele, 1952-1987. J Neurosurg. 1990;73:48-52.
23. Arai H, Sato K, Okuda O, et al. Surgical experience of 120 patients with lumbosacral lipomas. Acta Neurochir (Wien). 2001;142: 857-64.
24. Gan YC, Sgouros S, Walsh AR, Hockley AD. Diastematomyelia in children: treatment outcome and natural history of associated syringomyelia. Childs Nerv Syst. 2007;23:515-9.
25. Raskin, JS, Litvack ZN, Selden NR. Split spinal cord. In: Winn HR, ed. Youmans and winn neurological surgery,7th ed. Philadelphia, PA: Elsevier; 2017. p. 1842-9.

# TRATAMENTO CIRÚRGICO DA MEDULA ANCORADA NA MIELOMENINGOCELE

Sergio Cavalheiro ▪ Vanise Campos Gomes Amaral
Marcos Devanir Silva da Costa ▪ Isaque Hyung Tong Kim

## INTRODUÇÃO

A síndrome da medula presa ou ancorada é caracterizada pela incapacidade de movimentar a medula espinal durante as diferentes fases da vida. A medula espinal fica presa por aderências anormais no canal vertebral, impedindo sua mobilidade natural e causando tração, isquemia e danos progressivos ao tecido nervoso. Clinicamente, a síndrome está associada à progressiva deterioração neurológica, ortopédica e urológica. Esses sintomas podem ocorrer isoladamente ou em combinação. Embora o termo esteja restrito à medula espinal, alguns pacientes apresentam ancoragem do tronco encefálico, que deve ser considerada sob os mesmos princípios, especialmente quando as lesões afetam o bulbo (Fig. 13-1).[1]

As doenças congênitas mais frequentemente associadas à medula espinal ancorada são os disrafismos espinhais abertos e fechados. O melhor exemplo de disrafismo espinhal aberto é a mielomeningocele (Fig. 13-2). A medula espinal não é capaz de retornar à sua posição normal em doenças congênitas que causam uma medula espinal ancorada, mesmo quando são tratadas durante a fase fetal ou nos primeiros meses de vida. Portanto, a posição do cone medular não muda nas ressonâncias magnéticas (RM) dos pacientes após a correção de mielomeningocele. Estas patologias cursam com medula espinal ancorada, e o princípio do tratamento neurocirúrgico visa à liberação da medula. Além disso, sempre há um diagnóstico radiológico de medula espinal ancorada que, clinicamente, não é real. O diagnóstico de síndrome da medula ancorada relacionado com o acompanhamento de disrafismo espinhal é clínico, com base no agravamento progressivo dos sintomas neurológicos, ortopédicos radiológicos ou urológicos. Portanto, é muito importante que o paciente tenha um acompanhamento contínuo e individualizado. Este capítulo tem como objetivo fornecer uma visão geral da avaliação clínica e das técnicas cirúrgicas para a correção da medula espinal ancorada e descrever as principais técnicas de monitoramento neurofisiológico intraoperatório (MNIO) usadas nesses procedimentos.

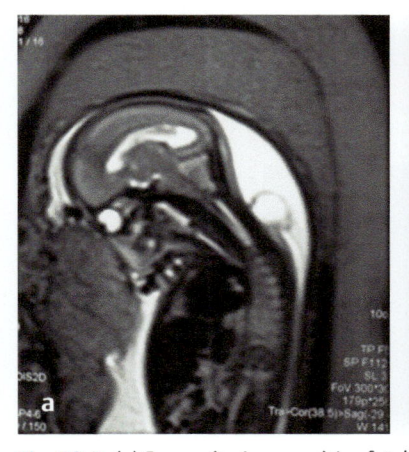

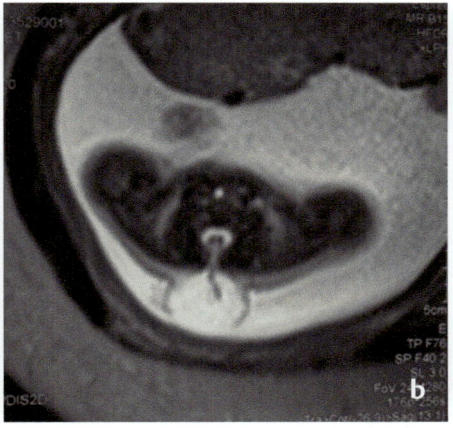

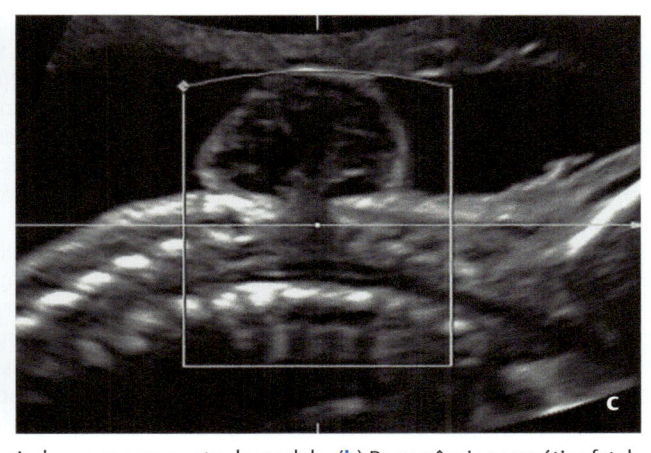

**Fig. 13-1.** (a) Ressonância magnética fetal, visão sagital evidenciando mielomeningocele cervical com ancoramento da medula. (b) Ressonância magnética fetal em corte axial mostrando protrusão da medula no saco herniário. (c) Ultrassonografia obstétrica mostrando, em corte sagital, o mesmo detalhe da protrusão do saco herniário cervical.

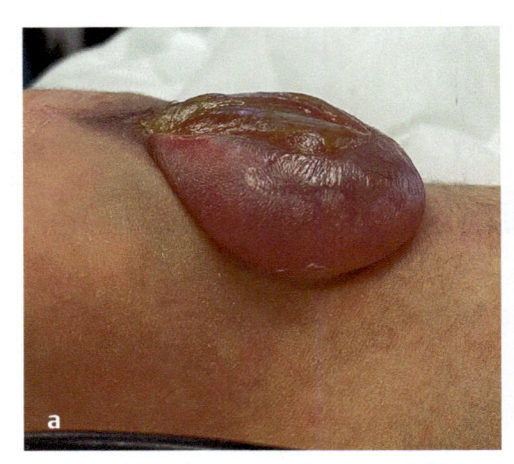

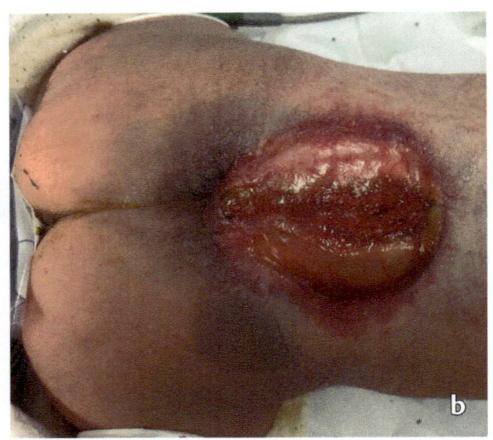

Fig. 13-2. (a) Mielomeningocele pós-natal. (b) Raquiesquise pós-natal.

## AVALIAÇÃO CLÍNICA

Tanto os disrafismos espinhais abertos quanto os fechados têm alta incidência de medula espinal ancorada desde a fase fetal. Quanto mais cedo a medula espinal é liberada, melhor o prognóstico. O tratamento imediato pode melhorar significativamente os sintomas. O disrafismo espinhal aberto mais importante é a mielomeningocele, que pode ser corrigida durante a fase fetal ou logo após o nascimento.

A mielomeningocele é o tipo mais frequente de disrafismo espinhal aberto, com incidência de 1:1.000 nascidos vivos. O diagnóstico durante a fase fetal tornou-se mais comum com ultrassonografia pré-natal de rotina. Além das alterações espinhais, com herniação do tecido neural em decorrência de disrafismo, há alterações cranianas características dessa malformação. O sinal do limão, caracterizado pelo achatamento dos ossos frontais, e o sinal da banana, caracterizado, pela inversão da curvatura do cerebelo são encontrados em mais de 90% dos casos. Esses sinais são causados por hipotensão intracraniana, o chamado *dry brain*, como consequência da fístula e perda de líquido cefalorraquidiano (LCR) na cavidade amniótica. Devido à herniação do cerebelo e do tronco encefálico (Chiari tipo 2), através do forame magno, e obstrução da circulação liquórica junto do forame magno pode haver graus variados de hidrocefalia (Fig. 13-3).

Uma avaliação ultrassonográfica dos membros inferiores pode ser usada para verificar anormalidades motoras. A presença de pés tortos ou luxação dos fêmures indica prognóstico motor ruim, assim como a presença de cifoescoliose, e medições da circunferência das pernas e coxas e a verificação da substituição da massa muscular por gordura podem fornecer uma ideia do prognóstico (Fig. 13-4).[2] O objetivo da cirurgia fetal para mielomeningocele é evitar a hidrocefalia, com a reversão do Chiari, o que é obtido em 50% dos pacientes, segundo o MOMS,[3] bem como a liberação da medula que se encontra ancorada. O simples revestimento do defeito com membranas sintéticas, sem a ampla liberação da medula, nos parece um procedimento insatisfatório.

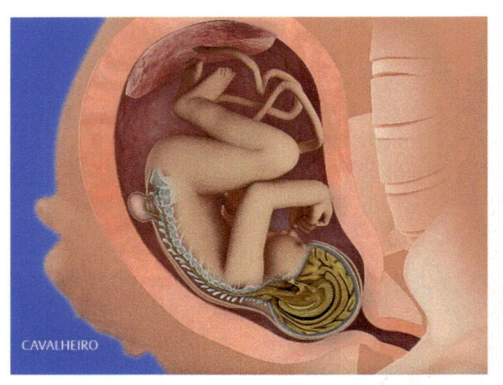

Fig. 13-3. Mielomeningocele fetal com ancoramento da medula, sinais de Chiari tipo 2 com herniação do cerebelo e do tronco encefálico para o canal raquiano.

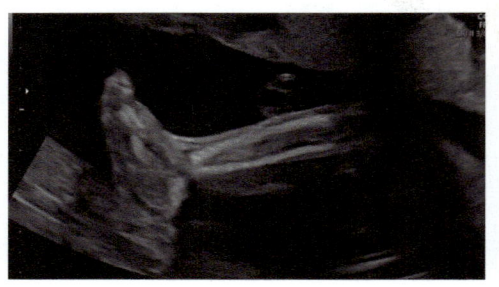

Fig. 13-4. Ultrassonografia obstétrica de 23 semanas de gestação de feto portador de Chiari tipo 2 com substituição da musculatura da perna por gordura.

## TRATAMENTO CIRÚRGICO FETAL

O tratamento intrauterino da mielomeningocele tem nível de evidência 1A e deve ser realizado antes das 27 semanas de gestação. A cirurgia precoce reduz o risco de hidrocefalia e melhora os déficits motores, conforme demonstrado pelo estudo MOMS.[3]

A cirurgia fetal para correção de mielomeningocele pode ser realizada por duas abordagens: aberta, conforme proposto pelo MOMS; ou endoscópica. Procedimentos que apenas cobrem a ferida com substitutos de dura-máter devem ser evitados, pois não liberam a medula espinal. Um ligamento que fixa a medula espinal à parte apical do disrafismo foi encontrado durante a cirurgia e deve ser cortado para liberar a medula espinal. Em nossa série de 1.500 cirurgias (1.000 após o nascimento e 500 no período fetal), a realização da cirurgia durante a fase fetal levou a uma redução de 10 vezes no risco de uma medula espinal ancorada. Os disrafismos espinhais fechados não são indicados para cirurgia durante a fase fetal, pois não apresentam risco de hidrocefalia ou deterioração pela exposição ao líquido amniótico e assim faz-se imperativo esse diagnóstico diferencial ainda durante a gestação (Fig. 13-5). Para pacientes com disrafismos espinhais fechados, a cirurgia é indicada após os 6 meses de idade, permitindo uma cirurgia mais precisa com monitorização intraoperatória.

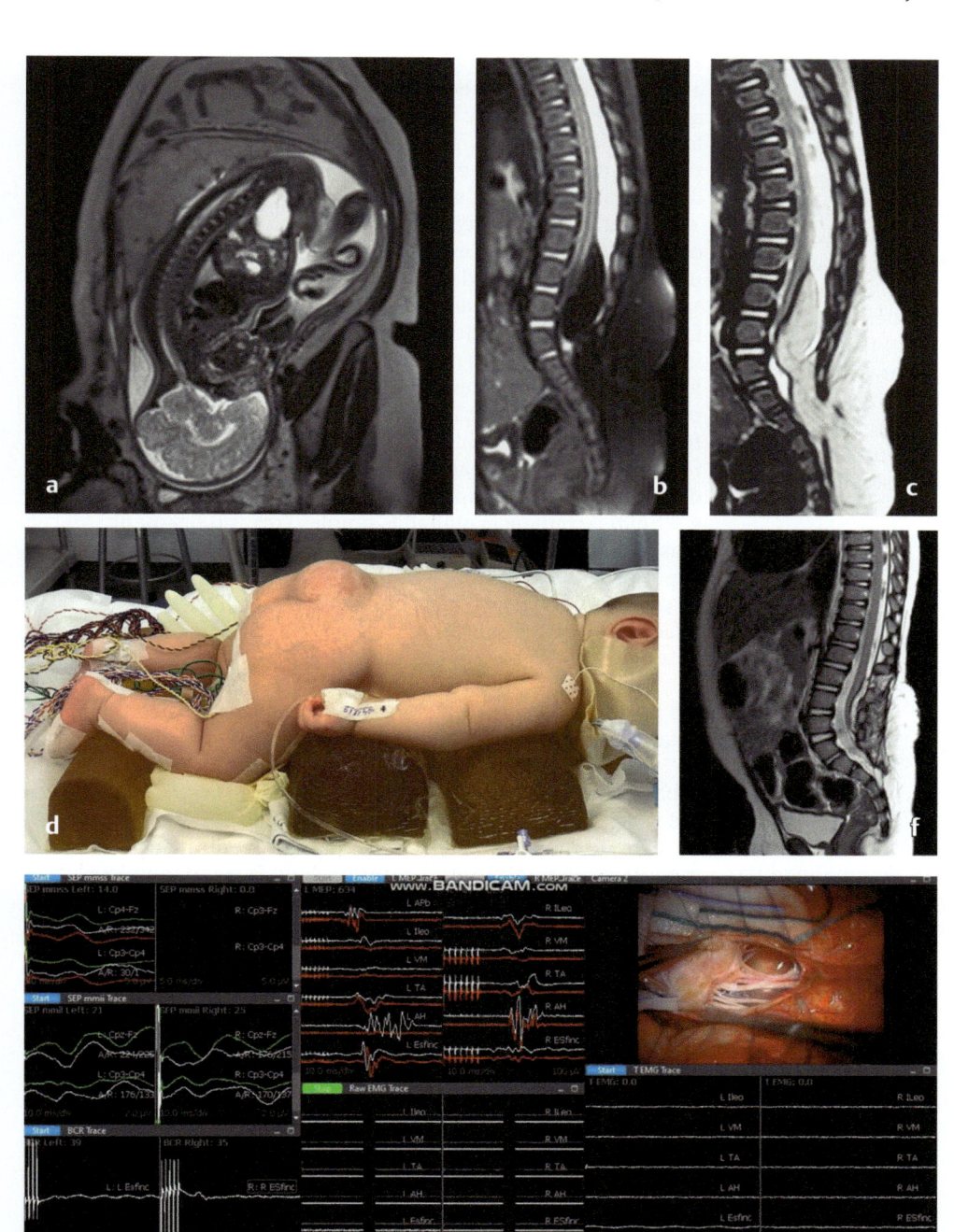

**Fig. 13-5.** (a) RM fetal com 23 semanas de gestação demonstrando disrafismo fechado e ausência de sinais de Chiari tipo 2, caracterizando o diagnóstico de lipomeningocele. (b,c) RM de coluna lombossacra com 5 meses de vida demonstrando volumoso lipoma aderido à medula. (d) Paciente com 6 meses de idade no momento da cirurgia com a presença de volumoso lipoma e com os fios para monitorização de potencial evocado somatossensitivo motor. (e) Gráfico da monitorização intraoperatória mostrando disparos não patológicos das raízes sacrais. (f) RM pós-operatória de 1 ano de evolução demonstrando a medula livre, mas se mantém baixa.

## TRATAMENTO CIRÚRGICO PÓS-NATAL

Como a mielomeningocele é um disrafismo espinhal aberto, o procedimento cirúrgico deve ser realizado o mais cedo possível. Portanto, operamos a maioria de nossos pacientes nas primeiras 6 horas de vida. Nesta fase, o cirurgião deve ter em mente que não é suficiente apenas cobrir o disrafismo, a medula espinal deve ser liberada. Uma ampla dissecção do placódio com liberação das raízes e todas as aderências deve ser realizada. Todas as camadas devem ser fechadas, notadamente o placódio, a dura-máter, a aponeurose, o tecido celular subcutâneo e a pele. Em casos de raquiesquise, as lesões costumam ser extensas, mas o tecido nervoso é preservado, e o prognóstico neurológico geralmente é excelente. Isso difere dos pacientes com grandes mielomeningoceles, nos quais as raízes podem aderir ao saco dural herniado e os déficits neurológicos podem ser graves. A monitorização eletrofisiológica (MNIO) nesses recém-nascidos ainda precisa ser mais bem definida, pois os potenciais obtidos são erráticos e podem não ajudar clinicamente durante a cirurgia. O placódio, que deve ter forma cilíndrica, geralmente está como se fosse um livro aberto. A dissecção deve ser precisa para que não haja fragmento de pele restante e não ocorra o desenvolvimento subsequente de um tumor epidermoide que causará uma nova ancoragem da medula espinal. A reconstrução de sua forma anatômica normal pode ser tentada, sem piorar o déficit neurológico. Portanto, suturas que afilam as bordas do placódio podem ser empregadas, preferencialmente usando fios de suturas absorvíveis 6.0 ou 7.0, ou até mesmo fixação com cola de fibrina. A dura-máter deve ser hermeticamente fechada para evitar uma fístula e vazamentos de LCR. Fios de suturas não absorvíveis devem ser usados e preferimos prolene 5.0, com agulha vascular. Não usamos selantes de dura-máter nessa idade. Sempre fechamos a aponeurose com monocryl absorvível 4.0 ou 5.0. Na pele, usamos suturas simples e separadas com náilon 6.0. Quando a pele é fechada, é importante garantir que a pele não esteja sob tensão e, se estiver, preferimos realizar um retalho miocutâneo em forma de z-plastia ou Yin-Yang. Em casos de cifose severa, corrigimos o defeito ósseo com o mesmo procedimento para ter uma sutura de pele sem tensão, removendo os corpos vertebrais cifotizados.

## TRATAMENTO CIRÚRGICO DA REANCORAGEM DA MEDULA ESPINAL

Usamos o termo reancoragem para nos referir à segunda abordagem cirúrgica, pois são sempre novos procedimentos após o tratamento das patologias disráficas. O tratamento de uma medula espinal reancorada é um desafio neurocirúrgico, pois os tecidos nervosos são danificados, às vezes até o limite de sua resistência. Um procedimento mais agressivo pode causar danos irreversíveis.

Nesses casos, além de uma avaliação clínica e exames de imagem, os potenciais evocados somatossensitivos dos membros inferiores (PESS) podem ser indicadores de uma medula espinal ancorada, especialmente em pacientes ambulantes com lesão abaixo de L4.[4,5] A frequência de medula espinal ancorada em casos de mielomeningocele operada após o nascimento varia de 14-19%.[6-8]

Nossa série mostrou reancoragem em 15% dos pacientes que foram operados para mielomeningocele. Clinicamente, a dor foi a queixa mais comum (90% dos casos). O agravamento neurológico foi observado em 30% dos casos e o agravamento do distúrbio urológico em 20%. As avaliações dos membros superiores detectaram déficits motores finos em 5% dos casos, agravados pela presença de hidrocefalia. Portanto, a avaliação dos membros superiores deve fazer parte da propedêutica de pacientes com disrafismos espinhais abertos e fechados e pode auxiliar no diagnóstico de medula espinal ancorada.[9] Do ponto de vista radiológico, a alteração mais comum foi a escoliose, seguida pelo agravamento da cifose sacral. A identificação de um tumor epidermoide foi a indicação mais frequente de cirurgia, seguida de siringomielia.

O tratamento cirúrgico mostrou resolução da dor em 98% dos casos e dos distúrbios esfincterianos em 88%.[10-12] O microscópio é usado desde a incisão da pele. Em muitos centros que realizam cirurgias endoscópicas para correção de mielomeningocele durante a fase fetal, o placódio adere ao tecido subcutâneo e podemos cortar inadvertidamente uma raiz durante a incisão da pele. O neurofisiologista deve prestar atenção desde a incisão. É comum encontrar pacientes com disfunção esfincteriana completa e raízes sacrais funcionais S2, S3 e S4 durante os testes, e não nos sentimos confortáveis em cortá-las. Duas estruturas devem ser identificadas, notadamente o ligamento apical, que fixa a dura-máter na linha média, e o *filum terminale* espinhal. É simples cortar o ligamento apical, mas podemos abrir inadvertidamente a dura-máter em uma região superior à abertura anterior da dura-máter. Deve-se ter cuidado ao cortar o *filum terminale*, pois as raízes S3 e S4 geralmente estão fixadas a ele, e é importante coagular a artéria do *filum terminale* antes de cortá-lo para evitar sangramento.

No primeiro procedimento devemos sempre optar por técnicas que previnam a reancoragem da medula espinal, embora não haja consenso na literatura sobre métodos de prevenção. Pang et al.[13] propuseram o uso de enxertos durais para aumentar o raio do canal dural e prevenir a reancoragem (Fig. 13-6), especialmente em casos de lipomeningocele, enquanto Walker et al.[14] propuseram o enxerto de membrana amniótica para prevenir a ancoragem da medula espinal na sutura da dura-máter. O tratamento cirúrgico de uma medula espinal reancorada deve ser aceito como uma possibilidade de melhora neurológica e deve sempre ser indicado por uma equipe multidisciplinar e experiente.

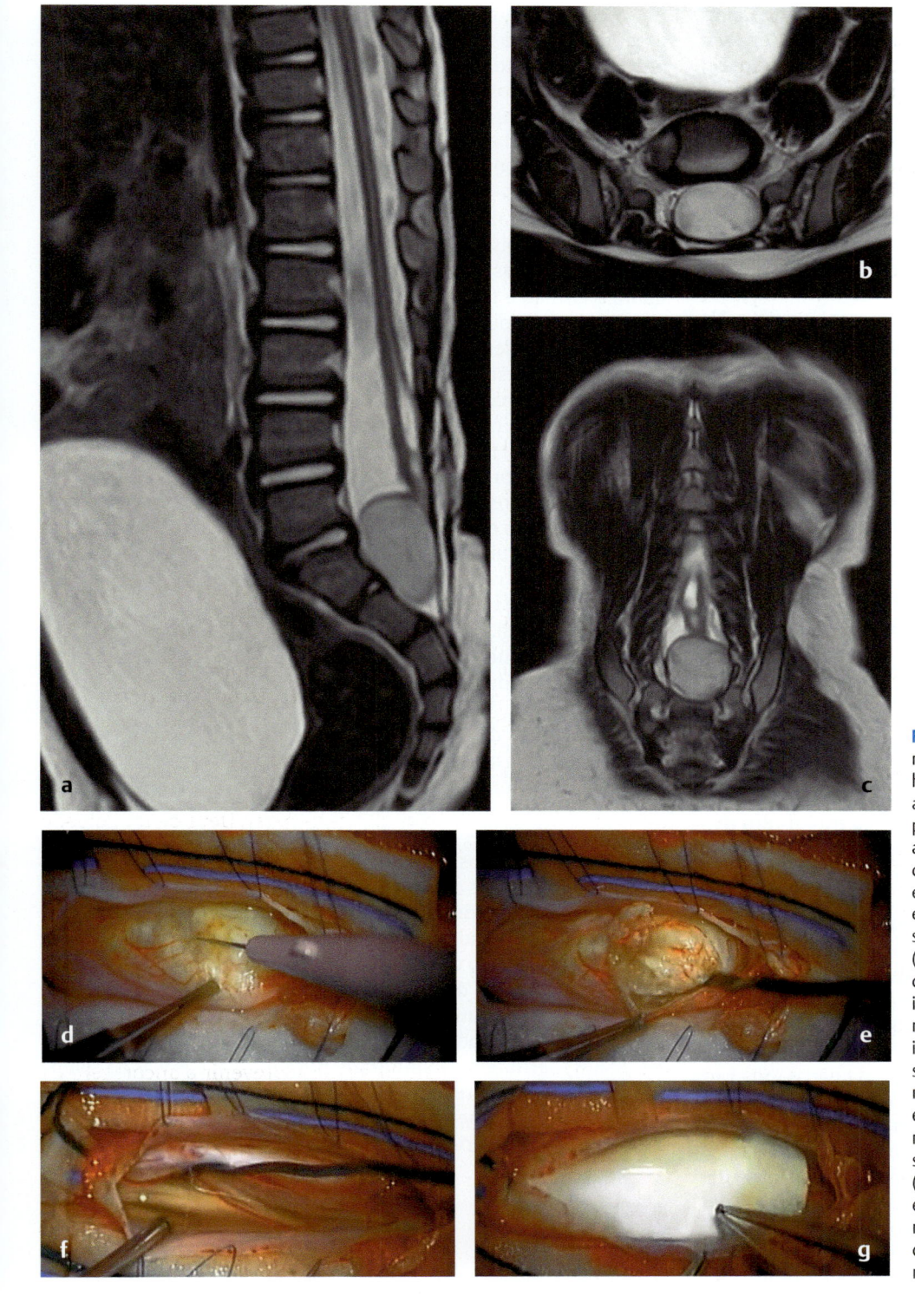

**Fig. 13-6.** Representa paciente com mielomeningocele tratada intraútero por mini-histerotomia, que desenvolveu síndrome da medula ancorada, investigação com imagem revelou a presença de um cisto de inclusão epidermoide ancorando a medula. (**a**) Ressonância magnética de coluna em corte sagital evidenciando a medula em nível L5-S1 junto a um cisto de inclusão epidermoide, causando compressão anterior e seringomielia na porção distal da medula. (**b**) Corte axial da ressonância mostrando o volume de ocupação do canal raquidiano pelo cisto de inclusão epidermoide. (**c**) Imagem coronal de ressonância ressaltando a presença do cisto de inclusão epidermoide. (**d**) Imagem intraoperatória sob magnificação microscópica e após durotomia, mostrando a incisão da cápsula do cisto de inclusão epidermoide. (**e**) Continuação da imagem em **d**, mostrando dissecção circunferencial do cisto e separação das raízes da cauda equina. (**f**) Final da ressecção evidenciando as raízes livres e descomprimidas. (**g**) Ainda sob magnificação microscópica, realizando a duroplastia com uso de enxerto artificial de dura-máter para evitar reancoramento.

## MONITORAMENTO NEUROFISIOLÓGICO INTRAOPERATÓRIO

O monitoramento neurofisiológico intraoperatório (MNIO) em casos de síndrome de medula ancorada é sempre um desafio para o neurofisiologista, particularmente em casos associados a reancoramento da medula espinal. Os principais objetivos do MNIO são utilizar técnicas de mapeamento para identificar tecidos neurais ambíguos e viáveis e avaliar a integridade funcional das vias motoras e somatossensitivas e dos circuitos reflexos, como o reflexo bulbocavernoso (BCR) e o reflexo de Hoffman (reflexo H). O protocolo selecionado para monitorar esses casos deve ser eficiente e suficiente para minimizar os déficits neurológicos pós-operatórios. Os protocolos para a síndrome de medula ancorada devem ser multimodais e projetados de acordo com a condição neurológica de cada paciente. A abordagem multimodal sugerida para medula ancorada inclui eletromiografia (EMG) livre e estimulada, potencial evocado motor (MEP), SSEP dos membros inferiores, SSEP do nervo pudendo, BCR, reflexo H e eletroencefalografia (EEG). Dentre todas essas modalidades, as técnicas de mapeamento (EMG de disparo) desempenham um papel importante, pois são essenciais para diferenciar estruturas neurais funcionais, que devem ser preservadas, de raízes vestigiais não funcionais ou bandas fibrosas que podem ser cortadas para liberar a medula espinal. No entanto, o monitoramento das outras modalidades durante a cirurgia ajuda a minimizar o risco de desfechos pós-operatórios desfavoráveis.

Dois tipos de EMG são monitorados em cirurgias de medula presa: eletromiografia espontânea de corrida livre (fEMG) e eletromiografia de disparo (tEMG). Na fEMG a atividade irritativa de interesse são as descargas neurotônicas, que representam a irritação das raízes ventrais. Essas descargas são potenciais espontâneos que ocorrem em resposta à irritação mecânica, térmica ou metabólica do nervo em um determinado miótomo. O cirurgião deve ser alertado quando descargas neurotônicas são observadas, para prevenir danos ao nervo. Aspectos importantes devem ser conhecidos para evitar a interpretação equivocada do fEMG. Geralmente, casos de transecção nervosa súbita ou lesão vascular podem não originar atividade neurotônica. Além disso, a ativação mecânica do coto distal de um nervo seccionado também pode produzir atividade EMG no músculo correspondente, dando a falsa impressão de que o nervo lesionado ainda está intacto. Outro aspecto é que danos significativos à raiz podem resultar em excitabilidade diminuída e, portanto, baixa probabilidade de atividade irritativa com manipulação mecânica. Para não alertar o cirurgião desnecessariamente, o padrão de descargas de unidades motoras espontâneas que ocorrem em casos de "anestesia leve" deve ser distinguido de descargas anormais. No caso de "anestesia leve", os potenciais de unidades motoras ocorrem aleatoriamente e em vários miótomos diferentes, ao contrário do que é observado durante a atividade desencadeada por irritação.

A atividade irritativa no fEMG tem alto grau de sensibilidade para prever novos déficits, mas um baixo grau de especificidade.[15] Gunnarson et al.[16] mostraram que descargas neurotônicas são frequentes em certas cirurgias e nem sempre sinalizam danos às raízes nervosas no pós-operatório. Critérios robustos para interpretar mudanças no fEMG durante a cirurgia de medula ancorada ainda precisam ser definidos na literatura.

A eletromiografia de disparo (tEMG) é um método confiável para identificar tecido neural funcional. O cirurgião realiza a estimulação elétrica direta nas estruturas de interesse com um estimulador manual para identificar as raízes nervosas motoras e distingui-las do tecido fibroso. O potencial de ação muscular composto resultante (CMAP) é registrado nos músculos dos membros inferiores, esfíncteres anais e, se possível, esfíncteres uretrais.[17] Utilizamos estimulação bipolar, que permite uma distribuição de corrente mais focal. A estimulação monopolar resulta em uma dispersão geral da corrente no campo cirúrgico. Quando a anatomia está muito distorcida, começamos com a estimulação monopolar para encontrar estruturas nervosas dentro do tecido e depois mudamos para a estimulação bipolar para uma localização mais precisa. Em crianças muito pequenas, às vezes usamos um pequeno estimulador bipolar concêntrico, pois um estimulador bipolar manual pode causar uma dispersão de corrente significativa nesta faixa etária.

Existem duas possibilidades em casos de ausência de resposta de CMAP durante a estimulação. Assumindo que os parâmetros de estimulação e anestesia são adequados, ou a intensidade do estímulo está abaixo do limiar, ou a estrutura estimulada não é uma raiz nervosa. Portanto, a intensidade do estímulo deve ser aumentada gradualmente. Se a raiz nervosa for normal, espera-se uma resposta até 4 a 6 mA, para uma duração de pulso de 100 μs. Assim, uma estrutura não responsiva a 6 mA pode ser considerada não neural e ser sacrificada. A presença de raízes nervosas motoras lesionadas pode exigir um limiar de estimulação mais alto. O limiar de estimulação obtido pode ser usado como controle positivo para ajudar a distinguir estruturas neurais funcionais que devem ser preservadas de raízes vestigiais não funcionais ou bandas fibrosas que podem ser cortadas para liberar a medula espinal.

O cirurgião deve entender a importância do limiar de estimulação. Aumentar a intensidade do estímulo acima do limiar pode dispersar a corrente e, assim, reduzir a especificidade da estimulação. O limiar tem valor prognóstico adicional neste procedimento cirúrgico, pois pode prever o resultado pós-operatório. As raízes motoras são estimuladas no mesmo local e com a mesma intensidade de estímulo, antes e depois da liberação da medula espinal/raiz nervosa. Se não houver lesão durante o processo de ressecção, os CMAPs mantêm o mesmo limiar. No entanto, o efeito de massa causado pelo tumor, a elongação das estruturas neurais e os mecanismos isquêmicos podem aumentar o limiar do tecido neural antes da liberação da medula espinal/raiz nervosa. Se for necessário um limiar de estimulação mais alto após a liberação da medula espinal para obter CMAPs, isso pode indicar piora neurológica pós-operatória. Da mesma forma, um limiar mais baixo após a liberação representa melhor prognóstico.[18]

A estimulação de raízes motoras únicas é difícil, pois as raízes geralmente estão agrupadas e o campo cirúrgico é relativamente pequeno. Portanto, a maioria das respostas obtidas frequentemente ocorre em todos os músculos do lado esquerdo ou direito. Se a resposta for bilateral, provavelmente ocorreu uma dispersão da corrente e a intensidade do estímulo deve ser reduzida. A estimulação do placoide também evoca respostas bilaterais. Para respostas mais seletivas nas raízes sacrais, é ideal estimular mais distalmente, assumindo que as raízes lombares mais proximais já deixaram o canal espinhal. Além disso, como o objetivo do tEMG é identificar todas as raízes nervosas para proteção adicional, elicitar CMAPs individualizados não é fundamental. Cuidado deve ser tomado durante a estimulação, pois a dispersão da corrente através do LCR ou das meninges pode ser um fator de confusão e desencadear respostas musculares em estruturas não funcionais. O cirurgião deve confirmar que nenhuma parte da sonda do estimulador está em contato com elas ou com raízes nervosas adjacentes.

A integridade funcional dos motoneurônios é avaliada ativando-se o córtex motor por meio de estimulação elétrica transcraniana (TES). Os eletrodos preferencialmente utilizados durante esse procedimento são os eletrodos de parafuso, que têm baixa impedância e proporcionam uma fixação mais confiável ao couro cabeludo do paciente. Alguns centros optam por usar eletrodos de agulha subdérmica. Deve-se ter muito cuidado com recém-nascidos e crianças que ainda tenham fontanelas abertas e com aqueles com derivação ventriculoperitoneal, para que o eletrodo não penetre na fontanela ou na válvula/derivação. Eletrodos de EEG devem ser preferidos nesses pacientes.[19]

Os eletrodos de agulha para registro de MEP são inseridos bilateralmente nos músculos, para monitorar a integridade do nervo pudendo e das fibras motoras parapiramidais (para controle voluntário do esfíncter anal), os eletrodos de agulha são inseridos bilateralmente no esfíncter anal externo (Fig. 13-7). MEPs dos membros superiores são usados apenas como controle para verificar interferências anestésicas e descartar problemas não relacionados com a cirurgia. A presença de MEPs correlaciona-se com a preservação do controle motor em todas as instâncias. Infelizmente, até o momento, não há um consenso claramente definido sobre danos reversíveis durante as cirurgias de medula ancorada. Portanto, é crucial preservar os MEPs durante todo o procedimento.

Os potenciais evocados somatossensoriais dos membros inferiores (SSEPs) permitem o monitoramento contínuo das vias da coluna dorsal. Esse método registra a resposta nervosa no couro cabeludo ou diretamente da medula espinal com um eletrodo epidural, após a estimulação de nervos periféricos. Alguns autores sugerem que

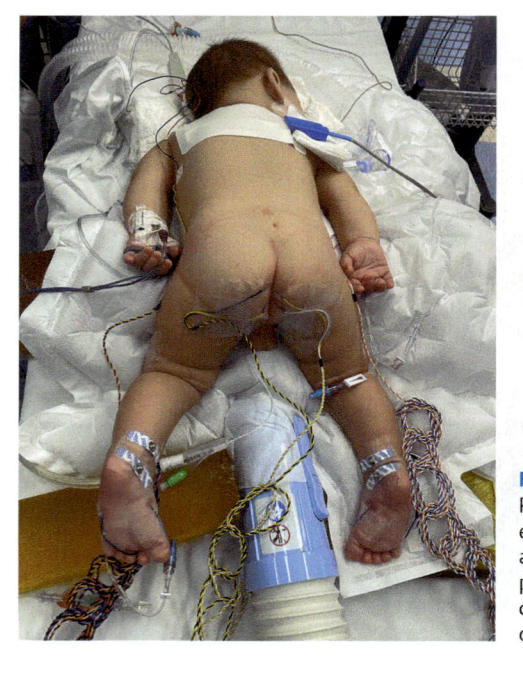

**Fig. 13-7.** Posicionamento dos eletrodos do esfíncter anal externo em paciente de 6 meses com espinha bífida oculta.

o monitoramento com fEMG e SSEP deve ser realizado durante as cirurgias de síndrome da medula ancorada e que os métodos têm um papel complementar nessas cirurgias.[16,20] Suess et al.[21] relataram que os SSEPs do nervo tibial podem ter papel limitado em alguns casos, nos quais o tumor envolve a saída da raiz nervosa. Em outros casos, déficits sensoriais dermatomais foram relatados, apesar de os SSEPs do nervo tibial não serem alterados. Portanto, os SSEPs dermatomais seriam uma ferramenta útil para monitorar uma única raiz sensorial.

Os potenciais evocados somatossensoriais do nervo pudendo (pSSEP) do nervo pudendo intraoperatório mostrou ser viável sob anestesia.[22,23] A pSSEP avalia tanto as raízes sensoriais do nervo sacral S2-S4 quanto o cone medular dorsal. SSEPs dos ramos do nervo perineal (ramo do nervo pudendo) também têm sido utilizados durante a cirurgia de medula presa para minimizar o risco de disfunção urinária ou sexual. A função sacral é monitorada efetivamente pelo RBC (reflexo bulbocavernoso) e pelo MEP do esfíncter anal externo (EAS). O BCR cobre tanto as vias nervosas motoras quanto sensoriais ao nível da raiz sacral, e os MEPs do EAS representam as vias motoras para as raízes sacrais. Em casos em que o BCR está comprometido, o MEP do EAS ou o pSSEP podem determinar se há comprometimento motor ou sensorial. Alternativamente, se o BCR ou o MEP do EAS não forem confiáveis ou não forem obtidos na linha de base, o pSSEP pode ser útil para interpretar o monitoramento sacral.

O pSSEP também apresenta variabilidade interindividual significativa e uma pequena amplitude. Eles geralmente são menos confiáveis e tendem a flutuar durante a cirurgia. Portanto, frequentemente, requerem mais médias e tempo para relatar quaisquer mudanças ao cirurgião.[24] Em geral, a anestesia e a idade jovem reduzem o monitoramento do pSSEP, então as decisões cirúrgicas não são baseadas apenas no monitoramento do pSSEP.[19,25]

O reflexo bulbocavernoso (BCR) (Fig. 13-8) é útil para monitorar a integridade funcional das raízes nervosas sacrais sensoriais e motoras, bem como dos segmentos medulares S2-S4, durante cirurgias de síndrome de medula ancorada. O monitoramento com BCR é importante, pois danos iatrogênicos às raízes S2 a S4 representam uma morbidade significativa que leva à incontinência fecal ou urinária. Uma vantagem do BCR é que o cirurgião recebe *feedback* imediato. Inicialmente, pensava-se que o monitoramento apenas do esfíncter anal externo (EAS) era suficiente para avaliar a integridade de ambos os esfíncteres. Gunnarsson et al.[16] afirmaram que os dois esfíncteres são inervados por diferentes ramos do nervo pudendo, podendo ser danificados separadamente, e, portanto, o monitoramento individual de cada esfíncter é mais seguro. Krassioukov et al.[26] sugeriram que ambos os esfíncteres devem ser monitorados para evitar incontinência fecal e urinária. Concordamos que a melhor opção para evitar incontinência fecal e urinária é o monitoramento de ambos os esfíncteres. Alguns autores descrevem o monitoramento neurofisiológico intraoperatório do BCR e a importância dessa técnica para preservar as estruturas nervosas sacrais inferiores.[27,28]

O BCR é um reflexo polissináptico sensível a vários agentes anestésicos. Especificamente, relaxantes musculares e agentes halogenados devem ser evitados. O monitoramento do BCR é tecnicamente fácil de realizar em homens, mas as respostas são menos satisfatórias em mulheres.[29] Até agora não existem critérios de alarme consensuais para o BCR intraoperatório. A maioria dos autores considera a perda do BCR como uma indicação de lesão da cauda equina ou dano aos segmentos sacrais da medula espinal, com incontinência fecal e urinária transitória ou permanente no pós-operatório.[30] Esse reflexo pode ser extremamente sensível à anestesia, difícil de interpretar em crianças que ainda não têm controle esfincteriano e pode desaparecer devido à manipulação sem uma correlação clínica clara. No entanto, se o BCR for preservado, a função esfincteriana geralmente é preservada. Recomendamos que o BCR seja incluído rotineiramente no protocolo de MNIO durante cirurgias de medula ancorada.

O uso do reflexo de Hoffmann (relfexo H) em cirurgias de medula presa é um método adicional para avaliar a integridade funcional da raiz S1 e da porção do cone medular nesse nível. Esse reflexo fornece *feedback* imediato ao cirurgião, pois é baseado em um único registro. Também pode ser monitorado em pacientes nos quais os SSEPs e MEPs não podem ser registrados devido a déficits neurológicos preexistentes. Parâmetros normais intraoperatórios não foram estabelecidos. Parâmetros normais estabelecidos para estudos clínicos podem servir como guia para estudos intraoperatórios. A latência do reflexo H do gastrocnêmio varia com o comprimento da perna, mas geralmente é inferior a 35 ms. A amplitude e a latência do reflexo H do gastrocnêmio ou sóleo são avaliadas. Uma diminuição de 50% na amplitude basal pode ser usada como indicação de possível disfunção neural. No entanto, esse critério só pode ser usado se as condições anestésicas estiverem estáveis.[31]

## CONCLUSÃO

As cirurgias da medula ancorada apresentam um desafio para toda a equipe, especialmente quando associadas a casos de reancoragem da medula espinal. É necessário um entendimento mútuo entre o neurocirurgião, o anestesiologista e o neurofisiologista para minimizar os déficits pós-operatórios. O monitoramento neurofisiológico intraoperatório multimodal é obrigatório.

## REFERÊNCIAS BIBLIOGRÁFICAS

1. Salomão JF, Cavalheiro S, Matushita H, et al. Cystic spinal dysraphism of the cervical and upper thoracic region. Childs Nerv Syst. 2006;22(3):234-42.
2. Milani HJF, de Sá Barreto EQ, Araujo Júnior E, et al. Measurement of the area and circumference of the leg: preliminary results of a new method for estimating leg muscle trophism in fetuses with open lumbosacral spina bifida. J Ultrasound Med. 2022;41(2):377-88.
3. Adzick NS, Thom EA, Spong CY, et al. A randomized trial of prenatal versus postnatal repair of myelomeningocele. N Engl J Med. 2011;364(11):993-1004.
4. Roy MW, Gilmore R, Walsh JW. Evaluation of children and young adults with tethered spinal cord syndrome. Utility of spinal and scalp recorded somatosensory evoked potentials. Surg Neurol. 1986;26(3):241-8.
5. Boor R, Schwarz M, Reitter B, Voth D. Tethered cord after spina bifida aperta: a longitudinal study of somatosensory evoked potentials. Childs Nerv Syst. 1993;9(6):328-30.
6. Begeer JH, Meihuizen de Regt MJ, HogenEsch I, et al. Progressive neurological deficit in children with spina bifida aperta. Z Kinderchir. 1986;41(1):13-5.
7. Oi S, Yamada H, Matsumoto S. Tethered cord syndrome versus low-placed conus medullaris in an over-distended spinal cord following initial repair for myelodysplasia. Childs Nerv Syst. 1990;6(5):264-9.

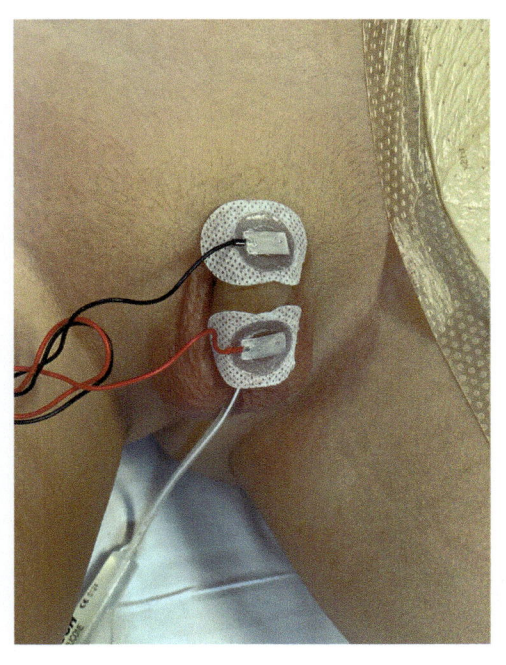

**Fig. 13-8.** Eletrodos para monitorização do reflexo bulbocavernoso.

8. Tamaki N, Shirataki K, Kojima N, et al. Tethered cord syndrome of delayed onset following repair of myelomeningocele. J Neurosurg. 1988;69(3):393-8.
9. Mazur JM, Menelaus MB, Hudson I, Stillwell A. Hand function in patients with spina bifida cystica. J Pediatr Orthop. 1986;6(4):442-7.
10. Komagata M, Endo K, Nishiyama M, et al. Management of tight filum terminale. Minim Invasive Neurosurg. 2004;47(1):49-53.
11. Drake JM. Occult tethered cord syndrome: not an indication for surgery. J Neurosurg. 2006;104(5):305-8.
12. Metcalfe PD, Luerssen TG, King SJ, et al. Treatment of the occult tethered spinal cord for neuropathic bladder: results of sectioning the filum terminale. J Urol. 2006;176(4 Pt 2):1826-30.
13. Pang D, Zovickian J, Oviedo A. Long-term outcome of total and near-total resection of spinal cord lipomas and radical reconstruction of the neural placode, part II: outcome analysis and preoperative profiling. Neurosurgery. 2010;66(2):253-73.
14. Walker CT, Godzik J, Kakarla UK, et al. Human Amniotic Membrane for the Prevention of Intradural Spinal Cord Adhesions: Retrospective Review of its Novel Use in a Case Series of 14 Patients. Neurosurgery. 2018;83(5):989-96.
15. Paradiso G, Lee GY, Sarjeant R, et al. Multimodality intraoperative neurophysiologic monitoring findings during surgery for adult tethered cord syndrome: analysis of a series of 44 patients with long-term follow-up. Spine (Phila Pa 1976). 2006;31(18):2095-102.
16. Gunnarsson T, Krassioukov AV, Sarjeant R, Fehlings MG. Real-time continuous intraoperative electromyographic and somatosensory evoked potential recordings in spinal surgery: correlation of clinical and electrophysiologic findings in a prospective, consecutive series of 213 cases. Spine (Phila Pa 1976). 2004;29(6):677-84.
17. Sala F, Krzan MJ, Deletis V. Intraoperative neurophysiological monitoring in pediatric neurosurgery: why, when, how?. Childs Nerv Syst. 2002;18(6-7):264-87.
18. Husain AM, Shah D. Prognostic value of neurophysiologic intraoperative monitoring in tethered cord syndrome surgery. J Clin Neurophysiol. 2009;26(4):244-247.
19. Sala F, Manganotti P, Grossauer S, et al. Intraoperative neurophysiology of the motor system in children: a tailored approach. Childs Nerv Syst. 2010;26(4):473-90.
20. Simon MV. Intraoperative Neurophysiology. A comprehensive Guide to Monitoring and Mapping, 2nd ed. New York: Demos Medial Publishing, 2019.
21. Suess O, Mularski S, Czabanka MA, et al. The value of intraoperative neurophysiological monitoring for microsurgical removal of conus medullaris lipomas: a 12-year retrospective co-hort study. Patient Saf Surg. 2014;8:35.
22. Cohen BA, Major MR, Huizenga BA. Pudendal nerve evoked potential monitoring in procedures involving low sacral fixation. Spine (Phila Pa 1976). 1991;16(8):S375-S378.
23. Vodušek DB, Deletis V. Sacral roots and nerves, and monitoring for neurourologic procedures. In: M. R. Nuwer (Ed.). Intraoperative monitoring of neural function handbook of clinical neurophysiology. Amsterdam, Netherlands: Elsevier. 2008;8:423-33.
24. Kothbauer KF, Novak K. Intraoperative monitoring for tethered cord surgery: an update. Neurosurg Focus. 2004;16(2):E8.
25. Sloan T. Anesthesia and intraoperative neurophysiological monitoring in children. Childs Nerv Syst. 2010;26(2):227-35.
26. Krassioukov AV, Sarjeant R, Arkia H, Fehlings MG. Multimodality intraoperative monitoring during complex lumbosacral procedures: indications, techniques, and long-term follow-up review of 61 consecutive cases. J Neurosurg Spine. 2004;1(3):243-53.
27. Deletis V, Vodusek DB. Intraoperative recording of the bulbocavernosus reflex. Neurosurgery. 1997;40(1):88-93.
28. Skinner SA, Vodušek DB. Intraoperative recording of the bulbocavernosus reflex. J Clin Neurophysiol. 2014;31(4):313-22.
29. Rodi Z, Vodusek DB. Intraoperative monitoring of the bulbocavernosus reflex: the method and its problems. Clin Neurophysiol. 2001;112(5):879-83.
30. Khealani B, Husain AM. Neurophysiologic intraoperative monitoring during surgery for tethered cord syndrome. J Clin Neurophysiol. 2009;26(2):76-81.
31. Zhou HH, Jin TT, Qin B, Turndorf H. Suppression of spinal cord motoneuron excitability correlates with surgical immobility during isoflurane anesthesia. Anesthesiology. 1998;88(4):955-61.

# DOENÇAS DA JUNÇÃO CRANIOVERTEBRAL PEDIÁTRICA – UMA ABORDAGEM PARA INVESTIGAÇÃO, DIAGNÓSTICO E TRATAMENTO

Dominic NP Thompson ▪ Amparo Saenz

## INTRODUÇÃO

Há uma variedade desconcertante de condições encontradas em crianças que podem levar a problemas na junção craniovertebral (JCV). Embora algumas sejam relativamente comuns, como a síndrome de Down e a acondroplasia, outras são extremamente raras e pouco se sabe sobre a patogênese subjacente ou a história natural. Dado o potencial de neurodeficiência grave secundária a danos na JCV, é importante ter um caminho claro de tomada de decisão a fim de facilitar a identificação oportuna, a investigação adequada e o tratamento eficaz.

Na prática neurocirúrgica pediátrica, e em contraste com os adultos, os distúrbios JCV geralmente se apresentam em uma idade jovem e com anatomia marcadamente anormal; além disso, em crianças, esses distúrbios geralmente ocorrem no contexto de doenças multissistêmicas. Esses fatores podem ter implicações significativas para o manejo anestésico e cirúrgico.

O objetivo desse capítulo é fornecer uma abordagem simplificada, prática e algorítmica dos distúrbios congênitos da junção craniovertebral na infância. Não serão fornecidas descrições detalhadas de síndromes e distúrbios subjacentes, mas, quando apropriado, o leitor será direcionado às referências adequadas.

## CLASSIFICAÇÃO DOS DISTÚRBIOS DA JUNÇÃO CRANIOVERTEBRAL

Nos textos pediátricos existentes, há uma tendência a se adotar uma abordagem diagnóstica para os distúrbios da JCV, descrevendo a apresentação clínica, as peculiaridades específicas e as implicações neurocirúrgicas de acordo com o tipo de doença, por exemplo: metabólica, genética ou de desenvolvimento. Embora algum conhecimento sobre os distúrbios subjacentes, particularmente a história natural e as implicações multissistêmicas, seja relevante, essa abordagem diagnóstica da JCV tem utilidade limitada para o neurocirurgião e, portanto, defende-se uma abordagem biomecânica mais pragmática, pois isso orientará melhor o neurocirurgião em relação às investigações e à estratégia de tratamento mais adequada.

Fundamentalmente, quase todos os distúrbios da JCV podem ser descritos em termos de três consequências biomecânicas, a saber, **instabilidade**, **deformidade** e **compressão**. Elas podem ocorrer isoladamente (p. ex., compressão do forame magno na acondroplasia) ou em combinação (p. ex., instabilidade e compressão na doença de Morquio). Essa abordagem biomecânica da JCV pode ser usada para classificar distúrbios, determinar investigações e formular estratégias de tratamento (Quadro 14-1).

### Instabilidade

Nos vertebrados, a JCV evoluiu para permitir o movimento da cabeça em relação ao resto do corpo. Isso foi alcançado por meio de adaptações evolutivas na base do crânio, vértebras cervicais superiores e suas articulações associadas, especificamente as articulações occiptoatlantal e atlantoaxial. Embora o movimento poliaxial seja uma característica obrigatória da JCV, há também estruturas musculoligamentares que são essenciais para restringir a amplitude de movimento a fim de proteger o tronco cerebral e a medula espinal subjacentes. O conceito de instabilidade da JCV é complexo e há uma extensa literatura dedicada a ele.[1] Em termos simples, pode-se dizer que a instabilidade está presente quando há uma falha nesses **mecanismos de proteção**, resultando em movimentos que estão além da faixa fisiológica, com ameaça potencial ou real às estruturas neurológicas.

Como há vários planos de movimento na JCV e várias articulações envolvidas, é difícil e potencialmente enganoso tentar definir a instabilidade em uma única medida.

Quadro 14-1. Exemplos de alguns distúrbios da junta homocinética e uma indicação de suas consequências biomecânicas

| Condição | Causa subjacente | Consequência biomecânica | | |
|---|---|---|---|---|
| | | Instabilidade | Deformidade | Compressão |
| Síndrome de Down | Trissomia do cromossomo 21 | +++ | – | + |
| Acondroplasia | FGFR3 | – | – | +++ |
| Síndrome de Morquio | Disfunção da enzima lisossômica | +++ | – | ++ |
| Osteogênese imperfeita | COL1A1 COL1A2 | – | +++ | ++ |
| Espondiloepifisário displasia | COL2A1 | +++ | – | + |
| Síndrome de Larsen | Filamina B | – | +++ | ++ |
| Anomalia de segmentação | Heterogêneo | + | +++ | – |
| Fixação rotatória atlantoaxial | Adquirida | – | +++ | – |

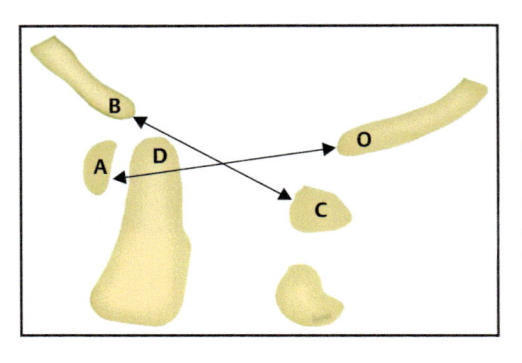

**Fig. 14-1.** Razão de potência = BC/AO (normal = 0,5-1,0): *A.* Arco anterior de C1. *B.* Básio. *C.* Arco posterior de C1. *O:* Opistion. *D.* Apófise odontoide.

As medidas comumente usadas para definir a instabilidade incluem:

- Intervalo atlantodental (ADI) é a distância entre a borda anterior do processo odontoide da segunda vértebra cervical e a borda posteroinferior do arco anterior do atlas.
- Intervalo atlantodental posterior (PADI) é a distância entre o *dens* e o arco posterior da primeira vértebra cervical (C1)
- Razão de Powers (Fig. 14-1).

Embora essas medidas tenham alguma utilidade prática, elas devem ser usadas e interpretadas com cautela e as seguintes limitações devem ser levadas em consideração:

A) Os valores normativos têm sido frequentemente calculados com base em dados de adultos. Mesmo quando são citados valores específicos para pediatria, dados os efeitos óbvios do crescimento, a **faixa normal** para o bebê, a infância e a adolescência serão diferentes.
B) Existe o risco de erro do observador, pois os marcos anatômicos precisos são aplicados de forma inconsistente.
C) O anel de C1 é incompleto até aproximadamente 4 anos de idade, e o odontoide também é incompletamente ossificado em crianças pequenas, o que impede algumas dessas medições.
D) As malformações da anatomia óssea invalidam muitas dessas medições que são baseadas na anatomia normal. Por exemplo, o ADI não pode ser medido com precisão na presença do *odontoideum*.

É evidente que há um espectro entre normalidade, hipermobilidade e instabilidade patológica. Portanto, a correlação clínica é essencial.

## Deformidade

A deformidade na JCV pode ser considerada sagital ou rotacional.

A deformidade sagital refere-se à perda do alinhamento craniovertebral no eixo longitudinal e geralmente é resultado de *clivus* curto, base do crânio achatada (platibasia) ou migração para cima do complexo atlantoaxial em relação ao forame magno. Os termos impressão basilar e invaginação basilar são frequentemente usados para descrever esse efeito (Fig. 14-2). Embora, às vezes, sejam usados de forma intercambiável, a maioria dos autores define a *invaginação* basilar como um distúrbio primário (anomalias congênitas associadas incluem assimilação atlanto-occipital, hipoplasia condilar), e *a impressão* basilar como um fenômeno secundário relacionado com o amolecimento ósseo (exemplos incluem osteogênese imperfeita ou síndrome de Hajdu-Cheney).

Inúmeras medidas radiológicas homônimas podem ser encontradas na literatura radiológica para definir a deformidade da JCV (Chamberlain, McRae, Wackenheim etc.), no entanto, elas foram descritas, principalmente, na era pré-RM como um meio de prever o impacto da deformidade no tronco cerebral. Com o advento da RM, o efeito da deformidade da JCV sobre o neuroeixo pode ser claramente demonstrado e, portanto, assim como ocorre com a instabilidade atlantoaxial, essas métricas radiológicas se tornaram menos importantes e precisam ser interpretadas no contexto dos sintomas clínicos e, principalmente em crianças, com relação à mudança ao longo do tempo.

A deformidade rotacional ocorre no plano axial e se manifesta clinicamente como torcicolo. O diagnóstico diferencial do torcicolo infantil é amplo.[2] As causas ósseas comuns incluem anomalias congênitas de segmentação (anteriormente denominadas Klippel-Feil) e condições adquiridas, como a fixação rotatória atlantoaxial (AARF).

### Compressão

De uma perspectiva funcional, a JCV representa um compromisso entre a facilitação do movimento, por um lado, e a proteção do neuroeixo, por outro. Conforme indicado anteriormente, os distúrbios na JCV podem resultar na falha dessa função protetora devido à instabilidade ou deformidade com danos resultantes ao tronco cerebral inferior e/ou à medula espinal cervical superior (junção cervicomedular). Outro mecanismo de lesão neurológica é a compressão direta do espessamento ligamentar ou ósseo. Exemplos disso incluem a acondroplasia, em que há espessamento do forame magno no *opisthion*; e a síndrome de Hurler, em que há espessamento da dura-máter e dos ligamentos craniovertebrais devido à deposição de glicosamioglicanos (Fig. 14-3).

## APRESENTAÇÃO CLÍNICA E INVESTIGAÇÃO

### Apresentação

Os sintomas típicos de distúrbios da JCV em crianças incluem dor no pescoço, cefaleia occipital (enxaqueca basilar), torcicolo ou fraqueza nos membros. Também podem ocorrer sintomas de disfunção bulbar, incluindo alteração na fala, deglutição prejudicada, aspiração, vertigem e perda auditiva. Muitas crianças são assintomáticas e o diagnóstico foi feito durante a avaliação de uma condição genética subjacente ou displasia esquelética.

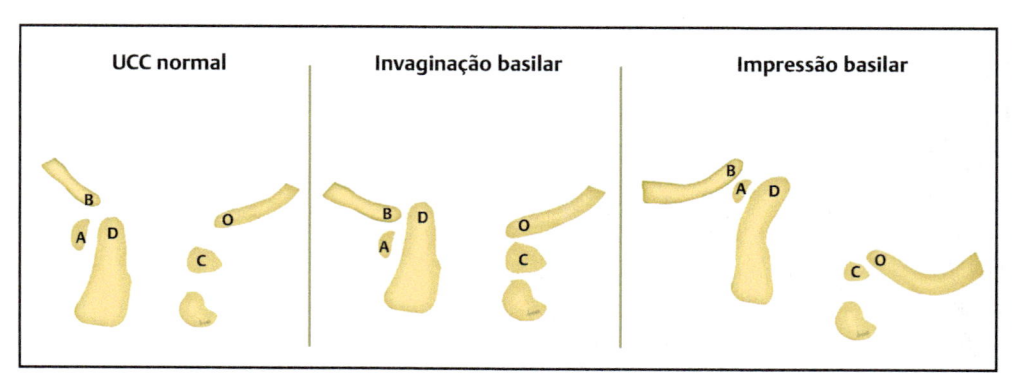

**Fig. 14-2.** Diagrama para ilustrar o alinhamento normal da junta homocinética e como isso difere na invaginação basilar e na impressão basilar.

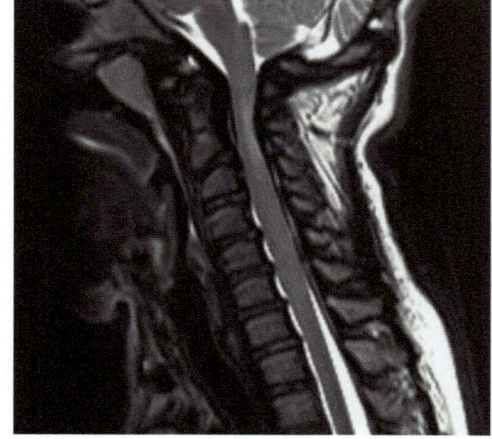

**Fig. 14-3.** Compressão cervical em decorrência do espessamento dural na síndrome de Hurlers.

## Exame

Os achados incluem postura anormal da cabeça com amplitude de movimento reduzida e evidência de fraqueza nos membros com ou sem mielopatia. Crianças com distúrbios metabólicos ou genéticos geralmente apresentam baixa estatura, atraso motor, perda de massa muscular, subluxações articulares e deformidade subaxial da coluna vertebral; esses achados podem dificultar a separação dos efeitos da compressão da coluna vertebral das consequências musculoesqueléticas intrínsecas da doença subjacente. Embora possa ocorrer uma deterioração aguda, na maioria dos casos, a taxa de progressão é insidiosa. Os sinais e sintomas clínicos precisam ser interpretados à luz dos achados de imagem e, quando possível, do conhecimento da história natural da doença subjacente.

## INVESTIGAÇÃO DE DISTÚRBIOS CRANIOVERTEBRAIS EM CRIANÇAS

A escolha da modalidade de imagem para distúrbios da JCV também pode ser orientada pela abordagem biomecânica sugerida anteriormente.

### Instabilidade

Quando há preocupação com o movimento anormal na junta homocinética, é necessária uma investigação dinâmica. Radiografias laterais da coluna cervical realizadas em flexão e extensão são comumente usadas, especialmente para avaliar o movimento relativo entre o atlas e o eixo por meio da medição do ADI/PADI (Fig. 14-4).

O movimento na articulação C0-C1 também pode ser observado, mas pode ser menos simples de avaliar usando medidas tradicionais, como a relação de Powers. O uso do intervalo côndilo-occipital-C1 com base em imagens de TC, proposto por Pang *et al.*, demonstrou maior sensibilidade para a detecção de luxação altanto-occipital e é a medida preferida atualmente.[3,4] Em bebês e crianças pequenas, a ossificação imatura pode dificultar a identificação dos pontos de referência ósseos apropriados e, quando há dor, o efeito de guarda limita a amplitude de movimento e pode resultar em interpretação falso-negativa.

A TC e a RM dinâmicas também podem ser usadas, mas a amplitude de movimento do pescoço que pode ser alcançada normalmente é menor do que com radiografia simples. Além disso, as crianças podem precisar de sedação ou anestesia para a TC/RM, com risco potencial de incorrer em risco adicional de lesão neurológica.

### Deformidade

Na presença de deformidade, especialmente rotação, as radiografias simples são difíceis de interpretar e a TC é a modalidade preferida. As visualizações multiplanares e a reconstrução em 3D podem ser extremamente úteis na avaliação da adequação da instrumentação e na visualização de deformidades complexas. Novas tecnologias baseadas em TC, como impressão 3D e orientação por imagem, estão sendo cada vez mais incorporadas à prática clínica para melhorar a precisão e a segurança da instrumentação da coluna vertebral.[5,6]

### Compressão

A ressonância magnética é a modalidade ideal para avaliar o efeito das anomalias da JCV sobre o neuroeixo. Como muitos dos distúrbios subjacentes são raros (com história natural incompletamente compreendida) e ocorrem em crianças pequenas (onde a avaliação neurológica pode ser difícil), a RM é usada como uma ferramenta de triagem e vigilância.

## DISTÚRBIOS ESPECÍFICOS DA JCV

Como já foi dito, os problemas biomecânicos na junção craniovertebral podem ser simplificados em questões de instabilidade, deformidade ou compressão do neuroeixo, mas a contribuição relativa de cada um deles varia de acordo com a condição subjacente.

### Síndrome de Down

As crianças com síndrome de Down são propensas à hipotonia e à frouxidão ligamentar e, portanto, são vulneráveis a problemas como luxações da patela ou do cotovelo. Os mesmos mecanismos estão por trás de sua predisposição à instabilidade craniovertebral.

Embora seja predominantemente um problema da articulação atlantoaxial, a instabilidade craniovertebral na síndrome de Down também pode envolver a articulação occipitoatlantal. Estima-se que até 1/3 dos indivíduos com síndrome de Down tenham evidências radiológicas de mobilidade aumentada na JCV; no entanto, a proporção em que isso é clinicamente significativo ou precisa de tratamento é consideravelmente menor, cerca de 2%.[7]

A história natural da instabilidade craniovertebral na síndrome de Down não é bem compreendida, embora existam algumas evidências de estudos radiológicos longitudinais mais antigos que sugiram uma história natural favorável com uma tendência de melhora do intervalo atlantodental ao longo do tempo.[8,9] Um estudo recente estimou uma taxa de progressão da instabilidade de apenas 1,6% em 4 anos.[10] Além disso, há uma correlação ruim entre os sintomas clínicos e os achados radiológicos. Por essas razões, no Reino Unido e na América do Norte, a triagem de rotina para instabilidade na síndrome de Down não é recomendada.[11] No entanto, é importante que os cuidadores e os médicos estejam cientes do risco potencial de instabilidade e da necessidade de vigilância clínica. Os sintomas e sinais que podem sugerir instabilidade atlantoaxial incluem dor no pescoço, regressão/fraqueza motora, deterioração da marcha, torcicolo ou mielopatia.

No ambiente de atendimento primário e secundário, a radiografia lateral da coluna cervical é a primeira investigação apropriada quando há preocupações clínicas com relação a uma possível instabilidade.[12] Além disso, podem ser necessárias radiografias de flexão e extensão, que demonstrarão melhor a extensão da subluxação (vista de flexão)

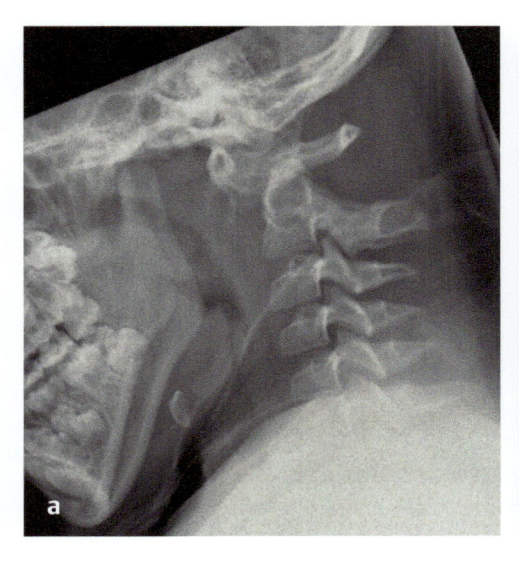

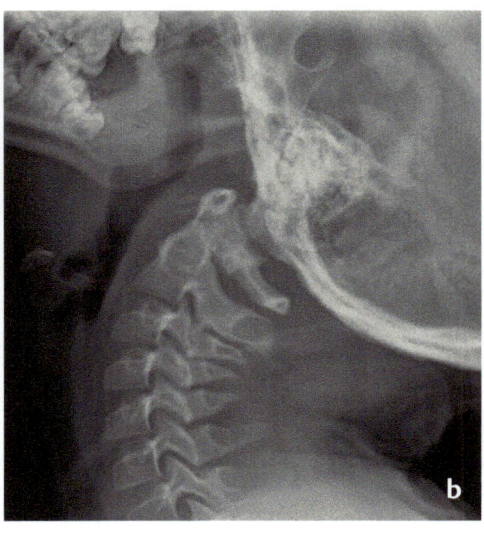

Fig. 14-4. Radiografias cervicais de flexão (**a**) e extensão (**b**) demonstrando instabilidade atlantoaxial redutível na síndrome de Down. O ADI está aumentado na flexão, mas normaliza na extensão.

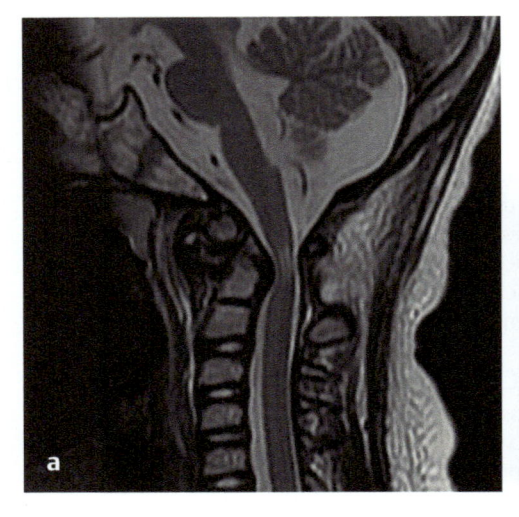

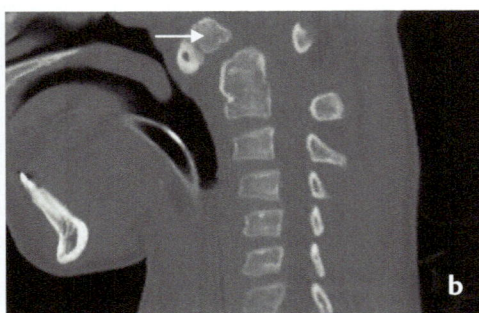

**Fig. 14-5.** RM sagital ponderada em T2 (a) e TC (b) mostrando *os odontoideum* (seta) causando subluxação atlantoaxial e lesão da medula espinal em uma criança de 5 anos com síndrome de Down.

e a redutibilidade (vista de extensão). As radiografias dinâmicas não devem ser realizadas em pacientes sedados ou sob anestesia, a menos que estejam sob a supervisão de um especialista.

*Os odontoideum*, separação do processo odontoide da base de C2, é encontrado com frequência em crianças com síndrome de Down.[13] Anteriormente considerada uma anomalia congênita, a maioria das autoridades agora considera isso uma consequência e não uma causa de instabilidade, argumentando que o movimento excessivo no início da vida levou a uma fratura do odontoide que, posteriormente, não cicatrizou. Na presença do *os odontoideum*, o ligamento transverso torna-se incompetente e, portanto, a articulação atlantoaxial é particularmente instável (Fig. 14-5).

## Acondroplasia

A acondroplasia é causada por uma mutação no gene do receptor 3 do fator de crescimento de fibroblastos (FGFR3). Na junção craniovertebral, os bebês com acondroplasia correm o risco de compressão cervicomedular devido à estenose do forame magno, e isso tem sido ocasionado aumento da taxa de morte súbita infantil nesse grupo.[14,15]

Em crianças normais, os diâmetros sagital e transversal do forame magno aumentam significativamente nos primeiros 12 a 18 meses de vida; grande parte desse crescimento ocorre nas sincondroses intra-occipitais que chegam até a margem do forame magno. O crescimento nessas sincondroses é impedido na acondroplasia e, portanto, há um estreitamento relativo do FM durante esse período, com a consequente compressão e danos à medula espinal. A trajetória de crescimento parece melhorar após esse período, mas não se normaliza.[16]

A estenose do forame magno (EFM) pode resultar em dor no pescoço, arqueamento do pescoço, atraso motor, distúrbios respiratórios do sono e dificuldade para engolir. Entretanto, em muitos casos, os sintomas são mínimos ou inexistentes. Por esse motivo recomenda-se agora que os bebês com acondroplasia sejam submetidos à triagem por RM para detectar a EFM.[17,18] O escore de gravidade da estenose do forame magno (FMSSS) é uma ferramenta de avaliação qualitativa baseada em RM que é cada vez mais usada para ajudar a identificar pacientes em risco que podem se beneficiar de uma intervenção cirúrgica precoce (Fig. 14-6).[19]

## Anomalias de Segmentação

Logo após a gastrulação, o mesoderma pré-somítico para-axial se separa em **blocos** ou somitos no processo de somitogênese. Os somitos dão origem aos esclerótomos, que são os primórdios da coluna vertebral. Os genes Hox fazem parte de um grupo maior de genes homeobox, existem 39 genes Hox e são os padrões específicos de expressão desses genes que são responsáveis por conferir a identidade vertebral.[20]

A etiologia das anomalias de segmentação é complexa; muito poucas se devem a distúrbios de um único gene, e a maioria se deve a uma combinação de fatores genéticos, epigenéticos e ambientais.[21] Essas malformações vertebrais podem ocorrer em qualquer parte da coluna vertebral, inclusive na junção vértebrovertebral, e podem ocorrer isoladamente (p. ex., assimilação atlanto-occipital) ou no contexto de um distúrbio genético conhecido (p. ex., disostose espondilocostal) ou de uma síndrome clínica (p. ex., síndrome de Klippel-Feil, associação VATER, espectro oculoacusticovertebral – Fig. 14-7).

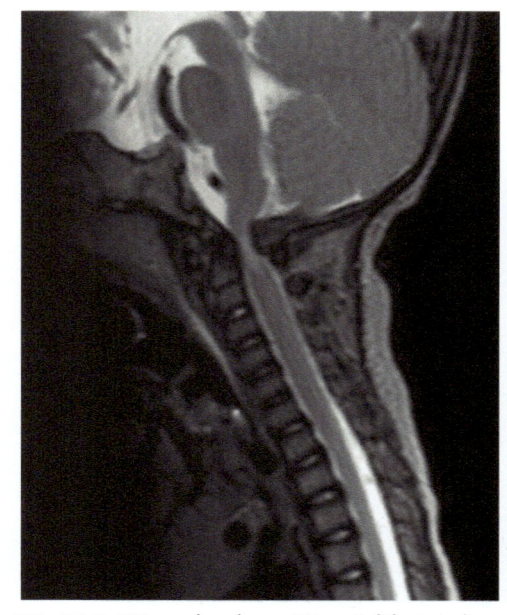

**Fig. 14-6.** RM ponderada em T2 sagital ilustrando estenose do forame magno de grau 4 com lesão da medula espinal em um bebê com acondroplasia.

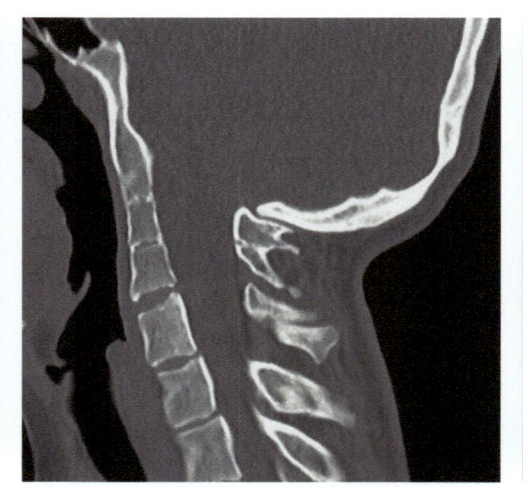

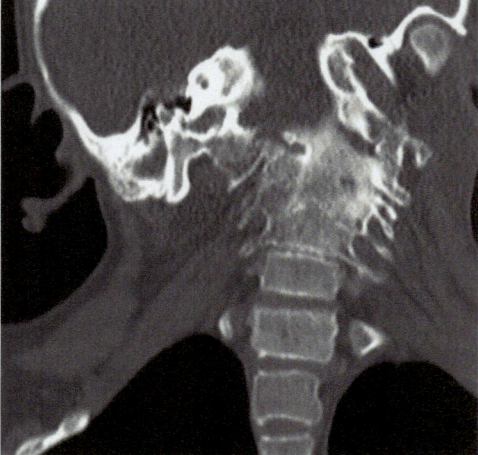

**Fig. 14-7.** Tomografias computadorizadas demonstrando anomalias de segmentação craniocervical em crianças com espectro oculoacusticovertebral.

Na JCV, a consequência mais comum da anomalia de segmentação é a deformidade, manifestada como torcicolo com amplitude de movimento reduzida. A compressão do neuroeixo e a instabilidade são incomuns e, portanto, os sintomas e sinais neurológicos são nitidamente incomuns, principalmente na infância. Por esses motivos, a intervenção cirúrgica raramente é indicada. Com o aumento da idade, os pacientes correm o risco de alterações degenerativas prematuras nos segmentos móveis remanescentes e, portanto, a dor e a radiculopatia podem, ocasionalmente, se tornar um problema em adolescentes e adultos jovens.

## Mucopolissacaridose (MPS)

Erros inatos do metabolismo são comumente associados à displasia esquelética. A maioria é rara, mas alguns merecem menção específica.

As mucopolissacaridoses, também conhecidas como distúrbios de depósito lisossômico, são um grupo de doenças caracterizadas pela função anormal da enzima lisossômica que resulta no acúmulo de glicosaminoglicanos, principalmente nos tecidos conjuntivos. Existem sete tipos de MPS, porém, os tipos I (Hunter), II (Hurler), IV (Morquio) e VI (Maroteux-Lamy) apresentam maior risco de acometimento da coluna vertebral, sendo os tipos Hurler e Morquio os mais comuns de serem apresentados ao neurocirurgião pediátrico.

As vértebras na MPS geralmente são achatadas (platispondiliformes) e, na JCV, o anel do atlas em geral é incompletamente ossificado e o odontoide é hipoplásico.[22] A instabilidade é a principal preocupação, especialmente em Morquio, e isso é frequentemente agravado pela compressão devido à deformação do atlas; essa combinação aumenta o risco de lesão da medula espinal e mielopatia (Fig. 14-8).

No Hurler, o estreitamento do canal espinhal devido ao espessamento ligamentar/dural ou à compressão óssea é mais comum do que a instabilidade.

A terapia de reposição enzimática está disponível para pacientes com Hurler e Morquio. Além disso, pacientes jovens com Hurler também podem ser adequados para o transplante de medula óssea; entretanto, as evidências de que essas terapias beneficiam a JCV são limitadas.

Recomenda-se a vigilância clínica e por RM, uma vez que a história natural da instabilidade da JCV em Morquio é ruim, com até metade dos pacientes necessitando de cirurgia aos 8 anos de idade.[23] Em contraste, a cirurgia (descompressão com ou sem fixação) é necessária com menos frequência, aproximadamente 10% dos pacientes com Hurler.[24] A progressão sintomática nesse grupo normalmente é insidiosa e as alterações na RM precisam ser interpretadas no contexto dos sinais clínicos e do impacto funcional.

## Osteogênese Imperfeita (OI)

A OI é uma displasia esquelética decorrente de um defeito do colágeno tipo I causado por mutações nos genes *COL1A1* e *COL1A2*. Há quatro tipos principais de OI e foram relatadas anormalidades na base do crânio em cada tipo, com uma incidência geral de aproximadamente 20%.[25] Essas anormalidades incluem invaginação basilar, impressão basilar e platibasia (Fig. 14-9), que podem progredir insidiosamente, resultando em dor occipital (enxaqueca basilar), mielopatia, disfunção bulbar e paresia dos nervos cranianos (incluindo perda auditiva neurossensorial).[26] Os sintomas neurológicos ocorrem em aproximadamente 10% dos casos e podem necessitar de redução e fixação occipitocervical. O tratamento médico com bifosfatos não parece prevenir a deformidade da base do crânio, mas pode retardar a evolução.[27]

## Fixação Rotatória Atlantoaxial (AARF)

Embora não seja uma anomalia congênita, é importante considerar a fixação rotatória atlantoaxial (AARF) no diagnóstico diferencial do torcicolo em crianças. A AARF frequentemente é diagnosticada de forma errônea ou tardia, o que pode comprometer o resultado em longo prazo.

A AARF pode ocorrer espontaneamente ou após infecção do trato respiratório superior (síndrome de Grisel), trauma menor ou após anestesia para procedimentos no ouvido, nariz e garganta. As características da história são de início agudo, sem história prévia de torcicolo. A dor no pescoço é comum no início em decorrência de espasmo muscular associado, mas a dor se resolve gradualmente, dando a impressão errônea de melhora, mas a postura anormal do pescoço persiste.

O torcicolo que persiste por mais de duas semanas (com ou sem dor) requer investigação. A modalidade de imagem de escolha é a tomografia computadorizada realizada em rotação esquerda e direita (Fig. 14-10). As vistas em rotação são necessárias para confirmar que o alinhamento anormal de C1 em relação a C2 é fixo e não se altera com o movimento; isso serve para distinguir a AARF de causas musculares ou não ósseas de torcicolo, nas quais algum movimento será preservado.

Na maioria dos casos a interpretação da imagem é simples. Pang e Li descreveram uma técnica de análise de movimento, comparando os resultados com dados normativos, o que pode ser útil em casos limítrofes.[28-30]

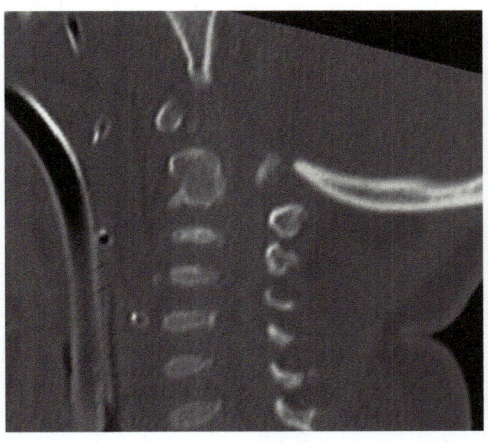

**Fig. 14-8.** Tomografia computadorizada sagital demonstrando hipoplasia do odontoide, estreitamento craniocervical e platispondilia em uma criança de 4 anos com síndrome de Morquio.

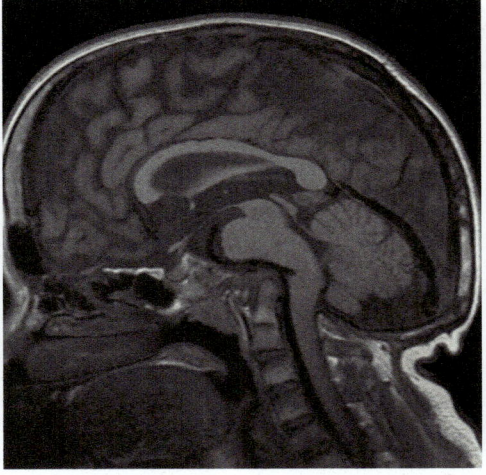

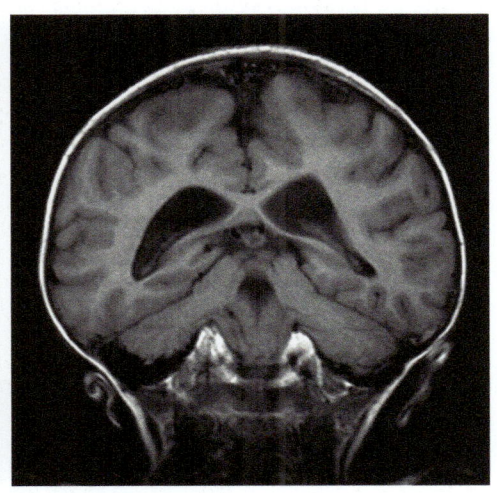

**Fig. 14-9.** Imagens de RM sagital e coronal demonstrando impressão basilar com consequente deformidade do tronco encefálico em uma criança com OI.

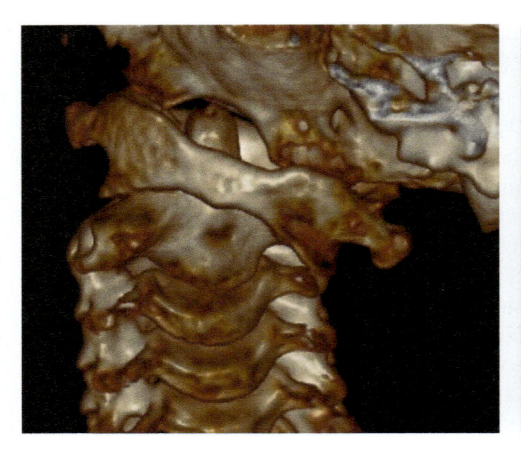

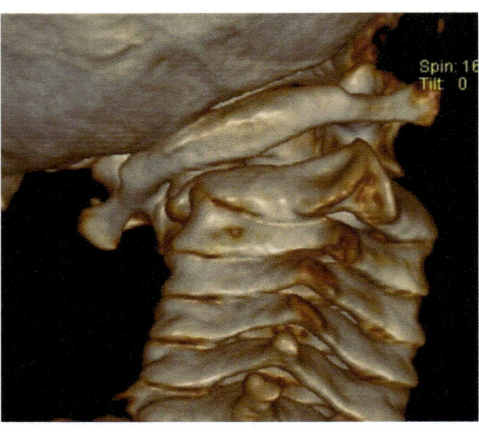

**Fig. 14-10.** Reconstruções de TC em 3D mostrando a deformidade rotatória em C1 em uma criança com AARF.

## PRINCÍPIOS DO TRATAMENTO CIRÚRGICO DOS DISTÚRBIOS DA JCV

Há várias opções de tratamento disponíveis para os distúrbios da JCV em crianças, mas o manejo precisa ser adaptado de acordo com fatores como idade, qualidade óssea e etiologia subjacente. A abordagem biomecânica usada para avaliação e investigação pode ser estendida ao tratamento.

### Deformidade

Em quase todos os distúrbios da JCV a otimização do alinhamento craniovertebral é uma primeira etapa essencial do tratamento, o que geralmente melhora a compressão coexistente e alinha a JCV na preparação para a fixação em situações em que a estabilização da JCV é necessária. A redução da deformidade pode ser obtida no intraoperatório sob controle fluoroscópico com monitoramento da coluna vertebral no local ou no pré-operatório com o uso de tração.

### Invaginação Basilar

Nos casos de invaginação basilar, a deformidade está no plano sagital e a tração preventiva desimpacta o forame magno (Fig. 14-11). Em crianças pequenas, nas quais a tração pode não ser tolerada, uma órtese halocorporal pode ser aplicada após a distração sob anestesia geral. Ajustes sequenciais na órtese podem ser realizados até que o alinhamento ideal seja alcançado. A fixação cirúrgica pode, então, ser realizada com a órtese halocorporal no lugar.

### Cifose Cervical

A deformidade cervical média ocorre em condições como a síndrome de Larsen. A redução sequencial em uma órtese de corpo halo pode realinhar a coluna cervical e facilitar a fusão em uma posição mais funcional.

### Fixação Rotatória Atlantoaxial

A redução precoce da deformidade rotatória é importante nos casos de AARF; portanto, quando as medidas conservadoras (analgesia, relaxantes musculares) falharem, o tratamento deve ser imediatamente intensificado.[31] Na maioria dos casos, a redução pode ser obtida por meio de manipulação sob anestesia ou tração. Depois de uma redução bem-sucedida, há risco significativo de recorrência precoce e, portanto, é necessária a imobilização em um colar rígido bem ajustado ou em uma órtese cervical de auréola torácica. Aproximadamente 10% dos casos falham nesse regime e exigem fixação cirúrgica.[32] Se o tratamento for retardado, principalmente depois de 2 a 3 meses, há o risco de C1 e C2 se fundirem na posição rotacionada; nesse estágio, pode-se tentar reduções abertas, mas pode ser difícil alcançá-las, resultando em deformidade de longo prazo.

### Compressão

A necessidade de descompressão do neuroeixo deve ser reavaliada após a otimização de qualquer deformidade. Em casos de subluxação atlantoaxial ou invaginação basilar, por exemplo, é comum haver compressão anterior significativa, mas isso geralmente será aliviado após a redução adequada.

### Compressão Anterior

Quando a compressão ventral persiste após a otimização de qualquer deformidade, a necessidade de descompressão transoral ou transnasal deve ser considerada.[33] As abordagens anteriores à JCV raramente são necessárias em crianças. A escolha entre a abordagem

**Fig. 14-11.** Tomografia computadorizada sagital demonstrando invaginação basilar antes (a) e depois (b) da tração.

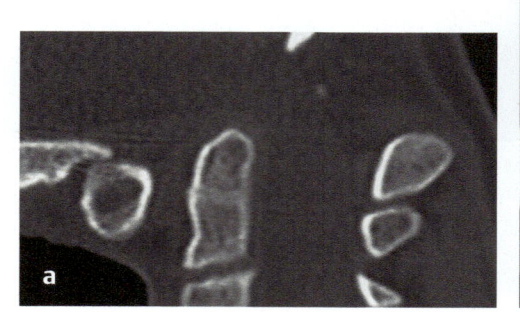

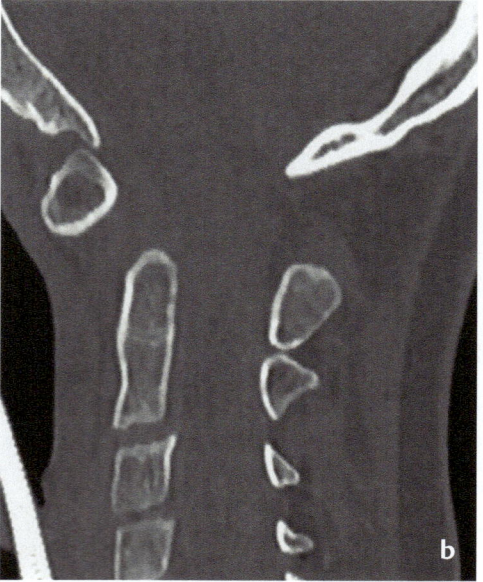

transnasal endoscópica e a abordagem transoral aberta é amplamente ditada pela posição do palato duro – as linhas nasopalatina e nasoaxial ajudam a definir o corredor cirúrgico; acima dessas linhas, a endoscopia oferece melhor acesso.

## Compressão Posterior

A compressão na ausência de deformidade ou instabilidade é mais bem exemplificada pela acondroplasia. Na presença de sintomas e/ou alterações na ressonância magnética da medula espinal, a descompressão cirúrgica é indicada; isso geralmente será necessário abaixo dos 3 anos de idade. O opístio e a margem posterior do forame magno são marcadamente espessados e a largura total do forame magno é reduzida. A familiaridade com a anatomia cirúrgica é importante, pois as complicações e as taxas de reoperação são significativas.[34] Sob visão microscópica, a broca de alta velocidade é usada para remover o osso occipital inferior e o forame magno posterior. As bandas transversais espessadas dentro da dura-máter precisam ser removidas, mas a dura-máter não é aberta. O arco posterior do atlas não precisa ser removido e, desde que as fixações musculares de C2 não sejam perturbadas, a descompressão pode ser realizada com segurança sem risco de instabilidade. A compressão posterior devido ao formato anormal do anel de C1 pode ocorrer em displasias ósseas, como a doença de Morquio e Hurlers, exigindo a laminectomia de C1. Na maioria dos casos de Morquio também haverá instabilidade e, portanto, a fixação será necessária além da descompressão.

## Instabilidade

A instabilidade craniocervical pode ocorrer como uma anormalidade primária (p. ex., síndrome de Down) ou pode ser prevista após uma descompressão posterior extensa (p. ex., displasias ósseas ou Chiari complexo). A revisão detalhada dos exames de imagem pré-operatórios, especialmente as tomografias computadorizadas e os estudos dinâmicos, como radiografias de flexão e extensão, é importante para avaliar o local da instabilidade, confirmar a redutibilidade e decidir sobre a extensão da fixação.

A instabilidade occipitoatlantal raramente ocorre de forma isolada. O local mais comum de instabilidade é a articulação atlantoaxial. A redutibilidade será indicada por radiografia de flexão-extensão.

A redução intraoperatória requer uma combinação de distração e extensão leves e deve ser realizada sob fluoroscopia com monitoramento da coluna vertebral. A menos que a redução adequada seja obtida, há o risco de persistência da compressão da junção cervicomedular pelo processo odontoide e de piora neurológica.

## Deformidade

As causas adquiridas de torcicolo geralmente são passíveis de tratamento, que deve ser direcionado para a causa subjacente, por exemplo, divisão do músculo esternomastóideo em casos de esternomastóideo apertado, redução da AARF. Em casos congênitos de anomalia de segmentação, a história natural é favorável na infância. As implicações são principalmente estéticas e, portanto, as indicações para cirurgia são raras.[35]

# TÉCNICAS DE FIXAÇÃO – CONSIDERAÇÕES CIRÚRGICAS

## Extensão da Fixação

Sempre que possível, a extensão da fixação deve ser restrita aos segmentos patológicos para evitar a fusão desnecessária de segmentos de movimento normal.

A fixação occipitocervical comumente é realizada em crianças, pois as anomalias do atlas, como a pequena massa lateral, o anel incompleto de C1 e a diástase de C1 podem impedir a colocação do parafuso em C1. Normalmente é possível obter uma boa fixação do parafuso em C2 e, portanto, a fixação abaixo desse nível não é comumente necessária.

Se a instabilidade parecer estar limitada à articulação atlantoaxial e a anatomia óssea for favorável à colocação do parafuso de massa lateral de C1, a fixação usando a técnica de Goel-Harms demonstrou ser segura e eficaz em crianças.[36]

## Colocação de Parafusos

Há evidências e consenso de que a fixação instrumentada é superior às técnicas semirrígidas, como o fio sublaminar/enxerto ósseo *onlay*.[37] Os menores parafusos disponíveis comercialmente têm 3,5 mm de diâmetro. O uso crescente de orientação por imagem para a inserção de parafusos aumentou as opções para a colocação segura e eficaz de parafusos em crianças pequenas e naquelas com anatomia anômala.[38]

## Fixação Occipital

O osso occipital é mais espesso na linha média e, portanto, a preferência do autor é usar placas occipitais que utilizam parafusos na linha média.

## Fixação de C2

Os locais mais comuns para a colocação de parafusos em C2 são a *pars* de C2, o pedículo de C2 e a lâmina de C2. O tamanho do pedículo (avaliado nos planos axial e sagital) e o curso da artéria vertebral são fatores importantes que determinam a escolha mais apropriada (Fig. 14-12).

O parafuso pedicular C2 tem boa força de tração, mas apresenta o maior risco de lesão da artéria vertebral e, portanto, o parafuso pars C2 é preferido por muitos cirurgiões. Os parafusos laminares de C2 podem ser difíceis de orientar se forem colocados bilateralmente e difíceis de fixar nas hastes, mas proporcionam boa fixação.

## Enxerto Ósseo

As construções de fixação devem ser aumentadas com enxerto ósseo. Os enxertos ósseos autólogos são preferíveis e as opções incluem a costela,[39] a calvária[40] ou a crista ilíaca.

Vários materiais de enxerto ósseo sintético estão disponíveis, mas a fusão é menos previsível e mais demorada. A decorticação do osso exposto no local da cirurgia é importante para promover a fusão óssea. A proteína morfogênica óssea (BMP) também pode ser usada em casos selecionados, mas é cara e pode resultar em deposição óssea excessiva.

## Crianças Pequenas

Em bebês e crianças pequenas, a colocação de parafusos pode não ser possível e, em tais circunstâncias, a fixação semirrígida pode ser realizada usando enxerto ósseo fixado com cabos sublaminares ou fixação híbrida, em que a placa occipital e as hastes são usadas, mas fixadas distalmente por meio de fios sublaminares.[41] As construções semirrígidas têm taxas mais baixas de fusão e, portanto, uma boa imobilização pós-operatória é particularmente importante nesse grupo.

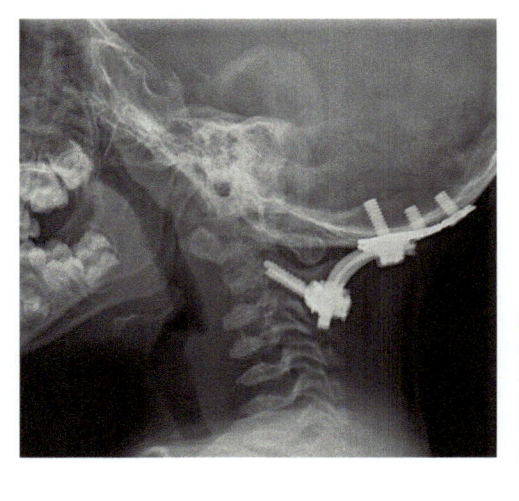

**Fig. 14-12.** Fixação occipitocervical instrumentada usando parafusos occipitais de linha média e parafusos pediculares de C2.

## CONCLUSÃO

As anormalidades da junção craniovertebral podem ocorrer como resultado de uma ampla gama de distúrbios de desenvolvimento, genéticos e metabólicos. Essas condições são raras e as crianças afetadas geralmente apresentam comorbidades e manifestações sistêmicas significativas; portanto, sempre que possível, elas devem ser tratadas em um ambiente multidisciplinar. Baixa estatura, qualidade óssea anormal e malformação óssea apresentam desafios significativos para o neurocirurgião pediátrico. Este capítulo defende uma abordagem pragmática para o diagnóstico, a investigação e o tratamento por meio da identificação e correção dos problemas biomecânicos básicos de instabilidade, deformidade e compressão do neuroeixo.

## REFERÊNCIAS BIBLIOGRÁFIAS

1. Dastagirzada YM, Konigsberg A, Thompson D, Anderson RCE. Pediatric cervical spine instability: evolving concepts. Childs Nerv Syst; [online]. 2024.
1. Ben Zvi I, Thompson DNP. Torticollis in childhood—A practical guide for initial assessment. Eur J Pediatr; [online]. 2021.
2. Pang D, Nemzek WR, Zovickian J. Atlanto-occipital dislocation: part 1--normal occipital condyle-C1 interval in 89 children. Neurosurgery. 2007;61(3):514-21.
3. Pang D, Nemzek WR, Zovickian J. Atlanto-occipital dislocation--part 2: The clinical use of (occipital) condyle-C1 interval, comparison with other diagnostic methods, and the manifestation, management, and outcome of atlanto-occipital dislocation in children. Neurosurgery. 2007;61(5):995-1015.
4. Vakharia VN, Smith L, Tahir Z, et al. Occipitocervical instrumented fixation utilising patient-specific C2 3D-printed spinal screw trajectory guides in complex paediatric skeletal dysplasia. Childs Nerv Syst. 2021;37(8):2643-2650.
5. Pacione D, Tanweer O, Berman P, Harter DH. The utility of a multimaterial 3D printed model for surgical planning of complex deformity of the skull base and craniovertebral junction. J Neurosurg. 2016;125(5):1194-7.
6. Isaacs AM, Narapareddy A, Nam A, Hutcheson K, Stone M, Bonfield CM. Surgical treatment of craniovertebral junction instability in children with Down syndrome: a systematic review. J Neurosurg Pediatr. 2023;32(2):163-72.
7. Morton RE, Khan MA, Murray-Leslie C, Elliott S. Atlantoaxial instability in Down's syndrome: a five year follow up study. Arch Dis Child. 1995;72(2):115-9.
8. Pueschel SM, Scola FH. Atlantoaxial instability in individuals with Down syndrome: epidemiologic, radiographic, and clinical studies. Pediatrics. 1987;80(4):555-60.
9. Bauer JM, Dhaliwal VK, Browd SR, Krengel WF 3rd. Repeat pediatric trisomy 21 radiographic exam: does atlantoaxial instability develop over time? J Pediatr Orthop. 2021;41(8):e646-e650.
10. Bull MJ, Trotter T, Santoro SL, et al. Health supervision for children and adolescents with Down syndrome. Pediatrics. 2022;149(5).
11. Bouchard M, Bauer JM, Bompadre V, Krengel WF 3rd. An updated algorithm for radiographic screening of upper cervical instability in patients with Down syndrome. Spine Deform. 2019;7(6):950-6.
12. Nader-Sepahi A, Casey ATH, Hayward R, Crockard HA, Thompson D. Symptomatic atlantoaxial instability in Down syndrome. J Neurosurg. 2005;103(3):231-7.
13. Sanders VR, Sheldon SH, Charrow J. Cervical spinal cord compression in infants with achondroplasia: should neuroimaging be routine? Genet Med. 2019;21(2):459-63.
14. Bland JD, Emery JL. Unexpected death of children with achondroplasia after the perinatal period. Dev Med Child Neurol. 1982;24(4):489-92.
15. Hecht JT, Horton WA, Reid CS, et al. Growth of the foramen magnum in achondroplasia. Am J Med Genet. 1989;32(4):528-35.
16. Savarirayan R, Ireland P, Irving M, et al. International Consensus Statement on the diagnosis, multidisciplinary management and lifelong care of individuals with achondroplasia. Nat Rev Endocrinol. Published online 2021:1-17.
17. Irving M, AlSayed M, Arundel P, et al. European Achondroplasia Forum guiding principles for the detection and management of foramen magnum stenosis. Orphanet J Rare Dis. 2023;18(1):219.
18. Cheung MS, Irving M, Cocca A, et al. Achondroplasia foramen magnum escore: screening infants for stenosis. Arch Dis Child. 2021;106(2):180-4.
19. Pang D, Thompson DNPDNP. Embryology and bony malformations of the craniovertebral junction. Childs Nerv Syst. 2011;27(4):523-64.
20. Giampietro PF, Dunwoodie SL, Kusumi K, et al. Progress in the understanding of the genetic etiology of vertebral segmentation disorders in humans. Ann N Y Acad Sci. 2009;1151:38-67.
21. Solanki GA, Martin KW, Theroux MC, et al. Spinal involvement in mucopolysaccharidosis IVA (Morquio-Brailsford or Morquio A syndrome): presentation, diagnosis and management. J Inherit Metab Dis. 2013;36(2):339-55.
22. Williams N, Narducci A, Eastwood DM, et al. An evidence-based approach to the management of children with morquio a syndrome presenting with craniocervical pathology. Spine. 2018;43(24):E1443-E1453.
23. Huang S, Nascene DR, Shanley R, et al. Natural history of craniovertebral abnormalities in a single-center study in 54 patients with Hurler syndrome. J Neurosurg Pediatr. 2024;33(6):574-82.
24. Cheung MS, Arponen H, Roughley P, et al. Cranial base abnormalities in osteogenesis imperfecta: phenotypic and genotypic determinants. J Bone Miner Res. 2011;26(2):405-13.
25. Wallace MJ, Kruse RW, Shah SA. The spine in patients with osteogenesis imperfecta. J Am Acad Orthop Surg. 2017;25(2):100-9.
26. Arponen H, Vuorimies I, Haukka J, et al. Cranial base pathology in pediatric osteogenesis imperfecta patients treated with bisphosphonates. J Neurosurg Pediatr. 2015;15(3):313-20.
27. Pang D, Li V. Atlantoaxial rotatory fixation: Part 1--Biomechanics of normal rotation at the atlantoaxial joint in children. Neurosurgery. 2004;55(3):614-6.
28. Pang D, Li V. Atlantoaxial rotatory fixation: part 2--new diagnostic paradigm and a new classification based on motion analysis using computed tomographic imaging. Neurosurgery. 2005;57(5):941-953.
29. Pang D, Li V. Atlantoaxial rotatory fixation: part 3-a prospective study of the clinical manifestation, diagnosis, management, and outcome of children with alantoaxial rotatory fixation. Neurosurgery. 2005;57(5):954-72.
30. Mahr D, Freigang V, Bhayana H, et al. Comprehensive treatment algorithm for atlanto-axial rotatory fixation (AARF) in children. Eur J Trauma Emerg Surg. 2021;47(3):713-8.
31. Hill CS, Borg A, Tahir MZ, Thompson DNP. Atlantoaxial rotatory fixation in childhood: a staged management strategy incorporating manipulation under anaesthesia. Childs Nerv Syst. 2021;37(1):167175.
32. Thompson DNP. Anterior Surgical Approaches to the Craniovertebral Junction and Upper Cervical Spine. In: Di Rocco C, Pang D, Rutka JT, eds. Textbook of Pediatric Neurosurgery. Springer International Publishing. 2020. p. 2733-54.
33. Akinnusotu O, Isaacs AM, Stone M, Bonfield CM. Neurosurgical management of cervicomedullary compression, spinal stenosis, and hydrocephalus in pediatric achondroplasia: a systematic review. J Neurosurg Pediatr. 2023;32(5):597-606.
34. Courvoisier A. Congenital cervical spinal deformities. Orthop Traumatol Surg Res. 2023;109(1S):103459.
35. Abou-Madawi AM, Ali SH, Alaswad M, et al. Feasibility and safety of goel-harms posterior c1-c2 fusion in the management of pediatric reducible atlantoaxial instability. World Neurosurg. 2021;155:e592-e599.
36. Dastagirzada YM, Alexiades NG, Kurland DB, et al. Developing consensus for the management of pediatric cervical spine disorders and stabilization: a modified Delphi study. J Neurosurg Pediatr. 2023;31(1):32-42.
37. Mendenhall S, Mobasser D, Relyea K, Jea A. Spinal instrumentation in infants, children, and adolescents: a review. J Neurosurg Pediatr. 2019;23(1):1-15.
38. Jackson H, Snyder R, Lepard JR, Bauer DF. Autologous rib graft for posterior cervical fusion in pediatric patients: efficacy and safety in the early postoperative period. J Neurosurg Pediatr; [online]. 2024:1-8.
39. Yamaki VN, Birjandi AA, Thompson D. Calvarial bone graft for craniovertebral junction fixation in children. Eur Spine J; [online]. 2024.
40. Grover PJ, Harris LS, Thompson DNP. Craniovertebral junction fixation in children less than 5 years. Eur Spine J. 2020;29(5):961-9.

# DISRAFISMO ESPINHAL E DEFORMIDADES DA COLUNA VERTEBRAL

**CAPÍTULO 15**

Vinicius de Meldau Benites

## INTRODUÇÃO

O disrafismo espinhal é um termo amplo que se refere a um grupo de defeitos congênitos da coluna vertebral causados pela falha no fechamento do tubo neural durante as primeiras semanas de desenvolvimento embrionário. Estes defeitos variam em gravidade e apresentação clínica, podendo incluir condições como a espinha bífida oculta, meningocele e mielomeningocele. Estas anomalias não apenas impactam a medula espinal, mas também influenciam significativamente a estrutura e a função da coluna vertebral, muitas vezes levando a deformidades complexas como escoliose e cifose.[1]

A relação entre o disrafismo espinhal e as deformidades da coluna é complexa e multifacetada. A presença de uma anomalia neurológica intrínseca pode afetar o crescimento e a estabilidade da coluna, resultando em deformidades que requerem intervenção precoce para prevenir a progressão e complicações associadas.[2]

## QUADRO CLÍNICO

O disrafismo espinhal apresenta ampla variabilidade clínica e neurológica, tornando-se um desafio diagnóstico e terapêutico. A apresentação clínica pode variar de formas leves, onde os pacientes são assintomáticos ou apresentam apenas pequenas alterações cutâneas na região lombar, até formas graves, onde há comprometimento significativo da função neurológica e cognitiva. Crianças com formas graves de disrafismo espinhal podem estar acamadas, apresentando severas limitações motoras e cognitivas.

### Variabilidade Neurológica

Os déficits neurológicos no disrafismo espinhal podem ser sutis ou graves:

- *Casos simples*: podem incluir apenas sintomas esfincterianos, como incontinência urinária ou fecal, sem déficits motores evidentes. Esses pacientes são deambulantes.
- *Casos intermediários*: podem apresentar fraqueza muscular e perda de sensibilidade em diferentes graus, variando de leve fraqueza até paraparesia flácida já com alterações ortopédicas como o pé torto. São pacientes geralmente deambulantes, eventualmente com uso de órteses já que a fraqueza é pior nos segmentos distais.
- *Casos graves*: incluem paraplegia flácida completa, onde há perda total de função motora abaixo do nível da lesão, além de possíveis comprometimentos cognitivos severos causados pelas comorbidades do disrafismo. Esses pacientes geralmente são não deambulantes e se locomovem em cadeira de rodas ou eventualmente são acamados.[1]

Esses déficits neurológicos têm impacto direto no desenvolvimento das deformidades da coluna vertebral. A fraqueza muscular e a perda de controle motor contribuem para o crescimento assimétrico e a instabilidade da coluna, promovendo a formação de escolioses e cifoses.[2]

### Deformidades da Coluna

As deformidades da coluna associadas ao disrafismo espinhal podem surgir tanto intraútero quanto após o nascimento da criança:

- *Escoliose*: curvatura lateral da coluna, que pode ser leve e compensada pelo corpo, ou severa, causando deformidades estruturais significativas.
- *Cifose*: curvatura exagerada da coluna no plano sagittal que pode ser longa, quando inclui vários segmentos da coluna ou de raio curto, quando acompanhadas de malformação óssea vertebral.
- *Cifoescoliose*: combinação de escoliose e cifose, resultando em uma deformidade complexa e multifacetada.[3]

## CLASSIFICAÇÃO DA ESCOLIOSE

As deformidades da coluna associadas ao disrafismo espinhal estão incluídas dentro do grande grupo das escolioses neuromusculares. Essas escolioses estão inseridas no contexto das escolioses de início precoce, uma categoria que abrange qualquer curvatura anormal da coluna diagnosticada antes dos 10 anos de idade.[1]

### Escoliose de Início Precoce

A escoliose de início precoce (EIP) é uma condição caracterizada pela presença de uma deformidade da coluna detectada em crianças pequenas. A EIP é subdividida em diferentes tipos com base na etiologia e características da deformidade:

- *Escoliose idiopática de início precoce*: curvatura da coluna sem causa conhecida, diagnosticada antes dos 10 anos.
- *Escoliose congênita*: resultante de malformações vertebrais por defeitos de formação ou segmentação da coluna durante a fase embrionária e estão presentes desde antes do nascimento.
- *Escoliose neuromuscular*: associada a condições neurológicas ou musculares, como paralisia cerebral, distrofia muscular, disrafismo espinhal, entre outras.[2]

As escolioses neuromusculares são particularmente prevalentes em pacientes com disrafismo espinhal devido à fraqueza muscular e perda de controle motor que afetam o crescimento e a estabilidade da coluna.

### Tipos de Escoliose Neuromuscular

As escolioses neuromusculares podem ser classificadas em dois tipos principais com base no padrão da curvatura:

- *Tipo C*: a curvatura da coluna forma um arco simples, em forma de "C" longo. Este tipo de escoliose é comum em pacientes com controle neuromuscular assimétrico, onde a fraqueza muscular em um lado do corpo é mais pronunciada. Acomete, predominantemente, pacientes não deambulantes.
- *Tipo S*: a curvatura da coluna forma dois arcos opostos, resultando em uma deformidade em forma de aspas. Este tipo frequentemente é visto em pacientes que deambulam com ou sem auxílio.[3]
- A distinção entre os tipos C e S é importante para a orientação do tratamento e prognóstico, pois cada padrão de curvatura pode responder de maneira diferente às intervenções terapêuticas (Fig. 15-1).

As deformidades da coluna podem variar de pequenas curvaturas que são pouco perceptíveis a deformidades graves que afetam

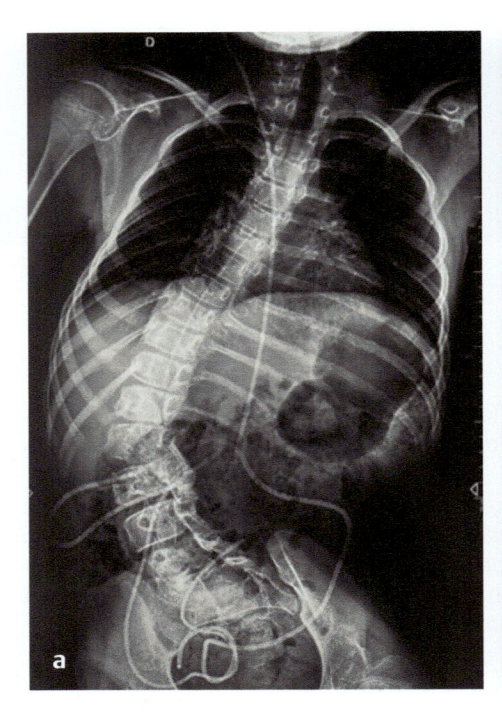

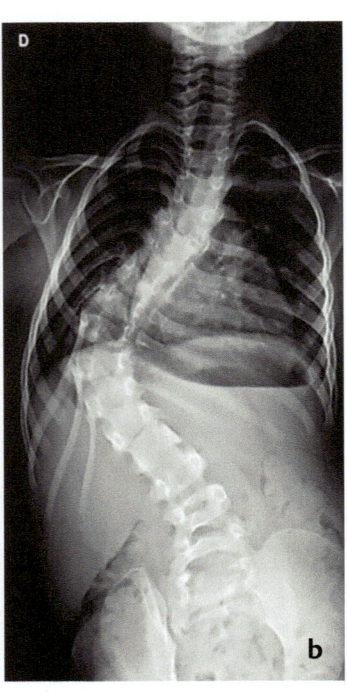

**Fig. 15-1.** (a) Escoliose neuromuscular tipo C. (b) Escoliose neuromuscular tipo S.

significativamente a qualidade de vida do paciente. As deformidades severas podem levar a problemas como:

- *Dificuldade de transporte:* devido à obliquidade pélvica, tornando o transporte e a movimentação da criança mais desafiadores, incluindo a necessidade de compensações no assento da cadeira de rodas.
- *Problemas respiratórios*: a compressão torácica pode limitar a expansão pulmonar, resultando em problemas respiratórios crônicos e risco aumentado de infecções pulmonares. O quadro pode ser agravado ao ponto de gerar a síndrome de insuficiência torácica.
- *Dificuldade de ganho de peso*: a hipo-oxigenação tecidual resultante da compressão torácica pode prejudicar o ganho de peso e o crescimento adequado da criança.[4]

## Desenvolvimento e Progressão das Deformidades

As deformidades da coluna no disrafismo espinhal podem iniciar ainda dentro do útero devido às anomalias vertebrais congênitas. Durante o desenvolvimento pós-natal, essas deformidades podem progredir de forma rápida, especialmente durante os períodos de crescimento acelerado, como a adolescência. A progressão rápida das deformidades pode levar a uma piora dos sintomas neurológicos e aumentar a complexidade do tratamento necessário.[5]

## DIAGNÓSTICO RADIOLÓGICO

O diagnóstico radiológico do disrafismo espinhal e das deformidades da coluna vertebral é um passo crucial no manejo desses pacientes. Cada modalidade de imagem tem seu papel específico no diagnóstico, avaliação da gravidade da condição e planejamento cirúrgico.

## Ultrassonografia Pré-Natal

A ultrassonografia é, frequentemente, o primeiro exame realizado durante a gravidez para detectar anomalias na coluna vertebral do feto. As imagens de ultrassom podem revelar:

- *Espinha bífida oculta*: uma pequena fenda nas vértebras, sem exposição do tecido nervoso, pois apresenta cobertura cutânea.
- *Esquizencefalia*: um defeito no fechamento da medula sem protrusão através da abertura vertebral.
- *Meningocele*: protrusão do saco meníngeo através de uma abertura vertebral.
- *Mielomeningocele*: protrusão do saco meníngeo e da medula espinal, frequentemente associada a hidrocefalia.[1]

A à permite a detecção precoce de anomalias estruturais, orientando o acompanhamento e intervenções necessárias após o nascimento.

## Ressonância Magnética

A ressonância magnética (RM) é a modalidade de escolha para a avaliação detalhada da medula espinal e das estruturas circundantes. Este exame é essencial para:

- *Visualização da medula ancorada*: identificação de aderências anormais da medula espinal que podem causar sintomas neurológicos.
- *Anomalias intramedulares*: detecção de lipomas, cistos dermoides e outras massas dentro do canal espinhal.
- *Avaliação da estrutura espinhal*: análise detalhada das vértebras, discos intervertebrais e ligamentos.[2]

A RM é importante tanto para o diagnóstico inicial quanto para o planejamento cirúrgico, fornecendo informações precisas sobre a anatomia e as anomalias presentes.

## Radiografia Convencional

A radiografia é uma ferramenta fundamental para avaliar as deformidades da coluna vertebral. As radiografias de coluna em anteroposterior (AP) e lateral são usadas para:

- *Curvatura da coluna*: medição da magnitude da escoliose ou cifose usando o ângulo de Cobb.
- *Anomalias estruturais*: identificação de vértebras malformadas, ausência de elementos posteriores ósseos, hemivértebras e barras ósseas.
- *Avaliação do alinhamento global*: verificação do equilíbrio sagital e coronal da coluna.[3]

Embora seja uma técnica básica, a radiografia fornece informações essenciais para monitorar a progressão das deformidades ao longo do tempo e são fundamentais para o planejamento cirúrgico.

## Sistema EOS

O sistema EOS é uma tecnologia avançada de imagem que oferece uma visão tridimensional da coluna e dos membros inferiores com baixa dose de radiação. As vantagens do sistema EOS incluem:

- *Imagens 3D em posição ortostática*: permite a avaliação do alinhamento global e da postura do paciente em uma posição funcional, tanto sentado (cadeirantes) quanto em ortostatismo.

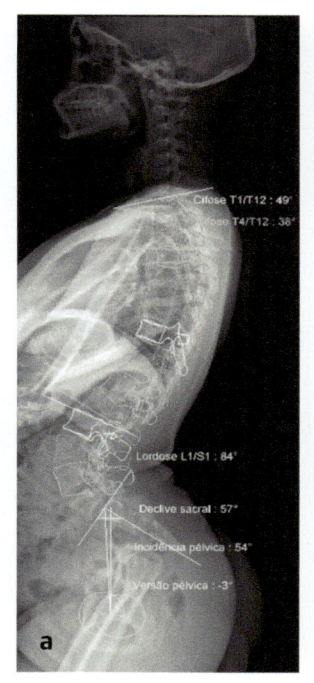

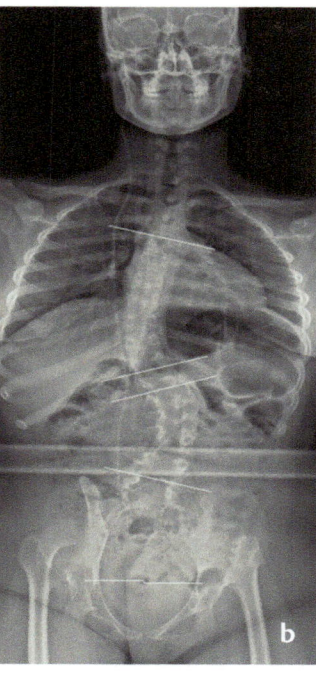

Fig. 15-2. (a,b) EOS: Paciente de 17 anos, feminino, em acompanhamento de deformidade neuromuscular por mielomeningocele.

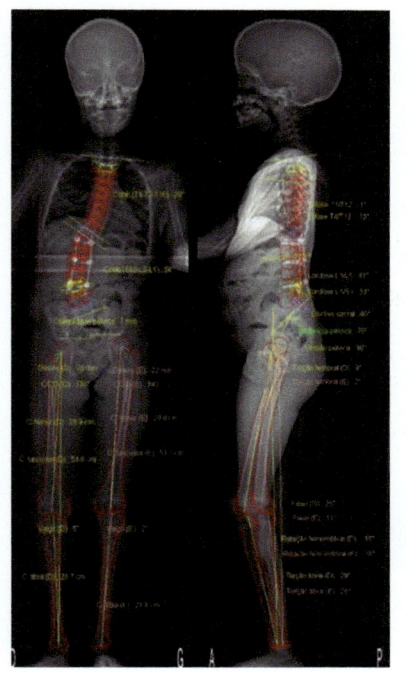

Fig. 15-3. EOS: Paciente de 6 anos com escoliose neuromuscular em acompanhamento para instalação de sistema de crescimento e possibilidade de avaliação integral de toda a biomecânica da coluna e de membros inferiores.

- *Baixa dose de radiação*: reduz a exposição à radiação, especialmente importante em pacientes pediátricos que requerem exames repetidos.
- *Avaliação da pelve e membros inferiores*: importante para entender a interação entre a coluna vertebral e a pelve, especialmente em deformidades complexas.[4]

O sistema EOS é particularmente útil no planejamento cirúrgico, proporcionando uma visão abrangente da anatomia do paciente e auxiliando na tomada de decisões clínicas (Figs. 15-2 e 15-3).

## TRATAMENTO CONSERVADOR

O tratamento conservador das deformidades da coluna vertebral associadas ao disrafismo espinhal visa melhorar a função e prevenir a progressão da deformidade. No entanto, é amplamente reconhecido que essas abordagens não impedem a progressão das deformidades em muitos casos.[6]

### Fisioterapia

A fisioterapia desempenha um papel crucial na manutenção da mobilidade e da função respiratória das crianças com disrafismo espinhal. Programas de exercícios personalizados podem ajudar a fortalecer os músculos paravertebrais, melhorar a flexibilidade e prevenir contraturas. Além disso, técnicas de fisioterapia respiratória são importantes para manter a capacidade pulmonar e prevenir complicações respiratórias.[7]

### Órteses

O uso de órteses, como coletes de suporte, pode ser indicado em situações excepcionais para pacientes com escoliose e cifose para ajudar a manter o alinhamento da coluna e reduzir a progressão da deformidade. No entanto, a eficácia das órteses é limitada, além de poder causar lesões nos pacientes, já que eles não possuem controle muscular. Quando indicada é considerada uma medida temporária até que o paciente esteja pronto para a intervenção cirúrgica, se necessária.

## INDICAÇÕES DO TRATAMENTO CIRÚRGICO

O tratamento cirúrgico das deformidades de coluna associadas ao disrafismo espinhal é indicado com base em vários fatores, incluindo a gravidade da deformidade, a progressão da curva, a idade do paciente, os sintomas neurológicos e o impacto na qualidade de vida. A decisão de optar pela cirurgia é multifacetada e requer uma avaliação cuidadosa de cada caso individualmente e não apenas da análise de um dos fatores.

### Gravidade da Deformidade

A indicação cirúrgica geralmente se torna necessária quando a deformidade da coluna é severa ou progressiva. Parâmetros específicos incluem:

- *Ângulo de Cobb superior a 40-50 graus*: em escolioses, um ângulo de Cobb superior a 40-50 graus frequentemente é considerado uma indicação para cirurgia devido ao risco de progressão contínua e impacto funcional.
- *Cifose excessiva*: em casos de cifose, um ângulo superior a 70-80 graus ou cifoses de raio curto podem justificar a intervenção cirúrgica para prevenir complicações respiratórias e cardiovasculares.[1]

### Progressão da Curva

A taxa de progressão da deformidade é um fator crítico na decisão cirúrgica. Curvas que progridem rapidamente, especialmente durante os períodos de crescimento, podem exigir correção cirúrgica precoce para evitar deformidades severas e irreversíveis.

### Idade do Paciente

A idade do paciente é uma consideração importante, especialmente em relação ao potencial de crescimento remanescente. Em crianças, os sistemas de crescimento são preferidos para permitir a correção da deformidade enquanto permitem o crescimento contínuo da coluna. Já nos adolescentes, a artrodese vertebral é mais comumente utilizada quando a maturidade esquelética foi alcançada, geralmente a partir dos 10 anos de idade.[2]

### Sintomas Neurológicos

A presença de sintomas neurológicos, como fraqueza muscular progressiva, dor radicular ou sinais de compressão medular, pode justificar a intervenção cirúrgica para prevenir o agravamento neurológico. A ressonância magnética é crucial para identificar condições como medula ancorada que podem exigir liberação cirúrgica.[3]

### Impacto na Qualidade de Vida

O impacto funcional da deformidade na vida diária do paciente é uma consideração chave. A dificuldade de mobilidade e transporte causada pela obliquidade pélvica justifica a intervenção cirúrgica. Os problemas respiratórios que incluem cansaço e pneumonias de repetição, ou até mesmo a síndrome de insuficiência torácica, indicam a necessidade de cirurgia. Por fim, a deficiência nutricional e a dificuldade no ganho de peso podem ser consequência do comprometimento respiratório e também participam da decisão cirúrgica.

## Considerações Psicológicas e Sociais

Aspectos psicológicos e sociais também desempenham um papel na decisão cirúrgica. A deformidade espinhal pode afetar negativamente a autoimagem e a autoestima, especialmente em adolescentes, e melhorar a aparência cosmética pode ser um objetivo válido da cirurgia.

## TRATAMENTO CIRÚRGICO

O tratamento cirúrgico frequentemente é necessário para corrigir deformidades severas da coluna vertebral associadas ao disrafismo espinhal. As abordagens cirúrgicas variam de acordo com a idade do paciente, a gravidade da deformidade e a presença de outras complicações neurológicas. A seguir são detalhados os principais métodos cirúrgicos utilizados.

### Sistemas de Crescimento (*Growing Rods*)

Os sistemas de crescimento são dispositivos especialmente projetados para tratar escolioses em crianças pequenas, permitindo a correção progressiva da deformidade enquanto a coluna continua a crescer, sendo, portanto, recomendados para pacientes imaturos esqueleticamente.[1]

Os *growing rods* são fixados à coluna vertebral em dois pontos, geralmente um acima e outro abaixo da curvatura principal. Esses dispositivos podem ser ajustados periodicamente para acompanhar o crescimento da coluna. Existem duas principais técnicas de ajuste:

1. *Ajuste manual*: Requer pequenas cirurgias para a distração do sistema de crescimento (Fig. 15-4).
2. *Ajuste magneticamente controlado*: Utiliza um dispositivo externo para distração das hastes magnéticas, tendo a vantagem de não necessitar de intervenções cirúrgicas adicionais.[2]

Apesar de suas vantagens, os sistemas de crescimento estão associados a várias complicações que alcançam índices de cerca de 28% dos pacientes apresentando alguma delas, como deslocamento ou soltura de hastes, quebra de parafusos e hastes ou infecção (Fig. 15-5).[8]

Fig. 15-4. (a,b) Criança de 6 anos com escoliose neuromuscular descompensada antes e após a instalação do sistema de crescimento. (c,d) Radiografia panorâmica pré-operatória e após a segunda cirurgia para alongamento do sistema de crescimento. Setas apontam para a distração já alcançada. Correção da escoliose, equilíbrio de ombros e alinhamento da pelve.

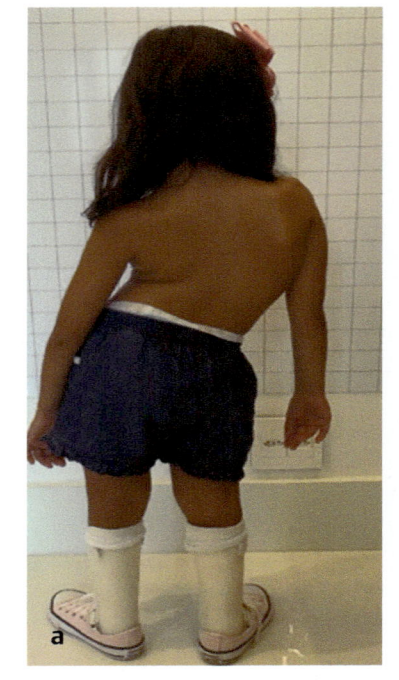

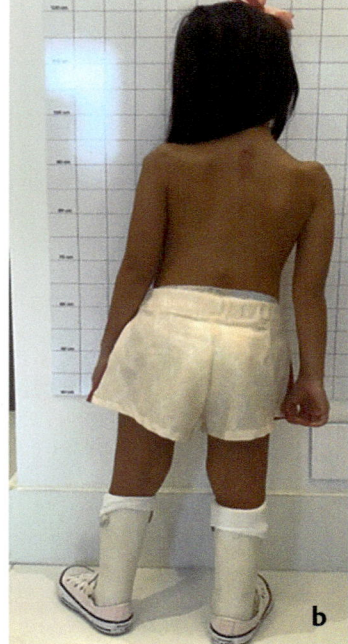

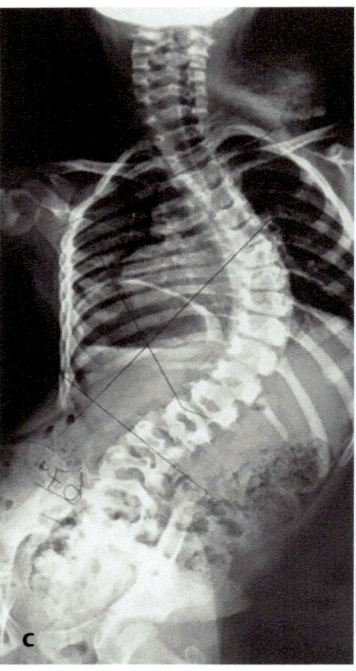

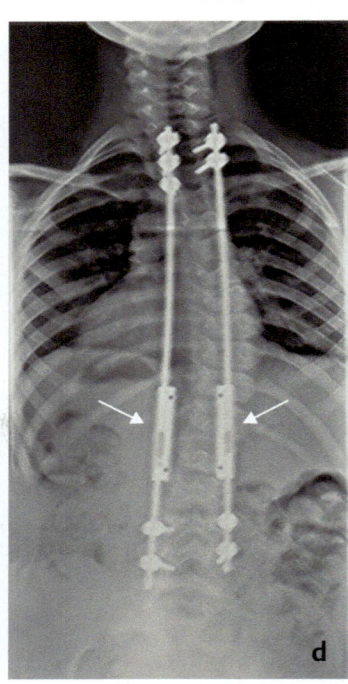

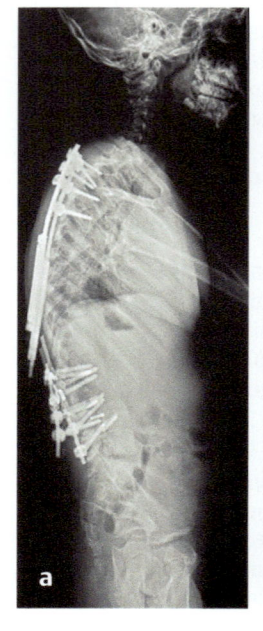

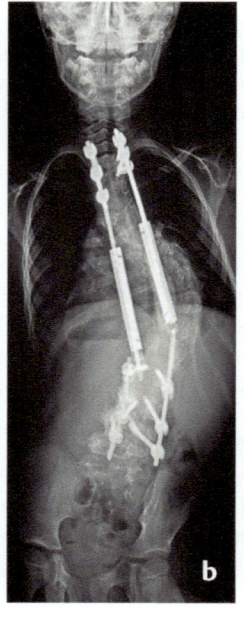

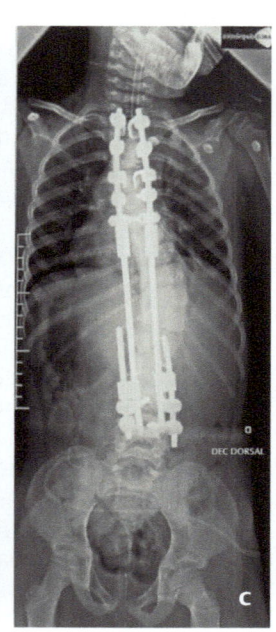

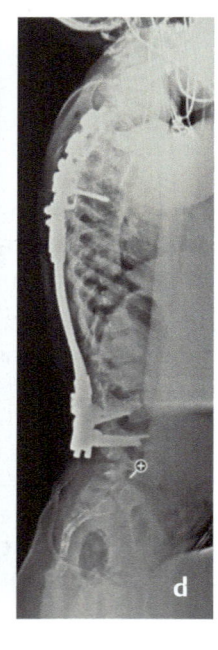

Fig. 15-5. (a,b) Radiografia panorâmica AP e perfil: criança de 7 anos com fratura das hastes e de parafusos de sistema de crescimento.
(c,d) Radiografia panorâmica AP e perfil após cirurgia de revisão com troca pelo sistema bipolar.

## Sistema Bipolar

O sistema bipolar foi desenvolvido por Lotfi Miladi e representa uma abordagem menos invasiva para o tratamento da escoliose em pacientes pediátricos e possui algumas particularidades e vantagens em relação aos sistemas de crescimento convencionais. Possui o sistema Nemost, que permite o crescimento automático das hastes por mecanismo de catraca, o que não requer cirurgias repetidas e mantém o crescimento mais natural. Trata-se de um sistema com hastes de 5 mm, ou seja, o mesmo de um sistema adulto, o que confere maior resistência à falha do material. Possui o parafuso Iliossacral, que é um implante que tem maior potência mecânica na fixação da pelve, já que está inserido num plano perpendicular à força de arrancamento do parafuso, o que permite correções poderosas da obliquidade pélvica.

O sistema bipolar envolve a fixação de hastes de crescimento às vértebras afetadas usando parafusos pediculares ou parafusos iliossacrais no polo caudal de fixação e ganchos num sistema de quatro garras no polo proximal. A técnica permite a correção gradual da curvatura enquanto minimiza a invasividade do procedimento. Recomenda-se seu uso para crianças a partir dos 15 kg de peso corporal (Fig. 15-6).

As complicações do sistema bipolar são menores do que no sistema de crescimento convencional justamente por conta da robustez das hastes de 5.5, porém, pode haver soltura de ganchos ou parafusos, crescimento assimétrico do sistema e infecção.[6]

## Cirurgia Convencional de Artrodese

A cirurgia de artrodese é uma técnica tradicional que envolve a fusão das vértebras afetadas para estabilizar a coluna e pode incluir a necessidade de cirurgias maiores com a necessidade de osteotomias para melhorar a correção de curvas mais graves.[9] Esta abordagem geralmente é utilizada em pacientes a partir dos 10 anos de idade, quando o crescimento da coluna está próximo do fim ou em crianças que tenham um sistema de crescimento e seja optado pela cirurgia definitiva (Figs. 15-7 e 15-8).[10]

A artrodese pode ser realizada por via anterior, posterior ou combinada, dependendo da localização e extensão da deformidade. O objetivo é estabilizar a coluna e prevenir a progressão da deformidade.

A decisão de incluir a pelve na instrumentação depende da presença de obliquidade pélvica e também da extensão da curva lombar, além de ser avaliado o equilíbrio sagital. Vale ressaltar que pacientes que deambulam com uso de báscula de quadril não devem ser instrumentados até a pelve, já que isso poderá comprometer sua capacidade de marcha.

As complicações da artrodese incluem pseudoartrose, infecção e complicações neurológicas intraoperatórias.[11]

## COMPLICAÇÕES DE FERIDA OPERATÓRIA

Além das complicações referidas em cada técnica cirúrgica, em pacientes com disrafismo espinhal há uma preocupação a mais que se relaciona com a pele da região com a malformação. Nessa região a pele pode ser fibrótica e com múltiplas cicatrizes, com pouco tecido subcutâneo adjacente, podem estar sob tensão pela deformidade

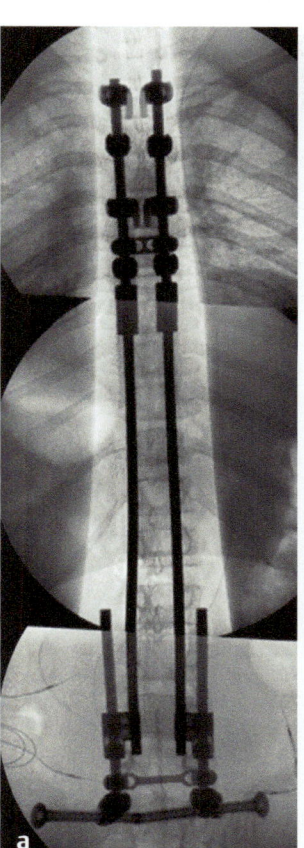

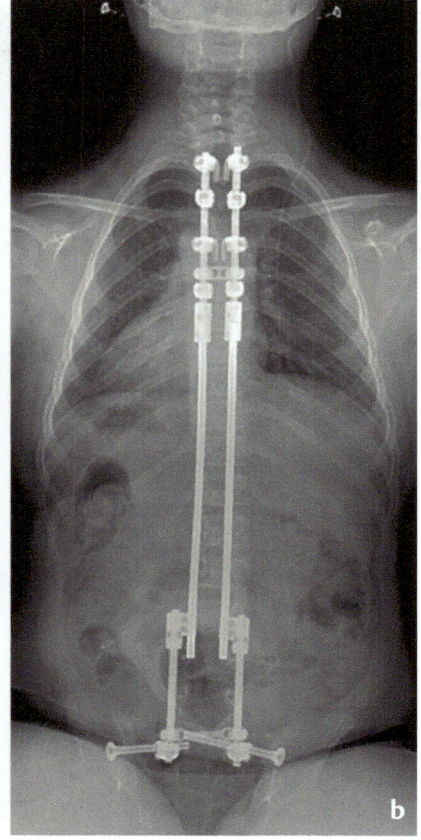

**Fig. 15-6.** (a) Radioscopia pós-operatória imediata de criança de 9 anos, feminino, com instalação de sistema bipolar nemost. (b) Radiografia panorâmica da mesma paciente após 10 meses, tendo sofrido estirão de crescimento. Note que houve alongamento total do sistema de crescimento automático nemost.

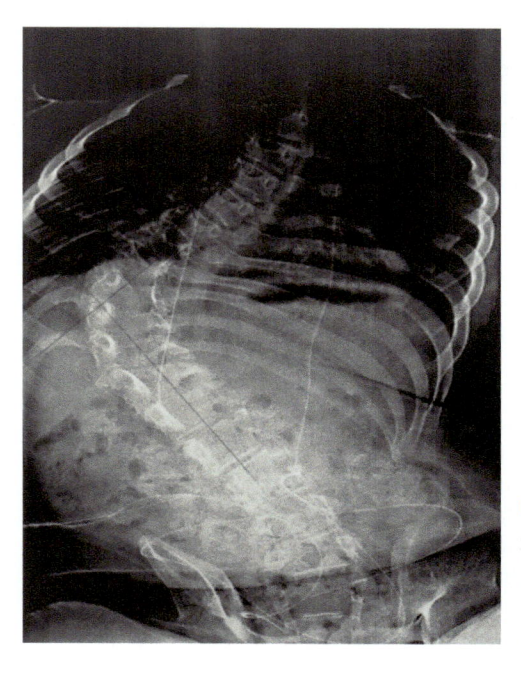

**Fig. 15-7.** Radiografia panorâmica de criança de 11 anos, menarca aos 9 anos, com escoliose neuromuscular.

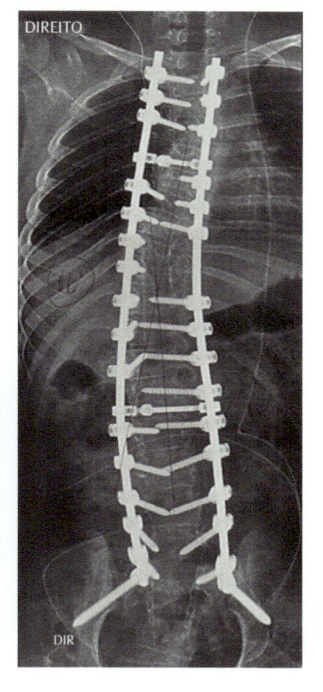

**Fig. 15-8.** Radiografia panorâmica pós-operatória de cirurgia de artrodese convencional T2-ilíaco.

e geralmente são pouco vascularizadas e, por isso, com maior dificuldade de cicatrização e grande propensão à formação de áreas de deiscência ou até necrose.

Por esse motivo, em algumas situações o cirurgião plástico deve ser consultado para possível intervenção conjunta na abertura e fechamento da pele para exposição da coluna, com rotação de retalhos ou enxertos.

No pós-operatório, caso haja áreas de deiscência, isquemia ou necrose, sugerimos o acompanhamento da equipe de cirurgia plástica e também o tratamento com câmera hiperbárica, que demonstra melhora significativa no processo de cicatrização de pele.[7]

## CONCLUSÃO

Concluindo, o manejo das deformidades da coluna associadas ao disrafismo espinhal exige uma abordagem multidisciplinar e individualizada, considerando tanto as particularidades anatômicas e neurológicas de cada paciente quanto as possíveis complicações cirúrgicas e a necessidade de intervenções terapêuticas contínuas. A complexidade do tratamento reflete a variabilidade clínica e a progressão das deformidades, destacando a importância de um diagnóstico precoce e de um planejamento terapêutico criterioso para otimizar os resultados e melhorar a qualidade de vida dos pacientes afetados.

## REFERÊNCIAS BIBLIOGRÁFICAS

1. Smith B, et al. Disrafismo espinhal: conceitos e abordagens atuais. Journal of Spinal Disorders. 2020;33(2):123-30.
2. Johnson L, et al. Deformidades da coluna em pacientes com disrafismo espinhal. Spine Journal. 2019;29(1):45-52.
3. Clarke R, et al. Classificação e manejo da escoliose. Orthopedic Review. 2018;31(4):221-30.
4. Martínez H, et al. Cifose: diagnóstico e tratamento. Journal of Pediatric Orthopedics. 2017;28(3):165-74.
5. Davis T, et al. Diagnóstico por imagem do disrafismo espinhal. Radiology Today. 2016;34(5):199-207.
6. Miladi L, et al. The minimally invasive bipolar fixation for pediatric spinal deformities: a narrative review. Children (Basel). 2024;11(2):228.
7. Zhou D, et al. The role of hyperbaric oxygen therapy in the treatment of surgical site infections: a narrative review. Medicina (Kaunas). 2023;59(4):762.
8. Yokogawa N, et al. Instrumentation failure following pediatric spine deformity growth-sparing surgery using traditional growing rods or vertical expandable prosthetic titanium ribs. BMC Musculoskelet Disord. 2024;25:115.
9. Lee J, et al. Avanços no tratamento cirúrgico das deformidades da coluna. Journal of Orthopedic Surgery. 2014;27(2):89-97.
10. Kim S, et al. Fisioterapia e manejo conservador das deformidades da coluna. Physical Therapy Journal. 2015;32(6):321-30.
11. Jones A, et al. Prognóstico e evolução das deformidades da coluna no disrafismo espinhal. Spine Care. 2021;35(3):187-96.

# TUMORES INTRADURAIS E EXTRAMEDULARES EM CRIANÇAS

Ricardo de Amoreira Gepp ■ Cynara Martins Vasconcelos ■ Israel Buzatti Queiroz

## INTRODUÇÃO

Classicamente, os tumores da região da coluna vertebral são divididos em neoplasias extradurais, tumores intradurais e extramedulares e as lesões intramedulares.[1] As neoplasias da coluna apresentam forte impacto na qualidade de vida devido à morbidade neurológica, principalmente em crianças.[1] As lesões intradurais e extramedulares são menos frequentes que em adultos, mas são tumores importantes e que ocasionam alterações neurológicas e na coluna vertebral em um período importante do desenvolvimento esquelético.[2] A lesão medular ocasionada por um tumor pode ocasionar níveis diferentes de déficit neurológico com características progressivas, principalmente com o avançar da doença. A presença de deformidades vertebrais ocorre mais especificamente em crianças do que em adultos, sendo um problema importante na avaliação e no tratamento desses tumores.[3]

A coluna vertebral da criança, dependendo da sua faixa etária, apresenta uma série de características que devem ser avaliadas, principalmente na perspectiva de evitar uma deformidade vertebral após a cirurgia do tumor.

A cirurgia dos tumores da medula espinal foi iniciada por Fenger em 1890. Horsley e Gowers, em 1887, realizaram a ressecção de um tumor intradural e extramedular com sucesso. Em 1907, Eiselberg realizou a primeira ressecção de um tumor intramedular com sucesso. A cirurgia dos tumores espinhais recebeu importantes contribuições de Cushing, Greenwood, Yasargil e, principalmente, de Fred Epstein. O trabalho de Epstein foi importante para demonstrar o papel da cirurgia para ressecção dos tumores, principalmente a incorporação das técnicas microcirúrgicas, e o advento da monitorização neurofisiológica.[3] A melhora da neuroimagem permitiu o diagnóstico preciso e mais precoce, favorecendo também melhor resultado da cirurgia para os tumores espinhais.[4]

Nesse capítulo discutiremos as principais neoplasias intradurais e extramedulares na criança, sua apresentação clínica, características de imagem e táticas cirúrgicas.

## EPIDEMIOLOGIA E APRESENTAÇÃO CLÍNICA

Os tumores intradurais mais frequentes nas crianças são as lesões intramedulares. O espaço intradural na criança é constituído de medula, raízes nervosas, meninges e o *filum terminalis*. Os tumores extramedulares mais frequentes na população em geral são derivados desses tecidos, sendo o meningioma, o schwanoma e o ependimoma de *filum terminalis* as lesões mais frequentes. Em crianças, os meningiomas são menos frequentes do que em adultos.[2]

A sintomatologia dependerá da localização da lesão tumoral em relação à coluna. A sintomatologia dos tumores irá variar de acordo com algumas características importantes, como a idade do paciente e a localização da lesão. O quadro clínico inicial pode variar de uma dor localizada na região da coluna até um quadro agudo de paraplegia ou tetraplegia, mas geralmente os sintomas ocorrem de forma progressiva. Em estudo realizado por Hsu *et al.* foram incluídos 16 pacientes pediátricos consecutivos, com média de idade de 10,9 anos (variação de 1 a 17,7 anos).[1] A maioria dos pacientes apresentou déficit motor (n = 10, 62,5%), seguido de déficit sensorial (n = 6, 37,5%) e incontinência urinária (n = 2, 12,5%). Cinco pacientes estavam neurologicamente intactos na admissão (31,5%).[1]

O sintoma clínico mais comumente observado, na existência de uma lesão extramedular intradural, é a dor.[5,6] Muitas vezes ela não difere de uma dor osteoarticular comum, em um primeiro momento, o que ocasiona demora no diagnóstico. Assim, esse atraso no diagnóstico pode influenciar consideravelmente no prognóstico. Dor na região da coluna vertebral, na população pediátrica, que se prolonga por mais de um mês, deve ser investigada. A dor no eixo da coluna pode apresentar-se independente de movimentação e no período noturno. Inicialmente, pode haver resposta da dor a medicações e a medidas simples, mas ocorre uma piora progressiva do quadro clínico e refratariedade a este tratamento.[7] Alguns pacientes descrevem dores com características neuropáticas ou com disposição radicular, o que chama maior atenção para uma dor secundária a um processo compressivo medular ou radicular. Em crianças, o diagnóstico pode ser mais demorado do que em adultos. Binning *et al.* realizaram um estudo em que analisaram o motivo para diagnóstico tardio em crianças com tumores espinhais.[8] O principal fator encontrado foi a localização. Lesões lombossacras tiveram diagnóstico mais tardio quando comparadas às lesões torácicas e cervicais. Lesões na região cervical e torácica são mais rapidamente diagnosticadas, pois levam, mais frequentemente, a déficit motor, enquanto as lesões lombares levam, inicialmente, à dor lombar e nos membros inferiores, embora possam ter ocorrência menos provável e, mais tardiamente, de alterações motoras.

A deformidade vertebral é um sinal comum que pode ocorrer em crianças com tumores intramedulares. A escoliose costuma ser uma das manifestações características e iniciais dos tumores em crianças.[9-11] As lesões compressivas medulares torácicas ocasionam maior índice de desvios vertebrais. No caso dos tumores extramedulares, a deformidade vertebral ocorre em menor frequência do que o observado nos tumores intramedulares.[12] Na avaliação de crianças com escoliose, alguns fatores chamam a atenção para a possibilidade de lesões primárias ocasionando a deformidade: curvas de padrão atípico; deformidade de rápida evolução; maior angulação da curva em pequeno segmento vertebral e acometimento em meninos. A escoliose idiopática na infância é rara quando comparada à juvenil e, por esse motivo, deve-se ter em mente a possibilidade da curva ser ocasionada por deformidade da vértebra ou por doença medular. Tumores cervicais podem desenvolver torcicolos e deformidades altas na coluna. Os tumores medulares cervicais em crianças abaixo de 5 anos podem apresentar o torcicolo como primeira sintomatologia.[13]

Os déficits neurológicos são frequentes nas crianças com neoplasias medulares. Existem várias formas para classificar o grau de acometimento clínico pela compressão medular. A escala de McCormick é a mais utilizada, principalmente nos tumores intramedulares.[2,14] Esta escala é dividida em 4 graus, variando do grau I em que o paciente é completamente independente, até o grau IV em que há déficit grave com grande dependência. Uma característica clínica encontrada especialmente em crianças é a regressão motora. Esta alteração se caracteriza pela perda de atividades motoras já adquiridas pela criança para melhor desempenho funcional, ou seja, uma criança que já andava volta a engatinhar ou arrastar-se devido ao déficit motor.[15]

As alterações sensitivas acometem de forma associada os déficits motores e estão relacionadas com o nível da lesão. As disestesias são os sintomas mais frequentes, mas nem sempre são relatados em pacientes pediátricos devido à dificuldade da expressão do sintoma pela criança. Em muitas situações, os sintomas podem surgir dentro de características de síndromes medulares clássicas. Os déficits radiculares podem se apresentar com perda localizada de força ou quadro de mudança da característica da marcha. Disfunção esfincteriana e obstipação intestinal podem estar presentes devido ao acometimento medular. Crianças que ainda não desenvolveram o controle esfincteriano podem ter o diagnóstico desta alteração dificultado. A perda de um controle urinário já adquirido por uma criança é um sinal clínico importante.

Um dos aspectos mais importantes é o comportamento progressivo dos sinais e sintomas e a observação clínica desta característica é muito importante. O rápido desenvolvimento de paraplegia ou tetraplegia pode estar relacionado com tumor de características biológicas mais agressivas.

## DIAGNÓSTICO POR IMAGEM E NEUROFISIOLOGIA

A imagem é uma parte importante no diagnóstico e no planejamento da cirurgia na criança com tumor intradural e extramedular. Após a avaliação clínica, os exames de imagem são fundamentais para confirmar o diagnóstico e fazer o diagnóstico diferencial e o estadiamento da doença.[4]

A avaliação radiológica deve iniciar pelas radiografias simples de coluna e é importante ter uma imagem panorâmica de toda a coluna para avaliar deformidades como escoliose, cifose e malformações vertebrais associadas. A presença de deformidade prévia ao tratamento cirúrgico é um dado preditivo importante para a ocorrência de instabilidade pós-operatória.[11,16] É importante que a radiografia seja feita, se possível, em pé, para análise adequada das deformidades vertebrais.

A tomografia computadorizada (TC) de coluna pode acrescentar algumas informações adicionais em relação às radiografias. Especificamente na junção craniovertebral, a avaliação da integridade óssea e ligamentar é mais bem avaliada por TC. Nos casos excepcionais em que haverá a realização de fixação com instrumentação vertebral, a TC é importante para a avaliação dos pedículos ou das massas laterais onde serão colocados os materiais de fixação. Em alguns casos, a criança pode ter estruturas ósseas pequenas ou destruição delas pelo tumor.

A ressonância magnética (RM) é, sem dúvida, o método de imagem mais importante. Inicialmente ele permite o diagnóstico preciso da causa dos sintomas, definindo se a alteração medular do paciente é ocasionada por uma lesão extradural, intradural extramedular ou intramedular. Nenhum outro exame de imagem consegue essa definição (Fig. 16-1). A RM deve ser feita englobando toda a extensão da lesão e, em casos como na suspeita de ependimoma mixopapilar, recomenda-se contemplar todo o neuroeixo devido à possibilidade de metástases (Fig. 16-1). Pacientes com neurofibromatose também devem realizar exames mais extensos devido à possibilidade de lesões múltiplas. A RM deverá ser feita nas sequências tradicionais T1, T2 e T1 com contraste (Fig. 16-2). O exame demonstra lesão extra-axial em relação à medula. Os schwanomas apresentam algumas características próprias na RM. Nas sequências ponderadas em T1 e T2, o tumor aparece iso/hipointenso e iso/hiperintenso, respectivamente, com realce homogêneo.[17] Os neurofibromas são mais infiltrativos na RM. Às vezes, nos neurofibromas, é possível observar o sinal alvo (área central de hipointensidade em T2) devido ao alto componente estromal do colágeno.[17] O meningioma apresenta características próprias de imagem. Os aspectos da ressonância magnética incluem cauda dural, isointensidade em T1 e T2 em comparação com a medula espinal, margens claras e realce homogêneo.[18,19]

Os estudos neurofisiológicos complementam a avaliação e são usados para definição de mielopatia e para obtenção de parâmetros prévios para a monitorização intraoperatória. Nos pacientes já com déficit neurológico, a obtenção de estudo neurofisiológico prévio à cirurgia pode ajudar na monitorização intraoperatória.[20]

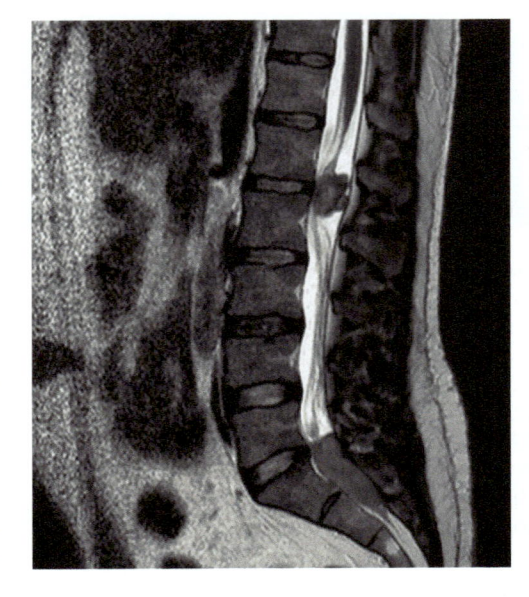

Fig. 16-1. Ressonância magnética demonstrando ependimoma mixopapilar com lesão secundária na região sacral.

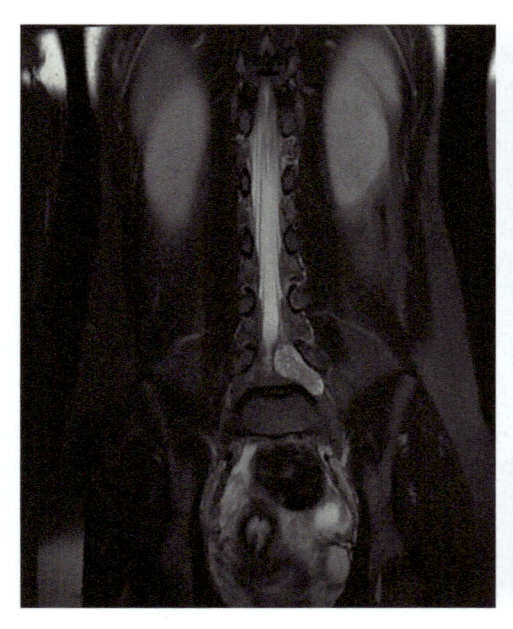

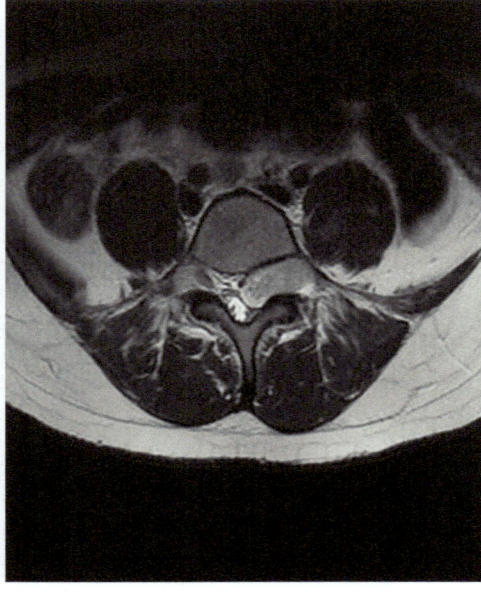

Fig. 16-2. Neurofibroma em ampulheta.

## CLASSIFICAÇÃO E PATOLOGIA

Os principais tumores intradurais em crianças são benignos e os mais frequentes são os schwanomas e os meningiomas. Menos frequentemente, encontram-se os neurofibromas, o tumor fibroso solitário, o ependimoma mixopapilar, os linfomas, a doença metastática leptomeníngea, o tumor maligno da bainha nervosa, os cistos dermoides, os paragangliomas e outros.[2,21,22]

Os meningiomas espinhais são tumores extremamente raros na infância, tendo uma incidência anual, em média, de 1 para cada 100.000 crianças. Foram descritos alguns fatores de risco na população pediátrica, como a presença de neurofibromatose tipo II e a história de exposição à radiação. Os meningiomas ocupam o segundo lugar em frequência tumoral na neurofibromatose tipo II em crianças e, na população pediátrica, a maioria dos estudos mostrou predominância no sexo maculino. Os subtipos psammomatoso e fibroblástico foram os mais encontrados nas séries publicadas.[4,19]

O ependimoma constitui o tipo histológico mais comum (37,5%), seguido de meningioma (18,8%), schwannoma (6,3%), cisto neurentérico (6,3%), cisto dermoide (6,3%), cisto epidérmico cisto (6,3%) e lipoma (6,3%). Outros tumores mais raros também podem ocorrer, assim como metástases, meduloblastomas e tumores de células germinativas não germinomatoso.[23]

Os schwanomas pediátricos se desenvolvem das células de Schwan. Eles respondem por cerca de 0,3% de todos os tumores espinhais e são comumente associados à neurofibromatose do tipo 2.[10,24,25] Esses tumores podem-se originar da porção intra ou extradural dos nervos espinhais. A característica mais importante é que a lesão geralmente apresenta crescimento expansivo em relação à raiz nervosa, uma cápsula bem definida e um plano de clivagem.[26] Os diagnósticos diferenciais dos schwanomas espinhais são os dos neurofibromas plexiformes, que são tumores intradurais-extramedulares.[17] Com características semelhantes de sinalização e realce, os neurofibromas diferem dos schwanomas porque incluem células de Schwan e fibroblastos, têm crescimento infiltrativo em vez de expansivo em direção à raiz espinhal e podem ter uma evolução maligna com rápido desenvolvimento, principalmente na neurofibromatose.

Na classificação histológica, os schwanomas podem ser divididos em dois padrões teciduais: Antoni A e Antoni B. O primeiro tipo é bastante celular, com presença de núcleos em paliçada e corpos de Verocay (matriz extracelular proeminente e secreção da lâmina). O tipo B é um tecido pouco organizado com alterações císticas e mixomatosas, podendo representar também tecido Antoni A degenerado.[25]

Os neurofibromas são tumores heterogêneos compostos por células de Schwan neoplásicas e fibroblastos não neoplásicos, células endoteliais, mastócitos e colágeno denso. Esse infiltrado de mastócitos parece ter papel importante na imunomodulação destes tumores, uma vez que apresentam altas concentrações de grânulos secretores, por exemplo, de histamina.[2]

Os meningiomas são raros em crianças, representam apenas 3% dos tumores pediátricos do SNC e estão intimamente relacionados com o diagnóstico de NF2; estima-se que 20% dos pacientes com NF2 possuam meningiomas espinhais.[2] Os meningiomas na NF2 são tipicamente tumores benignos de grau 1 da OMS, de crescimento lento. Quando presentes, os meningiomas em pacientes com NF2 são frequentemente múltiplos, o que contribui significativamente para a morbidade e a mortalidade. O **meningioma de células claras (CCM)** (grau II da OMS) é um típico meningioma espinhal pediátrico/juvenil e representa o subtipo histológico mais comum de meningioma espinhal pediátrico esporádico.[2] Sua taxa de incidência em crianças é maior do que em adultos, que podem manifestar características agressivas, como recorrência e disseminação do LCR.[18]

Uma neoplasia intradural-extramedular, o ependimoma mixopapilar (Fig. 16-1), está geralmente localizada na região lombossacral devido à sua origem no *filum terminalis*.[27] Este subtipo representa 13% de todos os ependimomas espinhais e pode se estender para o forame, portanto, o diagnóstico diferencial inclui tumor extradural. Outra característica desse tipo de tumor é a possibilidade de lesões metastáticas.[28,29] Essa disseminação ocorre pelo liquor. Este tumor caracteriza-se pela presença de células densas de aspecto uniforme e presença de rosetas perivasculares. Uma ressecção total pode ser alcançada em crianças. Quando já tiver ocorrido a disseminação leptomeníngea, os pacientes podem ser tratados com irradiação após a cirurgia inicial.[28] A sobrevida livre de eventos (EFS) em 10 anos é de 26% ± 14,8, mostrando que a disseminação é um evento grave e que afeta o prognóstico. Embora as crianças com ependimoma mixopapilar possam apresentar tumor disseminado ou desenvolver doença recorrente, a sua sobrevida global é excelente.[28,30]

Existem tumores intradurais e extramedulares que estão associados a malformações como distúrbios do tubo neuroentérico primitivo, notocorda e do tubo neural e endoderma e mesênquima adjacentes. O acometimento destas estruturas pode levar à formação de cistos neuroentéricos, fístulas e disrafismos, originando também teratomas, cistos epidermoides, dermoides, dentre outros.[21]

Os cistos neuroentéricos, na sua maioria, intradurais e extramedulares, localizam-se principalmente anterior à medula espinal e representam 0,3 a 0,5% dos tumores espinhais. Na coluna, acometem mais a região cervical e junção cervicotorácica. Têm como característica fundamental apresentarem um epitélio mucinoso secretor semelhante ao trato gastrointestinal. São isointensos na sequência em T1 e hiperintensos em T2, na ressonância magnética sem contraste. Sintomas intermitentes de compressão medular podem ocorrer, em decorrência da flutuação do tamanho do cisto, de acordo com a sua atividade secretória, assim confundindo os sintomas, por vezes, com doença desmielinizante. Meningite e a presença de cisto mediastinal concomitante à lesão vertebral torácica podem apontar o cisto neuroentérico como possível diagnóstico.[31]

Teratomas são tumores de células germinativas, compostos pelas três camadas germinativas em desenvolvimento (ectoderma, mesoderma e endoderma). Compõem 0,5% de todos os tumores espinhais, excetuando os teratomas sacrococcígeos e ocorrem mais frequentemente em crianças. Nesta população os teratomas podem estar presentes em associação a outras malformações medulares e vertebrais. Não raramente, a ressecção completa da lesão não é possível devido à aderência ao tecido neural e ao risco de comprometimento neurológico.

Embora os cistos dermoides sejam incomuns, eles devem ser considerados no diagnóstico diferencial de lesões medulares em pacientes com dor lombar. Pode ser tratado com sucesso com excisão cirúrgica. Mais frequentemente são encontrados na região lombar e menos nas regiões torácica e cervical (Fig. 16-3). São lesões benignas, mas com alto índice de recidiva quando não é realizada a ressecção completa.[21]

Metástases de doenças malignas sistêmicas acometendo a coluna vertebral ou o espaço epidural são raras na infância, podendo acometer 5% da população pediátrica. Os mais comuns são sarcoma

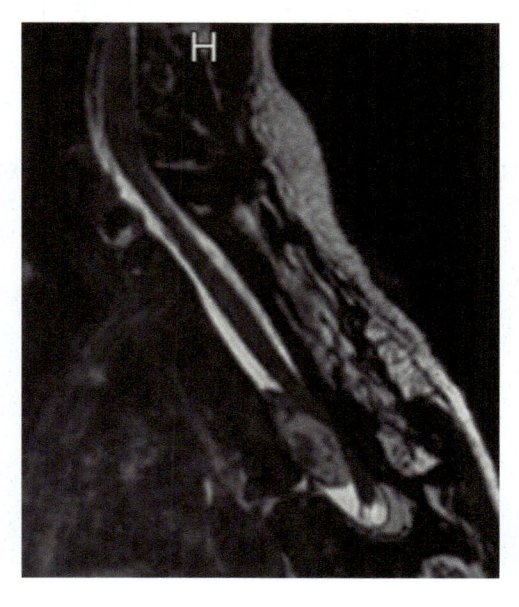

**Fig. 16-3.** Cisto dermoide intradural torácico.

de Ewing, osteossarcoma e neuroblastoma, mas também outros podem apresentar metástase intradural, como: linfoma de Hodgkin, linfoma não Hodgkin, tumores de células germinativas, leucemia e tumor de Wilms.[32]

## TRATAMENTO CIRÚRGICO

A cirurgia é o tratamento inicial e pode ser curativa na maioria das neoplasias intradurais da criança. O planejamento é parte importante da cirurgia e se inicia com a avaliação adequada dos exames de imagem prévios. As radiografias de coluna são importantes para avaliação da curvatura da coluna, presença de instabilidade ou erosões ósseas. Pacientes com neurofibromatose podem ter grandes lesões que levam a destruição óssea importante e podem causar instabilidade vertebral. Além disso, a escoliose é comum em pacientes com tumores com neurofibromatose e a deformidade pode dificultar o acesso cirúrgico e deslocar a medula espinal. Áreas de transição da coluna como a junção cervicotorácica e a toracolombar são mais suscetíveis a evoluírem posteriormente com deformidade vertebral. A possibilidade de no futuro desenvolver instabilidade não é por si somente motivo para indicação de fixação e artrodese de coluna. Existem alguns fatores precipitantes de deformidade vertebral já descritos na literatura, mas que dificilmente indicam de imediato uma artrodese. Fatores como lesões extensas, destruição óssea, tumores com extensão foraminal e extravertebral implicam em maior chance de desenvolvimento instabilidade crônica.

A técnica cirúrgica varia de acordo com a extensão da lesão na coluna, o acometimento vertebral e se há eventual componente extradural. Os tumores em ampulheta são um desafio cirúrgico porque muitas vezes impõem maior exposição cirúrgica com abertura da musculatura lateral à coluna e ressecção de elementos ósseos como as facetas.

A abordagem da coluna pode ser feita por laminotomia, laminectomia ou por hemilaminectomia. A área de exposição deve cobrir com espaço toda a extensão da lesão vista na RM. A abordagem clássica historicamente mais utilizada tem sido a laminectomia. A ressecção dos elementos posteriores da coluna nas lesões pequenas, acometendo de um a dois níveis vertebrais, pode ser utilizada, apesar de ter maior risco de ocasionar deformidade. Mais recentemente, tem sido indicada a hemilaminectomia para acessar o canal vertebral (Fig. 16-4). Essa abordagem unilateral permite a ressecção de tumores pequenos e, principalmente, móveis. O menor trauma cirúrgico nesse tipo de cirurgia permite uma recuperação mais rápida e a incidência de complicações é menor. As lâminas são retiradas em bloco para, depois da microcirurgia, ser feita a reposição utilizando-se de mini placas de titânio ou fios para a sua estabilização.[4,33]

O tumor extramedular comprime e desloca a medula espinal do paciente. Geralmente há um plano de aracnoide entre o tumor e a medula. Na região da cauda equina, a maioria dos tumores desloca as raízes nervosas enquanto alguns tumores como o ependimoma mixopapilar podem envolvê-las. Nas eventuais recidivas tumorais esse plano de aracnoide se perde e há mais aderências, por isso o grande objetivo da primeira cirurgia deve ser a retirada completa da lesão. A lesão pode ser retirada em bloco quando não envolver uma tração significativa sobre as estruturas nervosas.[10,34]

Algumas tecnologias podem ser bastante úteis na cirurgia desses tumores. Toda a ressecção cirúrgica deve ser feita por meio de microcirurgia. O microscópio é importante para propiciar melhor técnica, iluminação e delimitação da lesão. A ultrassonografia intraoperatória (UI) tem sido cada vez mais utilizada, principalmente após o desenvolvimento de novos transdutores que permitem melhor acomodação ao espaço do canal vertebral. O ultrassom com o transdutor *hockey stick* é útil para localizar a lesão antes da abertura da dura-máter, com isso pode ser checado se a exposição óssea foi suficiente para cobrir toda a região do tumor.[35] Também é possível realizar a avaliação da extensão da lesão, da localização de vasos e fazer o controle da ressecção tumoral em alguns tumores que se estendem anteriormente à medula. O aspirador ultrassônico é outra ferramenta interessante na cirurgia, especialmente em lesões maiores em que é interessante diminuir o tamanho do tumor antes de tentar retirá-lo, evitando assim maior pressão sobre as estruturas nervosas.[33]

A utilização da monitorização intraoperatória foi um grande avanço na cirurgia dos tumores espinhais. A utilização dos potenciais evocados somatossensitivos (PESS) e potenciais evocados motores (PEM) aumentaram a segurança do procedimento cirúrgico quanto ao risco de perda de função neurológica durante o procedimento. A utilização do PESS foi inicialmente adotada, mas observou-se que existiam falso-negativos com pacientes com perda motora sem alteração da resposta fisiológica durante a cirurgia. A estimulação craniana com captação muscular (onda M) e a utilização de estímulos e captação por eletrodo epidural (onda D) são duas formas de análise das vias corticoespinhais durante a cirurgia. A perda da onda M ou a queda da amplitude da onda D é um importante sinal de alerta ao cirurgião, que deve interromper a ressecção tumoral e irrigar o local com solução salina aquecida. O PEM, especialmente a pesquisa da onda D com eletrodo epidural, é um importante auxílio na cirurgia dos tumores. A combinação da utilização da onda M muscular com o eletrodo epidural pode levar a uma sensibilidade de próximo de 100%. A monitorização do esfíncter anal pode ser importante nos tumores da região da cauda equina. Já a monitorização de raízes isoladas tem menor valor preditivo devido às várias conexões no plexo lombossacral, o que dificulta a monitorização precisa.[20,35]

Todos esses métodos auxiliares ajudam na ressecção completa da lesão que pode significar a cura do paciente (Fig. 16-5). O resultado do tratamento está intimamente relacionado à cirurgia: a ressecção total bruta está associada a um bom resultado clínico, enquanto a ressecção subtotal ou ressecção parcial pode estar associada à recorrência ou ao crescimento da lesão residual com progressão clínica mesmo 60 meses após a primeira cirurgia. Em pacientes pediátricos com tumores malignos da bainha dos nervos periféricos, a sobrevida livre de eventos (EFS) em 5 anos demonstrou ser de cerca de 52,9% e a sobrevida global (SG) é de cerca de 62,1%, sendo um dos principais fatores prognósticos a extensão da ressecção cirúrgica.

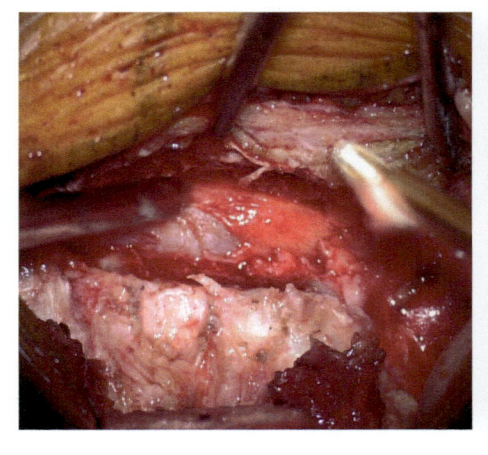

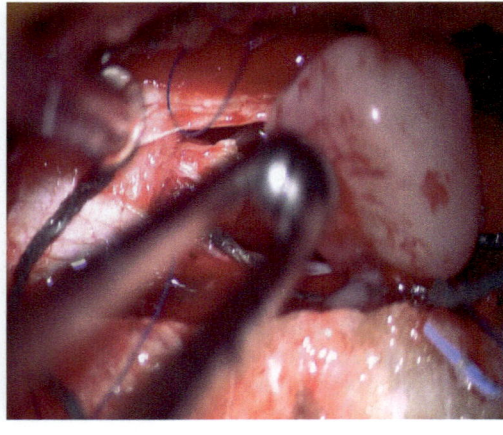

**Fig. 16-4.** Abordagem por meio de hemilaminectomia e retirada completa de ependimoma mixopapilar.

## CAPÍTULO 16 ■ TUMORES INTRADURAIS E EXTRAMEDULARES EM CRIANÇAS

A cirurgia representa a melhor opção de tratamento para esses tumores. A preservação da função em casos de schwanomas é possível em alguns casos em que o tumor é estritamente intradural e origina-se de radículas sensitivas, e não em lesões com extensão extraforaminal (Fig. 16-5). Por outro lado, a ressecção completa do neurofibroma envolve o sacrifício da raiz proximal e distal a lesão. A ressecção completa de um neurofibroma produz uma lesão motora detectável em cerca de 25% dos casos, conforme relatado por Kim *et al.*[24]

A ressecção completa deve ser o objetivo nos casos de meningiomas, pois a taxa de recorrência se aproxima de 90% nos pacientes em que foi realizada a exérese subtotal. Quando possível, a ressecção da dura-máter envolvida deve ser realizada na tentativa de diminuir a recorrência, embora possa não ser possível nos tumores anteriores à medula (Fig. 16-6).

Os casos de ressecção subtotal podem ser acompanhados com exames de imagem seriados ou tratados com radioterapia. No entanto, existe pouca evidência sobre a eficácia da radioterapia. A recorrência do tumor deve ser tratada cirurgicamente antes de se considerar a radioterapia. Especialmente em crianças e em pacientes com neurofibromatose, a radioterapia pode ter efeitos deletérios a curto e longo prazo. Há relatos de meningiomas induzidos por radioterapia em pacientes pediátricos que receberam irradiação anterior para outros tumores. Tumores de bainha nervosa anteriormente benignos podem se transformar em lesões malignas após a radioterapia. Há relatos também de mielopatia secundária à irradiação do ependimoma mixopapilar e isso deve ser considerado nos pacientes submetidos a este tratamento. A quimioterapia também pode ser utilizada em pacientes com disseminação tumoral ou ressecções subtotais, mas as evidências são insuficientes ainda na literatura.

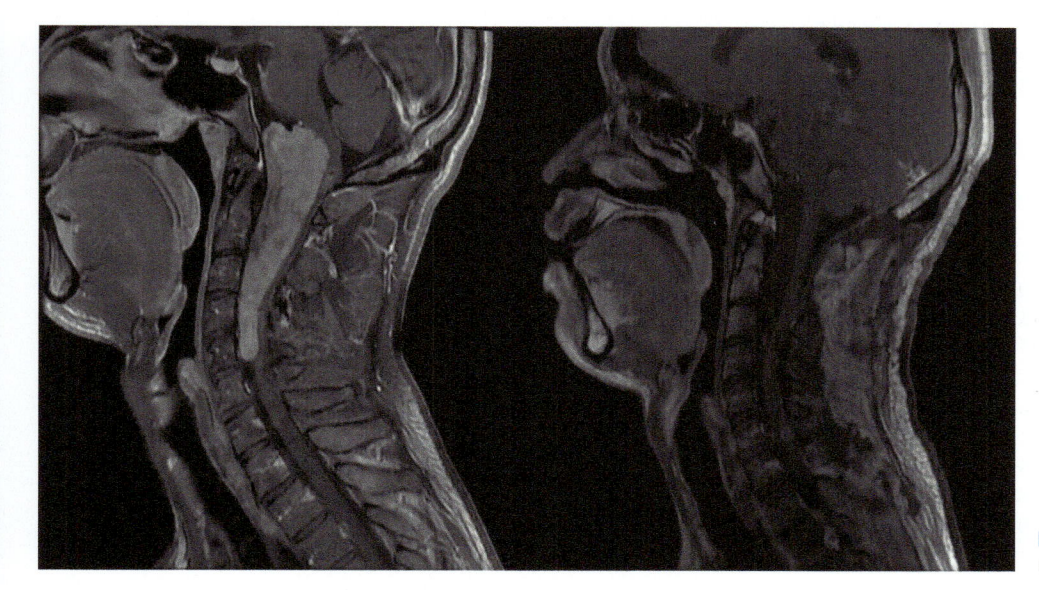

**Fig. 16-5.** Grande neurofibroma em criança com neurofibromatose.

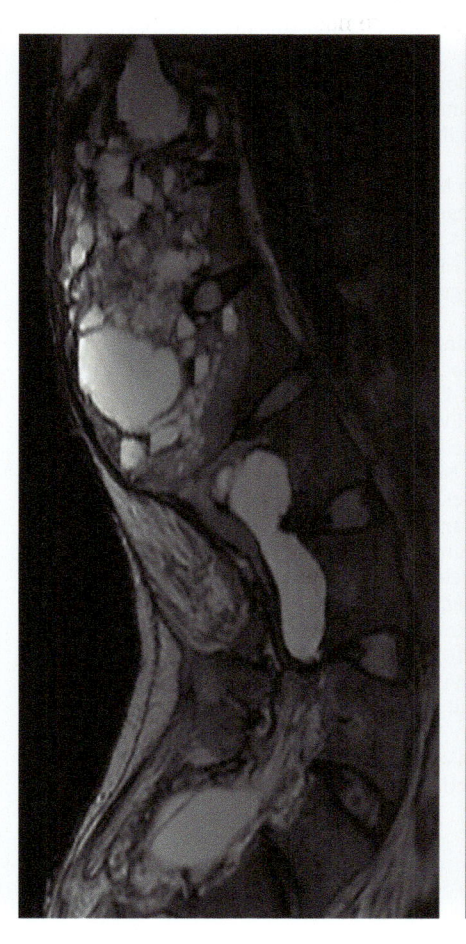

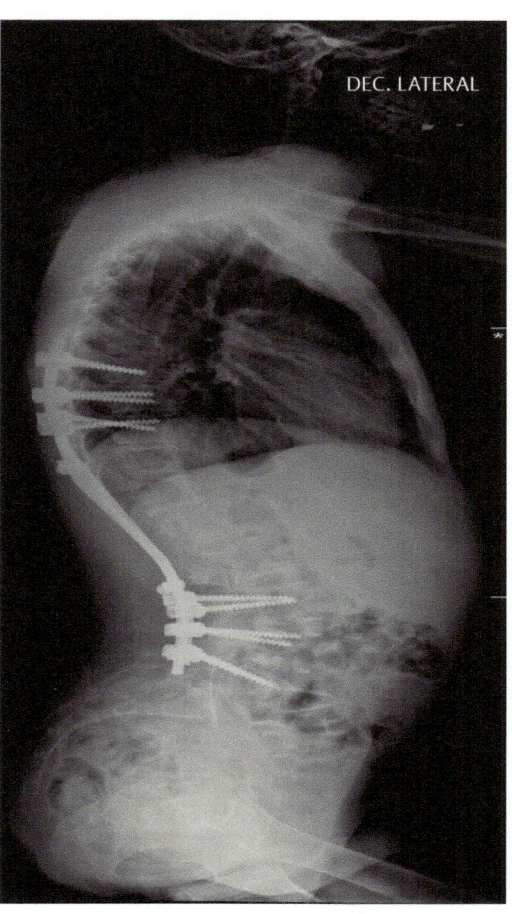

**Fig. 16-6.** Imagem demonstrando grande schwanoma toracolombar. Após a ressecção da lesão foi necessária a reconstrução vertebral.

A taxa de recorrência dos schwanomas, após alguns anos da cirurgia inicial, é em torno de 4 a 6% e está relacionado a alguns fatores de riscos: ressecção incompleta da lesão, envolvimento multinível, tamanho craniocaudal da lesão, diâmetro do tumor, ressecção intralesional e histopatológico com alterações malignas. Lesões volumosas podem necessitar de cirurgia agressiva com eventual reconstrução vertebral (Fig. 16-6)

As complicações cirúrgicas podem estar relacionadas a complicações neurológicas ou inerentes ao ato cirúrgico. Uma das possíveis complicações são as fístulas liquóricas. Algumas lesões tumorais maiores podem deixar a dura-máter extremamente fina por serem lesões de crescimento lento. Também não é raro que ocasionem erosão das estruturas ósseas da coluna. As lesões em ampulheta, no caso dos schwanomas e neurofibromas, também são um desafio no momento de reconstruir a dura-máter. O manguito da raiz nervosa tem que ser fechado para evitar a fístula liquórica ou formação de pseudomeningocele. Em um estudo sobre complicações cirúrgicas em tumores espinhais, Jenkinson et al. demonstraram, em uma série de 115 pacientes, que as complicações mais frequentes foram fístula liquórica (10%) e meningite (7%).[6]

Em crianças, toda cirurgia vertebral tem o risco de desenvolvimento de escoliose. As crianças submetidas a grandes laminotomias ou laminectomias têm maior chance de desenvolver deformidade. Pacientes que já têm previamente à cirurgia uma escoliose com acometimento das áreas de transição de coluna apresentam maior tendência a apresentar escoliose progressiva após a cirurgia. Outro fator importante é a presença de neurofibromatose. Uma vez identificada uma curva escoliótica maior que 40°, o tratamento indicado é a cirurgia para correção da deformidade.[13,36]

Apesar dos riscos relatados e das complicações cirúrgicas possíveis, o prognóstico cirúrgico é bom. A ressecção total da lesão ocorre em mais de 85% dos casos. Os pacientes sem déficits neurológicos completos e sem alteração intraoperatória do potencial evocado motor têm elevada chance de melhora neurológica, controle da dor e cura.

## REFERÊNCIAS BIBLIOGRÁFICAS

1. Hsu W, Jallo GI. Pediatric spinal tumors. Handb Clin Neurol. 2013;112:959-65.
2. Noureldine MHA, Shimony N, Jallo GI. Benign spinal tumors. Adv Exp Med Biol. 2023;1405:583-606.
3. Epstein FJ. Spinal cord tumors in children. J Neurosurg. 1995;82(3):516-7.
4. Puac-Polanco P, Guarnizo A, Cruz JP, et al. Intradural extramedullary tumors and associated syndromes. Neuroimaging Clin N Am. 2023;33(3):407-22.
5. Baysefer A, Akay KM, Izci Y, et al. The clinical and surgical aspects of spinal tumors in children. Pediatr Neurol. 2004;31(4):261-6.
6. el-Mahdy W, Kane PJ, Powell MP, Crockard HA. Spinal intradural tumours: Part I--Extramedullary. Br J Neurosurg. 1999;13(6):550-7.
7. Jellema K, Overbeeke JJ, Teepen HL, Visser LH. Time to diagnosis of intraspinal tumors. Eur J Neurol. 2005;12(8):621-4.
8. Binning M, Klimo P, Gluf W, Goumnerova L. Spinal tumors in children. Neurosurg Clin N Am. 2007;18(4):631-58.
9. Sciubba DM, Chaichana KL, Woodworth GF, et al. Factors associated with cervical instability requiring fusion after cervical laminectomy for intradural tumor resection. J Neurosurg Spine. 2008;8(5):413-9.
10. Hersh AM, Lubelski D, Theodore N, et al. Approaches to incidental intradural tumors of the spine in the pediatric population. Pediatr Neurosurg. 2023;58(5):367-78.
11. McGirt MJ, Chaichana KL, Atiba A, et al. Incidence of spinal deformity after resection of intramedullary spinal cord tumors in children who underwent laminectomy compared with laminoplasty. J Neurosurg Pediatr. 2008;1(1):57-62.
12. McGirt MJ, Constantini S, Jallo GI. Correlation of a preoperative grading scale with progressive spinal deformity following surgery for intramedullary spinal cord tumors in children. J Neurosurg Pediatr. 2008;2(4):277-81.
13. Furtado SV, Murthy GK, Hegde AS. Cervical spine instability following resection of benign intradural extramedullary tumours in children. Pediatr Neurosurg. 2011;47(1):38-44.
14. Luksik AS, Garzon-Muvdi T, Yang W, et al. Pediatric spinal cord astrocytomas: a retrospective study of 348 patients from the SEER database. J Neurosurg Pediatr. 2017;19(6):711-9.
15. Spacca B, Giordano F, Donati P, Genitori L. Spinal tumors in children: long-term retrospective evaluation of a series of 134 cases treated in a single unit of pediatric neurosurgery. Spine J. 2015;15(9):1949-55.
16. Yao KC, McGirt MJ, Chaichana KL, et al. Risk factors for progressive spinal deformity following resection of intramedullary spinal cord tumors in children: an analysis of 161 consecutive cases. J Neurosurg. 2007;107(6):463-8.
17. Kumar R, Singh V. Benign intradural extramedullary masses in children of northern India. Pediatr Neurosurg. 2005;41(1):22-8.
18. Okamon DJM, Coulibaly M, N'dri D. Cervical spinal meningioma mimicking an arachnoid cyst: a pediatric case report. Surg Neurol Int. 2023;14:441.
19. Vaneckova M, Seidl Z, Kemlink D, Zamecnik J, Burgetova A. Cervical meningioma in childhood. A case report. Neuroradiol J. 2008;21(3):383-7.
20. Antkowiak L, Putz M, Sordyl R, et al. Predictive value of motor evoked potentials in the resection of intradural extramedullary spinal tumors in children. J Clin Med. 2022;12(1).
21. Khalighinejad F, Hajizadeh M, Mokhtari A, et al. Spinal intradural extramedullary dermoid cyst. World Neurosurg. 2020;134:448-51.
22. Noureldine MHA, Shimony N, Jallo GI. Malignant spinal tumors. Adv Exp Med Biol. 2023;1405:565-81.
23. Marrazzo A, Cacchione A, Rossi S, et al. Intradural pediatric spinal tumors: an overview from imaging to novel molecular findings. Diagnostics (Basel). 2021;11(9).
24. Kim BS, Jung TY, Jang WY, et al. Multiple craniospinal tumors in a pediatric patient with neurofibromatosis type 2: a case report. Childs Nerv Syst. 2022;38(11):2205-9.
25. Shaikh ST, Thareja V, Mohanty CB, Deopujari CE. Giant extradural spinal schwannoma in a non-neurofibromatosis child-case report and review of literature. Childs Nerv Syst. 2021;37(4):1327-31.
26. Karsy M, Guan J, Sivakumar W, et al. The genetic basis of intradural spinal tumors and its impact on clinical treatment. Neurosurg Focus. 2015;39(2):E3.
27. Sofuoğlu Ö, Abdallah A. Pediatric spinal ependymomas. Med Sci Monit. 2018;24:7072-89.
28. Severino M, Consales A, Doglio M, et al. Intradural extramedullary ependymoma with leptomeningeal dissemination: the first case report in a child and literature review. World Neurosurg. 2015;84(3):865.e13-9.
29. Gepp ReA, Couto JM, Silva MD, Quiroga MR. Mortality is higher in patients with leptomeningeal metastasis in spinal cord tumors. Arq Neuropsiquiatr. 2013;71(1):40-5.
30. de Jong L, Calenbergh FV, Menten J, et al. Ependymomas of the filum terminale: the role of surgery and radiotherapy. Surg Neurol Int. 2012;3:76.
31. Sahoo SK, Salunke P, Randhawa MS, et al. Neurenteric cyst masquerading as acute flaccid paralysis in a 2-month-old infant. World Neurosurg. 2020;142:385-7.
32. Al-Mohammad A, Dyson EW, Russo VM, Russo A. Drop metastasis from the extradural to the intradural space in spinal Ewing's sarcoma - a novel case report. Br J Neurosurg. 2023;1-4.
33. Mo K, Gupta A, Laljani R, et al. Laminectomy versus laminectomy with fusion for intradural extramedullary tumors: a systematic review and meta-analysis. World Neurosurg. 2022;164:203-15.
34. Siller S, Egensperger R, Szelenyi A, et al. Intraspinal epidermoid and dermoid cysts-tumor resection with multimodal intraoperative neurophysiological monitoring and long-term outcome. Acta Neurochir (Wien). 2020;162(11):2895-903.
35. Ivanov M, Budu A, Sims-Williams H, Poeata I. Using intraoperative ultrasonography for spinal cord tumor surgery. World Neurosurg. 2017;97:104-11.
36. Safaee M, Oh T, Barbaro NM, et al. Results of spinal fusion after spinal nerve sheath tumor resection. World Neurosurg. 2016;90:6-13.

# TUMORES INTRAMEDULARES

Franz Jooji Onishi ▪ Sergio Cavalheiro ▪ Marcos Devanir Silva da Costa

## INTRODUÇÃO

Os tumores intramedulares representam um dos maiores desafios dentro da neurocirurgia espinhal, dada a sua localização crítica e a complexidade do manejo cirúrgico. Esses tumores, que surgem dentro do parênquima medular, são relativamente raros, correspondendo a cerca de 2-4% de todas as neoplasias do sistema nervoso central. No entanto, seu impacto clínico é significativo, frequentemente resultando em sintomas neurológicos progressivos, como dor, disfunções esfincterianas e/ou disfunção sensitiva e fraqueza, que podem evoluir para paraplegia ou tetraplegia se não tratados adequadamente.

A natureza infiltrativa de muitos desses tumores, especialmente os gliomas, acrescenta um nível de dificuldade ao planejamento cirúrgico. O avanço das técnicas de imagem, como a ressonância magnética com contraste, e o desenvolvimento de tecnologias intraoperatórias, como a aspiração ultrassônica e os sistemas de neuromonitorização intraoperatória, têm melhorado a capacidade dos cirurgiões de alcançar ressecções mais seguras e eficazes. Contudo, a preservação da função neurológica continua sendo o principal objetivo terapêutico, muitas vezes limitando a possibilidade de ressecções radicais, especialmente em tumores infiltrativos.

Do ponto de vista clínico, o manejo desses pacientes requer uma abordagem multidisciplinar que envolva neurocirurgiões, radiologistas e oncologistas, especialmente nos casos em que terapias adjuvantes, como a radioterapia, são indicadas. Além disso, o prognóstico desses tumores varia amplamente com base no subtipo histológico, no grau de ressecção obtido, e na resposta do paciente aos tratamentos adjuvantes.

Abordaremos as particularidades dos principais subtipos de tumores intramedulares, discutindo desde as características clínicas e radiológicas até os avanços recentes no tratamento cirúrgico e adjuvante. O objetivo é fornecer ao neurocirurgião especialista uma visão abrangente e atualizada sobre as melhores práticas para o manejo desses casos complexos, permitindo uma tomada de decisão mais informada e segura.[1,2]

## DISTINÇÃO TOPOGRÁFICA DE TUMORES ESPINHAIS

Os tumores da coluna vertebral podem ser classificados de acordo com sua localização anatômica:[3]

- *Extradurais*: tumores extradural geralmente são metastáticos e, na maioria dos casos, originam-se nos corpos vertebrais. As lesões metastáticas podem causar compressão da medula espinal geralmente por crescimento epidural, resultando em compressão extrínseca.
- *Intradurais extramedulares*: tumores que surgem dentro da dura-máter, mas fora da medula espinal propriamente dita, são denominados intradurais extramedulares. Os tumores mais comuns desse grupo são os meningiomas e os tumores das bainhas nervosas.
- *Intramedulares*: os tumores intramedulares surgem dentro da própria medula espinal. A maioria dos tumores primários intramedulares são ependimomas ou astrocitomas. As metástases estão sendo reconhecidas com maior frequência, principalmente devido aos avanços nas modalidades de imagem.

A distribuição anatômica dos tumores intramedulares da medula espinal é proporcional ao comprimento da medula, com o segmento torácico apresentando a maior frequência (50-55%), o segmento lombossacro sendo o segundo mais frequente (25-30%), e o segmento cervical apresentando a menor incidência (15-25%).[4]

## PRINCIPAIS TUMORES INTRAMEDULARES

### Astrocitomas[5-7]

Os astrocitomas são responsáveis por aproximadamente 60% dos tumores intramedulares nas crianças e representando entre 30 e 40% dos tumores intramedulares nos adultos. São tumores gliais intramedulares que se originam das células astrocíticas, responsáveis por fornecer suporte e nutrição aos neurônios. Diferente dos astrocitomas cerebrais, os astrocitomas espinhais são, em sua maioria, de baixo grau, o que significa que tendem a crescer mais lentamente e a ser menos invasivos, embora causem sintomas neurológicos significativos devido à sua localização dentro da medula espinal.

Os astrocitomas da medula espinal podem ser classificados pela Organização Mundial da Saúde (OMS) em quatro graus, de acordo com suas características histológicas e agressividade. Os tumores de grau I, conhecidos como astrocitomas pilocíticos, são os mais comuns em crianças e geralmente apresentam um comportamento benigno, com crescimento lento e menor risco de invasão de outros tecidos. Os astrocitomas de grau II, ou astrocitomas difusos, são mais comuns em adultos e tendem a se infiltrar no tecido nervoso, dificultando a diferenciação clara entre o tumor e o tecido saudável. Já os astrocitomas de grau III (anaplásicos) e grau IV (glioblastomas) são mais agressivos, caracterizados por crescimento rápido e prognóstico mais reservado.

Em sequências ponderadas em T1, os astrocitomas geralmente aparecem como lesões iso ou hipointensas, refletindo sua natureza infiltrativa e o fato de, frequentemente, se misturarem ao tecido medular normal. Em sequências ponderadas em T2, eles tendem a ser hiperintensos, devido ao edema e à desorganização do tecido ao redor. Essas lesões costumam ter limites imprecisos e podem expandir o diâmetro da medula espinal, dando uma aparência de aumento fusiforme. O padrão de realce após a administração de contraste (gadolínio) é tipicamente heterogêneo, refletindo a distribuição irregular do tumor e a presença de áreas necróticas ou menos vascularizadas. Ocorrem cistos intramedulares em alguns casos, porém, menos frequentemente do que em ependimomas.[5-8] Os gliomas de alto grau podem causar hidrocefalia e hipertensão intracraniana, podendo ser o sintoma inicial.

### Ependimomas

Os ependimomas são tumores intramedulares que podem se localizar ao longo de toda a medula espinhal. Aproximadamente metade dos casos ocorre na medula espinal lombossacra ou no *filum terminale* – geralmente composto pelos denominados ependimomas mixopapilares; os outros 50% ocorrem em qualquer parte da medula espinal cervical ou torácica.

Os ependimomas espinhais são atualmente classificados de acordo com o *status* de amplificação do gene MYCN, um proto-oncogene que codifica um fator de transcrição envolvido no crescimento celular. Ainda não se sabe como o MYCN contribui para a fisiopatologia dos ependimomas amplificados por **MYCN**.[9-14]

### Ependimomas Espinhais sem Amplificação de MYCN

Os ependimomas são os tumores intramedulares mais comuns em adultos, com pico de apresentação entre 30 e 40 anos de idade. O subtipo celular é o mais comum. A maioria dos ependimomas espinhais é classificada como grau 2 pela OMS; tumores de grau 3 (anaplásicos) são raros.

Os ependimomas tendem a ocorrer centralmente dentro da medula, expandindo-a simetricamente à medida que crescem. A medula espinal pode ser expandida ao longo de vários segmentos, sendo comum a presença de cistos associados ao tumor (siringe). Essas lesões geralmente apresentam realce intenso na ressonância magnética (RM) (Fig. 17-1).[13,14]

### Ependimoma Espinhal com Amplificação de MYCN

O ependimoma espinhal com amplificação de **MYCN** é um tumor recém-reconhecido a partir da revisão de 2021 da classificação da OMS para tumores do sistema nervoso central (SNC). A maioria dos tumores apresenta características histopatológicas de alto grau, embora ainda não tenha sido atribuído um grau pela OMS devido à falta de estudos clínicos adequados.

Com base nos dados disponíveis, os ependimomas amplificados por MYCN são tumores agressivos, associados a metástases precoces e disseminação liquórica pelo eixo neural. Todos os pacientes relatados com dados de acompanhamento apresentaram recidiva, apesar do tratamento padrão.[13,14]

### Ependimoma Mixopapilar

Os ependimomas mixopapilares diferenciam-se biológica e morfologicamente de outros tipos de ependimomas. Esses tumores ocorrem mais frequentemente na medula espinal lombossacra e no *filum terminale*. Quando localizados no *filum*, apresentam-se como lesões intradurais, mas extramedulares, tanto do ponto de vista clínico quanto cirúrgico. A imuno-histoquímica pode ser necessária para diferenciá-los de cordomas ou condrossarcomas.

Esses ependimomas são tumores gliais de crescimento lento, classificados como grau 2 pela OMS, e são mais comuns em adultos jovens, com uma ligeira predominância em homens. Clinicamente, esses tumores costumam causar dor lombar, podendo ou não estar associada a sintomas radiculares. Devido à propensão para disseminação leptomeníngea, recomenda-se a realização de ressonância magnética completa do cérebro e da coluna, além de análise do líquido cefalorraquidiano no momento do diagnóstico.

Na RM ponderada em T1, os ependimomas também costumam aparecer como lesões iso ou hipointensas, mas com limites mais definidos do que os astrocitomas. Em T2, apresentam-se como lesões hiperintensas com realce homogêneo na maioria dos casos após a administração de contraste. Uma característica marcante dos ependimomas é a presença frequente de cistos polares, que são áreas císticas no pólo superior ou inferior da lesão, bem como de siringomielia (dilatação do canal central da medula) associada à expansão tumoral. Além disso, é comum a presença de pequenos focos de hemorragia dentro do tumor, os chamados *caps* hemorrágicos, que podem ser visualizados como áreas hipointensas nas sequências de T2 e podem ajudar a distinguir o tumor de astrocitomas.[9-12]

### Diferenciação entre Astrocitomas e Ependimomas na RM

Os ependimomas tendem a ser tumores mais bem circunscritos, com limites claros e mais centrais na medula, enquanto os astrocitomas frequentemente apresentam margens irregulares e infiltração difusa do tecido medular, muitas vezes assimétrica. A presença de cistos polares é altamente sugestiva de ependimomas, assim como a siringomielia associada, enquanto essas características são menos comuns em astrocitomas. Outro fator diferencial importante é a presença de hemorragia intratumoral, que é mais frequente em ependimomas e pode ser visualizada como áreas hipointensas nas sequências ponderadas em T2. O padrão de realce também pode fornecer pistas: enquanto os ependimomas frequentemente apresentam um realce mais homogêneo e regular, os astrocitomas tendem a ter realce heterogêneo, refletindo sua natureza infiltrativa.

### Hemangioblastomas

Os hemangioblastomas intramedulares são tumores vasculares raros que se originam dos vasos sanguíneos da medula espinal. Eles representam cerca de 2-4% dos tumores intramedulares e, embora possam ocorrer esporadicamente, estão frequentemente associados à doença de von Hippel-Lindau (VHL), uma síndrome genética que predispõe ao desenvolvimento de tumores vasculares em diversos órgãos. Os hemangioblastomas são mais comuns na região torácica e cervical da medula espinal e, devido à sua rica vascularização, são frequentemente acompanhados por cistos ou cavidades (siringes) que podem comprimir a medula espinal.

Radiologicamente, os hemangioblastomas intramedulares se caracterizam por apresentarem realce intenso e homogêneo nas imagens de ressonância magnética (RM) com contraste, devido à sua natureza vascular. A presença de cistos associados pode ocorrer e ajuda a diferenciar hemangioblastomas de outros tumores

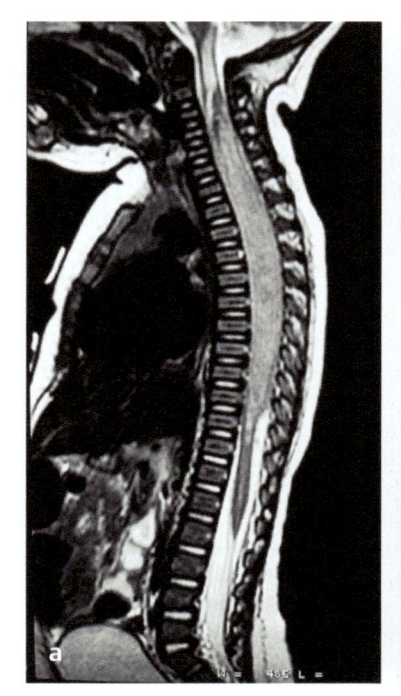

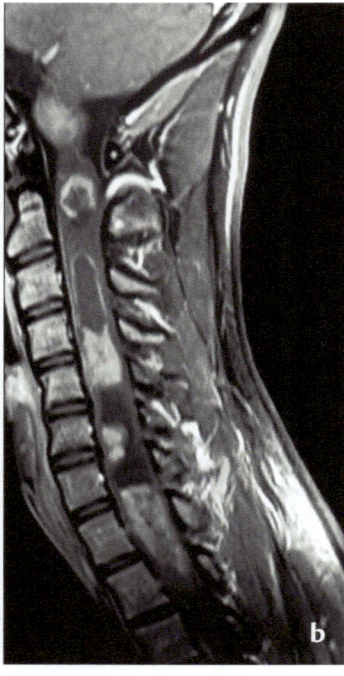

**Fig. 17-1.** (a) Imagem de RM com tumor intramedular cervical e torácico, isointenso, com siringomielia cervical característico de astrocitoma. (b) Ependimoma intramedular com captação de contraste e cistos polares, em paciente portador de neurofibromatose.

intramedulares. Embora sejam considerados tumores benignos, o potencial de crescimento e compressão da medula espinhal torna essencial o diagnóstico precoce.

Os hemangioblastomas, sendo altamente vasculares, geralmente aparecem como lesões hipointensas em T1 e hiperintensas em T2, frequentemente associadas a imagens de *flow-void* adjacentes que representam recrutamento e ectasia de vasos. Após o contraste, mostram realce homogêneo e intenso. A angiografia pode ser útil para mapear a vascularização do tumor antes da cirurgia.[15,16]

## Gangliogliomas e Ganglioneuromas

Os **gangliogliomas** são tumores neurogliais raros, compostos por uma mistura de células gliais e neurônios, e podem ocorrer tanto no cérebro quanto na medula espinhal. Na medula representam cerca de 1-5% dos tumores intramedulares, com a maioria dos casos ocorrendo em crianças e adultos jovens. Esses tumores geralmente têm crescimento lento e benigno, embora alguns possam apresentar componentes de maior agressividade. O segmento cervical alto da medula espinhal é o local mais frequentemente acometido, e os pacientes podem apresentar dor, fraqueza muscular e alterações sensoriais, muitas vezes evoluindo lentamente ao longo de meses ou anos.

Os gangliogliomas são tumores de baixo grau (grau I da OMS), mas em casos raros podem se transformar em lesões malignas. O diagnóstico por imagem é feito com ressonância magnética, onde o tumor geralmente aparece como uma lesão intramedular que pode ou não apresentar realce após a administração de contraste. A presença de cistos associados é comum. Esses tumores são considerados de bom prognóstico quando ressecados completamente, e a ressecção cirúrgica frequentemente é curativa, com baixo risco de recorrência (Fig. 17-2).

Os ganglioneuromas são tumores raros, de crescimento lento e, geralmente, benignos, que se originam de células ganglionares e células da crista neural. Eles têm, também, uma predileção por crianças e adultos jovens.

Os ganglioneuromas aparecem como lesões iso a hipointensas em T1, indicando densidade semelhante à medula espinal ou a presença de componentes fibrosos. Em T2, tendem a ser hiperintensos, sugerindo áreas com alta concentração de água ou tecido frouxo, padrão comum em tumores de crescimento lento. Após contraste com gadolínio, o realce é geralmente heterogêneo, leve a moderado, refletindo a vascularização variável, com possíveis áreas não realçadas por cistos ou necrose. Eles costumam ser bem delimitados, fusiformes, e podem causar compressão medular, especialmente quando se estendem de áreas paravertebrais ou do mediastino posterior.[17,18]

## Linfoma Primário da Medula

Os linfomas primários da medula espinhal são tumores malignos raros, representando menos de 1% dos tumores intramedulares, geralmente do tipo não Hodgkin de células B. Podem surgir diretamente na medula ou invadir a partir de estruturas adjacentes, como vértebras ou tecido paravertebral. Pacientes imunossuprimidos, como aqueles com HIV ou em uso prolongado de imunossupressores, têm maior risco.

A ressonância magnética é o principal exame diagnóstico, revelando lesões que envolvem a medula, meninges e eventualmente até os ossos. A biópsia confirma o diagnóstico, pois os linfomas podem imitar outros tumores em RM. O tratamento padrão é quimioterapia, com ou sem radioterapia, e o prognóstico varia conforme a extensão da doença e a resposta terapêutica. Esses tumores são iso ou hipointensos em T1, iso ou hiperintensos em T2, com realce homogêneo após contraste. A PET pode auxiliar no diagnóstico pela alta captação de glicose, comum nos linfomas.[19,20]

## Melanoma Primário

Os melanomas primários da medula espinhal são extremamente raros, com poucos casos relatados na literatura. Esses tumores se originam das células melanocíticas presentes nas meninges da medula espinal e podem se desenvolver em qualquer nível da coluna, embora sejam mais comuns na região torácica. Clinicamente, esses tumores podem causar dor nas costas, fraqueza muscular e déficits neurológicos semelhantes a outros tumores intramedulares. Melanomas primários geralmente têm comportamento agressivo e apresentam alto risco de metástase para outros órgãos, incluindo pulmões, fígado e cérebro.

Radiologicamente, os melanomas intramedulares se manifestam como lesões hipointensas em T1 e hiperintensas em T2, com realce variável após a administração de contraste. O diagnóstico definitivo é feito por biópsia, e a imuno-histoquímica é usada para diferenciar melanomas de outras neoplasias. Embora a ressecção cirúrgica seja o tratamento primário, o prognóstico para melanomas espinhais geralmente é ruim devido ao comportamento agressivo do tumor e à alta taxa de recidiva.[21]

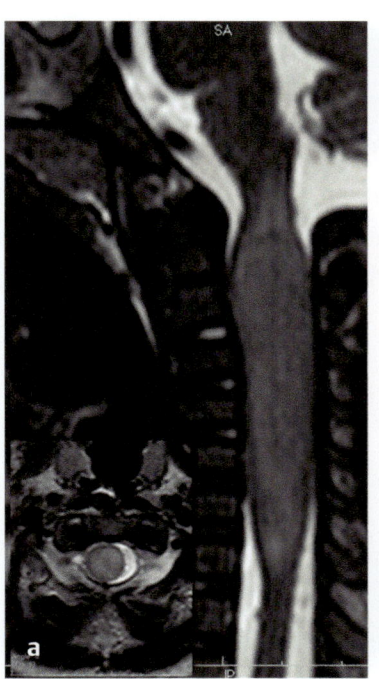

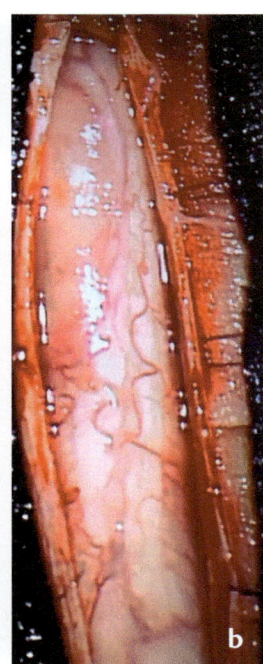

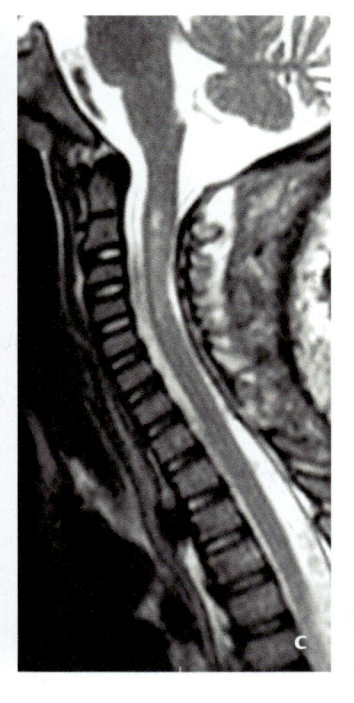

**Fig. 17-2.** Ganglioglioma. (**a**) Aspecto homogêneo na RM, (**b**) visão intraoperatória, (**c**) acompanhamento após 5 anos.

## Metástases Intramedulares

As metástases intramedulares são raras, representando 1-3% das metástases no sistema nervoso central, ocorrendo diretamente no parênquima da medula espinhal. Elas estão associadas a cânceres agressivos, como câncer de pulmão, mama, melanoma, rim e linfomas, e se disseminam principalmente por via hematogênica.

A ressonância magnética é o exame diagnóstico de escolha, mostrando lesões nodulares que se realçam com contraste. O diagnóstico geralmente é baseado na história de câncer primário e achados de imagem, com biópsia sendo raramente necessária. As metástases indicam doença avançada, com sobrevida média de poucos meses a um ano (Quadro 17-1).[22,23]

A ressonância magnética (RM) é a melhor opção de exame para a avaliação de tumores intramedulares da medula espinal, pois oferece uma excelente visualização detalhada do parênquima medular e dos tecidos circundantes, permitindo a caracterização precisa do tipo de tumor, sua extensão e o grau de compressão medular. Mas, como observamos, muitas lesões intramedulares apresentam sinal hipointenso em T1 e hiperintenso em T2.

Modalidades de imagem complementares, como a tomografia computadorizada (TC) e a radiografia simples, podem fornecer pistas indiretas sobre a presença de lesões. A tomografia é útil para avaliar a estrutura óssea da coluna e pode revelar sinais de erosão óssea, alargamento do canal raquiano ou destruição vertebral associados à invasão tumoral, além de poderem auxiliar no planejamento cirúrgico.

Alterações no diâmetro do canal vertebral ou um aumento na distância intrapedicular também podem ser indicativos de expansão tumoral, sugerindo a necessidade de uma investigação mais detalhada com RM.

Além disso, deformidades da coluna, tanto pré quanto pós-operatórias, devem ser avaliadas com radiografias panorâmicas da coluna, sempre que possível, realizadas em ortostatismo, para fornecer uma visão global do alinhamento espinhal. Essas modalidades, embora menos específicas que a RM, são valiosas para monitorar a integridade estrutural da coluna e a presença de deformidades que possam influenciar o planejamento cirúrgico e o acompanhamento pós-operatório.[24]

## TUMORES MEDULARES PEDIÁTRICOS E ADULTOS: DIFERENÇAS

Os tumores intramedulares apresentam diferenças significativas na prevalência entre a infância e a vida adulta. Em crianças, o tipo mais comum é o astrocitoma pilocítico, um tumor de baixo grau que tem um comportamento benigno e ocorre principalmente na infância. Já em adultos, o ependimoma é o tumor intramedular mais prevalente, representando a maioria dos casos, principalmente em torno dos 30 a 40 anos. Além disso, os gangliogliomas são mais frequentes em crianças, enquanto em adultos encontramos com maior frequência tumores mais agressivos, como os linfomas primários e os astrocitomas anaplásicos.[1,25]

Essa variação na prevalência reflete as diferenças na biologia dos tumores intramedulares em diferentes faixas etárias. Em crianças, os tumores tendem a ser de baixo grau, enquanto nos adultos os tumores mais agressivos, como ependimomas e astrocitomas anaplásicos, ocorrem com mais frequência (Quadro 17-2).

### Apresentação Clínica

Tumores localizados dentro ou fora da medula espinal podem causar sintomas ao interromper elementos e vias neurais normais, produzindo tanto efeitos locais quanto distais, por efeito compressivo de tratos. O sintoma mais frequente é a dor, que frequentemente desperta o paciente durante a noite. Os pacientes muitas vezes descrevem essa dor como persistente e de intensidade moderada a grave, difícil de aliviar. O local da dor pode fornecer uma indicação

Quadro 17-1. Características de imagem habituais dos principais tumores intramedulares

| Tumor subtipo | Idade mais acometida | Gênero mais acometido | T1(RM) | T2 (RM) | Padrão de realce |
|---|---|---|---|---|---|
| Astrocitoma pilocítico | Infância | Indefinido | Iso/hipointenso | Hiperintenso | Heterogêneo |
| Astrocitoma difuso | Adultos jovens | Indefinido | Iso/hipointenso | Hiperintenso | Heterogêneo |
| Ependimoma | Adultos (30-40 anos) | Masculino | Iso/hipointenso | Hiperintenso | Homogêneo |
| Ependimoma mixopapilar | Adultos jovens (35-39 anos) | Masculino | Isointenso | Hiperintenso | Homogêneo |
| Hemangioblastoma | Adultos (40-60 anos) | Masculino | Hipointenso | Hiperintenso pode ter cistos | Homogêneo |
| Ganglioglioma | Crianças/adultos jovens | Indefinido | Iso/hipointenso | Hiperintenso | Heterogêneo |
| Linfoma primário | Adultos | Indefinido | Iso/hipointenso | Iso/hiperintenso | Homogêneo |
| Melanoma primário | Adultos (45-65 anos) | Masculino | Hipointenso | Hiperintenso | Variável |
| Metástases intramedulares | Adultos com câncer primário avançado | Indefinido | Variável | Variável | Costuma ser nodular |

Quadro 17-2. Distribuição de tumores intramedulares na população adulta e infantil.

| Tumores intramedulares da infância | Porcentagem (infância) | Tumores intramedulares dos adultos | Porcentagem (adultos) |
|---|---|---|---|
| Astrocitoma pilocítico | 60-70% | Ependimoma | 60-80% |
| Astrocitoma difuso | 10-20% | Astrocitoma difuso | 10-20% |
| Ganglioglioma | 5-10% | Hemangioblastoma | 10-15% |
| Ependimoma | 5-10% | Linfoma primário | 5-10% |
| Glioblastoma | < 5% | Astrocitoma anaplásico | < 5% |
| Hemangioblastoma | < 5% | Glioblastoma | < 5% |

da localização anatômica do tumor. Atribui-se este tipo de dor noturna a uma estase e hipertensão venosa intracanal.

A disfunção neurológica distal à lesão é causada pela interrupção das vias ascendentes e descendentes da medula espinhal. As queixas mais comuns são disestesias sensoriais e fraqueza muscular, especialmente da musculatura do iliopsoas quando avaliado membros inferiores. Os pacientes frequentemente relatam dificuldades de caráter progressivo na marcha. A perda sensorial distal progressiva e a disfunção esfincteriana também podem ocorrer. Embora as manifestações neurológicas possam começar unilateralmente, elas costumam progredir para envolver ambos os lados da medula espinal, resultando em sintomas e sinais bilaterais, mesmo que eventualmente assimétricos.

Os pacientes frequentemente apresentam dor localizada por semanas a meses antes de desenvolverem outros sintomas. Déficits neurológicos ao diagnóstico podem incluir espasticidade dos membros inferiores, perda da sensação de dor e temperatura, diminuição da sensibilidade tátil e vibratória nos membros inferiores e no tronco, além de ataxia da marcha.[3,4] O déficit motor nas lesões intramedulares cervicais pode seguir o formato de U, iniciando por um braço, acometendo a perna ipsilateral, a perna contralateral e o braço contralateral. Em crianças pequenas uma mudança do hábito intestinal pode ser sugestiva de compressão medular.

Alguns pacientes podem apresentar como sintoma inicial a cefaleia por aumento da pressão intracraniana e hidrocefalia. A presença de hidrocefalia é mais comum nos glioblastomas intramedulares, porém podem ser encontradas em gliomas de baixo grau (Fig. 17-3).

Tumores intramedulares cervicais altos podem apresentar como sintoma inicial torcicolo e esta queixa deixa ser valorizada na persistência do quadro (Fig. 17-4).

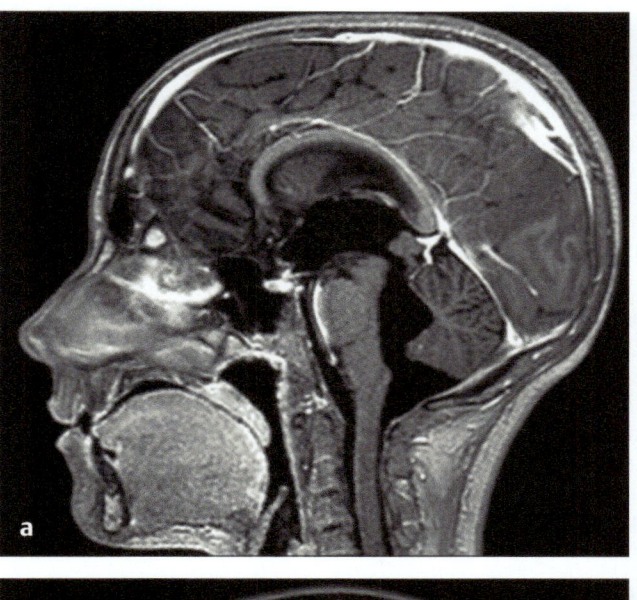

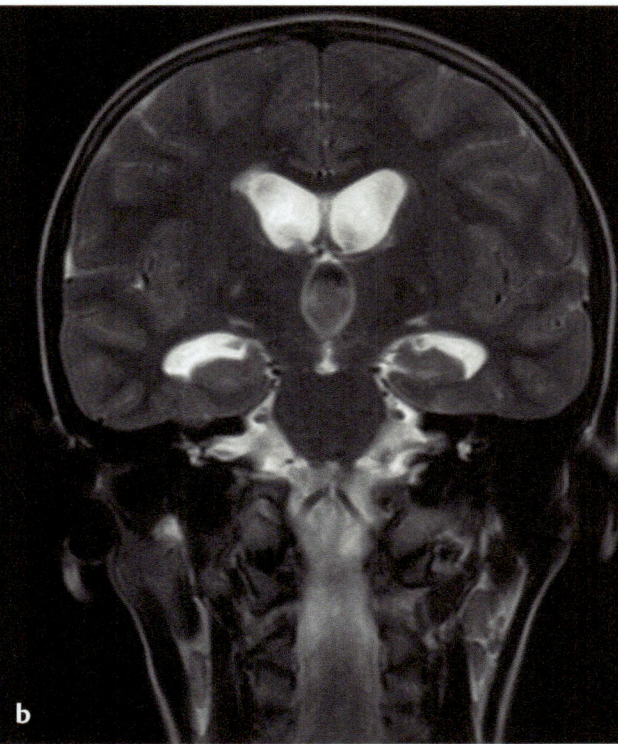

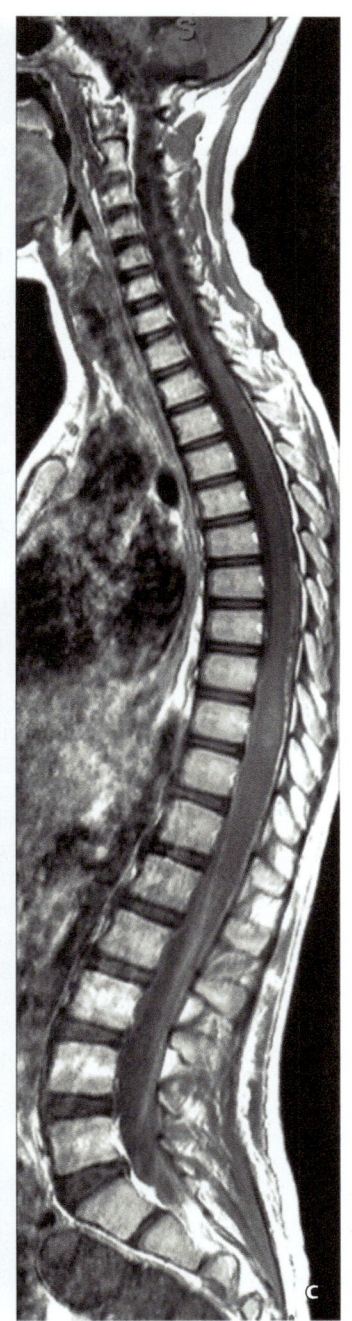

Fig. 17-3. Paciente de 9 anos de idade com quadro inicial de cefaleia e papiledema. (a,b) RM de crânio revelando hidrocefalia do tipo comunicante com estiramento do corpo caloso, alargamento do aqueduto cerebral e edema transependimário. (c) RM de coluna torácica com tumor intramedular com extensão até o cone. Diagnóstico anatomopatológico – glioma grau 2.

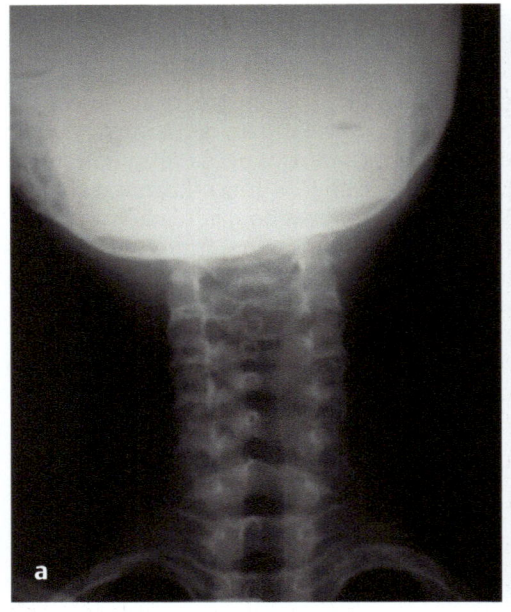

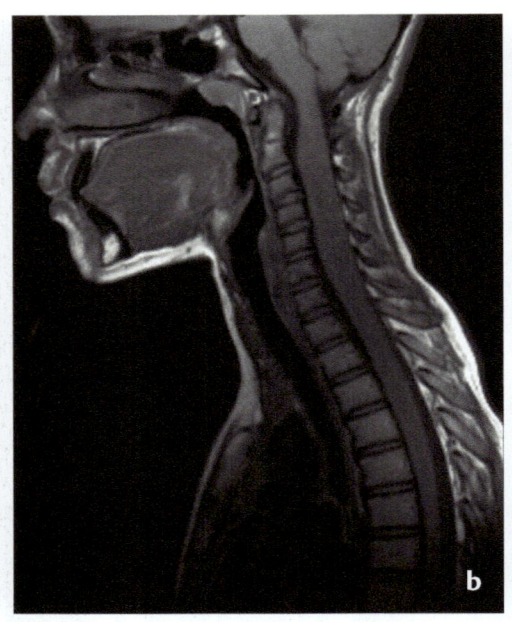

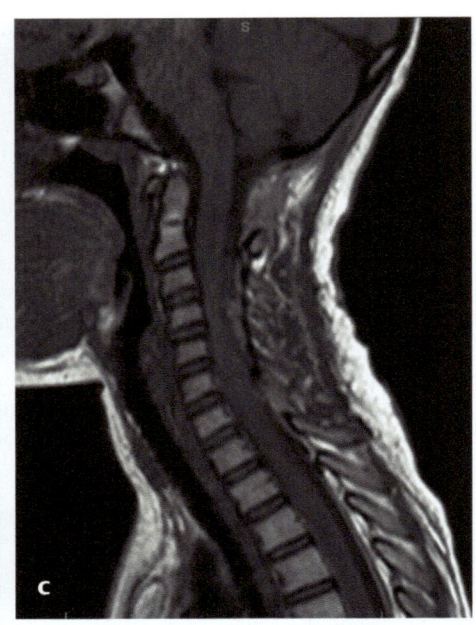

**Fig. 17-4.** Astrocitoma pilocítico cervical com sintoma inicial de torcicolo. (a) Radiografia demonstrando alargamento dos pedículos cervicais. (b) RM com lesão intramedular isointensa em T1. (c) Controle pós-operatório com remoção completa da lesão.

## ASSOCIAÇÃO A FACOMATOSES

Os tumores intramedulares podem, em alguns casos, estar associados a síndromes genéticas conhecidas como facomatoses, enquanto a maioria dos casos é de origem esporádica. Aqui está uma visão geral das principais facomatoses associadas a tumores intramedulares e as porcentagens aproximadas de sua associação (Quadro 17-3).[15,26]

### Ependimomas e Neurofibromatose Tipo II (NF2)
- Neurofibromatose Tipo II está fortemente associada a ependimomas, especialmente os localizados na medula espinal. Aproximadamente 25-40% dos pacientes com NF2 desenvolvem ependimomas intramedulares. Esses pacientes costumam apresentar múltiplos ependimomas ao longo da coluna e do cérebro.
- No entanto, a maioria dos ependimomas é esporádica, representando cerca de 60-75% dos casos. Esses tumores ocorrem principalmente em adultos sem qualquer associação com síndromes genéticas.

### Astrocitomas e Neurofibromatose Tipo I (NF1)
- Astrocitomas, especialmente os de baixo grau, como o astrocitoma pilocítico, podem estar associados à Neurofibromatose Tipo I (NF1). Aproximadamente 10-20% dos pacientes com NF1 podem desenvolver astrocitomas, frequentemente de crescimento lento.
- A maioria dos astrocitomas espinhais é esporádica, com 80-90% dos casos não estando associados a síndromes genéticas.

### Hemangioblastomas e Doença de von Hippel-Lindau (VHL)
- Hemangioblastomas são classicamente associados à doença de von Hippel-Lindau (VHL), uma síndrome genética que predispõe ao desenvolvimento de tumores vasculares em múltiplos órgãos. Cerca de 25-30% dos hemangioblastomas intramedulares ocorrem em pacientes com VHL. Esses pacientes costumam apresentar hemangioblastomas múltiplos.
- Os hemangioblastomas esporádicos constituem cerca de 70-75% dos casos, e esses tumores ocorrem mais comumente em adultos sem qualquer predisposição genética.

## TRATAMENTO CIRÚRGICO

A ressecção completa é o tratamento que objetivamos sempre, de forma ideal, mas que depende da presença de um plano de dissecção claro. Técnicas avançadas, como o uso de aspiradores ultrassônicos[27] e a monitorização intraoperatória com onda D,[28] são fundamentais para preservar a função neurológica. No caso de astrocitomas mais agressivos, a ressecção subtotal pode ser necessária para evitar déficits neurológicos severos.

O tratamento cirúrgico das lesões intramedulares, especialmente dos tumores mais comuns, como os ependimomas e astrocitomas, é um desafio complexo que exige um planejamento minucioso e a utilização de técnicas avançadas para preservar a função neurológica e garantir uma ressecção completa ou o mais próximo disso. O sucesso da cirurgia depende de uma abordagem coordenada que envolve monitorização intraoperatória, ferramentas especializadas, e refinamento de técnicas cirúrgicas.[3,6-8,27-29]

**Quadro 17-3.** Sumário de tumores medulares e sua associação a facomatoses

| Tipo de tumor intramedular | Facomatose associada | Porcentagem associada à facomatose | Porcentagem esporádica |
|---|---|---|---|
| Ependimoma | Neurofibromatose tipo II (NF2) | 25-40% | 60-75% |
| Astrocitoma | Neurofibromatose tipo I (NF1) | 10-20% | 80-90% |
| Hemangioblastomas | Doença de von Hippel-Lindau (VHL) | 25-30% | 70-75% |

## Planejamento

Antes da cirurgia, um planejamento detalhado é essencial, incluindo o uso de monitorização neurofisiológica intraoperatória e o aspirador ultrassônico, que ajudam a minimizar os danos à medula espinal. A utilização do modo pulsar em sua potência máxima permite uma nítida diferença entre o tecido medular normal e o tumor. A potência do aspirador ultrassônico com aspiração deve ser balanceada. Preferimos utilizar com potência de aspiração quase zero ou mínima. O diâmetro e o peso da peça de mão do aspirador ultrassônico também têm de ser valorizados. Preferimos ponteiras com diâmetro inferior a 1 mm e sem aspiração, porém com bastante irrigação (Fig. 17-5).

Evitamos também a coagulação com bipolar do tecido medular, evitando a transmissão do calor. Temos que evitar a tração do tumor, pois é muito frequente a queda do potencial evocado quando tracionamos a medula. A monitorização neurofisiológica é fundamental para preservar as funções motoras e sensoriais durante a ressecção do tumor. Utiliza-se frequentemente a monitorização de onda D (Fig. 17-6) e os potenciais evocados motores e somatossensitivos para assegurar que os tratos importantes não sejam comprometidos durante o procedimento. Essas técnicas permitem ao cirurgião receber *feedback* em tempo real sobre a integridade funcional da medula espinal e ajustar a estratégia cirúrgica no intraoperatório conforme necessário. Uma queda do potencial evocado motor de mais de 50% temos que interromper o procedimento, irrigar com soro aquecido e só retornar quando o potencial tiver normalizado. Porém quando utilizamos conjuntamente o potencial evocado e a onda D, mesmo com queda do potencial evocado podemos continuar com a ressecção cirúrgica caso a onda D esteja normal, sem que o paciente apresente novos déficits motores (Fig. 17-7).

## Acesso Cirúrgico

O acesso mais utilizado para lesões intramedulares é a laminotomia, uma técnica que envolve a remoção de parte da lâmina vertebral para permitir a exposição da medula espinhal. Ao contrário da laminectomia completa, a laminotomia permite a retirada temporária do osso, que pode ser recolocado e fixado ao final da cirurgia, oferecendo, portanto, diversas vantagens: além de proteger a estrutura neural, facilita eventuais cirurgias futuras, pois preserva a anatomia original da coluna vertebral e reduz o risco de instabilidade.[24,30] A laminotomia pode ser realizado com o craniótomo ou com piezoelétrico. Na utilização do craniótomo temos que cortar as lâminas no sentido caudal-craniano e com o protetor do craniótomo por debaixo do ligamento amarelo. Na região de C2 o plexo venoso peridural e exuberante e poder ocorrer um sangramento abundante, portanto o procedimento deve ser rápido e preciso (Fig. 17-8). Após a abertura da dura-máter é comum encontrarmos um ingurgitamento das veias piais, que vão melhorando após a retirada da lesão (Fig. 17-9).

Para melhor visualizar a lesão podemos realizar ultrassom de alta resolução para melhor identificar a parte sólida e cística da lesão assim como sua extensão. Após o acesso à medula, o cirurgião realiza uma durotomia longitudinal ao longo da linha média para expor o tumor. Identificar corretamente a linha média da medula espinal é crucial para evitar danos aos tratos encontrados na medula, conforme discutido a seguir.

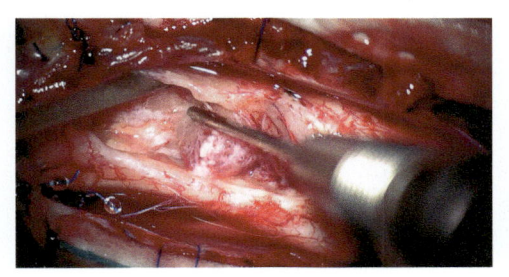

**Fig. 17-5.** Detalhe da ponteira de aspirador ultrassônico com diâmetro inferior a 1 mm e com peso de 47 gramas.

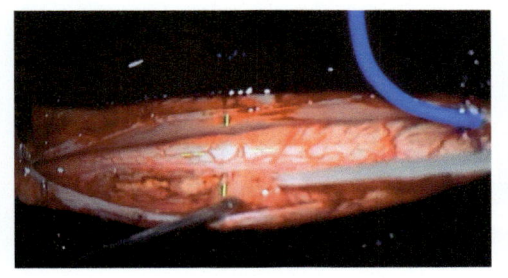

**Fig. 17-6.** Intraoperatório de tumor intramedular, com cateter subdural para registro de **onda D** pela neurofisiologia, e aspirador ultrassônico com ponteira de 1 mm.

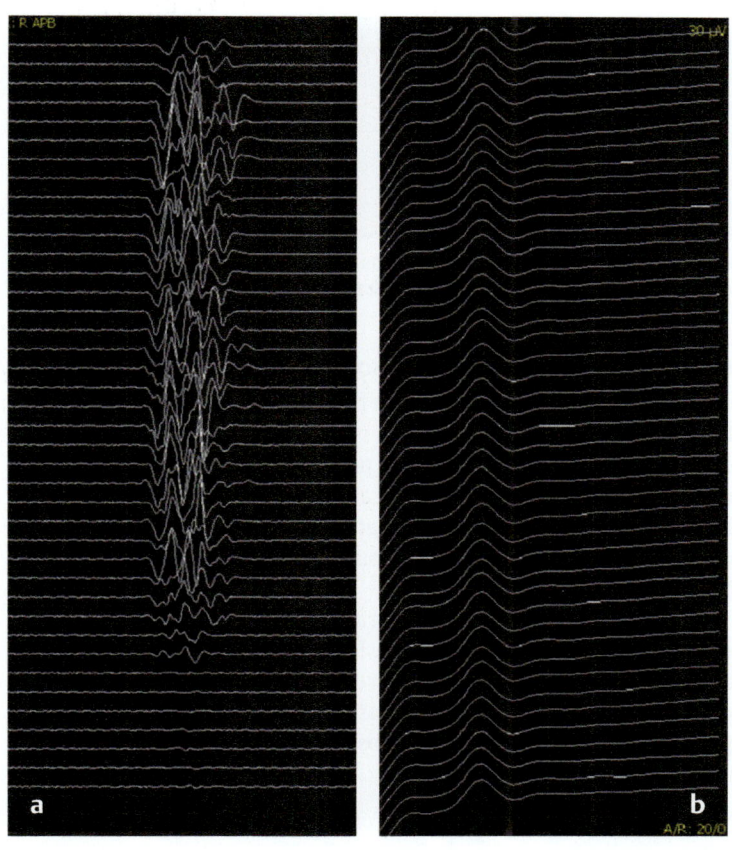

**Fig. 17-7.** (**a**) Gráfico de monitorização de tumor intramedular com potencial evocado motor. Notar o desaparecimento completo do potencial. (**b**) Manutenção da onda D, cirurgia foi continuada e o tumor completamente removido.

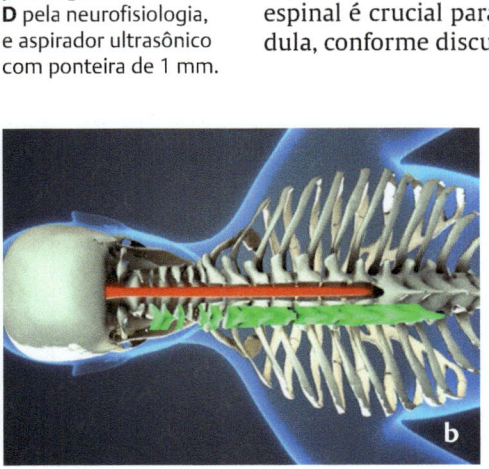

**Fig. 17-8.** Ilustração evidenciando em: (**a**) laminotomia com craniótomo sendo usado no sentido caudal-cranial para (**b**) retirada do estojo ósseo, lâminas vertebrais, que serão recolocadas e refixadas após o término da ressecção da lesão e fechamento da dura-máter.

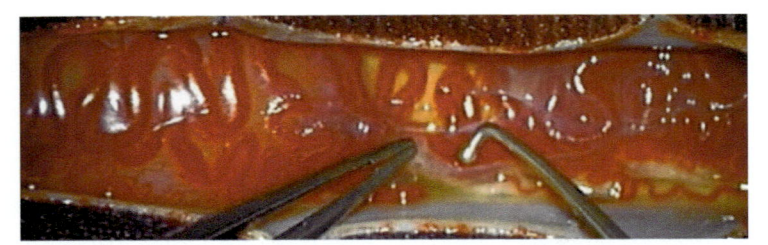

**Fig. 17-9.** Aspecto intraoperatório após abertura da dura-máter, de um astrocitoma intramedular, com ingurgitamento venoso.

## Monitorização e Localização da Linha média medular

Para localizar com precisão a linha média fisiológica da medula, que pode estar deslocada em relação à linha média anatômica devido à compressão do tumor, podemos utilizar uma varredura com eletrodo bipolar. Essa técnica ajuda a identificar a verdadeira linha média com base na atividade eletrofisiológica, permitindo que a dissecção seja realizada com segurança e precisão entre os tratos do cordão posterior.

Outra técnica importante durante a ressecção envolve o uso de microscopia com alta ampliação. Essa ferramenta é essencial para a visualização detalhada das estruturas vasculares, em particular o mergulho dos ramos transversos das arteríolas no sulco mediano posterior da medula espinhal. Observar com precisão esses ramos ajuda, em conjunto com uso dos outros recursos, a encontrar a linha média medular, prevenindo déficits neurológicos associados à mielotomia e à manipulação cirúrgica.[31]

## Ressecção Tumoral

Durante a ressecção do tumor, o aspirador ultrassônico desempenha um papel crucial. Ele permite a fragmentação e a remoção seletiva do tecido tumoral com mínima lesão ao tecido adjacente. No caso dos ependimomas, que geralmente possuem limites bem definidos e um plano de clivagem mais claro entre o tumor e o tecido medular saudável, é frequentemente possível realizar uma ressecção total. Isso pode ser alcançado sem causar grandes déficits neurológicos, com uso meticuloso da monitorização neurofisiológica, do aspirador ultrassônico para realizar seu esvaziamento, e de técnica microcirúrgica apurada.

Já nos astrocitomas, que tendem a ser mais infiltrativos, a ressecção completa é mais desafiadora e a cirurgia em muitos casos acaba representando uma ressecção subtotal, por conta dos limites imprecisos e infiltrativos da lesão. Objetivamos aliviar a compressão sem comprometer ainda mais a função neurológica nestas cirurgias (Fig. 17-10).

Em resumo, o tratamento microcirúrgico dos tumores intramedulares, em especial nos ependimomas e astrocitomas requer uma combinação de técnicas de alta precisão e monitorização contínua para maximizar a ressecção do tumor e minimizar os

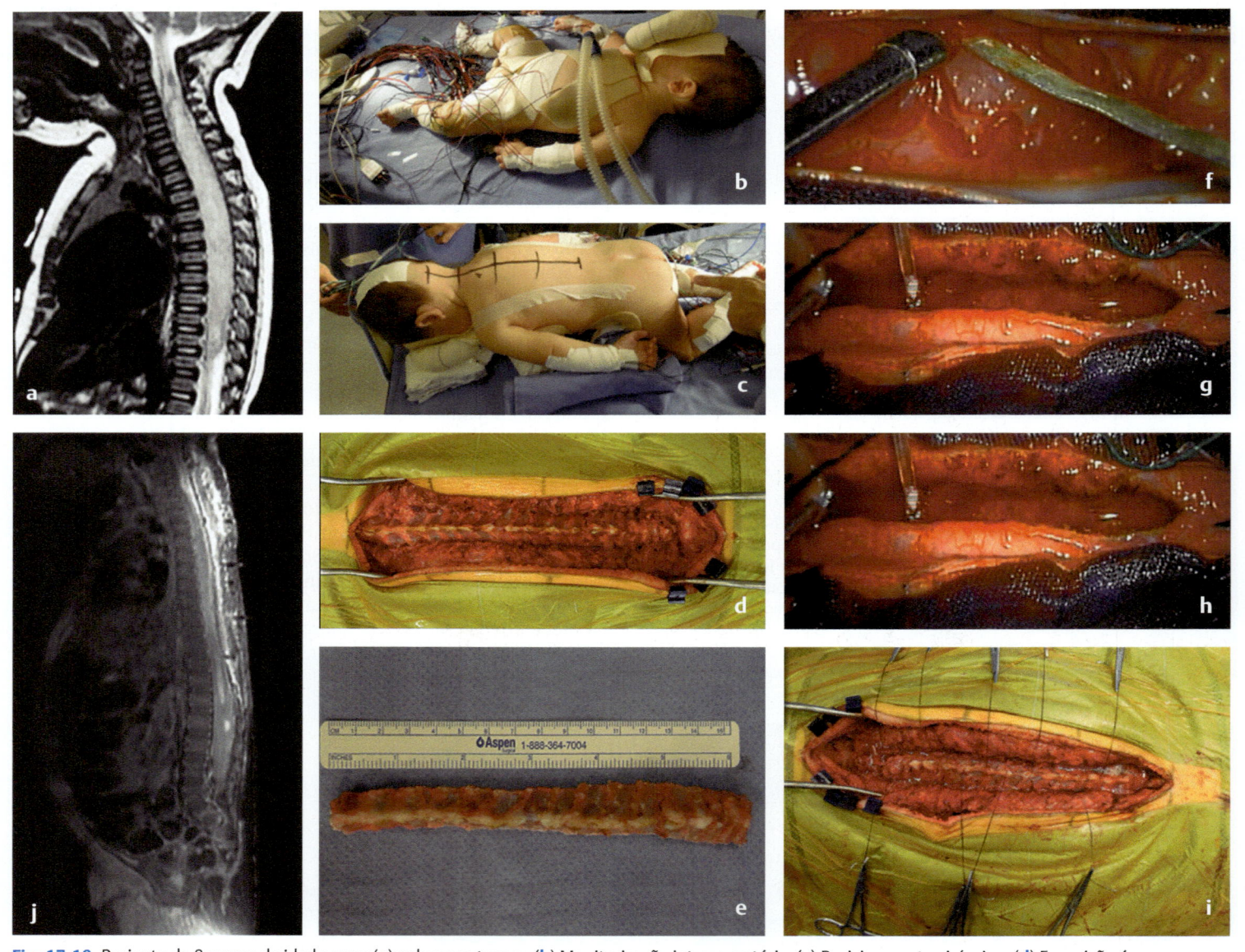

**Fig. 17-10.** Paciente de 8 meses de idade com: (a) volumoso tumor. (b) Monitorização intraoperatória. (c) Posicionameto cirúrgico. (d) Exposição óssea. (e) Extensa laminotomia. (f) Abertura da dura-máter com (g) exposição do tumor. Ressecção completa do tumor. (h,I) Colocação da lâminas e fixação com fio de náilon 3.0. (j) Controle pós-operatório de 5 anos com remoção completa da lesão. Astrocitoma pilocítico.

danos à medula espinhal. A utilização de laminotomia, monitorização da linha média fisiológica e ferramentas como o aspirador ultrassônico contribuem para resultados cirúrgicos mais seguros e eficazes.

## Deformidades Pós-Operatórias da Coluna

Os fatores de risco para o desenvolvimento de deformidades da coluna após cirurgias de tumores intramedulares são múltiplos e podem estar relacionados tanto com o paciente quanto com a técnica cirúrgica. Alguns dos principais fatores incluem:[24]

- *Idade jovem:* pacientes pediátricos e adolescentes têm maior risco devido ao crescimento contínuo da coluna e à instabilidade pós-ressecção.
- *Remoção extensa de estruturas ósseas da vértebra:* laminectomias amplas associadas à remoção de facetas e ligamentos da banda de tensão posterior comprometem o suporte estrutural da coluna, aumentando o risco de instabilidade, que pode ser reduzido com a laminotomia.
- *Tumores em múltiplos níveis:* cirurgias em tumores que envolvem vários níveis vertebrais aumentam o risco de deformidade pela maior instabilidade.
- *Astrocitomas infiltrativos:* esses tumores, devido à sua natureza invasiva, exigem ressecções agressivas, aumentando o risco de deformidade.
- *Repouso ao leito prolongado:* pacientes com déficit motor severo apresentam maior risco de deformidade devido à fraqueza muscular e instabilidade dinâmica.
- *Ausência de fusão espinhal:* a falta de fusão após ressecções tumorais, especialmente em regiões de coluna móveis ou de transição, eleva o risco de instabilidade em longo prazo.
- *Radioterapia adjuvante:* crianças submetidas à radioterapia têm maior risco de deformidades devido aos efeitos da radiação no desenvolvimento ósseo.

Esses fatores de risco devem ser cuidadosamente considerados no planejamento cirúrgico e no acompanhamento pós-operatório, com a implementação de estratégias para minimizar o impacto na coluna, como o uso de técnicas menos invasivas, monitorização rigorosa da estabilidade espinal e, quando indicado, fusão vertebral para prevenir deformidades futuras.

## Principais Achados Patológicos dos Tumores Intramedulares

A classificação dos tumores intramedulares foi recentemente atualizada pela Organização Mundial da Saúde (OMS) em sua edição de 2021. Essa nova classificação enfatiza a importância dos perfis genéticos e de metilação, principalmente em ependimomas, que são os tumores mais comuns da medula espinal do adulto. A nova nomenclatura também introduziu uma distinção entre os tumores ependimários espinhais e os localizados em outras regiões do SNC. Essa diferenciação é importante porque as características moleculares dos tumores da medula espinhal podem diferir significativamente de seus equivalentes cranianos (Quadro 17-4).[32]

Os tumores espinhais, incluindo ependimomas e astrocitomas, podem variar em termos de características histológicas e genéticas. Muitos ependimomas apresentam perda de cópia do gene *NF2*, enquanto os tumores astrocíticos podem mostrar mutações em genes como *TP53* e *ATRX*. Tumores menos comuns incluem subependimomas e gangliogliomas. Tumores malignos, como o glioma difuso da linha média com alteração H3 K27M, também são encontrados, embora com prognóstico desfavorável.[32]

## TERAPIAS ADJUVANTES

O tratamento adjuvante para tumores intramedulares, como ependimomas e astrocitomas da medula espinal, não é indicado rotineiramente. Pode ser indicado quando a ressecção cirúrgica completa não é possível ou para tumores com características histológicas mais agressivas, como astrocitomas anaplásicos, ependimomas de grau III e glioblastomas.

### Ependimomas

A ressecção cirúrgica completa oferece o melhor prognóstico para ependimomas. No entanto, em casos de ressecção impossibilidade de ressecção completa ou de ependimomas anaplásicos (grau III), a radioterapia adjuvante é recomendada. A dose típica varia de 50,4 a 54 Gy, fracionada. A quimioterapia muito raramente é prescrita, geralmente reservada a casos anaplásicos ou metastáticos e envolve o uso de carboplatina ou cisplatina. Em ependimomas relacionados à NF2, o bevacizumabe tem sido utilizado para estabilizar a doença.[9-11,13,33]

**Quadro 17-4.** Principais achados patológicos e marcadores moleculares de tumores intramedulares

| Tipo de tumor | Características histopatológicas | Marcadores moleculares específicos |
|---|---|---|
| Ependimoma espinhal (SP-EPN) | Pseudorosetas perivasculares, rosetas verdadeiras com lúmen, células com núcleos redondos e cromatina em "sal e pimenta". Grau 2 ou 3 (OMS) | Perda de cópia do gene *NF2*, ocasionalmente fusão ZFTA-RELA, mutações *MYCN* |
| Ependimoma mixopapilar | Tumor encapsulado, matriz intercelular mixoide, vasos sanguíneos hialinizados, células poligonais com núcleos uniformes | Não há alterações moleculares frequentes conhecidas |
| Subependimoma | Áreas alternadas de alta e baixa celularidade, rosetas e microrrosetas. Tumor bem circunscrito e encapsulado. | Mutações no gene *TRS1*, *BRAF* e *H3F3A* ausentes. Retenção de H3K27 me3 |
| Astrocitoma (incluindo gliomas) | Células astrocitárias com núcleos pleomórficos, necrose, proliferação microvascular. Alta taxa mitótica em tumores de alto grau | Mutações em *TP53*, *ATRX*, *IDH1/2* (raro na medula), deleções de *CDKN2A/B* |
| Glioblastoma (IDH-wildtype) | Alta celularidade, necrose com pseudopaliçada nuclear, proliferação microvascular; crescimento infiltrativo | Amplificação de *EGFR*, mutação no promotor de *TERT*, deleção de *PTEN* |
| Glioma difuso da linha média | Células tumorais elongadas, positivas para mutação H3 K27M, com variação morfológica de gliomas de baixo e alto grau | Mutações *H3F3A* (H3 K27M), mutações *TP53*, *ATRX*, *ACVR1* |
| Hemangioblastoma | Tumor altamente vascularizado, células estromais com citoplasma espumoso, capilares delgados; ausência de atipia nuclear significativa | Mutações no gene *VHL* (em casos associados à doença de von Hippel-Lindau) |
| Ganglioglioma | Tumor misto com neurônios neoplásicos e células gliais, núcleos ganglionares grandes e pleomórficos, crescimento lento | Fusão *KIAA1549*, mutação *BRAF V600E*, mutações *NF1* |

## Astrocitomas

Astrocitomas de grau II são tumores infiltrativos, o que frequentemente impede a ressecção completa. A radioterapia adjuvante (45-54 Gy) pode ser indicada para melhorar o controle local e reduzir o risco de recidiva em casos nos quais a exérese não pode ser total. Deve-se considerar a toxicidade em pacientes jovens, dado o risco de mielopatia induzida por radiação. A quimioterapia com temozolomida pode ser utilizada após falha da radioterapia, especialmente em astrocitomas de alto grau. Para astrocitomas anaplásicos e glioblastomas, a combinação de radioterapia (60 Gy) com temozolomida é o padrão de tratamento.[5,7,8,34]

## CONCLUSÃO

Os tumores intramedulares representam um desafio tanto no diagnóstico quanto no manejo clínico, na infância, os astrocitomas pilocíticos são os tumores intramedulares mais prevalentes. Esses tumores geralmente são de baixo grau e podem ser curados com ressecção cirúrgica completa, raramente necessitando de terapias adjuvantes. Entretanto, os astrocitomas de grau II ou superior na infância requerem abordagem agressiva, com estratégias terapêuticas adicionais como radioterapia sendo consideradas com cautela devido aos efeitos em longo prazo no crescimento e no desenvolvimento da coluna vertebral.

A diferenciação entre ependimomas e astrocitomas na ressonância magnética é um ponto crucial para o diagnóstico e o planejamento cirúrgico, com fatores como a presença de cistos polares, siringomielia e hemorragia sendo mais indicativos de ependimomas. A ressecção cirúrgica permanece como o tratamento padrão para a maioria dos tumores intramedulares. O uso de técnicas avançadas, como a laminotomia, a monitorização neurofisiológica e o aspirador ultrassônico é fundamental para reduzir complicações e preservar a função neurológica.

## REFERÊNCIAS BIBLIOGRÁFICAS

1. Duong LM, McCarthy BJ, McLendon RE, et al. Descriptive epidemiology of malignant and nonmalignant primary spinal cord, spinal meninges, and cauda equina tumors, United States, 2004-2007. Cancer. 2012;118(17):4220-7.
2. Bloomer CW, Ackerman A, Bhatia RG. Imaging for spine tumors and new applications. Top Magn Reson Imaging TMRI. 2006;17(2):69-87.
3. Walha S, Fairbanks SL. Spinal cord tumor surgery. Anesthesiol Clin. 2021;39(1):139-49.
4. Mechtler LL, Nandigam K. Spinal cord tumors: new views and future directions. Neurol Clin. 2013;31(1):241-68.
5. Xiao R, Abdullah KG, Miller JA, et al. Molecular and clinical prognostic factors for favorable outcome following surgical resection of adult intramedullary spinal cord astrocytomas. Clin Neurol Neurosurg. 2016;144:82-7.
6. Zhao Z, Song Z, Wang Z, et al. Advances in molecular pathology, diagnosis and treatment of spinal cord astrocytomas. Technol Cancer Res Treat. 2024;23:15330338241262483.
7. Zou Y, Sun J, Zhou Y, et al. Prognostic factors and treatment of spinal astrocytomas: a multi-institutional cohort analysis. Spine. 2018;43(10):E565-E573.
8. Zhao Z, Song Z, Wang Z, et al. Advances in molecular pathology, diagnosis and treatment of spinal cord astrocytomas. Technol Cancer Res Treat. 2024;23:15330338241262483.
9. Graham P. Spinal cord tumor: ependymoma. Orthop Nurs. 2022;41(1):37-9.
10. McCormick PC, Torres R, Post KD, Stein BM. Intramedullary ependymoma of the spinal cord. J Neurosurg. 1990;72(4):523-32.
11. Rudà R, Bruno F, Pellerino A, Soffietti R. Ependymoma: evaluation and management updates. Curr Oncol Rep. 2022;24(8):985-93.
12. Waldron JN, Laperriere NJ, Jaakkimainen L, et al. Spinal cord ependymomas: a retrospective analysis of 59 cases. Int J Radiat Oncol Biol Phys. 1993;27(2):223-9.
13. Ghasemi DR, Sill M, Okonechnikov K, et al. MYCN amplification drives an aggressive form of spinal ependymoma. Acta Neuropathol (Berl). 2019;138(6):1075-89.
14. Swanson AA, Raghunathan A, Jenkins RB, et al. Spinal cord ependymomas with MYCN amplification show aggressive clinical behavior. J Neuropathol Exp Neurol. 2019;78(9):791-7.
15. Mazzapicchi E, Restelli F, Falco J, et al. Sporadic and von Hippel-Lindau related hemangioblastomas of brain and spinal cord: multimodal imaging for intraoperative strategy. Cancers. 2022;14(22):5492.
16. Siller S, Szelényi A, Herlitz L, et al. Spinal cord hemangioblastomas: significance of intraoperative neurophysiological monitoring for resection and long-term outcome. J Neurosurg Spine. 2017;26(4):483-93.
17. Khan A, Sadek AR, Fabian M, Nader-Sepahi A. Spinal anaplastic ganglioglioma. Br J Neurosurg. 2023;37(5):1186-9.
18. Park SH, Chi JG, Cho BK, Wang KC. Spinal cord ganglioglioma in childhood. Pathol Res Pract. 1993;189(2):189-96.
19. Le Dû K, Alarion N, Rabi H, et al. Extranodal classical Hodgkin lymphoma involving the spinal cord: case report and review of the literature. CNS Oncol. 2022;11(3):CNS88.
20. Ge H, Xu L, Gao H, Ji S. Primary intramedullary spinal cord lymphoma misdiagnosed as longitudinally extensive transverse myelitis: a case report and literature review. BMC Neurol. 2023;23(1):352.
21. Nakamae T, Kamei N, Tanaka N, et al. Primary spinal cord melanoma: a two-case report and literature review. Spine Surg Relat Res. 2022;6(6):717-20.
22. Payer S, Mende KC, Westphal M, Eicker SO. Intramedullary spinal cord metastases: an increasingly common diagnosis. Neurosurg Focus. 2015;39(2):E15.
23. Jayakumar N, Ismail H, Athar S, Ashwood N. Perineural invasion in intramedullary spinal cord metastasis. Ann R Coll Surg Engl. 2020;102(5):e94-e96.
24. Noh SH, Takahashi T, Inoue T, et al. Postoperative spinal deformity and instability after cervical spinal cord tumor resection in adults: A systematic review and meta-analysis. J Clin Neurosci Off J Neurosurg Soc Australas. 2022;100:148-154.
25. Ahmed R, Menezes AH, Awe OO, Torner JC. Long-term disease and neurological outcomes in patients with pediatric intramedullary spinal cord tumors. J Neurosurg Pediatr. 2014;13(6):600-12.
26. Tamura R. Current understanding of neurofibromatosis type 1, 2, and schwannomatosis. Int J Mol Sci. 2021;22(11):5850.
27. Ahmad N, Bakhshi SK, Shamim MS. Use of ultrasonic aspirator for CNS tumour resection. JPMA J Pak Med Assoc. 2021;71(7):1904-6.
28. Zurita Perea SN, Alvarez Abut PA, Seidel K. A concise guide to d-wave monitoring during intramedullary spinal cord tumour surgery. Med Kaunas Lith. 2024;60(8):1242.
29. Ahmed R, Menezes AH, Torner JC. Role of resection and adjuvant therapy in long-term disease outcomes for low-grade pediatric intramedullary spinal cord tumors. J Neurosurg Pediatr. 2016;18(5):594-601.
30. Frassanito P, Noya C, Ducoli G, et al. Technical note-in situ laminotomy: preserving posterior tension band in surgery of pediatric multilevel spinal tumor. Childs Nerv Syst ChNS Off J Int Soc Pediatr Neurosurg. 2023;39(6):1641-6.
31. Motiei-Langroudi R, Ekanem UO. Utility of decremental triggered electromyogram for intraoperative neuromonitoring to identify midline in posterior myelotomy for spinal cord intramedullary lesions: technical note of a novel method. Oper Neurosurg Hagerstown Md. 2024;26(4):463-7.
32. Park SH, Won JK, Kim CH, et al. Pathological classification of the intramedullary spinal cord tumors according to 2021 World Health Organization Classification of central nervous system tumors, a single-institute experience. Neurospine. 2022;19(3):780-91.
33. Byun HK, Yi S, Yoon HI, et al. Clinical outcomes of radiotherapy for spinal cord ependymoma with adverse prognostic features: a single-center study. J Neuro-oncol. 2018;140(3):649-57.
34. Anghileri E, Broggi M, Mazzapicchi E, et al. therapeutic approaches in adult primary spinal cord astrocytoma: a systematic review. Cancers. 2022;14(5):1292.

# Parte III Doenças Infratentoriais

# ANATOMIA RADIOLÓGICA DA FOSSA POSTERIOR

CAPÍTULO 18

Ana Carolina Ottaiano ▪ Tomás de Andrade Lourenção Freddi
Nelson Paes Fortes Diniz Ferreira

## INTRODUÇÃO

A fossa posterior representa o compartimento mais profundo das três fossas da base do crânio, sendo localizado abaixo do tentório cerebelar, abrigando importantes estruturas do sistema nervoso central, como o cerebelo, o tronco encefálico e o quarto ventrículo, circundados pelos espaços liquóricos das cisternas da base. Neste espaço relativamente pequeno, quando comparado com o compartimento supratentorial, são encontradas vias que participam da regulação da consciência, das funções autonômicas, das atividades motoras e da percepção sensorial. As relações neurovasculares também são especialmente complexas neste compartimento, uma vez que nervos e alças vasculares compartilham seus trajetos através das cisternas da base. As artérias vertebrais e basilar apresentam segmentos de acesso profundo localizados anteriormente ao tronco cerebral e as principais artérias cerebelares cursam lateralmente, junto aos pares de nervos cranianos, constituindo um desafio durante a abordagem cirúrgica.[1,2]

A compreensão da complexidade da anatomia da fossa posterior em crianças é fundamental para o manejo adequado das condições neurológicas pediátricas, sendo essencial tanto para maior acurácia diagnóstica, quanto para intervenções terapêuticas mais eficazes. Ao longo deste capítulo serão abordados os aspectos fundamentais do desenvolvimento embrionário da fossa posterior, suas características anatômicas, macroscópicas e microscópicas.[1,2]

## DESENVOLVIMENTO EMBRIONÁRIO DA FOSSA POSTERIOR

O desenvolvimento embrionário do cerebelo e do tronco encefálico é um processo que se inicia logo nas primeiras semanas gestacionais e se estende por anos após o nascimento, tornando estas estruturas mais suscetíveis a distúrbios durante este desenvolvimento.[3]

Ao final da segunda semana após a fertilização, o desenvolvimento embrionário é marcado pela formação de um disco bilaminar, constituído por epiblasto e hipoblasto. No início da terceira semana, ocorre a proliferação e migração de células do epiblasto para o plano mediano do disco embrionário, formando uma faixa linear mais espessa em seu aspecto caudal e dorsal, dando origem à linha primitiva, sendo este o primeiro sinal morfológico da gastrulação. A partir desse momento é definido o eixo craniocaudal do embrião, assim como os seus aspectos ventral e dorsal.[3]

Na extremidade cranial da linha primitiva ocorre a formação do nó primitivo, que também auxilia na organização dos eixos embrionários. Simultaneamente, durante o processo da gastrulação, ocorre a invaginação de células epiblásticas em direção e através da linha e do nó primitivos, formando duas novas camadas ventrais ao epiblasto remanescente. As primeiras células a migrarem deslocam o hipoblasto original, resultando na formação do endoderma embrionário, enquanto as células que migram posteriormente, criam uma nova camada média entre o epiblasto e o hipoblasto, formando o mesoderma. As células remanescentes superficiais do epiblasto, que não sofreram essa migração, constituem o ectoderma. Assim, as três camadas de células germinativas no embrião têm origem a partir desse processo, resultando na formação de um disco trilaminar.[3]

O desenvolvimento embrionário continua com a etapa da neurulação, que inclui a transformação da placa neural em tubo neural, estrutura precursora do sistema nervoso central. As células que passam através do nó e migram cranialmente na linha média, formam a placa precordal e a notocorda, estruturas responsáveis pelo início do processo de neurulação, induzindo a formação da placa neural na parte central desta camada superior de células ectodérmicas. O nó primitivo promove, então, a inibição da formação da epiderme, permitindo que as células destinadas à placa neural originem o placódio neural. Uma vez iniciada a indução da placa neural, ocorre uma invaginação ao longo do seu eixo central, formando o sulco central, com elevação de suas bordas laterais para formar as pregas neurais. Estas estruturas se direcionam para a linha média progressivamente, se aproximando uma da outra, até a sua fusão, dando origem ao tubo neural. O ectoderma não neural também contribui para este processo de flexão das pregas neurais, expandindo-se medialmente e empurrando as pregas neurais em direção à linha média. Este ectoderma não diferenciado se fecha sobre o tubo neural ao final do processo, isolando-o do meio externo.[3]

O fechamento do tubo neural se inicia nas regiões centrais e é completado com o fechamento dos neuroporos anterior e posterior, respectivamente, nos 25º e 28º dias da gestação. Durante esta etapa, algumas células neuroectodérmicas, localizadas ao longo da margem interna das pregas neurais, se desprendem e formam a crista neural, uma camada caracterizada entre o ectoderma sobrejacente e o tubo neural. Posteriormente, esta estrutura se divide em duas partes e se desloca para o aspecto dorsolateral do tubo neural para originar, principalmente, o sistema nervoso periférico (Fig. 18-1).[3]

À medida que são definidas as extremidades do tubo neural, o neuroporo anterior sofre algumas dilatações, formando três vesículas primárias denominadas de prosencéfalo, mesencéfalo e rombencéfalo que, por sua vez, formarão as vesículas secundárias. O prosencéfalo dá origem a outras duas vesículas, o telencéfalo e o diencéfalo. O mesencéfalo não se modifica significativamente nesta etapa. Por fim, o rombencéfalo, a vesícula primária mais caudal, se divide em dois segmentos principais, o metencéfalo e o mielencéfalo, que irão originar as principais estruturas da fossa posterior. Portanto, ao longo da 5ª semana gestacional são formadas cinco vesículas cerebrais (Fig. 18-2).[4]

À medida que as vesículas cerebrais se desenvolvem, o cérebro se curva para a frente para formar a flexura cefálica no mesencéfalo e a flexura cervical entre a medula espinal e o rombencéfalo. Mais tarde, a flexura pontina se forma entre a flexura cervical e cefálica, marcando a divisão do rombencéfalo em metencéfalo e mielencéfalo.[4]

O tronco encefálico apresenta um desenvolvimento caudal para cranial, a partir do mielencéfalo, do metencéfalo e do mesencéfalo, respectivamente. O mielencéfalo representa a parte caudal do rombencéfalo e é responsável pela formação do bulbo. O segmento caudal do mielencéfalo assume semelhanças estruturais com a medula

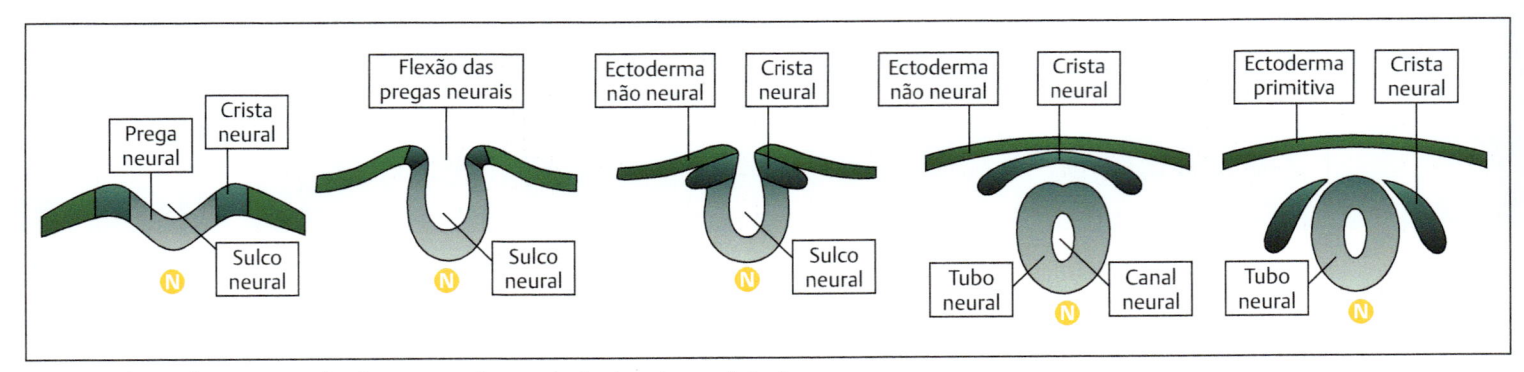

Fig. 18-1. Ilustração representativa do processo de neurulação durante a embriogênese.

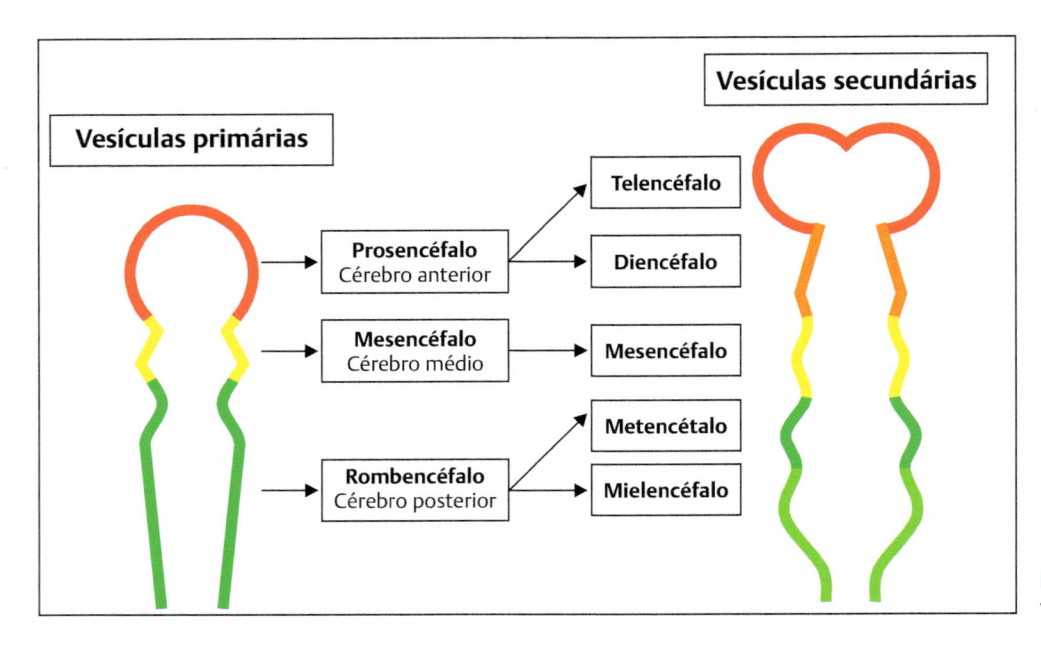

Fig. 18-2. Ilustração representativa da formação das vesículas cerebrais primárias e secundárias.

espinal, a partir da migração de neuroblastos para a zona marginal, resultando na formação dos núcleos gráceis e cuneiformes em seu aspecto dorsal, bem como abrigando o trato piramidal, ventralmente. O limite com a medula espinal é definido pela decussação piramidal, local onde a maioria das fibras corticoespinhais cruza o plano mediano para o lado contralateral.[4]

O segmento rostral do mielencéfalo é marcado pela flexura pontina em sua face dorsal, que promove um alargamento da cavidade do tubo neural nesta topografia, resultando na formação da fossa romboide, assoalho do IV ventrículo. Devido a este alargamento, ocorre um afilamento importante do teto do mielencéfalo, dando origem ao véu medular inferior e ao plexo coroide no IV ventrículo, pelo encontro do epitélio ependimário (lâmina epitelial) com o mesênquima rico em vasos da pia-máter, a tela coroideia. Em contrapartida, as regiões das paredes laterais (placas alares) e do assoalho (placas basais) cursam com um espessamento e são separadas pelo sulco limitante, representando morfologicamente o limite entre as regiões sensitivas dorsais e motoras ventrais, respectivamente. Neste momento, as colunas de substância cinzenta que se unem na medula espinal, se organizam em 7 zonas de núcleos individuais. Assim, a partir das placas basais, medialmente, surgem as zonas de núcleos motores dos nervos cranianos V a XII e, lateralmente, as zonas de núcleos sensoriais se originam a partir das placas alares. Além disso, em ambos os lados do sulco limitante estão situadas as zonas visceromotoras e viscerossensoriais. Por fim, alguns neurônios migram da placa alar em direção ao bulbo espinal, dando origem aos núcleos olivares, que representam uma zona especial de núcleos da formação reticular, constituindo uma interface para funções motoras involuntárias (Fig. 18-3). Além disso, a partir das paredes laterais do mielencéfalo se originam as porções inferiores do cerebelo, particularmente, o pedúnculo cerebelar inferior.[4]

A ponte se desenvolve a partir do aspecto ventral do metencéfalo e está estruturalmente relacionada com o mielencéfalo, como se fosse sua extensão cranial, conservando as principais características morfológicas das placas alares e basais, fornecendo as zonas nucleares dos nervos cranianos V ao VIII. Por volta da 7ª semana do desenvolvimento embrionário, os lábios rômbicos se formam a partir da porção dorsolateral das placas alares e crescem gradualmente sobre o teto do IV ventrículo. Os núcleos pontinos se originam a partir do aspecto ventral das placas alares. Por volta da 8ª semana, as placas basais originam três colunas da zona do núcleo motor: a coluna das fibras eferentes somáticas gerais e as colunas das fibras eferentes viscerais gerais e especiais. A partir do aspecto ventral das placas alares emergem as colunas das fibras aferentes viscerais gerais e especiais e as colunas das fibras aferentes somáticas gerais e especiais. Além disso, ocorre um espessamento progressivo da zona marginal, ventralmente às placas basais, relacionado à passagem de numerosas fibras que conectam a medula espinal com o córtex cerebral e o cerebelo, configurando o aspecto morfológico típico da ponte.[4,5]

O cerebelo se desenvolve a partir dos lábios rômbicos que se originam na região dorsolateral das placas alares do metencéfalo. Ao longo do desenvolvimento, com a progressão da flexura pontina, os lábios rômbicos se movem em direção ao mielencéfalo, à medida que aumentam de tamanho, projetando-se sobre o teto do IV ventrículo, até convergirem cranialmente na linha média, para formar a placa cerebelar. Porém, é somente a partir da 12ª semana que é possível a identificação de uma placa central, representando o *vermis* cerebelar, com os futuros hemisférios cerebelares lateralmente (neocerebelo). No aspecto posterior da placa cerebelar, o aparecimento da fissura *posterolateralis* delimita o flóculo dos hemisférios cerebelares, bem como o nódulo do *vermis* cerebelar (lobo floculonodular). A partir da 14ª semana do desenvolvimento,

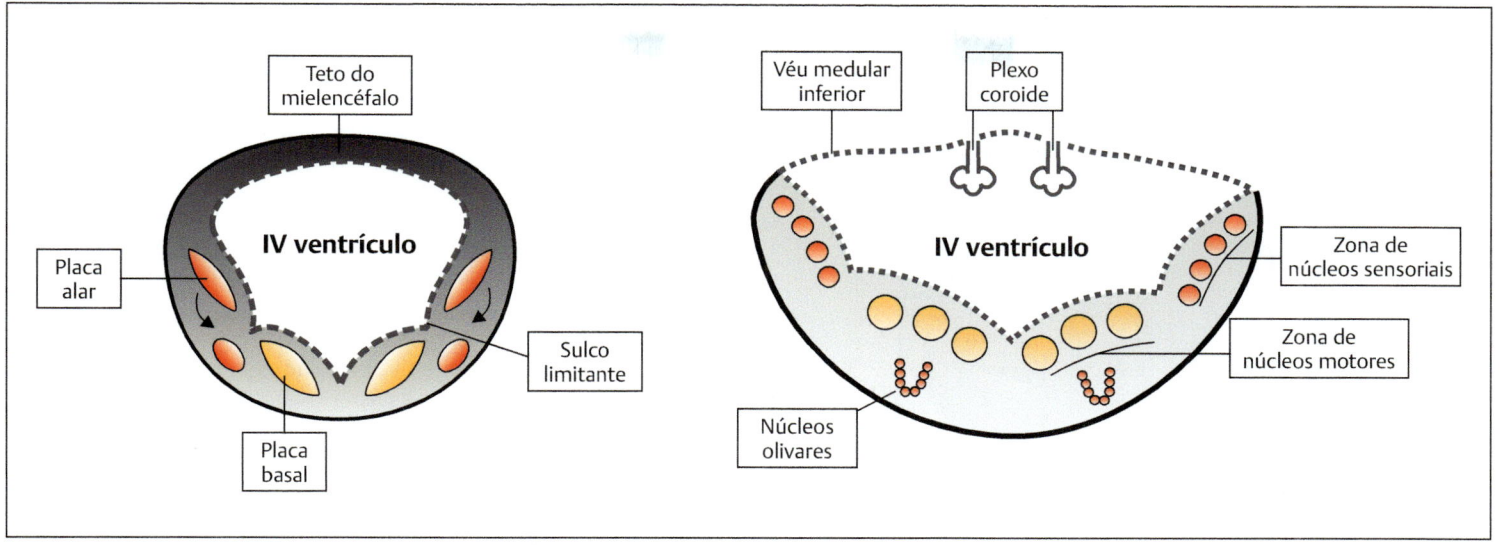

Fig. 18-3. Ilustração representativa do desenvolvimento embrionário do segmento rostral do mielencéfalo.

a fissura prima divide o cerebelo em lobo anterior e lobo posterior. Estas fissuras cruzam transversalmente o cerebelo, separando os segmentos filogeneticamente mais antigos, ou seja, separando o arquicerebelo (lóbulo floculonodular) do paleocerebelo (*vermis* e lobo anterior) e neocerebelo (hemisfério cerebelares – lobo posterior). Por volta da 16ª semana, o surgimento das demais fissuras auxiliam na organização do cerebelo em lóbulos e folias, proporcionando um aumento considerável da superfície cortical cerebelar.[4,6]

O córtex cerebelar se forma a partir da migração de neuroblastos derivados das células da matriz, na zona ventricular, em direção superfície do cerebelo, formando a camada externa de substância cinzenta, que, diferentemente do córtex cerebral, ainda se prolifera na vida pós-natal. Outros neuroblastos que não atingem a superfície durante a migração, se diferenciam nos núcleos cerebelares profundos (núcleos dentados, globosos, emboliformes e fastigiais). Posteriormente, o desenvolvimento dos axônios dos neurônios que formam estes núcleos, se desenvolve e chega ao córtex cerebral, formando a maioria das fibras do pedúnculo cerebelar superior. As fibras pontocerebelosas e corticopontinas, que conectam o córtex cerebral ao cerebelo, formam o pedúnculo cerebelar médio. O crescimento dos axônios sensoriais da medula espinhal, dos núcleos vestibulares e dos núcleos olivares, por sua vez, dará origem ao pedúnculo cerebelar inferior. A mielinização dos pedúnculos segue a ordem de desenvolvimento e ocorre durante o segundo trimestre, pouco antes do nascimento.[4,6]

## ANATOMIA DA FOSSA POSTERIOR EM CRIANÇAS

A fossa posterior representa o compartimento mais profundo das três fossas da base do crânio, abrigando o cerebelo, grande parte do tronco encefálico e o quarto ventrículo, circundados pelos espaços liquóricos das cisternas da base. É um espaço relativamente pequeno, quando comparado com o compartimento supratentorial, o que significa que um menor efeito de massa pode ser capaz de determinar compressão das estruturas contidas neste compartimento e, consequentemente, com maior risco de herniação vermiana superior ou tonsilar inferiormente. Entretanto, sua posição anatômica é estrategicamente importante, uma vez que está situado na saída do fluxo do fluido cerebrospinal do sistema ventricular.[1,2]

Este compartimento se estende desde a incisura tentorial, através da qual se comunica com o compartimento supratentorial, até o forame magno, onde se comunica com o canal espinhal. Anteromedialmente, seus limites são definidos pelo dorso da sela, pela parte posterior do corpo esfenoidal e pela parte clival do osso occipital, enquanto o aspecto posteroinferior é delimitado pela escama occipital. As porções petrosa e mastóidea dos ossos temporais e as partes laterais do osso occipital definem os limites laterais e, superolateralmente, uma pequena parte do ângulo mastóideo do osso parietal também faz parte deste arcabouço ósseo. Sua superfície intracraniana é penetrada pelo forame jugular, meato acústico interno, canal do nervo hipoglosso, aquedutos vestibulares e cocleares, e pelos vários forames de estruturas venosas emissárias.

### Cerebelo e *Vermis* Cerebelar

Considerando-se uma descrição anatômica voltada ao ambiente cirúrgico, podemos dividir o cerebelo e o *vermis* cerebelar em superfícies corticais, intimamente relacionadas com os limites anteriormente descritos e através dos quais as estruturas no seu interior podem ser abordadas. A primeira superfície, chamada de superfície tentorial, é caracterizada abaixo do tentório cerebelar e se encontra retraída na fossa posterior em vias de acesso supracerebelares. A superfície suboccipital pode ser exposta em abordagens cirúrgicas suboccipitais e está localizada abaixo e entre os seios transversos e sigmoides. Por fim, a superfície petrosa é a superfície mais interna, voltada em direção ao aspecto posterior do osso petroso e tronco cerebral, também se apresentando retraída ao expor o ângulo pontocerebelar. Em todas as três superfícies, o *vermis* cerebelar pode ser caracterizado na linha média e lateralmente, encontram-se os hemisférios cerebelares. A seguir iremos abordar as particularidades de cada uma destas superfícies corticais.

### Superfície Tentorial

Na superfície tentorial encontra-se o ponto mais alto do cerebelo, formado pelo *vermis* anterior em seu aspecto anteromedial. A partir deste ponto, a superfície tentorial sofre um declínio até as suas margens posterolaterais. A transição entre o *vermis* e os hemisférios cerebelares não é bem definida nesta superfície, diferentemente da superfície suboccipital, como será descrito adiante. Duas profundas incisuras, uma anterior e outra posterior, promovem uma depressão na linha média das respectivas bordas da superfície tentorial. Na incisura cerebelar anterior, se insere o tronco cerebral enquanto na fissura cerebelar posterior se interpõe a foice do cerebelo.

A borda anterior separa a superfície tentorial da petrosa. Sua margem anterolateral é paralela ao seio petroso superior e sua margem anteromedial define o aspecto posterior da fissura que separa o mesencéfalo do cerebelo. O ângulo formado entre estas margens se direciona anteriormente e está localizado acima da origem da raiz posterior do nervo trigêmeo. A borda posterior, por sua vez, separa a superfície tentorial da suboccipital. Sua margem posterolateral é paralela ao seio transverso, enquanto sua pequena margem posteromedial fica voltada para incisura cerebelar posterior e separa a superfícies do *vermis* cerebelar. O ângulo lateral identificado entre as margens anterolateral e posterolateral, está localizado na junção dos seios sigmoide, transverso e petroso superior.

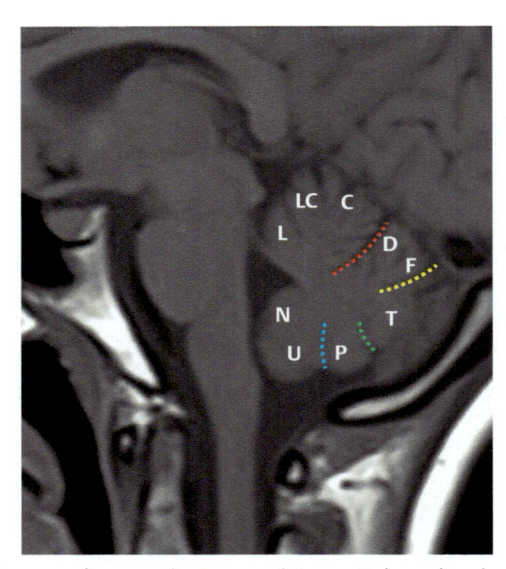

**Fig. 18-4.** Imagem de ressonância magnética sagital ponderada em T1 demonstrando a segmentação do *vermis* cerebelar e as principais fissuras. Na face tentorial, a fissura primária separa o *culmen* do declive e do *folium* (linha tracejada vermelha). Na face suboccipital, a fissura horizontal separa o *folium* do túber (linha tracejada amarela) e a fissura pré-piramidal separa o túber da pirâmide (linha tracejada verde). Na face petrosa, a fissura pós-piramidal separa a pirâmide da úvula (linha tracejada azul). L: Língula; LC: lóbulo central; C: culmen; D: declive; F: folium; T: Túber; P: pirâmide; U: úvula; N: nódulo.

Na superfície tentorial, o hemisfério cerebelar é dividido em lobo anterior e posterior pela fissura primária, que está localizada entre os lóbulos quadrangulares e simples. A fissura pós-clival, no lobo posterior, separa os lóbulos simples dos semilunares superiores. Já no *vermis* cerebelar, a fissura primária separa o *culmen*, anteriormente, do declive e do *folium*, localizados posteriormente (Fig. 18-4). Assim, as estruturas vermiana e hemisféricas encontradas nesta superfície, do aspecto anterior para posterior são, respectivamente, o *culmen* e o lóbulo quadrangular, o declive e o lóbulo simples, e o *folium* e o lóbulo semilunar superior.

### Superfície Suboccipital

A superfície suboccipital é a mais complexa das três superfícies. Nesta superfície, a incisura cerebelar posterior determina uma depressão vertical profunda ao longo do seu eixo, abrigando o *vermis* cerebelar e a inserção da foice do cerebelo. As faces mediais dos hemisférios cerebelares constituem as paredes laterais desta incisura.

A superfície vermiana dentro da incisura apresenta um formando de diamante e sua metade superior corresponde a pirâmide. O túber e o *folium* formam o ápice da face vermiana na superfície suboccipital e estão localizados superiormente à pirâmide. A úvula constitui a metade inferior do formato de diamante e se projeta para baixo entre as tonsilas cerebelares. A margem rostromedial das tonsilas cerebelares se acomoda junto ao afilamento das bordas da úvula. Por fim, o nódulo, a subdivisão mais inferior do *vermis*, está localizado profundamente à úvula (Fig. 18-4).

Na superfície hemisférica, a fissura suboccipital cruza transversalmente os hemisférios cerebelares, sendo chamada de fissura pré-ventral, pois separa os lóbulos semilunares inferiores dos lóbulos biventrais. Quando esta fissura se estende ao *vermis* cerebelar é chamada de fissura pré-piramidal, separando o túber da pirâmide. A fissura horizontal estende-se da superfície petrosa até a suboccipital e separa os lóbulos semilunares superior e inferior nos hemisférios cerebelares, bem como o *folium* do túber na porção vermiana. A fissura retrotonsilar separa as tonsilas dos lóbulos biventres.

Assim, o *vermis* e as partes hemisféricas apresentam de cima para baixo o *folium* e os lóbulos semilunares superiores, o tubérculo e os lóbulos semilunares inferiores, a pirâmide e os lóbulos biventres, e, por último, a úvula e as tonsilas cerebelares.

As tonsilas são estruturas proeminentes na face suboccipital, que se interpõem ao acesso à parte caudal do quarto ventrículo. Seu polo inferior e a superfície posterior estão voltados para a cisterna magna e podem ser visibilizados inferomedialmente. A superfície anterior de cada tonsila está separada da superfície medular pela fissura cerebelomedular. As superfícies mediais das tonsilas ficam voltadas uma para a outra, formando uma fenda estreita, a valécula, que leva ao quarto ventrículo. A face ventral do polo superior de cada tonsila está voltada para as estruturas que formam a metade inferior do teto do quarto ventrículo (tela coroide, véu medular inferior e nódulo).

### Superfície Petrosa

A superfície petrosa repousa junto ao osso petroso lateralmente e se encontra retraída para expor o ângulo pontocerebelar. No aspecto vermiano da superfície petrosa, a incisura cerebelar anterior forma um sulco profundo ao longo do seu eixo longitudinal, que envolve a superfície posterior do tronco cerebral e do quarto ventrículo. Diferentemente das outras superfícies abordadas anteriormente, as porções laterais da superfície petrosa não são interligadas por uma faixa contínua de *vermis*, devido à interposição do quarto ventrículo nesta topografia. Os componentes do *vermis* cerebelar rostral ao quarto ventrículo são a língula, o lóbulo central e o *culmen*, enquanto nódulo e úvula encontram-se caudalmente ao quarto ventrículo (Fig. 18-4).

A fissura horizontal, também chamada de fissura petrosa, divide os hemisférios cerebelares em partes superior e inferior e se estende até a superfície suboccipital entre os lóbulos semilunares. As superfícies hemisféricas são formadas pelas asas do lóbulo central, pelas superfícies anteriores dos lóbulos quadrangulares, simples, semilunares superiores e inferiores e biventres, respectivamente. No aspecto mais medial desta superfície encontram-se as tonsilas cerebelares e os flóculos. As partes vermianas e hemisféricas relacionadas são o lóbulo central e as asas do lóbulo central, o *culmen* e os lóbulos quadrangulares, o nódulo e os flóculos, e a úvula e as tonsilas cerebelares.

### Tronco Cerebral

O tronco cerebral é uma importante estrutura do sistema nervoso central que atua como uma via de comunicação entre os tratos nervosos sensoriais e motores do compartimento supratentorial com a medula espinhal, participando de funções vitais como o controle do nível de consciência e da função cardiorrespiratória.[7]

O tronco cerebral pode ser dividido no eixo craniocaudal em mesencéfalo, ponte e bulbo medular, respectivamente (Fig. 18-5). Na linha média do plano sagital, estas divisões devem respeitar uma determinada proporção entre si, chamada de regra 1:2:1, em que o comprimento craniocaudal da ponte deve corresponder a aproximadamente o dobro das medidas do mesencéfalo, aferidas do terceiro ventrículo à junção pontomesencefálica, e do comprimento do bulbo medular, desde a junção pontomedular ao óbex, sendo que estes, por sua vez, devem ter aproximadamente o mesmo comprimento entre si.[7]

Além disso, o tronco cerebral também pode ser dividido em três camadas ao longo de todo o seu comprimento, no eixo anteroposterior. A base corresponde a camada mais ventral, contendo a via piramidal e alguns núcleos. O tegmento é a camada média e contém a maioria dos núcleos do tronco cerebral, incluindo os núcleos dos pares de nervos cranianos sensoriais gerais e somatomotores, bem como os núcleos motores suplementares. Por último, a camada mais dorsal é chamada de *tectum* e não contém núcleos de nervos cranianos ou tratos de substância branca.[7]

A maioria dos núcleos dos nervos cranianos se abriga no tronco cerebral, com exceção apenas do I e II pares cranianos. No mesencéfalo, são caracterizados os núcleos dos nervos cranianos III e IV, na ponte estão os núcleos dos V aos VIII nervos cranianos e os núcleos dos nervos cranianos IX a XII estão localizados no bulbo raquiano. Os núcleos dos nervos cranianos apresentam um padrão de distribuição dentro do tronco cerebral conforme a sua função. De maneira geral, os núcleos sensoriais se posicionam posterolateralmente enquanto os núcleos motores estão localizados medialmente.[7]

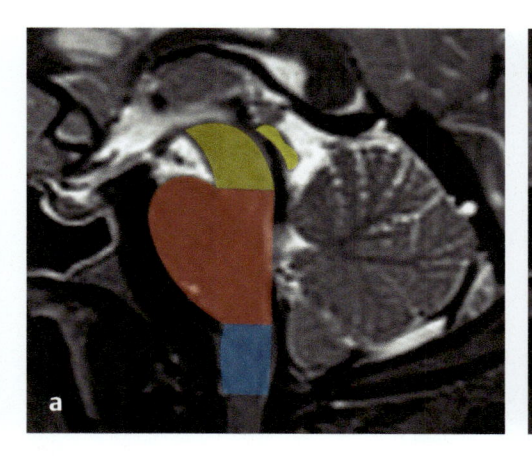

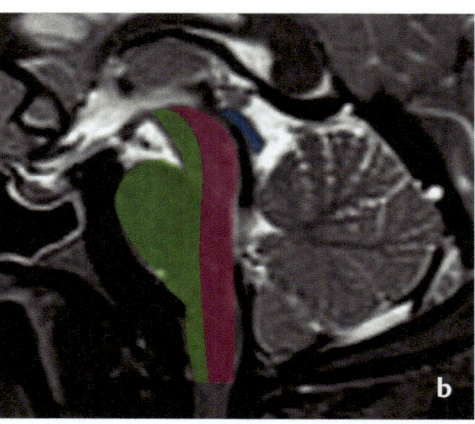

**Fig. 18-5.** Imagens sagitais de RM ponderadas em T2 demonstrando a divisão do tronco encefálico no (a) eixo craniocaudal e (b) no eixo anteroposterior.

## Mesencéfalo

Macroscopicamente, o mesencéfalo é representado, principalmente, pelos dois pedúnculos cerebrais ventralmente, que formam a fossa interpeduncular, e pelos colículos superior e inferior em sua superfície dorsal, que formam a placa quadrigeminal, logo abaixo da glândula pineal, constituindo marcos anatômicos importantes para o entendimento da distribuição das estruturas internas. Entre o tegmento (ventralmente) e o teto (dorsalmente) é caracterizado o aqueduto cerebral, que comunica os terceiro e quarto ventrículos.[8]

No corte transversal do mesencéfalo é possível identificar duas regiões distintas nos pedúnculos cerebrais, uma ventral e outra dorsal, separadas pela substância negra, uma faixa semilunar de neurônios, pigmentada pela presença de neuromelanina, que desempenha um papel fundamental na modulação da liberação de dopamina para os núcleos da base e no controle do movimento. Ventralmente à substância negra encontram-se os tratos de substância branca, formando o *crus cerebri*, enquanto, dorsalmente, os pedúnculos cerebrais são contínuos entre si e formam o tegmento do mesencéfalo (Fig. 18-6).[8]

Os tratos de substância branca localizados no aspecto mais ventral dos pedúnculos cerebrais correspondem a três vias longitudinais descendentes. As fibras corticoespinhais ocupam a maioria da porção central do pedúnculo e cursam em direção à medula espinal. As fibras corticobulbares estão localizadas dorsomedialmente aos tratos corticoespinhais e cursam em direção aos núcleos dos nervos cranianos. O restante dos pedúnculos cerebrais é ocupado pelas vias corticopontinas, compostas pelo trato frontopontino, medialmente, e pelo trato parietotemporo-occipital, lateralmente, conforme sua origem no córtex cerebral. Estas vias transportam o estímulo do córtex cerebral para os núcleos pontinos que, por sua vez, transmitem o impulso para o cerebelo contralateral através dos tratos pontocerebelares nos pedúnculos cerebelares médios, participando na coordenação da atividade motora planejada.[7]

No tegmento mesencefálico estão presentes importantes vias neurais ascendentes, além da substância cinzenta periaquedutal, parte da formação reticular, os núcleos de nervos cranianos e o núcleo rubro (Figs. 18-7 e 18-8a). As principais vias neurais encontradas no tegmento são os pedúnculos cerebelares superiores, o fascículo longitudinal medial, o lemnisco medial, o lemnisco lateral, o lemnisco trigeminal e o lemnisco espinhal. O principal feixe de fibras cursando pelo pedúnculo cerebelar superior é o *brachium conjunctivum*, que está localizado centralmente no aspecto ventral do tegmento e está relacionado com a decussação das fibras eferentes provenientes dos núcleos cerebelares. O fascículo longitudinal medial está localizado dorsalmente à decussação das fibras do *brachium conjunctivum*, constituindo uma importante via de associação, conectando os núcleos motores dos nervos cranianos e possibilitando que ocorram reflexos integrados no tronco encefálico, como aqueles que permitem o movimento coordenado da cabeça com o dos olhos.

Os quatro lemniscos estão distribuídos pela margem lateral do tegmento, sendo o lemnisco medial caracterizado no aspecto mais ventral, seguindo do lemnisco trigeminal (trato trigeminotalâmico), do lemnisco espinhal (trato espinotalâmico) e, dorsalmente, o lemnisco lateral. O lemnisco medial representa um feixe de fibras provenientes dos fascículos grácil e cuneiforme, que decussam na região do bulbo medular e seguem em direção ao tálamo, transmitindo impulsos relacionados com a sensibilidade vibratória, com o tato epicrítico e com a propriocepção consciente (Fig. 18-7). O trato trigeminotalâmico transporta as informações sensoriais relacionadas com a face e a cavidade oral. O trato espinotalâmico é dividido em lateral e anterior e está associado às sensações de dor e temperatura, bem como de tato protopático (grosseiro) e pressão, respectivamente. O lemnisco lateral participa da via auditiva, interconectando o núcleo olivar superior, o colículo inferior e o núcleo geniculado medial do tálamo.[7]

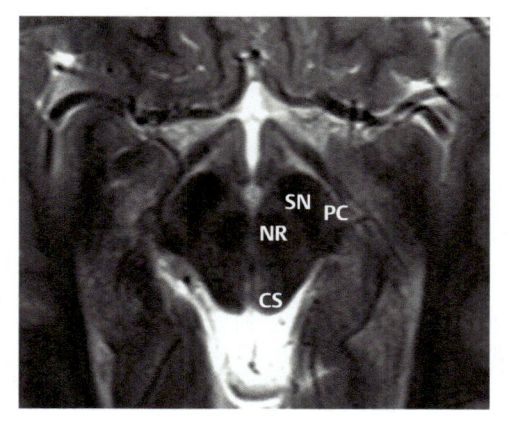

**Fig. 18-6.** Imagem axial ponderada em T2 ao nível do colículo superior no mesencéfalo. SN: substância negra; PC: pedúnculo cerebral; NR: núcleo Rubro; CS: colículo superior.

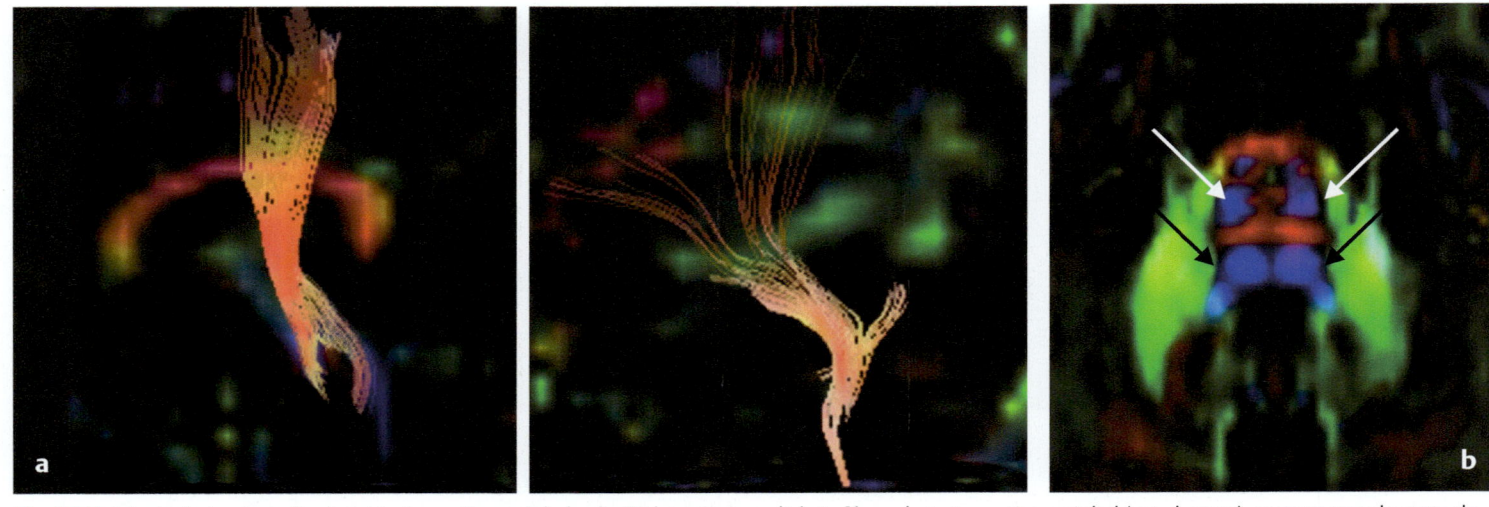

Fig. 18-7. Estudo de tractografia do (a) trato corticoespinhal e do (b) lemnisco medial. As fibras do trato corticoespinhal (seta branca) ocupam grande parte do pedúnculo cerebral e têm trajeto em direção à medula espinal. Após a decussação ao nível do bulbo medular, o feixe de fibras do lemnisco medial (seta preta) segue em direção aos núcleos do tálamo.

A substância cinzenta periaquedutal recebe este nome devido à sua localização ao redor do aqueduto cerebral constitui o principal centro de controle para a modulação descendente da dor, desempenhando papel fundamental nas respostas comportamentais a estímulos dolorosos ou situações ameaçadoras, estrategicamente necessário à sobrevivência.[8]

A formação reticular é formada por vários núcleos filogeneticamente antigos que se distribuem ao longo do tronco cerebral e estão relacionados com as funções viscerais e de movimento, além de participar no controle do nível de consciência, no ciclo sono-vigília, na modulação do humor e da dor. No mesencéfalo, a formação reticular se encontra anterolateralmente à substância cinzenta periaquedutal e se divide em três colunas que formam os núcleos reticulares gigantocelulares (coluna medial), os núcleos da rafe (coluna mediana) e os núcleos reticulares parvocelulares (coluna lateral). Os núcleos do rafe em associação ao núcleo do *locus coeruleus* atuam na ativação do córtex relacionado com as situações de alerta e atenção.[7,8]

Os núcleos dos nervos cranianos oculomotor (III par) e troclear (IV par) estão localizados ventralmente à substância periaquedutal. Na região do colículo superior encontra-se o complexo nuclear dos nervos oculomotores que estão envolvidos no controle da maioria dos movimentos oculares. Entre a substância periaquedutal e os subnúcleos do complexo oculomotor, merece destaque o núcleo de Edinger-Westphal, que atua como um núcleo oculomotor acessório e inerva o músculo esfíncter da pupila e o músculo ciliar. O nervo oculomotor emerge no aspecto ventral do mesencéfalo, na superfície interna dos pedúnculos cerebrais, formando os limites laterais da fossa interpeduncular (Fig. 18-8a). Ao nível do colículo inferior, os núcleos dos nervos trocleares também auxiliam na motricidade ocular através da inervação dos músculos oblíquos superiores. O nervo troclear é o único par de nervos cranianos que emerge do aspecto dorsal do mesencéfalo, em ambos os lados do frênulo do véu medular superior (Fig. 18-8b).[7,8]

O núcleo rubro, assim chamado devido ao teor de ferro que lhe confere uma cor avermelhada, está localizado dorsomedialmente à substância negra, ao nível do colículo superior. Este núcleo possui uma porção caudal (magnocelular) e outra rostral (parvicelular). A parte magnocelular origina o trato rubroespinhal, que sofre decussação e desce até o segmento cervical da medula espinal. Sua principal função está relacionada com o ajuste dos movimentos dos membros superiores para manter o equilíbrio do corpo ao movimentar os membros inferiores. O núcleo vermelho recebe aferências, principalmente, motoras do córtex cerebral (trato corticorrubral) e do cerebelo (cerebelorrubral). A porção parvicelular está envolvida no controle motor exercido pelo cerebelo. Ele recebe aferências do núcleo denteado do cerebelo contralateral e envia eferências para o núcleo olivar inferior que, por sua vez, se projeta de volta para o cerebelo contralateral através das fibras trepadeiras, formando o circuito cerebelorrubro-olivar.[8]

No teto mesencefálico, os colículos superiores e inferiores são separados uns dos outros na placa quadrigeminal pelo sulco cruciforme, que se estende craniocaudalmente desde a depressão da glândula pineal até a região do frênulo do véu medular superior. Os colículos superiores atuam nos reflexos visuais e de orientação, enquanto os colículos inferiores participam do processamento do estímulo auditivo.[8]

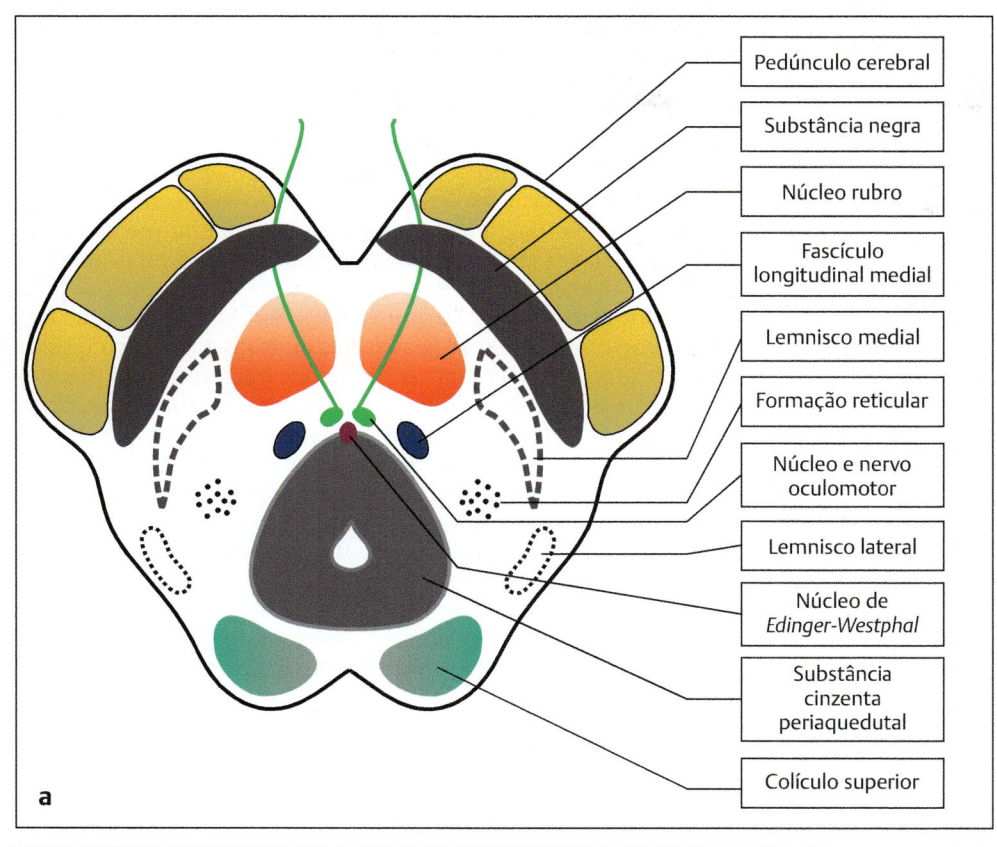

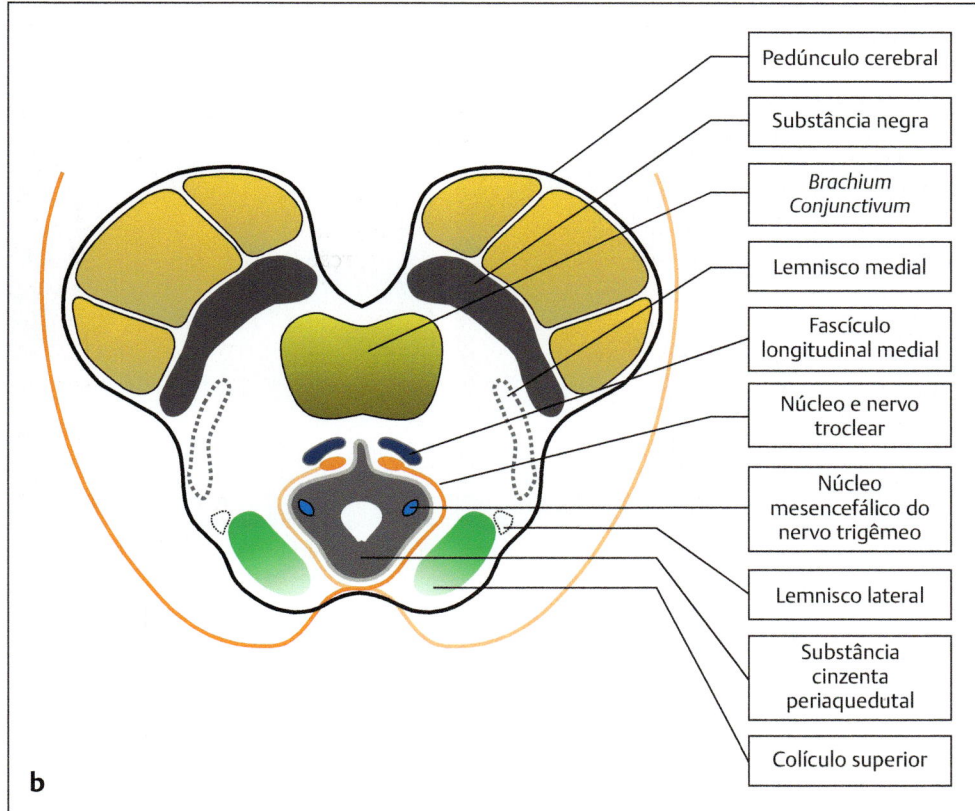

**Fig. 18-8.** (a) Ilustração representativa da secção transversa do mesencéfalo ao nível do colículo superior. (b) Ilustração representativa da secção transversa do mesencéfalo ao nível do colículo inferior.

## Ponte

A ponte corresponde à protuberância do tronco encefálico localizada entre o mesencéfalo e o bulbo. Superiormente, na face anterior da ponte, o sulco pontino superior cursa horizontalmente entre os pedúnculos cerebrais do mesencéfalo e a borda superior da ponte. O limite inferior é definido pelo sulco pontino inferior ou bulbopontino, que se estende lateralmente do forame cego inferior até a fosseta supraolivar. Em sua face ventral é possível identificar o sulco basilar, que se estende longitudinalmente e abriga a artéria basilar (Fig. 18-9). Sua superfície posterior está intimamente relacionada com o assoalho do quarto ventrículo, formando a parte superior da fossa romboide. Lateralmente, é possível identificar os pedúnculos cerebelares médios, o maior feixe de fibras comunicando a ponte com o cerebelo (Fig. 18-10). Também na superfície posterior encontra-se o véu medular superior que estabelece o limite superior da ponte deste lado, enquanto, inferiormente, as estrias medulares definem seu limite inferior na face posterior.[1]

As fibras do lemnisco medial dividem a ponte no plano axial em porções basilar e tegmentar. A base corresponde à divisão ventral da ponte e carrega as fibras corticoespinhais e corticopontocerebelares descendentes do córtex motor para os núcleos pontinos, que decussam na região do pedúnculo cerebelar médio e atingem o hemisfério cerebelar contralateral. As fibras corticopontocerebelares que a percorrem horizontalmente conferem a aparência estriada caracterizada na protuberância da ponte. Dorsalmente, no tegmento pontinho, encontram-se os pedúnculos cerebelares superiores, fibras ascendentes e os núcleos dos nervos cranianos.

Os nervos cranianos trigêmeo (V par), abducente (VI par), facial (VII par) e vestibulococlear (VIII par) estão localizados na superfície ventral da ponte.[7] O nervo trigêmeo é composto por três núcleos sensoriais e um motor, sendo relacionado, principalmente, com a sensibilidade facial e a motricidade da musculatura mastigatória. O núcleo sensorial principal está localizado no aspecto dorsolateral do tegmento pontino, sendo contínuo com os outros dois núcleos sensoriais, o núcleo mesencefálico e o núcleo espinhal. Ventralmente ao núcleo sensorial principal encontra-se o núcleo trigeminal motor. O feixe de fibras trigeminais é caracterizado superiormente ao pedúnculo cerebelar médio, junto ao aspecto anterolateral da ponte.[9]

Inferiormente, o núcleo do nervo abducente encontra-se também no aspecto dorsal do tegmento pontino, lateralmente ao fascículo longitudinal medial. Suas raízes motoras emergem no sulco bulbopontino, rostralmente às pirâmides bulbares, e são responsáveis pela inervação do músculo reto lateral.[10] Também no sulco bulbopontino, mas em situação mais lateral, próximo ao flóculo cerebelar, encontram-se os nervos facial e vestibulococlear, que cursam pela cisterna do ângulo pontocerebelar até o meato acústico interno. O núcleo do nervo facial encontra-se anterolateralmente ao núcleo do nervo abducente, fazendo com que as fibras motoras do nervo facial formem uma alça dorsal ao redor núcleo do nervo abducente em seu trajeto de saída do tronco, formando uma elevação característica no assoalho do quarto ventrículo, chamada de colículo facial (Fig. 18-11). O nervo facial é um nervo misto, composto por fibras motoras, parassimpáticas e sensoriais, que fornecem inervação motora para os músculos faciais, inervação parassimpática para as glândulas salivares e lacrimais e inervação sensorial especial (paladar) para o terço anterior da língua. No aspecto dorsolateral do tegmento pontino também se encontram os núcleos do complexo vestibulococlear, que recebem fibras puramente sensitivas, conduzindo impulsos relacionados

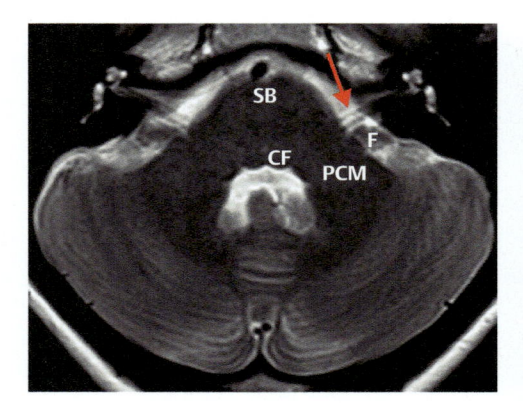

**Fig. 18-9.** Imagem axial ponderada em T2 ao nível dos pedúnculos cerebelares médios na ponte. Na superfície ventral da ponte, se evidencia o sulco basilar abrigando a artéria basilar, imediatamente à sua frente. No segmento dorsal do tegmento pontino, é possível identificar a elevação característica no assoalho do quarto ventrículo relacionada com os colículos faciais. Lateralmente, os pedúnculos cerebelares médios comunicam a ponte com o cerebelo. Também no aspecto lateral, próximo ao flóculo cerebelar, encontram-se os nervos facial e vestibulococlear (seta vermelha), que cursam pela cisterna do ângulo pontocerebelar até o meato acústico interno. SB: sulco basilar; CF: colículo facial; PCM: pedúnculo cerebelar médio; F: flóculo.

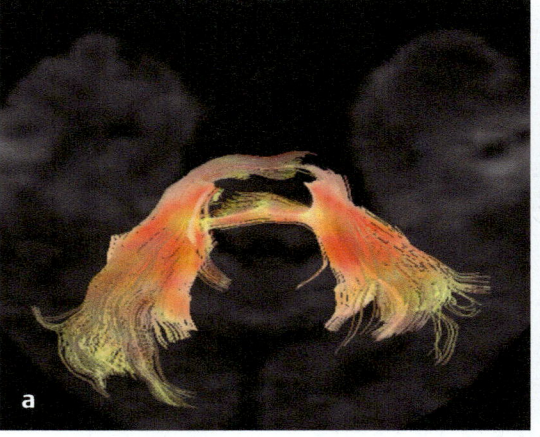

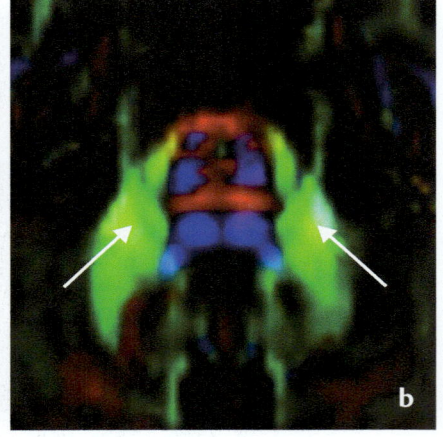

**Fig. 18-10.** (a,b) Estudo de tractografia do pedúnculo cerebelar médio. As fibras pontocerebelares e corticopontinas (setas brancas) ocupam a maior parte do pedúnculo cerebelar médio.

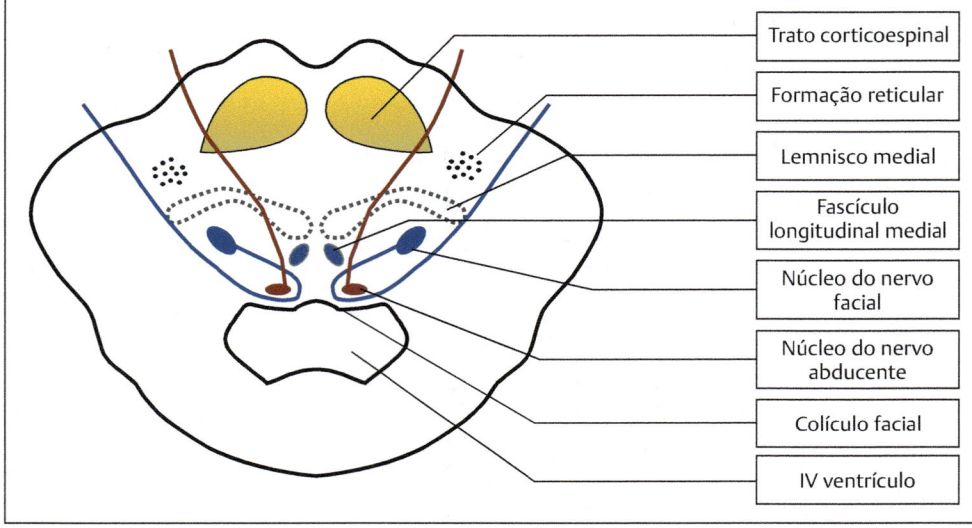

**Fig. 18-11.** Ilustração representativa da secção transversa da ponte ao nível do colículo facial. O trajeto das fibras motoras do nervo facial forma uma alça dorsal ao redor do núcleo do nervo abducente em seu trajeto de saída do tronco, determinando uma elevação característica no assoalho do quarto ventrículo, chamada de colículo facial.

com a audição e com o equilíbrio. Entre os nervos facial e vestibulococlear é possível individualizar a raiz sensitiva do nervo facial, o nervo intermédio.[7,11,12]

## Bulbo Medular

O bulbo é o segmento mais estreito do tronco encefálico, localizado caudalmente, entre a ponte e a medula espinal. Ele se estende desde a decussação das pirâmides até o sulco bulbopontino, na face anterior, e as estrias medulares, posteriormente. Ventralmente está voltado para o *clivus*, a borda anterior do forame magno e o segmento rostral do processo odontoide, separado destas estruturas pelo revestimento meníngeo e pelos ligamentos das articulações atlanto-occipital e atlantoaxial. Dorsalmente, assim como a ponte, também está intimamente relacionado com o quarto ventrículo, formando a metade inferior da fossa romboide. De acordo com sua relação com a fossa romboide, o aspecto posterior bulbo pode ser dividido em parte superior ou aberta, onde sua superfície dorsal está voltada para o quarto ventrículo, e a parte inferior ou fechada, onde se observa um afilamento do quarto ventrículo junto ao óbex do bulbo caudal (Fig. 18-12).[1]

As diferentes estruturas internas do bulbo, como tratos e núcleos, delimitam as protuberâncias e fissuras caracterizadas ao redor de sua superfície. A superfície anterior é formada principalmente pelas pirâmides bulbares, separadas pela fissura mediana anterior ao longo do eixo longitudinal, até o nível da decussação das pirâmides inferiormente, onde esta depressão desaparece. A fissura reaparece caudalmente, após a decussação das pirâmides, continuando ao longo da medula espinal. A proeminência formada pelas pirâmides bulbares está relacionada com o trajeto das fibras corticoespinhais provenientes do córtex motor, que seguem pela cápsula interna e pedúnculo cerebrais, passando pela ponte e pelo bulbo, onde a maioria cruza obliquamente o plano mediano, formando a decussação das pirâmides, para continuar como trato corticoespinhal lateral.

Lateralmente, os núcleos olivares inferiores formam outras duas protuberâncias, as olivas bulbares, separadas das pirâmides bulbares pelo sulco anterolateral (pré-olivar). As raízes dos nervos hipoglossos (XII par) são caracterizadas neste sulco anterolateral. Posteriormente, ainda na superfície lateral do bulbo, dorsalmente ao sulco posterolateral, emergem as raízes dos nervos glossofaríngeo (IX par), vago (X par) e acessório (XI par).

A superfície posterior é marcada superiormente por sua relação com o assoalho do quarto ventrículo e, lateralmente, pelos pedúnculos cerebelares inferiores, conectando o bulbo ao cerebelo. O segmento inferior da superfície posterior é dividido pelo sulco posteromediano, com dois tubérculos de cada lado, representando o fascículo grácil, medialmente, e o fascículo cuneiforme, lateralmente. O sulco intermediário posterior separa os fascículos grácil e cuneiforme e se estende inferiormente na medula espinal.[1] Lateralmente ao fascículo cuneiforme encontram-se o tubérculo trigeminal, relacionado com o núcleo espinhal do nervo trigêmeo, e o funículo lateral, formado pelas fibras dos tratos corticospinhais e espinotalâmicos contralaterais.

Também na superfície posterior são caracterizadas aberturas que facilitam a comunicação do quarto ventrículo com as cisternas da base. No aspecto posterolateral encontram-se as aberturas laterais (forames de Luschka), enquanto na linha média existe a abertura mediana do quarto ventrículo (forame de Magendie).

## Anatomia Vascular

As relações neurovasculares são especialmente complexas na fossa posterior, uma vez que nervos e alças vasculares compartilham seus trajetos através das cisternas da base. O conhecimento preciso deste ambiente e de suas inter-relações permite uma otimização das abordagens cirúrgicas.

Existem três complexos neurovasculares bem definidos na fossa posterior (Fig. 18-13). O complexo superior está relacionado com a artéria cerebelar superior (ACS) e os nervos oculomotor, troclear e trigêmeo. A ACS tem origem no terço superior da artéria basilar, anteriormente ao mesencéfalo, e apresenta trajeto cisternal entre os nervos oculomotor e trigêmeo. Ao nível da fissura

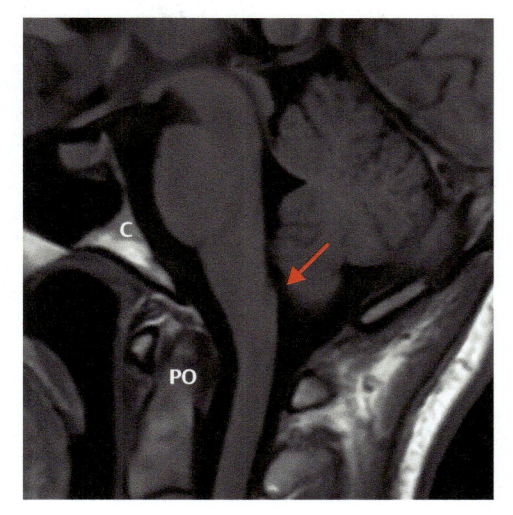

**Fig. 18-12.** Imagem de ressonância magnética sagital ponderada em T1 demonstrando as principais estruturas da fossa posterior. O bulbo é o segmento mais caudal e estreito do tronco encefálico. Sua superfície ventral está voltada para o *clivus* e para o processo odontoide. Sua superfície dorsal está relacionada com o quarto ventrículo, dividida em metade superior ou aberta, formando a parte inferior da fossa romboide, e a metade inferior ou fechada, onde ocorre um afilamento do quarto ventrículo junto ao óbex (seta vermelha). C: *clivus*; PO: processo odontoide.

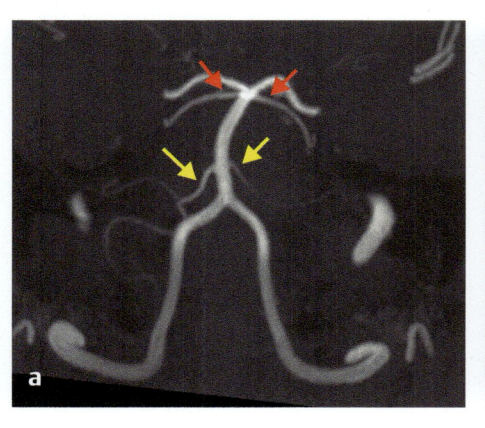

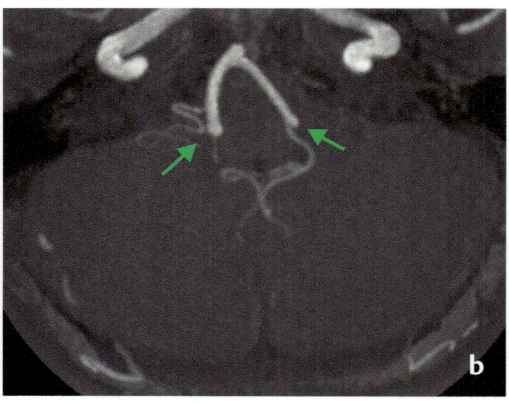

**Fig. 18-13.** Reformatações: (a) coronal e (b) axial. Com MIP do sistema vertebrobasilar na fossa posterior demonstrando a origem da artéria cerebelar superior (ACS) no terço superior da artéria basilar (setas vermelhas), da artéria cerebelar anteroinferior no terço caudal da artéria basilar (setas amarelas) e da artéria cerebelar posteroinferior no segmento intradural da artéria vertebral correspondente (setas verdes).

cerebelomesencefálica, ela segue seu trajeto junto ao pedúnculo cerebelar superior até atingir a superfície tentorial do cerebelo.

O complexo médio está relacionado com a artéria cerebelar anteroinferior (ACAI) e os nervos abducente, facial e vestibulococlear. A ACAI tem origem no terço mais caudal da artéria basilar e segue através das cisternas pré-pontina e do ângulo pontocerebelar, onde compartilha seu trajeto com os segmentos cisternais dos nervos abducente, facial e vestibulococlear. Na região do pedúnculo cerebelar médio, percorre a fissura cerebelopontina e termina suprindo a superfície petrosa do cerebelo.

O complexo inferior inclui a artéria cerebelar posteroinferior e os nervos glossofaríngeo, vago, acessório e hipoglosso. Este ramo vascular tem origem no segmento intradural da artéria vertebral (V4), compartilhando seu trajeto com os nervos glossofaríngeo, vago, acessório e hipoglosso até atingir o pedúnculo cerebelar inferior, onde termina irrigando a superfície suboccipital do cerebelo.

Cada uma destas artérias cerebelares está intimamente relacionada com o quarto ventrículo. A ACS mantém proximidade com a metade superior do teto do quarto ventrículo; a ACAI, por sua vez, se relaciona com o recesso lateral e forame de Luschka correspondentes, enquanto a ACPI mantém relação com a metade inferior do teto do quarto ventrículo.

## CONCLUSÃO

O conhecimento dos aspectos fundamentais do desenvolvimento embrionário da fossa posterior e a compreensão da complexidade de sua anatomia, considerando sua estruturação interna e a anatomia topográfica macroscópica, são elementos essenciais para diagnóstico e planejamento terapêutico das afecções da fossa posterior.

## REFERÊNCIAS BIBLIOGRÁFICAS

1. Şeker A, Rhoton AL. The anatomy of the posterior cranial fossa. Posterior Fossa Tumors in Children. 2015;75-99.
2. Rhoton AL. Cerebellum and fourth ventricle. Neurosurg. 2000;47(3):S7-S27.
3. Sadler TW. Embryology of neural tube development. Am J Med Genet C Semin Med Genet. 2005;135C(1):2-8.
4. Embryology.ch. Organogenesis - Nervous System - Module 22. Disponível em: https://embryology.ch/en/organogenesis/nervous-system/.
5. Rahman M, Tadi P. Neuroanatomy: StatPearls [Internet]. Treasure Island (FL): StatPearls Publishing, 2023.
6. Amore G, Spoto G, Leni A, et al. A focus on the cerebellum: from embryogenesis to an age-related clinical perspective. Front Syst Neurosci. 2021 Apr 9;15:646052.
7. A Sarma, JM Heck, J Ndolo et al. Magnetic resonance imaging of the brainstem in children, part 1: imaging techniques, embryology, anatomy and review of congenital conditions. Pediatric Radiology. 2021;51(2):172-88.
8. Caminero F, Cascella M. Neuroanatomy, mesencephalon midbrain. [Atualizado em 24 de outubro de 2022]. Em: StatPearls [Internet]. Treasure Island (FL): StatPearls Publishing; [Internet]. 2024.
9. Freddi TAL, Ottaiano AC, Lucio LL, et al. The trigeminal nerve: anatomy and pathology. Semin Ultrasound CT MR. 2022;43(5):403-13.
10. Lucio LL, Freddi TAL, Ottaiano AC. The abducens nerve: anatomy and pathology. Semin Ultrasound CT MR. 2022;43(5):414-9.
11. Ottaiano AC, Gomez GD, Freddi TAL. The facial nerve: anatomy and pathology. Semin Ultrasound CT MR. 2023 Apr;44(2):71-80.
12. Corrêa DG, Hygino da Cruz LC Jr, Freddi TAL. The vestibulocochlear nerve: anatomy and pathology. Semin Ultrasound CT MR. 2023;44(2):81-94.

# CISTOS DA FOSSA POSTERIOR

**CAPÍTULO 19**

Patrícia Alessandra Dastoli ▪ Sergio Cavalheiro
Marcos Devanir Silva Da Costa

## INTRODUÇÃO

As lesões císticas da fossa posterior (LCFP) representam um grupo muito heterogêneo, com diversas manifestações clínicas e diferentes etiologias. Podem corresponder desde variações anatômicas a malformações císticas congênitas, associadas ou não a síndromes; ou lesões sequelares decorrentes de insultos infecciosos, hemorrágicos ou isquêmicos.[1] As malformações císticas da fossa posterior incluem um espectro de lesões que correspondem à malformação de Dandy-Walker, (MDW) a variante Dandy-Walker (VDW) ou hipoplasia verminiano-cerebelar, o cisto da bolsa de Blake (CBB), a megacisterna magna (MCM) e os cistos aracnoides da fossa posterior (CAFP).[2] Enquanto algumas lesões císticas são achados incidentais, outras são sintomáticas ou tornam-se sintomáticas ao longo do tempo.[1,2]

Nas últimas duas décadas, o formidável avanço das técnicas de neuroimagem no período pré e pós-natal aumentou significativamente a frequência e a importância do diagnóstico das LCFP, além de defini-las e classificá-las com maior acurácia e precisão, possibilitando o melhor entendimento da sua patogênese.[3] Por outro lado, a compreensão do desenvolvimento embriológico do cerebelo e do quarto ventrículo são fundamentais para o entendimento das LCFP e,[4] em última análise, para a escolha do tratamento cirúrgico adequado uma vez que podem determinar alterações da circulação liquórica, cursando com hidrocefalia.[5]

O objetivo deste capítulo é a descrição atualizada das lesões císticas da fossa posterior (LCFP): definições, manifestações clínicas, aspectos radiológicos e diagnósticos diferenciais nos exames de neuroimagem, aspectos cirúrgicos e considerações no tratamento da hidrocefalia associada a estas lesões serão discutidos. Especial ênfase é dada à MDW e aos CAFP.

## HISTÓRIA

A primeira descrição de um grande cisto da fossa posterior, associado à hidrocefalia e à hipoplasia do *vermis* cerebelar foi feita por Sutton em 1887.[6]

Dandy e Blackfan, em 1914, relataram o caso de uma menina de 13 meses com grave hidrocefalia associada à dilatação do quarto ventrículo, hipoplasia do *vermis* cerebelar e ausência do forame de Luschka e Magendie. Eles acreditaram que o fechamento destes forames impediria a circulação de LCR do quarto ventrículo ao espaço subaracnóideo, causando hidrocefalia (Fig. 19-1). Estabelecia-se a teoria da atresia.[7]

Taggart e Walker, em 1942, relataram três casos de crianças com hidrocefalia associada à atresia dos forames de Luschka e Magendie.[8] Porém, em 1941, Sahs *et al.* já chamavam a atenção para o caso de uma anomalia congênita do *vermis* cerebelar, com os forames de Luschka patentes, sem hidrocefalia, cujos aspectos da fossa posterior em muito lembravam as alterações descritas por Dandy em 1914.[8,9]

Foi Benda, em 1954, após examinar 6 pacientes com hidrocefalia e dilatação cística da fossa posterior, quem verificou que nem sempre esta dilatação era associada à estenose dos forames de Luschka e Magendie. Benda sugeriu que a malformação de Dandy-Walker seria o resultado da falha da regressão embrionária do véu medular posterior associada a uma ausência congênita do *vermis* cerebelar, resultando então na formação de um cisto na porção caudal do quarto ventrículo, o que poderia explicar a hidrocefalia. Ele propôs que a hidrocefalia associada à hipoplasia do *vermis* cerebelar e dilatação cística do IV ventrículo fosse denominada malformação de Dandy-Walker (MDW), sendo o primeiro a enfatizar que a atresia dos forames cerebelares não é uma característica essencial da malformação.[10]

Em 1977, Gardner *et al.* propuseram a teoria hidrodinâmica, que defendia que uma hipertrofia do plexo coroide da fossa posterior e consequente aumento da produção de LCR levaria à formação de uma bolsa da área membranosa anterior, ao alargamento cístico do quarto ventrículo e elevação do tentório.[11]

Os estudos de Gibson, D'Agostino e Hart definiram a tríade característica da MDW como conhecemos atualmente, constituída por:

- Agenesia completa ou parcial do *vermis* cerebelar.
- Dilatação cística do quarto ventrículo.

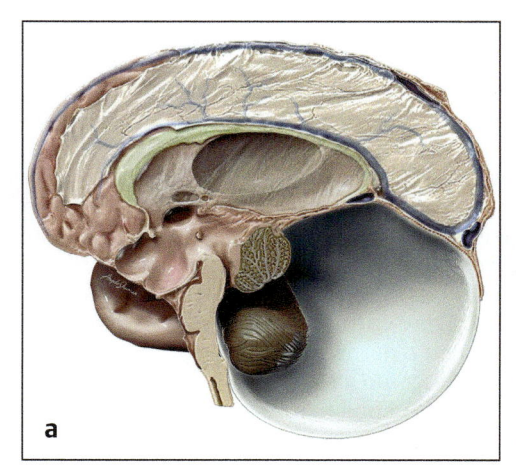

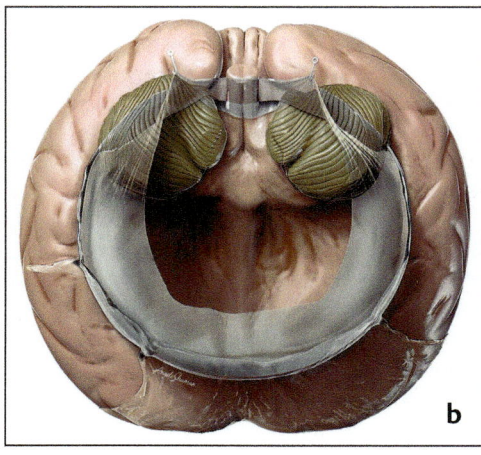

**Fig. 19-1.** (**a**) Malformação de Dandy-Walker, imagem sagital mediana mostrando aumento da fossa posterior por cisto envolvendo o 4º ventrículo, hidrocefalia, elevação do tentório e seios e hipoplasia do *vermis* cerebelar. (**b**) Malformação de Dandy-Walker, superfície inferior das estruturas da fossa posterior (tronco cerebral e medula espinal estão na posição de 12 horas) mostrando um cisto parcialmente descoberto formado a partir do 4º ventrículo dilatado e *vermis* cerebelar ausente. (A arte original é # 173 e # 174 na Coleção Walters dos Arquivos Max Brödel no Departamento de Arte Aplicada à Medicina, Escola de Medicina da Universidade Johns Hopkins, Baltimore, MD.)

- Alargamento da fossa posterior com deslocamento superior dos seios transversos, tórcula e tentório.[12-14]

Esta tríade usualmente está associada à hidrocefalia, que deve ser considerada mais como uma complicação do que como parte fundamental da malformação, como salientado por Raybaud, em 1982.[15] Gonsette et al., em 1962, começaram a utilizar o termo megacisterna magna para descrever os achados de uma série de pacientes adultos com as cisternas amplamente alargadas, interpretadas como resultado de uma atrofia cerebelar. Atualmente este termo é amplamente utilizado para caracterizar um grande espaço retrocerebelar com vermis e hemisférios cerebelares normais.[16]

Em 1976, Harwood-Nash and Fish introduziram o termo variante Dandy-Walker (VDW) para descrever as condições decorrentes da evaginação posterior da área membranácea anterior (AMA), agenesia vermiana parcial e fossa posterior de tamanho normal. Em 1982, Raybaud usou o mesmo termo para descrever a malformação com vários graus de agenesia do vermis cerebelar e 4º ventrículo, aumentado, em comunicação com o espaço subaracnóideo. Por MDW, Raybaud passou a considerar apenas os casos em que não se evidenciava a comunicação entre o 4º ventrículo dilatado e o espaço subaracnóideo.[15]

Finalmente, em 1989, Barkovich et al. tentaram estabelecer claramente a distinção entre a MDW, a VDW e a megacisterna magna, de acordo com a análise das imagens obtidas com o advento da ressonância magnética. Eles interpretaram que estas alterações seriam um continuum de anomalias do desenvolvimento da fossa posterior e as agruparam sob o termo Complexo de Dandy-Walker. Esta classificação ainda é bastante utilizada e provoca muita confusão diagnóstica e erros no tratamento, e por isso será aqui descrita.[17,18]

A classificação de Barkowich dividiu as malformações císticas da fossa posterior em duas categorias básicas:

1. *Complexo Dandy-Walker*: as coleções da fossa posterior comunicam-se nitidamente com o 4º ventrículo e, de acordo com a presença ou não do vermis cerebelar, tem-se o tipo A e o tipo B:
   - *Tipo A*: a hipoplasia e/ou rotação do vermis cerebelar não permite que ele seja visível. Encontram-se neste grupo a malformação clássica de Dandy e Blackfan; e aquelas definidas como Dandy-Walker variante de Harwood–Nash e Raybaud.
   - *Tipo B*: verifica-se uma interposição entre o vermis cerebelar e uma cisterna magna aumentada; existe um amplo espaço retrocerebelar em comunicação com o 4º ventrículo, e a fossa posterior tem dimensões normais. Corresponde ao que se definiu como megacisterna magna.[19] Neste subgrupo, de acordo com esses critérios, ainda está incluso o cisto da bolsa de Blake, malformação cística da fossa posterior que será descrita por Tortori e Donati em 1996.[19,20]
2. *Cistos aracnoides da fossa posterior*: este grupo inclui as coleções retrocerebelares que não se comunicam diretamente com o 4º ventrículo, que podem comprimir o cerebelo, obstruindo o cerebelo e o aqueduto e causando hidrocefalia.[18] As características clínicas são muito diferentes e o prognóstico cognitivo é muito melhor do que dos pacientes com MDW.[17]

Kolias et al., em 1993, adotaram o termo hipoplasia vermiana cerebelar para descrever o grupo de malformações caracterizada pelo tamanho normal da fossa posterior, graus variáveis de hipoplasia do vermis e cerebelo com um espaço retrocerebelar comunicando-se livremente com um 4º ventrículo normal ou moderadamente dilatado, sem hidrocefalia.[21]

Simultaneamente às descrições anatômicas destas malformações também surgiram as descrições de outra coleção da fossa posterior, o cisto da Bolsa de Blake ou persistência da bolsa de Blake ou, ainda, cisto de Blake. Descrito inicialmente como cisto retrocerebelar, por Gilles, em 1971; ou bolsa aracnoide retrocerebelar, por Raybaud, em 1982, apenas em 1996, Tortori e Donati o classificaram como uma entidade independente do complexo de Dandy-Walker e propuseram uma classificação baseada na embriogênese do cerebelo e do quarto ventrículo. [15,20,22] Conforme esses autores, anomalias do desenvolvimento da área membranácea anterior (AMA) dão origem tanto à MDW quanto à VDW, enquanto as anomalias da área membranácea posterior (AMP) resultam na megacisterna magna ou na persistência da bolsa de Blake.[20] A bolsa de Blake é uma formação cística transitória da área membranácea posterior, que ocorre durante o período embrionário e, inicialmente, não se comunica com o espaço subaracnóideo vizinho circundante.[20] Esta formação cística foi descrita por Blake em 1900, que notou uma evaginação na linha média do teto do 4º ventrículo de um embrião humano, limitada por epêndima. Esta evaginação estendia-se posterior e superiormente dentro da meninge primitiva, e inferiormente para o cerebelo. Nas suas paredes encontraram-se elementos histológicos de glia, epêndima e plexo coroide.[23] A área membranácea posterior (AMP) dá origem à tela coroideia do 4º ventrículo, antes da abertura do forame de Magendie. Se ocorre um atraso ou a não abertura deste forame, esta formação cística não regride. A persistência dessa formação cística é chamada de cisto da bolsa de Blake. Como este cisto não se comunica com a cisterna, instala-se uma hidrocefalia tetraventricular, que é um dos critérios diagnósticos desta malformação.[24] Como nestes casos não há comunicação entre o 4º ventrículo e o espaço subaracnóideo da linha média, muitos autores não o classificam dentro do complexo de Dandy-Walker. Apesar disso, outros autores ainda sustentam que o cisto da bolsa de Blake e a megacisterna magna representam anomalias menos graves dentro do *continuum* da malformação de Dandy-Walker.[24] Por isso, até os dias de hoje, uma grande dificuldade em se estabelecer o diagnóstico diferencial destas lesões císticas da fossa posterior ainda persiste, com diagnósticos confusos e uso inapropriado dos termos, culminando com a escolha errada da estratégia terapêutica.[25]

## EMBRIOLOGIA DO CEREBELO E DO 4º VENTRÍCULO

A compreensão das principais etapas do desenvolvimento embriológico do cerebelo e do 4º ventrículo é fundamental para a compreensão das malformações da fossa posterior.[3,5,26]

Nas descrições da MDW do início do século XX, a falha da abertura dos forames de Luschka e Magendie foi a explicação encontrada para a gênese da malformação e a hipoplasia do vermis cerebelar seria consequência da compressão crônica exercida pelo cisto.[8,11,27]

Na quarta semana gestacional, após a fusão do tubo neural e do fechamento do neuroporo rostral, surgem as três vesículas cerebrais primárias: o prosencéfalo, o mesencéfalo e o rombencéfalo.[20,26] O cérebro embrionário cresce rapidamente e o tubo neural adquire um aspecto em zigue-zague. Desenvolvem-se duas flexuras: a cranial e a cervical. O rombencéfalo corresponde à região compreendida entre a flexura cefálica e a flexura cervical. Por volta da sexta semana de gestação surge a flexura pontina, que divide o rombencéfalo em duas vesículas secundárias: a vesícula superior, denominada metencéfalo; e a vesícula inferior, o mielencéfalo. A ponte desenvolve-se a partir do espessamento do assoalho e das paredes laterais do metencéfalo. O espessamento do assoalho e das paredes laterais do mielencéfalo dá origem ao bulbo, que se continua inferiormente com a medula espinal. O cerebelo origina-se predominantemente do rombencéfalo, porém, recebe uma pequena contribuição das placas alares do terço distal do mesencéfalo, que dá origem ao vermis. Os hemisférios cerebelares originam-se das placas alares do metencéfalo (porção cranial do rombencéfalo). A cavidade do rombencéfalo corresponde ao futuro 4º ventrículo.[20,26]

Após o aparecimento da flexura pontina, as extremidades cranial e caudal do 4º ventrículo aproximam-se dorsalmente e o teto do quarto ventrículo é empurrado para o interior desta cavidade, enquanto as lâminas alares são espalhadas lateralmente à curvatura da ponte e, eventualmente, ficam dorsolateralmente às lâminas basais. Portanto, a placa do teto correspondente ao teto do quarto ventrículo em desenvolvimento permanece fina e acentuadamente expandida transversalmente, como visto dorsalmente. As margens do quarto ventrículo angulam-se obliquamente em direção à linha média, tanto na sua porção superior como na sua porção inferior, começando da região central, onde as margens permanecem amplamente separadas. O tecido mesenquimal ao redor se insinua na

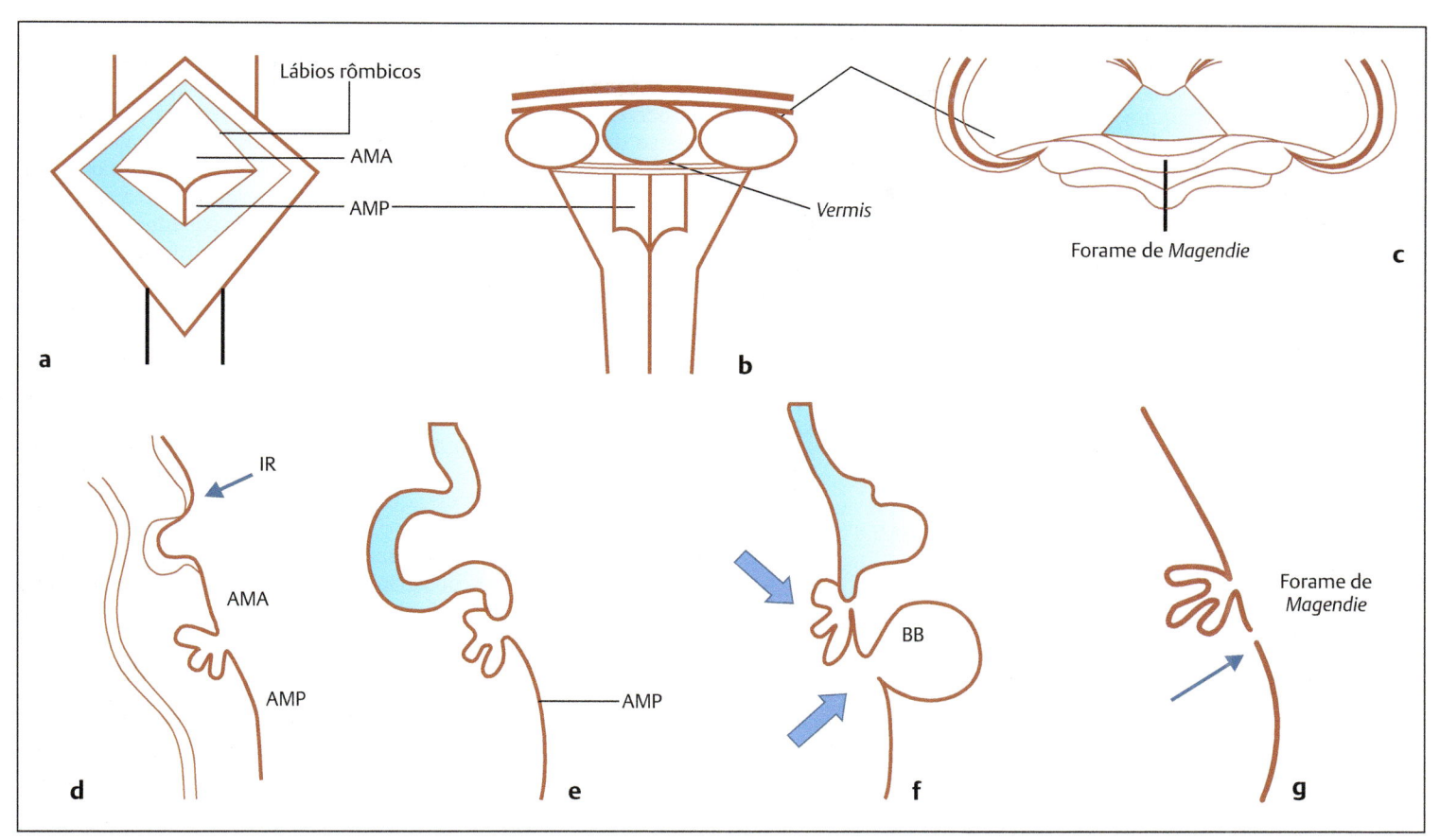

**Fig. 19-2.** Ilustração esquemática do desenvolvimento normal do 4º ventrículo. (**a-c**) Vistas posteriores. (**d-g**) Vistas sagitais. A prega coroidal divide o 4º ventrículo em uma área craniana, a AMA, e uma área caudal, a AMP. A proliferação celular nas bordas da AMA forma os lábios rômbicos, que junto ao istmo rombencefálico contribuem para formar o rudimento cerebelar. Os lábios rômbicos crescem e a AMA desaparece completamente e se incorpora à prega coroidal. À medida que a AMA regride, a AMP persiste e se expande como um dedo de luva, formando uma protrusão revestida de epêndima que é contínua ao 4º ventrículo, inferior ao plexo coroide, chamada bolsa de Blake. Ela sofre permeabilização e dá origem ao forame de Magendie, que permite a comunicação do LCR do IV ventrículo com o espaço subaracnóideo da cisterna magna.[4,20]

dobra no nível do teto do quarto ventrículo e forma a prega coroidal, que é a precursora do plexo coroide.[20,26] O teto do quarto ventrículo é dividido pela prega coroidal em duas áreas: a área membranácea anterior (AMA), superiormente, e a área membranácea posterior (AMP) inferiormente. As margens laterais da AMA espessam-se devido à intensa atividade de proliferação neuroblástica, que dá origem a duas placas alares espessas, conhecidas como lábios rômbicos, que correspondem à matriz germinativa do rombencéfalo embrionário. Este processo inicia-se aproximadamente entre a quarta e a sexta semana de gestação. Os lábios rômbicos vão aumentando, aproximam-se um do outro e se fundem na linha média, correspondendo ao cerebelo em desenvolvimento. O crescimento dos lábios rômbicos na metade rostral do 4º ventrículo faz com que eles se sobreponham à ponte e à medula. Conforme ocorre esse crescimento, a AMA regride e é totalmente incorporada ao plexo coroide em desenvolvimento. O crescimento e a extensão para trás do cerebelo empurra o plexo coroide inferiormente, e a AMP também vai se reduzindo. Subsequentemente, há o desenvolvimento de uma marcada protrusão caudal do 4º ventrículo, levando à expansão da AMP como um dedo de luva. Esta protrusão transitória é conhecida como bolsa de Blake. A bolsa de Blake constitui-se de epêndima ventricular circundado por uma condensação de tecido mesenquimal. Inicialmente, a bolsa de Blake é uma cavidade fechada que não se comunica com o espaço subaracnóideo circundante da cisterna magna. A ligação entre o *vermis* e a bolsa de Blake condensa-se, enquanto as outras porções sobre a evaginação tornam-se rarefeitas e, assim, ocorre a permeabilização da bolsa de Blake, que então dá origem ao forame de Magendie.[3,20,26] A formação da cisterna magna ocorre aproximadamente na sexta semana de gestação, que está em comunicação com o 4º ventrículo através do forame de Magendie. O tempo preciso da abertura do forame de Magendie ainda não foi estabelecido; entretanto, a persistência da bolsa de Blake foi identificada até o 4º mês gestacional. Os forames de Luschka também provavelmente aparecem no final do 4º mês de gestação (Fig. 19-2).[15,19,28,29] A patogênese da MDW relaciona-se com a interrupção do desenvolvimento do rombencéfalo e o papel das obstruções dos forames na sua patogênese é muito mais complexo.[25] A falha da incorporação da AMA com o plexo coroide determina a persistência desta membrana entre a margem caudal do *vermis* em desenvolvimento e a superfície cranial do plexo coroide em desenvolvimento. A pulsação do LCR causa a formação de uma bolsa na AMA, formando um cisto que desloca o *vermis* hipoplásico superiormente, rotacionando no sentido anti-horário. A AMP permanece fechada ou torna-se patente, o que corresponde à abertura ou não do forame de Magendie e, assim, a associação à hidrocefalia. O aumento global da fossa posterior compromete o desenvolvimento do tentório, do seio reto e tórcula, com a falha da migração do seio reto do vértex para o lambda, possivelmente, devido à distensão anormal do 4º ventrículo.[19,26]

## ASPECTOS GENÉTICOS

A MDW pode estar associada a várias síndromes e anormalidades genéticas. Nas últimas décadas, vários *loci* genéticos foram descritos na patogênese da DWM e das outras malformações da fossa posterior como a VDW e a MCM. O primeiro *locus* genético envolvido na MDW foi identificado por Grinberg *et al.* em 2004. Em indivíduos com deleção de 3q2, a causa da MDW pode ser a perda da heterozigose dos genes *Z1C1* e *Z1C4*. Foi demonstrado que *Z1C1* relaciona-se com o desenvolvimento cerebelar em ratos; por outro lado, ratos afetados nos dois locos Z1C1 e Z1C4 apresentam o *vermis* cerebelar muito menor e severamente comprometido, não sobrevivendo muito tempo após o nascimento.[25]

O gene Forkhead Box (*FOXC1*), situado no cromossomo 6p25.3, também é importante para o desenvolvimento cerebelar normal e associa-se à MDW. Este gene é expresso no tecido mesenquimal adjacente nas fases iniciais da formação de sistema nervoso central, e é responsável pelo direcionamento da migração e diferenciação das células derivadas dos lábios rômbicos. Sua perda determina defeitos da sinalização do mesênquima, e podem resultar nas malformações cerebelares compatíveis com MDW, VDW e MCM.[25] Malformações similares da fossa posterior também são descritas em pacientes com tetrassomia 9p, com a deleção do 13q e com a deleção do 2q36.1. Deleções ou duplicações no cromossomo 7p21.3 também se relacionam com malformações cerebelares, associadas à expressão anômala dos genes *NDUFA4* e *PHF14*.[25]

## ASPECTOS RADIOLÓGICOS

O diagnóstico da DWM pode ser feito a partir da 14ª semana gestacional com o auxílio da ultrassonografia. A idade gestacional média do diagnóstico pré-natal é de 20 semanas, com grande variabilidade entre os estudos (de 10 a 38 semanas). Na ultrassonografia pré-natal, a presença de um grande cisto da fossa posterior associada à ausência do *vermis* cerebelar e o afastamento ou abertura dos hemisférios são achados característicos da MDW e auxiliam o diagnóstico diferencial com outras malformações císticas da fossa posterior.[30,31] Feita a suspeita do diagnóstico da MDW na ultrassonografia, deve-se indicar a RM fetal. A RM fetal possibilita a melhor visualização da posição da tórcula, o diagnóstico mais preciso e identificar outras malformações associadas, que incluem a disgenesia do corpo caloso, heterotopia, polimicrogiria, esquizencefalia, encefaloceles, lipomas intracranianos e outras condições.[25,32]

Após o nascimento, a ressonância magnética (RM) é o exame de escolha para o estudo das lesões da fossa posterior (Fig. 19-3). Entretanto, a radiografia simples pode demonstrar o alargamento da fossa posterior e o deslocamento superior do sulco do seio transverso e da protuberância occipital interna. Os principais achados de imagem da MDW são o aumento da fossa posterior associada à dilatação cística do 4º ventrículo e a rotação superior do *vermis* cerebelar hipoplásico. O componente cístico do 4º ventrículo ocupa a maior parte da fossa posterior, comprimindo os hemisférios cerebelares contra o osso petroso. A parede do cisto pode ser difícil de ser identificada até mesmo na RM, contudo, o uso da sequência FIESTA pode auxiliar na identificação de alguma parte desta parede. A evidência do 4º ventrículo comprimido ou deslocado anteriormente e a falta de comunicação com a área cística extra-axial são essenciais ao diagnóstico diferencial entre a MDW e as malformações císticas extra-axiais da fossa posterior.[25]

A RM possibilita, ainda, a análise da patência do aqueduto de Sylvius e estudo do fluxo liquórico, discriminando entre a hidrocefalia comunicante e a obstrutiva, com acurada localização da sua obstrução.[5,17,33] Nos casos da MDW, a determinação do movimento do fluxo liquórico é essencial tanto para o diagnóstico diferencial como para a indicação do tratamento da hidrocefalia. A técnica da RM mais comumente usada no estudo de fluxo liquórico é a sequência de contraste de fase 2D com resolução temporal e codificação de velocidade. A sequência de contraste de fase tem valor no estudo do fluxo liquórico entre os espaços do LCR na fossa posterior e o espaço subaracnóideo cervical posterior.[32,33] Na MDW clássica, um estudo de contraste de fase não demonstra fluxo entre o espaço cístico da fossa posterior e o espaço subaracnóideo cervical posterior.[33] A hidrocefalia está associada à DWM clássica em cerca de 90% dos pacientes.[5,17] Nessas condições, a fossa posterior pode ser derivada diretamente. Entretanto, a estenose de aqueduto também é um achado em pacientes com DWM. O diagnóstico desta associação determina que seja colocada uma derivação ventriculoperitoneal separada ou realizada uma terceiroventriculocisternostomia com aquedutoplastia.[25,33]

Por outro lado, nos casos da variante Dandy-Walker, verifica-se fluxo de LCR entre a grande cisterna retrocerebelar e o espaço subaracnóideo posterior.[33,34] O cisto da bolsa de Blake aparece como um cisto aracnoide infracerebelar ou retrocerebelar associado à hidrocefalia tetraventricular.[32] Uma imagem de contraste de fase mostra o fluxo do LCR através do aqueduto, mas nenhuma comunicação clara entre o IV ventrículo e o cisto da fossa posterior, e entre a cisterna magna e o espaço subaracnóideo cervical posterior.[32,33] Um cisto aracnoide da fossa posterior aparece como um cisto extra-axial bem definido ou coleção de fluidos que está associado a um *vermis* normal. Não há imagens de RM do fluxo do LCR entre os cistos e o espaço subaracnóideo cervical posterior.[17,25,33] A megacisterna magna corresponde a um alargamento focal do espaço subaracnóideo posterior e inferior da fossa posterior associado ao *vermis*, cerebelo e 4º ventrículo de dimensões normais. O contraste de fase revela comunicação livre com o ventrículo e o espaço subaracnóideo cervical posterior.[25,33-35]

## MALFORMAÇÃO DE DANDY-WALKER

O avanço das técnicas diagnósticas tem possibilitado o diagnóstico cada vez mais precoce das malformações de DW e a proporção dos casos com diagnóstico pré-natal tem aumentado. Na população do estudo EUROCAT (*European Surveillance of Congenital Anomalies*) de 2019, que registra as anomalias congênitas na Europa, a prevalência geral da MDW foi de 6,79/100.000 e da VDW foi de 8,85/100.000. Já a prevalência entre os nascidos vivos foi de 2,74/100.000. Estas malformações respondem por aproximadamente 1 a 4% dos casos de hidrocefalia, e casos familiares são raros.[36]

O prognóstico neurológico de uma criança com MDW é muito variável e depende da presença de outras anomalias associadas do sistema nervoso e do controle da hidrocefalia. Esses pacientes podem apresentar desde um desenvolvimento neurológico normal (em até 75% dos casos) ou fortemente comprometido (41-71% dos casos podem apresentar inteligência abaixo do normal). A gravidade da disgenesia cerebelar e a lobulação verminiana anormal associam-se a maior comprometimento intelectual e pior prognostico.[17,36,37]

Cerca de 80 a 90% das crianças com MDW são diagnosticadas durante primeiro ano de vida, e na sua maioria os sinais e sintomas

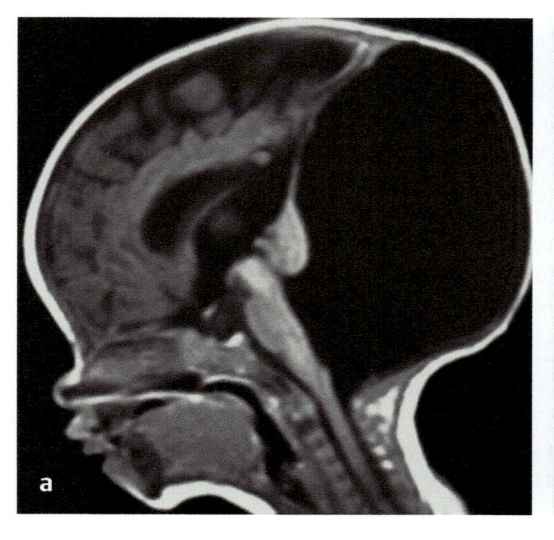

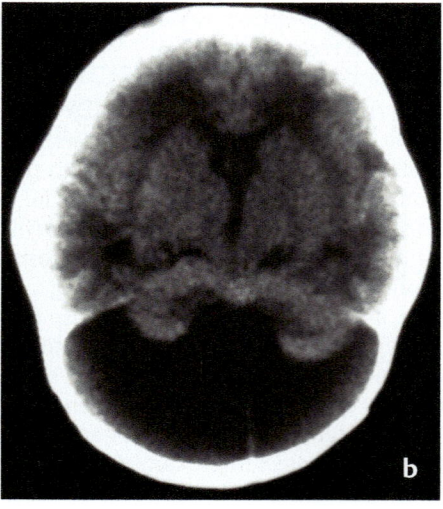

**Fig. 19-3.** (**a**) Ressonância magnética ponderada em T1 sagital de um recém-nascido com malformação de Dandy-Walker apresentando grande cisto da fossa posterior comunicando-se com o 4º ventrículo. Ausência da porção inferior do *vermis*, hipoplasia, rotação anterior e deslocamento superior da porção do *vermis* remanescente; e grande protuberância na fossa posterior com elevação da tórcula. (**b**) Tomografia de crânio, corte axial, evidenciando o deslocamento anterolateral dos hemisférios cerebelares hipoplásicos.

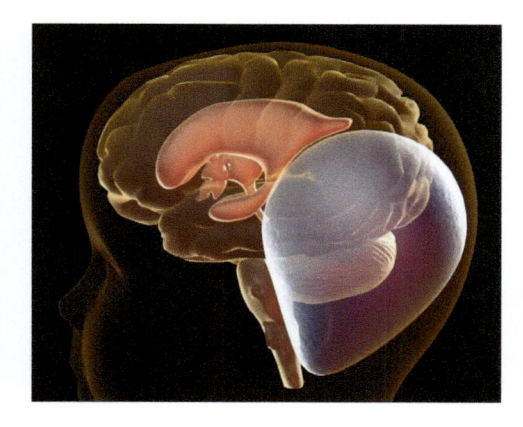

**Fig. 19-4.** Ilustração de volumoso cisto posterior com fechamento do aqueduto cerebral e hidrocefalia.

apresentam-se nos primeiros três meses de vida. Estes sinais e sintomas relacionam-se com hidrocefalia, comprometimento cerebelar e disfunção dos pares cranianos. Estima-se que 80% dos pacientes apresentam ventrículos de dimensões normais ao nascimento, e 80% deles desenvolverão hidrocefalia durante o primeiro ano de vida.[17,36,37]

Em crianças menores de 1 ano, os sinais e sintomas de hidrocefalia e aumento da pressão intracraniana são os mais frequentes. A hidrocefalia é presente em 90% dos pacientes no momento do diagnóstico, e a macrocrania é o sinal mais comum. As dimensões aumentadas da fossa posterior podem levar ao abaulamento do occipício, com alargamento da sutura lambdoide e determinando o aspecto dolicocefálico do crânio (Fig. 19-4).

Defeitos ósseos e meningoceles occipitais também têm sido descritos em pacientes com MDW e podem ser explicados pelo aumento da pressão no interior da fossa posterior durante a vida fetal. Alguns artigos também relatam a associação da MDW à siringomielia, que deve ocorrer pela herniação do cisto através do forame magno, alterando a circulação liquórica, semelhante ao que ocorre na malformação de Chiari I.[38,39]

Crianças maiores de 1 ano costumam apresentar-se com atraso cognitivo e dos marcos do desenvolvimento com comprometimento da marcha, do equilíbrio e coordenação. Déficits neurológicos como paraparesia espástica, hipotonia, ataxia de tronco, pobre controle dos movimentos finos, dismetria, dificuldade para falar, nistagmo, comprometimento visual e auditivo pode ser encontrado. Raramente ocorre interferência com o controle dos centros respiratórios do tronco cerebral, provocando alterações respiratórias.[17] Em 15 a 30% dos pacientes ocorrem crises epilépticas, e sua ocorrência frequentemente está associada à presença de outras malformações cerebrais, como heterotopia.[40,41]

A morbidade da MDW pode estar associada à presença de outras malformações sistêmicas, muitas vezes relacionadas com síndromes genéticas.[42] No estudo europeu de 572 casos de MDW, 11% apresentavam defeitos cardíacos, 5,9% a anomalias do sistema urinário e 4,6% anomalias dos membros. As anomalias estruturais mais frequentes foram: defeito do septo ventricular, defeito do septo atrial, fenda labial e palatina, hipospadia e polidactilia.[36,42]

A associação de malformações cerebrais à MDW ocorre de 45-68% em autópsias e casos clínicos. As anomalias do corpo caloso são as mais frequentes – acometem até 10,3% dos casos –, seguidas de estenose do aqueduto, raquisquise, microcefalia, holoprosencefalia, ventriculomegalia e encefalocele occipital (Fig. 19-5).[36,42]

As anomalias cromossômicas mais comuns que podem estar associadas são: a trissomia do 18 (síndrome de Edwards), a trissomia do 13 (síndrome de Patau) e síndrome 3q. Entre as síndromes genéticas observa-se a associação à síndrome de Meckel-Gruber, síndrome FACE, síndrome Klippel-Feil e de Mohr.[25]

## FISIOPATOLOGIA DA HIDROCEFALIA NA MALFORMAÇÃO DE DANDY-WALKER

Embora ocorra em mais de 80% dos pacientes com MDW, a hidrocefalia não faz parte dos seus critérios diagnósticos.[17,37] Na descrição inicial de Dandy e Black, a atresia do forame de Luscka e Magendie explicava facilmente o desenvolvimento da hidrocefalia. Entretanto, não tardou para que se observasse que os forames ocasionalmente se encontravam patentes e que a hidrocefalia nem sempre estava presente ao nascimento. Por outro lado, a atresia de um ou dois forames é comum no cérebro normal, compensada pelo forame patente. E ainda, na MDW a saída do 4º ventrículo pode estar patente, parcial ou completamente bloqueada.[7,10]

A estenose de aqueduto, embora ausente na definição clássica do tipo A de Barkowich, pode ser uma das causas de hidrocefalia em pacientes com MDW. A estenose de aqueduto pode ser tanto consequência do próprio erro do desenvolvimento da malformação, como pode ser resultado da herniação do *vermis* ou do cisto através da incisura tentorial. Foi Raimondi quem chamou a atenção para esta última condição e a denominou estenose de aqueduto funcional: a herniação ascendente do conteúdo da fossa posterior ocorre em decorrência da diferença de pressão entre o compartimento supratentorial e o cisto da fossa posterior. Esta situação se dá quando ocorre hiperdrenagem do sistema ventricular supratentorial ou disfunção da derivação do cisto.[17,18,43] Vários estudos têm demonstrado a patência do aqueduto. Asai *et al.*, em 1989, notaram a perviedade do aqueduto em 15 pacientes que se submeteram à ventriculografia pré-operatória ou MRI. Em outro estudo, os autores, retrospectivamente, concluíram que apenas 2 dos 35 pacientes com MDW apresentavam estenose de aqueduto. Na série de Mohanty *et al.*, de 2006, o aqueduto se mostrou patente em 18 dos 21 pacientes submetidos à RM pré-operatória. Estes estudos permitem afirmar que, na real MDW, o aqueduto deve ser considerado patente até que seja demonstrado o contrário.[17,44-46]

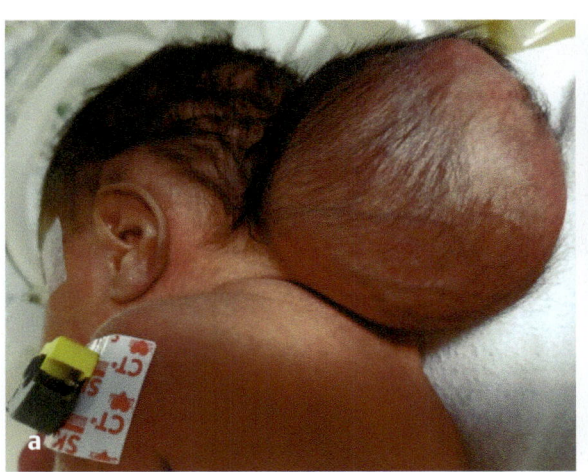

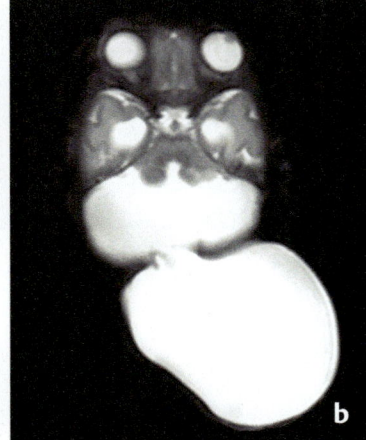

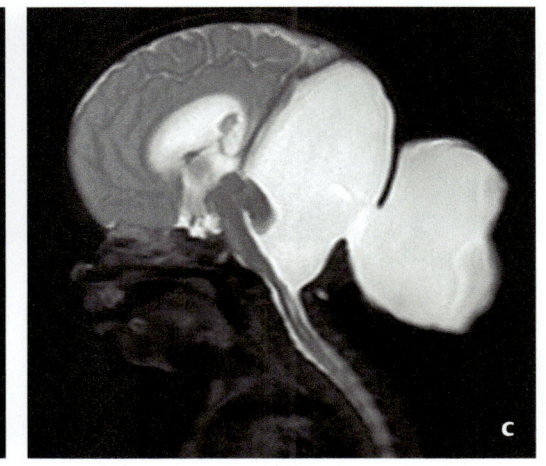

**Fig. 19-5.** Recém-nascido com malformação de Dandy-Walker e encefalocele. (**a**) Neste caso, ressonância magnética axial e (**b**) sagital. (**c**) Ponderada em T2 mostra uma grande fossa posterior, com elevação do tentório e hipoplasia do *vermis*, associada à encefalocele.

Outra explicação para a hidrocefalia é a redução do fluxo liquórico pelos forames do 4º ventrículo levaria a uma aracnoidite na cisterna magna, cisternas perimedulares e incisurais, bloqueando a circulação liquórica. Estes achados poderiam ser atribuídos a um processo inflamatório ou ao desenvolvimento anormal do espaço subaracnóideo como parte da própria malformação.[17]

A hipertensão venosa também pode ser um fator importante na gênese da hidrocefalia. A elevação do tentório, juntamente com a tórcula e o seio transverso pode levar ao alongamento destes seios venosos e direta compressão pelo cisto da fossa posterior, sem parênquima cerebelar como intermediário, levando então à hipertensão venosa e à consequente hidrocefalia.[17]

## TRATAMENTO DA HIDROCEFALIA NA MALFORMAÇÃO DE DANDY-WALKER

O objetivo do tratamento da MDW é o controle da hidrocefalia e do cisto da fossa posterior. Nas últimas três décadas, as estratégias cirúrgicas modificaram-se da craniectomia suboccipital e excisão da membrana do cisto para a colocação de derivações e procedimentos neuroendoscópicos.[17,37,44-46]

Atualmente a excisão da membrana é indicada nos casos mais difíceis, com múltiplas derivações e frequentes disfunções, ou casos complicados por infecções. Nos casos de falência do uso de derivações, a excisão da membrana pode reduzir ou aperfeiçoar o uso de várias derivações, ou até mesmo deixar o paciente derivação-independente.[17,45,46] É importante ressaltar que casos com diagnóstico de estenose de aqueduto, a excisão da membrana do cisto não será suficiente, sendo necessária a realização de uma aquedutoplastia, com a colocação de um *stent* comunicando o cisto com o terceiro ventrículo.[17,45,46] Os *stents* que utilizamos nestes casos são cateteres ventriculares de silicone multifenestrado e cortado do tamanho para comunicar o 3º ventrículo com o 4º e ser colocado no espaço subdural cervical. O cateter é fixado na dura-máter da cisena magna quando o procedimento é realizado pela fossa posterior. Quando o paciente apresenta os ventrículos laterais dilatados à colocação do *stent* é realizado comunicando o ventrículo lateral com o 3º ventrículo e o 4º ventrículo. Nesta situação fixamos o *stent* na dura-máter da entrada do endoscópio.

A colocação de uma derivação pode ser o procedimento cirúrgico de escolha no tratamento da hidrocefalia nos casos de MDW. Porém, muito se discute sobre qual a derivação mais indicada: a derivação ventriculoperitoneal (DVP), a derivação cistoperitoneal (DCP) ou a combinação de ambas.[17,39,45,46]

No início da década de 1990, alguns autores já recomendavam que a abordagem cirúrgica deveria ser programada de acordo com a obstrução do aqueduto e do espaço subaracnóideo.[17,39,45,46] O diagnóstico de estenose de aqueduto, evidenciada nos exames de imagem, deve ser o fator determinante na escolha do primeiro tratamento.[17,39,45,46] Na maioria dos casos, considerando-se a patência do aqueduto, a derivação ventriculoperitoneal será suficiente, com baixa incidência de mau posicionamento e migração do cateter quando comparada às derivações cistos-peritoneais.[41,45,46] Os casos de estenose de aqueduto requerem a drenagem simultânea do compartimento supra e infratentorial para prevenir a diferença de pressão: a descompressão dos ventrículos supratentoriais pode levar à herniação ascendente e a uma estenose de aqueduto adquirida, resultando num 4º ventrículo isolado. Estes casos necessitarão da colocação de uma derivação cistoperitoneal adicional.[17,40,41,45,46]

O uso combinado da DVP e da DCP pode ser uma estratégia eficaz para equalizar a pressão através do tentório, com índices de sucesso de 92%.[40,41] A drenagem simultânea dos ventrículos laterais e do cisto da fossa posterior também pode ser obtida com a colocação de dois cateteres proximais, um na cavidade cística e outro na cavidade ventricular, associados por um conector em Y a um único cateter distal.[45,46]

Com o avanço e o aumento da popularidade das técnicas neuroendoscópicas, a terceiroventriculostomia endoscópica (TVE) tornou-se outra opção para o tratamento da hidrocefalia na MDW. Mohanty *et al.* trataram 21 pacientes com TVE e apenas 5 deles necessitaram de DVP. Em casos de aqueduto pérvio, a TVE foi o procedimento de escolha e, em casos de estenose de aqueduto, a colocação de um *stent* cistoventricular ou a realização de uma aquedutoplastia foi combinada com a TVE. Este tratamento combinado foi realizado para garantir uma comunicação patente entre os compartimentos supratentorial e infratentorial, prevenindo assim o desenvolvimento de uma hérnia transtentorial.[45,46] Nos casos de hidrocefalia obstrutiva, os índices de sucesso da TVE variaram de 23 a 80%, com as menores taxas observadas em lactentes. Após a TVE observou-se ligeira redução (16-35%) nas dimensões ventriculares. Esta ventriculomegalia residual deve ter prevenido a ocorrência de estenose aquedutal secundária, que não foi identificada durante o período de acompanhamento (Fig. 19-6).[45,46]

Nos casos onde o aqueduto cerebral esta patente a fenestração endoscópica do cisto comunicando este com as cisternas bulbomedulares tem apresentado excelentes resultados (Fig. 19-7).

As estratégias de tratamento estão sumarizadas no Quadro 19-1.

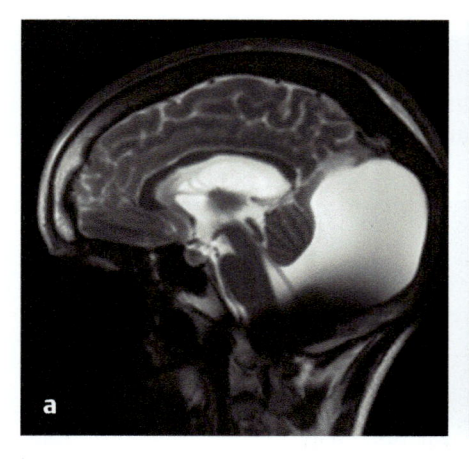

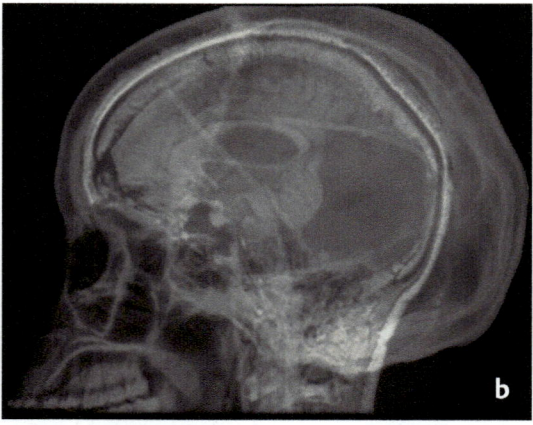

**Fig. 19-6.** (a) Ressonância magnética com sequência T2 sagital controle de um paciente com MDW e estenose de aqueduto após a realização de uma TVE e colocação de um *stent* através do aqueduto. (b) Fusão de imagens radiografia lateral do crânio e ressonância magnética T1 sagital demonstrando o posicionamento do cisto e o sistema de derivação ventriculoperitoneal.

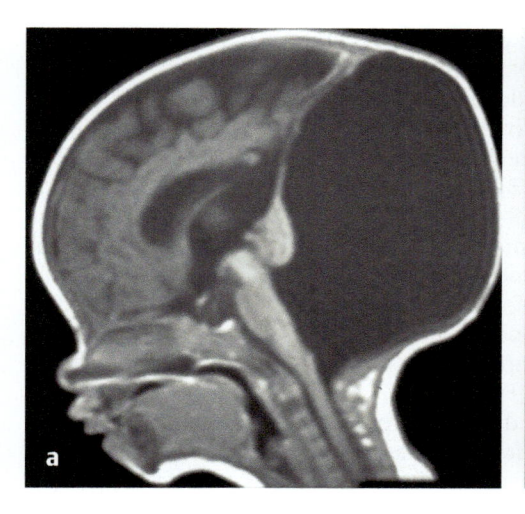

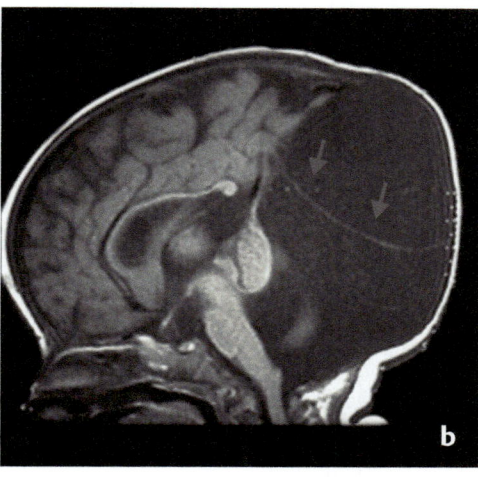

Fig. 19-7. (a) RM ponderada em T1 com cisto da fossa posterior, hipoplasia de *vermis* e patência do aqueduto. (b) Evolução 1 ano após a realização da fenestração endoscópica junto à cisterna bulbomedular.

Quadro 19-1. Estratégias cirúrgicas atuais para o tratamento da Hidrocefalia na Malformação de Dandy-Walker

| Estenose de comunicação IV ventrículo | Derivações | Técnicas neuroendoscópicas | Aqueducto espaço subaracnoide |
|---|---|---|---|
| Sim | Aberta | DVP | TVE |
| Sim | Fechada | DVP+ DCP | TVE + Aqueductoplastia |
| Não | Aberta | DVP ou DCP | – |
| Não | Fechada | DVP ou DCP | ETV |

DVP: Derivação ventrículo-peritoneal; DCP: Derivação cistoperitoneal; TVE: Electrogastroenterostomia endoscópica.

## VARIANTE DANDY-WALKER

A variante Dandy-Walker ou a hipoplasia vermiano-cerebelar é outra malformação cística da fossa posterior que apresenta características similares à clássica MDW, mas não corresponde a todos os seus critérios diagnósticos. Este termo foi empregado pela primeira vez por Harwood-Nash para descrever a evaginação da área membranácea anterior associada à agenesia parcial do *vermis*, como na MDW, com menor dilatação ventricular e fossa posterior de dimensões normais.[2-4,20] Sarnat e Alcala denominaram variante Dandy-Walker os casos com agenesia parcial do *vermis* cerebelar, e MDW os casos com agenesia completa.[15,21] Raybaud definiu como VDW as malformações com graus variados de agenesia do *vermis* associada a um quarto ventrículo de dimensões aumentadas, que se comunica livremente com o espaço subaracnóideo perimedular. Para Raybaud, a MDW definiria os casos nos quais não existe comunicação entre o 4º ventrículo dilatado e o espaço subaracnóideo (Fig. 19-8).[15]

Em 1993, Kollias sugeriu que o termo VDW fosse substituído por hipoplasia vermiano-cerebelar. Neste grupo estariam os casos com fossa posterior de dimensões normais, com graus variados de hipoplasia vermiana e cerebelar, e com um proeminente espaço retrocerebelar que se comunica livremente com um 4º ventrículo normal ou ligeiramente alargado.[21] Os casos de VDW diferem dos casos clássicos da MDW pelo alargamento do 4º ventrículo. Na VDW, o tentório encontra-se na sua posição normal sem a inversão tórcula-lambdoide, e o 4º ventrículo é mais bem formado e menos expandido. A hidrocefalia não é uma característica comum da VDW e, se presente, geralmente é causada por outras malformações associadas e requer o tratamento cirúrgico (Fig. 19-9).[3,21,26]

A hipoplasia vermiano-cerebelar associada a uma fossa posterior de tamanho normal é mais frequente que a MDW e representa aproximadamente um terço de todas as malformações da fossa posterior. São descritos vários graus de hipoplasia do *vermis* cerebelar, sempre afetando o *vermis* inferior, e hipoplasia do hemisfério cerebelar. Essas alterações são menos severas que na MDW clássica. Podem, ainda, ser encontradas as mesmas malformações cerebrais descritas na MDW (agenesia do corpo caloso, heterotopias, cistos diencefálicos, malformações girais, heterotopias, holoprosencefalia e o encefalocele occipital), sugerindo o comprometimento do mesmo período embriológico.

A VDW apresenta-se associada a várias síndromes, como uma característica presente, como nas síndromes de Joubert, Walker-Warburg e doença músculo-olho-cérebro; ou ocasional, como nas síndromes de Meckel-Gruber e Coffins-Siris.[21]

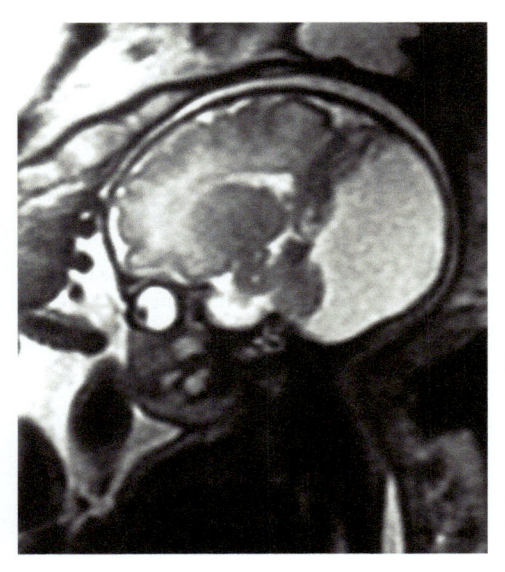

Fig. 19-8. RM de feto com 28 semanas de gestação demonstrando volumoso cisto da fossa posterior, porém com o aqueduto cerebral pérvio e ausência de hidrocefalia.

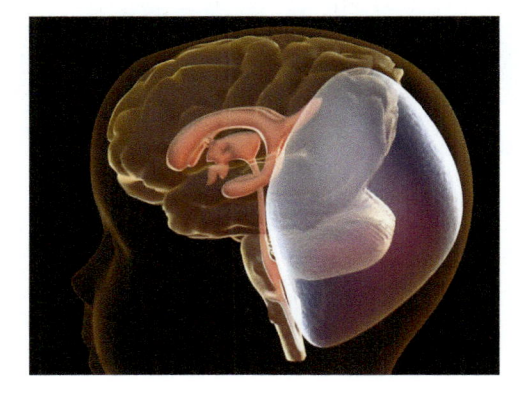

Fig. 19-9. Ilustração de um exemplo de variante de Dandy-Walker demonstrando que apesar do volumoso cisto da fossa posterior, o aqueduto cerebral está pérvio e não apresenta hidrocefalia.

## MEGACISTERNA MAGNA

A megacisterna magna define-se por uma cisterna magna alargada (10 mm na imagem sagital mediana), com *vermis* cerebelar intacto, 4º ventrículo de dimensões normais, e aumento da fossa posterior em alguns pacientes.[3,4,21] Corresponde a um aumento focal do espaço subaracnóideo na porção inferior e posterior da fossa posterior. Portanto, os estudos de fluxo liquórico evidenciam que a megacisterna magna comunica-se livremente com o 4º ventrículo e com o espaço subaracnóideo cervical, não causando hidrocefalia. Acredita-se que a megacisterna magna relacione-se com um atraso na fenestração do cisto de Blake.[3,21,26]

Geralmente a megacisterna magna é um achado incidental e representa uma variação anatômica. Seu diagnóstico não requer acompanhamento, e a vasta maioria das crianças (90-95%) desenvolve-se normalmente.[3,26]

## CISTO DA BOLSA DE BLAKE

A bolsa de Blake é uma protrusão inferior do 4º ventrículo que resulta da evaginação da área membranácea posterior. Na embriogênese normal, a bolsa de Blake é uma estrutura transitória que inicialmente não se comunica com o espaço subaracnóideo circundante, mas se torna uma estrutura permeável dando origem ao forame de Magendie. Não se sabe ao certo quando isto ocorre no período embrionário, mas a persistência da bolsa de Blake foi demonstrada até o quarto mês gestacional. Se ocorre uma falha na permeabilização na bolsa de Blake, o forame de Magendie não se forma e não ocorre a comunicação entre o 4º ventrículo e o espaço subaracnóideo. Por conseguinte, tem-se uma hidrocefalia tetraventricular.[3,20,21,26,35]

A bolsa de Blake persistente é denominada cisto da bolsa de Blake, que é vista como uma coleção cística, inferior e posterior ao cerebelo. O cerebelo apresenta-se com forma e dimensões normais. O *vermis* é normal e não rotacionado. O plexo coroide do 4º ventrículo geralmente se estende inferiormente ao longo da parede superior da bolsa de Blake persistente, que geralmente é revestida por epêndima (Fig. 19-10).

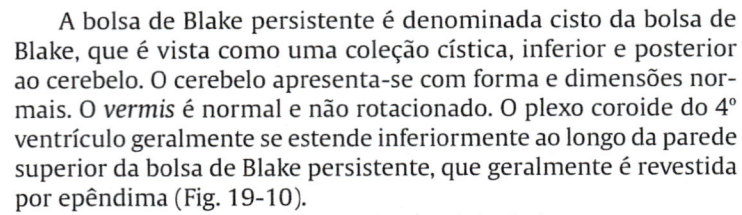

Nos exames de imagem, a bolsa de Blake é vista como uma coleção de LCR posterior e inferior ao 4º ventrículo. Este ventrículo pode estar aumentado, resultando em uma grande fossa posterior, e o tronco cerebral pode-se apresentar empurrado contra o *clivus*. No entanto, isso também pode ocorrer com um 4º ventrículo de dimensões normais (Fig. 19-11).

O cisto da bolsa de Blake ocorre esporadicamente e nenhum relato de recorrência foi encontrado.[3,17,21,26] Anormalidades cerebrais associadas não são descritas. A macrocrania é a manifestação clínica mais frequente no período neonatal. O prognóstico geralmente é muito favorável e os pacientes não costumam apresentar atraso no desenvolvimento neuropsicomotor se a hidrocefalia for precocemente tratada. O comprometimento neurológico relaciona-se com o atraso no tratamento e, principalmente, com as complicações e disfunções de DVPs. Atualmente a TVE é o tratamento de escolha, uma vez que nesta situação o aqueduto cerebral sempre estará patente, com altos índices de sucesso e controle da macrocrania (Fig. 19-12).[3,20,26]

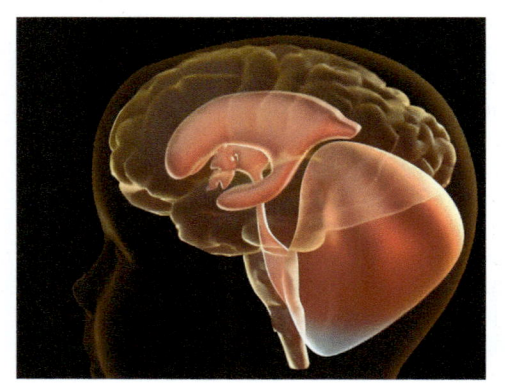

**Fig. 19-10.** Cisto da bolsa de Blake demonstrando a comunicação do cisto com o quarto ventrículo e hidrocefalia.

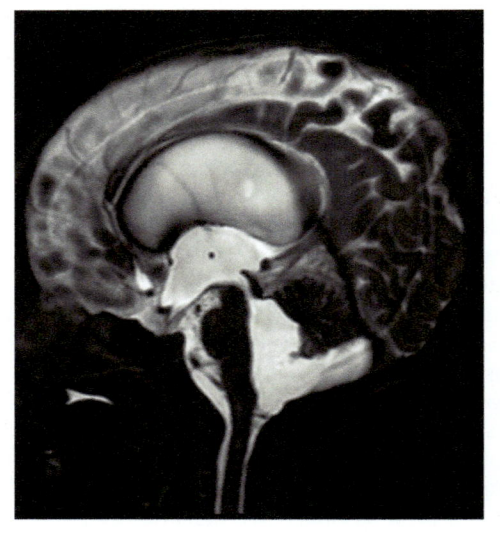

**Fig. 19-11.** Cisto de Blake: ressonância magnética sequência T2, corte sagital, evidenciando a presença de uma coleção cística, inferior e posterior ao cerebelo, evidenciando a patência do aqueduto cerebral e a obstrução entre o IV ventrículo e o espaço aracnóideo.

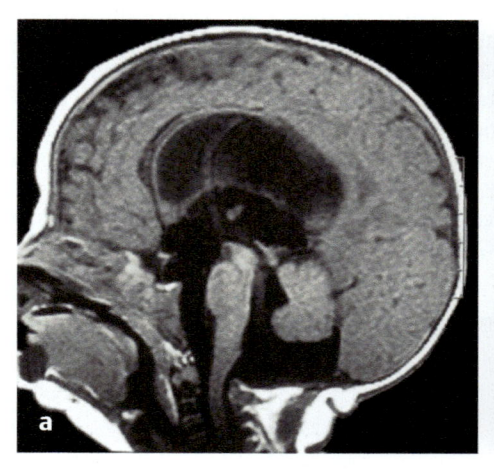

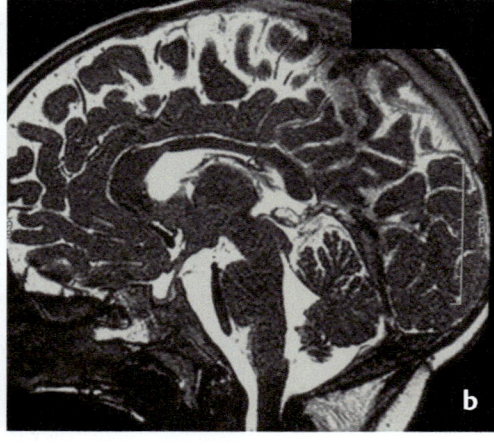

**Fig. 19-12.** (a) RM de crânio ponderada em T1 demonstrando cisto na fossa posterior, aqueduto cerebral pérvio, dilatação de todos os ventrículos. (b) RM ponderada em T2 realizada 4 anos após a terceiroventriculostomia endoscópica demonstrando desaparecimento completo da hidrocefalia com diminuição do cisto.

## CISTOS ARACNÓIDEOS DA FOSSA POSTERIOR

Os cistos aracnóideos respondem por 1,3-2,6% das lesões intracranianas expansivas na população pediátrica.[47-49] Na fossa posterior encontram-se 10%,[49] de 22-27%,[47] e até 38% dos casos das séries infantis.[50] A fossa posterior é a segunda localização mais comum: 1/3 dos cistos ocupam o ângulo cerebelopontino, 1/3 ocupam a linha média e 20% correspondem a cistos do hemisfério cerebelar.[47]

Na literatura há escassez de grandes séries de pacientes com cisto de aracnoide de fossa posterior (CAFP).[51] Embora estes cistos sejam diagnosticados predominantemente na população pediátrica, faltam estudos com longo acompanhamento ou que tenham acompanhado a evolução de pacientes diagnosticados incidentalmente. Por isso, o desenvolvimento e a história natural dos CAFP permanecem desconhecidos.[51,52]

Os CAFP podem provocar sintomas em qualquer idade, porém, as crianças são mais afetadas na primeira década de vida, com mais da metade dos casos diagnosticados no primeiro ano de vida. A idade média nas séries pediátricas da literatura é de 38,5 meses.[47]

A macrocrania e os sinais e sintomas de aumento da pressão intracraniana correspondem à apresentação clínica principal, por vezes associada à hidrocefalia obstrutiva.[47,48] Embora a hidrocefalia caracterize os cistos localizados na linha média, esta complicação também é encontrada nos pacientes cujas lesões se desenvolvem sobre os hemisférios cerebelares.[47,48] Tardiamente, nistagmo e sintomas cerebelares serão característicos da apresentação clínica.[48,49] Raramente os CAFP podem determinar um abaulamento ósseo localizado, unilateral ou bilateral na escama occipital, o que é mais frequentemente encontrado nas pacientes com a MDW.[47] Uma significante proporção de indivíduos afetados exibe um grau variado de retardo do desenvolvimento neuropsicomotor, e a epilepsia é relativamente rara.[53]

A raridade do diagnóstico antenatal fundamenta a hipótese de que a coleção de LCR no interior do cisto aumente durante os primeiros anos de vida.[51] Ou seja, cistos de aracnoide são malformações congênitas, nas quais a separação ou a duplicação da membrana aracnoide primitiva no período embrionário determina o acúmulo de LCR entre essas membranas, o que continuará a ocorrer após o nascimento.[51,54,55]

Assim, a expansão dos CAFP ocorre precocemente durante a infância e pode exercer um efeito de massa sobre as estruturas adjacentes e alterar importantes funções.[56] Os sintomas neurológicos produzidos pela compressão do cisto em crianças maiores são, mais comumente: cefaleia, ataxia, torcicolo vertigem, zumbido e perda auditiva progressiva (Fig. 19-13).[55,57,58]

Embora o cerebelo tenha sido tradicionalmente relacionado com funções motoras de coordenação e equilíbrio, nas últimas duas décadas vem se estabelecendo o consenso sobre seu importante papel no desempenho das funções cognitivas, emocionais, de linguagem e de aprendizagem.[54,56] CAFP podem produzir não apenas sintomas neurológicos, mas déficits de aprendizagem, alterações de comportamento, dificuldades de interação social e regressão das aquisições acadêmicas. Estes sintomas são considerados autistas-like.[53,56,59]

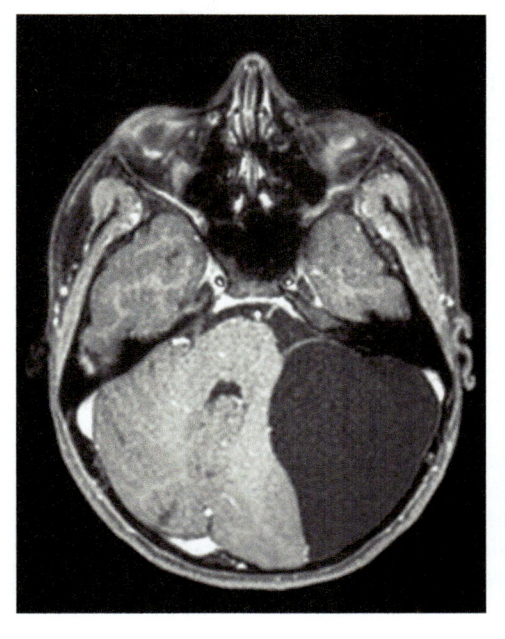

Fig. 19-13. RM ponderada em T1 revelando volumoso cisto de aracnoide da fossa posterior com sintomatologia de perda auditiva.

Rechtman descreveu o impacto dos CAFP no funcionamento de áreas remotas do córtex cerebral aplicando o teste *eye tracking* nestes pacientes. Além disso, as anormalidades corticais foram estudadas com o emprego da técnica de perfusão por ressonância magnética *arterial spin labeling* (ASL), observando-se uma significante diminuição do fluxo sanguíneo cerebral nas regiões temporais superiores. Este estudo concluiu que alterações no cerebelo durante as fases iniciais da vida podem ter um impacto funcional na atividade do lobo temporal, o que poderia explicar as desordens comportamentais identificadas nestas crianças, assim como o comportamento autista.[54,56]

A associação de CAFP e outras anormalidades congênitas podem ocorrer em cerca de 10 a 20% dos casos.[47,48] Os exames de neuroimagem revelam uma coleção de fluido extra-axial bem-circunscrita ou cística, isointensa em relação ao LCR com todas as sequências. A presença de conteúdo proteico pode levar à falta de supressão completa do sinal na sequência de inversão-recuperação atenuada por fluido. A imagem ponderada por difusão revela movimento de água livre ou difusão facilitada, o que auxilia o diagnóstico diferencial com os cistos epidermoides que demonstram restrição à difusão. As paredes do cisto geralmente são muito finas para serem identificadas na ressonância.

Não restam dúvidas quanto à necessidade do tratamento cirúrgico dos pacientes com CAFP sintomáticos.[60] As técnicas cirúrgicas incluem a fenestração microcirúrgica do cisto, por meio de uma craniotomia; a derivação cistoperitoneal ou, ainda, a derivação cistoventricular estereotáxica. Nas últimas décadas diferentes técnicas neuroendoscópicas vêm se afirmando como o principal método de tratamento dos CAFP (Fig. 19-14): a fenestração endoscópica por meio de um orifício de trepanação, a microcirurgia guiada por

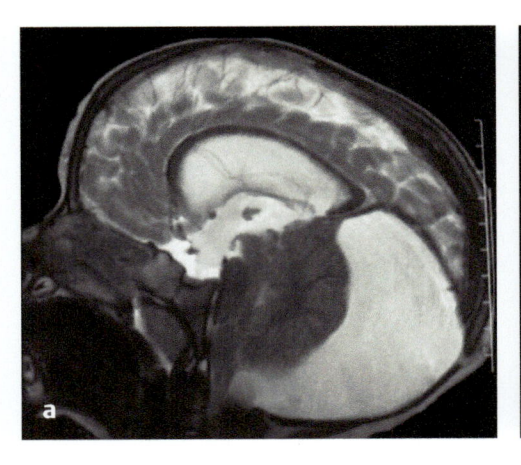

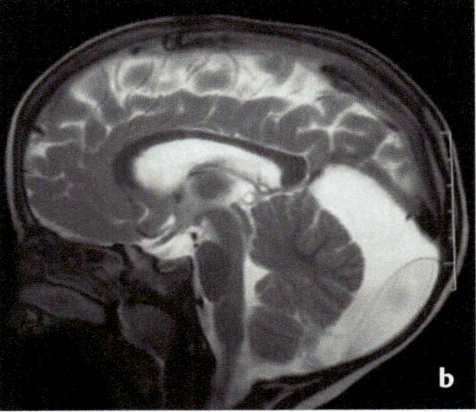

Fig. 19-14. (a) RM ponderada em T2 revelando um crânio com aspecto dolicocefálico e volumoso cisto de aracnoide retrocerebelar comprimindo o cerebelo, determinando obstrução do aqueduto cerebral e hidrocefalia. (b) Controle pós-operatório de 4 anos com diminuição da hidrocefalia, abertura do aqueduto cerebral, pós-procedimento neuroendoscópico, realizando a fenestração do cisto e colocando-o em comunicação com a cisterna bulbomedular.

neuroendoscopia ou a colocação de um cateter guiada por neuroendoscopia.[51,60,61]

A escolha do método cirúrgico mais adequado para o tratamento dos CAFP depende das dimensões do cisto, sua localização e da presença de hidrocefalia.[58,61-64]

Durante a décadas de 1980 e 1990, a fenestração microcirúrgica da lesão e a exérese da membrana do cisto, através de uma craniotomia, foi considerada o método cirúrgico de escolha, sobretudo nos casos sem hidrocefalia.[47,51] Contudo, este tratamento não foi o suficiente para prevenir a recorrência do cisto ou o súbito aparecimento de hidrocefalia no período pós-operatório. Isto pode ser confirmado pela alta incidência da necessidade de derivações observada nos pacientes dessas séries.[47,48,51,55,61]

A colocação de uma derivação cistoperitoneal também já foi considerada o método de tratamento de escolha dos CAFP. Anedoticamente, a derivação cistoperitoneal é a técnica que apresenta o maior índice de redução das dimensões do cisto. Entretanto, o uso de derivações acompanha-se dos maiores índices de cirurgias adicionais, por episódios de disfunção das derivações; e além da dependência das derivações durante longos períodos de acompanhamento.[47,48,51,55,61-63]

Um dos desafios do tratamento endoscópico dos CAFP é promover a adequada fenestração do cisto e a sua comunicação com um corredor anatômico de fluxo de LCR. O uso do endoscópio rígido pode limitar sua movimentação e prejudicar a angulação necessária à fenestração do cisto no local correto. O orifício de trepanação suboccipital deve ser cuidadosamente planejado, prevendo esta angulação. É importante considerar que a dura-máter da fossa posterior em bebês e crianças pode apresentar a persistência do seio occipital e de suas inúmeras variações anatômicas. As dimensões do orifício de trepanação podem ser insuficientes para controlar o sangramento destes vestígios venosos da dura-máter.[60]

O local mais apropriado para a fenestração de grandes cistos da fossa posterior pode ser difícil de ser encontrado, pois o espaço subaracnóideo ao seu redor encontra-se obliterado e comprimido pelo próprio cisto. A orientação endoscópica no interior do cisto também pode ser difícil em mãos inexperientes, de forma que o uso de neuronavegação pode ser útil.[55,58,61-63]

Os cistos infratentoriais da linha média podem ser acessados por um orifício de trepanação subociptal paramediano, de modo que a fenestração permita a comunicação do cisto com a cisterna magna. Os cistos laterais, cerebelares ou do ângulo cerebelopontino podem ser fenestrados através de um orifício de trepanação retromastóideo, para que o cisto seja comunicado com a cisterna pré-pontina. O local mais favorável para a fenestração destes cistos é o espaço entre o nervo trigêmeo e o complexo acústico-facial. Aqui é fundamental o estudo das dimensões da cisterna pré-pontina e suas relações com a parede do cisto nas sequências axiais da RM.[55,58,61-63]

Os cistos de lâmina quadrigêmea, que se estendem para o 3º ventrículo, deslocando inferiormente o cerebelo, geralmente cursam com hidrocefalia e podem ser acessados através de um orifício de trepanação frontal. Estes cistos podem ser fenestrados transtrígono, comunicando o cisto diretamente com a cavidade do ventrículo lateral; ou diretamente com o 3º ventrículo, quando a parede do cisto se estende até o forame de Monro. Nestes casos aconselha-se a fenestração do assoalho do 3º ventrículo, pois apesar da descompressão do cisto, o aqueduto pode permanecer obliterado, além de essas anomalias do espaço subaracnóideo resultarem em distúrbios do fluxo liquórico.[55,58,61-63]

O acesso endoscópico para a fenestração do cisto da fossa posterior pode ser feito sem maiores traumas e menos complicações que a microneurocirurgia, menor índice de recorrência e complicações. As derivações destinam-se aos casos nos quais houve falha do tratamento endoscópico ou é preciso tratar a hidrocefalia comunicante.[55,58,61-63]

Alguns cistos de fossa posterior podem bloquear a saída de liquor dos forames medianos e laterais e o paciente pode evoluir com siringomielia e sinais de anestesia suspensa. O restabelecimento da circulação liquórica faz com que a siringomielia desapareça (Fig. 19-15).

Cistos intraparenquimatosos do tipo alargamento dos espaços de Wirchow-Robin podem ser tornar hipertensivos e necessitar de tratamento. A comunicação com o neuroendoscópico na maioria das vezes resolve (Fig. 19-16).

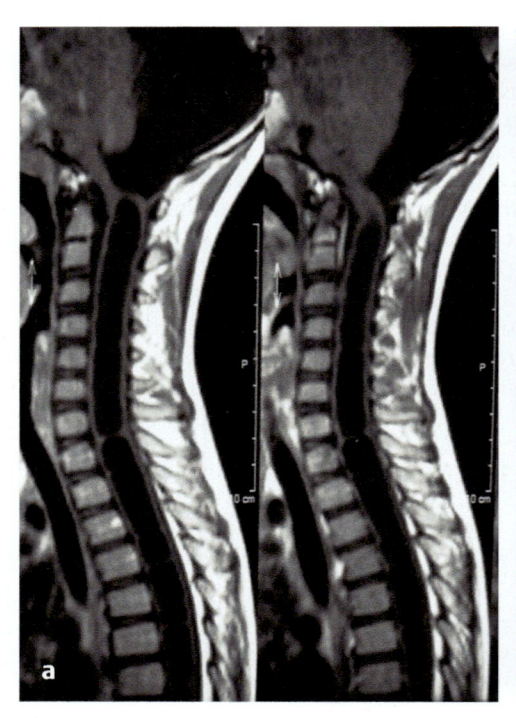

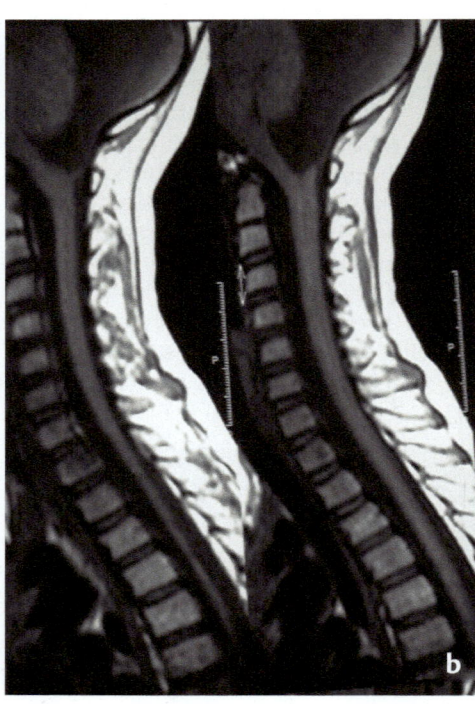

**Fig. 19-15.** (a) RM ponderada em T1 demonstrando volumoso cisto de aracnoide da fossa posterior, retrocerebelar. (b) RM de controle após seis meses de fenestração endoscópica do cisto, comunicando-o com a cisterna bulbo medular.

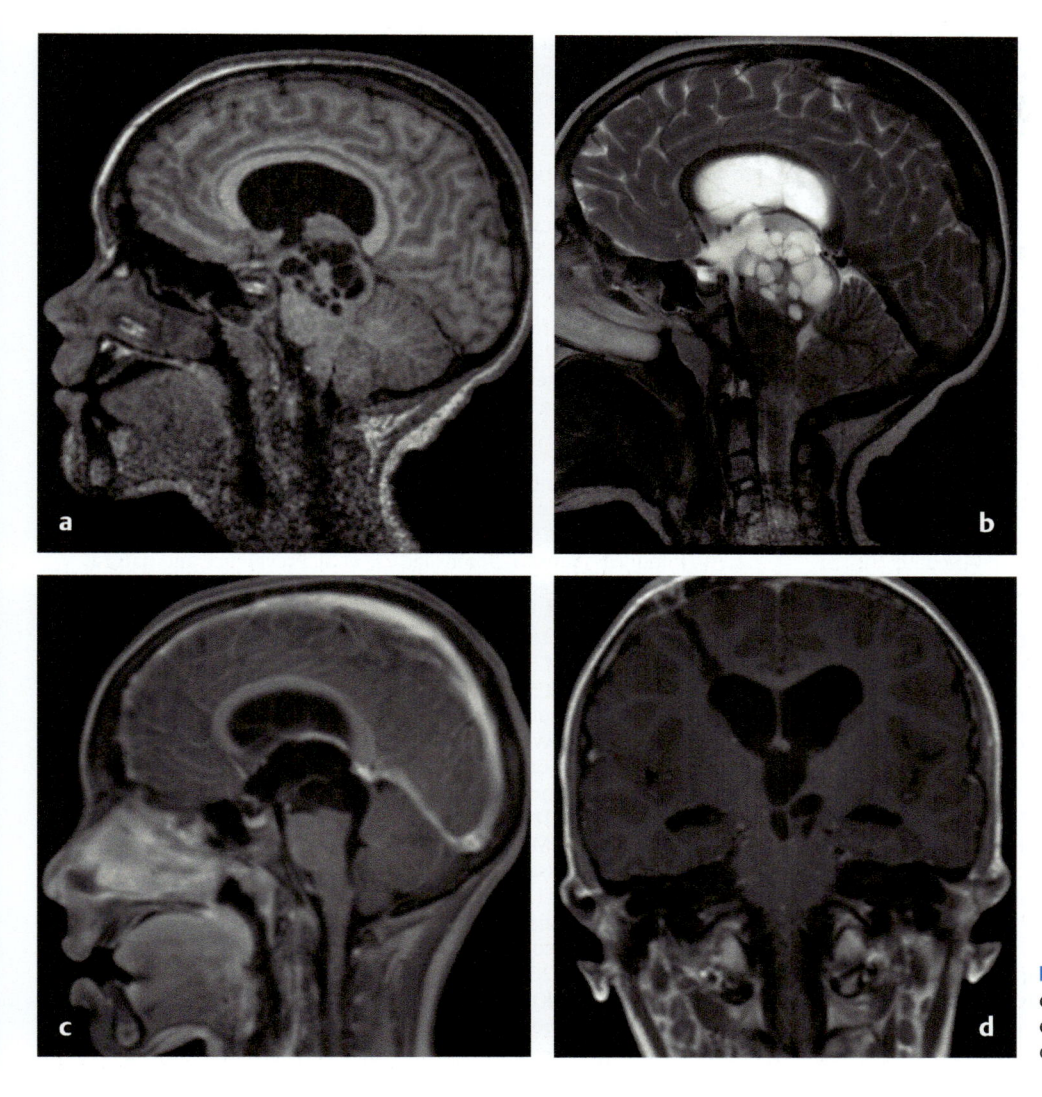

**Fig. 19-16. (a,b)** Multicistos mesencefálicos evoluindo com paresia do III par craniano à esquerda. **(c,d)** Controle pós-comunicação dos cistos com procedimentos neuroendoscópicos.

## CONCLUSÃO

As lesões císticas da fossa posterior constituem um grupo heterogêneo de malformações com prognostico muito variável. As modernas técnicas de neuroimagem permitem que o diagnóstico seja feito ainda no período intraútero. É fundamental que o neurocirurgião pediátrico esteja familiarizado com a embriogênese das estruturas da fossa posterior e identifique com precisão as características radiológicas de cada uma das malformações císticas. O diagnóstico correto é determinante para definir as melhores estratégias de tratamento.

## REFERÊNCIAS BIBILIOGRÁFICAS

1. Firn ET, Garcia HH, Rapalino O, Cervantes-Arslanian AM. Imaging of congenital and developmental cystic lesions of the brain: a narrative review. Expert Rev Neurother. 2023;23(12):1311-24.
2. Kollias SS, Ball WS, Prenger EC. Cystic malformations of the posterior fossa: differential diagnosis clarified through embryologic analysis. Radiographics. 1993;13(6):1211-231.
3. Bosemani T, Orman G, Boltshauser E, et al. Congenital abnormalities of the posterior fossa. Radiographics. 2015;35(1):200-20.
4. Shekdar K. Posterior fossa malformations. Semin Ultrasound CT MR. 2011;32(3):228-41.
5. Dastoli P. Hydrocephalus and Dandy- Walker malformation: a review. Archives of Pediatric Neurosurgery. 2020.
6. Sutton JB. The lateral recess of the fourth ventricle: their relation to certain cysts and tumors off cerebellum and to occipital meningocele. Brain. 1887;9:352-61.
7. Dandy W, Blackfan A. Internal hydrocephalus: an experimental, clinical, and pathological study. Am J Dis Child. 1914;8:406-82.
8. Taggart J, Walker AE. Congenital atresia of the foramens of Luschka and Magendie. Arch Neurol Psychiatry. 1942;48:583-612.
9. Sahs AL. Congenital anomaly of the cerebellar vermis. Arch Patol. 1941;32:52-63.
10. Benda C. The Dandy -Walker syndrome so called atresia of foramen Magendie. J Neuropathol Exp Neurol. 1955;13:14-29.
11. Gardner W. Hydrodinamic factors in Dandy-Walker and Arnold-Chiarti malformations. Childs Brain. 1977;3:200-12.
12. Gibson J. Congenital hydrocephalus due atresia of the foramen of Magendie. J Neuropathol Exp Neurol. 1955;14:244-62.
13. D'Agostino A, Kernohan JW, Brow JR. Dandy-Walker syndrome. J Neuropathol Ep Neurol. 1963;22:450-70.
14. Hart M, Malamud N, Ellis W. The Dandy-Walker syndrome: a clinical pathology study based on 28 cases. Neurology. 1972;22:771-80.
15. Raybaud C. Cystic malformations of the posterior fossa. Abnormalities associated with the development of the roof of the fourth ventricle and adjacent meningeal structures. J Neuroradiol. 1982;9(2):103-33.
16. Gonsette R, Potvliege R, Andre-Balisaux G, Stenuit J. [Mega-cisterna magna: clinical, radiologic and anatomopathologic study]. Acta Neurol Psychiatr Belg. 1968;68(8):559-70.
17. Spennato P, Mirone G, Nastro A, et al. Hydrocephalus in Dandy-Walker malformation. Childs Nerv Syst. 2011;27(10):1665-81.
18. Barkovich AJ, Kjos BO, Norman D, Edwards MS. Revised classification of posterior fossa cysts and cystlike malformations based on the results of multiplanar MR imaging. AJR Am J Roentgenol. 1989;153(6):1289-300.
19. Patel S, Barkovich AJ. Analysis and classification of cerebellar malformations. AJNR Am J Neuroradiol. 2002;23(7):1074-87.
20. Tortori-Donati P, Fondelli MP, Rossi A, Carini S. Cystic malformations of the posterior cranial fossa originating from a defect of the posterior membranous area. Mega cisterna magna and persisting Blake's pouch: two separate entities. Childs Nerv Syst. 1996;12(6):303-8.
21. Kollias SS, Ball WS, Prenger EC. Cystic malformations of the posterior fossa: differential diagnosis clarified through embryologic analysis. Radiographics. 1993;13(6):1211-31.
22. Gilles FH, Rockett FX. Infantile hydrocephalus: retrocerebellar arachnoidal cyst. J Pediatr. 1971;79(3):436-43.
23. Blake J. The roof and lateral recesses of the fourth ventricle, considered morphologically and embriologicallyy. J Comp Neurol. 1900;10:79-108.

24. Azab WA, Shohoud SA, Elmansoury TM, et al. Blake's pouch cyst. Surg Neurol Int. 2014;5:112.
25. Correa GG, Amaral LF, Vedolin LM. Neuroimaging of Dandy-Walker malformation: new concepts. Top Magn Reson Imaging. 2011;22(6):303-12.
26. Shekdar K. Posterior fossa malformations. Semin Ultrasound CT MR. 2011;32(3):228-41.
27. Johal J, Paulk PB, Oakes PC, et al. A comprehensive review of the foramina of Luschka: history, anatomy, embryology, and surgery. Childs Nerv Syst. 2017;33(9):1459-62.
28. Yachnis AT. Rhombencephalosynapsis with massive hydrocephalus: case report and pathogenetic considerations. Acta Neuropathol. 2002;103(3):301-4.
29. Altman NR, Naidich TP, Braffman BH. Posterior fossa malformations. AJNR Am J Neuroradiol. 1992;13(2):691-724.
30. Guibaud L, Larroque A, Ville D, et al. Prenatal diagnosis of isolated Dandy-Walker malformation: imaging findings and prenatal counselling. Prenat Diagn. 2012;32(2):185-93.
31. Paladini D, Quarantelli M, Pastore G, et al. Abnormal or delayed development of the posterior membranous area of the brain: anatomy, ultrasound diagnosis, natural history and outcome of Blake's pouch cyst in the fetus. Ultrasound Obstet Gynecol. 2012;39(3):279-87.
32. Kau T, Marterer R, Kottke R et al. Blake's pouch cysts and differential diagnoses in prenatal and postnatal MRI: a pictorial review. Clin Neuroradiol. 2020;30(3):435-45.
33. Mohammad SA, Osman NM, Ahmed KA. The value of CSF flow studies in the management of CSF disorders in children: a pictorial review. Insights Imaging. 2019;10(1):3.
34. Jurcă MC, Kozma K, Petcheşi CD, et al. Anatomic variants in Dandy-Walker complex. Rom J Morphol Embryol. 2017;58(3):1051-5.
35. Spennato P, Mirone G, Nastro A, et al. Hydrocephalus in Dandy-Walker malformation. Childs Nerv Syst. 2011;27(10):1665-81.
36. Santoro M, Coi A, Barišić I, et al. Epidemiology of Dandy-Walker Malformation in Europe: A EUROCAT Population-Based Registry Study. Neuroepidemiology. 2019;53(3-4):169-79.
37. Hirsch JF, Pierre-Kahn A, Renier D, et al. The Dandy-Walker malformation. A review of 40 cases. J Neurosurg. 1984;61(3):515-22.
38. Baro V, Manara R, Denaro L, d'Avella D. Dandy-Walker malformation and syringomyelia: a rare association. Childs Nerv Syst. 2018;34(7):1401-6.
39. Zhang N, Qi Z, Zhang X ,et al. Dandy-Walker syndrome associated with syringomyelia in an adult: a case report and literature review. J Int Med Res. 2019;47(4):1771-7.
40. 40.Bindal AK, Storrs BB, McLone DG. Occipital meningoceles in patients with the Dandy-Walker syndrome. Neurosurgery. 1991;28(6):844-7.
41. Bindal AK, Storrs BB, McLone DG. Management of the Dandy-Walker syndrome. Pediatr Neurosurg. 1990;16(3):163-9.
42. Stambolliu E, Ioakeim-Ioannidou M, Kontokostas K, et al. The Most Common Comorbidities in Dandy-Walker Syndrome Patients: A Systematic Review of Case Reports. J Child Neurol. 2017;32(10):886-902.
43. Raimondi AJ, Samuelson G, Yarzagaray L, Norton T. Atresia of the foramina of Luschka and Magendie: the Dandy-Walker cyst. J Neurosurg. 1969;31(2):202-16.
44. Asai A, Hoffman HJ, Hendrick EB, Humphreys RP. Dandy-Walker syndrome: experience at the Hospital for Sick Children, Toronto. Pediatr Neurosci. 1989;15(2):66-73.
45. Mohanty A. Endoscopic third ventriculostomy with cystoventricular stent placement in the management of dandy-walker malformation: technical case report of three patients. Neurosurgery. 2003;53(5):1223-9.
46. Mohanty A, Biswas A, Satish S, et al. Treatment options for Dandy-Walker malformation. J Neurosurg. 2006;105(5 Suppl):348-56.
47. di Rocco C, Caldarelli M, di Trapani G. Infratentorial arachnoid cysts in children. Childs Brain. 1981;8(2):119-33.
48. Galassi E, Tognetti F, Frank F, et al. Infratentorial arachnoid cysts. J Neurosurg. 1985;63(2):210-7.
49. Cincu R, Agrawal A, Eiras J. Intracranial arachnoid cysts: current concepts and treatment alternatives. Clin Neurol Neurosurg. 2007;109(10):837-43.
50. Fulkerson DH, Vogel TD, Baker AA, et al. Cyst-ventricle stent as primary or salvage treatment for posterior fossa arachnoid cysts. J Neurosurg Pediatr. 2011;7(5):549-56.
51. Marin-Sanabria EA, Yamamoto H, Nagashima T, Kohmura E. Evaluation of the management of arachnoid cyst of the posterior fossa in pediatric population: experience over 27 years. Childs Nerv Syst. 2007;23(5):535-42.
52. Al-Holou WN, Yew AY, Boomsaad ZE, et al. Prevalence and natural history of arachnoid cysts in children. J Neurosurg Pediatr. 2010;5(6):578-85.
53. Arai H, Sato K. Posterior fossa cysts: clinical, neuroradiological and surgical features. Childs Nerv Syst. 1991;7(3):156-64.
54. Rechtman E, Puget S, Saitovitch A, et al. Posterior fossa arachnoid cyst in a pediatric population is associated with social perception and rest cerebral blood flow abnormalities. Cerebellum. 2020;19(1):58-67.
55. Galarza M, López-Guerrero AL, Martínez-Lage JF. Posterior fossa arachnoid cysts and cerebellar tonsillar descent: short review. Neurosurg Rev. 2010;33(3):305-14.
56. Cuny ML, Pallone M, Piana H, et al. Neuropsychological improvement after posterior fossa arachnoid cyst drainage. Childs Nerv Syst. 2017;33(1):135-41.
57. Hanrahan J, Frantzias J, Lavrador JP, et al. Posterior fossa arachnoid cyst causing torticollis and gastrooesophageal reflux in an infant. Childs Nerv Syst. 2018;34(12):2519-23.
58. Yue JK, Oh T, Han KJ, et al. A case of torticollis in an 8-month-old infant caused by posterior fossa arachnoid cyst: an important entity for differential diagnosis. Pediatr Rep. 2021;13(2):197-202.
59. Rechtman E, Puget S, Saitovitch A, et al. Posterior fossa arachnoid cyst in a pediatric population is associated with social perception and rest cerebral blood flow abnormalities. Cerebellum. 2020;19(1):58-67.
60. Dastoli P, Costa M, Nicacio J, Cavalheiro S. Endoscopic fenestration of posterior fossa aracnoid cysts: four surgical cases and literature review. Archives of Pediatric Neurosurgery. Published online. 2022.
61. Idris Z, Tan YC, Kandasamy R, et al. Transfrontal transaqueductal, transtrigonal, and suboccipital infratentorial supracerebellar endoscopic fenestration of posterior fossa arachnoid cysts: three surgical cases. J Neurol Surg A Cent Eur Neurosurg. 2017;78(2):210-5.
62. Gangemi M, Maiuri F, Colella G, Sardo L. Endoscopic surgery for large posterior fossa arachnoid cysts. Minim Invasive Neurosurg. 2001;44(1):21-4.
63. Tsuboi Y, Hamada H, Hayashi N, et al. Huge arachnoid cyst in the posterior fossa: controversial discussion for selection of the surgical approach. Childs Nerv Syst. 2005;21(3):259-61.
64. Hopf NJ, Perneczky A. Endoscopic neurosurgery and endoscope-assisted microneurosurgery for the treatment of intracranial cysts. Neurosurgery. 1998;43(6):1330-6; discussion 1336-7.

# MEDULOBLASTOMA

Benicio Oton de Lima

## INTRODUÇÃO

O meduloblastoma é o tumor cerebral maligno mais comum na infância, representando aproximadamente 20% dos tumores cerebrais pediátricos.[1] É um tumor embrionário do sistema nervoso central (SNC) que se origina no cerebelo. Ocorre mais frequentemente na infância e em adultos jovens, com um pico de incidência entre os 5-7 anos de idade.[2] É mais comum em meninos, onde ocorre cerca de 1,7 vezes mais que em meninas. As manifestações clínicas mais comuns são as de hipertensão intracraniana (cefaleia, náuseas e vômitos, geralmente matinais, melhorando após vomitar) secundários à hidrocefalia[3] e sinais de disfunção cerebelar (ataxia axial e apendicular). Como em crianças episódios de vômitos são comuns, por vezes o diagnóstico demora a ser feito. Em 30-35% dos casos já na apresentação clínica são encontradas metástases com disseminação leptomeníngea de células tumorais pela circulação liquóricas (Fig. 20-1). Essas metástases podem ocorrer ao longo do neuroeixo e interferem negativamente no prognóstico dos pacientes.[4]

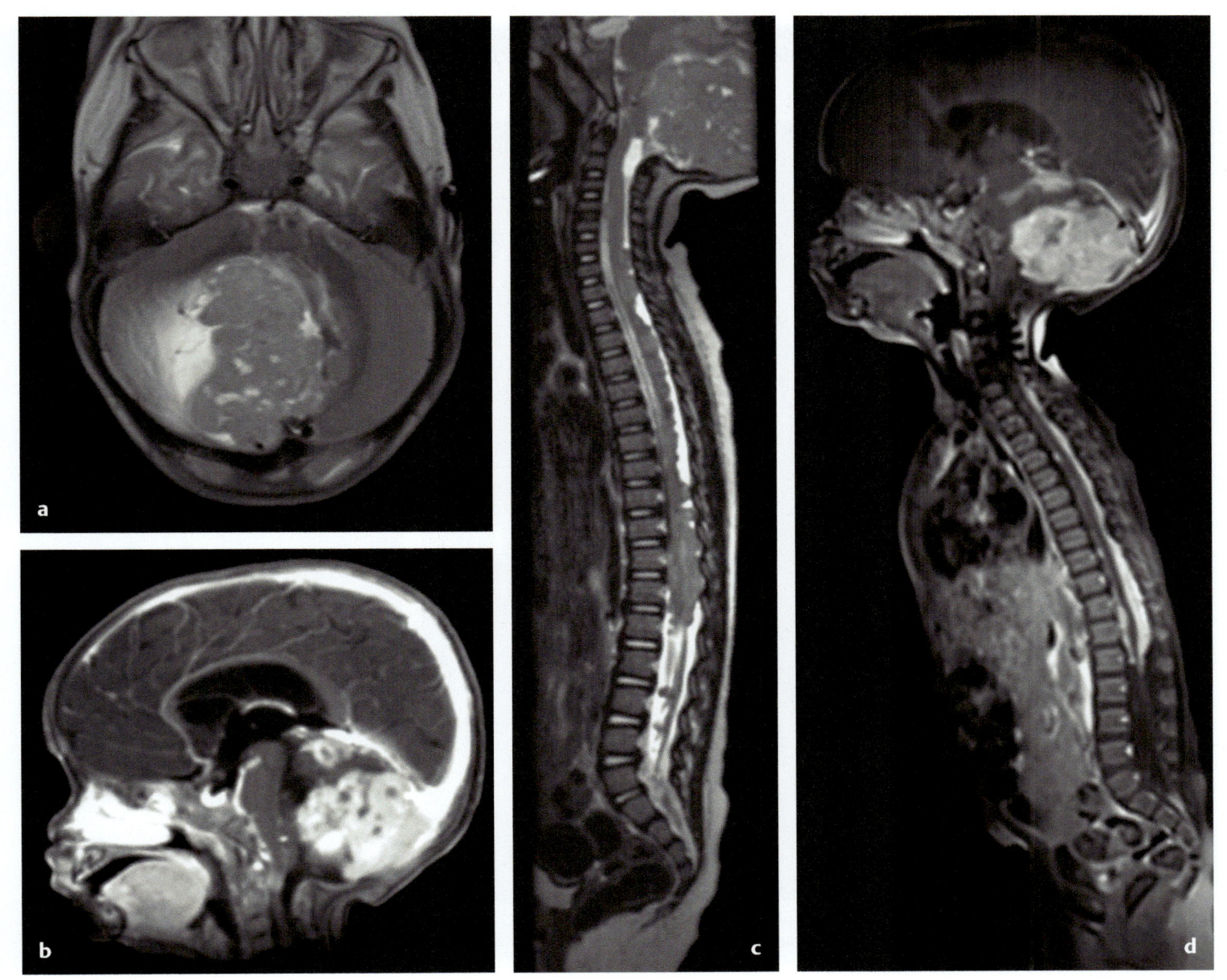

Fig. 20-1. (a) Criança de 1 ano de idade com ressonância magnética (RM) em T2 axial mostrando o tumor cerebelar e o tumor anterior ao tronco cerebral. (b) RM sagital em T1 pós-contraste evidenciando além do volumoso tumor em linha média do cerebelo, metástases em região supracerebelar e anterior ao tronco cerebral. (c) RM em T2 sagital mostrando lesões disseminadas ao longo do neuroeixo. (d) RM sagital em T1 mostrando captação de contraste pela disseminação leptomeníngea.

O meduloblastoma foi descrito pela primeira vez por Bailey e Cushing[5] em 1925, que relataram um grupo de pacientes com tumores que preenchiam quase todo o 4º ventrículo e com aspectos clínicos e histopatológicos diferentes dos tumores daquela região previamente descritos. Eles criaram o termo "meduloblastoma", sugerindo que tais tumores se originavam de uma célula primitiva pluripotencial, o meduloblasto. A existência dessa célula nunca foi confirmada, mas o termo meduloblastoma ficou. Naquela época a mortalidade era a regra e só com a introdução da irradiação cranioespinhal nos anos 1950 a sobrevida em 5 anos aumentou de quase 0 para 50%. Contrabalançando a melhora na sobrevida, a radioterapia cranioespinhal causou déficits neurocognitivos e endócrinos, mais pronunciados nas crianças de tenra idade.

Nos anos 1970, estudos randomizados mostraram melhora na sobrevida com adição da quimioterapia citotóxica à cirurgia e radioterapia. O tratamento passou a ser multimodal e se tornou muito importante uma equipe multiprofissional para melhora dos resultados. O prognóstico deixou de ser tão sombrio quanto no tempo de Cushing. Os anos 2000 viram aparecer os estudos biomoleculares e a divisão em subgrupos. A estratificação em grupos de risco ajuda a eficácia terapêutica e reduz os efeitos adversos da radioterapia cranioespinhal em alguns desses subgrupos. Esses avanços em terapias multimodais nas últimas décadas aumentaram a sobrevida das crianças com meduloblastoma para 70-80% naquelas com risco padrão (maiores que 3 anos, ressecção total/quase total do tumor, sem metástases ao diagnóstico), mas continua abaixo de 70% naquelas de risco alto[6] (menores que 3 anos, ressecção subtotal, metástases ao diagnóstico). Com o ganho de conhecimento os subgrupos de meduloblastomas foram incluídos entre os fatores de risco. O melhor prognóstico é o subgrupo WNT, onde as taxas de sobrevida chegam a 95% com o tratamento convencional.[7]

Recentes pesquisas revolucionaram o conhecimento das bases moleculares do meduloblastoma, passando da avaliação histológica para a biomolecular e revelando no mínimo quatro subgrupos moleculares: WNT (*wingless*), SHH (*sonic headgehog*), grupo 3 e grupo 4. Cada um desses grupos representa uma patologia diferente, com demografia e resultados clínicos peculiares a cada um deles. As taxas de sobrevida são diferentes para cada subgrupo, podendo ir de 20% até próximo a 100%. É importante a identificação do subgrupo para ministrar o esquema terapêutico adequado (Fig. 20-2) e aumentar não só a sobrevida como a qualidade de vida.[7] O modelo ideal atual de tratamento para o meduloblastoma inclui ressecção cirúrgica maior e mais segura possível, quimioterapia e radioterapia cranioespinhal. Não é possível irradiar crianças com menos de 3 anos de idade. Essa nova classificação em subgrupos não é estática e à medida que o conhecimento avança, nova subdivisão desses tumores é feita, sempre visando oferecer o melhor tratamento possível para esses pequenos pacientes.

Apesar de todos os avanços dos últimos anos, os sobreviventes ainda sofrem com a morbidade pela terapia, com problemas neurocognitivos, auditivos, endócrinos, psicossociais, além do aumento de incidência de tumores secundários.[8]

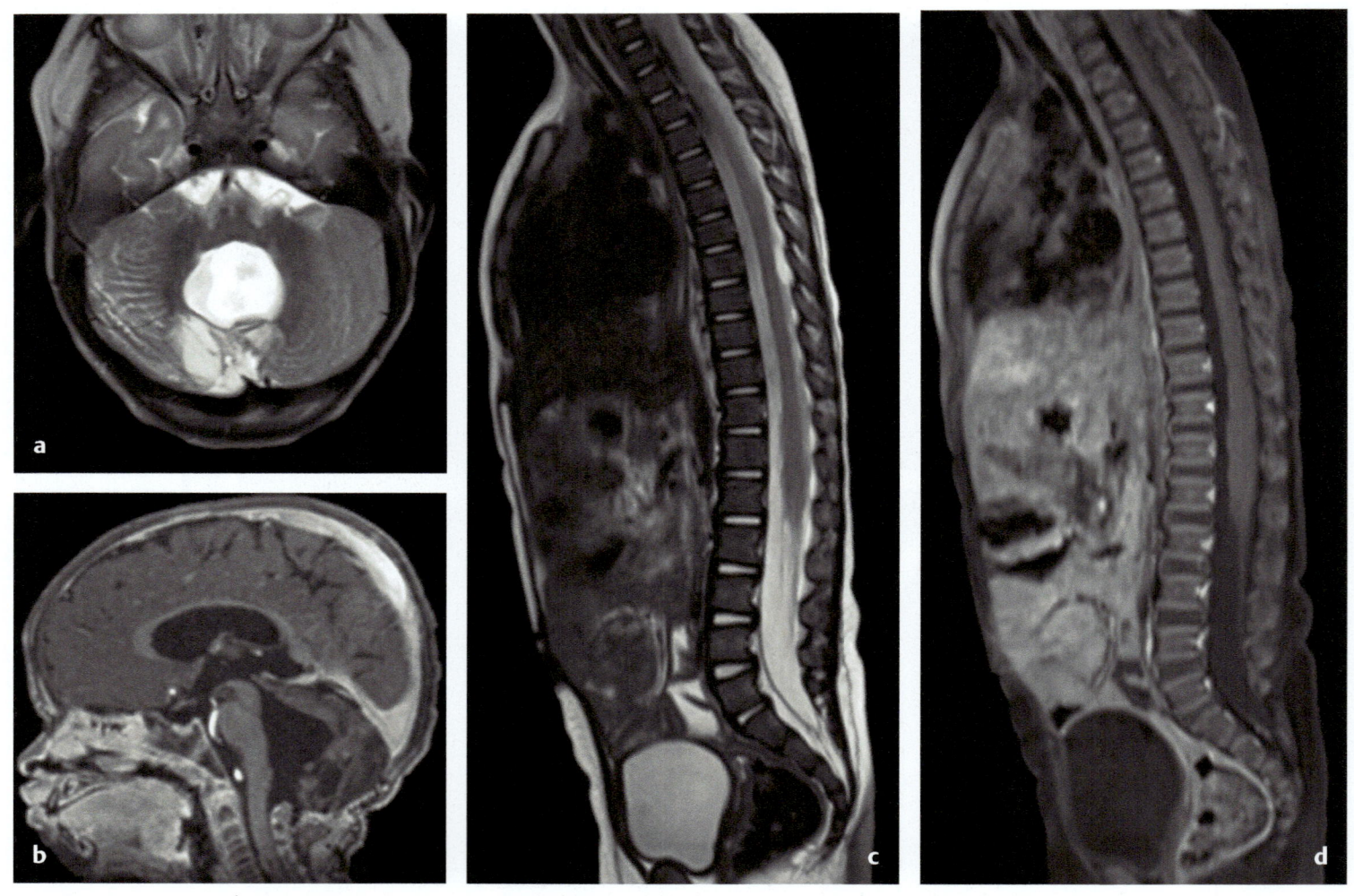

Fig. 20-2. Mesma criança da Figura 20-1, após ressecção parcial. (a-d) Meduloblastoma SHH P53 selvagem mostrando a boa resposta ao tratamento com quimioterapia, incluindo quimioterapia mieloablativa e transplante de medula óssea, sem radioterapia.

## EPIDEMIOLOGIA E FATORES DE RISCO

Os meduloblastomas correspondem a mais de 90% dos tumores embrionários pediátricos e constituem 40% de todos os tumores da fossa posterior.[2] A incidência anual é de 1 caso por 200.000 crianças por ano. São responsáveis por 20% dos tumores intracranianos pediátricos. Cerca de 70% ocorrem em crianças abaixo de 10 anos com picos aos 3-4 anos e aos 5-9 anos. São 1,7 vezes mais frequentes em meninos, embora essa predileção por sexo e idade varia em cada subgrupo. Pode ocorrer em adultos, mas é bem menos comum que nas crianças.

Algumas síndromes genéticas predispõem ao aparecimento de meduloblastomas. Na síndrome de Turcot há mutações no gene *APC* que predispõe ao meduloblastoma WNT. O meduloblastoma SHH pode ocorrer na síndrome de Gorlin (mutação PTCH1), síndrome de Li-Fraumeni (SUFU, TP53), síndrome de Curry-Jones (SMO),[9] anemia de Fanconi (BRCA2/FANCD1), síndrome de Rubinstein-Taybi (CREBBP). Outras síndromes mais raras também podem predispor ao aparecimento de meduloblastomas.

Os fatores de risco clássicos são idade ao diagnóstico inferior a 3 anos, presença de metástases ao diagnóstico – incluindo líquido cefalorraquidiano (LCR) positivo para células tumorais –, tumor residual após a cirurgia maior que 1,5 cm$^2$ e o subgrupo do tumor. A nova classificação de 2021 da OMS orienta que os meduloblastomas sejam classificados de maneira integral, tanto molecularmente como morfologicamente.[10] Essa maneira integral implica incluir na classificação os achados histológicos, imuno-histoquímicos, moleculares e clínicos.

A classificação molecular da OMS de 2021 é:

- WNT – 10% dos casos.
- SHH TP53 selvagem – 15-20% dos casos.
- SHH TP53 mutado – 10-15% dos casos.
- Não WNT e não SHH (grupos 3 e 4) – 60% dos casos.

E a classificação histopatológica inclui:

- Meduloblastoma clássico.
- Desmoplástico nodular.
- Com extensiva nodularidade.
- Células grandes-anaplástico.

Os fatores de risco de maneira integrada incluem:

- Idade ao diagnóstico – alto risco se menor que 3 anos, exceto para o meduloblastoma desmoplástico/com extensiva nodularidade (MBEN).
- Histopatologia – alto risco para os de células grandes/anaplástico.
- Extensão da doença – alto risco para os que têm metástase ao diagnóstico ou com lesão residual após cirurgia maior que 1,5 cm$^2$.
- Subgrupo biomolecular – alto risco para SHH P53 mutado, grupo 3 e grupo 4; baixo risco para SHH P53 selvagem e WNT.

A estratificação de risco de maneira integral, incluindo achados clínicos, histológicos e biomoleculares é:

- Risco baixo, com expectativa de sobrevida maior que 90%:
  - Grupo WNT.
  - Grupo 4 com perda no cromossomo 11 e não metastático.
- Risco standard, com expectativa de sobrevida de 75-90%:
  - Grupo SHH não metastático, TP53 selvagem, sem amplificação MYC.
  - Grupo 3 não metastático, sem amplificação MYC.
  - Grupo 4 sem perda no cromossomo 11 e não metastático.
- Risco alto, com expectativa de sobrevida de 50-75%:
  - Com metástases ao diagnóstico.
  - Grupo SHH com TP53 selvagem e amplificação do MYC
- Risco muito alto, com expectativa de sobrevida menor que 50%:
  - Grupo SHH TP53 mutado.
  - Grupo 3 com amplificação do MYC.

## APRESENTAÇÃO CLÍNICA

Os sintomas do meduloblastoma são frequentemente causados pela obstrução do fluxo do LCR causando hidrocefalia e hipertensão intracraniana e compressão do cerebelo, incluindo cefaleia, vômitos e sonolência. A marcha se faz com a base de sustentação alargada. No início, a criança por vezes perde um pouco a habilidade manual para usar objetos como talheres ou caneta e os pais não dão tanta importância ao quadro. Com o passar do tempo a atenção dos pais é chamada e eles ficam preocupados porque as crianças passam a ter marcha ebriosa com alargamento da base de sustentação. Em crianças mais velhas pode aparecer cansaço, diminuição do rendimento escolar, diplopia. Em algumas por vezes há uma demora no diagnóstico e são submetidas a investigação gastrointestinal. Sinais clínicos como papiledema e ataxia de tronco são comuns. Um achado frequente é a postura cerimoniosa da cabeça, sugerindo haver herniação de amígdalas cerebelares pelo forame magno. O tempo de evolução dos sintomas vai depender do subgrupo molecular. Em crianças mais jovens o diagnóstico costuma demorar mais.

## DIAGNÓSTICO

A ressonância magnética (RM) é o exame ideal para o diagnóstico inicial e para o acompanhamento do paciente com meduloblastoma. Algumas vezes o paciente é submetido a tomografia computadorizada (TC) inicialmente, que tem poder de resolução inferior à RM e geralmente é feita em pronto-socorro, mas traz uma avalição rápida da hidrocefalia. A TC mostra uma lesão hiperdensa, bem definida e 85% das vezes localizada no *vermis* cerebelar, embora possa ser encontrada também nos hemisférios cerebelares. A presença da hiperdensidade no exame sem contraste já ajuda a diferenciar o meduloblastoma de outros tumores que podem aparecer na fossa posterior na infância, como o astrocitoma pilocítico e o ependimoma, que geralmente são isodensos ou hipodensos em relação ao cerebelo. Acredita-se que a hiperdensidade seja devida ao elevado número de células presentes no tumor. O meduloblastoma geralmente aparece como uma massa na linha média do cerebelo, nos hemisférios cerebelares ou no ângulo pontocerebelar. Como regra ocluem o 4º ventrículo e causam hidrocefalia supratentorial. Os tumores frequentemente têm margens bem evidenciadas. Em 90% dos casos são hipointensos em T1 e hiperintensos em T2. O subtipo MBEN pode aparecer isointenso em T1 e em T2. Como são tumores com alta celularidade, quase sempre apresentam restrição à difusão (sinal alto na sequência de difusão e sinal baixo no mapa ADC). São tumores que geralmente captam contraste com diferentes padrões de captação. A disseminação leptomeníngea é frequente, por isso é recomendada a realização da RM em todo o neuroeixo.

É possível ter uma ideia do subgrupo ao qual pertence o tumor pelos achados da RM. Todos os subgrupos tendem a ocorrer na linha média, ocupando o 4º ventrículo. Os tumores do subgrupo WNT têm uma tendência a se localizar no pedúnculo cerebelar ou no ângulo pontocerebelar (Fig. 20-3). Tumores de localização hemisférica são característicos do grupo SHH e os tumores não WNT e não SHH quase sempre estão dentro do 4º ventrículo.[11] A captação de contraste também pode sugerir o subgrupo ao qual o tumor pertence, já que aqueles do grupo 4 se apresentam com mínima captação de contraste. Os achados de neuroimagem são apenas uma indicação do subgrupo, o modelo ideal de tratamento é ressecção cirúrgica, avaliação histopatológica, imuno-histoquímica e biomolecular para programar o tratamento adjuvante adequado.

Como um terço das crianças se apresenta já com metástases por disseminação liquórica quando procuram ajuda médica, é importante a RM de todo o neuroeixo preferencialmente antes da cirurgia e análise do LCR na pesquisa de células neoplásicas, com punção lombar no período pós-operatório.

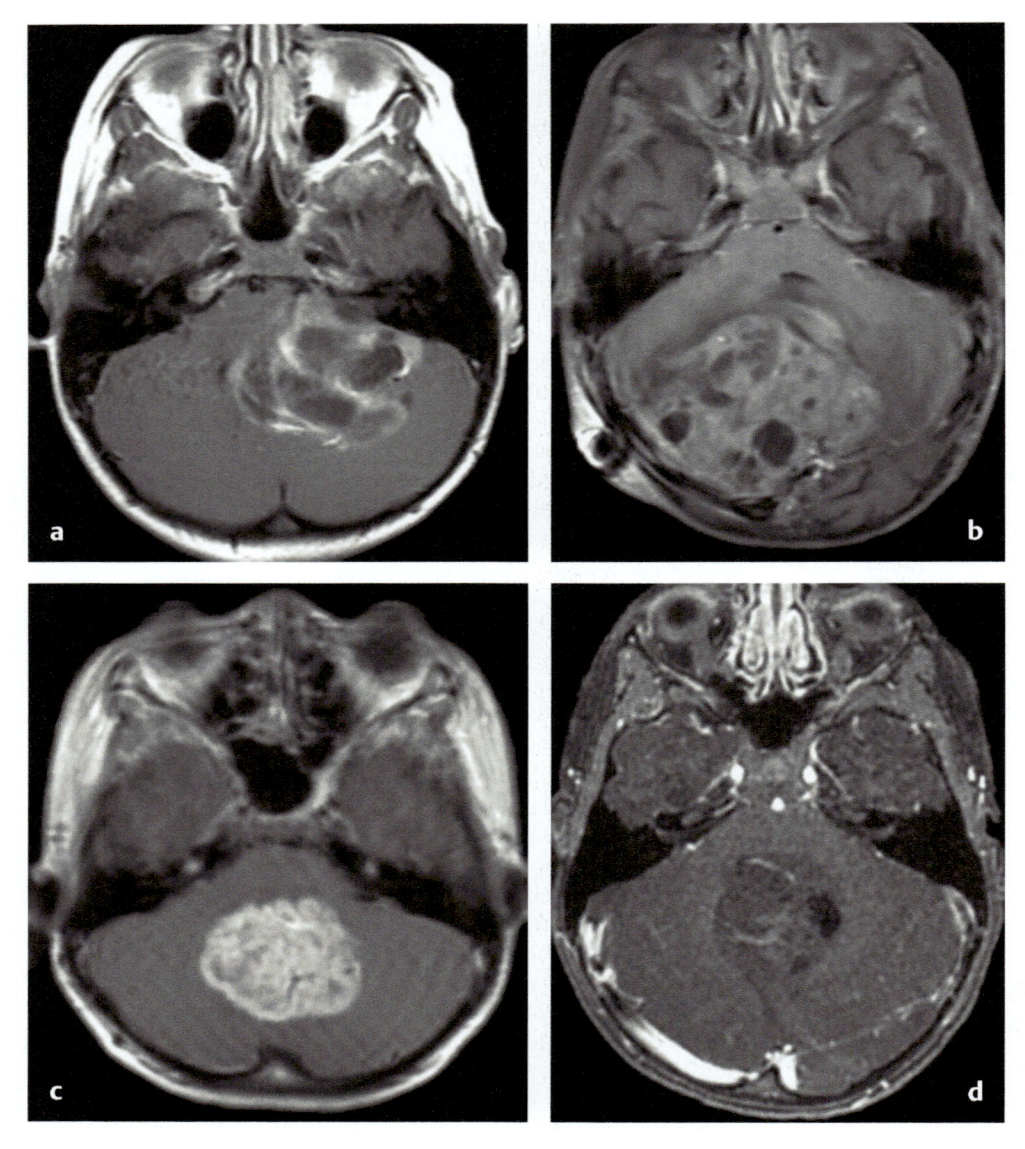

**Fig. 20-3.** Localização dos subgrupos de meduloblastoma. (a) WNT com tendência a ocupar o ângulo pontocerebelar. (b) SHH com localização no hemisfério cerebelar. (c,d) Grupo 3 e grupo 4 com localização na linha média, com pouca captação de contraste nos tumores do grupo 4.

## Metástases

Em 20-30% das crianças com meduloblastomas já há metástases na apresentação. São mais comuns nos tumores SHH PT53 mutado e nos do grupo 3 com amplificação do MYC. Crianças mais jovens tendem a ter mais metástases que os mais velhos.[12] Quase todas as metástases são por disseminação leptomeníngea, por isso acredita-se que as metástases são por via liquórica (Fig. 20-4). É importante a colheita de LCR lombar no pós-operatório para avaliar a presença de células neoplásicas no LCR sendo esse exame importante mesmo quando não são identificadas metástases ao exame de neuroimagem. Metástases extraneurais, por via hematogênica, são raras e geralmente são para ossos. Diferente do pensamento clínico comum, a presença de metástases na apresentação não tem sido associada à recorrência,[13] sendo mais importante o subgrupo do tumor e o tratamento realizado para a doença metastática.

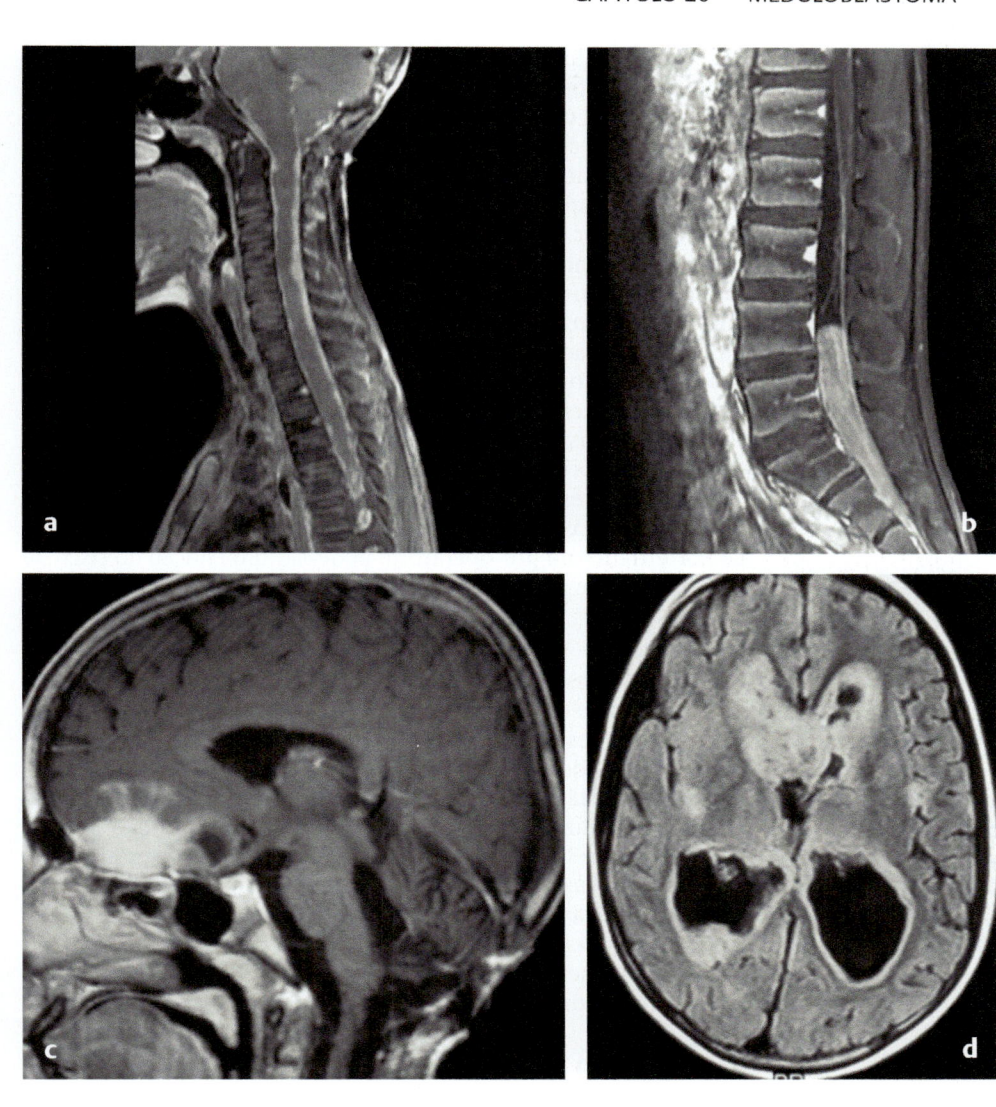

**Fig. 20-4.** RM demonstrando a presença de metástases em crianças que haviam sido submetidas à cirurgia para remoção de meduloblastoma. (**a**) RM em T1 com contraste sagital mostrando vários nódulos hipercaptantes de contraste ao longo da superfície da medula. (**b**) RM em T1 da coluna lombar mostrando massa hipercaptante preenchendo o canal raquiano. (**c**) RM em T1 mostrando massa captando contraste na base do frontal. (**d**) RM em FLAIR mostrando disseminação do tumor pela superfície ependimária.

## Subgrupos de Meduloblastoma

### Meduloblastoma WNT

Postula-se que as células dos meduloblastomas WNT proveem de células progenitoras da região dorsal do tronco, do lábio inferior da fossa romboide.[14] Por terem essa origem, tendem a aparecer próximos ao tronco cerebral e no ângulo pontocerebelar. Mas são comuns também, como todos os meduloblastomas, dentro do 4º ventrículo. Costumam captar bastante o contraste à RM. São encontrados em 10% de todos os meduloblastomas, mais comuns em crianças mais velhas e em adultos. Raramente se apresentam com metástases. O aspecto histopatológico é do meduloblastoma clássico – tumor de células pequenas e azuis – e geneticamente costumam ter mutações CTNNB1, APC, monossomia 6 e há expressão da β-catenina e YAP1. O diagnóstico é importante pelo excelente prognóstico, já que crianças com meduloblastomas WNT têm sobrevida próxima a 100% atualmente. Em adultos a sobrevida não é tão boa. Casos com síndrome de Turcot se manifestam com meduloblastoma WNT.

### Meduloblastoma SHH

As células que causam este subgrupo de tumores derivam da camada granular externa do cerebelo. Por terem tal origem, tumores deste grupo ocorrem no hemisfério cerebelar, embora a apresentação dentro do 4º ventrículo também seja comum. Cerca de 30% dos meduloblastomas são do subgrupo SHH. Podem-se manifestar inicialmente com metástases por disseminação liquórica. A idade de apresentação é em dois picos, em lactentes e em crianças mais velhas e adultos. Este subgrupo é ainda subdividido pela presença ou não da mutação do gene *TP53*. Aqueles com *TP53* selvagem geralmente se localizam nos hemisférios cerebelares e tem melhor prognóstico que os *TP53* mutados, que ocorrem em crianças, são mais em linha média do cerebelo e tem pior prognóstico. Novos estudos sugerem subdividir meduloblastomas SHH em vários outros subgrupos. A presença ao exame histopatológico de nodularidade e MBEN geralmente está associada ao SHH, o que é um indicativo de risco baixo. As alterações genéticas são mutações do *PTCH1*, *SUFU*, *ELP1* e *GPR161*. As síndromes genéticas com predisposição de câncer associada ao SHH são a síndrome de Gorlin e a Li-Fraumeni. Alguns marcadores de alto risco são a amplificação do *MYCN*, a amplificação do *GLI2*, perda no cromossomo 14q e doença metastática na apresentação. Geralmente os tumores metastáticos têm histologia de células grandes/anaplásicas.

### Meduloblastomas Não WNT e Não SHH

Esses tumores correspondem aos subgrupos 3 e 4. Correspondem a 60% dos casos de meduloblastoma. A subdivisão geralmente é feita por metilação do DNA. A separação por vezes é difícil e pelo menos 8 subgrupos moleculares já foram descritos.[15] Geralmente ocorrem na linha média do cerebelo, na porção inferior do 4º ventrículo. A origem de tais tumores seria de células progenitoras cerebelares para o grupo 3 e células do lábio superior da fossa romboide e células unipolares para o grupo 4. O grupo 3 é particularmente comum em lactentes. Os indicadores de alto risco são amplificação do *MYC*, isocromossomo 17q e doença metastática. Meduloblastomas do grupo 4 são os mais comuns (35% dos meduloblastomas) e marcadores de alto risco incluem idade menor que 3 anos ao diagnóstico e doença metastática no início. De menor risco é a perda no cromossomo 11 e ganho no cromossomo 17. As apresentações histológicas mais comuns são do tipo clássico ou de células grandes/anaplásicas.

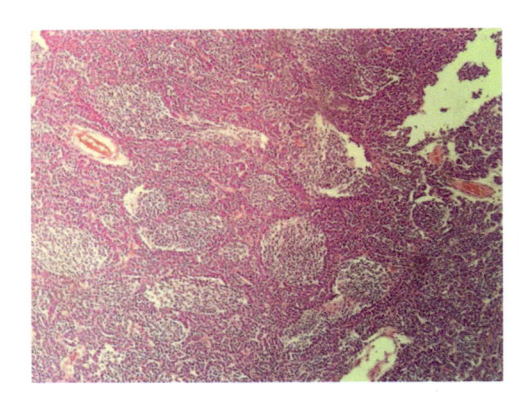

Fig. 20-5. Coloração hematoxilina-eosina de meduloblastoma mostrando os vários nódulos visíveis com baixa magnificação.

## Subgrupos de Meduloblastoma por Histologia

A classificação da OMS orienta que os tumores sejam agrupados de forma integrativa, incluindo a histologia tradicional, imuno-histoquímica, genética e achados clínicos. O dado histológico é usado para somar ao lado molecular e não o substituir. Histologicamente, a maioria dos meduloblastomas tem o aspecto clássico de tumores pequenos de células azuis, figuras de mitose e eventuais rosetas de Homer Wright. Os meduloblastomas desmoplásticos/nodulares exibem zonas nodulares cercadas por reticulina intercelular que aparece na coloração específica (Fig. 20-5). Os meduloblastomas com extensa nodularidade (MBEN) é pouco frequente e são associados a risco baixo e geralmente associados ao subgrupo SHH. Já aqueles com células grandes/anaplásticas são associados a um risco alto ou muito alto. Todos os meduloblastomas são classificados como grau IV de malignidade, ressaltando que os de células grandes/anaplásticas são os mais associados a metástases e recorrências.[16] E são mais associados a amplificação do *MYC* ou *MYCN*, com sobrevida de 30-40%.

## TRATAMENTO
### Cirurgia

O manejo do meduloblastoma requer uma abordagem multimodal que inclui cirurgia, radioterapia e quimioterapia. O objetivo inicial é a ressecção completa do tumor, mas devem-se evitar danos neurológicos permanentes. Sabendo que um tumor residual menor que 1,5 cm² não interfere com a sobrevida, a maioria dos neurocirurgiões pediátricos procuram sempre uma melhor qualidade de vida para a criança. O que é preconizado atualmente é a maior ressecção cirúrgica, desde que seja segura. Essa recomendação é mais importante ainda pelo risco de síndromes pós-operatórias como o mutismo cerebelar e ocasional invasão do assoalho do IV ventrículo pelo tumor. Quando há recidiva, uma segunda cirurgia é associada com sobrevida mais longa,[17] apesar de ser tecnicamente mais difícil. Nessa segunda cirurgia, continua o objetivo de máxima ressecção segura. A cirurgia continua sendo um fator essencial no tratamento dos meduloblastomas, mesmo nesta era molecular.[18] O objetivo é ressecção total da lesão, pois ressecções subtotais são associadas a pior prognóstico quando comparadas às crianças com ressecção total. Se no exame de RM controle ainda houver tumor residual e a sua retirada pode ser feita com segurança, é preferível nova cirurgia (*second look*) que deixar ao tratamento oncológico. Entretanto, se a ressecção do tumor remanescente implicar em risco de dano ao tronco cerebral ou nervos cranianos, é prudente preservar a qualidade de vida da criança. Independentemente do tamanho remanescente do tumor, está descrito uma morbidade 25% pós-cirúrgica que pode chegar a 44% após ressecção total do tumor.

Idealmente a cirurgia deve ser realizada logo após o diagnóstico ter sido feito, mas com a segurança necessária. É importante ter uma equipe dedicada e disponível para realizar a cirurgia o mais rápido e seguro possível. O acesso ao tumor é feito, na maioria das vezes, com a criança em decúbito ventral, mas há equipes cirúrgicas que preferem o decúbito lateral. Não há dados que relatem que uma das posições é melhor que a outra, depende da preferência e hábito da equipe cirúrgica. Uma das complicações mais temidas e que ainda é descrita em 25-30% dos casos de meduloblastoma é o mutismo cerebelar. Embora já tenha sido descrito com vários outros nomes, é o termo mais utilizado. Há uma afasia, labilidade emocional, paresia de nervos cranianos, disfagia/disfonia, mutismo/fala reduzida, síndrome cognitivo-afetivo-comportamental cerebelar, hipotonia, disfunção de longas vias. Como os acessos cirúrgicos antigamente eram feitos por verminotomia, a introdução do acesso telo-velar trouxe a esperança de prevenção do mutismo cerebelar, mas sua frequência continuou alta. Apesar de haver mais mutismo cerebelar quando há hidrocefalia, quando o tumor está aderido ao tronco, a hipótese mais aceita é que a experiência do neurocirurgião ou do centro é um fator de risco para o desenvolvimento do mutismo.[19] O uso de novas tecnologias como navegação intraoperatória, monitorização neurofisiológica talvez reduzam a ocorrência do mutismo no pós-operatório. O mutismo pode ser temporário, melhorar parcialmente ou ser permanente. Geralmente há melhoras, mas fica uma síndrome cognitivo-cerebelar residual. A aplicação da escala de Rotterdam[20] no pré-operatório pode dar uma noção do risco de desenvolver o mutismo após a cirurgia.

### Hidrocefalia

Não há consenso sobre quais pacientes com meduloblastoma necessitarão de uma derivação ventricular permanente. A maioria dos estudos mostra que apenas uma pequena proporção das crianças precisa de derivação no período pós operatório[21] não se justificando a realização de uma derivação permanente. Há alguns que advogam a realização de terceiro ventriculostomia endoscópica no pré-operatório[22] para melhorar as condições clínicas do paciente. A maioria prefere lidar com a hidrocefalia fazendo a cirurgia do tumor de maneira precoce e implantando uma derivação ventricular externa perioperatoriamente[23] para melhor manejo do paciente no período pós-operatório imediato. Essa derivação externa é retirada poucos dias após a cirurgia.

### Radioterapia

Devido ao risco de metástases via liquórica, a radioterapia faz parte do tratamento, envolvendo a região cranioespinhal. Antes da radioterapia, os meduloblastomas eram considerados incuráveis. Pelos efeitos adversos da radioterapia, como déficit neurocognitivo permanente, disfunção endócrina, infertilidade e tumores secundários, a radioterapia não é realizada em crianças abaixo de 3 anos de vida.[24] Novas técnicas como reduzir a margem de irradiação e uso de irradiação com prótons têm melhorado a qualidade de vida dessas crianças.

### Quimioterapia

A quimioterapia já provou ser importante tratamento adjunto à cirurgia e à radioterapia e tem contribuído para a sobrevida das crianças com meduloblastoma. Como regra são utilizados vários agentes quimioterápicos. Tem sido particularmente útil em crianças de tenra idade que não podem ser submetidas à radioterapia. Nesses casos, por vezes é necessário altas doses de quimioterapia mieloablativa para, posteriormente, fazer o transplante autólogo da medula óssea (Figs. 20-1 e 20-2).

## QUALIDADE DE VIDA

Geralmente as crianças que sobrevivem ao tratamento do meduloblastoma têm uma qualidade de vida ruim tanto pelos efeitos do tumor, como da cirurgia, quimioterapia e radioterapia. Esses déficits podem se manifestar agudamente como o mutismo cerebelar que surge no período pós-operatório e podem persistir pela vida adulta. O que mais diminui a qualidade de vida é a redução na inteligência, na atenção, memória e função executiva. A radioterapia cranioespinhal está associada à neurotoxicidade, lesão de substância branca e redução do volume dos hipocampos. A radiação causa lesão no endotélio da microcirculação cerebral e nas células do tronco cerebral. Isso é mais importante ainda em crianças muito jovens, naquelas que recebem altas doses de radiação. Novas técnicas como radiação hiperfracionada devem trazer benefícios em funções cognitivas. O uso da bomba de prótons reduz a dose de radiação nos tecidos sadios. Em subgrupos de meduloblastoma onde é possível reduzir a dose de radiação, as crianças têm melhores condições intelectuais. A radioterapia pode ainda induzir ao aparecimento de tumores secundários desde meningiomas quiescentes aos agressivos glioblastomas. Cavernomas também podem surgir tardiamente como consequência da radioterapia. Esses pacientes precisam ser acompanhados a longo prazo, com monitoramento para recorrência do tumor e gerenciar os efeitos tardios do tratamento. O suporte psicossocial é extremamente importante e a empatia e atenção com a família fazem parte do cuidado dessas crianças.

## CONCLUSÃO

O tratamento do meduloblastoma é complexo e requer uma equipe multidisciplinar para otimizar os resultados. O avanço na compreensão dos subgrupos moleculares e o desenvolvimento de terapias direcionadas prometem melhorar o prognóstico e a qualidade de vida das crianças afetadas por esse tumor desafiador. O prognóstico vai depender das manifestações clínicas, da idade da criança ao aparecimento dos sintomas, das variantes histológicas e do subgrupo do meduloblastoma. Meduloblastomas com extensa nodularidade têm um prognóstico muito bom mesmo se tratados apenas com quimioterapia e sem radioterapia. Meduloblastomas mais agressivos como SHH TP53 mutado ou tumores de células grandes/anaplásticas mesmo com o tratamento rádio e quimioterápico têm um prognóstico ruim. O cuidado com essas crianças é multiprofissional, envolvendo neurocirurgia pediátrica, neuro-oncologia, neurorradiologia, fisioterapia, terapia ocupacional, psicologia, oncogenética, neuroendocrinologia. Mesmo em casos difíceis é possível incluir o paciente em ensaios clínicos que por vezes trazem alívio e melhora da qualidade de vida e da sobrevida.

Crianças admitidas com meduloblastoma devem ser tratados como uma urgência neurocirúrgica. O cuidado inicial é a cirurgia visando ao controle da hidrocefalia e a máxima ressecção cirúrgica desde que seja segura. A cirurgia com ressecção total, se possível, continua a ser um dos fatores prognósticos mais importantes. É importante a RM no pós-operatório para confirmar o grau de ressecção tumoral, bem como colher LCR lombar com duas semanas de pós-operatório na pesquisa de células neoplásicas. O tumor deve ser classificado corretamente[11] no subgrupo dos meduloblastomas para se programar o tratamento oncológico complementar mais adequado, de acordo com o risco. Crianças abaixo de 3 anos não são submetidas a tratamento radioterápico. Podem ser tratadas com tratamento quimioterápico exclusivo ou adiar a radioterapia para após os 3 anos de vida.

## REFERÊNCIAS BIBLIOGRÁFICAS

1. Ostrom QT, Price M, Ryan K, et al. CBTRUS Statistical Report: Pediatric Brain Tumor Foundation Childhood and Adolescent Primary Brain Tumor and Other Central Nervous System Diagnosed in the US in 2014-2018. Neuro Oncol. 2022;24(3):iii1-iii38.
2. Ostrom QT, Cioffi G, Waite K, et al. CBTRUS Statistical Report: Primary Brain and Other Central Nervous System Tumors Diagnosed in teh US in 2014-2018. Neuro Oncol. 2021;23:iii1-iii105.
3. Vinchon M, Leblond P. Medulloblastoma: clinical presentation. Neurochirurgie 2021;67:23-7.
4. Holmberg KO, Borgenvik A, Zhao M, et al. Drivers underlying metastasis and relapse in medulloblastoma and targeting strategies. Cancers. 2024;16(9):1752.
5. Bailey P, Cushing H. Medulloblastoma cerebelli: a common type of midcerebellar glioma of childhood. Arch Neurol Psychiatr. 1925;14:192-224.
6. Choi JY. Medulloblastoma: current perspectives and recent advances. Brain Tumor Res Treat. 2023;11:28-38.
7. Rawal ZD, Upadhyay VA, Patel DD, et al. Medulloblastoma under siege: genetic and molecular dissection concerning recent advances in therapeutic strategies. J Pediatr Neurosci. 2020;15:175-182.
8. Salloum R, Chen Y, Yasui Y, et al. Late morbidity and mortality among medulloblastoma survivors diagnosed across three decades: a report from the childhood cancer survivor study. J Clin Oncol. 2019;37:731-740.
9. Juraschka K, Taylor MD. Medulloblastoma in the age of molecular subgroups: a review. J Neurosurg Pediatr. 2019;24:353-363.
10. Prados MD. Current strategies for management of medulloblastoma. Diagnostics. 2023;13:2622.
11. Kameda-Smith M. Pediatric medulloblastoma in the molecular era: what are the surgical implications? Cancer Metastasis Ver. 2020;39:235-43.
12. Holmberg KO, Borgenvik A, Zhao M, et al. Drivers underlying metastasis and relapse in medulloblastoma and targeting strategies. Cancers. 2024;16:1752.
13. Johnston DL, Keene D, Strother D, et al. Survival following tumor recurrence in children with medulloblastoma. J Pediatr Hematol Oncol. 2018;40:e159-e163.
14. Gibson P, Tong Y, Robinson G, et al. Subtypes of medulloblastoma have distinct developmental origins. Nature. 2010;468:1095-9.
15. Sharma T, Schwalbe EC, Williamson D, et al. Second-generation molecular subgrouping of medulloblastoma: an international meta-analysis of Group 3 and Group 4 subtypes. Acta Neuropathologica. 2019;138:309-26.
16. Cotter JA, Hawkins C. Medulloblastoma: WHO 2021 and Beyond. Pediatr Dev Pathol. 2022;25:23-33.
17. Sabel M, Fleishhack G, Tippelt S, et al. Relapse patterns and outcome after relapse in standard risk medulloblastoma: a report from the HIT-SIOP-PNET4 study. J Neuro-oncol. 2016;129:515-24.
18. Thompson EM, Hielscher T, Bouffet E, et al. Prognostic value of medulloblastoma extent of resection after accounting for molecular subgroup: a retrospective integrated clinical and molecular analysis. Lancet Oncol. 2016;17:484-95.
19. Walsh KS, Pizer B, Samargia-Grivette S, et al. Proceedings of the first global meeting of the Posterior Fossa Society: state of the art in cerebellar mutism syndrome. Childs Nerv Syst. 2024;40:2177-91.
20. Bush S, Klimo P, Onar-Thomas A, et al. Application of the Rotterdam postoperative cerebellar mutism syndrome prediction model in patients undergoing surgery for medulloblastoma in a single institution. J Neurosurg Pediatr. 2023;33:174-8.
21. Zhang Z, Wu Y, Shao X, et al. Incidence and risk factors for necessitating cerebrospinal fluid diversion following medulloblastoma surgery in children. Pediatr Neurol. 2023;146:95-102.
22. Salah M, Elhuseny AY, Youssef EM. Endoscopic third ventriculostomy for the management of hydrocephalus secondary to posterior fossa tumors: a retrospective study. Surg Neurol Int. 2022;25:13-65.
23. Hedrich C, Gojo J, Azizi A, et al. Placement of EVD in pediatric posterior fossa tumors: safe and efficient or old-fashioned? The Vienna experience. Childs Nerv Syst. 2023;39:2079-86.
24. Northcott PA, Robinson GW, Kratz CP, et al. Medulloblastoma. Nat Ver Dis Primers. 2019;14:5-11.

# EPENDIMOMAS INFRATENTORIAIS

Marcos Devanir Silva da Costa ▪ Sergio Cavalheiro

## INTRODUÇÃO

O sistema nervoso central (SNC) compreende o cérebro e a medula espinal, que são estruturas que desempenham um papel fundamental na função motora, na cognição e no processamento sensorial. Devido à sua elevada complexidade anatômica e funcional, os tumores cerebrais podem apresentar um grande desafio para o tratamento.

Os tumores do SNC representam o tipo de tumor sólido mais comum na população com idade inferior a 19 anos, com uma incidência de aproximadamente 5 a 6 casos por 100.000 indivíduos e ultrapassando mesmo as neoplasias hematológicas em alguns subgrupos etários. Além disso, são a principal causa de morte relacionada com o câncer na infância e na adolescência.[1] Nesse contexto destacam-se os tumores infratentoriais, que constituem 45 a 60% dos tumores pediátricos do SNC. Entre os tumores dessa região prevalecem os meduloblastomas, os astrocitomas pilocíticos, os ependimomas e os gliomas difusos da linha média. Os ependimomas são gliomas relativamente raros, representando 4,7% dos tumores cerebrais na população pediátrica, e podem ocorrer nos hemisférios supratentoriais, na fossa posterior ou na medula espinal. Destacam-se os localizados na fossa posterior, que representam 60% de todos os ependimomas em crianças e adolescentes;[1,2] sendo esse subgrupo o objeto de interesse deste capítulo.

## APRESENTAÇÃO CLÍNICA

A apresentação clínica dos ependimomas não é diferente de outros tipos de tumores da fossa posterior, os pacientes tendem a apresentar ataxia, vertigem, cefaleia, vômitos, paralisia de nervos cranianos ou papiledema e, dessa forma, impõem a suspeita de hipertensão intracraniana e a investigação por exame de imagem (tomografia ou ressonância de crânio). Os sinais e sintomas resultam, geralmente, de hipertensão intracraniana devido ao fato de o tumor bloquear a circulação do liquor (LCR), causando hidrocefalia obstrutiva. Outra manifestação clínica mais específica dos ependimomas é o torcicolo causado pelo crescimento do tumor além do forame magno, algo comum nesse subtipo de tumor que tende a ter um crescimento através dos forames de Luschka e Mangendie.[3-6]

Embora os sinais e sintomas pareçam muito claros, em uma parte considerável dos pacientes, o quadro passa inicialmente despercebidos e a criança não é diagnosticada até o tumor ter obliterado o fluxo de saída do LCR através do quarto ventrículo e haver hipertensão intracraniana secundária. Portanto, a educação médica contínua, a promoção e a divulgação dos sinais de alerta são ações importantes para incentivar o diagnóstico precoce e também fazem parte da estratégia de melhorar a assistência aos pacientes.

## DIAGNÓSTICO POR IMAGEM E RADIOGENÔMICA

Nos exames de imagem, os ependimomas da fossa posterior frequentemente se apresentam no quarto ventrículo, podendo se estender pelo forame de Luschka, forame de Magendie e/ou forame magno. Na tomografia computadorizada (TC) de crânio observa-se tecido iso ou hiperdenso (Fig. 21-1a), com calcificações em 50% dos casos ou hemorragias e realce heterogêneo pós-contraste (Fig. 21-1b). Na ressonância magnética (RM) de crânio, os ependimomas apresentam-se homogeneamente hipoatenuantes em T1 (Figs. 21-2a e 21-3a), heterogêneos no realce pós-contraste (Figs. 21-2b e 21-3b, c), hiperatenuantes em T2 (Figs. 21-2c e 21-3d) ou, ainda, apresentando pontos de hemorragia, necrose e calcificação (Fig. 21-2d). O uso da sequência de difusão permite a distinção entre gliomas de baixo grau e ependimomas ou meduloblastomas (Fig. 21-4), pois estes apresentam alta celularidade e são resistentes à difusão na ponderação DWI-ADC. Os meduloblastomas apresentam restrição à difusão mais acentuada do que os ependimomas, o que é outra caraterística útil na diferenciação destes dois tumores.[2,7]

Na investigação radiológica, é fundamental avaliar a extensão do crescimento tumoral. Em geral, os ependimomas da fossa

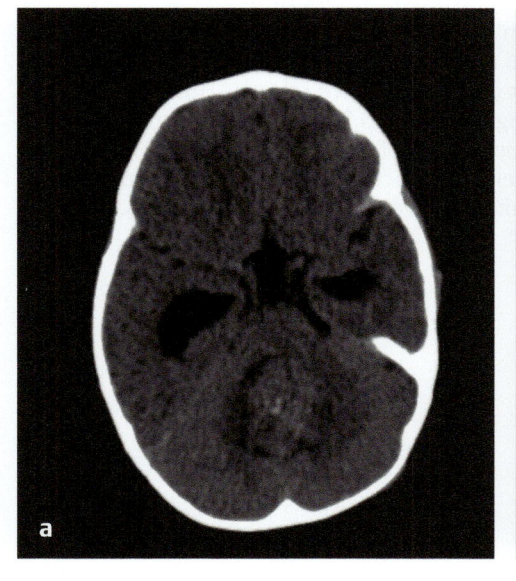

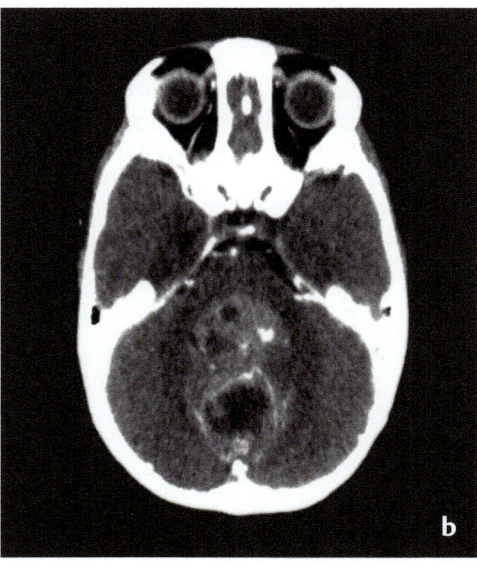

**Fig. 21-1.** Corte axial de TC de crânio. (**a**) Ependimoma no quarto ventrículo com pequenas calcificações. (**b**) Ependimoma no quarto ventrículo com realce heterogêneo ao contraste.

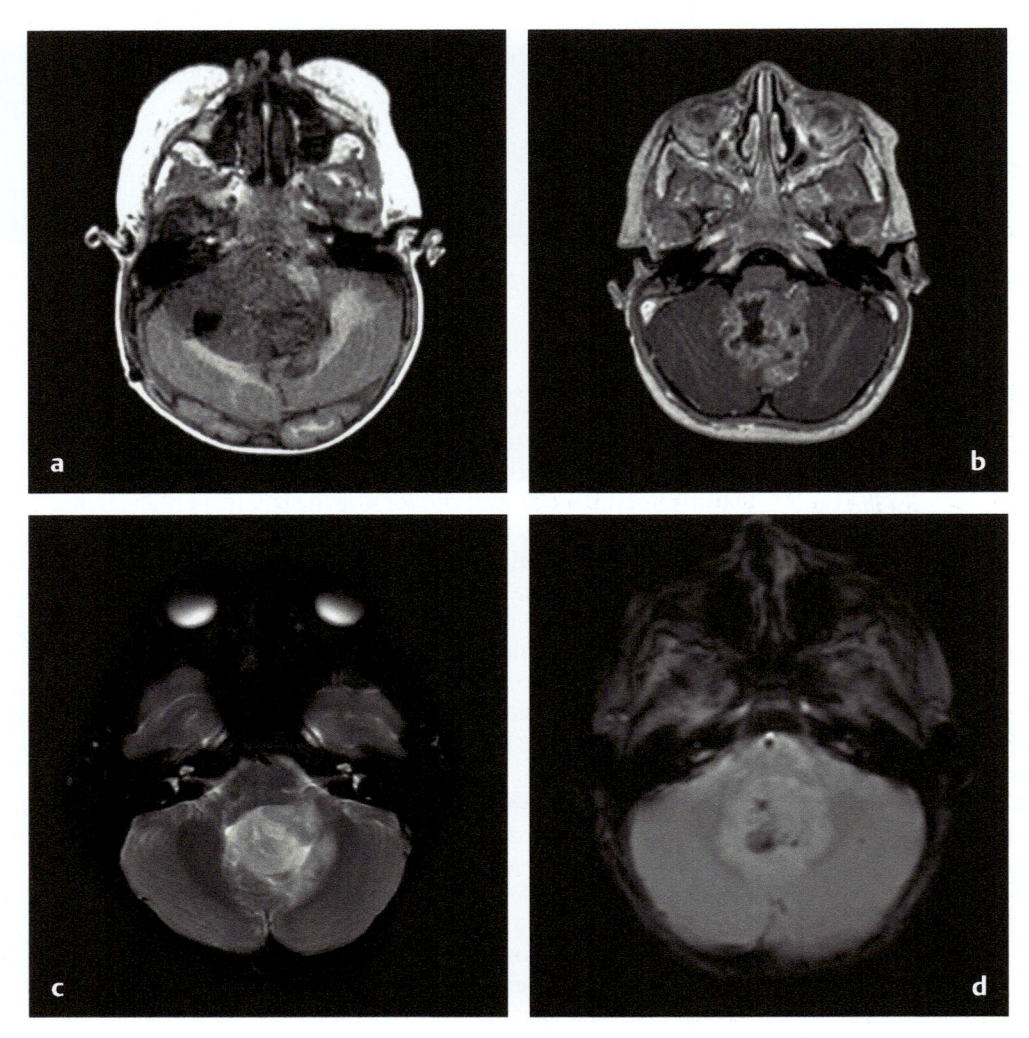

**Fig. 21-2.** Ressonância magnética de crânio em cortes axiais. (**a**) Sequência ponderada em T1 mostrando tumor hipoatenuante no quarto ventrículo e saindo pelo forame de Luschka no lado direito, deslocando o bulbo lateralmente. (**b**) Sequência ponderada em T1 pós-contraste de ressonância magnética de crânio mostrando realce heterogêneo do tumor dentro do quarto ventrículo. (**c**) Sequência ponderada em T2 demonstrando tumor hiperatenuante no quarto ventrículo. (**d**) Sequência ponderada em SWI demostrando tumor no quarto ventrículo com calcificações (áreas de hipossinal dentro do tumor).

posterior causam um efeito de massa significativo, deslocando mais do que invadindo o rombencéfalo. Além disso, suas extensões laterais através dos forames de Luschka podem envolver estruturas vitais como vasos ou nervos cranianos (Fig. 21-3d), dificultando a ressecção cirúrgica em relação aos casos de meduloblastomas e astrocitomas.

Uma tendência com força crescente na neuro-oncologia é a radiogenômica, que tem como objetivo prever o subgrupo molecular dos tumores a partir dos exames de imagem. Nesse sentido os ependimomas de fossa posterior são classificados em dois subgrupos moleculares, PF-A e PF-B. Dessa forma, estudos recentes têm mostrado diferença significativa entre os subgrupos de ependimomas da fossa posterior com base na textura da imagem em exames de ressonância magnética. Atualmente, essa diferença é apenas percebida através de *machine learning* (aprendizado de máquina).

Zhang *et al.*,[8] por exemplo, propuseram uma estratégia de inteligência artificial capaz de identificar fenótipos radiológicos na RM e diferenciar subgrupos. Nesse estudo, pacientes foram estratificados em alto ou baixo risco, com uma diferença estatisticamente relevante na sobrevida, e o aprendizado de máquina foi considerado eficiente com uma AUC (área sob a curva) de 0,86. Os autores exploram ainda a possibilidade de os tumores que ultrapassam o quarto ventrículo ou o forame de Luschka ou que exibem envolvimento circunferencial do rombencéfalo poderem ser tumores mais agressivos. Por outro lado, os tumores menos agressivos apresentariam um crescimento mais longitudinal e respeitariam os limites anatômicos do quarto ventrículo.[8]

Da Costa *et al.*[9] também mostraram que o perfil de envolvimento do ependimoma da fossa posterior no rombencéfalo pode fornecer informações importantes sobre a sobrevida livre de doença e a capacidade de ressecção total, uma vez que tumores mais restritos ao quarto ventrículo estariam associados à maior sobrevida livre de doença do que aqueles que saem pelo forame de Luschka e aqueles que envolvem totalmente o rombencéfalo, ou seja, demonstram crescimento circunferencial. A caraterização do envolvimento tumoral do quarto ventrículo e rombencéfalo obedeceu aos seguintes critérios: tipo 1, tumor restrito ao quarto ventrículo (Fig. 21-5); tipo 2, tumor envolvendo o quarto ventrículo e saindo por um dos forames de Luschka (Fig. 21-6); e tipo 3, tumor envolvendo o quarto ventrículo e saindo por ambos os forames de Luschka envolvendo o bulbo e a transição bulbo-pontina (Fig. 21-7).[9]

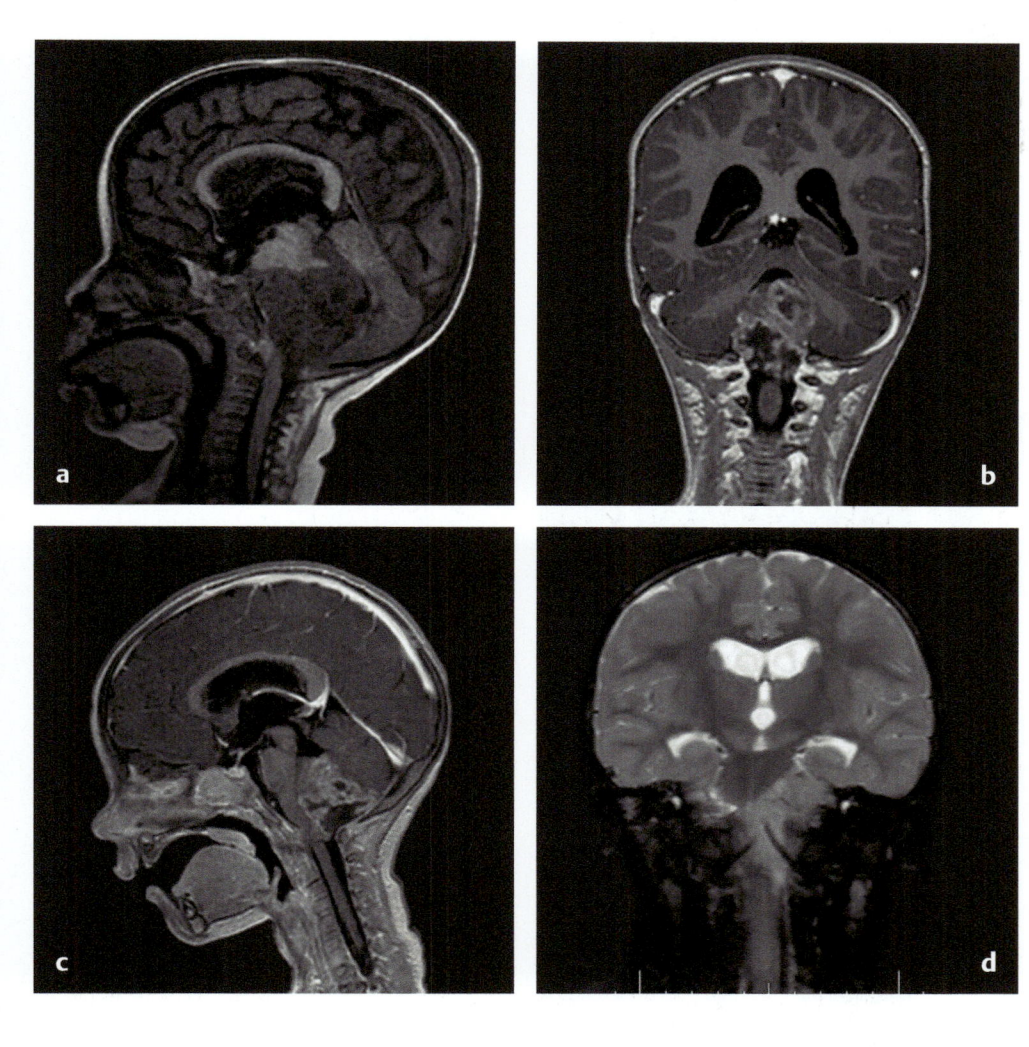

**Fig. 21-3.** Exame de ressonância magnética de crânio. (**a**) Corte sagital ponderado em T1 mostrando tumor hipoatenuante no quarto ventrículo, saindo pelo forame de Luschka no lado direito. (**b**) Corte coronal pós-contraste mostrando realce heterogêneo do tumor no quarto ventrículo. (**c**) Corte pós-contraste sagital demonstrando realce heterogêneo do tumor, que se insinua através do forame de Magendie. (**d**) Corte coronal ponderado em T2 demonstrando envolvimento arterial (artérias vertebrais) pelo tumor.

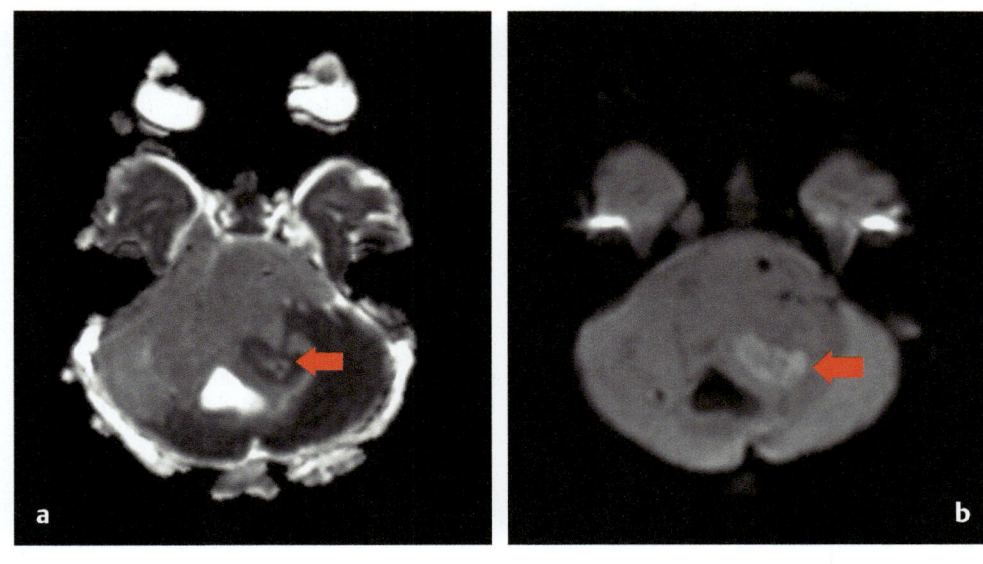

**Fig. 21-4.** Cortes axiais de um paciente com ependimoma tipo 3 (envolvimento circunferencial do rombencéfalo), lado direito MAPA ADC mostrando uma ilha (seta vermelha) de hipossinal dentro do tumor e do lado esquerdo à sequência de difusão mostrando hipersinal (área de restrição a difusão na seta vermelha) no componente correspondente ao MAPA ADC. Esse exame exemplifica uma característica dos ependimomas que podem ou não apresentar restrição à difusão e quando apresentam podem ser "ilhas de restrição", diferindo dos meduloblastomas que, em geral, apresentam marcada restrição à difusão e juntamente com os astrocitomas pilocíticos são dois dos diagnósticos diferenciais mais comuns dos ependimomas.

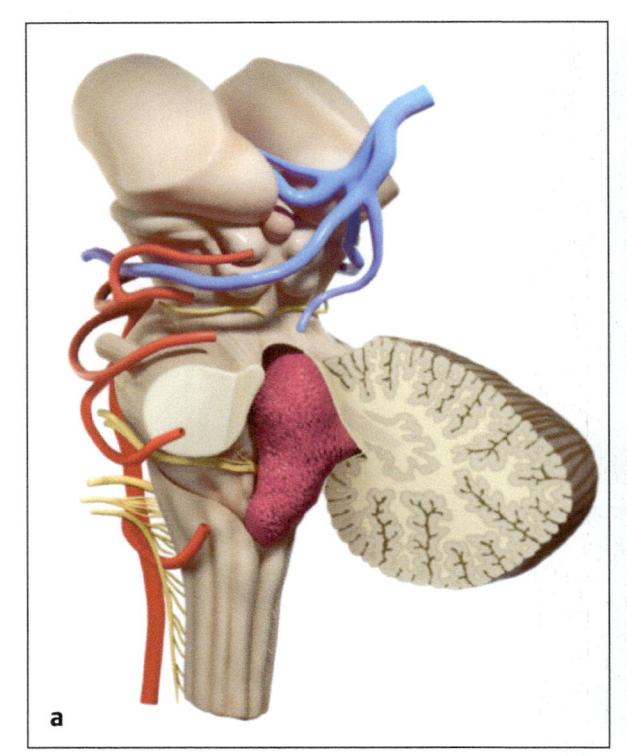

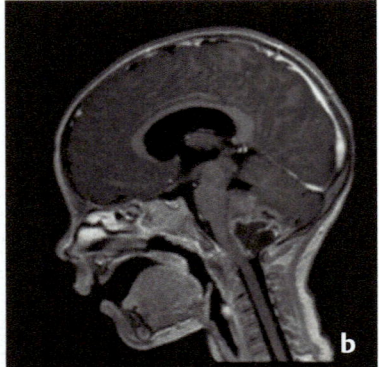

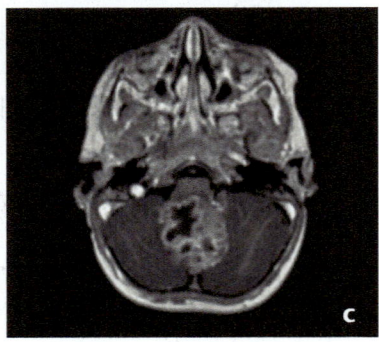

**Fig. 21-5.** (**a**) Representação ilustrativa dos ependimomas restritos ao quarto ventrículo e (**b**, **c**) respectivas imagens de RM deste tipo de tumor, configurando ependimomas de fossa posterior tipo 1. (Material reproduzido utilizado com autorização de Da Costa *et al.* 2023a.)[9]

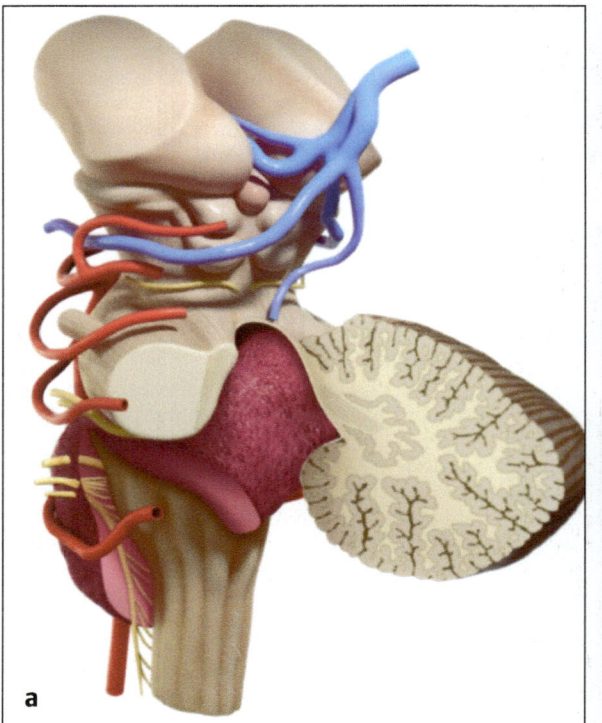

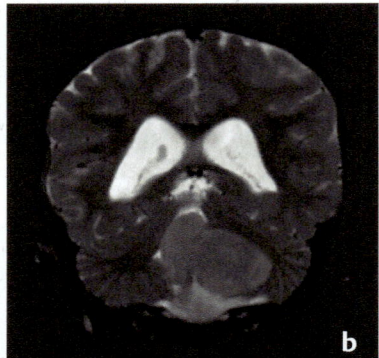

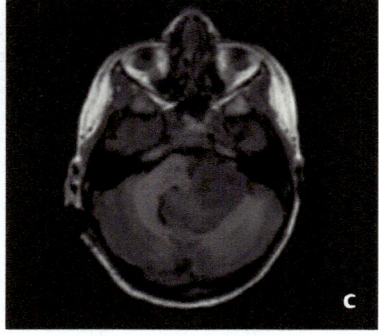

**Fig. 21-6.** (**a**) Representação ilustrativa do envolvimento dorsolateral do rombencéfalo pelos ependimomas e (**b**, **c**) respectivas imagens de RM deste tipo de tumor, configurando ependimoma de fossa posterior tipo 2. (Material reproduzido utilizado com autorização de Da Costa *et al.* 2023a.)[9]

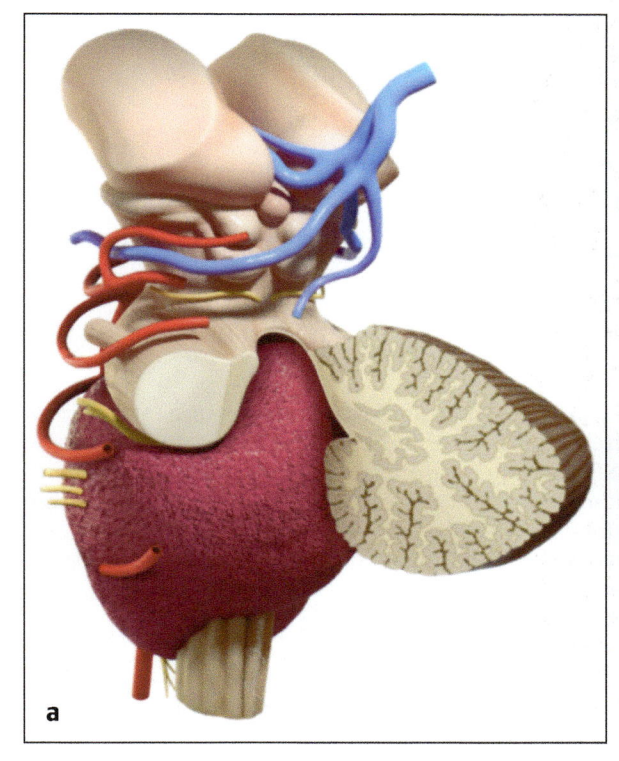

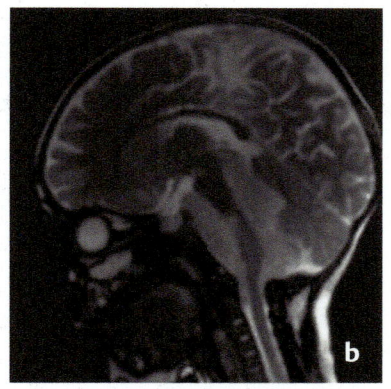

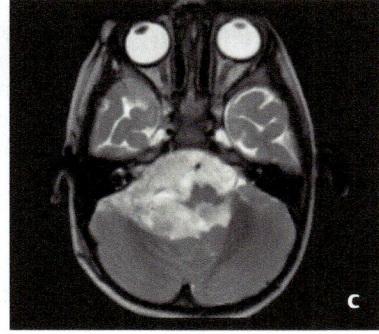

**Fig. 21-7.** (a) Representação ilustrativa do envolvimento total do rombencéfalo pelo ependimoma e (b, c) respectivas imagens de RM deste tipo de tumor, configurando o ependimoma de fossa posterior tipo 3. (Material reproduzido utilizado com autorização de Da Costa et al. 2023a.)[9]

## CLASSIFICAÇÃO HISTOPATOLÓGICA

Os ependimomas têm seu nome derivado das células que revestem os ventrículos e o canal medular – ependimócitos – que, por sua vez, resultam da diferenciação de células gliais radiais. Histologicamente, essa neoplasia apresenta celularidade uniforme, com formação de rosetas ependimárias, túbulos e pseudorrosetas perivasculares.

Tradicionalmente, as neoplasias são divididas de acordo com suas características histopatológicas, o que permite melhor compreensão da evolução de cada grupo e, consequentemente, intervenções mais eficazes. No entanto, para os ependimomas, a gradação histológica entre subependimoma (grau I), mixopapilar (grau I), clássico (grau II) e anaplásico (grau III) tem pouca vantagem para o tratamento e prognóstico dos pacientes, uma vez que a interpretação das lâminas é uma avaliação subjetiva e depende da experiência do patologista, havendo grande variabilidade entre as decisões individuais de vários patologistas sobre a mesma amostra.[10]

Diante dos avanços tecnológicos, a mais recente classificação da Organização Mundial da Saúde (OMS) para os tumores do sistema nervoso central enfatizou a importância das novas técnicas moleculares para identificação e agrupamento das neoplasias, juntamente com a gradação histológica e a topografia, buscando assim maior precisão diagnóstica e maior previsibilidade da evolução da doença.[11]

Na nova classificação da OMS para os tumores do sistema nervoso central (2021), os ependimomas são divididos em supratentoriais (ST), medulares (SP) e da fossa posterior (FP). Na fossa posterior, três grupos podem ser encontrados: subependimomas (SE), PF-A e PF-B. A diferenciação é feita com base no grau de metilação do DNA e nas ilhas CpG, que podem ser avaliados por análise imuno-histoquímica com H3K27 me3.[11-15] Notavelmente, os subgrupos PF-A e PF-B são ainda molecularmente heterogêneos, o que aponta para uma futura distinção em subgrupos adicionais de acordo com a expressão de famílias de genes específicos.[16-18]

O subgrupo PF-A representa 90% dos tumores da fossa posterior e ocorre, principalmente, em pacientes jovens, com idade mediana de 3 anos, ligeira prevalência do sexo masculino e pior prognóstico, com menor sobrevivência global e livre de doença.[17-20] Nos estudos moleculares observa-se hipermetilação das ilhas CpG e hipometilação global do DNA e na análise imuno-histoquímica com H3K27 me3 (Fig. 21-8a), sendo que a redução global (perda da expressão) dessa histona confirma o diagnóstico. Outras mutações cromossômicas identificadas nos tumores PF-A incluem o ganho do segmento 1q ou a perda do segmento 6q, ambos com um efeito negativo no prognóstico.[17-19,21]

Já o subgrupo PF-B ocorre mais comumente em pacientes com idade mediana em torno de 30 anos, podendo acometer adolescentes, com leve predomínio do sexo feminino e melhor prognóstico em relação ao subgrupo A.[17,19,20,22] Na imuno-histoquímica com H3K27 me3, o PF-B apresenta uma retenção de pelo menos 80% (Fig. 21-8b). Entre as variações cromossômicas relacionadas a este grupo, encontram-se a monossomia 6, a perda do segmento 22q, a trissomia 18, a monossomia 10, a monossomia 17, a trissomia 5 e a trissomia 8 (ver Quadro 21-1 para comparação entre os subgrupos).[17,18,23]

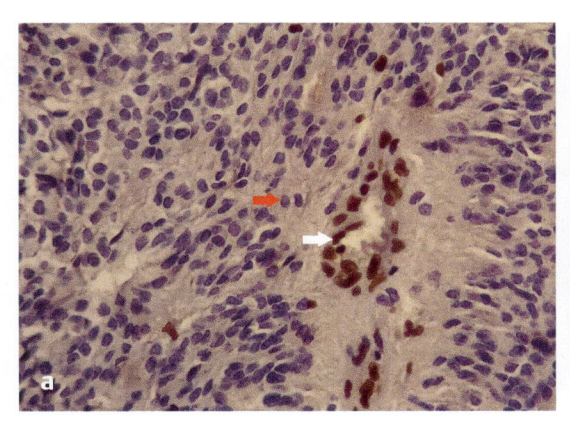

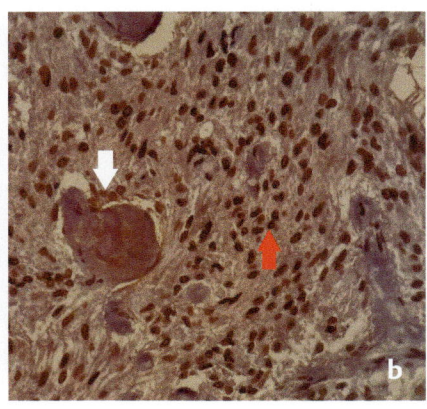

**Fig. 21-8.** Lâminas de reação imuno-histoquímica. (a) Representa um caso de ependimoma de fossa posterior tipo PFA, com perda de expressão de H3K27me3, onde o controle interno mostra expressão da histona – núcleos acastanhados do endotélio (seta branca), mas o tecido tumoral apresenta redução global (perda de expressão desta histona das células tumorais – seta vermelha). (b) Representa um caso de ependimoma de fossa posterior subtipo PFB, com expressão mantida de H3K27me3, onde controle interno, núcleos acastanhados do endotélio (seta branca) e células tumorais (seta vermelha).

Quadro 21-1. Características clínico-moleculares dos subtipos PFA e PFB de ependimomas de fossa posterior

| Subtipo de ependimoma de fossa posterior | PFA | PFB |
| --- | --- | --- |
| Idade média | 3 anos | 30 anos |
| Prevalência entre sexos (M:F) | Masculino (1,8:1) | Feminino (0,7:1) |
| Perfil de H3K27me3 | Perda de expressão > 80% | Manutenção da expressão |
| Mutações comuns | Ganho 1q \| Perda 6q | Monossomia 6, 10 ou 17 \| Perda do 22q \| Trissomia 5, 8 ou 18 |
| Sobrevida global em 5 anos | 68% | 100% |
| Sobrevida livre de progressão em 5 anos | 33% | 73% |

Os subependimomas podem ter origem em diversos sítios do SNC, mas acometem principalmente a população adulta, apresentam baixo grau de atipia nuclear e têm prognóstico extremamente favorável, mesmo quando submetidos à ressecção subtotal.[6,19,24]

Embora útil, o uso da caracterização molecular ainda enfrenta desafios para sua ampla integração, considerando custo e complexidade, especialmente o método de metilação do DNA. O uso da imuno-histoquímica com H3K27 me3, por outro lado, tem um grande potencial para uso rotineiro, por ser mais acessível. Embora a classificação dos tumores do SNC tenha tido grandes avanços recentes, ainda há espaço para melhorias.

## TRATAMENTO CIRÚRGICO

O consenso atual sobre o tratamento de ependimomas da fossa posterior em pacientes pediátricos defende a ressecção cirúrgica máxima possível, seguida de radioterapia em crianças com mais de 1 ano. Não há benefício para a quimioterapia, pois não há ganho de sobrevida.[9,25-27] O tratamento cirúrgico é fundamental na terapêutica dos tumores cerebrais, incluindo os ependimomas, e está intimamente ligada à melhora da sobrevida em vários tipos de tumores. A maioria das séries cirúrgicas demonstra a superioridade na sobrevida dos pacientes com a ressecção total. Por conseguinte, melhorar a capacidade, as ferramentas e as tecnologias para aumentar a extensão da ressecção de um tumor é também um investimento na sobrevida global.[9,25] Um exemplo disso é a nossa série de ependimomas da fossa posterior, em que a ressecção total aumentou a sobrevivência dos pacientes em 98 meses, em comparação com os que foram submetidos à ressecção parcial.[9] Dessa forma, é preciso enfatizar que o neurocirurgião pediátrico é um dos principais membros da equipe de neuro-oncologia pediátrica. Por vezes, o neurocirurgião pediátrico é o primeiro a tratar a criança e precisa dar o seu melhor em casos complexos, pois, na maioria das vezes o tratamento começa com o manejo da hidrocefalia e a posterior ressecção do tumor, etapas em que toda a experiência e o arsenal cirúrgico fazem diferença na sobrevida do paciente.

Embora seja um passo essencial no tratamento, a ressecção cirúrgica acarreta riscos diferentes de acordo com a localização do tumor, como fístula liquórica, ataxia, hipotonia, disfagia e, frequentemente, síndrome de mutismo cerebelar.[28] A síndrome do mutismo cerebelar, também conhecida como síndrome da fossa posterior, é uma complicação grave que se manifesta como afasia expressiva, em que o paciente compreende o que ouve, mas não consegue se expressar verbalmente. Normalmente, esta condição é transitória, com um retorno à capacidade funcional dentro de algumas semanas ou meses.[29] As lesões em áreas eloquentes da fossa posterior, como o núcleo denteado, o pedúnculo cerebelar superior, os núcleos dos nervos cranianos e a artéria cerebelar superior, são as principais causas de mutismo no tratamento cirúrgico dos tumores da fossa posterior. Os fatores de risco associados a essa síndrome incluem a localização do tumor, sendo o mutismo mais provável quanto mais próximo da linha média, devido à relação com áreas eloquentes, como o núcleo denteado localizado posteriormente ao polo rostral da amígdala.[28] O núcleo denteado está localizado posterolateralmente na parte superior do teto do quarto ventrículo, relacionado com ambos os pedúnculos cerebelares superiores. As lesões no núcleo denteado estão associadas a discinesia, distonia e mutismo cerebelar.[28]

No que se refere à técnica cirúrgica, o procedimento é iniciado com o paciente posicionado preferencialmente em decúbito ventral, semissentado, ou sentado. A exposição da fossa posterior é realizada preferencialmente por meio de uma craniotomia suboccipital mediana (Fig. 21-9a-c), com uma durotomia ampla, muitas vezes executada em forma de Y (Fig. 21-9d). Em nossa experiência, pacientes com ependimomas tendem a ser menores de 3 anos, portanto, deve-se tomar muita atenção na abertura da dura-máter na linha média, devido ao risco de lesão do seio occipital, que pode estar patente nessa faixa etária. Assim, preferimos abrir a dura-máter nessa fase usando reparos com pinças de Dandy bilateralmente, superior e inferiormente, evitando sangramento excessivo.

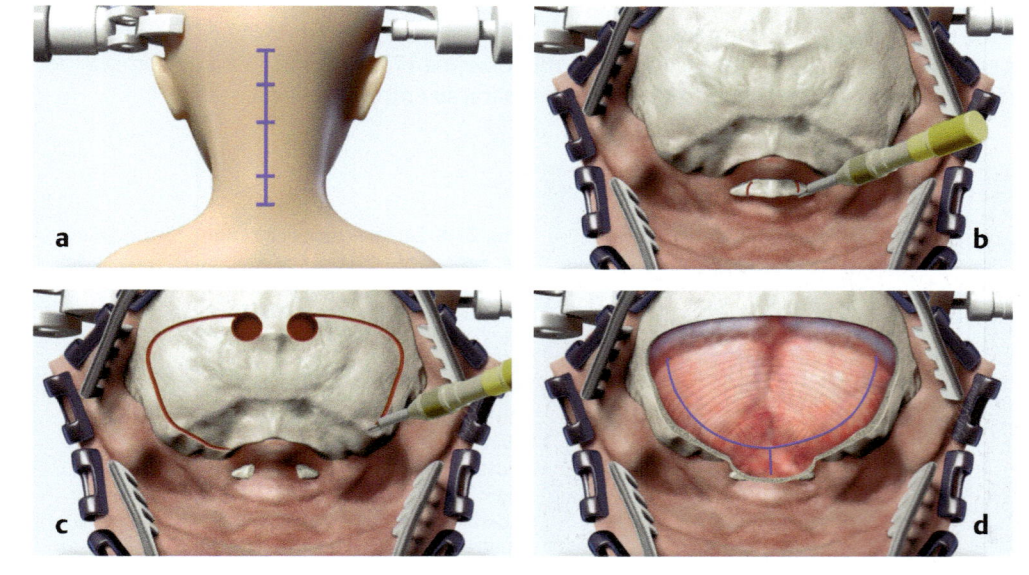

Fig. 21-9. Ilustrações do passo a passo da realização do acesso suboccipital mediano. (a) Demarcação da incisão suboccipital mediana 2 cm acima do Inium até o nível de C2-C3. (b) Exposição do osso occipital e do arco posterior de C1, com detalhe para retirada do arco posterior de C1 com fresa de craniotomia. (c) Demarcação da área de craniotomia, com detalhe para amplitude do acesso, dos pontos de trepanação abaixo da linha nucal superior e a retirada do arco posterior de C1. (d) Abertura da dura-máter em formato de "cálice" ou "Y", demarcada na linha azul.

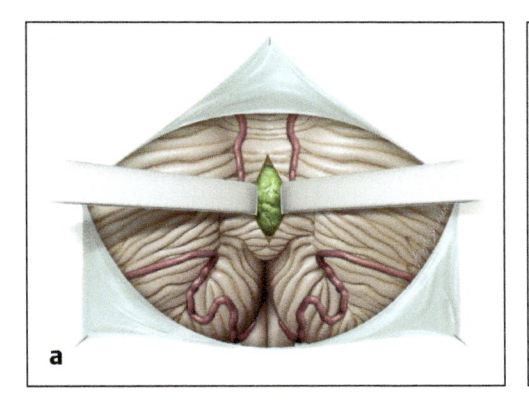

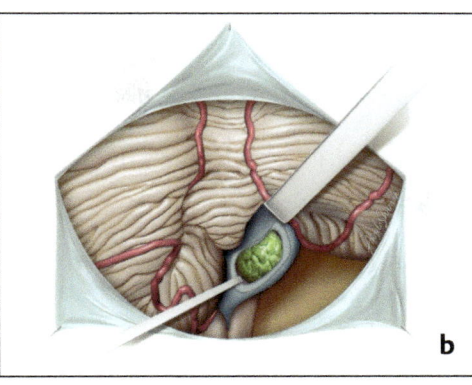

**Fig. 21-10.** Imagens ilustrativas dos acessos ao quarto ventrículo por meio da craniotomia suboccipital mediana. (a) Representação do acesso transvermiano para exposição dos tumores do interior do quarto ventrículo. (b) Representação do acesso telovelar para exposição dos tumores do interior do quarto ventrículo.

Após a realização do acesso cirúrgico, existem duas principais abordagens ao componente no interior do quarto ventrículo: o acesso transvermiano (Fig. 21-10a) e o acesso telovelar (Fig. 21-10b). Posteriormente, na abordagem telovelar, é efetuada a dissecção da fissura cerebelo-medular até à exposição do plexo coroide. O neurocirurgião então retrai a tonsila, abre véu medular inferior e expõe o quarto ventrículo, principalmente na porção rostral, especialmente quando combinado com laminectomia em C1, sendo essa abordagem atraente para o tratamento de ependimomas aderentes ao assoalho ventricular.[30,31] Os défices neurológicos estão primariamente associados ao envolvimento das áreas eloquentes acima mencionadas, principalmente devido a lesões tumorais infiltrativas. O mutismo cerebelar, frequentemente observado na abordagem transvermiana, tem uma incidência significativamente menor na abordagem telovelar, sendo esta e a redução dos défices cerebelares as principais vantagens dessa abordagem.[28]

A abordagem transvermiana, ao contrário da telovelar, é geralmente utilizada para tumores mais superficiais; no entanto, esta não é uma regra imutável e pode ser adaptada de acordo com a localização do tumor, com a idade do paciente e com o tipo de tumor, e principalmente com a preferência e a experiência do cirurgião.[28] A principal diferença é caracterizada pela incisão na linha média do vermis cerebelar.[30] Essa abordagem proporciona uma visualização aprimorada da porção medial do quarto ventrículo, embora possa dificultar a visualização dos recessos laterais.[30] Portanto, é mais adequada para tumores centrados na linha média. Embora haja um debate sobre a segurança em relação à possibilidade de mutismo cerebelar, e muitos estudos apontem para a abordagem telovelar como a escolha para evitar esta complicação, um estudo multicêntrico recente de observação prospetiva não encontrou qualquer diferença.[29] Em nossa experiência, a via telovelar é a mais anatômica para abordagem dos tumores do quarto ventrículo e por meio dessa via é possível preservar ao máximo as estruturas do rombencéfalo adjacentes ao tumor.

É importante ressaltar que muitos desses tumores atravessam os forames de Luschka e Magendie, o que pode gerar dúvida quanto à abordagem mais apropriada. Em nossa experiência, o acesso suboccipital mediano amplo é suficiente para a completa ressecção dos ependimomas de fossa posterior na grande maioria dos casos. Excepcionalmente, o crescimento do tumor pode impor laminotomia adicional de alguns níveis cervicais.

## CASOS ILUSTRATIVOS
### Caso 1

Paciente com 1 ano e 6 meses de idade, sexo masculino, foi admitido com dificuldade para marcha, dismetria à esquerda e paralisia facial de padrão periférico do lado esquerdo com escala de House-Brackmann II. Foi investigado com ressonância magnética de crânio e neuroeixo e foi identificada lesão expansiva com grande componente no interior do quarto ventrículo saindo pelo forame de Luschka do lado esquerdo e contornando a região anterior do bulbo (indicando ependimoma tipo 3) e descendo anteriormente até o nível cervical de C6, além de sair pelo forame de Magendie (Fig. 21-11). Foi programada cirurgia com paciente em decúbito ventral, posição de Concorde, craniotomia suboccipital mediana bem ampla com laminotomia de C1 a C7 para exposição tanto do componente da fossa posterior quanto do componente anterior do canal cervical (Fig. 21-12a). Devido à idade, foi utilizado fixador craniano infantil. Como recursos especiais durante a cirurgia, foram usados aspirador ultrassônico com ponteira infantil, neuronavegação e monitorização neurofisiológica intraoperatória. Durante a cirurgia foi possível identificar o tumor à frente do ligamento denteado (Fig. 21-12b), mantendo a característica dos ependimomas ao envolver as estruturas neurovasculares. Após a cirurgia o paciente foi encaminhado

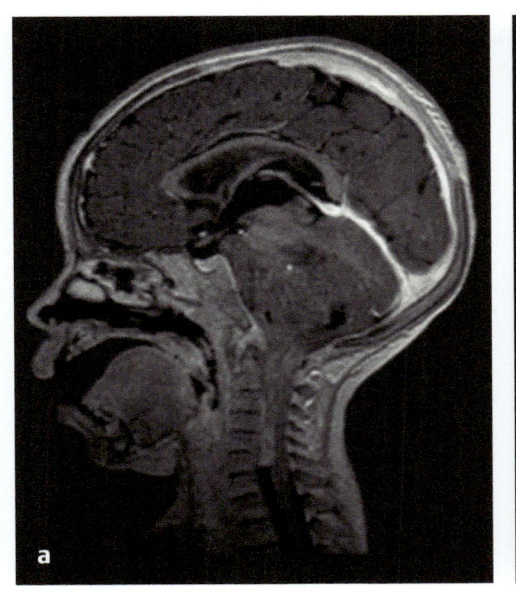

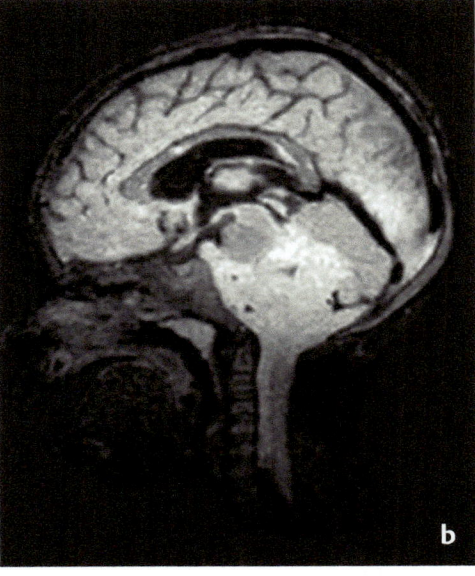

**Fig. 21-11.** Cortes sagitais de ressonância magnética de crânio, lado esquerdo, T1 com contraste e lado esquerdo com sequência ponderada em *Flair*, mostrando volumoso tumor dentro do quarto ventrículo e saindo pelo forame de Luschka esquerdo, bem como descendo até o nível de C6.

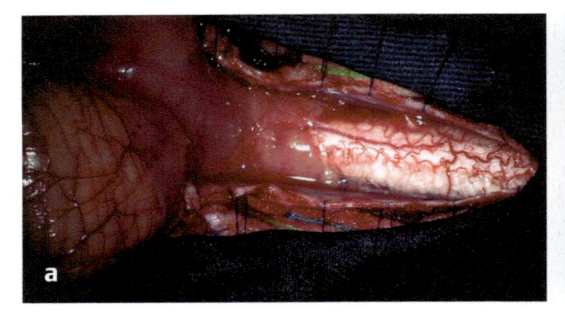

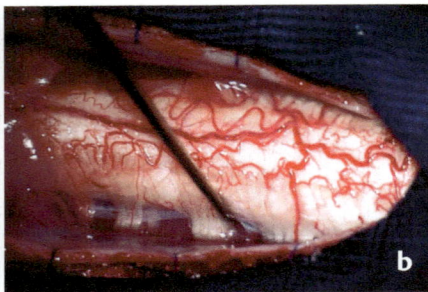

**Fig. 21-12.** Fotos cirúrgicas do intraoperatório. (a) Área de exposição obtida por craniotomia suboccipital mediana e laminotomia de C1 a C7 para exposição de todo o ependimoma. (b) Detalhe da porção cervical mostrando o afastamento do ligamento denteado para visualizar o componente anterior do tumor no canal verteral.

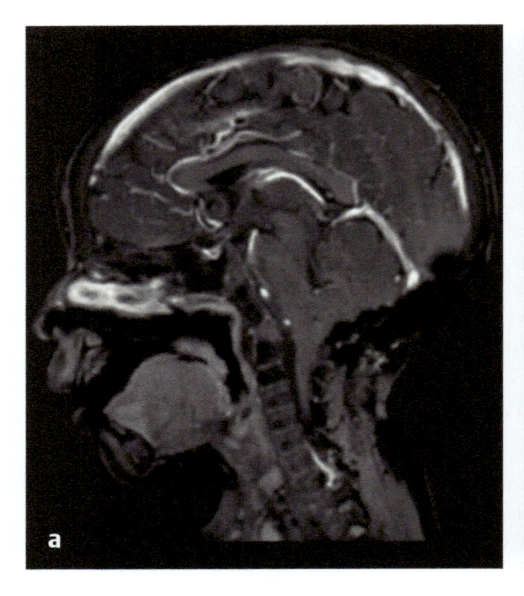

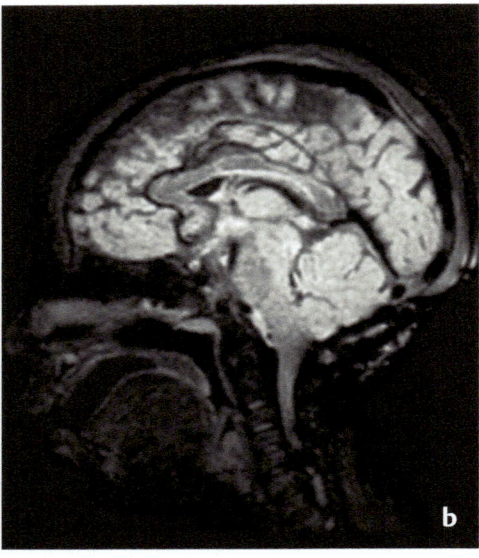

**Fig. 21-13.** Exame de ressonância magnética do 2º dia de pós-operatório evidenciando ressecção completa da lesão em toda a extensão infratentorial e cervical.

para pós-operatório em unidade de terapia intensiva. Ressonância de crânio com 24 horas de pós-operatório revelou ressecção completa da lesão (Fig. 21-13). Além disso, recebeu avaliação fonoaudiológica no pós-operatório imediato para liberação da alimentação por via oral, tendo em conta envolvimento global do tronco cerebral e risco de déficit de deglutição e broncoaspiração. No exame de anatomia patológica foi confirmado ependimoma, sendo caracterizada perda de expressão da histona H3K27 me3, caracterizando subtipo PFA. Foi realizada radioterapia focal tipo VMAT 30 x 180cGy, sem quimioterapia. Aos 15 meses de acompanhamento desde o diagnóstico, não há sinais de recidiva. Segue em acompanhamento ambulatorial com paralisia facial periférica mantida do pré-operatório, sem traqueostomia ou gastrostomia.

## Caso 2

Paciente de 2 anos, sexo feminino, admitida com cefaleia, vômitos, torcicolo e alteração da marcha. Foi investigado com ressonância magnética de crânio e neuroeixo e foi identificada lesão expansiva com grande componente no interior do quarto ventrículo, caracterizando ependimoma tipo 1 (Fig. 21-14). Foi programada uma cirurgia em decúbito ventral, posição de Concorde (Fig. 21-15), craniotomia suboccipital mediana ampla com laminectomia do arco posterior de C1. Como recursos especiais durante a cirurgia foram usados neuronavegação, aspirador ultrassônico com ponteira infantil e monitorização neurofisiológica intraoperatória. No intraoperatório, foi identificado tumor saindo pelo forame de Magendie, sendo realizado acesso telovelar para exposição do tumor no interior do quarto ventrículo (Fig. 21-16a). Ao final da cirurgia, foi possível identificar o quarto ventrículo totalmente livre (Fig. 21-16b). Ressonância de crânio com 24 horas de pós-operatório demonstrou ressecção completa da lesão (Fig. 21-17). No exame de anatomia patológica foi confirmado ependimoma, sendo caracterizada perda de expressão da histona H3K27 me3, indicando subtipo PFA. Foi realizada radioterapia focal tipo VMAT 30 × 180cGy, sem quimioterapia. Após 60 meses de seguimento desde o diagnóstico, não há sinais de recidiva. Segue em acompanhamento ambulatorial.

## CAPÍTULO 21 ▪ EPENDIMOMAS INFRATENTORIAIS

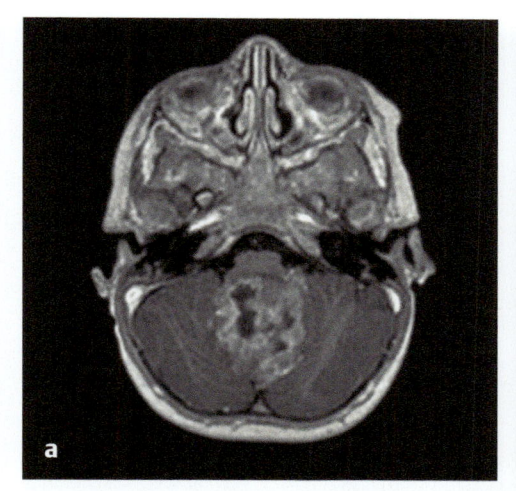

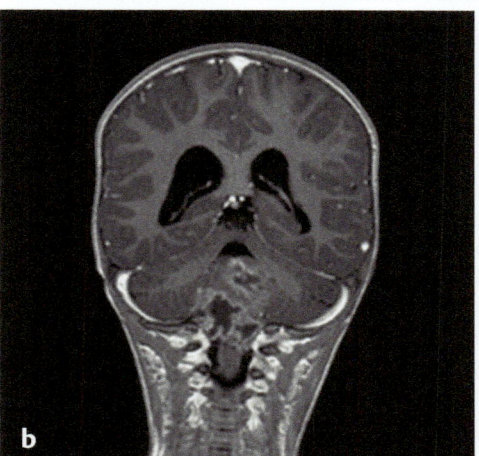

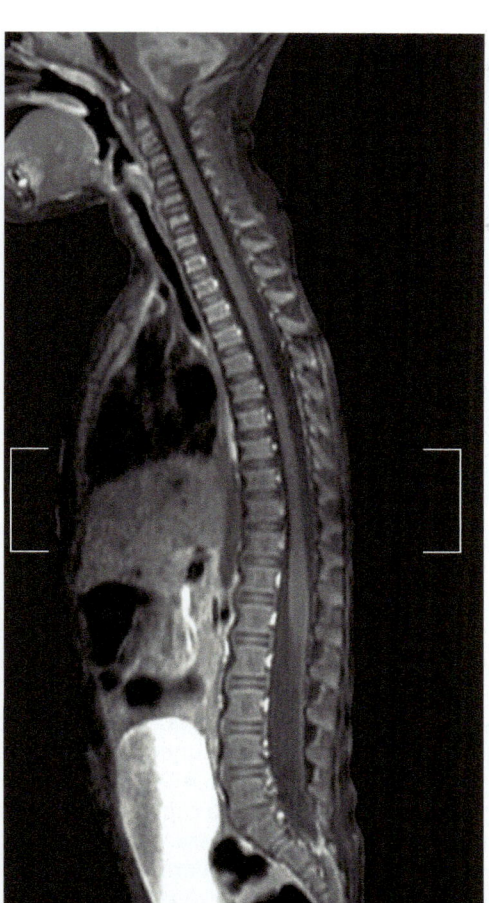

**Fig. 21-14.** Ressonância magnética: (**a**) corte axial com contraste evidenciando lesão heterogênea centrada no interior do quarto ventrículo, caracterizando ependimoma tipo 1, (**b**) corte coronal com contraste mostrando o mesmo aspecto heterogêneo da lesão, com insinuação para o forame de Magendie, caracterizando ependimoma tipo 1 e (**c**) corte sagital de neuroeixo com contraste, mostrando ausência de disseminação para o canal raquimedular pelo tumor.

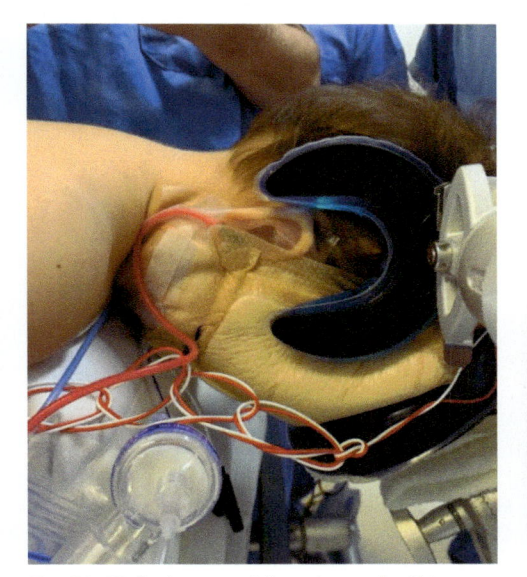

**Fig. 21-15.** Paciente posicionado em decúbito ventral com fixador craniano infantil sem pinos perfurantes, com apoios frontal e laterais para a estabilização craniana permitindo o uso de neuronavegação e o posicionamento com a flexão cefálica.

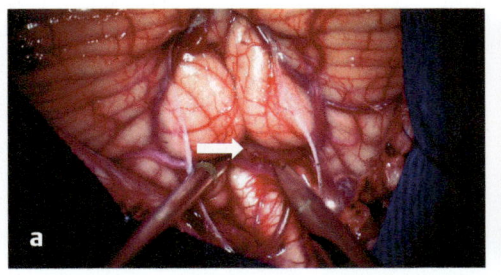

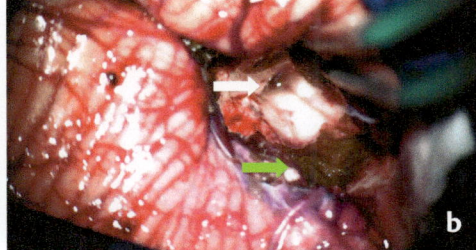

**Fig. 21-16.** (**a**) Imagem intraoperatória de visão microscópica evidenciando a exposição oferecida pela craniotomia suboccipital mediana com retirada do arco posterior de C1, sendo possível identificar o tumor saindo pelo forame de Magendie (seta branca). (**b**) Visão do final da ressecção do tumor evidenciando o aqueducto mesencefálico (seta branca) e todo assoalho do quarto ventrículo livre, na porção mais inferior do assoalho alguns materiais hemostáticos (seta verde) usados para evitar coagulação da superfície posteiror do bulbo.

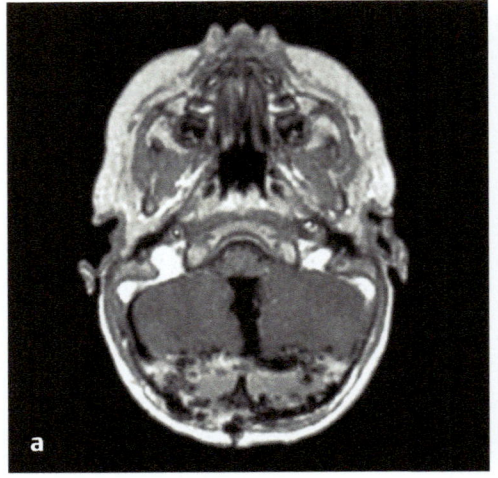

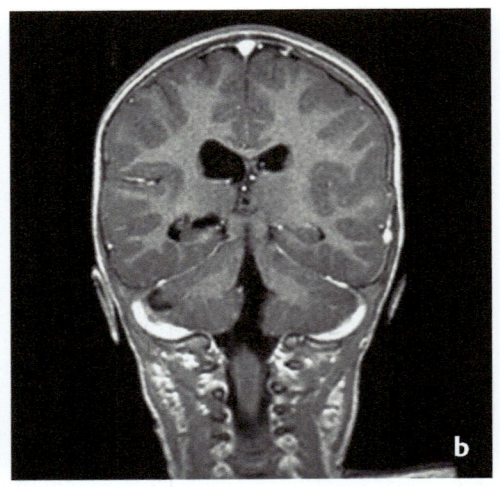

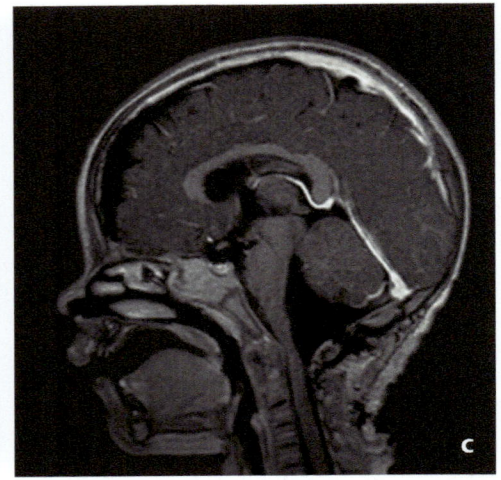

Fig. 21-17. Ressonância magnética de crânio com contraste no primeiro dia de pós-operatório. Cortes (a) axial, (b) coronal e (c) sagital evidenciando ressecção completa da lesão.

## Caso 3

Paciente de 1 ano e 3 meses, sexo masculino, admitido com irritabilidade, perda de equilíbrio, ataxia axial, nistagmo horizontal, aumento expressivo de PC (2 cm/mês), vômitos, convulsões, polidipsia, poliúria e perda de acuidade visual. Foi realizado exame de imagem que evidenciou tumor de fossa posterior com hidrocefalia, foi tratado da hidrocefalia com derivação ventriculoperitoneal melhorando dos sintomas relacionados com a hipertensão intracraniana. Seguimento da investigação com exame de ressonância de crânio com contraste evidenciou tumor no interior do quarto ventrículo saindo pelo forame de Luschka do lado direito, caracterizando ependimoma tipo 2 (Fig. 21-18). Foi programada cirurgia em decúbito ventral, posição de Concorde, craniotomia suboccipital mediana bem ampla com laminectomia do arco posterior de C1. Foi obtida ressecção total da lesão confirmada por exame de ressonância de crânio no pós-operatório (Fig. 21-19). Anatomia patológica evidenciou ependimoma com Ki67% e HTERT negativos. Após 3 anos de seguimento, foi identificada recidiva local com progressão, sendo então indicada nova abordagem cirúrgica com ressecção total da lesão. Recebeu radioterapia focal com 55,8 Gy no local. Após 6 anos de seguimento, apresentou nova recidiva com progressão local, que foi abordada cirurgicamente com nova ressecção total e nova irradiação com 54 Gy. Após 7 anos de seguimento, apresentou disseminação para medula torácica (Fig. 21-20), recebendo *boost* de radioterapia local com técnica conformacional para controle da doença. Após 11 anos de seguimento, apresentou nova recidiva no local primário, envolvendo tronco encefálico (Fig. 21-21). Realizada, então, quimioterapia com temozolamida (1 ciclo), sem resposta efetiva e com evolução para óbito.

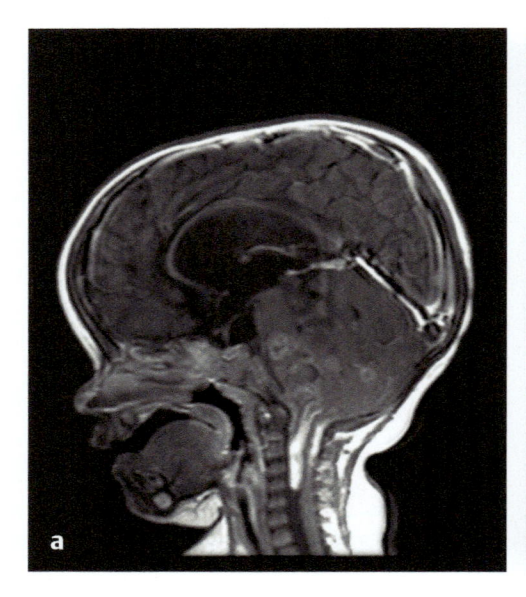

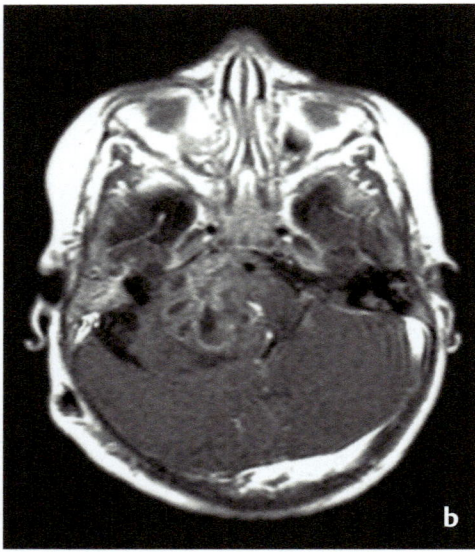

Fig. 21-18. Ressonância de crânio com contraste. Cortes (a) sagital e (b) axial evidenciando o tumor com seu componente no interior do quarto ventrículo e sua saída pelo forame de Luschka do lado direito.

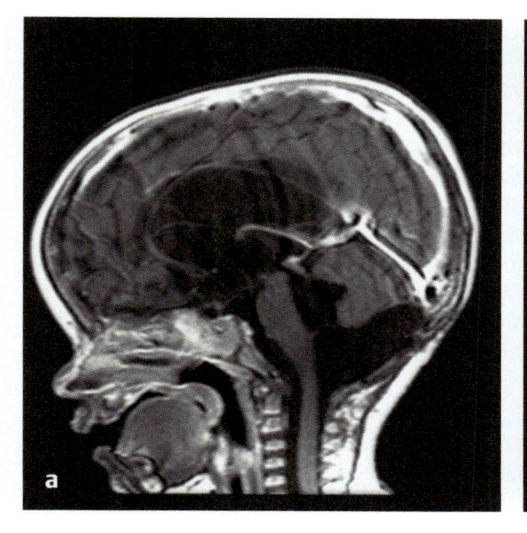

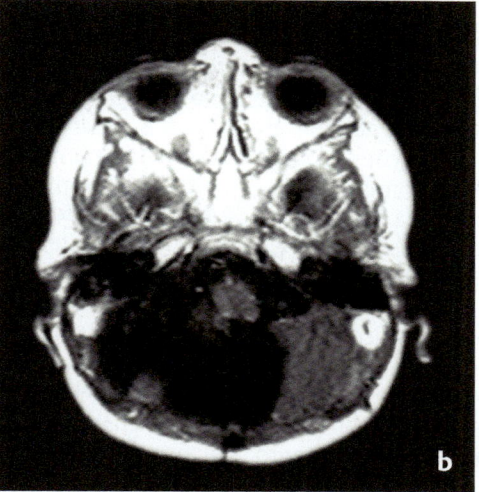

**Fig. 21-19.** Ressonância de crânio com contraste. Cortes (**a**) sagital e (**b**) axial em pós-operatório evidenciando ressecção completa de ependimoma.

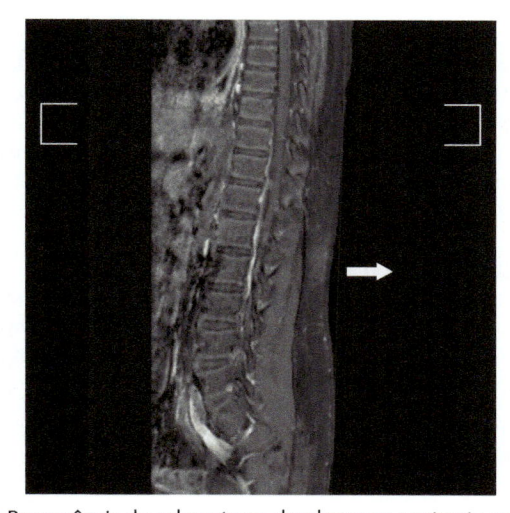

**Fig. 21-20.** Ressonância de coluna toracolombar com contraste em corte sagital mostrando a disseminação para neuroeixo através da presença de lesão junto ao final da medula torácica em nível de T11-T12 (seta branca).

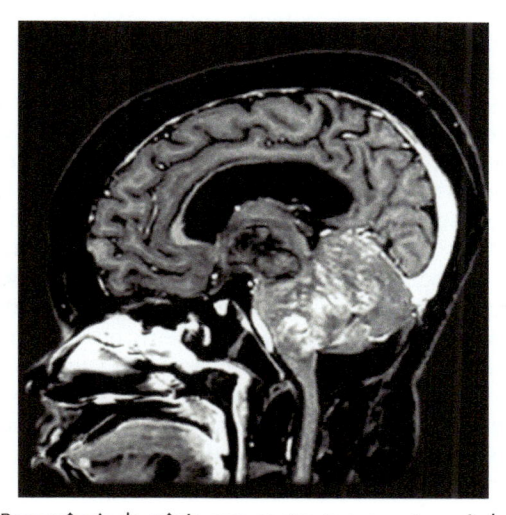

**Fig. 21-20.** Ressonância de crânio com contraste em corte sagital evidenciando a terceira recidiva com progressão da lesão em sítio primário com efeito infiltrativo no tronco encefálico e componentes de hemorragia.

## ANÁLISE DE SOBREVIDA E TRATAMENTOS COMPLEMENTARES

Historicamente, para os pacientes que conseguem uma ressecção total segura, a sobrevida global varia entre 61-90% em 5 anos, enquanto a sobrevida livre de doença varia entre 38-82% em 5 anos. Para os pacientes com ressecção subtotal, a sobrevida global varia entre 22-52% e a sobrevida livre de doença entre 0-41%, em 5 anos.[3,32-35] A recorrência ocorre no local primário em 80% dos casos e, mais frequentemente, nos primeiros dois anos de seguimento. A estratégia terapêutica para a recorrência é a mesma: cirurgia com objetivo de ressecção máxima segura e reirradiação.[3,36-39] Foi demonstrado que a reirradiação altera a história da doença nos ependimomas pediátricos recorrentes, de modo que a população tratada com nova radioterapia durante a recorrência tem taxa de sobrevivência global a 3 anos de 81%, em comparação com 7% para os tratados com outras estratégias.[38] Além disso, verificou-se que a reirradiação (RT2) combinada com a irradiação do neuroeixo (CSI) em doentes com recidiva local afeta a sobrevida livre de doença a 5 anos (100% para RT2+CSI *versus* 10% para RT2 focal).[39]

A evidência dos benefícios da ressecção completa motivou a investigação de novas formas de obter a excisão máxima dos ependimomas. Assim, as cirurgias *second-look* foram citadas já em 1997 como favoráveis e ainda hoje se têm revelado seguras e benéficas, sem morbilidade e mortalidade adicionais e com um aumento da extensão da ressecção.[40-42] Ou seja, a possibilidade de irradiar o tumor não significa que essa é a prioridade nos casos de resíduo, uma mensagem importante é sempre pensar se é possível reoperar o paciente frente a uma progressão ou recidiva da doença.

Um estudo de Merchant *et al.* mostrou os benefícios da cirurgia radical associada à radioterapia conformacional de alta dose mesmo em doentes mais jovens, entre 1-3 anos de idade, com uma sobrevida global de 81% e uma sobrevida livre de doença de 69%. A radioterapia deve estender-se 1 cm para além do leito tumoral, com uma dose total entre 59,4 Gy.[3,26,43] Shah *et al.* também analisaram o impacto da radioterapia adjuvante em ependimomas pediátricos e mostraram que o tempo de início da terapia após a cirurgia, a dose total e a idade dos pacientes não alteraram a sobrevida global, e o atraso poderia ser aceito em caso de complicações clínicas.[44] Isso reforça a importância da radioterapia no tratamento dos ependimomas, mas não significa que os casos sem complicações clínicas possam tolerar atrasos no início da radioterapia.

Estudos mais recentes apontam os subgrupos moleculares como um fator de prognóstico independente para os pacientes com ependimomas da fossa posterior.[22,27,42] Ramaswamy *et al.*,[27] por exemplo, descobriram que o subgrupo PF-A é o fator de prognóstico mais significativo tanto para a sobrevida global como para a sobrevida livre de doença, impondo um risco 4 vezes maior de sobrevida global mais curta (HR 4,3 IC 95% 1,88 a 9,87), enquanto a ressecção incompleta impõe um risco 2 vezes maior de sobrevida global mais curta (HR 2,13 IC 95% 1,60 a 2,82). A radioterapia adjuvante de primeira linha, por outro lado, mostrou proteção da sobrevida global (HR 0,52 95% CI 0,38 a 0,72). Esse mesmo estudo observou baixa taxa de recorrência em parte do subgrupo PFB, indicando uma possível tendência para o tratamento apenas cirúrgico em casos de baixo risco.

Também na era molecular, Zapotocky et al. mostraram aumento na sobrevida global de pacientes com ependimomas da fossa posterior nas últimas décadas, provavelmente devido ao aumento da experiência dos cirurgiões e aos avanços na segurança para alcançar a ressecção máxima segura, além da introdução da radioterapia adjuvante a partir de 1 ano de idade. No entanto, avaliações seriadas com o quociente de inteligência (QI) em pacientes submetidos a radioterapia adjuvante, excluindo aqueles submetidos a reirradiação ou RT neuroaxial, mostraram o comprometimento neurocognitivo como sequela associada ao tratamento radioterápico, com um declínio médio de 1,33 pontos de QI por ano.[45]

Ao comparar estratégias de posicionamento cirúrgico para tumores da fossa posterior, Orliaguet et al. verificaram que a posição sentada estava menos associada a complicações perioperatórias.[46] Comparando as aberturas na fossa posterior, Gnanalingham et al. verificaram que as craniectomias estavam associadas a aumento das fístulas liquóricas, infecções, pseudomeningocele, revisão da ferida operatória e reinternamento hospitalar pós-operatório, em comparação com as craniotomias.[47] Nossa experiência também indica que a craniotomia é superior à craniectomia de fossa posterior, sendo a craniotomia nossa estratégia de eleição.

Muitas vias de acesso foram descritas e modificadas ao longo do tempo. Atualmente, estudos indicam que a escolha da técnica deve levar em conta a localização e a infiltração do tumor, a experiência do cirurgião e as possíveis complicações esperadas. Não foi observada diferença estatística entre as técnicas quando se compara o grau de ressecção.[48-50] Dentre as complicações pós-operatórias, a alteração da fala é a mais comum na cirurgia de tumores da fossa posterior. Um estudo multicêntrico recente buscou fatores associados ao desenvolvimento de mutismo pós-operatório ou comprometimento da fala em crianças submetidas à ressecção de tumores infratentoriais e não verificou diferenças em termos de aumento do risco de mutismo entre os acessos telelovelar e o transvermiano. O estudo identificou que maior duração da cirurgia, menor idade, localização do tumor na linha média e histologia mais agressiva aumentam o risco de mutismo. Neste aspecto, os ependimomas não mostraram um risco aumentado de mutismo pós-operatório.[29]

O uso de quimioterápicos tem sido objeto de diversos ensaios clínicos; no entanto, Evans et al., Timmermann et al. e Massimino et al. não identificaram benefício de sobrevida com quimioterapia adjuvante para ependimomas intracranianos pediátricos.[42,51,52] Recentemente, no resultado final do ensaio SIOP I, Ritzmann et al. mostraram que remanescentes tumorais após ressecção incompleta respondem à quimioterapia com vincristina, etoposídeo e ciclofosfamida em 65% dos casos.[53] Esse estudo, entretanto, não mediu o impacto na sobrevida e foi desenhado para ependimomas intracranianos, não fazendo distinção entre respostas de acordo com a localização. Da Costa et al. também avaliaram o uso de quimioterapia e não encontraram diferença entre o grupo que utilizou quimioterapia e o grupo que não utilizou, não demonstrando benefício.[9,25] Em nossa prática, como demonstrado no nosso estudo, não identificamos benefício na realização de quimioterapia.

## PERSPECTIVAS

Diante do constante desafio terapêutico representado pelos ependimomas, novas opções de tratamento têm sido estudadas, baseadas, principalmente, em novas tecnologias e alinhadas às descobertas moleculares. Para o desenvolvimento de terapias direcionadas, Michealraj et al. investigaram a regulação do metabolismo em células tumorais do grupo PFA, encontrando alterações epigenéticas que necessitavam de um microambiente hipóxico e baixo nível basal de H3K27 me3 por meio da ação de produtos intermediários do metabolismo, que podem ser aproveitados como alvos terapêuticos.[54]

Além disso, Taylor et al. mostraram que os ependimomas provavelmente se originam de células-tronco gliais radiais, explicando a singularidade deste tumor em termos de sua localização no sistema nervoso central e identificando, ainda, possíveis alvos para melhorar a resposta terapêutica, como o sistema de transporte de membrana ABC.[55]

Além disso, o uso de terapia-alvo com células T CAR infundidas no LCR mostrou bons resultados em modelos animais para ependimomas metastáticos da fossa posterior.[56] Testes *in vitro* com culturas de ependimoma revelaram o grande potencial antitumoral de uma proteína chamada Amblyomin-X extraída da saliva do carrapato *Amblyomma cajennense*.[57]

Finalmente, alguns estudos piloto estão sendo realizados para avaliar a segurança e a aplicabilidade de diferentes medicamentos, terapias antitumorais, vacinas, e até campos elétricos (Optune) para o tratamento de ependimomas ou ependimomas recorrentes.

## CONCLUSÃO

Os ependimomas da fossa posterior são tumores desafiadores em neuro-oncologia pediátrica porque são relativamente frequentes e as crianças mais novas apresentam mais comumente o subtipo PFA, que tem pior prognóstico. O neurocirurgião pediátrico desempenha papel fundamental no tratamento desses pacientes, pois a ressecção total aumenta a sobrevida global e livre de doença dessas crianças. Todo o esforço técnico deve ser feito para aumentar a extensão da ressecção com máxima segurança funcional, sendo que a cirurgia deve ser considerada a primeira opção de tratamento, sempre que funcionalmente possível, em caso de recidivas. A radioterapia também desempenha papel importante, mas a quimioterapia tem indicação restrita devido à falta de eficácia evidenciada nos estudos mais atuais.

## REFERÊNCIAS BIBLIOGRÁFICAS

1. Ostrom QT, Gittleman H, Truitt G, Boscia A, Kruchko C, Barnholtz-Sloan JS. CBTRUS Statistical Report: Primary Brain and Other Central Nervous System Tumors Diagnosed in the United States in 2011-2015. Neuro Oncol. 2018;20(suppl_4):iv1-iv86.
2. Raybaud C, Ramaswamy V, Taylor MD, Laughlin S. Posterior fossa tumors in children: developmental anatomy and diagnostic imaging. Child's Nervous System. 2015;31(10):1661-76.
3. Vitanza NA, Partap S. Pediatric ependymoma. J Child Neurol. 2016;31(12):1354-66.
4. Thompson YY, Ramaswamy V, Diamandis P, Daniels C, Taylor MD. Posterior fossa ependymoma: current insights. Child's Nervous System. 2015;31(10):1699-706.
5. Agaoglu FY, Ayan I, Dizdar Y, Kebudi R, Gorgun O, Darendeliler E. Ependymal tumors in childhood. Pediatr Blood Cancer. 2005;45(3):298-303.
6. Thorp N, Gandola L. Management of ependymoma in children, adolescents and young adults. Clin Oncol. 2019;31(3):162-70.
7. Poretti A, Meoded A, Huisman TAGM. Neuroimaging of pediatric posterior fossa tumors including review of the literature. J Magnet Resonance Imag. 2012;35(1):32-47.
8. Zhang M, Wang E, Yecies D, et al. Radiomic signatures of posterior fossa ependymoma: Molecular subgroups and risk profiles. 2022;24(November 2021):986-94.
9. Da Costa MDS, Soares CT, Dastoli PA, et al. Survival analysis and prognostic factors in posterior fossa ependymomas in children and adolescents. J Neurosurg Pediatr. 2023;Publish Be:1-9.
10. Ellison DW, Kocak M, Figarella-branger D, et al. Histopathological grading of pediatric ependymoma: reproducibility and clinical relevance in European trial cohorts. Published online 2011:1-13.
11. Louis DN, Perry A, Wesseling P, et al. The 2021 WHO classification of tumors of the central nervous system: A summary. Neuro Oncol. 2021;23(8):1231-51.
12. Kresbach C, Neyazi S, Schüller U. Updates in the classification of ependymal neoplasms : the 2021 WHO Classification and beyond. 2022;(February):1-11.
13. Panwalkar P, Clark J, Ramaswamy V, et al. Immunohistochemical analysis of H3K27me3 demonstrates global reduction in group-A childhood posterior fossa ependymoma and is a powerful predictor of outcome. Acta Neuropathol. 2018;134(5):705-14.
14. Bayliss J, Mukherjee P, Lu C, et al. Lowered H3K27me3 and DNA hypomethylation define poorly prognostic pediatric posterior fossa ependymomas. Physiol Behav. 2017;176(12):139-48.
15. Tanrıkulu B, Danyeli AE, Özek MM. Is H3K27me3 status really a strong prognostic indicator for pediatric posterior fossa ependymomas? A single surgeon, single center experience. Child's Nervous System. 2020;36(5):941-9.

16. Neumann JE, Spohn M, Obrecht D, et al. Molecular characterization of histopathological ependymoma variants. Acta Neuropathol. 2020;139(2):305-18.
17. Lester A, McDonald KL. Intracranial ependymomas: molecular insights and translation to treatment. Brain Pathol. 2020;30(1):3-12.
18. Zaytseva M, Papusha L, Novichkova G. Molecular stratification of childhood ependymomas as a basis for personalized diagnostics and treatment. Cancers (Basel). 2021;13:1-23.
19. Pajtler KW, Witt H, Kool M, et al. Molecular Classification of Ependymal Tumors across All CNS Compartments, Histopathological Article Molecular Classification of Ependymal Tumors across All CNS Compartments, Histopathological Grades, and Age Groups. Published online 2015:728-43.
20. Witt H, Mack SC, Ryzhova M, et al. Article delineation of two clinically and molecularly distinct subgroups of posterior fossa ependymoma. Cancer Cell. 2011;20(2):143-57.
21. Baroni L V, Sundaresan L, Heled A, et al. Ultra high-risk PFA ependymoma is characterized by loss of chromosome 6q. Neuro Oncol. 2021;23(8):1360-70.
22. Ramaswamy V, Taylor MD. Treatment implications of posterior fossa ependymoma subgroups. Chin J Cancer. 2016;35(1):93.
23. Cavalli FMG, Hübner JM, Sharma T, et al. Heterogeneity within the PF-EPN-B Ependymoma Subgroup A. Physiol Behav. 2017;176(3):139-48.
24. Jünger ST, Timmermann B, Pietsch T. Pediatric ependymoma: an overview of a complex disease. Child's Nervous System. 2021;37(8):2451-63.
25. Devanir M, Da Costa S, Soares CT, et al. Posterior fossa ependymomas in children and adolescents – the state of the art. Arch Pediatr Neurosurg. 2023;5(3):e20102023-e20102023.
26. Pajtler KW, Mack SC, Ramaswamy V, et al. The current consensus on the clinical management of intracranial ependymoma and its distinct molecular variants. Acta Neuropathol. 2017;133(1):5-12.
27. Ramaswamy V, Hielscher T, Mack SC, et al. Therapeutic impact of cytoreductive surgery and irradiation of posterior fossa ependymoma in the molecular era: a retrospective multicohort analysis. J Clin Oncol. 2016;34(21):2468-77.
28. Ghali MGZ. Telovelar surgical approach. Neurosurg Rev. 2021;44(1):61-76.
29. Grønbæk JK, Wibroe M, Toescu S, et al. Postoperative speech impairment and surgical approach to posterior fossa tumours in children: a prospective European multicentre study. Lancet Child Adolesc Health. 2021;5(11):814-24.
30. Mussi ACM, Rhoton AL. Telovelar approach to the fourth ventricle: microsurgical anatomy. J Neurosurg. 2000;92(5):812-23.
31. Chaddad-Neto F, Silva da Costa MD. Microneuroanatomy and surgery: a practical anatomical guide. Springer International Publishing; 2022.
32. Nazar GB, Hoffman HJ, Becker LE, Jenkin D, Humphreys RP, Hendrick EB. Infratentorial ependymomas in childhood: prognostic factors and treatment. J Neurosurg. 1990;72(3):408-17.
33. Healey EA, Barnes PD, Kupsky WJ, et al. The prognostic significance of postoperative residual tumor in ependymoma. Neurosurgery. Published online 1991.
34. Foreman NK, Love S, Gill SS, Coakham HB. Second-look surgery for incompletely resected fourth ventricle ependymomas: Technical case report. Neurosurgery. 1997;40(4):856-60.
35. Snider CA, Merchant TE, Yang K, et al. Impact of radiation therapy and extent of resection for ependymoma in young children: a population-based study. 2017;(October):1-8.
36. Merchant TE, Li C, Xiong X, Kun LE, Boop FA, Sanford RA. A prospective study of conformal radiation therapy for pediatric ependymoma. Lancet Oncology. 2009;23(1):1-7.
37. Robertson PL, Zeltzer PM, Boyett JM, et al. Survival and prognostic factors following radiation therapy and chemotherapy for ependymomas in children: A report of the children's cancer group. J Nerosurg. 1998;88(4):695-703.
38. Bouffet E, Hawkins CE, Ph D, et al. Survival benefit for pediatric patients with recurrent ependymoma treated with reirradiation. Radiation Oncology Biology. 2012;83(5):1541-8.
39. Tsang DS, Murray L, Ramaswamy V, et al. Craniospinal irradiation as part of re-irradiation for children with recurrent intracranial ependymoma. Neuro Oncol. 2019;21(November 2018):547-57.
40. Schmitz AK, Munoz-Bendix C, Remke M, et al. Second-look surgery after pediatric brain tumor resection – Single center analysis of morbidity and volumetric efficacy. Brain and Spine. 2022;2(November 2021):100865.
41. Massimino M, Solero CL, Garrè ML, et al. Second-look surgery for ependymoma: The Italian experience – Clinical article. J Neurosurg Pediatr. 2011;8(3):246-50.
42. Massimino M, Barretta F, Modena P, et al. Second series by the Italian Association of Pediatric Hematology and Oncology of children and adolescents with intracranial ependymoma: an integrated molecular and clinical characterization with a long-term follow-up. Neuro Oncol. 2021;23(5):848-57.
43. Merchant TE, Bendel AE, Sabin ND, et al. Conformal radiation therapy for pediatric ependymoma, chemotherapy for incompletely resected ependymoma, and observation for completely resected, supratentorial ependymoma. J Clin Oncol. 2019;37(12):974-83.
44. Shah S, Gates K, Mallory C, et al. Effect of postoperative radiation therapy timing on survival in pediatric and young adult ependymoma. Adv Radiat Oncol. 2021;6(4):100691.
45. Zapotocky M, Beera K, Adamski J, et al. Survival and functional outcomes of molecularly defined childhood posterior fossa ependymoma: Cure at a cost. 2020;125(11):1867-76.
46. Orliaguet GA, Hanafi M, Meyer PG, et al. Is the sitting or the prone position best for surgery for posterior fossa tumours in children? Paediatr Anaesth. 2001;11(5):541-7.
47. Gnanalingham KK, Lafuente J, Thompson D, Harkness W, Hayward R. Surgical procedures for posterior fossa tumors in children: does craniotomy lead to fewer complications than craniectomy? J Neurosurg. 2002;97(4):821-6.
48. El-Bahy K. Telovelar approach to the fourth ventricle: Operative findings and results in 16 cases. Acta Neurochir (Wien). 2005;147(2):137-42.
49. Onorini N, Spennato P, Orlando V, et al. The clinical and prognostic impact of the choice of surgical approach to fourth ventricular tumors in a single-center, single-surgeon cohort of 92 consecutive pediatric patients. Front Oncol. 2022;12(February):1-12.
50. Tomasello F, Conti A, Cardali S, La Torre D, Angileri FF. Telovelar approach to fourth ventricle tumors: highlights and limitations. World Neurosurg. 2015;83(6):1141-7.
51. Evans AE, Anderson JR, Lefkowitz-Boudreaux IB, Finlay JL. Adjuvant chemotherapy of childhood posterior fossa ependymoma: Cranio-spinal irradiation with or without adjuvant CCNU, vincristine, and prednisone: A Childrens Cancer Group study. Med Pediatr Oncol. 1996;27(1):8-14.
52. Timmermann B, Kortmann RD, Kühl J, et al. Combined postoperative irradiation and chemotherapy for anaplastic ependymomas in childhood: Results of the German prospective trials HIT 88/89 and HIT 91. Int J Radiat Oncol Biol Phys. 2000;46(2):287-95.
53. Ritzmann TA, Chapman RJ, Kilday JP, et al. SIOP Ependymoma I: Final results, long-term follow-up, and molecular analysis of the trial cohort—A BIOMECA Consortium Study. 2022;24(January):936-48.
54. Michealraj KA, Kumar SA, Kim LJY, Agnihotri S, Rich JN, Taylor MD. Article Metabolic Regulation of the Epigenome Drives Lethal Infantile Ependymoma ll ll Article Metabolic Regulation of the Epigenome Drives Lethal Infantile Ependymoma. Published online 2020:1329-45.
55. Taylor MD, Poppleton H, Fuller C, et al. Radial glia cells are candidate stem cells of ependymoma. 2005;8(October):323-35.
56. Donovan LK, Delaidelli A, Joseph SK, et al. Locoregional delivery of CAR T-cells to the cerebrospinal fluid for treatment of metastatic medulloblastoma and ependymoma. Nat Med. 2020;26(5):720-31.
57. Pavon LF, Capper D, Sibov TT, et al. New therapeutic target for pediatric anaplastic ependymoma control: study of anti-tumor activity by a Kunitz-type molecule, Amblyomin-X. Sci Rep. 2019;9(1).

# GLIOMAS DO TRONCO CEREBRAL

Sergio Cavalheiro ▪ Juan Leonardo Serrato-Avila
Marcos Devanir Silva da Costa

## INTRODUÇÃO

O tronco encefálico é uma das estruturas mais complexas do corpo humano e contém a mais complexa anatomia intracraniana.[1] Trata-se de um órgão compacto mediano protegido anteriormente pelo *clivus*, lateralmente pela parte petrosa do osso temporal, superiormente pelo diencéfalo e posteriormente pelo cerebelo. Nele trafegam e se conectam todas as funções motoras e sensitivas, simpáticas e parassimpáticas do encéfalo. Sua complexidade estrutural faz com que os procedimentos cirúrgicos no tronco encefálico apresentem uma extrema dificuldade técnica. Os tumores do tronco encefálico são mais frequentes nas crianças que nos adultos e representam até 18% dos tumores cerebrais na infância e 25% dos tumores da fossa posterior. Não há predileção quanto ao sexo.[2] Há um segundo pico de acometimento nos adultos dos 30 aos 40 anos. Nos últimos anos vários artigos têm sido publicados sobre a anatomia do tronco encefálico e as zonas seguras de entrada no tronco encefálico. A grande maioria desses trabalhos são relacionados com as cirurgias para os cavernomas e poucos sobre as abordagens cirúrgicas para os tumores do tronco na infância.[3-7] Nesse capítulo vamos abordar sobre a cirurgia para os gliomas de tronco encefálico baseado em pacientes operados pelo autor sênior no período de 1991 a 2023 no Serviço de Neurocirurgia da Escola Paulista de Medicina da Universidade Federal de São Paulo e no Instituto de Oncologia Pediátrica – GRAACC (Grupo de Apoio a Criança e ao Adolescente com Câncer).

## CLASSIFICAÇÃO

As diferentes disposições das fibras do tronco encefálico, nos espaços de Wirchon-Robin e das estruturas que o compõem permitem que os tumores, às vezes, cresçam muito com pouca sintomatologia. Fazem com que os tumores difusos da ponte se mantenham dentro dela sem infiltrar o mesencéfalo ou o bulbo; que os tumores do mesencéfalo quando crescem vão em direção ao tálamo e não infiltrem a ponte, e que os tumores do bulbo cresçam em direção ao 4º ventrículo sem invadir a ponte ou cresçam em direção caudal para a medula espinal. Muitas vezes deixa dúvida se o tumor era do bulbo e invadiu a medula, ou era da medula e invadiu o bulbo.

Várias classificações têm sido propostas para os tumores do tronco encefálico, e temos utilizado a proposta por Choux *et al.* em: tipo I – difuso; tipo II – focal (sólido ou cístico); tipo III – exofítico e tipo IV – bulbomedular.[8,9]

## Tumores Difusos (Tipo I)

Os tumores difusos são os mais comuns, representando até 80% dos tumores do tronco encefálico. Acometem simultaneamente múltiplos núcleos e vias, sendo característicos os quadros de paralisia bilateral do VI e VII nervos cranianos, evoluindo com hemiparesias e tetraparesias. Apresentam evolução clínica rápida e na histopatologia, atualmente, são reconhecidos como glioma difuso de linha média, com alteração da histona H3K27 pela Organização Mundial da Saúde (OMS).[10] Radiologicamente são caracterizados por hipertrofia da ponte englobando a artéria basilar, são hipointenso na ponderação T1 da RM, hiperintenso em T2, brilham no *flair* e têm mínima captação de contraste.[11,12]

A sobrevida destes pacientes é curta e a maioria evolui para óbito nos primeiros dois anos após o diagnóstico. Alguns poucos casos, porém, podem responder à radioterapia e não existe diferença em relação à evolução utilizando radioterapia convencional ou multifracionada. Podem ocorrer metástases para o neuroeixo em 5-30% dos casos.[13-15]

## Tumores Focais (Tipo II)

Os tumores focais têm um comportamento muito diferente dos tumores difusos. São lesões de crescimento lento, com sintomatologia de instalação indolente. Podem ser sólidos ou císticos, sendo lesões bem-delimitadas, ao contrário dos tumores difusos. Apresentam menos edema associado, sendo, em sua maioria, gliomas de baixo grau. Costumam ser hipointensos em T1, com captação tumoral difusa. A impregnação de gadolínio nesses tumores é variável, entretanto, a captação homogênea é altamente sugestiva de astrocitoma pilocítico.[16] Quando superficiais, têm indicação cirúrgica, porém, quando profundos, o tratamento é conservador, esperando que o próprio tumor possa abrir uma porta para sua exérese. A utilização da tractografia tem permitido melhor escolha da via cirúrgica a esses tumores. Na maioria das vezes (72%) os pacientes se beneficiam com o tratamento cirúrgico. Os tumores localizados na lâmina quadrigêmea costumam ser focais e indolentes. Na grande maioria são astrocitomas pilocíticos.[17]

## Tumores Exofíticos (Tipo III)

Os tumores exofíticos são os que apresentam os melhores resultados do ponto de vista cirúrgico. Costumam ser tumores grandes, com grande componente para fora do tronco encefálico, o que facilita a abordagem cirúrgica. Podem ter um componente cístico, fator que facilita sua exérese. São, na grande maioria, astrocitomas de baixo grau.[18]

## Tumores da Transição Bulbomedular (Tipo IV)

Os tumores da transição craniocervical (tipo IV) apresentam, muitas vezes, um crescimento exofítico, permitindo ao cirurgião acesso direto ao tumor, sem ter que incisar o tronco encefálico. Essas lesões não costumam infiltrar a ponte e crescem em direção cranial ao 4º ventrículo. Podem se prolongar em sentido caudal para medula espinal. Quando crescem em direção ao 4º ventrículo podem causar hidrocefalia precocemente, e, quando crescem em direção à medula, por alteração da dinâmica da circulação do liquor, evoluem com siringomielia. Embora a abordagem cirúrgica seja facilitada pela sua topografia, são os casos que mais evoluem com morbidades graves. No pós-operatório, esses pacientes podem apresentar dificuldades respiratórias, permanecendo por um longo período com ventilação mecânica assistida e dificuldade de deglutição, que, por sua vez, podem acarretar pneumonias aspirativas graves. Podem necessitar de traqueostomia e gastrostomia, necessitando de um acompanhamento fonoaudiológico precoce. A utilização da monitorização intraoperatória tem ajudado a prevenir esta complicação.[19]

## ANATOMIA E ZONAS DE ACESSO SEGURAS AO TRONCO ENCEFÁLICO

Para melhor compreensão desse tema complexo vamos seguir a divisão anatômica do tronco e assim discutir detalhadamente cada estratégia de acesso baseada na anatomia externa e intrínseca. O tronco encefálico é dividido em três segmentos: mesencéfalo, ponte e bulbo. No entanto, redividimos o tronco em sete porções para escolhermos os acessos mais efetivos e seguros para remoção dessas lesões (Fig. 22-1). O mesencéfalo foi divido em três porções: anterior, central e posterior. O segmento anterior é delimitado pela substância *nigra*, o mesencéfalo central vai da substância *nigra* até aqueduto, enquanto a parte posterior fica limitada à lâmina quadrigêmea. A ponte foi dividida em dois segmentos: anterior e posterior ou ventral e dorsal, o mesmo para o bulbo que também foi dividido em anterior e posterior ou ventral e dorsal.[20]

### Mesencéfalo

Podemos dividir o mesencéfalo em 3 áreas: anterior, central e posterior (Fig. 22-2a,b). A parte anterior está localizada anterior à substância *nigra*, a parte central entre a substância *nigra* e o aqueduto e a parte posterior está localizada atrás do aqueduto. A zona de entrada segura denominada perioculomotora (Fig. 22-2c) dá acesso à parte anterior do mesencéfalo através da base do pedúnculo cerebral. Os limites anatômicos desse ponto de entrada são o terceiro nervo medialmente, o trato corticoespinhal lateralmente, o trato óptico superiormente e a substância *nigra* em profundidade.[21] A porção central do mesencéfalo, também chamada de tegmento mesencefálico, pode ser acessada através do sulco lateral mesencefálico (Fig. 22-2d), cujos limites anatômicos são anteriormente as fibras parietotemporal-occipitopontinas, anteromedialmente a substância negra e, posteriormente, os lemniscos medial e lateral. Por fim, a porção posterior pode ser acessada com segurança através dos pontos de entrada localizados na placa quadrigeminal denominados supra e infracoliculares (Fig. 22-2e,f). A zona de entrada supracolicular faz limite anteriormente com o aqueduto cerebral e a substância cinzenta periaquedutal, superiormente com as comissuras posterior e habenular e inferiormente com o colículo superior. A zona de entrada infracolicular faz limite, anteriormente, com o aqueduto, superiormente com os colículos inferiores e inferolateralmente com a origem aparente do IV nervo craniano. O véu medular superior está intimamente relacionado inferiormente e pode ser ressecado para expandir o corredor cirúrgico caso a lesão se estenda ao 4º ventrículo.[22]

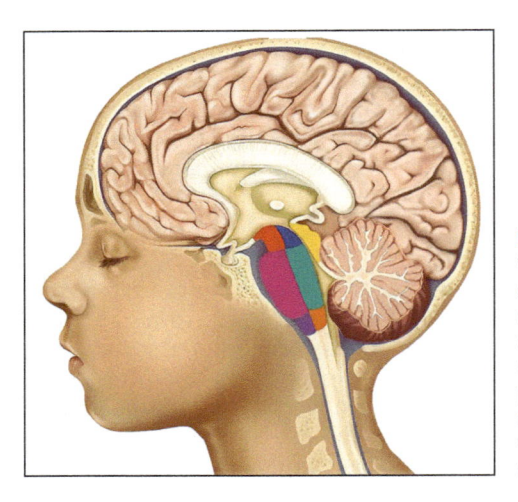

**Fig. 22-1.** Redivisão do tronco encefálico em sete compartimentos: mesencéfalo ventral (vermelho), intermédio (azul) e dorsal (amarelo); ponte ventral (lilás) e dorsal (verde); e bulbo ventral (roxo) e dorsal (laranja).

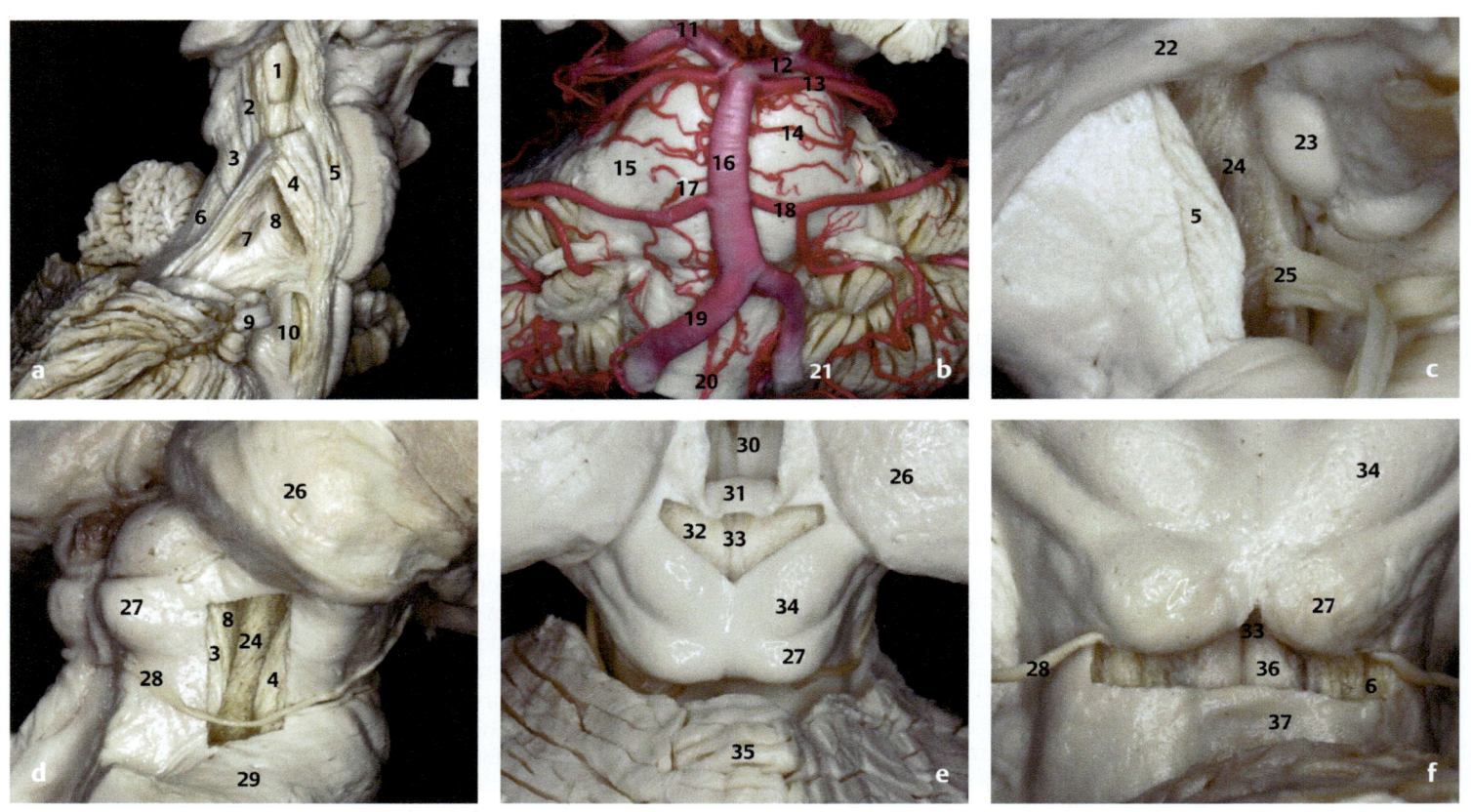

**Fig. 22-2.** Anatomia do tronco encefálico e zonas de entrada seguras. (a) Fibras brancas do tronco encefálico. (b) Irrigação arterial. (c-f) Janelas cirúrgicas das zonas de entrada seguras no tronco cerebral mostrando os tratos e núcleos profundos envolvidos. (c) Perioculomotor. (d) Sulco lateral mesencefálico. (e) Supracolicular. (f) Infracolicular. *1.* núcleo rubro, *2.* sulco lateral mesencefálico, *3.* lemnisco lateral, *4.* fibras parietotemporal-occipitopontinas, *5.* trato corticoespinhal, *6.* pedúnculo cerebelar superior, *7.* segmento intrapontino do nervo trigêmeo, *8.* lemnisco médio, *9.* VII nervo craniano, *10.* núcleo olivar inferior, *11.* artéria comunicante posterior, *12.* artéria cerebral posterior, *13.* artéria cerebelar superior, *14.* artéria perfurante circunflexa longa, *15.* superfície anterior da ponte, *16.* artéria basilar, *17.* perfurante artéria circunflexa curta, *18.* artéria cerebelar inferior anterior, *19.* artéria vertebral, *20.* artéria espinhal anterior, *21.* artéria cerebelar posteroinferior, *22.* trato óptico, *23.* corpo mamilar, *24.* substância *nigra*, *25.* III nervo craniano, *26.* tálamo, *27.* colículo inferior, *28.* IV nervo craniano, *29.* pedúnculo cerebelar médio, *30.* 3º ventrículo, *31.* comissura habenular, *32.* substância cinzenta periaquedutal, *33.* aqueduto, *34.* colículo superior, *35. vermis* cerebelar, *36.* 4º ventrículo, *37.* véu medular superior. Dissecações realizadas por Juan Leonardo Serrato-Avila, MD.

## Mesencéfalo Anterior

Os tumores localizados na porção anterior do mesencéfalo costumam crescer em duas direções: uma em direção ao 3º ventrículo e outra em direção a cisterna interpeduncular. Os que crescem em direção ao 3º ventrículo são abordados por uma via transcalosa interfornicial, ou transcoróideia ou transforaminal. Quando a lesão é menor que 2 cm podemos usar o neuroendoscópio acoplado ao aspirador ultrassônico para remoção dessas lesões que na sua grande maioria são astrocitomas de baixo grau (Fig. 22-3). Todos os tumores de nossa série nesta localização (15 casos) foram astrocitomas de baixo grau e sua remoção com endoscópio foi completa em todos os casos.

Quando crescem em direção à cisterna interpeduncular costumam se manifestar com a síndrome de Weber (comprometimento do terceiro nervo ipsilateral e hemiparesia contralateral). As lesões anteriores e anterolaterais do mesencéfalo podem ser abordadas por via transylviana com uma clássica craniotomia pterional, uma craniotomia pré-temporal ou fronto-orbitozigomática. Através dessas vias podemos combinar os acessos em via temporopolar (pré-temporal ou subtemporal transtentorial). A abordagem temporopolar foi descrita por Sano em 1980.[23] Ela permite um afastamento do lobo temporal no sentido posterossuperior e uma visão anterolateral da fossa interpeduncular. Bricolli e Turazzi[24] têm proposto uma via anterior paralela ao terceiro nervo, pois as fibras do trato corticoespinhal ocupam 3/5 do pedúnculo. Esta janela estreita está delimitada acima pela artéria cerebelar superior, medialmente pela emergência do terceiro nervo e artéria basilar e lateralmente pelo trato piramidal (Fig. 22-4).

Outra via que pode ser utilizada é a subtemporal transtentorial, que tem como incoveniente o risco de: infarto venoso por lesão do complexo da veia de Labbe, oftalmoparesia por lesão do III e IV nervos ao longo da incisura da tenda. Por outro lado, essa via possibilita uma excelente visão do espaço incisural. A incisão da tenda garante uma boa exposição da artéria basilar, cisterna interpeduncular, pedúnculo cerebral e superfície rostral ventral da ponte.

Muitas vezes o tumor é exofítico e não é necessário seccionar o tronco encefálico, e incisamos o tumor pelo ponto de saída da lesão (Fig. 22-5). Nos casos de tumores focais, onde é necessário incisar o tronco, fazemos utilizando um bisturi ponta de diamante, não utilizamos coagulação bipolar e fazemos nossa incisão paralela e lateral ao terceiro nervo para evitar a lesão deste e do trato piramidal, portanto, este acesso é denominado de perioculomotor. Deve-se ter muita atenção a essa via para evitar lesão do núcleo rubro, trato piramidal e do nervo oculomotor.

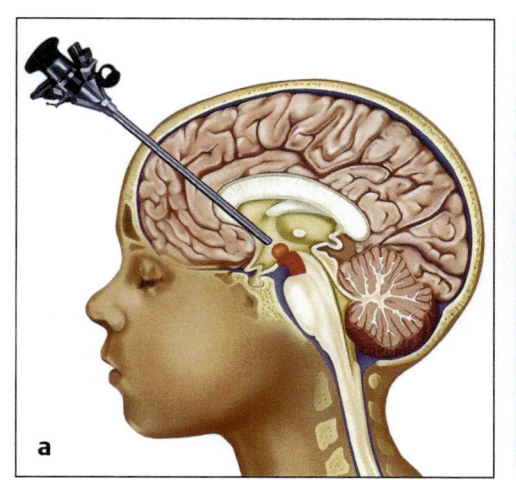

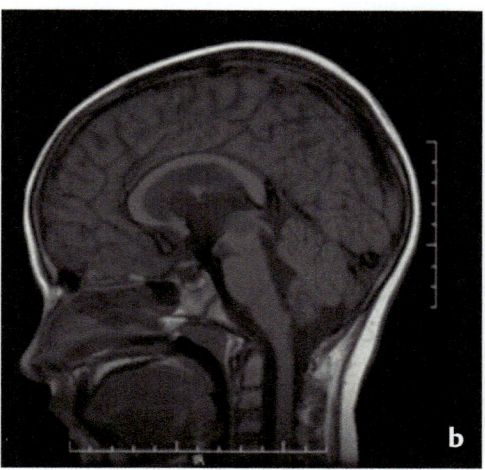

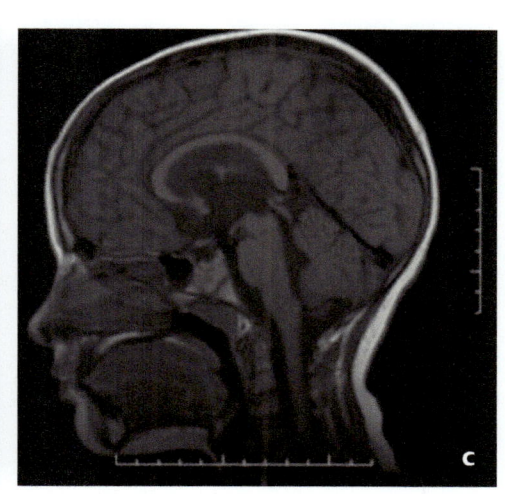

**Fig. 22-3.** (a) Acesso endoscópico para os tumores localizados na porção anterior e superior do mesencéfalo. (b) Paciente de 11 anos com quadro de hipertensão intracraniana. RM de crânio sagital com lesão no mesencéfalo anterior crescendo em direção ao 3º ventrículo, obstruindo o aqueduto cerebral causando hidrocefalia. (c) Acompanhamento de 3 anos após remoção completa da lesão por endoscopia, com patência do aqueduto cerebral – astrocitoma de baixo grau.

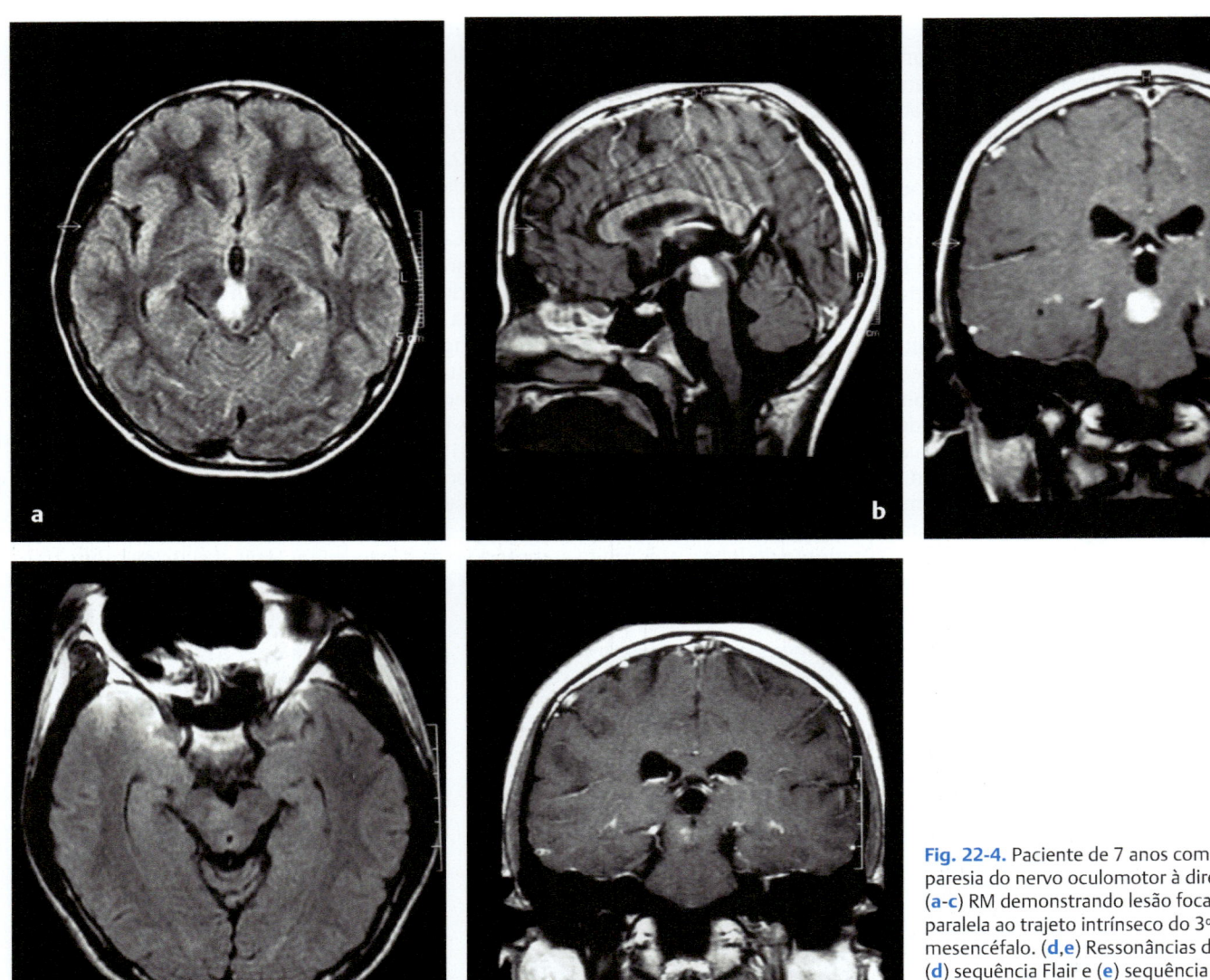

**Fig. 22-4.** Paciente de 7 anos com diplopia e paresia do nervo oculomotor à direita. (a-c) RM demonstrando lesão focal e intrínseca paralela ao trajeto intrínseco do 3º nervo no mesencéfalo. (d,e) Ressonâncias de crânio em (d) sequência Flair e (e) sequência em T1 com contraste em corte coronal de seguimento após de 5 anos de ressecção.

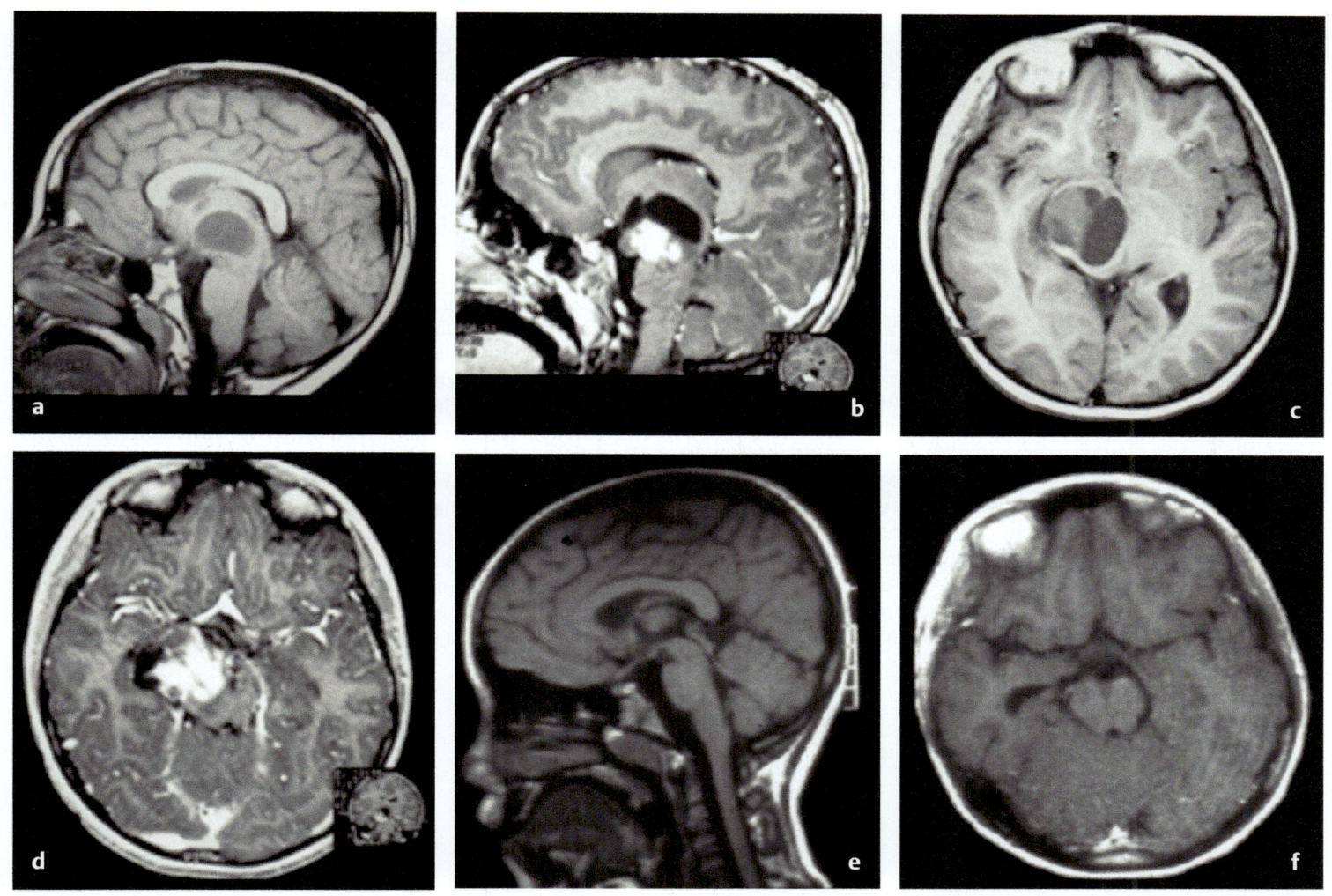

**Fig. 22-5.** Paciente de 4 anos apresentando síndrome de Weber à direita com volumosa lesão sólido-cística na porção anterior do mesencéfalo que se estende para a fissura interpeduncular. (a-d) Abordagem orbitofrontozigomática com remoção da clinoide posterior. (e,f) Controle com 6 anos de acompanhamento demonstrando ressecção completa do tumor (astrocitoma pilocítico).

## Mesencéfalo Central

Os tumores localizados no mesencéfalo central também podem crescer em duas direções: em direção à região da pineal ou em direção ao 4º ventrículo. Quando crescem em direção ao 4º ventrículo operamos pela via telovelar. Quando crescem em direção a região da pineal utilizamos a via proposta por Krause em 1911[25] e popularizada por Stein[26] que é a via craniotomia suboccipital e acesso supracerebelar infratentorial, que pode ser mediana ou paramediana. Rotineiramente colocamos os pacientes na posição sentada (Fig. 22-6). Realizamos ampla craniotomia da fossa posterior com a retirada do arco de C1. Esta abordagem permite uma ampla movimentação do cerebelo e após a coagulação das veias vermianas o cerebelo cai, nos propiciando um enorme corredor até o mesencéfalo. Quando as lesões são medianas também coagulamos a veia pré-centrocerebelar, quando são laterais, não existe a necessidade de coagular esta veia. Deve-se ter um cuidado nesta região com o quarto nervo que está exatamente inferior ao colículo inferior. Nas lesões exofíticas não existe a necessidade de incisarmos o tronco encefálico e abordamos diretamente o tumor, porém para lesões pequenas e mesmo cavernomas temos utilizado três acessos: pericolicular superior e inferior; e outro pelo sulco lateral do mesencéfalo.

No acesso pericolicular duas zonas seguras podem ser acessadas; uma incisão no mesencéfalo é feita abaixo do colículo inferior e acima do nervo troclear, ou através de um acesso supracolicular. Na abordagem supracolicular uma incisão transversa é feita acima do colículo superior e deve-se limitar até o aqueduto. Uma extensão maior dessa abordagem pode danificar os núcleos do III e IV nervo bem como do fascículo longitudinal medial. No acesso infracolicular é feita uma incisão transversa entre o nervo troclear e o bordo inferior do colículo inferior. Da mesma maneira que a via supracollicular uma incisão mais profunda que o aqueduto cerebral irá danificar os núcleos do terceiro e quarto nervo e fascículo longitudinal medial. Extensões mais laterais dessa via ira lesar o pedúnculo cerebelar superior, o trato trigeminal mesencefálico e a decussação do pedúnculo cerebelar superior.

Para lesões que vão em direção ao 4º ventrículo podemos incisar o lobo quadrangular do cerebelo para dar mais acesso à fissura cerebelomesencefálica.[27] Nessa abordagem temos que ter uma visão espacial da topografia dos nucleos do terceiro nervo e do quarto nervo bem como do seu trajeto dentro e lateral do mesencéfalo.

O aspirador ultrassônico é extremamente importante nessa situação e a coloração do tumor também nos ajuda muito para a obtenção de ressecções totais. Porém, alguns tumores apresentam a mesma coloração que o tronco encefálico, então temos que nos basear na direção das fibras, e na vascularização do tumor, e na sua textura. Os tumores normalmente apresentam-se um pouco mais amolecido que o tronco encefálico normal e mais vascularizado, facilitando assim sua remoção.

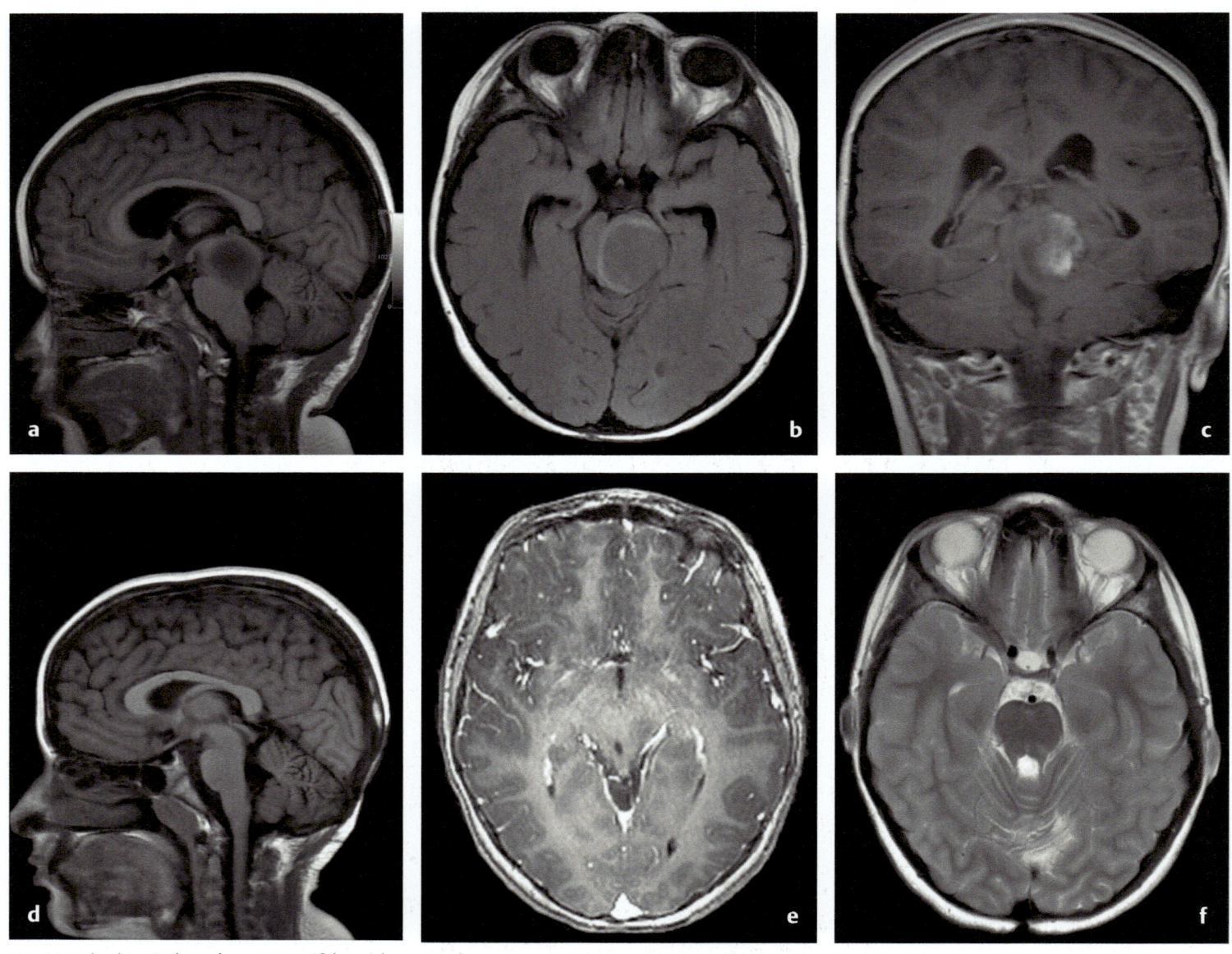

**Fig. 22-6.** (a-c) Lesão lateral no mesencéfalo médio acessado por uma via infatentorial supracerebelar pelo sulco lateral do mesencéfalo, com ressecção completa da lesão (astrocitoma pilocítico). (d,f) Imagens do acompanhamento tardio após 5 anos.

## Aqueduto Cerebral

Existe um grupo de tumores que se originam do aqueduto cerebral, muito provavelmente da parede anterior. O aqueduto de Sylvius apresenta um comprimento de 14 mm e um diâmetro de 0,9 mm. Estes tumores crescem e obliteram o aqueduto cerebral causando uma hidrocefalia obstrutiva. A abordagem cirúrgica vai depender se o paciente apresenta ou não hidrocefalia. Nos casos com hidrocefalia a abordagem pode ser endoscópica com a realização de terceiroventriculostomia seguida da remoção do tumor com o auxílio de aspirador ultrassônico. Nos casos que ainda não apresentam hidrocefalia, uma craniotomia suboccipital mediana e o acesso telovelar, com ampla exposição do aqueduto pode ser realizada e a lesão removida com aspirador ultrassônico. Deve-se evitar a coagulação da lesão, pois estamos trabalhando na região aquedutal e qualquer movimento mais agressivo ou o calor do bipolar pode ocasionar mutismo acinético. Roth *et al.*[28] publicaram 15 casos de tumores do aqueduto, dos quais 5 foram submetidos à biópsia ou ressecção. Encontraram: 1 ependimoma; 1 glioblastoma; 1 tumor glioneural e 1 glioma de baixo grau. Em nossa série de 5 casos, em quatro obtivemos análise do tumor e todos foram gliomas de baixo grau (Fig. 22-7).

## Mesencéfalo Posterior ou Dorsal

Denominamos de mesencéfalo posterior ou platô quadrigeminal a porção do mesencéfalo após o aqueduto cerebral. Os tumores da lâmina quadrigêmea são os menores tumores do encéfalo capaz de matar o paciente pela hidrocefalia. Representam aproximadamente 5% dos tumores do tronco encefálico pediátricos.[29] Costumam ser lesões indolentes e o tratamento consiste apenas no controle da hidrocefalia. Na maioria das vezes são isointensos nas images em T1 e hiperintensos em T2 e em até 19% dos casos podem apresentar captação de contraste pelo gadolíneo.[30] Por se tratar de uma hidrocefalia obstrutiva a terceiroventriculostomia endoscópica é a melhor forma de tratamento.[31] A biópsia endoscópica deve ser evitada pela possibilidade de hemorragia (Fig. 22-8) distal da área de biópsia, sendo que a maioria dessas lesões é astrocitoma de baixo grau como o pilocítico, gliomas mistos e, mais raramente, tumores mais agressivos como astrocitomas anaplásicos.[32]

Alguns tumores podem crescer e necessitar de cirurgia. Nestes casos temos utilizado dois tipos de acesso: quando crescem em direção ao 3º ventrículo usamos a via infratentorial supracerebelar, porém, quando crescem em direção à parte superior do 4º ventrículo temos utilizado a via de occipital transtentorial proposta por Poppen[33] e modificada por Ausman.[34] A abordagem occipital transtentorial foi descrita pela primeira vez por Horrax em 1937,[35] modificado por Poppen em 1960[33] e popularizada por Jameson em 1971.[36] Várias posições cirúrgicas foram descritas como sentada, prona, concorde e três quartos prona. Ausmann, em 1988,[34] descreveu a abordagem occipital transtentorial em três quartos prona com o lado da lesão voltado para baixo e angulado a 45° no plano coronal em relação ao chão, com 30° de flexão da cabeça e 15° de elevação. Isto permite que o lobo occipital seja afastado por ação da gravidade e a necessidade de retração cerebral diminui, minimizando os riscos de hemianopsia homônima como consequência da lesão do lobo occipital. Esta via possibilita excelente visão da região da pineal, superfície posterolateral do mesencéfalo, superfície tentorial do cerebelo, esplênio do corpo caloso e o terço posterior do terceiro ventrículo. As principais indicações desta via são tumores com grande extensão superior e lateral e o deslocamento do complexo venoso dificultando a visão do tumor por uma via mediana posterior. Nesta via é realizada uma craniotomia occipital englobando a sutura occipital e margeando os seios transverso e sagital superior. A dura-máter pode ser aberta em forma de C com a base voltada para o seio sagital superior ou em dois triângulos com as bases voltadas para o seio sagital superior e seio transverso. A tenda do cerebelo é aberta paralela ao seio reto por 1,5 a 2,0 cm. Uma pequena incisão no esplênio do corpo caloso também pode ser realizada para ampliar a visão dos tumores com extensão para o terço posterior do 3º ventrículo (Fig. 22-9). Quando o tumor cresce em direção ao 3º ventrículo e a parte superior do 4º ventrículo, essa região passa a ser uma região

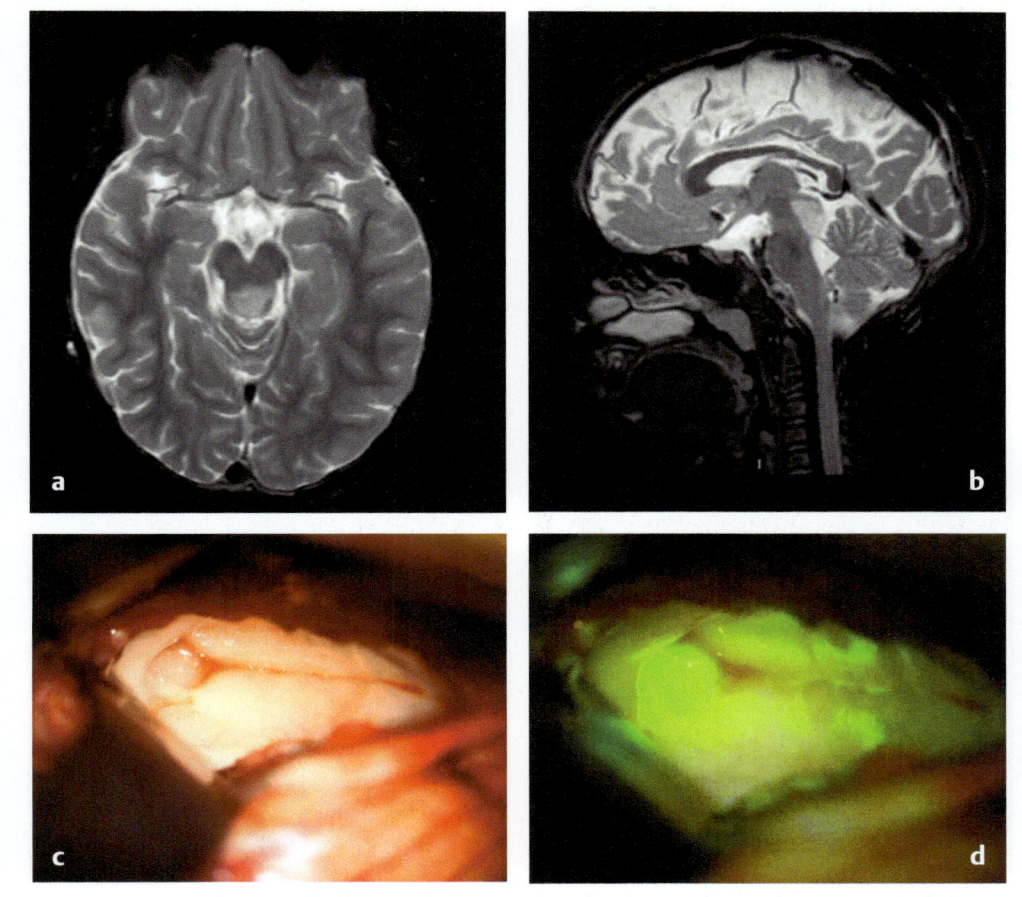

**Fig. 22-7.** Paciente de 6 anos. (a,b) Ressonância magnética de crânio evidenciando tumor centrado no aqueduto cerebral. (c) Visão através do acesso telovelar evidenciando o tumor centrado no aqueduto. (d) Imagem do tumor impregnado por fluoresceína e realçado pelo filtro Yellow 560.

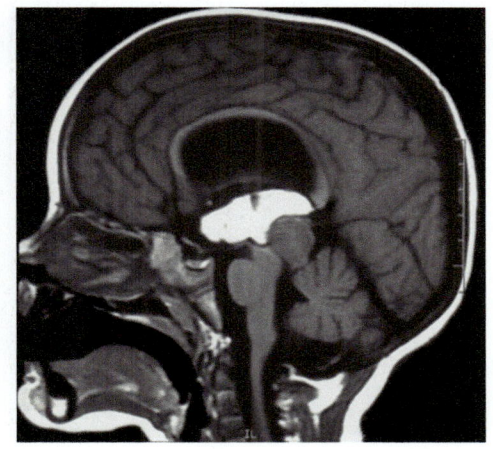

**Fig. 22-8.** Hemorragia intraventricular pós-biópsia endoscópica de lesão da lâmina quadrigêmea – astrocitoma pilocítico.

cega, portanto, utilizamos a via infratentorial supracerebelar associada à via telovelar para acessar o 4º ventrículo (Fig. 22-10).

Portanto, para abordagem cirúrgica do mesencéfalo dispomos de quatro zonas seguras: através da zona perioculomotor; para as lesões na região anterior; acessos supracolicular; acessos infracolicular; através do sulco lateral do mesencéfalo e para o mesencéfalo médio. As lesões do mesencéfalo posterior costumam ser exofíticas, não sendo necessário incisar o tronco encefálico.

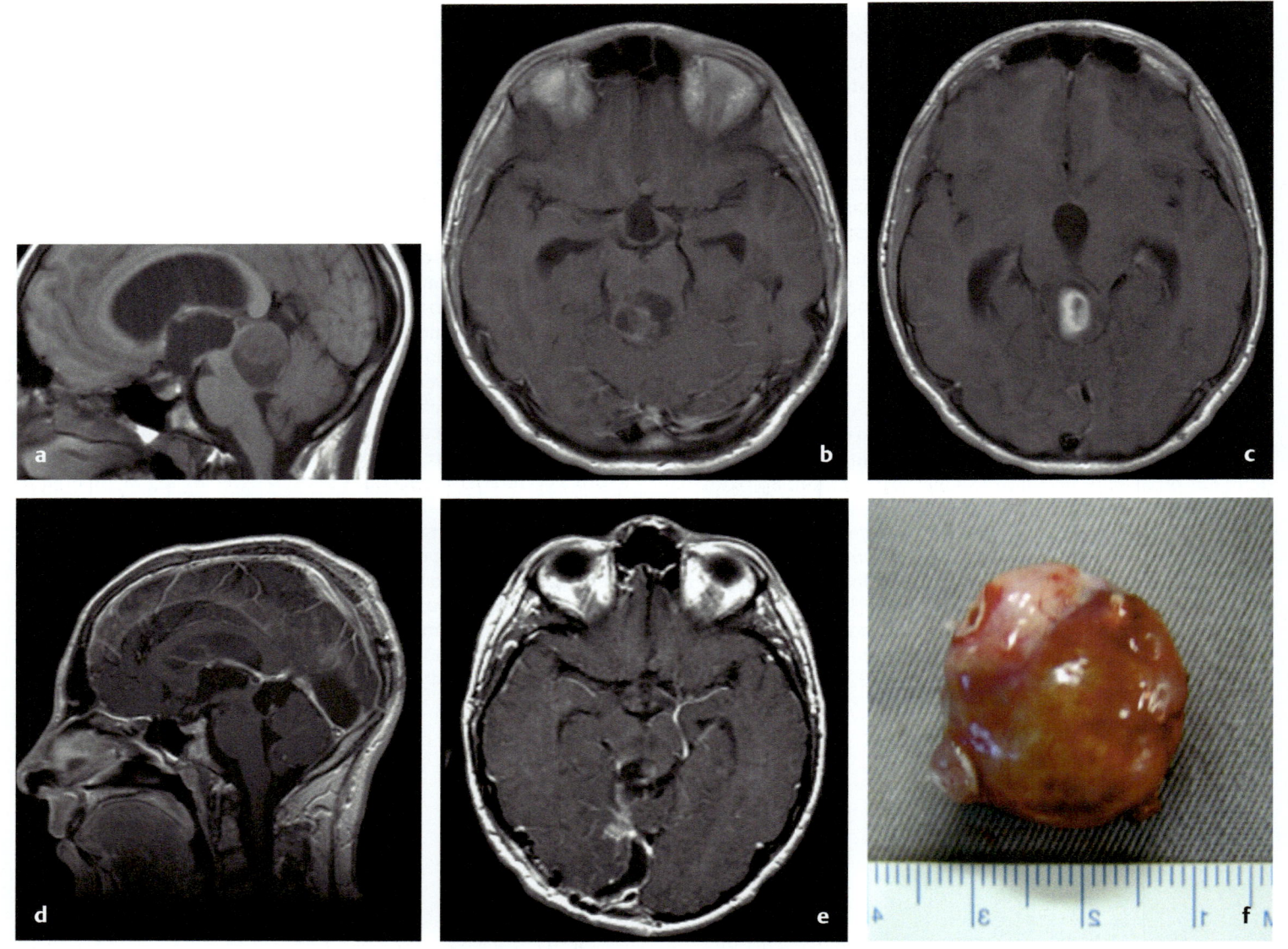

Fig. 22-9. (a,c) Tumor da lâmina quadrigêmea com crescimento em direção do quarto ventrículo. Operada por via occipital transtentorial. (d,e) Imagens de ressonância magnética de controle pós-operatório após 9 anos de ressecção completa da lesão. (f) Astrocitoma pilocítico.

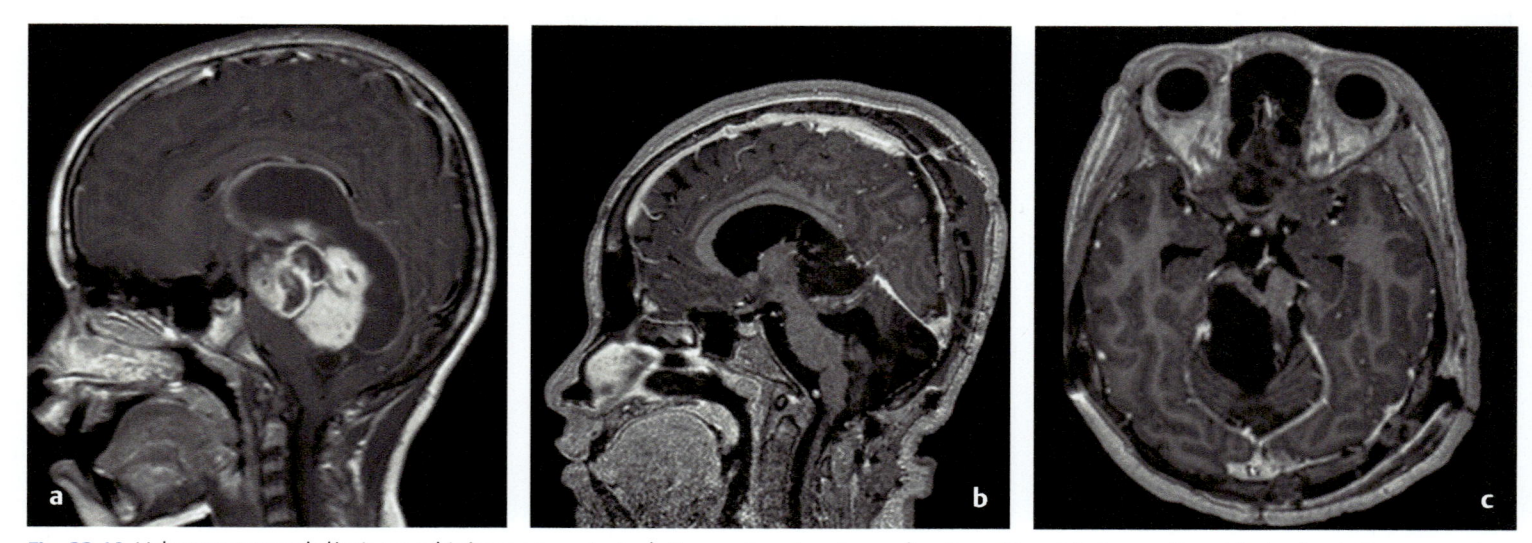

Fig. 22-10. Volumoso tumor da lâmina quadrigêmea em paciente de 5 anos. Crescimento em direção ao 3º ventrículo e ao 4º ventrículo abordado por uma via combinada infratentorial supracerebelar e occipital transtentorial pela fossa romboide. Imagens de controle pós-operatório mostrando ressecção completa da lesão. (b,c) Astrocitoma pilocítico.

## Ponte

A ponte é dividida em uma parte anterior ou base e uma parte posterior ou tegmento. O lemnisco médio divide ambas as partes. A base pode ser acessada em sua superfície anterior através da zona de entrada supratrigeminal (Fig. 22-11a), descrita por Cavalheiro *et al.*,[20] que tem como limite em profundidade o lemnisco medial, lateralmente o trato corticoespinhal e, superiormente, o III nervo craniano. A superfície lateral da base da ponte pode ser acessada através do ponto de entrada peritrigeminal (Fig. 22-11b), localizado entre os nervos cranianos V e VII. No fundo está o trato espinhal do trigêmeo, os lemniscos lateral e medial. O tegmento pontino pode ser acessado através do assoalho do quarto ventrículo, principalmente através das zonas de entrada supra e infrafaciais (Fig. 22-11c,d). A zona de entrada suprafacial faz limite medialmente com o fascículo longitudinal medial, lateralmente com o trato trigêmeo mesencefálico e com o trato tegmental central, e inferiormente com o colículo facial composto pelo núcleo do VI nervo craniano e pelas fibras intrapontinas do VII nervo craniano. Nas profundezas está o lemnisco médio. A zona de entrada infrafacial está localizada abaixo do colículo facial e em relação aos mesmos tratos.

Existe outra zona de entrada para o tegmento pontino recentemente descrita por Cavalheiro *et al.*,[37] através do sulco interpeduncular (Fig. 22-11e) localizado entre os pedúnculos cerebelares superior e médio. Limita-se anteriormente com o lemnisco lateral e em profundidade com as fibras occipitoparietotemporopontinas e, mais anteriormente, com o trato corticoespinhal. O terço posterior do sulco interpeduncular limita-se em profundidade com o segmento intrapontino do V nervo e posteriormente com o núcleo denteado.[38,39]

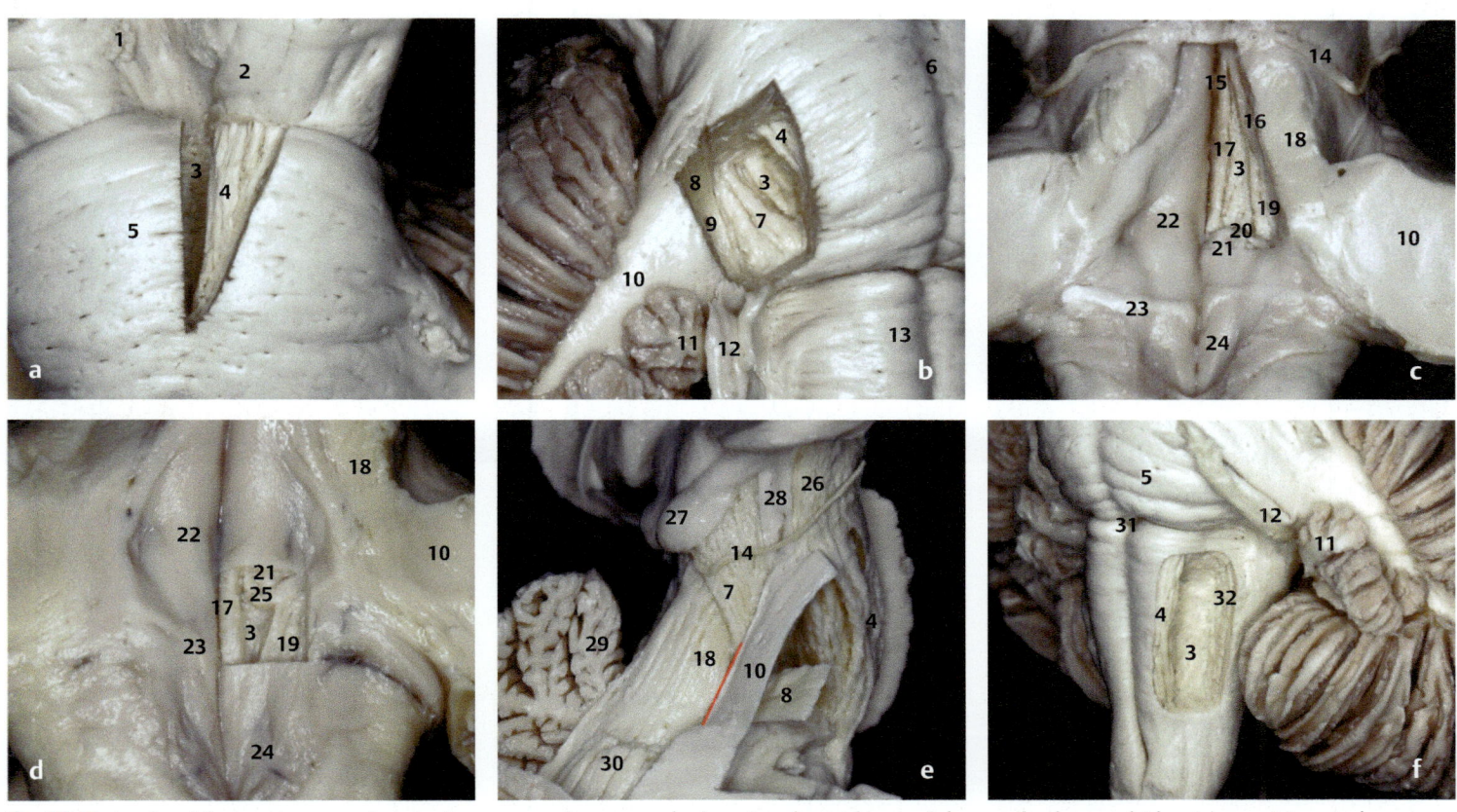

**Fig. 22-11.** Janelas cirúrgicas das zonas de entrada seguras no tronco cerebral mostrando os tratos e núcleos profundos envolvidos: (**a**) supratrigeminal, (**b**) peritrigeminal, (**c**) suprafacial, (**d**) infrafacial, (**e**) interpeduncular e (**f**) transolivar. *1.* III nervo craniano, *2.* base do pedúnculo cerebral, *3.* lemnisco médio, *4.* trato corticoespinhal, *5.* superfície anterior da ponte (fibras pontinas transversais superficiais), *6.* sulco da artéria basilar, *7.* lemnisco lateral, *8.* segmento intrapontino do nevo V, *9.* trato trigêmeo espinhal, *10.* pedúnculo cerebelar médio, *11.* flóculo cerebelar, *12.* VII nervo craniano, *13.* pirâmide bulbar, *14.* IV nervo craniano, *15.* sulco mediano, *16.* trato trigêmeo mesencefálico, *17.* fascículo longitudinal medial, *18.* pedúnculo cerebelar superior, *19.* trato tegmental central, *20.* parte superior do segmento intrapontino do VII nervo craniano, *21.* núcleo do VI nervo craniano, *22.* eminência mediana, *23.* estria medular, *24.* trígono hipoglosso, *25.* parte inferior do segmento intrapontino do VII nervo craniano, *26.* fibras parietotemporal-occipitopontinas, *27.* colículo inferior, *28.* sulco mesencefálico lateral, *29. vermis* cerebelar, *30.* núcleo denteado, *31.* forame *caecum*, *32.* via anterolateral formada pelos tratos espinocerebelar e espinotalâmico, linha vermelha = sulco interpeduncular. Dissecações realizadas por Juan Leonardo Serrato-Avila, MD.

A grande maioria dos tumores da ponte são difusos e a cirurgia não traz benefícios, sendo indicada a radioterapia. Cabe ao neurocirurgião diferenciar um tumor focal ou exofítico de baixo grau de um difuso para poder beneficiar o paciente com a cirurgia. A biópsia estereotáxica nos tumores difusos do tronco encefálico tem sido realizada em poucos centros. Seu uso tem importância principalmente para os estudos de biologia molecular. A biópsia não está isenta de complicações. Pincus *et al.*, em 2006,[40] realizando um estudo retrospectivo de 182 casos de biópsia estereotáxica, coletado em 13 séries da literatura para lesões difusas da ponte em crianças, puderam constatar que o diagnóstico de tumor foi verificado em 75 a 100% dos casos. Em 87% dos casos, as lesões eram gliomas; nos 13% restantes eram tumores neuroectodérmicos primitivos, neurocitomas, ependimomas e lesões desmielinizantes. A morbidade variou de 0 a 16% e a mortalidade chegou a 5%. Portanto, a biópsia estaria indicada apenas nos casos de imagens não características ou em centros de pesquisa de biologia molecular. Roujeau *et al.*, em 2007,[41] publicaram os resultados da biópsia estereotáxica em 24 pacientes pediátricos. Não houve mortalidade nesta série. Por outro lado, a amostra obtida pode ser insuficiente e não fornecer um diagnóstico preciso ou promover diagnósticos errôneos.

As biópsias estereotáxicas podem ser realizadas com ponto de entrada pela região frontal ou através da fossa posterior. Preferencialmente, temos utilizado a fossa posterior para realização das biopsias e a utilização de sistema varioguide da BrainLab™. Nem sempre as imagens radiológicas nos permitem afirmar com toda certeza que se trata de um glioma difuso da ponte. Nestes casos a biópsia torna-se fundamental. A tractografia pode nos auxiliar nestes diagnósticos, pois nos estudos de tractografia que o sistema piramidal não está interrompido e sim desviado podem ser indicativos de gliomas de baixo grau e, se confirmado com a biópsia, o paciente deve ser submetido a procedimento neurocirúrgico para exérese da lesão. A utilização de fluorceína durante a biópsia e a exposição da amostra ao filtro Yellow 560, pode nos auxiliar a termos certeza que o alvo tumoral foi alcançado com sucesso (Fig. 22-12).

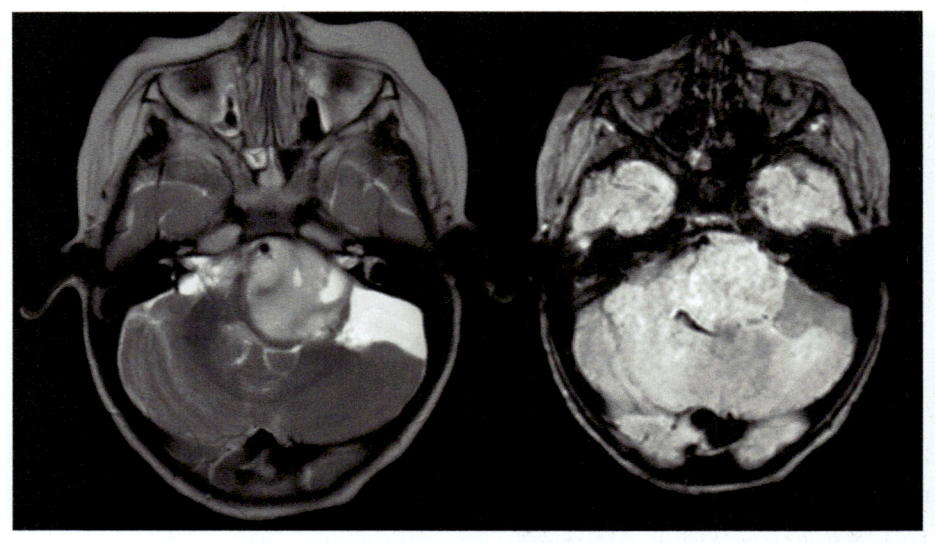

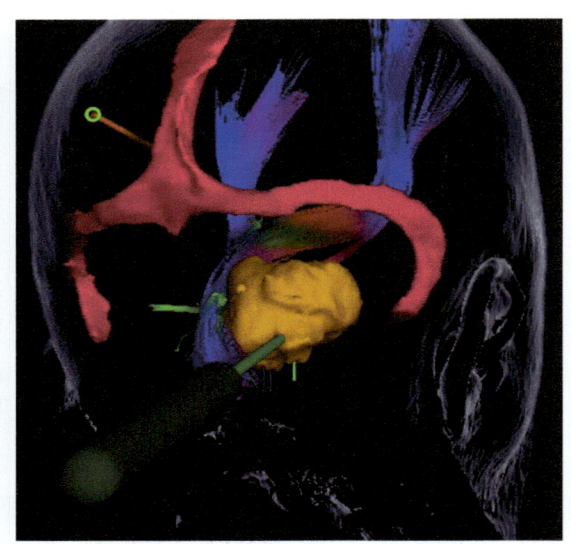

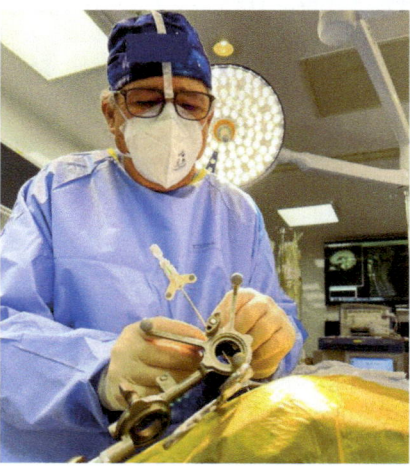

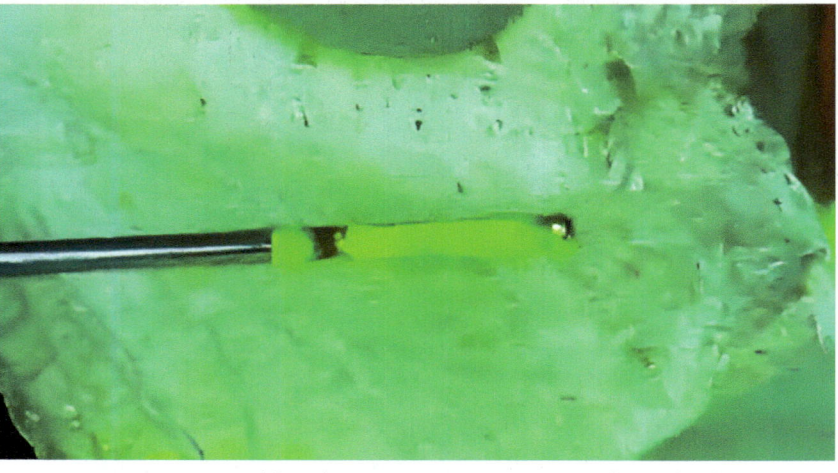

**Fig. 22-12.** Painel de figuras evidenciando um tumor suspeito para ser um difuso de ponte, no entanto, nossa avaliação detalhada da imagem nos fez suspeitar da possibilidade de ser um tumor focal, cuja cirurgia de ressecção da lesão passaria a ser o tratamento principal caso a biópsia revelasse um astrocitoma de baixo grau. Realizamos a biópsia com sistema VARIOGUIDE da Brainlab e a imagem no canto inferior direito mostra uma imagem da confirmação intraoperatória com uso do filtro Yellow 560 para fluoresceína sódica. Anatomia patológica revelou se tratar de um astrocitma pilocítico e o paciente foi abordado por meio de cirurgia, posteriormente.

## Ponte Anterior

Os tumores da porção anterior e superior da ponte podem ser abordados por uma via orbitofrontozigomática que foi uma modificação da craniotomia supraorbital. O terceiro nervo é um ponto de referência fundamental nesse acesso. Para exposição da porção superior da ponte é necessária à dissecção da cisterna interpeduncular e pré-pontina, durotomia da borda livre do tentório. O ponto de entrada é supratrigeminal. É realizada uma incisão vertical de 4 mm abaixo do sulco mesencefalopontino em uma linha que vai do terceiro nervo ao quinto nervo, portanto, denominamos esse acesso de supratrigeminal. Temos utilizado esse acesso para as lesões ventrais sem acrescentar morbidade aos pacientes (Fig. 22-13).

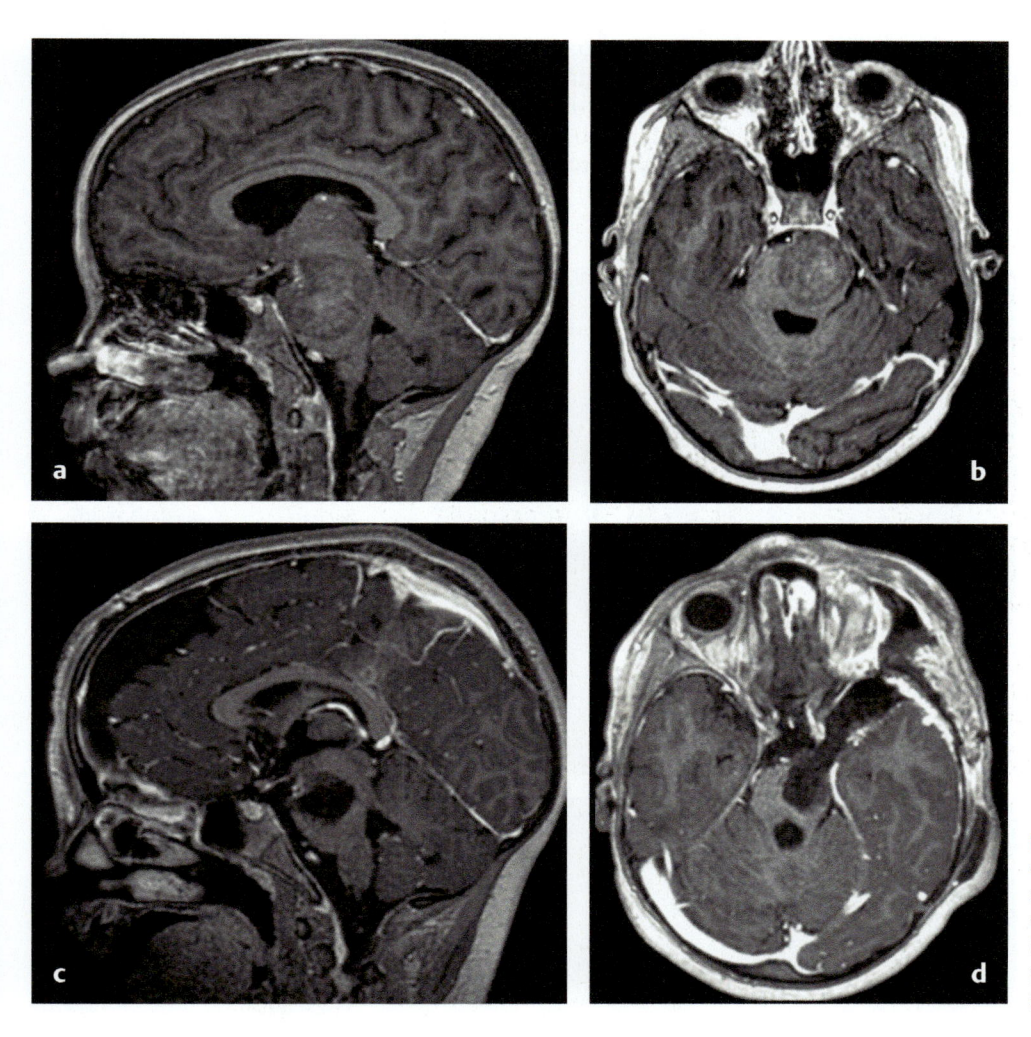

**Fig. 22-13.** Paciente de 5 anos de idade com volumosa lesão na porção anterior e superior da ponte: (a,b) abordada por uma via orbitofrontozigomática supratrigeminal. (c,d) Imagem de controle pós-operatório. Anatomia patológica revelou ser um astrocitoma de baixo grau.

Nas lesões anteriores com extensão lateral junto ao pedúnculo cerebelar médio descrevemos um novo acesso seguro junto ao tronco que é através do sulco interpeduncular; nesse acesso é importante reconhecer o sulco lateral mesencefálico e no sentido caudal reconhecer o quarto nervo, a continuação do sulco lateral mesencefálico abaixo do quarto nervo é o sulco interpeduncular (entre os pedúnculos cerebelares superior e médio), nesse acesso é importante atenção para os ramos da artéria cerebeblar superior que vão irrigar medialmente o pedúnculo cerebelar superior, podem ser feitos acesso subtemporal transtentorial, occiptotranstentorial, mas preferimos o acesso supracerebelar infratentorial paramediano com craniotomia suboccipital mediana e o paciente em posição sentada (Fig. 22-14).[37-39]

Nas lesões localizadas nas porções anteriores e inferiores da ponte ou ventrolaterais temos utilizado o acesso pré-sigmóideo (Fig. 22-15). A incisão na ponte é longitudinal entre os pontos de emergência do quinto e sétimo nervo craniano, porém, este corredor é muito estreito, servindo apenas para biópsia ou remoção de cavernomas dessa região. Este acesso pode ser conseguido através de uma via occipital paramediana ou através de um acesso petroso. No acesso anterior à ponte a região ao redor da emergência do quinto nervo é uma área segura, podendo ser aberto 1 cm de largura e 1 cm da linha média, devendo-se tomar cuidado para não irmos muito anterior, evitando o trato corticoespinhal.

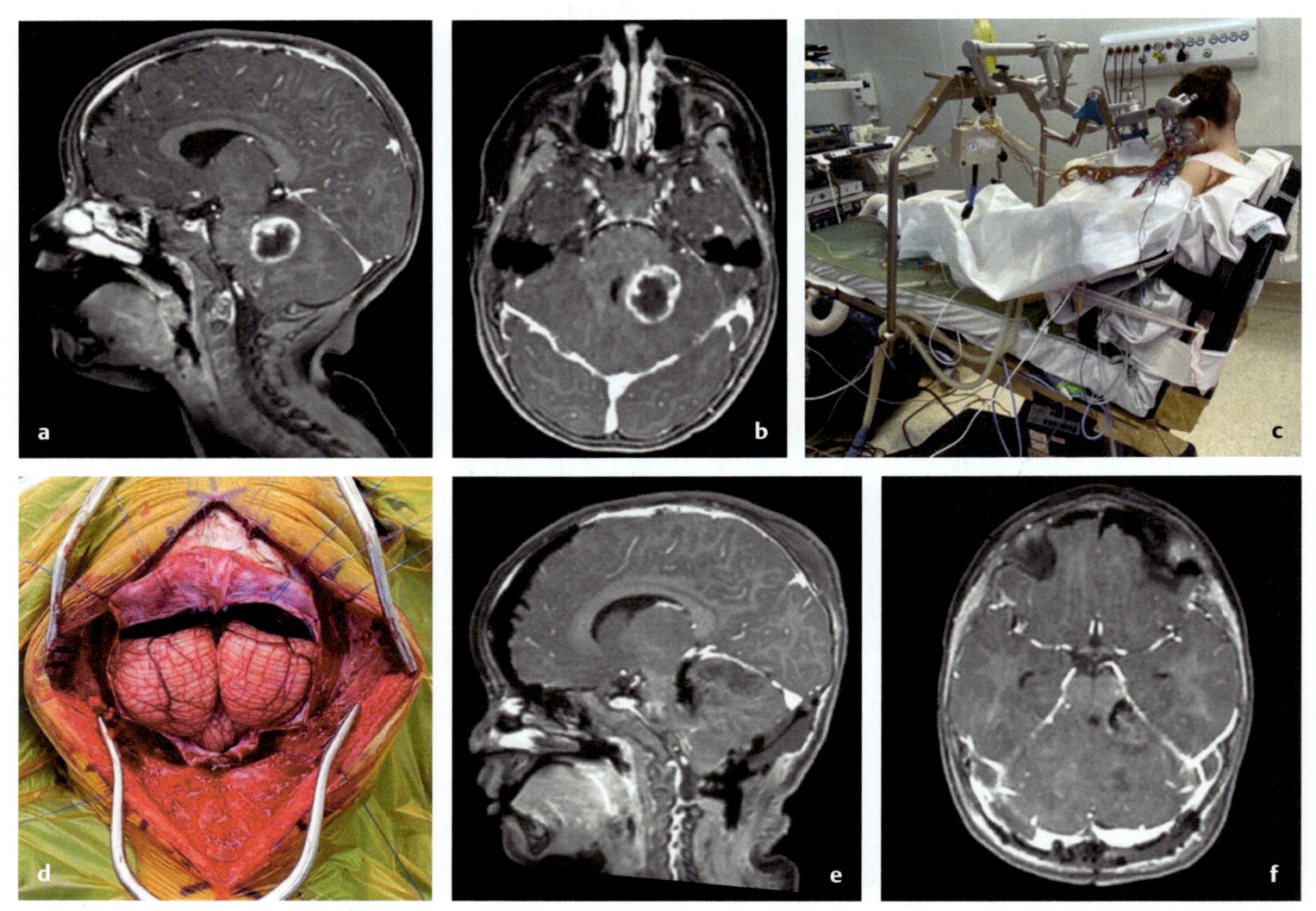

**Fig. 22-14.** Paciente de 1 ano e 8 meses, com ataxia de marcha e movimento de lateralização da cabeça, realizou (a,b) ressonância de crânio que evidenciou essa lesão sugestiva de glioma na região anterolateral da ponte, junto dos pedúnculos cerebelares superior e médio foi submetida à cirurgia em posição sentada. (c) Craniotomia suboccipital mediana com retirada do arco posterior de C1. (d) Via infratentorial supracerebelar paramediana. (e,f) Imagens de controle pós-operatório imediato. Anatomia patológica revelou um glioma de baixo grau.

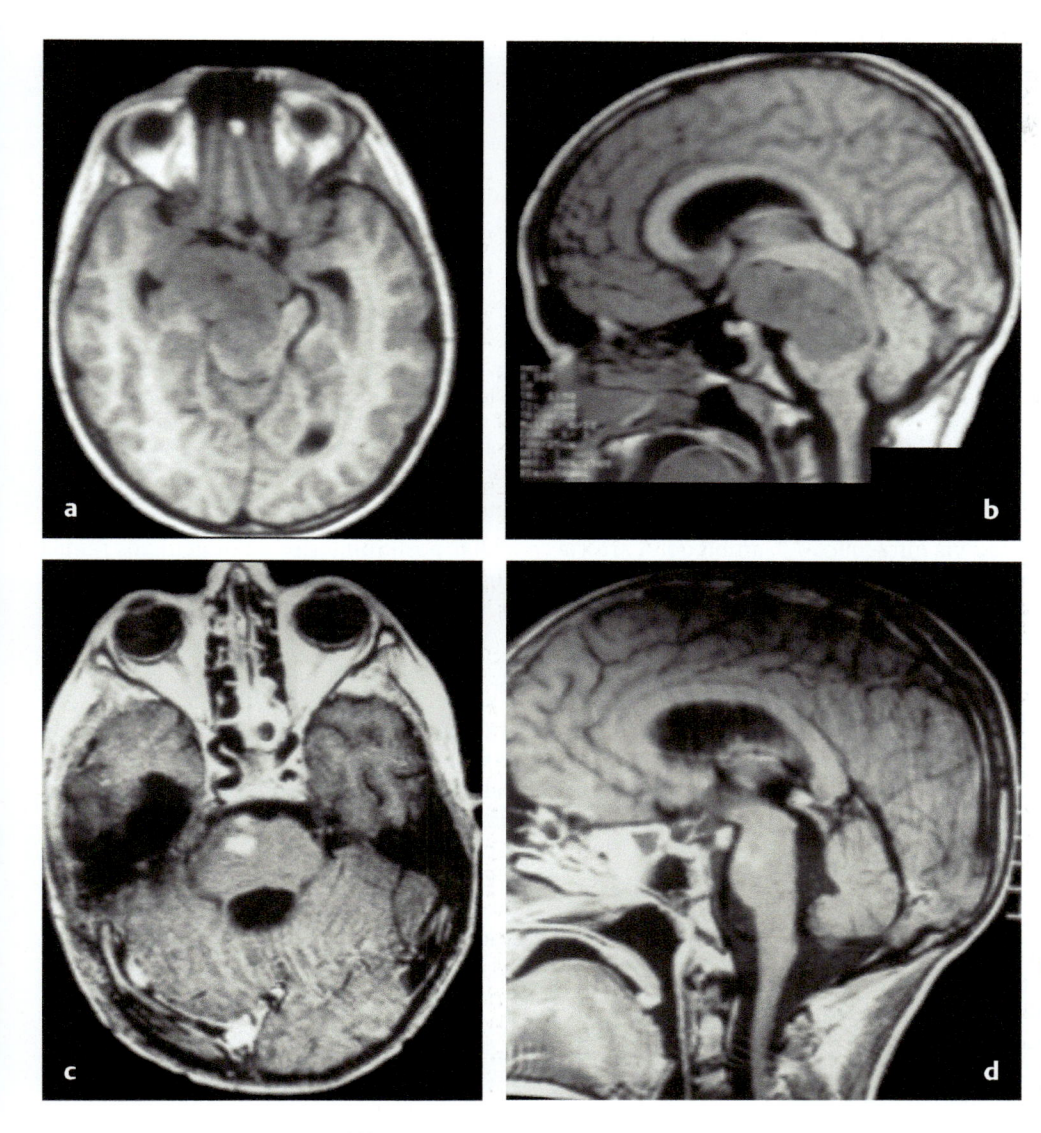

**Fig. 22-15.** Paciente de 10 anos com tetraparesia grau 4, com tumor na parte ventral da ponte. (a,b) O tumor foi abordado por uma via pré-sigmóidea. (c,d) Imagens de controle pós-operatório tardio com 10 anos de acompanhamento.

## Ponte Posterior

As lesões pontinas posteriores são acessadas pela fossa romboide. As lesões pontinas superiores e posteriores são abordadas por uma via telovelar ou também conhecida como abordagem pela fissura cerebelobulbar.[42] A abertura do tronco é realizada acima do colículo do nervo facial no chamado triângulo suprafacial, que tem como face medial o fascículo longitudinal medial, ou seja, o sulco mediano, caudalmente pelo nervo facial, portanto, tendo como referência o colículo facial e lateralmente pelo pedúnculo cerebelar superior. Neste triângulo teríamos 1 cm² de área para remoção de lesões. Embora seja um triângulo de entrada seguro é sempre prudente fazermos uma estimulação bipolar na superfície para localização do trajeto do nervo facial, pois este pode estar desviado em função do crescimento dos tumores. Devemos sempre adentrar a essa zona 2 mm da linha média para preservação do fascículo longitudinal medial, todavia a recuperação dos pacientes após lesão desse fascículo é muito rápida, em comparação ao comprometimento parcial do nervo facial. Esta topografia aceita pequenas trações em sentido superior e lateral, devendo-se evitar ao máximo trações no sentido caudal (Fig. 22-16).

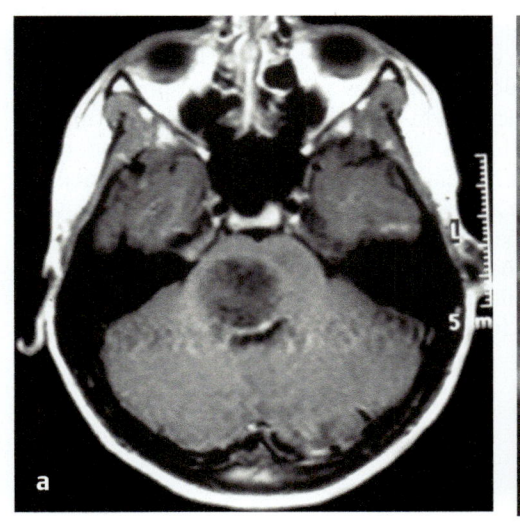

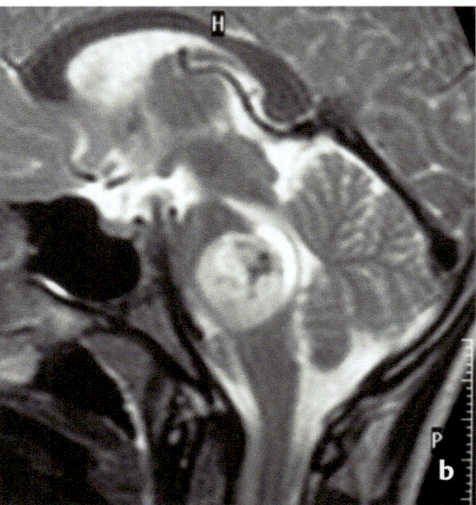

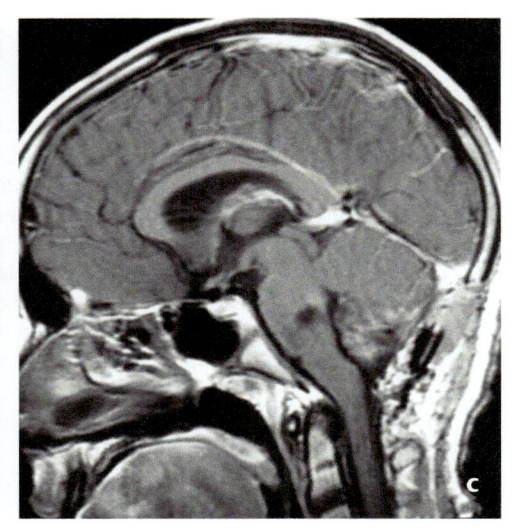

**Fig. 22-16.** (a,b) Tumor pontino superior e posterior acessado por uma via suboccipital telovelar com ponto de entrada na ponte pelo triângulo suprafacial. Astrocitoma Grau II. (c) Imagem de controle pós-operatório imediato com ressecção total.

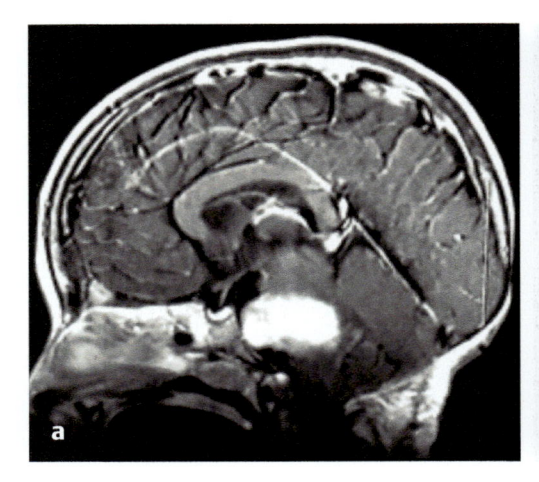

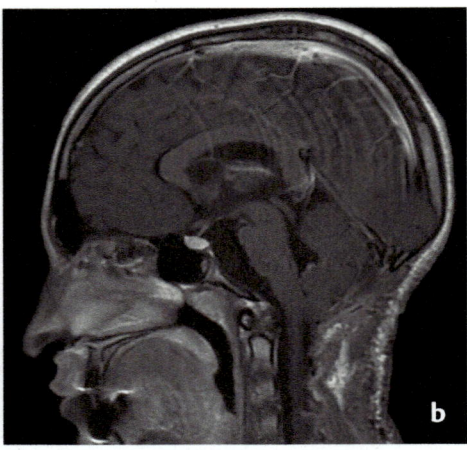

**Fig. 22-17.** (a) Paciente de 5 anos de idade com lesão pontinha posterior e inferior abordado por via infracolículo facial. (b) Imagem de controle pós-operatório tardio após 8 anos de acompanhamento. Astrocitoma pilocítico.

Nas lesões posteriores e inferiores utilizamos a via infracolicular através do triângulo infrafacial, que tem como bordo medial o fascículo longitunal medial, caudalmente pelas estrias medulares, e lateralmente pelo nervo facial. Este é um triângulo muito menor, nem sempre temos as mesmas distâncias descritas pelo autor, sendo também imperativa a monitorização intraoperatória. O início da área segura para abordagem do triângulo infracolicular descrito por Kyoshima et al.[43] iniciaria, em média, a 6,5 mm acima do óbex e teria uma extensão no sentido craniocaudal de 9,2 mm e que o triângulo supracolicular estaria, em média, a 22,5 mm acima do óbex com uma extensão de 13,6 mm (Fig. 22-17).

Temos utilizado um terceiro acesso, quando não encontramos um espaço na fossa romboide que é o acesso interfacial. Bricolo e Turazzi[24] têm descrito que o acesso mediano na fossa romboide pode ser feito ao nível dos colículos do facial junto ao núcleo do sexto nervo, pois as fibras dos fascículos longitudinais mediais ainda não se cruzaram a este nível. Neste tipo de abordagem o fascículo longitudinal medial é sacrificado, podendo causar distúrbios dos movimentos conjugados dos olhos.

Do ponto de vista cirúrgico temos utilizado uma via telovelar bilateral, com coagulação do plexo coroide do 4º ventrículo, permitindo amplo acesso do óbex ao aqueduto cerebral sem necessidade de sacrificar o *vermis* cerebelar.

Nas lesões mais laterais temos abordado através do sulco limitante lateral ao fascículo facial também por um acesso telovelar. Lawton et al.[44] têm proposto um acesso supratonsillar pelo pedúnculo cerebelar sem a necessidade de abertura do 4º ventriculo e da realização de um acesso telovelar expandido. Esta via foi descrita para cavernomas, mas pode ser perfeitamente suficiente para lesões tumorais do pedúnculo cerebelar inferior com extensão mediana tendo o incoveniente da necessidade de utilizarmos neuronavegação. Portanto, na ponte, temos as seguintes zonas seguras de entrada: supratrigeminal; peritrigeminal; suprafacial; infrafacial; interfacial; e através do sulco limitante lateral.

## Bulbo

O bulbo é a porção mais caudal do tronco encefálico e está separado da ponte pelo sulco bulbopontino. É irrigado pela artéria vertebral e ramos da artéria espinhal anterior. As artérias perfurantes anterolaterais nutrem o trato piramidal e os núcleos olivares inferiores. As artérias laterais são ramos da PICA, AICA, vertebral e artéria basilar e irrigam o pedúnculo cerebelar inferior, trato espinotalâmico e tratos espinocerebelar, núcleo espinhal do trigêmio, formação reticular central, núcleo dorsal motor do vago, núcleo e trato solitário, o hipoglosso, vestibular, coclear, *cuneus* e núcleo ambíguo. A artéria cerebelar posteroinferior da origem aos ramos arteriais posteriores. O nucleo grácil e cuneiforme, a área postrema, os núcleos do vago, solitário, vestibular medial são nutridos por estes ramos.[1]

### Bulbo Anterior

O bulbo é, talvez, a estrutura mais difícil de ser abordada, pela alta densidade de núcleos que aí estão localizados, os pares cranianos do IX ao XII. As lesões localizadas na porção anterior do bulbo são acessadas por uma via extrema lateral. Essa via foi inicialmente descrita por Heros[45] e George et al.[46] para os acessos às lesões da junção craniovertebral. Existem muitas variações desses acessos de acordo com a parte removida do côndilo: a transcondilar, supracondilar.[47] Nas crianças é possível acessar a porção anterior do bulbo sem a remoção dos côndilos. A secção do ligamento denteado junto da entrada da artéria vertebral facilita a mobilidade do bulbo, facilitando o acesso lateral, sendo evitada a abertura do côndilo. Os acessos no tronco são realizados anteriores à oliva, posteriores à oliva ou, às vezes, transolivar (Fig. 22-18), preferencialmente no sulco póstero-olivar. Pode-se entrar no bulbo pelo sulco anterolateral. Essa zona de entrada é localizada ao longo do sulco pré-olivar, entre as raízes caudal do nervo hipoglosso e rostral as raízes de C1. Está muito próximo do trato piramidal, junto de sua decussação, devendo ser utilizada apenas em lesões exofíticas.[4]

O sulco retro-olivar é uma área segura de entrada. Segundo Recalde et al.,[3] o corpo olivar apresenta um espaço cirúrgico de aproximadamente 13,5 mm no eixo craniocaudal, 7 mm no dímetro transverso e 2,5 mm no sentido anterodorsal. A zona de entrada é através do sulco póstero-olivar, localizado entre a oliva e o pedúnculo cerebelar inferior e ventral as raízes do glossofaríngeo e do vago.

### Bulbo Posterior

As lesões intrínsecas localizadas na parte posterior do bulbo são de difícil acesso pela enorme quantidade de núcleos dessa região; por outro lado, a maioria das lesões aí localizadas apresenta componente exofítico, facilitando o acesso. São os chamados tumores bulbomedulares. As lesões bulbares inferiores ao óbex podem ser acessadas pela linha média, através do sulco mediano semelhante à abordagem para as lesões intramedulares. No intraoperatório cursam com alterações vegetativas severas como hipertensão e taquicardia para as lesões bulbares à direita e hipotensão e bradicardia para as lesões bulbares à esquerda. Porém, estas alterações de pressão e pulso são individuais e podem se comportar diferente (Fig. 22-19).

CAPÍTULO 22 ■ GLIOMAS DO TRONCO CEREBRAL

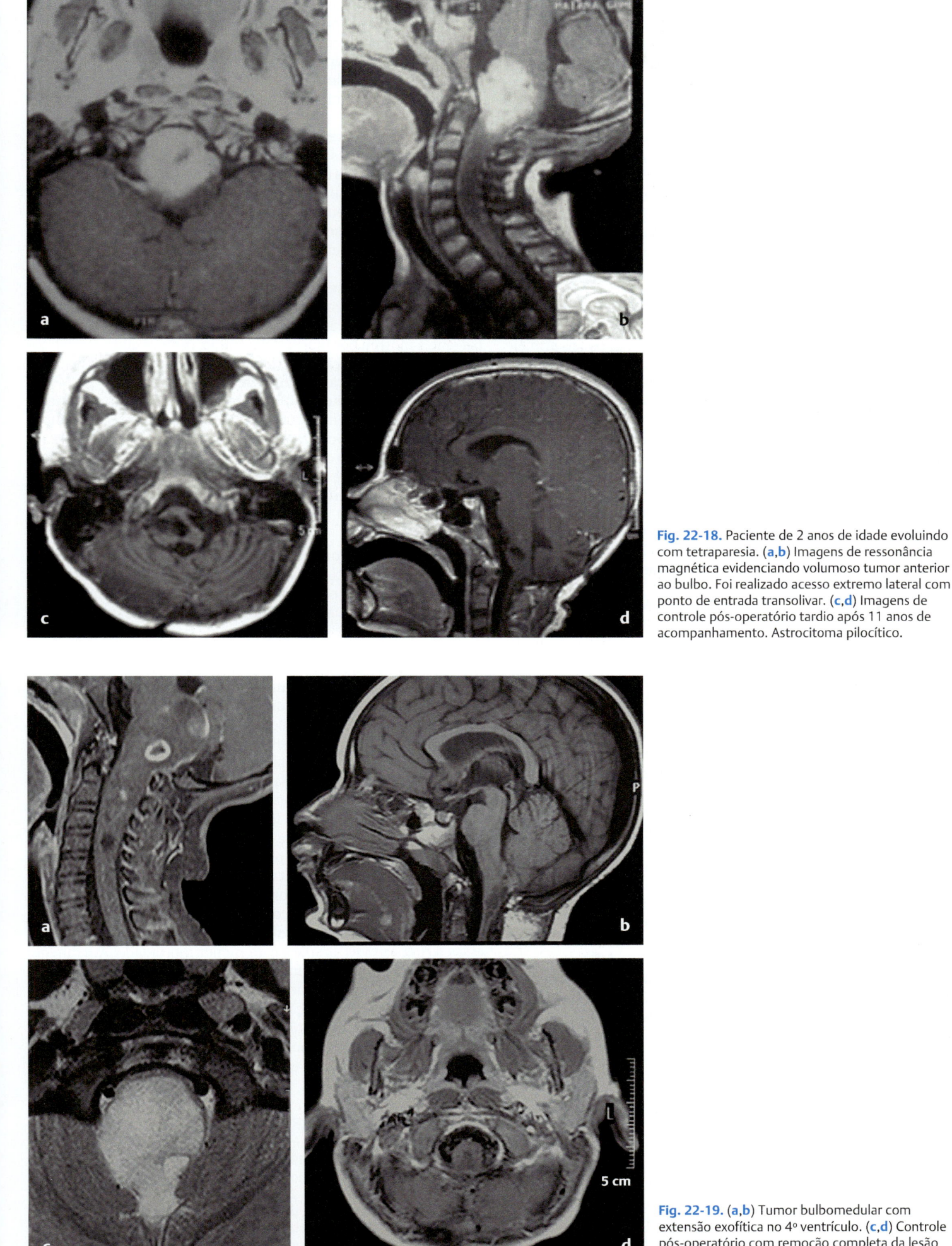

**Fig. 22-18.** Paciente de 2 anos de idade evoluindo com tetraparesia. (a,b) Imagens de ressonância magnética evidenciando volumoso tumor anterior ao bulbo. Foi realizado acesso extremo lateral com ponto de entrada transolivar. (c,d) Imagens de controle pós-operatório tardio após 11 anos de acompanhamento. Astrocitoma pilocítico.

**Fig. 22-19.** (a,b) Tumor bulbomedular com extensão exofítica no 4º ventrículo. (c,d) Controle pós-operatório com remoção completa da lesão após 5 anos de acompanhamento.

## EXPERIÊNCIA INSTITUCIONAL

No período de 1991 a 2023 foram avaliados 561 pacientes com tumores localizados no tronco encefálico, no serviço de Neurocirurgia Pediátrica e no Instituto de Oncologia Pediátrica da Universidade Federal de São Paulo, com idade inferior a 18 anos. Cento e cinquenta e seis casos foram tumores difusos e submetidos à radioterapia. Destes pacientes, 26 foram submetidos à biópsia. Quatrocentos e cinco pacientes foram operados pelo autor sênior deste capítulo e correspondem a 15,2% dos pacientes operados nesse Sserviço no mesmo período (3.685 pacientes). A idade variou de 8 meses a 18 anos. Todas as zonas descritas foram utilizadas nesses pacientes, e duas novas zonas foram utilizadas: acesso supratrigeminal, utilizado em 3 pacientes para os tumores localizados na parte anterior e superior da ponte, e em três pacientes utilizamos a via interpeduncular do cerebelo para tumores localizados entre o pedúnculo cerebelar superior e médio. Cem pacientes iniciais foram operados sem monitorização intraoperatória, bem como as biópsias enquanto todos os últimos 305 casos foram monitorados.

A mortalidade operatória cirúrgica considerada nos seis primeiros meses de pós-operatório foi de 4 pacientes (1%) e a morbidade foi em 85 casos 20,1%. Todos os tumores do mesencéfalo na nossa série foram astrocitomas de baixo grau. Na ponte, 65% pacientes apresentaram astrocitomas de baixo grau e 35% eram tumores de alto grau. Das 26 biópsias, 72% eram gliomas de alto grau. No bulbo dos 106 tumores, apenas 26% eram astrocitomas de alto grau. Portanto, dos 405 pacientes com tumores do tronco encefálico na criança submetidos à cirurgia, apenas 13,8% eram tumores de alto de grau, enquanto 86,2% casos eram tumores com baixo grau de malignidade. O tempo de acompanhamento variou de 1 a 32 anos. A sobrevida livre de doença para os tumores benignos foi de 92% em 5 anos, enquanto nos gliomas de alto grau a sobrevida global foi de 18 meses.

É importante lembrar que os tumores do tronco encefálico são mais frequentes nas crianças do que nos adultos. Poucas publicações estão relacionadas com os acessos cirúrgicos dos tumores do tronco encefálico na infância. Os números maiores de publicações estão relacionados com os acessos do tronco encefálico para o tratamento cirúrgicos dos cavernomas. A cirurgia para remoção de um cavernoma no tronco encefálico é muito diferente da cirurgia para remoção de um tumor do tronco. A característica peculiar dos cavernomas, a cavidade produzida pelo sangramento alargando os espaços de Wirchow-Robin e a consolidação do coágulo, faz com que na cirurgia tenhamos um grande espaço após a remoção do coágulo, suficiente para exérese completa do cavernoma, portanto pequenas incisões na superfície do tronco encefálico são suficientes para remoção de volumosos cavernomas. Nos tumores do tronco encefálico da infância a primeira desvantagem é que temos de trabalhar em uma extrutura muito pequena quando comparada ao tronco de um adulto, e exceto nas lesões císticas que são raras, temos que trabalhar diretamente no tumor. Por outro lado, muitos dos tumores são exofíticos o que nos permite a sua retirada completa sem a necessidade de incisarmos o tronco encefálico.

O aprimoramento do diagnóstico, com imagens de RM de alta resolução associada à tractografia nos auxilia na indicação cirúrgica bem como na via de acesso mais segura e precisa para a cirurgia. Os equipamentos cirúrgicos, tanto para anestesia como para o controle pós-operatório, se tornaram mais seguros, nos permitindo cada vez mais avançarmos em acessos cirúrgicos cada vez mais difíceis, porém, a monitorização eletrofisiológica intraoperatória nos dá mais segurança para sermos mais agressivos na exérese cirúrgica evitando novos danos ao tronco.[48]

O instrumental neurocirúrgico também evoluiu muito e hoje contamos com microscópios com alta luminosidade com tamanho grau de definição que nos permite reconhecer onde acaba o tumor e começa o tecido normal, associados a filtros para marcadores tumorais. O instrumental mais leve e delicado com bisturis com pontas de diamante tem nos permitido precisas incisões no tronco encefálico e o uso rotineiro de aspirador ultrassônico com ponteiras de 1 mm nos permite remover grandes lesões por uma pequena abertura no tronco encefálico.

O planejamento cirúrgico com a escolha da via de acesso mais adequado associado ao conhecimento da anatomia intrínseca e extrínseca do tronco encefálico além do conhecimento das zonas seguras de entrada também é fundamental para obtenção de êxito na cirurgia.

São 10 as zonas seguras de entrada no tronco encefálico. Neste capítulo descrevemos mais duas, que são a zona supratrigeminal para lesões anteriores e superiores da ponte, e o acesso interpeduncular para lesões localizadas entre o pedúnculo cerebelar médio e superior. Cabe ao neurocirurgião a escolha correta de cada uma dessas vias para conseguir uma ressecção completa da lesão com um mínimo de morbidade, embora essa morbidade ainda seja alta, 20,1% na nossa série.

A hidrocefalia é sempre uma complicação catastrófica no pós-operatório dos tumores do tronco encefálico, devendo, o neurocirurgião, sempre estar atento a essa possibilidade. Um dos nossos pacientes morreu por hidrocefalia, então, sempre que possível, colocamos uma derivação ventricular externa que é removida rapidamente nas primeiras 48 horas de pós-operatório.

O tronco encefálico não nos permite trações tampouco coagulação, portanto, temos que utilizar rotineiramente aspiradores ultrassônicos com pouca aspiração e com ponteiras delicadas e realizarmos coagulação com bipolar somente em último caso e, quando utilizá-las, deve-se dar preferência à abundante irrigação, pois o calor pode ser deletério a esta delicada extrutura.

## CONCLUSÃO

As cirurgias do tronco encefálico é uma das mais difíceis dentro do cenário da neurocirurgia principalmente para os neurocirrugiões pediátricos, pois os tumores do tronco são mais frequentes na infância que na vida adulta. Embora os exames de imagens com tractografia tenham evoluído muito ainda estão muito longe de nos mostrar os núcleos e os trajetos dos nervos assim como as vias dentro do tronco. As dissecções anatômicas pela técnica de Klinger com estudo das fibras branca, auxilia o neurocirurgião no planejamento do desenho arquitetônico tridimensional da abordagem cirúrgica. São dez as chamadas zonas de entrada seguras no tronco encefálico: perioculomotor; sulco lateral do mesencéfalo, infracolicular, supracolicular, peritrigeminal, suprafacial, infrafacial, pré-olivar, pós-olivar e pelo sulco mediano posterior. Duas outras vias têm sido utilizadas em nossos pacientes, uma delas é a zona supratrigeminal para abordagem das lesões localizadas na porção anterior e superior da ponte, e a outra a via pelo sulco interpeduncular do cerebelo. Talvez num futuro próximo, com o desenvolvimento de ressonância magnética de alta resolução com mais de 7 tesla, ou outro tipo de imagem que nos demonstre os desvios precisos das estruturas do tronco encefálico pelos tumores, acoplado a um sistema de monetização eletrofisiológica mais eficiente, poderão tornar essas cirurgias mais simples, com menor morbidade. Atualmente um conhecimento mais apurado da anatomia intrínseca e extrínseca do tronco encefálico associado a material mais sofisticado como microscópios com alta resolução bem como aspiradores ultrassônicos com ponteiras mais finas têm nos permitido remover um grande número de tumores do tronco encefálico com baixa mortalidade e morbidade aceitável e em qualquer topografia desta maravilhosa estrutura cerebral.

## REFERÊNCIAS BIBLIOGRÁFICAS

1. Rhoton Jr AL. Cranial anatomy: cerebellum and fourth ventricle. Neurosurgery. 2003;53:439-59.
2. Recinos PF, Sciuba DM, Jallo GI. Brainstem tumors: where are we today? Pediatr Neurosurg. 2007;43:192-201.
3. Recalde RJ, Figueiredo EG, de Oliveira E. Microsurgical anatomy of the safe entry zones on the anterolateral brainstem related to surgical approaches to cavernous malformations. Neurosurgery. 2008;62(3-1):9-17.

4. Cantore G, Missori P, Santoro A. Cavernous angiomas of the brain stem. Intra-axial anatomical pitfalls and surgicall strategies. Surg neurol. 1999;52:84-94.
5. Garret M, Spetzler RF. Surgical treatment of brainstem cavernous malformations. Surgical Neurology. 2009;72:3-10.
6. Giliberto G, Lanzino DJ, Dieh FE, et al. Brainstem cavernous malformations: anatomical, clinical, and surgical considerations. Neurosurg Focus. 2010;29(3):E9.
7. Hauck EF, Barnett SL, White JA, Samson D. The presigmoid approach to anterolateral pontine cavernomas. J Neurosurg. 2010;113:701-8.
8. Choux M, Lena G. Brainstem tumors, in Choux M, Di Rocco C, Hockley A, et al. (eds). Pediatric neurosurgery. New York: Churchill Livingstone, 2000. p. 471-91.
9. Epstein F, McCleary EL. Intrinsic brainsteim tumors of childhood: surgical Indications. J Neurosurg. 1986;64:11-5.
10. Louis DN, Perry A, Wesseling P, et al. The 2021 WHO Classification of Tumors of the Central Nervous System: a summary. Neuro Oncol. 2021;23(8):1231-51.
11. Mauffrey C. Paediatric brainstem gliomas: prognostic factors and management. J Clin Neurosci. 2006 ;13:431-7.
12. Barkovich AJ, Krischer J, Kun LE, et al. Brain stem gliomas: a classification system based on magnetic resonance imaging. Pediatr Neurosurg. 1990-1991;16:73-8.
13. Frazier j, Lee J, Thomale U, et al. Treatment of diffuse intrinsic brainstem gliomas: failed approaches and future strategies. J Neurosurg Pediatr. 2009;3:259-69.
14. Cappellano AM, Bouffet E, Cavalheiro S, et al. Diffuse intrinsic brainstem tumor in an infant: a case of therapeutic efficacy with vinorelbine. J Pediatr Hematol Oncol. 2011;33(2):116-8.
15. Gururangan S, McLaughlin CA, Brashears J, et al. Incidence and patterns of neuraxis metastases in children with diffuse pontine glioma. J Neuro-oncol. 2006;77:207-12.
16. Jallo GI, Biser-Rohrbaugh A, Freed D. Brainstem gliomas. Childs Nerv Syst. 2004;20(3):143-53.
17. Klimo Jr P, Panandiker ASP, Thompson CJ, et al. Management and outcome of focal low-grade brainstem tumors in pediatric patientes: the St Jude esperience. J Neurosurg Pediatrics. 2013;11:274-81.
18. Pierre-Kahn A, Hirsch JF, Vinchon M, et al. Surgical management of brain-stem tumors in children: results and statistical analysis of 75 cases. J Neurosurg. 1993;79(6):845-52.
19. Epstein F, Wisoff J. Intra-axial tumors of the cervicomedullary junction. J Neurosurg. 1987;67:483-7.
20. Cavalheiro S, Yagmurlu K, da Costa MDS, et al. Surgical approaches for brainstem tumors in pediatric patients. Child's Nervous System. 2015;31(10):1815-40.
21. Serrato-Avila JL, Paz Archila JA, Silva da Costa MD, et al. Three-dimensional quantitative analysis of the brainstem safe entry zones based on internal structures. World Neurosurg; [online]. 2021.
22. Yagmurlu K, Rhoton AL, Tanriover N, Bennett JA. Three-dimensional microsurgical anatomy and the safe entry zones of the brainstem. Neurosurgery. 2014;10(4-12):602-20.
23. Sano K. Temporo-polar approach to aneurysms of the basilar artery at and around the distal bifurcation: Technical note. Neurol Res. 1980;2:361-7.
24. Bricolo A, Turazzi S. Surgery for gliomas and other mass lesions of the brainstem. Adv Tech Stand Neurosurg. 1995;22:261-341.
25. Krause F. Operative freilegung der Vierhugel nebst Beobachtungen uber Hirnbrisk and Dekonpression. Zentralb Chirurgie. 1926;53:2812-9.
26. Stein BM. The infratentorial supracerebellar approach to the pineal lesions. J Neurosurg. 1971;35:197-202.
27. Serrato-Avila JL, Archila JAP, Monroy-Sosa A, et al. Resection of the quadrangular lobule of the cerebellum to increase exposure of the cerebellomesencephalic fissure: an anatomical study with clinical correlation. J Neurosurg. 2023;1(aop):1-9.
28. Roth J, Chaichana KL, Jallo G, et al. True aqueductal tumors: a unique entity. Acta Neurochir (Wien). 2015;157(2):169-77.
29. Guillamo JS, Dos F, Delattre JY. Brain stem gliomas. Curr Opin Neurol. 2001;14:711-715.
30. Kulkarni AV, Drake JM, Mallucci CL, et al. Endocopic third ventriculostomy in the treatment of childhood hydrocephalu. J Pediatr. 2009;155:254-9.
31. Pollack IF, Pang D, Albright AL. The long-term outcome in children with late-onset aqueductal stenosis resulting from benign intrinsic tectal tumors. J Neurosurg. 1994;80:681-8.
32. Poppen JL, Marino Jr R. Pinealomas and tumors of the posterior portion of the third ventricle. J Neurosurg. 1968;28:357-64.
33. Ausman JI, Malik GM, Dujovny M, Mann R. Three-quarter prone approach to the pineal-tentorial region. Surg Neurol. 1988;29:298-306.
34. Horrax G. Extirpation of a huge pinealoma from a patient with pubertas praecox. Arch Neurol Psychiatry. 1937;37:385-97.
35. Jameson KG. Excision of pineal tumors. J neurosurg. 1971;35:550-3.
36. Cavalheiro S, Serrato-Avila JL, Párraga RG, et al. Interpeduncular sulcus approach to the posterolateral pons. World Neurosurg. 2020;138:e795-e805.
37. Serrato-Avila JL, Archila JAP, da Costa MDS, et al. Microsurgical approaches to the cerebellar interpeduncular region: qualitative and quantitative analysis. J Neurosurg. 2021;136(5):1410-23.
38. Serrato-Avila JL, Archila JAP, da Costa MDS, et al. microsurgical anatomy of the cerebellar interpeduncular entry zones. World Neurosurg. 2022;166.
39. Pincus DW, Richiter EO, Yachnis AT, et al. Brainstem stereotactic biopsy sampling in children. J Neurosurg. 2006;104:108-14.
40. Roujeau T, Machado G, Garnett MR, et al. Stereotactic biopsy of diffuse pontine lesions in children. Neurosurgery. 2007;107(1):1-4.
41. Matsushita T, Rhoton Jr AL, Lenkey C. Microsurgery of the fourth ventricle: Part 1- Microsurgical anatomy. Neurosurgery. 1982;11:631-67.
42. Kyoshima K, Kobayashi S, Gibo H, Kuroyanagi T. A study of safe entry zonesvia the floor of the fourth ventricle for brain stem lesions. J Neurosurg. 1993;78:987-93.
43. Lawton MT, Quiñones-Hinojosa A, Jun P. The supratonsillar approach to the inferior cerebellar peduncle: anatomy, surgical technique, and clinical application to cavernous malformations. Neurosurgery. 2006;59(4-2):ONS244-ONS252.
44. Heros RC. Lateral suboccipital approach for vertebral and vertebrobasilar artery lesions. J neurosurg. 1986.64:559-62.
45. George B, Dematons C, Cophignon J. Lateral approach to the anterior portion of the foramen magnum. Application to surgical removal of 14 benign tumors: technical note. Surg Neurol. 1988,29:484-90.
46. Rhoton Jr AL. The far-lateral approach and its transcondylar, supracondylar, and paracondylar extensions. Neurosurgery. 2000;47(3):S195-S209.
47. Strauss C, Romstock j, Fahlbusch R. Pericollicular approaches to the rhomboid fossa. Part II. Neurophysiological basis. J Neurosurg. 1999;91:768-75.

# GLIOMAS CEREBELARES

Jorge Wladimir Junqueira Bizzi ▪ Octavio Ruschel Karam
Lillian Gonçalves Campos ▪ Francine H. de Oliveira

## INTRODUÇÃO

Os tumores primários do sistema nervoso central são as neoplasias sólidas mais frequentes em crianças e representam uma das principais causas de morte na população pediátrica, apresentando uma incidência aproximada de 5 a 6 casos para cada 100.000 pessoas/ano.[1,2] A localização supratentorial é mais comum até a idade de 3 anos e novamente após os 10 anos de idade. Entre as idades de 4 e 10 anos a localização infratentorial é a mais frequente.[2] O cerebelo é local muito frequente de tumores em crianças, podendo representar 14% em crianças e adolescentes e muito menos frequente em adultos.[2] Os gliomas cerebelares correspondem a 25-35% dos tumores da fossa posterior.[3,4] A imensa maioria dos gliomas do cerebelo (85%)[5] corresponde ao astrocitoma pilocítico, considerado grau I, fazendo parte dos chamados gliomas pediátricos de baixo grau.[6] Raramente sofrem transformação maligna. Outros tumores astrocíticos também podem ocorrer no cerebelo, como os astrocitomas fibrilares (grau II), astrocitomas de alto grau (III e IV) e astrocitomas pilomixoides.[4,6]

De acordo com os registros de tumores em crianças e adolescente de 0-19 anos nos Estados Unidos, no período de 2014-2018, o astrocitoma pilocítico representou 16% de todos os tumores cerebrais, podendo representar em torno de 25% na idade de 1-9 anos. A localização mais comum do astrocitoma pilocítico é na fossa posterior, originando-se do cerebelo ou do tronco encefálico. No entanto, apesar de sua predileção por essa região, o astrocitoma pilocítico pode se originar em qualquer ponto ao longo do neuroeixo.[7]

São tumores de crescimento lento, que podem comprometer o *vermis* ou os hemisférios cerebelares, que usualmente se apresentam como grandes massas causando obstrução da circulação liquórica e hidrocefalia, podendo ou não estar associado a alterações cerebelares. Em função da sua natureza pouco agressiva, o tratamento desses tumores é primariamente cirúrgico, sendo o grau de ressecção o principal preditor de prognóstico oncológico. Isso implica que a presença de um processo expansivo na fossa posterior indica uma cirurgia que, geralmente, deve ser realizada com brevidade, sempre objetivando a máxima ressecção segura. Considerando tratar-se de uma região com estruturas vitais e delicadas como seios venosos durais, artérias vertebrais, tronco encefálico e nervos cranianos, devendo ser executada preferencialmente em centros de referência com equipe neurocirúrgica, anestésica e oncológica especializada e experiente. Os resultados são melhores, com maior taxa de ressecção completa e menor taxa de complicações quando os pacientes são operados por neurocirurgiões pediátricos.[8,9]

## APRESENTAÇÃO CLÍNICA

Os sinais e sintomas dos gliomas cerebelares têm mais relação com sua localização na fossa posterior que com o tipo histológico específico. Esses tumores podem causar sintomas por compressão das estruturas neurais, porém, mais frequentemente, apresentam sinais e sintomas de hipertensão intracraniana causado por hidrocefalia secundária à obstrução da circulação liquórica ao nível do aqueduto ou do quarto ventrículo.[10]

Estes pacientes podem se apresentar no ambiente ambulatorial, visto que são tumores de crescimento lento, intra-axiais, e, neste caso, comumente com sintomas relacionados com a compressão das estruturas cerebelares como ataxia, dismetria, alteração da fala, disdiadococinesia, disforia, irritabilidade e choro incoercível. Em crianças menores, especialmente lactentes, podem se apresentar com aumento do perímetro cefálico, fontanela tensa ou abaulada e torcicolo.

Crianças em idade escolar e adolescentes tendem a apresentar sintomas mais sutis e inespecíficos como vômitos matinais, cefaleia, letargia, diminuição do rendimento escolar e diplopia. A cefaleia é o sintoma mais comum, visto em mais de 90% dos casos, geralmente piorando ao deitar-se ou durante o sono. Os vômitos costumam não ser precedidos de náuseas. Devido ao aumento da pressão intracraniana, podem cursar com estrabismo e diplopia, secundário à disfunção do nervo abducente.[11]

Muitas vezes os sintomas previamente descritos podem ser subestimados pelos pais ou cuidadores, então estes pacientes podem-se apresentar no ambiente de emergência com sinais e sintomas de descompensação clínica iminente, sendo estas náuseas, vômitos, paralisia de sexto nervo craniano, edema de papila e diminuição do nível de consciência, podendo evoluir para parada respiratória, relacionados com hipertensão intracraniana e herniação das tonsilas cerebelares. Não é incomum estes pacientes terem passado por avaliações e exames diagnósticos prévios, especialmente gastroenterológicos, sem uma suspeita de causa neurológica evidente, levando a um retardo do diagnóstico.[12]

## PATOLOGIA

O diagnóstico dos tumores do sistema nervoso central vem sofrendo importantes alterações do ponto de vista do entendimento da sua origem. Com o avanço das técnicas moleculares no diagnóstico das neoplasias, incluindo os gliomas, mudanças significativas ocorreram desde a penúltima classificação da Organização Mundial da Saúde para tumores do sistema nervoso central até a edição atual, publicada no ano de 2021 (5ª edição).[6]

Pela primeira vez na história da classificação houve a separação dos gliomas entre do tipo adulto e do tipo pediátrico e, a partir de 2021, os gliomas pediátricos passaram a ser divididos em dois grandes grupos:

1. Gliomas circunscritos.
2. Gliomas difusos.

Tanto para os cerebrais quanto para os cerebelares, tópico deste capítulo, conforme já mencionado anteriormente, a grande maioria dos diagnósticos nessa topografia corresponde a astrocitomas pilocíticos.

### Achados Macroscópicos

A maioria dos astrocitomas pilocíticos é amolecida, cinzenta e relativamente circunscrita. A formação de cistos intratumorais ou paratumorais, incluindo nódulos murais, é comum (Fig. 23-1). Lesões crônicas podem ser calcificadas.[13]

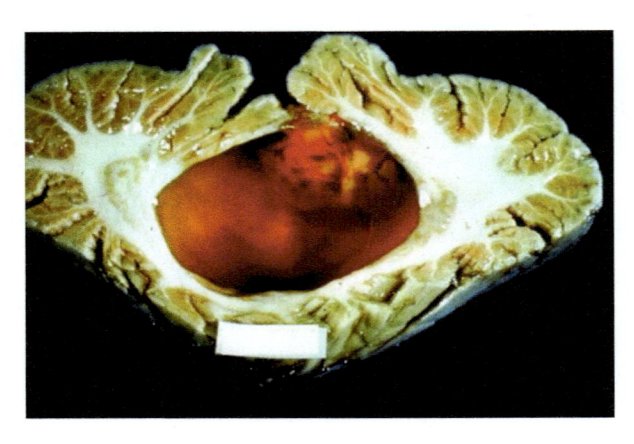

**Fig. 23-1.** Macroscopia de astrocitoma pilocítico do cerebelo, mostrando lesão cística com nódulo mural.

## Histopatologia

Os astrocitomas pilocíticos são classificados como grau I segundo a OMS. Apresentam celularidade variando de baixa à moderada. As células podem ser amplamente polimórficas e geralmente formam uma neoplasia de apresentação bifásica:

1. Componente firme e coeso, constituído por células bipolares piloides, fibras de Rosenthal e corpos granulares eosinofílicos (Fig. 23-2a).
2. Componente mais frouxo, constituído por células semelhantes a oligodendrócitos e podendo apresentar áreas com cistos não verdadeiros (Fig. 23-2b).

Quando há predomínio do componente oligodendrócito-*like*, costuma-se encontrar alterações no gene *FGFR1*. Casos raros apresentam figuras de mitoses frequentes, o que pode resultar em um comportamento mais agressivo. Estes tumores mostram áreas altamente vasculares com capilares glomerulares finos, muitas vezes dispostos de forma linear e associados a estruturas císticas, ou apresentam vasos hialinizados de paredes espessas e alterações regressivas. As proliferações microvasculares glomeruloides revestem a parede do cisto e não devem levar a uma designação de grau superior.[14]

## Imunofenótipo

Os astrocitomas pilocíticos costumam demonstrar forte positividade para GFAP, S100 e OLIG2. Alguns casos podem ser positivos para sinaptofisina e raramente, para CD34. Não há expressão de IDH1 p.R132H e a coloração H3 p.K28M (K27M) é negativa, com raras exceções (Fig. 23-3).[6]

## Diagnóstico Molecular

A alteração molecular mais frequentemente encontrada nos astrocitomas pilocíticos ocorre no cromossomo 7q34 e resulta, na maioria dos casos, em uma fusão em tandem KIAA1549:BRAF. A presença desta fusão ou outras alterações do gene *MAPK*, apoia o diagnóstico de astrocitoma pilocítico, sempre considerando um contexto morfológico apropriado.[13]

## Subtipos

### *Astrocitoma Pilomixoide*

Ocorrem raramente no cerebelo, sendo mais frequentes na região hipotálamo-quiasmática. Histologicamente são definidos por terem uma celularidade monomórfica piloide em um fundo difusamente mixoide. Também apresentam um arranjo angiocêntrico proeminente de células tumorais e normalmente não são identificadas fibras de Rosenthal e corpos granulares eosinofílicos.[15]

### *Astrocitoma Pilocítico com Características Histológicas de Anaplasia*

Este termo foi proposto para tumores com características histológicas de astrocitoma pilocítico, porém, com atividade mitótica proeminente, com ou sem necrose. As características associadas à pior sobrevida global incluíram necrose, ressecção subtotal, alongamento alternativo dos telômeros e perda de ATRX.[13]

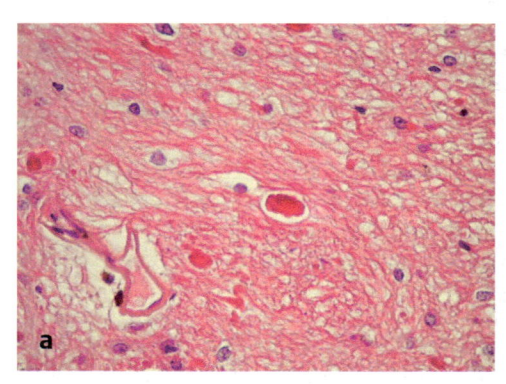

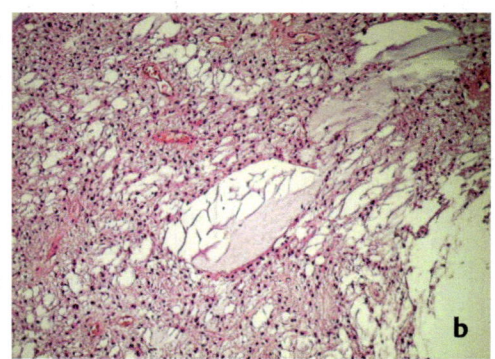

**Fig. 23-2.** (a) Componente de células piloides exibindo fibras de Rosenthal e corpos granulares eosinofílicos. (b) Componente de células oligodendrócito-*like* e pseudocistos.

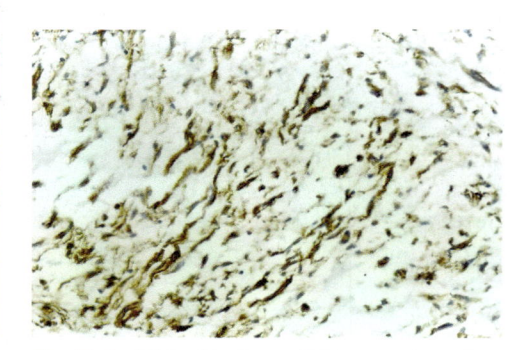

**Fig. 23-3.** Células bipolares piloides coradas pelo GFAP.

## DIAGNÓSTICO POR IMAGEM

Os astrocitomas pilocíticos são o principal representante dos gliomas cerebelares pediátricos e compõem aproximadamente 70-85% de todos os astrocitomas nesta localização e faixa etária. Os astrocitomas císticos com nódulo mural correspondem a aproximadamente metade de todos os astrocitomas pediátricos de fossa posterior (Figs. 23-4 e 23-5). Outros 40-45% dos tumores são compostos por bordos sólidos com um centro cístico/necrótico (Fig. 23-6). A necrose central muitas vezes é incompleta e pode resultar numa aparência policística. Tumores não necróticos e sólidos são vistos em menos de 10% dos casos (Fig. 23-7).[16,17]

Os astrocitomas pilocíticos se diferenciam de outros tumores de baixo grau pelas células endoteliais apresentarem aberturas nas suas junções.[17,18] Desta maneira, estes tumores apresentam áreas de intenso realce pelo meio de contraste, com acúmulo de gadolínio no espaço intersticial e maior intensidade de realce pelo meio de contraste em fases tardias.[17,19]

A aparência típica da imagem dos astrocitomas pilocíticos cerebelares são a de um tumor intra-axial sólido-cístico vermiano ou hemisférico, além de circunscrito e bem-delimitado.[16,17,19,20] Uma imagem típica de um astrocitoma pilocítico pode ser observada nas Figuras 23-4 e 23-5.

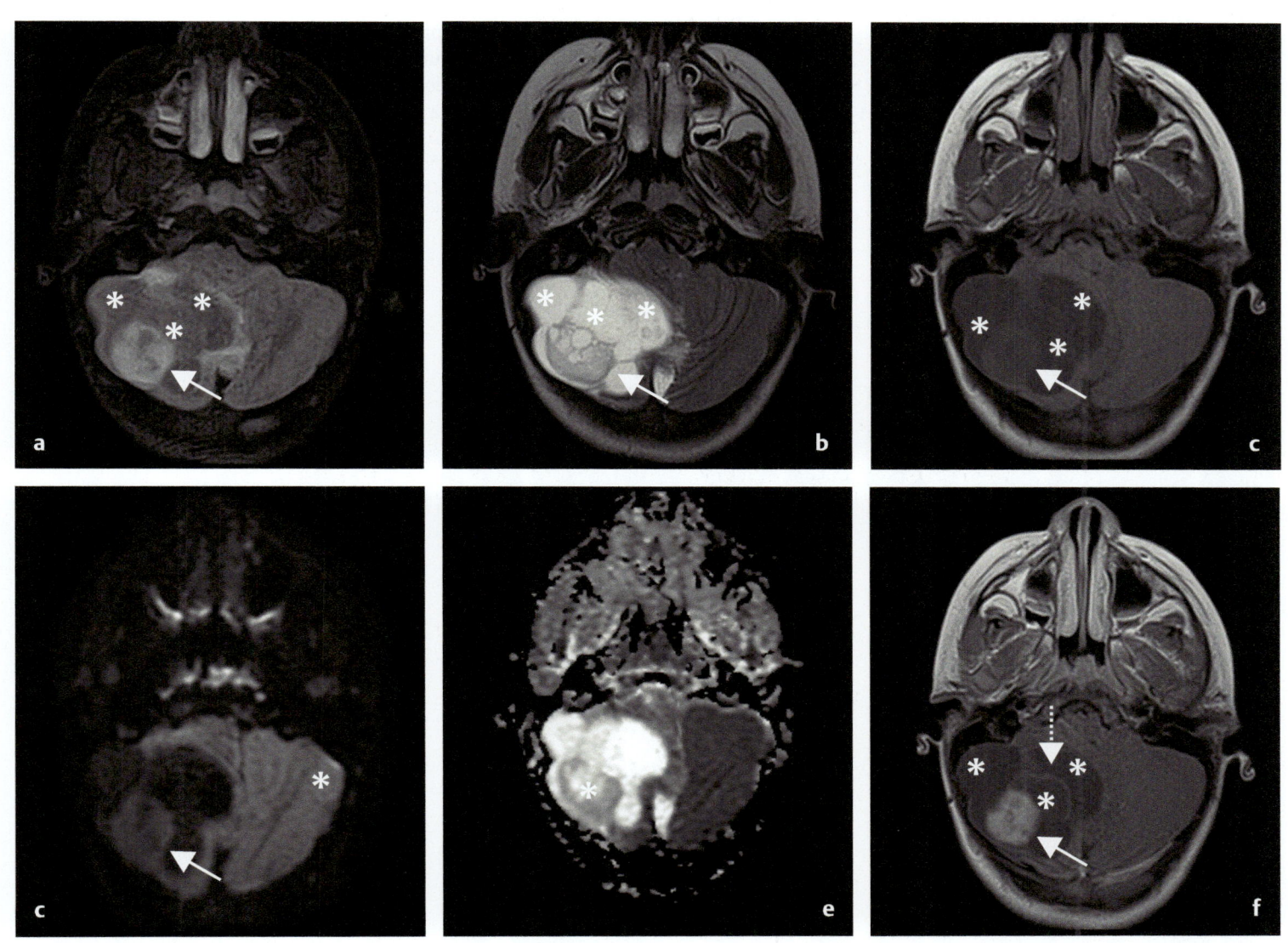

**Fig. 23-4.** Astrocitoma pilocítico. Menina, 5 anos. RM de crânio: (**a,b**) FLAIR e T2. Lesão expansiva sólido-cística localizada no hemisfério cerebelar direito com componente nodular hiperintenso (setas) e cístico (asteriscos) discretamente hiperintenso ao liquor. (**c**) T1. Componente sólido hipointenso em T1 (seta) e o componente cístico (asterisco) discretamente hiperintenso ao liquor. (**d,e**) DWI e ADC. Nódulo sólido com baixo sinal na difusão (seta) e alto sinal no mapa de ADC (asterisco) em relação ao parênquima cerebelar indicando difusão não restrita compatível com a baixa celularidade tumoral. (**f**) T1 pós-contraste. Nódulo sólido com realce difuso e levemente heterogêneo pelo meio de contraste (seta). O componente cístico (asterisco) e suas paredes (seta pontilhada) não demonstram impregnação pelo meio de contraste.

## Tomografia Computadorizada (TC)

A porção sólida do tumor é usualmente iso a hipodensa comparada a substância branca na TC sem contraste, com os pilocíticos quase sempre hipodensos (Fig. 23-5). Realce heterogêneo é observado na porção sólida do tumor.[16,17]

Quando o tumor é cístico com um nódulo mural, o cisto costuma ser arredondado ou oval, e o nódulo mural pode ser arredondado, oval ou em placa, apresentando esta porção sólida intenso realce pelo meio de contraste. A parede do cisto pode ser levemente hiperdensa na TC pelo tecido cerebelar comprimido pela lesão. Quando o cisto resulta de necrose de um astrocitoma sólido, ele pode ser uni ou multilocular. Nestes casos, o realce circunda o cisto e pode se estender ao cerebelo. Os tumores totalmente sólidos são iso ou hipodensos ao parênquima adjacente, apresentando realce difuso homogêneo ou heterogêneo.[17]

Calcificação ocorre em 10-20% dos casos.[16] Raramente não se observa realce num astrocitoma pilocítico. A ausência de realce deve sugerir outra histologia.[17]

## Ressonância Magnética (RM)

Em geral, as porções sólidas apresentam baixo sinal (apesar de não tão baixo quanto o liquor) nas sequências T1 e alto sinal em T2/FLAIR (apesar de não tão alto quanto o liquor) em relação ao córtex cerebelar.[17,19] As porções sólidas do tumor geralmente realçam pelo meio de contraste. O realce da parede do cisto normalmente indica presença de tumor.[17]

A ausência de restrição ao estudo da difusão da água na porção sólida destes tumores é característica marcante dos astrocitomas pilocíticos, indicando a baixa celularidade destes tumores (Fig. 23-1).[20-22] Na avaliação da porção sólida destes tumores, o estudo de perfusão costuma apresentar aumento do volume cerebral relativo (rCBV) e a espectroscopia aumento da colina em relação aos demais metabólitos, apesar de serem neoplasias de baixo grau.[16] Desta maneira, estes dois métodos avançados não ajudam na distinção com neoplasias de alto grau que costumam apresentar estes mesmo achados.

A lesão costuma comprimir o 4º ventrículo e, muitas vezes, determina hidrocefalia obstrutiva.[20]

Metástases na apresentação da doença são incomuns, embora imagem de toda coluna deve ser realizada como estadiamento.[21] Disseminação liquórica a distância, tanto intracraniana quanto para a coluna, é observada em menos de 2% dos casos.[20]

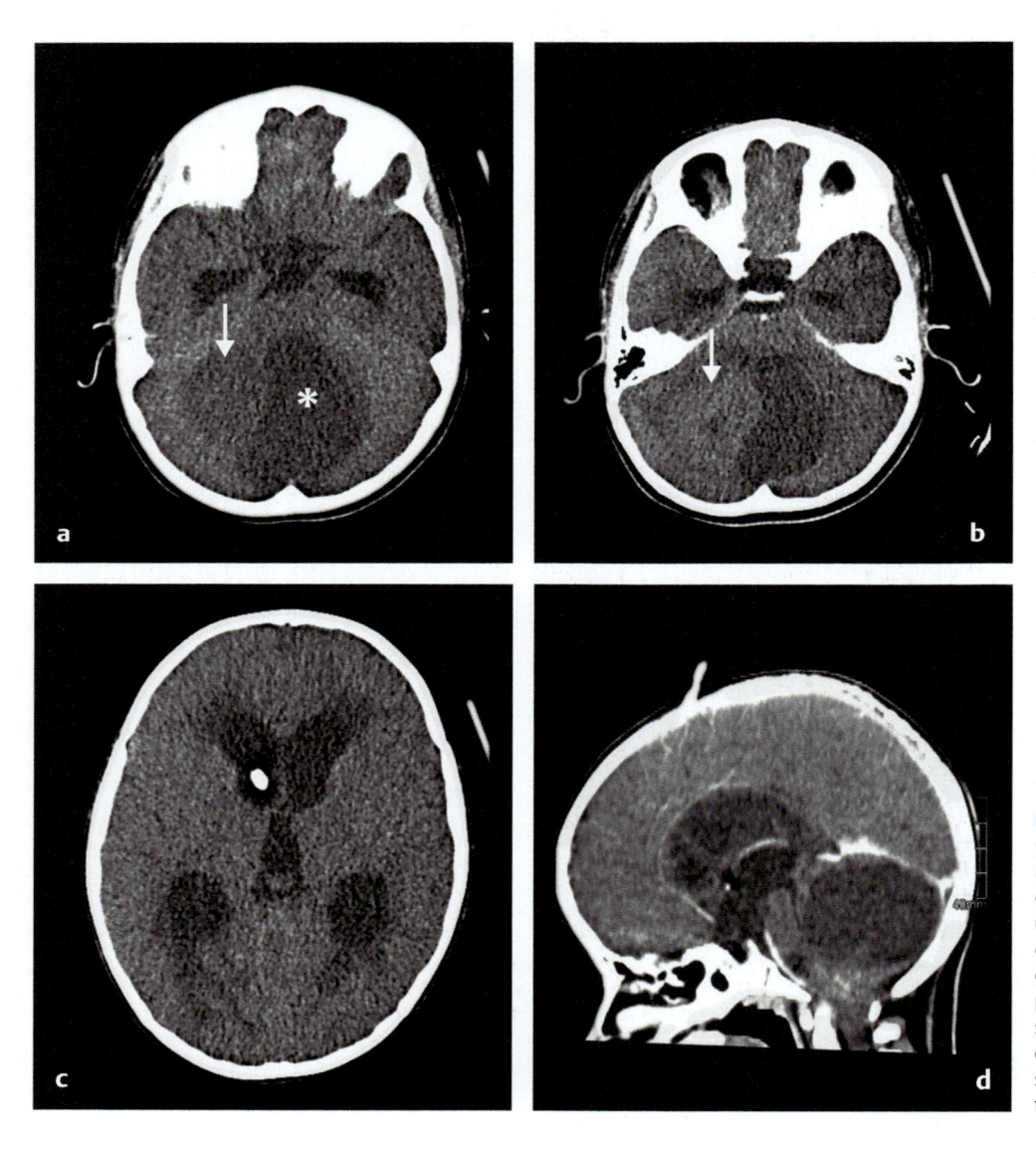

**Fig. 23-5.** Astrocitoma pilocítico. Menina, 4 anos. (**a**) TC de crânio sem contraste. Lesão sólido-cística no *vermis* cerebelar, hipodensa ao parênquima cerebelar, com componente sólido mais denso (seta) que a porção cística (asterisco). (**b**) TC de crânio com contraste. O componente sólido demonstra realce levemente heterogêneo e difuso pelo meio de contraste (seta). (**c**) TC de crânio sem contraste com hidrocefalia supratentorial obstrutiva. (**d**) TC de crânio com contraste, corte sagital. Lesão expansiva indefinindo 4º ventrículo e tronco cerebral.

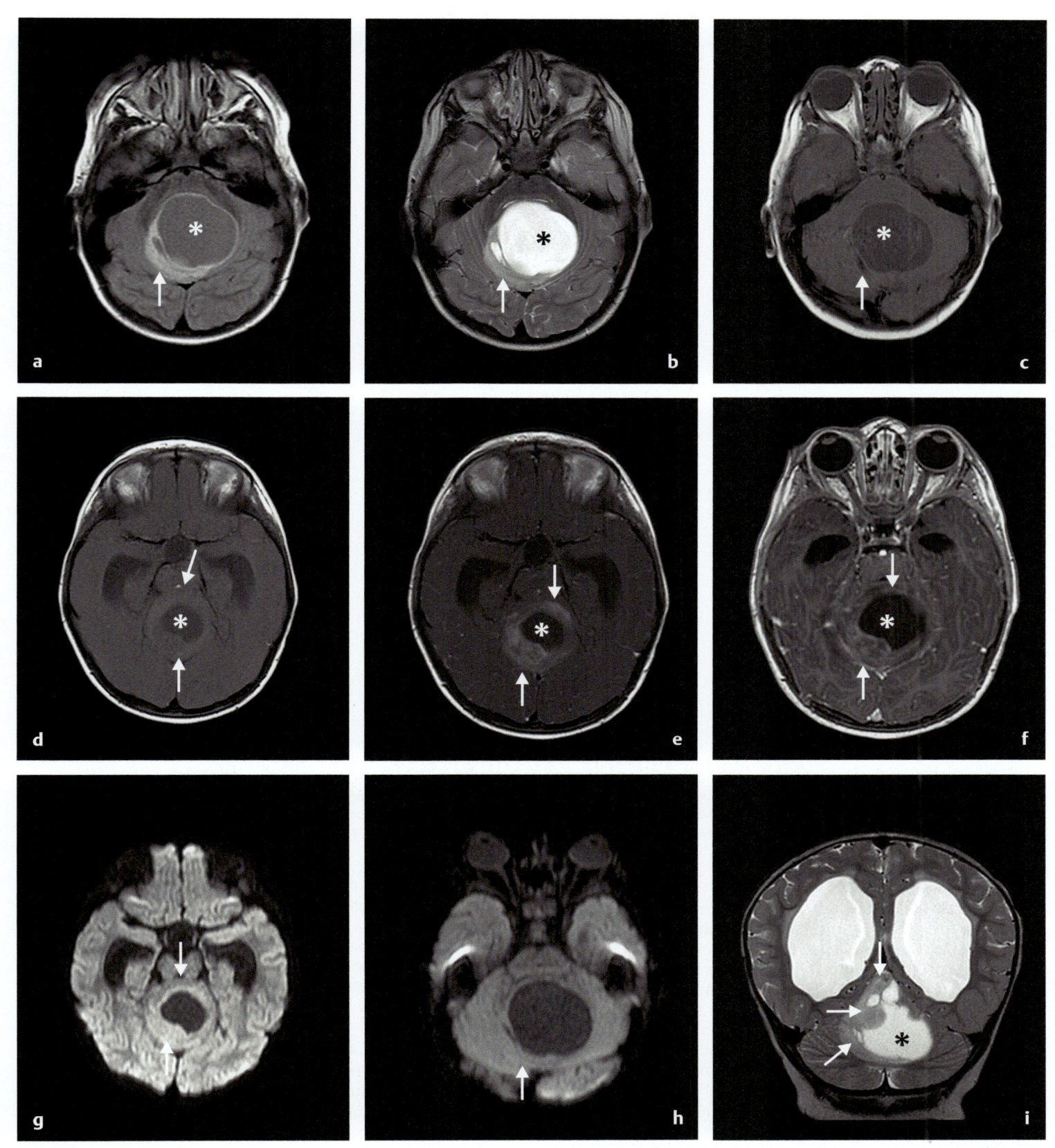

**Fig. 23-6.** Astrocitoma pilocítico. Menina, 3 anos. RM de crânio: (a,b) FLAIR e T2. Lesão expansiva sólido-cística no *vermis* cerebelar, com componente sólido periférico (setas) e área cística adjacente (asteriscos). (c,d) T1 sem contraste. O componente sólido (setas) circunda o componente cístico (asteriscos) e é isointenso ao parênquima cerebelar. (e,f) T1 com contraste. Intenso realce nas áreas sólidas (setas) que envolvem a porção cístico-necrótica central (asteriscos). (g,h) DWI. Porção sólida com sinal semelhante ao parênquima encefálico na difusão (setas), indicando baixa celularidade. Coronal T2. Componente sólido (setas) circundando o componente cístico-necrótico da lesão (asterisco).

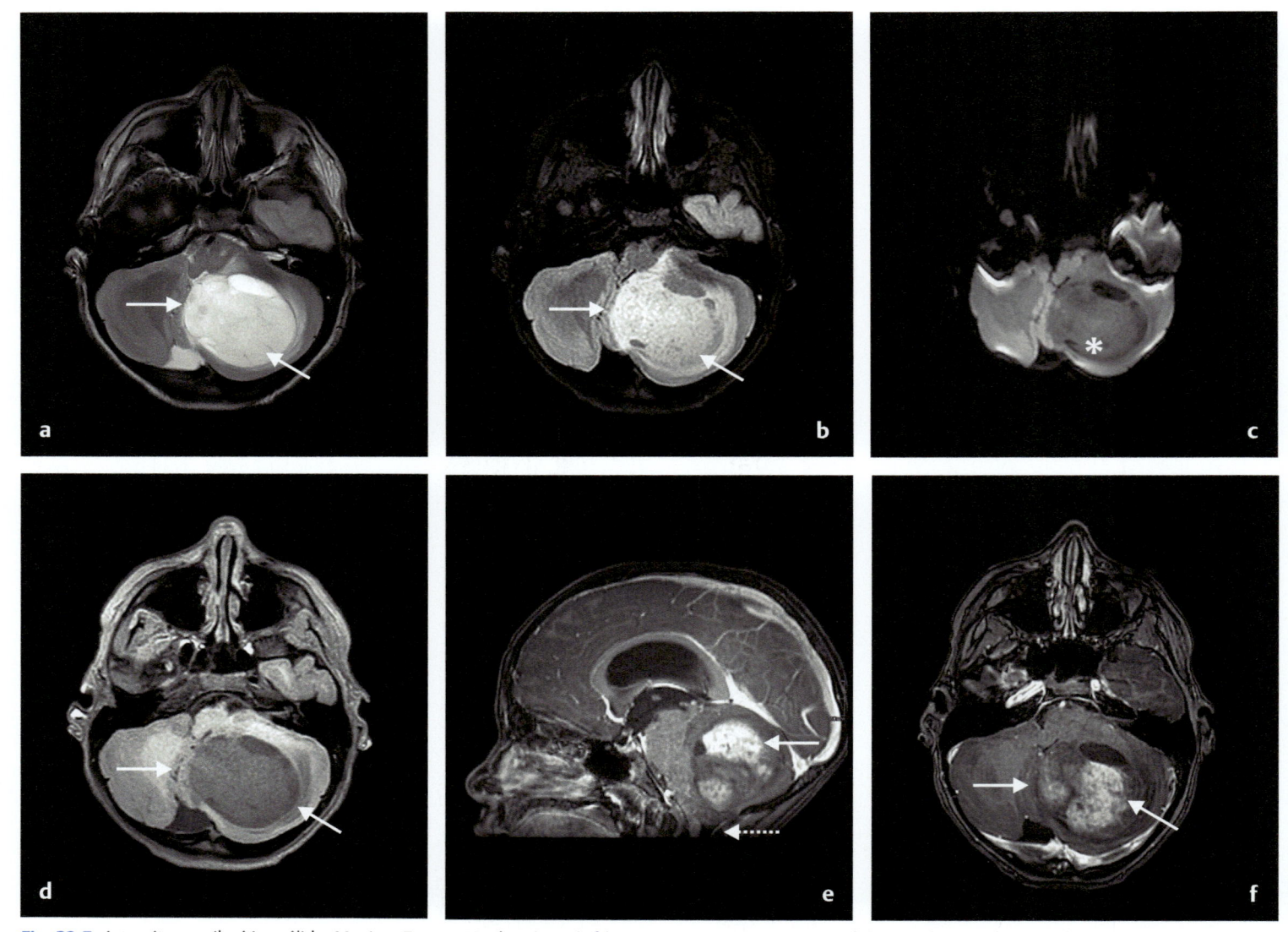

**Fig. 23-7.** Astrocitoma pilocítico sólido. Menino, 7 anos. RM de crânio: (a,b) FLAIR e T2. Lesão expansiva sólida e predominantemente hiperintensa (setas) localizada no hemisfério cerebelar esquerdo. Há pequeno componente cístico periférico. (c) DWI. A lesão apresenta baixo sinal no estudo da difusão pela sua baixa celularidade (asterisco). (d) T1 sem contraste. Lesão sólida com baixo sinal em T1. (e,f) Lesão sólida com áreas heterogêneas de realce pelo meio de contraste (setas). A lesão indefine o IV ventrículo e tronco cerebral, além de determinar insinuação caudal das tonsilas cerebelares (seta pontilhada).

## Diagnóstico Diferencial por Imagem

Uma lesão sólido-cística na fossa posterior em uma criança normalmente é patognomônica de astrocitoma pilocítico. Um hemangioblastoma até pode lembrar um astrocitoma pilocítico, mas costumam ser tumor de adultos em vez de crianças.[16]

As características em T2 irão, normalmente, permitir a diferenciação dos astrocitomas pilocíticos com os meduloblastomas, tumor atípico teratoide-rabdoide (ATRT) e ependimomas, sendo que estes três últimos costumam apresentar intensidade de sinal mais baixa em relação ao componente sólido do astrocitoma pilocítico, apesar de haver relatos de sobreposição de achados.[17,18,22] No entanto, para obter maior segurança nesta diferenciação a avaliação do estudo de difusão (DWI) é mais recomendada.[17] Os meduloblastomas e ATRTs geralmente apresentam restrição ao estudo da difusão da água e, consequentemente, os menores valores de média de valor de difusividade (mapa de ADC). E os ependimomas, embora não tenham restrição à difusão como característica típica, costumam apresentar valores de ADC inferiores do que os da porção sólida dos astrocitomas pilocíticos.[17]

Os tumores glioneuronais formadores de rosetas também ocorrem na fossa posterior e podem apresentar características de imagem semelhantes aos astrocitomas pilocíticos. No entanto, frequentemente eles estão localizados no interior do 4º ventrículo, sendo mais comuns em adolescentes e adultos.[16]

Pode existir uma importante sobreposição dos achados com outros tipos de gliomas e outras patologias tumorais menos típicas, então, é importante considerar todas as características de imagem assim como a faixa etária do paciente na elaboração do diagnóstico diferencial.[17]

## Outros Gliomas Cerebelares

Como já anteriormente descrito, os astrocitomas pilocíticos são os gliomas mais comuns do cerebelo em crianças.[17] Há alguns poucos relatos na literatura de formas difusas de gliomas cerebelares, sendo, portanto, formas raras de astrocitomas nesta faixa etária.[23]

A forma mais comum de glioma em pacientes com NF1 é o astrocitoma pilocítico e são mais comuns nas vias ópticas.[16,24] Porém, não é incomum que também apresentem neoplasias em outras localizações do SNC.[24] O cerebelo pode ser sítio de neoplasias primárias gliais nestes casos, sendo que o aumento das suas dimensões ou presença de sintomas sugerem neoplasias malignas, como gliomas de alto grau. Este tipo de apresentação é infrequente em crianças, sendo mais descrito em adultos jovens portadores de NF1 (Fig. 23-8).[16,24]

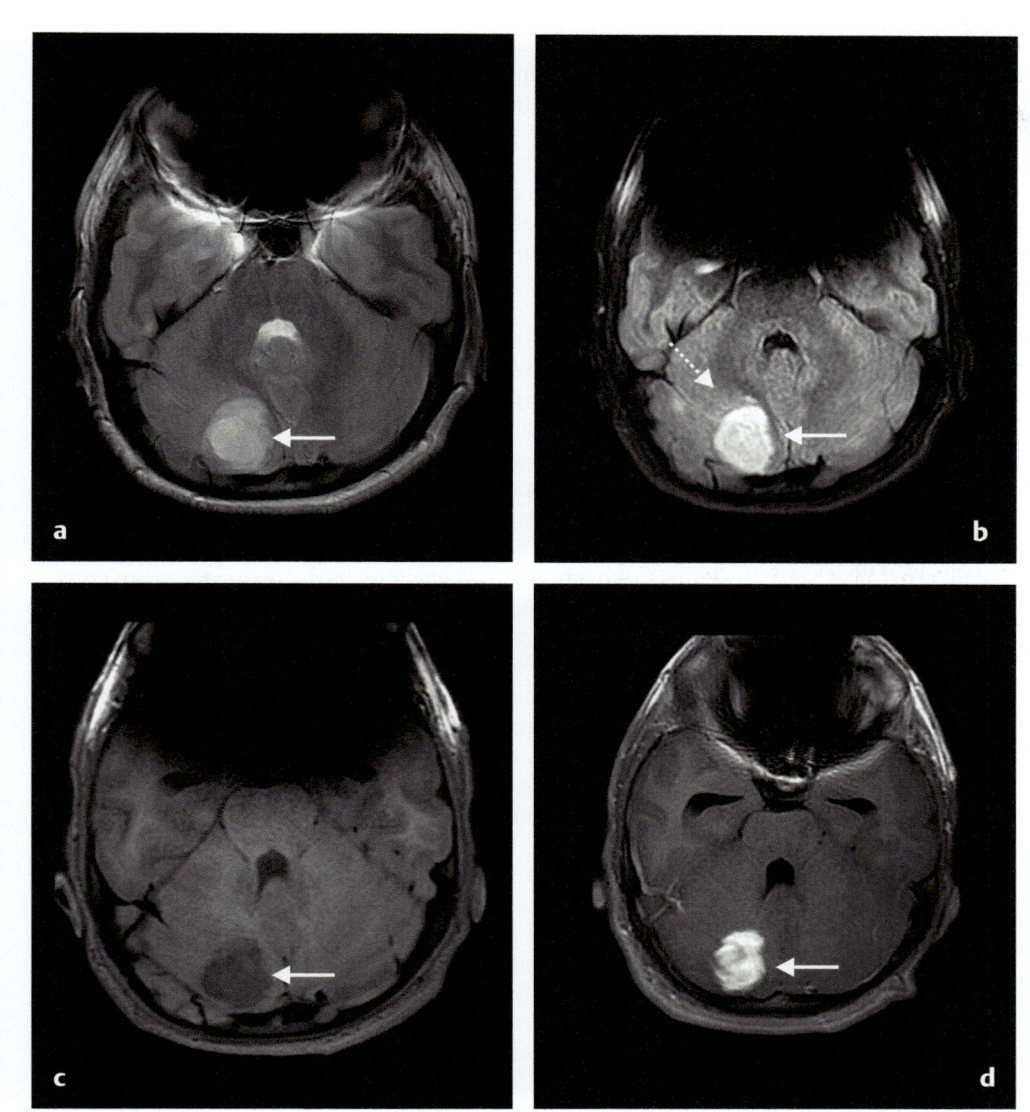

**Fig. 23-8.** Glioma de alto grau, IDH-selvagem. Menino, 17 anos. Neurofibromatose 1. RM de crânio: (**a,b**) T2 e FLAIR. Lesão expansiva sólido-nodular hiperintensa (setas) localizada no hemisfério cerebelar direito. Há mínimo hipersinal em T2/FLAIR circunjacente por edema vasogênico (seta pontilhada). (**c**) T1 sem contraste. A lesão apresenta hipossinal em T1 em relação ao parênquima cerebelar. (**d**) T1 com contraste. Lesão sólida intensa impregnação pelo meio de contraste gadolínio, com mínimo efeito expansivo.

## TRATAMENTO CIRÚRGICO

O tratamento cirúrgico dos tumores da fossa posterior, incluindo os gliomas cerebelares em crianças, constitui um grande desafio para o neurocirurgião pediátrico. Em geral, temos crianças pequenas, com baixo volume sanguíneo total e com lesões volumosas e muito vascularizadas. Sabemos que o maior fator prognóstico com possibilidade de cura é a ressecção completa destes tumores.[25]

Isto é válido para todos os tumores da fossa posterior. No caso dos astrocitomas cerebelares, a responsabilidade do cirurgião fica ainda maior, pois sabemos que são tumores de tratamento essencialmente cirúrgico, com pouca possibilidade de resposta a outros tratamentos oncológicos. A ressecção cirúrgica completa dos astrocitomas de baixo grau estão associadas a taxas de cura superior a 90% em 10 anos, sem a necessidade de qualquer outro tratamento complementar.[3]

## Cuidados Pré-Operatórios

Os cuidados pré-operatórios têm por objetivo minimizar o risco de complicações cirúrgicas e programar uma adequada abordagem. Medicações como corticoides podem ser iniciadas para alívio sintomático e manejo de eventual edema pós-operatório, podendo ser mantido de 1-2 semanas, de forma racional para se evitar efeitos adversos como aumento do risco de infecção ou complicações relacionadas com a cicatrização da ferida operatória. Não há indicação de profilaxia com drogas antiepiléticas em tumores de fossa posterior. Exames como contagem de eritrócitos, plaquetas e provas de coagulação são indicados. Devido ao risco de sangramento massivo dessas lesões é indicada tipagem sanguínea e disponibilidade imediata de hemocomponentes em sala cirúrgica.[9,26]

Para programação da via de acesso e planejamento transoperatório são indicados neuroimagem e, eventualmente, incluindo estudos vasculares como angio-RM. A RM permite avaliar localização, tamanho, envolvimento com estruturas vizinhas e invasão do tronco encefálico. É fundamental a avaliação nos exames de imagem da circulação arterial e venosa da fossa posterior, com especial atenção ao trajeto das artérias vertebrais, cerebelosas posteroinferiores, assim como a anatomia dos seios venosos, especialmente os seios transverso e occipital.[11] Também é muito importante verificar a presença de persistência de seios venosos primitivos na fossa posterior, especialmente o seio occipital, que pode ser amplo e drenar em direção ao seio sigmoide próximo ao forame jugular. A não identificação pré-operatória destas variantes pode levar a hemorragias importantes, mesmo antes de se abordar o tumor, na craniotomia ou na abertura dural.[27]

## Manejo da Hidrocefalia

Aproximadamente 90% dos pacientes com tumor de fossa posterior apresentam hidrocefalia no momento do diagnóstico.[5] Sua principal etiologia decorre de lesões na linha média impedindo a adequada circulação liquórica, decorrente da obstrução ao nível do aqueduto e/ou do quarto ventrículo, resultando em hidrocefalia triventricular.

Nos casos em que o diagnóstico é feito já com sinais clínicos de deterioração neurológica advindos da hidrocefalia, seu tratamento com brevidade é indicado.

A forma de tratamento agudo da hidrocefalia é a prioridade inicial, podendo variar conforme o local do atendimento e planejamento de intervenção do tumor. Pode se realizar uma drenagem ventricular externa (DVE) ou uma terceiroventriculostomia endoscópica

(TVE), dependendo da disponibilidade do local de atendimento. Uma vez tratada a hidrocefalia, a ressecção tumoral pode ser planejada com tempo, possibilitando uma cirurgia em condições mais seguras. Em situações em que o diagnóstico é estabelecido em um serviço onde não há possibilidade de remoção cirúrgica da lesão, nem pessoal habilitado a realizar uma TVE e o paciente venha demandar uma transferência para outro centro, é aceitável realizar uma derivação ventriculoperitoneal (DVP) no momento do diagnóstico, já que é um procedimento realizado em centros de menor complexidade.

Tanto com a DVE como com a TVE ou mesmo com o implante de uma DVP, existe o risco eventual de herniação ascendente com compressão do tronco encefálico, sangramento tumoral e piora do estado neurológico. Tal ocorrência é secundária à súbita criação de um gradiente de pressão causada pela descompressão do compartimento supratentorial, pela drenagem de liquor, ainda na presença do tumor causando a hipertensão do compartimento infratentorial. Na realização da TVE ou da DVP deve-se se tentar evitar a saída de grande quantidade de liquor. Por ocasião da realização da DVE, deve se retirar apenas uma pequena quantidade de liquor durante o procedimento, para alívio imediato da hipertensão intracraniana. Instalar o sistema no bloco cirúrgico e somente abrir na Unidade de Tratamento Intensivo (UTI), colocando, inicialmente, a uma altura não inferior a 25 cm de $H_2O$. Nos dias subsequentes pode se baixar gradualmente para 20 cm de $H_2O$ e depois para 15 cm de $H_2O$.

Após remoção tumoral a DVE pode ser deixada em 10 cm de $H_2O$ por 1 a 2 dias para evitar fístula liquórica e subir gradativamente até o fechamento nos dias subsequentes.

A persistência de hidrocefalia, mesmo após a desobstrução do 4º ventrículo e o reestabelecimento do fluxo liquórico, é vista em aproximadamente 30% dos pacientes operados de tumores da fossa posterior. Ao contrário do que se imaginava, mesmo assim, na maioria desses casos a hidrocefalia segue sendo obstrutiva, possivelmente por aracnoidite. Assim, a primeira opção de tratamento seria com TVE, para evitar a colocação de uma DVP e suas complicações de longo prazo. Nestas circunstâncias a taxa de sucesso é de aproximadamente 70%. Nos outros casos, deve se fazer a DVP.[28] Acredita-se que uma maneira de prevenir que a hidrocefalia seja mantida após a ressecção do tumor seja evitar entrar nas vias normais da circulação liquórica como o 4º ventrículo e a cisterna magna.[5] Isto é mais fácil de ser feito na cirurgia dos astrocitomas pilocíticos, pois os tumores são mais intra-axiais e menos frequentemente localizados no interior do 4º ventrículo.

## Manejo Cirúrgico

A proximidade anatômica com estruturas vitais e o pequeno volume compartimental da fossa posterior determinam estabelecer objetivos para atingir um resultado ideal, que envolvem tentar reestabelecer a circulação liquórica, a obtenção de tecido para análise diagnóstica, a redução do efeito de massa do tumor e atingir uma ressecção máxima segura, preferencialmente em único procedimento e sem causar danos neurológicos inaceitáveis.

A via de abordagem leva em conta fatores como tamanho do tumor, sua localização e origem, assim como relação com tronco cerebral. Estes tumores podem ter seu componente principal na linha média junto ao *vermis* cerebelar, estar ocupando o hemisfério cerebelar e, eventualmente, se originando ou estendendo ao ângulo pontocerebelar.

Quando a lesão de origina na linha média ou ocupa um grande volume da fossa posterior mesmo que tendo componente principal no hemisfério cerebelar, é prudente optar por um acesso amplo, suboccipital, visto que muitas vezes uma craniotomia restrita pode dificultar o acesso adequado à lesão assim como controle de hemostasia do campo cirúrgico (Fig. 23-9).[8,11,29]

Este acesso é realizado, preferencialmente, com o paciente posicionado em decúbito ventral, sempre atentando-se a uma rotina de cuidados. Para o posicionamento da cabeça, em crianças menores até 4 ou 5 anos, usamos o suporte tipo ferradura, deixando reservado fixação em suporte Mayfield com pinos para pacientes maiores.

O uso do suporte de Mayfield, mesmo com o uso pinos pediátricos, deve ser realizado com cuidado em crianças, pois pode causar complicações como fratura do crânio, lesão cerebral ou hematoma intracraniano (Fig. 23-9a,b).[30] É preferível o uso de tubo endotraqueal aramado, atentando para adequada fixação. A posição em decúbito ventral e a flexão da cabeça podem dobrar mais facilmente um tubo normal de criança e os campos cirúrgicos podem dificultar o acesso a via aérea no transoperatório, e situações de extubação neste contexto podem ser catastróficas. Coxins devem ser posicionados nos pontos de apoio para evitar feridas por pressão ou até neuropraxias relacionados com distensões ou compressões.[9]

Posicionamos com flexão da cabeça para adequada exposição ao forame magno e arco de C1, este último não sendo necessária a retirada, exceto em casos em que há lesões muito volumosas, ou que se estendam abaixo do forame magno, mais comum nos casos de ependimoma. Atentar que flexões muito intensas da cabeça podem dificultar a drenagem das veias jugulares, causando edema do sítio cirúrgico e aumento do sangramento. Sempre conferir com o anestesiologista se a pressão da via aérea está adequada, assim como a drenagem nas veias jugulares. Esta posição é mais ergonômica para o cirurgião, evitando que opere com os braços elevados contra a gravidade. Possíveis desvantagens incluem o acúmulo de liquor e sangue no campo operatório, necessitando de aspiração mais frequente e a probabilidade maior de usar mais retração do cerebelo.

Posições sentada e semissentado para abordagem da fossa posterior em crianças devem ser criteriosamente escolhidas, visto que aumentam risco de embolia gasosa, além de não oferecerem vantagem cirúrgica.[29]

A incisão é feita na linha média, se estendendo do ínion até C2. A fáscia profunda também é aberta na linha média, exceto na porção superior onde se faz em formato de Y, permitindo um fechamento mais adequado do plano muscular, possivelmente diminuindo a chance de fístula liquórica. O osso occipital pode ser exposto utilizando o cautério, diminuindo o sangramento (Fig. 23-9c). Em crianças pequenas o uso do cautério com agulha de Colorado® com baixos parâmetros (modo *blend* com 6 no corte e 8 na coagulação) pode ser particularmente útil. Cuidado especial na dissecção do forame magno e do arco de C1 para evitar lesão da artéria vertebral. Pequeno sangramento na exposição lateral pode indicar sangramento do plexo venoso ao redor da artéria vertebral. Deve se interromper a exposição e o sangramento pode ser controlado com Surgicel ou Spongostam.

No passado a craniectomia suboccipital era padrão nas abordagens da fossa posterior, possivelmente pelo receio de lesionar os seios durais com a craniotomia. Mais recentemente, com a melhora da tecnologia dos craniótomos de alta rotação, a craniotomia tem sido a preferência. Demonstrou ser segura, rápida, com melhor resultado estético e oferecendo melhor proteção da fossa posterior (Fig. 23-9d). Além disso, proporciona uma diminuição da ocorrência de fístula liquórica e pseudomeningocele.[31]

É realizada uma craniotomia mediana, com exposição dos seios transversos cranialmente e forame magno caudalmente. O arco posterior de C1 não é importante para a estabilidade da coluna e da junção craniovertebral, No entanto, o arco posterior de C2 é importante para a estabilidade devido à inserção da musculatura cervical posterior, portanto, tanto a musculatura quanto o arco posterior de C2 devem ser preservados.[29] Se procede abertura dural em Y atentando na linha media o seio occipital e o seio circular (Fig. 23-9d).

Lesões restritas ao hemisfério cerebelar e com origem lateral, pode indicar uma craniotomia suboccipital paramediana, levando em conta os cuidados previamente descritos, também com posicionamento em decúbito ventral. Em relação ao acesso se realiza uma incisão paramediana, com dissecção em plano único e craniotomia unilateral suboccipital, que pode se estender da mastoide até a linha média. Em geral, não é necessária a abertura do forame magno. Atenção especial deve ser dada a artéria vertebral, que nesta abordagem fica exposta a maior risco de lesão. Procede-se com abertura dural unilateral em *c* ou *x*.

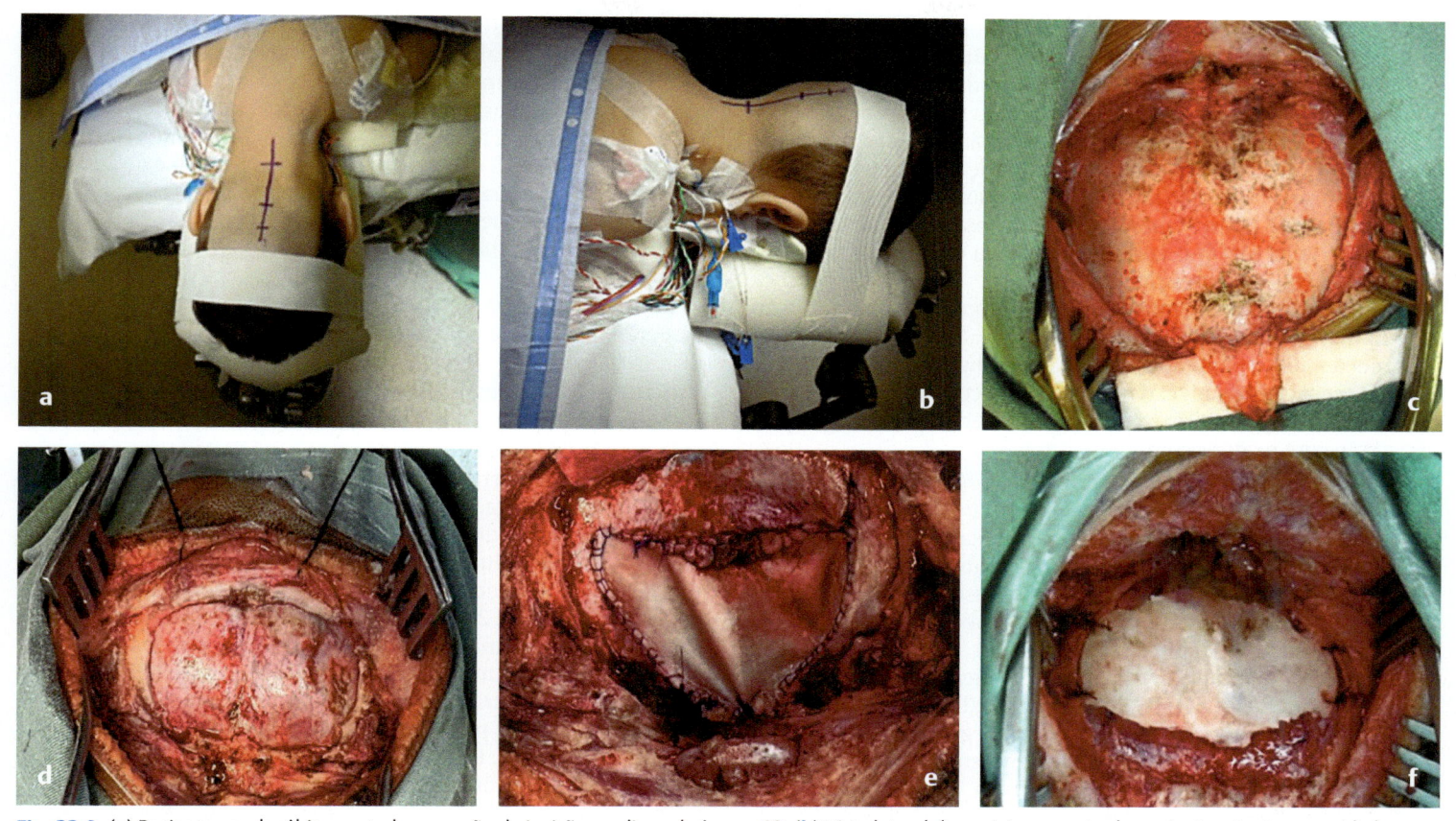

**Fig. 23-9.** (**a**) Paciente em decúbito ventral, marcação de incisão mediana do íneo a C2. (**b**) Vista lateral do posicionamento do paciente, atentar ao cuidado nos pontos de apoio, do uso da ferradura, manta térmica, cateter venoso central e monitorização eletrofisiológica. (**c**) Exposição óssea para realização da craniotomia suboccipital. (**d**) Craniotomia já realizada com margens delimitadas, superiormente seios transversos e tórcula, lateralmente seios sigmoides e inferiormente arco posterior de C1. (**e**) Enxerto com uso de pericárdio bovino com sutura hermética utilizando prolene 4.0. (**f**) Fixação do *flap* ósseo com uso de fios PDS II 3.0.

A craniotomia retrossigmóidea fica indicada para casos em que a origem da lesão tenha seu principal componente no ângulo ponto-cerebelar ou mesmo lesões exofíticas que se originam do pedúnculo cerebelar, ponte ou bulbo.[8,29] Preferimos a posição dorsolateral, com o paciente em decúbito dorsal com a elevação do ombro, porém, podendo ser completamente em decúbito lateral. É necessário expor a junção do seio transverso com o seio sigmoide, que ocorre normalmente abaixo do astérion.

O fechamento dural, em geral, necessita de duroplastia, quando a abordagem é mediana, pois a ligadura ou a coagulação ao nível do seio occipital quase sempre determinam uma retração da dura-máter dificultando um fechamento hermético. Utilizamos o pericrânio, quando possível ser retirado sem a necessidade de ampliar a incisão na pele. Outra opção é o pericárdio bovino, que temos utilizado há muitos anos sem aumentar as complicações. É um material firme, fácil de suturar, produz uma boa união com a dura-máter, não aumenta o risco de infecção e é bastante barato e largamente disponível. O único cuidado é que deve ser lavado exaustivamente, com pelo menos 2 litros de soro, antes de ser implantado (Fig. 23-9a,f).[32] Quando a abordagem é paramediana, em geral, é possível fechar a dura-máter primariamente de forma hermética.

O retalho da craniotomia pode ser fixado com fios, PDS (absorvível) ou *mononylon*, placas e parafusos absorvíveis em crianças pequenas. Em crianças maiores e adolescentes pode-se utilizar as placas e parafusos de titânio (Fig. 23-9f).

### Ressecção do Tumor

Como regra geral, tudo aquilo que captar contraste na imagem deve ser ressecado.

Nos tumores que apresentam um nódulo mural que capta contraste na neuroimagem e um cisto que em geral não capta contraste há a necessidade de ressecar apenas o nódulo (Fig. 23-5). Não há uma cápsula verdadeira que possa ser ressecada. Os limites do cisto são constituídos por tecido neural normal deslocado. Por vezes este nódulo pode ser bem sangrativo e sua consistência pode variar de mais mole facilmente removido com o uso de aspiração ou de consistência mais endurecida sendo necessário usar pinças de tumor ou de preferência utilizando a aspiração ultrassônica.

Nos tumores em que apresenta um componente sólido associado com um cisto com impregnação periférica (Fig. 23-6), deve se ressecar tanto o nódulo como a parte captante da periferia do cisto, que neste caso de um tumor com necrose central. Uma invasão do tronco encefálico ou do pedúnculo cerebelar é infrequente, porém pode impedir uma ressecção completa. Nestes casos pode-se optar por deixar um tumor residual para evitar danos neurológicos mais severos.

Alguns tumores se apresentam como massa volumosa somente com uma captação periférica irregular de contraste e com um conteúdo central necrótico. Deve se tentar ressecar toda parte periférica, porém, esta pode ser friável e se romper com facilidade, dificultando a ressecção de todos os fragmentos. Junto ao parênquima cerebelar pode-se fazer esta ressecção de forma mais agressiva, porém, não possível fazer isso próximo ao assoalho do 4º ventrículo ou dos pedúnculos cerebelares.

### Cuidados Pós-Operatórios

Após a cirurgia o paciente é preferencialmente extubado na sala, respeitando os critérios anestesiológicos, especialmente relacionados com o nível de consciências e padrão ventilatório. Em algumas situações, muito raramente, pode se decidir não fazer a tentativa de extubação e encaminhar o paciente para a UTI com a recomendação de manter o paciente sedado e em ventilação mecânica por mais tempo. Tais situações podem estar relacionadas com algum achado ou intercorrência no transoperatório, como edema cerebelar, choque hipovolêmico com necessidade de uso de drogas vasoativas, manipulação excessiva do tronco encefálico ou dos nervos cranianos baixos, que pudesse ser antecipado alguma dificuldade respiratória central ou por paralisia da glote, alteração do nível de consciência, dificuldade de deglutição que possa predispor à aspiração. Todos os pacientes ficam na UTI pediátrica por, pelo menos, 24 horas e nos casos em que o paciente tem uma DVE este permanece em leito de unidade intensiva até a resolução do quadro de hidrocefalia.[33]

A realização de exame de neuroimagem de controle, preferencialmente uma ressonância magnética, é feita nas primeiras 72 horas, sendo essa janela a melhor para avaliação de lesão residual e permitir a tomada de decisão de reintervenção caso seja possível complementar a ressecção inicial. Neste período, uma captação de contraste sugere lesão residual. Após 72 horas do procedimento cirúrgico, o leito tumoral também começa a captar contraste, dificultando avaliar a extensão da ressecção.[3] Este exame precoce também permite avaliar complicações pós-operatórias como edema e hemorragias.[34]

Queixas como náuseas, vômitos, febre, distúrbios hidroeletrolíticos e oscilações do nível de consciência ocorrem com certa frequência no pós-operatório, cabendo tratamento sintomático e investigação com exames complementares.[35]

## Resultados Cirúrgicos

Como mencionado anteriormente, a taxa de ressecção cirúrgica é o fator de prognóstico mais importante no tratamento dos principais tumores da fossa posterior. No caso do astrocitoma pilocítico do cerebelo, o tratamento com ressecção completa pode ser curativo exclusivamente com a cirurgia, sem necessidade de tratamento complementar, garantindo praticamente 100% de sobrevivência em longo prazo.[5] Diferente dos gliomas de baixo grau em adultos os gliomas cerebelares de baixo grau muito raramente sofrem uma progressão de grau. Mesmo em casos de ressecção subtotal, o prognóstico continua sendo bom, pois afetando pouco a sobrevida em longo prazo, mostrando uma sobrevivência livre de doença em 45-65% e estabilidade ou regressão da lesão residual em 33-65%.[3] Além disso, a regressão espontânea pode ocorrer em 30% dos pacientes após ressecção subtotal.[36,37]

A taxa de ressecção completa para os astrocitomas pilocíticos do cerebelo pode variar de 50-89%.[3]

Em nossa experiencia pessoal, período de 1995 a 2021, foram operadas 469 pacientes com idade inferior a 18 anos, com tumor intracraniano, no nosso serviço. Destes, 241 pacientes apresentavam tumores localizados na região infratentorial (51%).

O diagnóstico histopatológico de astrocitoma foi realizado em 103 pacientes, 43% dos tumores da fossa posterior, sendo que o astrocitoma pilocítico foi o mais frequente com 79/103 (77%) dos astrocitomas da fossa posterior e 33% (79/241) do total dos tumores da fossa posterior. Astrocitoma grau II ocorreu em 12/103 (11,5%) e os astrocitomas de alto grau (III e IV) ocorreu também em 12/103 (11,5%) dos astrocitomas da fossa posterior e 5 e 5%, respectivamente, dos tumores da fossa posterior.

A ressecção total foi possível em 86% dos pacientes com astrocitoma pilocítico e 25 e 42% dos astrocitomas grau II e de alto grau, respectivamente (Quadro 23-1).

Nos casos em que não é possível a ressecção completa, geralmente é em função de invasão dos pedúnculos cerebelares e tronco encefálico.

A taxa de recidiva com ressecção completa varia de 2-5% e com ressecção incompleta é de 42-45%.[5]

## Tratamento da Lesão Residual

Uma ressecção incompleta ou subtotal pode ocorrer por decisão do cirurgião, para não aumentar a morbidade, mas também pode ocorrer inadvertidamente. A impressão durante a cirurgia foi de reseção completa, porém, na imagem pós-operatória identifica-se um tumor residual.

Uma lesão residual pode ser caracterizada em uma imagem recente até 72 horas após a cirurgia ou em uma imagem pós-operatória tardia, em geral 2 meses depois da cirurgia, após ter passado o momento de impregnação do leito cirúrgico. Se esta lesão residual for grande e existir uma possibilidade de ressecção adicional esta pode ser indicada para obter a ressecção total.

Lesões residuais pequenas, em geral com menos de 1 cm, podem ser observadas. O comportamento destas pequenas lesões é bastante incerto, sendo que em muitos casos não vemos progressão e, em alguns casos, é possível ver a regressão completa do nódulo que impregnava, no decorrer de anos de acompanhamento, como mencionado anteriormente.

## Tratamento da Recidiva

Quando a primeira cirurgia tem falha em manter o paciente no acompanhamento livre de progressão da doença uma segunda intervenção está indicada com o objetivo de alcançar uma ressecção completa.[38] Frequentemente este objetivo é alcançado, mesmo quando na primeira cirurgia a ressecção foi incompleta.

Nos casos em que há invasão de estruturas vitais como pedúnculo cerebelar, tronco cerebral ou envolvimento vascular da lesão e há impossibilidade cirúrgica de uma ressecção próxima a total se indica tratamento oncológico complementar.

Quadro 23-1. Tratamento dos astrocitomas da fossa posterior operados entre 1995-2021

| | | Astrocitoma de alto grau (III e IV) | | Astrocitoma grau II | | Astrocitoma pilocítico | |
|---|---|---|---|---|---|---|---|
| | | N | % | N | % | N | % |
| **Recuperação (com recidiva)** | Não | 3 | 60,0% | 2 | 66,7% | 0 | 0,0% |
| | Sim | 2 | 40,0% | 1 | 33,3% | 11 | 100% |
| **Ressecção** | Não total | 7 | 58,3% | 9 | 75,0% | 11 | 13,9% |
| | Total | 5 | 41,7% | 3 | 25,0% | 68 | 74,4% |
| **Tratamento complementar** | Desconhecido | 0 | 0,0% | 2 | 16,7% | 14 | 17,1% |
| | Nada | 2 | 10,0% | 5 | 41,7% | 61 | 74,4% |
| | Qtx | 8 | 40,0% | 4 | 33,3% | 5 | 6,1% |
| | Rtx focal | 9 | 45,0% | 1 | 8,3% | 2 | 2,4% |
| | Rtx neuroeixo | 1 | 5,0% | 0 | 0,0% | 0 | 0,0% |

## Tratamento Oncológico Complementar

Considerando a natureza benigna destes tumores a quimioterapia é próxima linha de tratamento e a radioterapia não é recomendada.

O tratamento complementar no pós-operatório inicial com radioterapia ou quimioterapia não é indicada, pois não demonstrou retardar a progressão ou melhorar a sobrevida, mesmo em astrocitomas de grau II.[39]

Quando for considerado que a lesão residual ou a recidiva estiverem progredindo e não forem passíveis de nova abordagem cirúrgica com ressecção segura, que, na maioria das vezes se deve por invasão do pedúnculo cerebelar, tronco encefálico ou envolvimento com estruturas vasculares vitais, pode se realizar o tratamento oncológico.[38]

Nos casos não passíveis de segundo tempo cirúrgico com exames seriados em que se evidencia aumento de volume lesional se indica quimioterapia, usada para retardar ou evitar radioterapia.

Vários regimes de quimioterapia podem ser utilizados com taxas de resposta variadas. Mais comumente a combinação de carboplatina e vincristina tem sido usada em pediatria. A vimblastina também foi recentemente utilizada de modo amplo.

A compreensão mais recente das alterações genômicas em muitos dos gliomas de baixo grau está indicando a possibilidade de uso de terapia-alvo para tratar tumores irressecáveis, progressivos ou refratários. Alterações envolvendo o gene *BRAF* são comuns, sendo as mais comuns uma fusão genética entre *KIAA1549* e *BRAF*, resultando em uma proteína de fusão que não possui o domínio regulatório *BRAF*. Esta fusão é observada na maioria dos astrocitomas pilocíticos cerebelares e 40% dos tumores quiasmáticos/hipotalâmicos. Os inibidores de MEK estão sendo usados com sucesso em crianças com doença recorrente e considerados irressecáveis.[25,40] Futuras perspectivas de tratamento se concentram a cerca de medicações para mutações específicas como a mutação do *BRAF* (V600E) com sorafenibe e rapamicina.[40]

Os dados disponíveis na literatura demonstram uma redução da expectativa de vida global dos pacientes que passam por tratamento complementar com quimioterapia e radioterapia, porém, parece ser um viés relacionado com o grau de ressecção da lesão, visto que pacientes que acabam necessitando de tratamento complementar são do grupo com ressecção subtotal, e esta, em si, indicaria pior prognóstico.[41]

Considerando que a radioterapia em crianças está associada a alterações cognitivas, vasculopatias e possibilidade de indução de novos tumores, esta deve ficar reservada apenas a crianças maiores em casos não passíveis de tratamento cirúrgico e que não responderam à quimioterapia e estão em progressão.[3,25]

## Complicações

As complicações podem ser classificadas em três categorias: neurológicas, regionais e sistêmicas.[42]

Dentro do grupo das regionais estão adversidades relacionadas com a ferida operatória e craniotomia. Infecção de ferida operatória pode ocorrer em 1-2% dos casos. Sua origem está relacionada com a contaminação do sítio cirúrgico no transoperatório. São fatores de risco descritos também tempo de cirurgia prolongado, uso de corticosteroides no período perioperatório e corpo estranho no sítio cirúrgico como placas de fixação óssea de titânio ou uso de substitutos de dura-máter.[43] Outra complicação que pode aumentar o risco de infecção cirúrgica e a fístula liquórica. Normalmente se manifesta com abaulamento da ferida operatória descrito por vezes como pseudomeningocele ou mesmo drenagem de líquido da ferida operatória, este sendo transparente como água de rocha ou, por vezes, citrino, podendo gerar dúvida, em alguns casos, a origem desta drenagem. Sua ocorrência pode chegar a aproximadamente 28% das cirurgias de fossa posterior.[44] A etiologia parece ser multifatorial, estando relacionada com a fragilidade dos tecidos da criança ser maior que do adulto, o aumento da pressão intracraniana e a hidrocefalia, assim como o fechamento dural inadequado ou sob tensão.

Como estratégia para minimizar esta complicação de forma rotineira utilizamos DVE no perioperatório, posicionando-a no pós-operatório em 10 $cmH_2O$ por 72 horas. Após este período elevamos 5 $cmH_2O$ por dia até 30 $cmH_2O$, caso haja ocorrência de fístula ou pseudomeningocele indicamos tratamento definitivo da hidrocefalia. Outra medida sugerida realizar o fechamento em selo d'água com expansão dural utilizando ou enxerto autólogo de periósteo ou pericárdio bovino, e, sobre este fechamento, selantes durais como Tyssel ou DuraSeal.[11,44]

A terceira complicação mais frequente após infecção é a fístula liquórica e paralisia de nervos cranianos, podendo ocorrer em até 5% dos pacientes.[42] Este evento desfavorável pode ser transitório ou definitivo e advir de tração do nervo, lesão direta ou comprometimento do suprimento sanguíneo.

As complicações que ocorrem diretamente devido à manipulação do tecido cerebelar como edema, hematoma, hidrocefalia e mutismo cerebelar apresentam incidência aproximada de 1-3%.[42]

## Prognóstico

O astrocitoma pilocítico é um dos poucos tumores do SNC que pode ser curado com ressecção completa. As taxas de sobrevida em 10 anos chegam a mais de 90% quando a ressecção completa é atingida.[7]

## Casos ilustrativos
### Caso 1

Paciente 3 anos, sexo masculino, previamente hígido, há 3 meses passou a apresentar alterações na marcha, com quedas frequentes. Passou a não mais conseguir andar de bicicleta. Duas semanas antes de procurar a emergência passou a apresentar vômitos diários e cefaleia com alívio ao uso de paracetamol e dipirona. Ao exame físico apresentava dismetria, ataxia de marcha e disdiadococinesia. Realizou RM de crânio que evidenciava lesão nodular sólido-cística e expansiva centrada no hemisfério cerebelar à direita, medindo aproximadamente 4,4 × 3,9 × 3,6 cm nos maiores diâmetros laterolateral e realce heterogêneo de sua porção sólida e não demonstra restrição à difusão ou micro-hemorragia/calcificações de permeio. Optou-se por realizar craniotomia paramediana direita, atingindo ressecção completa da lesão. Paciente em acompanhamento livre de doença por longo período.

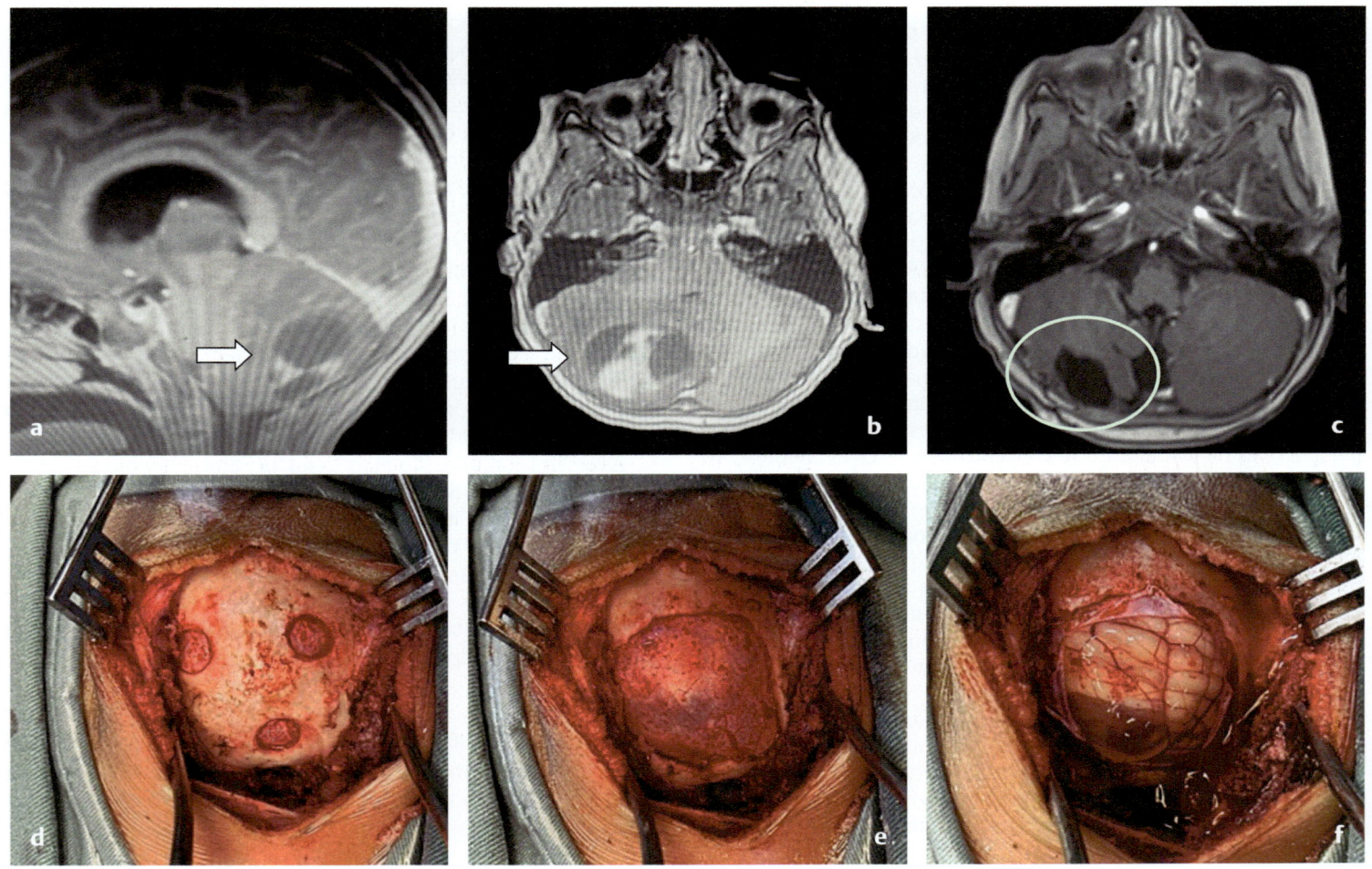

**Fig. 23-10.** (a) Seta indicando lesão sólido-cística junto ao hemisfério cerebelar direito na vista sagital. (b) Vista axial da mesma lesão sólido-cística junto ao hemisfério cerebelar direito. (c) Controle de imagem evidenciando apenas cavidade cirúrgica livre de lesão. (d) Dissecção em plano único com exposição suboccipital direita, realizado trépanos. (e) Craniotomia paramediana direita. (f) Abertura dural com evidenciando cisto tumoral e cerebelo com aspecto lesional.

## Caso 2

Paciente com 6 anos apresentando cefaleia de forte intensidade 2 semanas antes do diagnóstico procurou emergência. Mãe conta, ainda, que estava apático, com vômitos e inapetência. No exame físico da admissão com ataxia de marcha e paresia do VI craniano esquerdo. Realizou RM de crânio com lesão de aspecto sólido-cístico centrada no cerebelo à direita da linha média, bem-delimitada, com cerca de 7,1 × 6,0 cm nos maiores diâmetros transversos axiais, com realce ao gadolínio, sem restrição à difusão, sem calcificações/micro-hemorragias, que oblitera o 4º ventrículo causando moderada ectasia ventricular supratentorial com transudação liquórica transependimária e com edema nos hemisférios cerebelares e tronco. Procedido DVE logo após diagnóstico e realizada ressecção cirúrgica no dia seguinte. Evoluiu bem, sem déficits em pós-operatório tardio, com longo período de acompanhamento livre de doença.

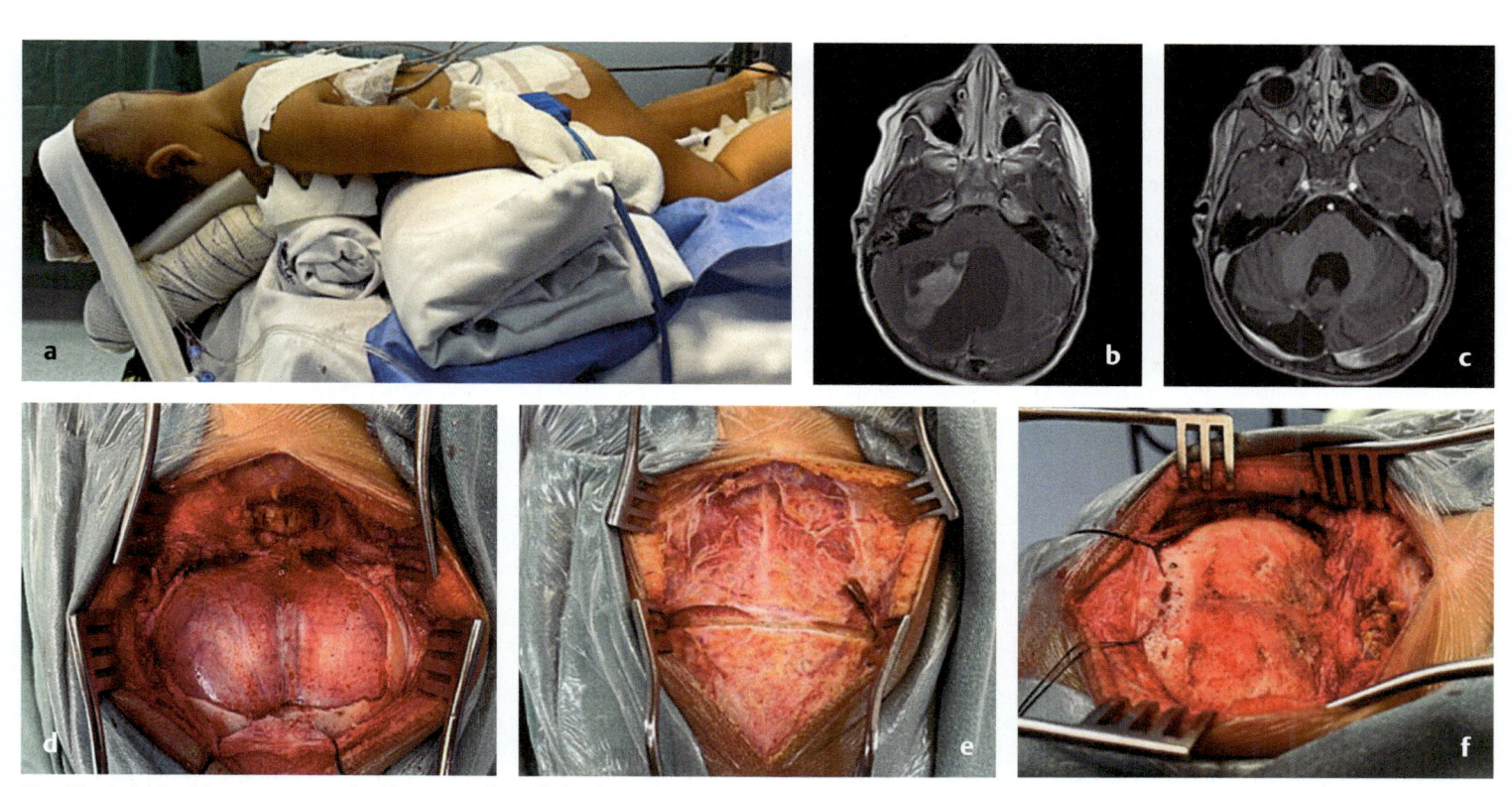

**Fig. 23-11.** (a) Posicionamento em decúbito ventral, cuidados do paciente, coxins em pontos de apoio do tórax e cristas ilíacas, notar na imagem uso de reston e paciente posicionado sobre suporte ferradura sem pinos devido à idade. Uso de manta térmica também para evitar hipotermia. (b) Imagem T1 com contraste de lesão sólido-cística com nódulo mural hiperintenso e captante de contraste compatível com astrocitoma pilocítico. (c) Imagem de controle tardio livre de lesão. (d) Craniotomia suboccipital mediana mostrando limite superior junto aos seios transversos e tórcula, limite inferior junto ao arco de C1 e limites laterais junto aos seios sigmoides. (e) Dissecção e exposição dos músculos trapézios junto a abordagem suboccipital, notar que é deixado uma faixa de músculo para posterior sutura e evitar retração deste após a reconstrução. (f) Exposição dos limites da craniotomia a ser realizada após a dissecção muscular.

## CONCLUSÃO

Os gliomas cerebelares correspondem a um terço dos tumores da fossa posterior em crianças. A imensa maioria corresponde ao astrocitoma pilocítico, considerado grau I, fazendo parte dos chamados gliomas pediátricos de baixo grau. São tumores de crescimento lento, que podem comprometer o *vermis* ou os hemisférios cerebelares, que usualmente se apresentam como grandes massas causando obstrução da circulação liquórica e hidrocefalia, podendo ou não estar associado a alterações cerebelares.

Os astrocitomas pilocíticos podem se apresentar nos exames de neuroimagem geralmente de 3 formas. Císticos, com nódulo mural, que correspondem a aproximadamente metade dos casos. Bordos sólidos com um centro cístico/necrótico (40-45%). Tumores não necróticos e sólidos ocorrendo em menos de 10% dos casos.

O tratamento é essencialmente cirúrgico, com pouca possibilidade de resposta a outros tratamentos oncológicos. Deve ser tentada a máxima ressecção considerada segura. A ressecção cirúrgica completa dos astrocitomas de baixo grau estão associadas a taxas de cura superior a 90% em 10 anos, sem a necessidade de qualquer outro tratamento complementar. A extensão de ressecção cirúrgica é o melhor fator prognóstico.

Havendo alguma lesão residual considerada ressecável deve se tentar uma nova cirurgia. Caso não seja considerada segura uma ressecção completa, pode-se optar pela observação da lesão residual. Alguns tumores residuais não crescem ou até involuem. Na recidiva o tratamento também é nova ressecção cirúrgica. Tratamento com quimioterapia e/ou radioterapia são reservados para casos de progressão em localizações não consideradas seguras para a cirurgia. Perspectivas futuras existem com o entendimento da biologia molecular destes tumores e o desenvolvimento de terapia-alvo.

## REFERÊNCIAS BIBLIOGRÁFICAS

1. Totapally BR, Shah AH, Niazi T. Epidemiology and short-term surgical outcomes of children presenting with cerebellar tumors. Clin Neurol Neurosurg. 2018;168:97-101.
2. Ostrom QT, et al. CBTRUS Statistical Report: Pediatric Brain Tumor Foundation Childhood and Adolescent Primary Brain and Other Central Nervous System Tumors Diagnosed in the United States in 2014-2018. Neuro Oncol. 2022;24(3):iii1-iii38.
3. Bonfield CM, Steinbok P. Pediatric cerebellar astrocytoma: a review. Childs Nerv Syst. 2015;31(10):1677-85.
4. Yang W, et al., Epidemiological characteristics, clinical presentations, and prognoses of pediatric brain tumors: Experiences of national center for children's health. Front Oncol. 2023;13:1067858.

5. Jacobson E, Lai K G, Maixner W. Approaches to cerebellar astrocytoma in pediatric patients, in Posterior fossa tumors in children, M.M.O.e. al.(eds), Editor Spring International: Switzerland. 2015:457-66.
6. Louis DN, et al., The 2021 WHO Classification of Tumors of the Central Nervous System: a summary. Neuro Oncol, 2021;23(8):1231-51.
7. 7.Elwatidy SM et al. Outcome of childhood cerebellar pilocytic astrocytoma: a series with 20 years of follow up. Cureus. 2022;14(2):e22258.
8. Jallo GI, Kothbauer KF, Recinos VMR. Handbook of pediatric neurosurgery. Thieme: New York resource; [online]. 2018. p. 1.
9. Anetsberger S, et al. Predictive factors for the occurrence of perioperative complications in pediatric posterior fossa tumors. World Neurosurg. 2023;172:e508-e516.
10. Vargiami E, Zafeiriou DI. Clinical Aspects of Pediatric Brain Tumors. Journal of Pediatric Neuroradiology. 2016;5(02):046-048.
11. Özek MM, et al. Posterior fossa tumors in children. Springer International Publishing; 2015.
12. Dörner L, et al. Posterior fossa tumors in children: how long does it take to establish the diagnosis? Childs Nerv Syst. 2007;23(8):887-90.
13. Sathyakumar S, et al. Advances in pediatric gliomas: from molecular characterization to personalized treatments. Eur J Pediatr. 2024;183(6):2549-62.
14. Bale TA, Rosenblum MK. The 2021 WHO Classification of Tumors of the Central Nervous System: An update on pediatric low-grade gliomas and glioneuronal tumors. Brain Pathol. 2022;32(4):e13060.
15. Kulac I, Tihan T. Pilomyxoid astrocytomas: a short review. Brain Tumor Pathol. 2019;36(2):52-5.
16. Osborn AG, Linscott LL, Salzman KL. Osborn's brain: imaging, pathology, and anatomy, 3rd ed. Salt Lake City: Elsevier; 2023.
17. Barkovich AJ, Raybaud C. Pediatric neuroimaging. 6th ed. Philadelphia: Wolters Kluwer. xvi, 1259 pages. 2018.
18. AlRayahi J, et al. Pediatric brain tumors in the molecular era: updates for the radiologist. Semin Roentgenol. 2023;58(1):47-66.
19. Choudhri AF, Siddiqui A, Klimo P. Pediatric cerebellar tumors: emerging imaging techniques and advances in understanding of genetic features. Magn Reson Imaging Clin N Am. 2016;24(4):811-21.
20. Brandão LA, Young Poussaint T. Posterior fossa tumors. Neuroimaging Clin N Am. 2017;27(1):1-37.
21. Jaju A, Yeom KW, Ryan ME. MR imaging of pediatric brain tumors. Diagnostics (Basel). 2022;12(4).
22. Park YW, et al. The 2021 WHO Classification for Gliomas and Implications on Imaging Diagnosis: Part 2-Summary of Imaging Findings on Pediatric-Type Diffuse High-Grade Gliomas, Pediatric-Type Diffuse Low-Grade Gliomas, and Circumscribed Astrocytic Gliomas. J Magn Reson Imaging. 2023;58(3):690-708.
23. McLaughlin A, et al. Diffuse paediatric cerebellar glioma: two identical imaging phenotypes of an extremely rare entity with disparate pathology. Childs Nerv Syst. 2023;39(4):857-61.
24. Costa AA, Gutmann DH. Brain tumors in neurofibromatosis type 1. Neuro-oncol Adv. 2019;1(1):vdz040.
25. Udaka YT, Packer RJ. Pediatric brain tumors. Neurol Clin. 2018;36(3):533-56.
26. Mishra N, et al. Perioperative management of pediatric brain tumors: a retrospective analysis. Neurol India. 2022;70(3):1095-101.
27. Mizutani K, et al. Fate of the three embryonic dural sinuses in infants: the primitive tentorial sinus, occipital sinus, and falcine sinus. Neuroradiology. 2018;60(3):325-33.
28. Lin CT, Riva-Cambrin JK. Management of posterior fossa tumors and hydrocephalus in children: a review. Childs Nerv Syst. 2015;31(10):1781-9.
29. Silva AHD, Aquilina K. Surgical approaches in pediatric neuro-oncology. Cancer Metastasis Ver. 2019;38(4):723-47.
30. Zaazoue MA, Bedewy M, Goumnerova LC. Complications of head immobilization devices in children: contact mechanics, and analysis of a single institutional experience. Neurosurgery. 2018;82(5):678-85.
31. Gnanalingham KK, et al. Surgical procedures for posterior fossa tumors in children: does craniotomy lead to fewer complications than craniectomy? J Neurosurg. 2002;97(4):821-6.
32. Cremonese CG, Bedin A, Souza JS, et al. The use of bovine pericardium as dural substitute in pediatric neurosurgery: experience with 108 cases. 7-10: 28th Congress of the European Society for Pediatric Neurosurgery (ESPN) Rome-Italy. 2023.
33. Palaniswamy SR, Kamath S. Recovery and postoperative care in children undergoing neurosurgery, in fundamentals of pediatric neuroanesthesia, G.P. Rath, Editor. Springer Singapore: Singapore. 2021:613-29.
34. Lescher S, et al. Time window for postoperative reactive enhancement after resection of brain tumors: less than 72 hours. Neurosurg Focus. 2014;37(6):E3.
35. Mekitarian Filho E, Carvalho WB, Cavalheiro S. Manejo do paciente no período perioperatório em neurocirurgia pediátrica. Revista da Associação Médica Brasileira. 2012;58.
36. Sadighi Z, Slopis J. Pilocytic astrocytoma: a disease with evolving molecular heterogeneity. J Child Neurol. 2013;28(5):625-32.
37. Steinbok P, Poskitt K, Hendson G. Spontaneous regression of cerebellar astrocytoma after subtotal resection. Childs Nerv Syst. 2006;22(6):572-6.
38. Bowers DC, et al. Second surgery for recurrent pilocytic astrocytoma in children. Pediatric Neurosurgery. 2001;34(5):229-34.
39. Fangusaro J, et al. Response assessment in paediatric low-grade glioma: recommendations from the Response Assessment in Pediatric Neuro-oncology (RAPNO) working group. Lancet Oncol. 2020;21(6):e305-e316.
40. Pollack IF, Agnihotri S, Broniscer A. Childhood brain tumors: current management, biological insights, and future directions. J Neurosurg Pediatr. 2019;23(3):261-73.
41. Parsons MW, et al. The use and efficacy of chemotherapy and radiotherapy in children and adults with pilocytic astrocytoma. Journal of Neuro-oncology. 2021;151(2):93-101.
42. Dubey A, et al. Complications of posterior cranial fossa surgery--an institutional experience of 500 patients. Surg Neurol. 2009;72(4):369-75.
43. Chen Y, et al. Evaluation of neurosurgical implant infection rates and associated pathogens: evidence from 1118 postoperative infections. Neurosurg Focus. 2019;47(2):E6.
44. Steinbok P, et al. Cerebrospinal fluid (CSF) leak and pseudomeningocele formation after posterior fossa tumor resection in children: a retrospective analysis. 2007.

# CORDOMA DE CLIVUS

Rodrigo de Paula Santos ▪ Samuel Tau Zymberg
Erika Cabernite Marchetti ▪ Aline Bruno Figueiredo Nicolau

## INTRODUÇÃO

Os cordomas são tumores malignos raros provenientes de remanescentes da notocorda primitiva. Podem ocorrer ao longo de todo esqueleto axial, sendo mais frequente em adultos na região sacral (65% dos casos) e em crianças na região craniovertebral (54% dos casos). Os cordomas de *clivus* (CC) representam 30 a 45% dos casos de cordomas em geral e, devido à complexidade de sua localização anatômica, agressividade local e alta taxa de recidiva, seu manejo representa um grande desafio. Existem três subtipos descritos: clássico, condroide e indiferenciado, sendo o condroide aquele com melhor prognóstico.[1]

## EPIDEMIOLOGIA

A incidência na população é de menos de 1 caso para 1.000.000 habitantes e não apresenta preferência clara por sexo em adultos.[2] Seu pico de incidência é entre 50 e 60 anos, com menos de 5% ocorrendo em crianças e adolescentes.[3] Em crianças tem prevalência levemente maior no sexo feminino e o subtipo mais comum é o clássico.[4]

## CONSIDERAÇÕES ANATÔMICAS

A região posterior da base do crânio apresenta grande complexidade anatômica e requer conhecimento aprofundado para sua abordagem cirúrgica. O *clivus* pode ser didaticamente dividido em três níveis: superior, médio e inferior.[5]

O nível superior, também chamado de *clivus* selar, tem formato trapezoide com base superior e é o menor dos três segmentos clivais. É delimitado inferiormente pelo assoalho da sela e lateralmente pelo ponto mais superior da fissura petroclival, onde se localiza o canal de Dorello. Para acesso endoscópico às estruturas deste segmento é necessária a mobilização da glândula hipófise. Uma das opções é a técnica de transposição em bloco da mesma, através da secção dos ligamentos que conectam sua cápsula à parede lateral do seio cavernoso. Essa região do *clivus* tem relação com os segmentos carotídeos paraclinoidal e intracavernoso e permite acesso central à cisterna interpeduncular e seu conteúdo (incluindo a bifurcação da artéria basilar, corpos mamilares e o assoalho do terceiro ventrículo). Lateralmente estão os nervos oculomotores (III par craniano) e as artérias comunicantes posteriores, enquanto os limites superiores são a cisterna suprasselar e a região infraquiasmática e tuberoinfundibular.[5]

O nível médio, também chamado de *clivus* esfenoidal, se estende verticalmente do assoalho da sela ao assoalho do seio esfenoidal. Lateralmente é delimitado pelas artérias carótidas (segmento paraclival) e fissura petroclival, e inferolateralmente pelo forame lácero. A abordagem transclival média permite acessar a cisterna pré-pontina e suas estruturas neurovasculares, incluindo tronco basilar, artéria cerebelar inferior anterior, nervo abducente e superfície ventral da ponte.[5]

O nível inferior se estende do assoalho do corpo esfenoidal ao forame magno, sendo também chamado de *clivus* nasofaríngeo. Possui formato trapezoidal com base superior, sendo mais curto, porém mais largo que o *clivus* médio. A abordagem transclival inferior permite expor a cisterna pré-bulbar e seu conteúdo neurovascular, como as artérias vertebrais, junção vertebrobasilar, artéria cerebelar inferior posterior, nervo hipoglosso (XII par craniano) e demais pares cranianos inferiores.[5]

## QUADRO CLÍNICO

A apresentação clínica varia conforme a localização tumoral. Há uma tendência em ocorrer de forma insidiosa devido ao seu crescimento lento.[6]

Os sintomas mais comuns são diplopia e cefaleia (em geral retro-orbital e/ou occipital). O comprometimento de pares cranianos é uma possibilidade, sendo o nervo abducente (VI par craniano) o mais frequentemente acometido.[6]

Podem ocorrer sintomas nasossinusais e/ou otológicos caso haja crescimento tumoral para a região de fossa nasal, seios paranasais e nasofaringe.[6]

Tumores com extensão para região selar podem comprimir a glândula ou a haste hipofisária e comprometer sua função.[6]

## DIAGNÓSTICO

O diagnóstico é realizado por meio de exame de imagem e confirmado com o anatomopatológico.

Na tomografia computadorizada (TC) costuma aparecer como lesão expansiva com densidade de partes moles, com um contorno bem definido e extensa destruição óssea, com captação moderada a intensa de contraste (Fig. 24-1). Na ressonância magnética (RM) o tumor é geralmente lobulado, hiperintenso em T2 e heterogêneo hipo e isointenso em T1, com captação heterogênea de contraste (Figs. 24-2 e 24-3).[7]

Macroscopicamente, o tumor geralmente se apresenta como uma massa lobulada, azul-acinzentada com possíveis áreas císticas hemorrágicas e calcificadas. O diagnóstico histopatológico geralmente é fácil e baseado na aparência semelhante ao tecido fetal de notocorda, juntamente com imuno-histoquímica positiva para citoqueratina, antígeno de membrana epitelial, proteína S-100 e vimentina.[5]

Os principais diagnósticos diferenciais são os tumores benignos de notocorda, condrossarcoma e histiocitose de células de Langerhans.

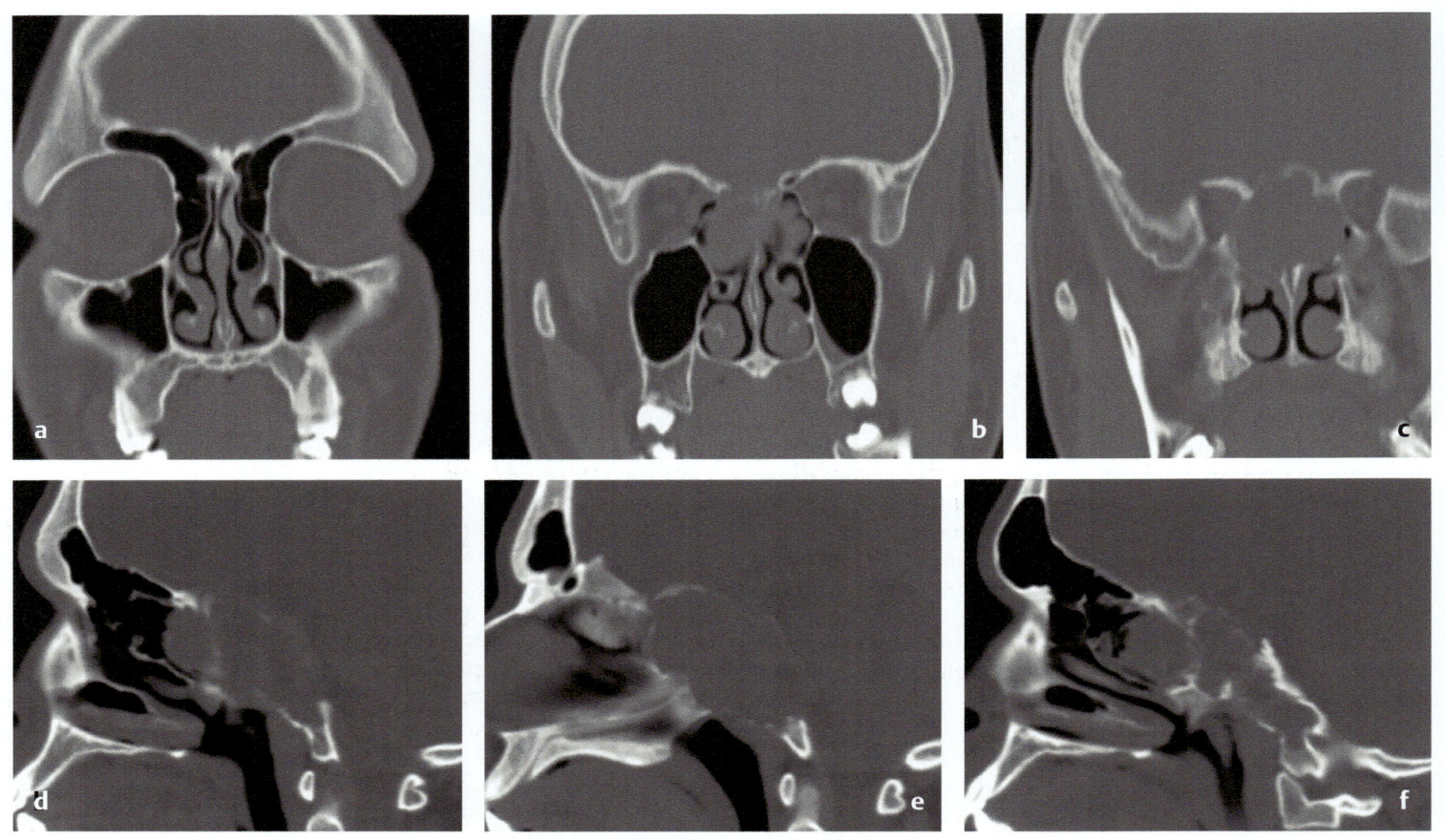

**Fig. 24-1.** TC de seios paranasais, janela óssea: (a-c) corte coronal e (d-f) corte sagital evidenciando lesão expansiva ocupando seio esfenoidal e etmoidal posterior, com evidente destruição óssea.

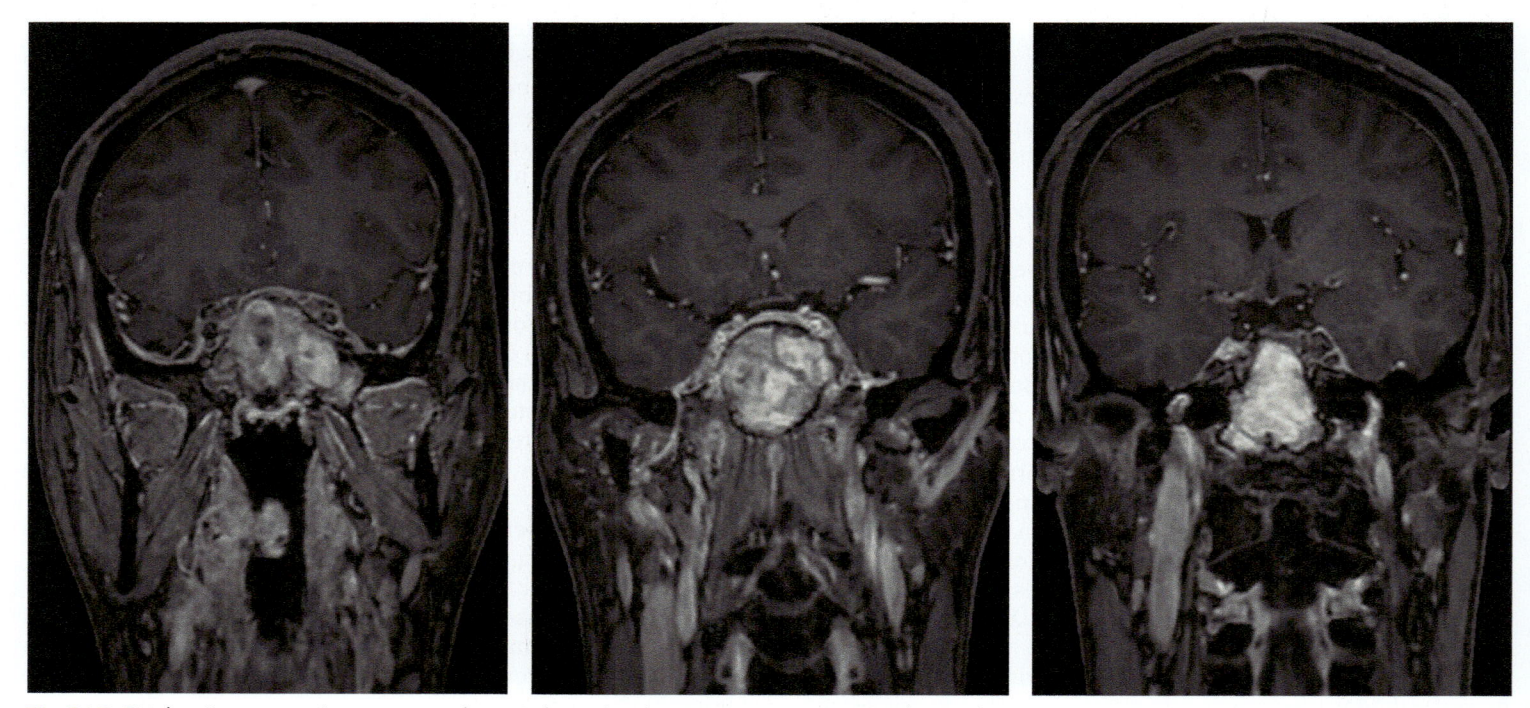

**Fig. 24-2.** RM de seios paranasais, corte coronal e sagital, ponderada em T1 com contraste, evidenciando CC em paciente de 17 anos. Nota-se lesão heterogênea com aspecto lobulado ocupando as três porções do *clivus* com extensão lateral maior à esquerda. *(Continua)*

CAPÍTULO 24 ■ CORDOMA DE *CLIVUS*

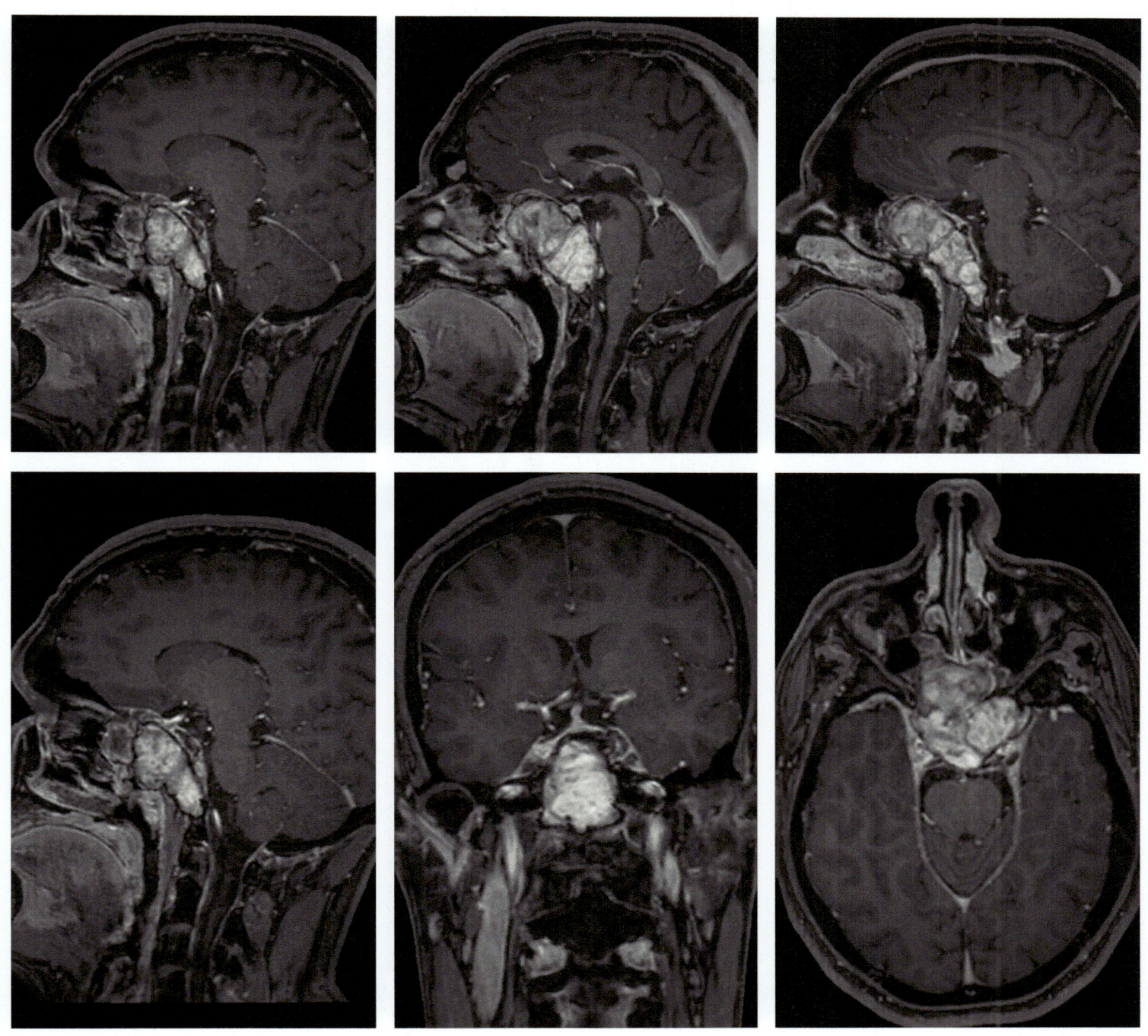

**Fig. 24-2.** *(Cont.)*

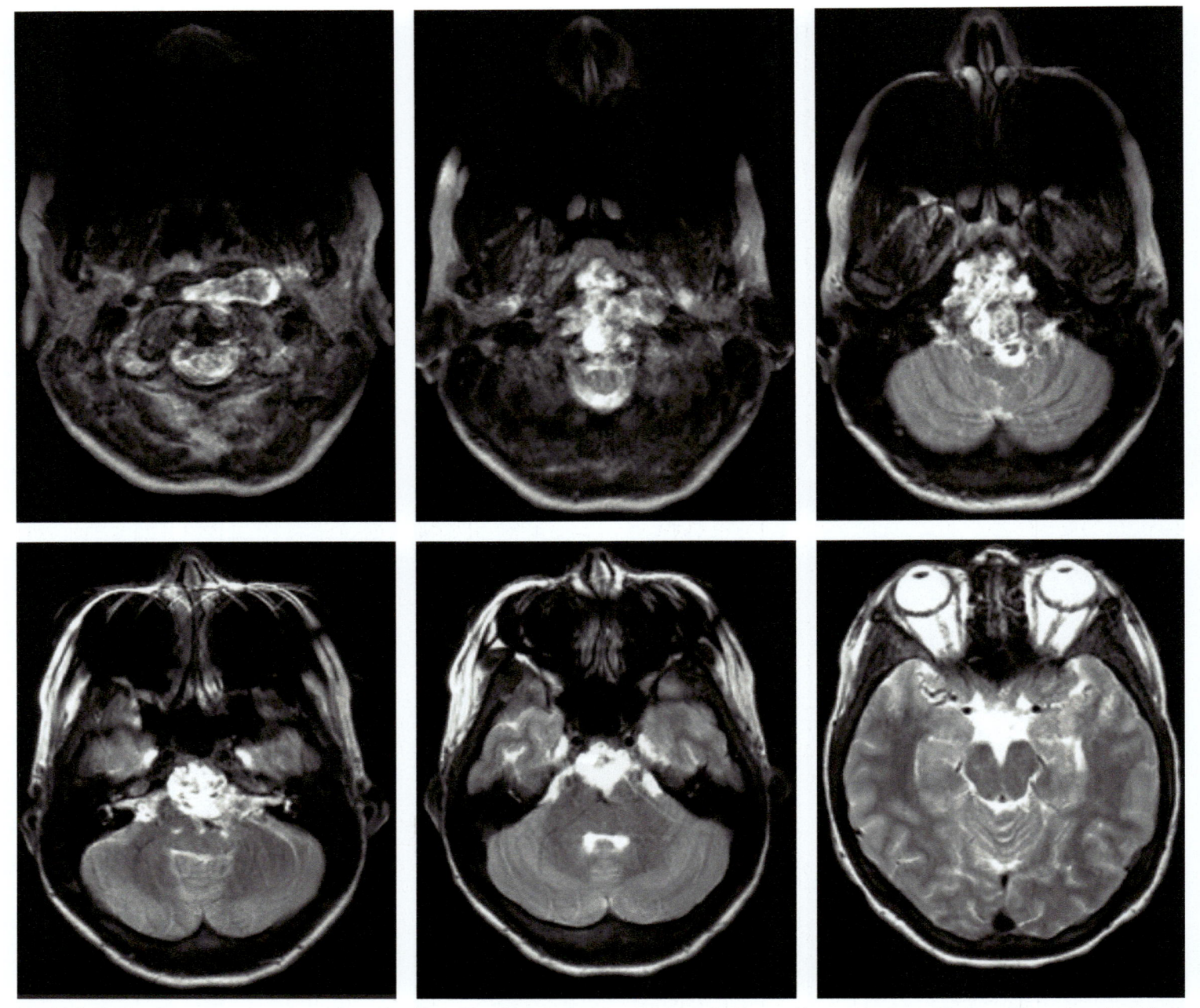

Fig. 24-3. RM de seios paranasais, corte axial, ponderada em T2, evidenciando CC em paciente de 14 anos. Nota-se hiperintensidade em T2 com invasão de fossa posterior e compressão do cerebelo.

## TRATAMENTO E PROGNÓSTICO

A cirurgia e a radioterapia são as principais opções de manejo do CC. A ressecção completa da lesão é o fator mais importante para o prognóstico e sobrevida desses doentes.[8] Porém, mesmo com a evolução das técnicas cirúrgicas, limitações como o tamanho tumoral, grau de invasão e proximidade de estruturas neurovasculares, tornam essa ressecção, por vezes, bastante difícil, e nem sempre possível.

Múltiplas abordagens cirúrgicas transcranianas foram descritas para as lesões do *clivus*, incluindo acessos anteriores, laterais e posteriores.[5] A maioria das abordagens anteriores acessa, de forma direta, a origem do tumor, mas são limitadas em relação a grandes extensões laterais. Por esse motivo, nos casos com envolvimento carotídeo, de seio cavernoso ou extensão para tronco cerebral, as abordagens laterais são preferíveis.[9] De forma geral, para acesso ao *clivus* superior é utilizada a craniotomia orbitozigomática e suas variações, para o *clivus* médio os acessos transpetrosos e, para o inferior, a craniotomia extremolateral.[5]

Nas últimas décadas, com a evolução tecnológica e da *expertise* dos cirurgiões, a abordagem transnasal endoscópica tem sido uma alternativa à abordagem transcraniana. Com bons resultados pós-operatórios e baixas taxas de complicações quando realizada por cirurgiões experientes. Essa via de acesso possibilita uma abordagem direta ao tumor com boa visualização das estruturas vizinhas (Fig. 24-4; Vídeos 24-1 e 24-2).[9]

Em um estudo retrospectivo realizado por Koutourousiou *et al.*[9] dos 60 casos operados por via endoscópica foi possível a ressecção completa da lesão em 66,7%. As maiores limitações foram: volume tumoral acima de 20 cm,[3] localizações no nível inferior do *clivus* com extensão lateral e tumores já tratados previamente. A complicação pós-operatória mais frequente foi a fístula liquórica (20%), ocasionando meningite em 3,3% dos casos. A depender do volume e da extensão tumoral, há casos em que a abordagem endoscópica deve ser combinada com acessos externos.

Nos acessos endoscópicos endonasais à fossa posterior, a reconstrução do defeito dural é desafiadora por dois principais motivos: posição anatômica e maior pressão liquórica da região. A utilização dos retalhos pediculados nas últimas décadas possibilitou abordagens expandidas através desta via diminuindo as taxas de complicações pós-operatórias. O principal retalho utilizado é o nasosseptal, descrito por Hadad e Bassagasteguy em 2006.[10] Esse retalho é confeccionado com a mucosa do septo nasal e permite uma boa cobertura da região clival. Como alternativa são descritos

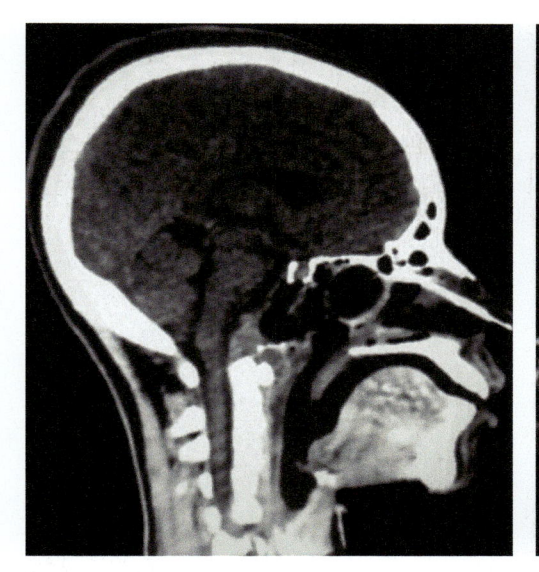

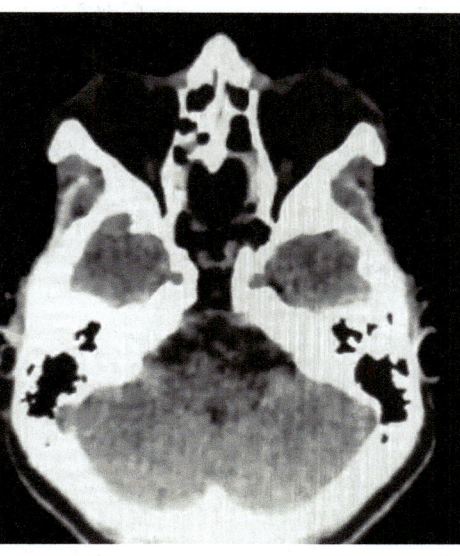

**Fig. 24-4.** TC de seios paranasais, janela de partes moles, pós-operatório de ressecção endoscópica endonasal de CC. Observa-se a confecção do acesso cirúrgico e a ressecção completa da lesão juntamente com a porção óssea do *clivus*. Paciente ainda em uso de tampão nasal (sonda Foley).

os retalhos de parede nasal lateral, pericrânio e temporoparietal.[8] A reconstrução baseia-se na utilização de múltiplas camadas, nas quais enxertos autólogos de fáscia e gordura são posicionados juntamente com os retalhos pediculados.[8] Além disso, nos casos com grandes defeitos durais, a drenagem lombar pode ser necessária.[11]

Os cordomas são tumores radiorresistentes que necessitam de doses superiores a 60 Gy para reduzir sua chance de recidiva.[12] Existem várias modalidades de radioterapia que podem ser empregadas, dependendo da localização e das características específicas do cordoma. A radioterapia conformacional tridimensional (3D-CRT) e a radioterapia de intensidade modulada (IMRT) são técnicas avançadas que permitem a entrega precisa de doses de radiação ao tumor enquanto minimizam a exposição dos tecidos saudáveis circundantes. Isso ajuda a reduzir os efeitos colaterais adversos e maximizar o impacto no tumor.

A radioterapia com prótons, embora ainda indisponível no Brasil, tem-se destacado como uma abordagem promissora no tratamento do cordoma de *clivus*. Nesta técnica os feixes de prótons permitem uma liberação de alta taxa de radiação direcionada ao tumor, oferecendo uma distribuição de dose homogênea no tecido tumoral. Alahmari *et al.*,[13] em uma revisão sistemática com 11 estudos e 511 pacientes com CC submetidos à cirurgia e à radioterapia com prótons, encontraram recorrência da doença em 26,8%, com uma média de acompanhamento de 45 meses. A radiocirurgia é uma opção minimamente invasiva para os casos de tumores recidivados ou residuais de pequena dimensão após a falha do tratamento padrão preconizado (cirurgia e radioterapia).[12]

A quimioterapia não é efetiva no tratamento dos cordomas, mas pode ser utilizada, excepcionalmente, em casos de tumores indiferenciados que não obtiveram resposta satisfatória após cirurgia e radioterapia, principalmente na população pediátrica abaixo de 5 anos de idade. Apesar da baixa evidência de resposta nestes casos, ela pode ser considerada no tratamento primário destes pacientes.[8,14]

Estudos genéticos recentes estão sendo realizados para avaliar o perfil das mutações genéticas dos cordomas. Potenciais marcadores para terapias alvo-específicas e para seu prognóstico estão sendo analisados. Um exemplo é o grau de expressão de brachyury, um importante regulador transcricional envolvido na oncogênese, que em estudos promissores está sendo associado à sobrevida destes doentes.[8]

Zenonos *et al.*[15] propuseram um painel molecular para prognóstico baseado em dois marcadores moleculares: hibridização fluorescente *in situ* do *locus* cromossômico 1p36 e 9p21 e a imuno-istoquímica do Ki-67. Na análise multivariada foi visto que a deleção do 1p36 e a deleção homozigótica do 9p21 são fatores prognósticos independentes para os cordomas de *clivus*. Os autores sugerem que na deleção 1p36 entre 0-15% e 9p21 < 3%, que está associada a melhor prognóstico, a radioterapia pode ser dispensada nos casos de ressecção completa da lesão. Por outro lado, nos tumores com deleção 1p36 > 15% e deleção homozigótica 9p21 > 25%, que estão relacionados com pior prognóstico, a ressecção cirúrgica deve ser ampla, mesmo que gere morbidade, e a radioterapia é recomendada.

Apesar da melhora do manejo destes tumores nas últimas décadas, com a evolução das técnicas cirúrgicas e de radioterapia, o prognóstico ainda permanece desfavorável, com uma taxa de sobrevida em 5 anos de 60-70%.[8]

## CONCLUSÃO

Com uma incidência rara em crianças, o manejo dos CC representa um desafio significativo devido à sua localização anatômica complexa, alta agressividade local e propensão à recidiva. O tratamento combina cirurgia e radioterapia, sendo a ressecção completa crucial para o prognóstico, apesar dos desafios impostos pela proximidade a estruturas vitais. Para a escolha do tipo de abordagem cirúrgica, deve-se combinar a melhor técnica para a ressecção completa da lesão com a menor chance de complicações, sendo por vezes necessário mais de um acesso cirúrgico. Avanços recentes em terapias moleculares oferecem perspectivas promissoras, apesar de um prognóstico geral ainda desafiador, com taxas de sobrevida em 5 anos variando de 60-70%.

## REFERÊNCIAS BIBLIOGRÁFICAS

1. Zribi A, Nasr SB, Khemir A, et al. Clival chordoma in a young male patient: a case report. Pan Afr Med J. 2020;37:59.
2. Vanhamel M, VandeVyver V, Verstraete K. Clival chordoma: a rare finding in children. J Belg Soc Radiol. 2021;105(1):10.
3. Bilginer B, Türk CÇ, Narin F, et al. Enigmatic entity in childhood: clival chordoma from a tertiary center's perspective. Acta Neurochir (Wien). 2015;157(9):1587-93.
4. Sebro R, DeLaney T, Hornicek F, et al. Differences in sex distribution, anatomic location and MR imaging appearance of pediatric compared to adult chordomas. BMC Med Imaging. 2016;16(1):53.
5. Fernandez-Miranda JC, Gardner PA, et al. Clival chordomas: a pathological, surgical, and radiotherapeutic review. Head Neck. 2014;36(6):892-906.
6. Nor FEM, Desai V, Chew LL. Clival chordoma with drop metastases. J Radiol Case Rep. 2018;12(3):1-9.
7. Hashim H, Rosman AK, Abdul Aziz A, et al. Atypical clival chordoma in an adolescent without imaging evidence of bone involvement. Malays J Med Sci. 2014;21(5):78-82.
8. Snyderman CH, Gardner PA. Current opinion in otolaryngology and head and neck surgery: clival chordoma and its management. Curr Opin Otolaryngol Head Neck Surg. 2020;28(2):118-21.
9. Koutourousiou M, Gardner PA, Tormenti MJ, et al. Endoscopic endonasal approach for resection of cranial base chordomas: outcomes and learning curve. Neurosurgery. 2012;71(3):614-25.
10. Hadad G, Bassagasteguy L, Carrau RL, et al. A novel reconstructive technique after endoscopic expanded endonasal approaches: vascular pedicle nasoseptal flap. Laryngoscope. 2006;116(10):1882-6.

11. Zwagerman NT, Wang EW, Shin SS, et al. Does lumbar drainage reduce postoperative cerebrospinal fluid leak after endoscopic endonasal skull base surgery? A prospective, randomized controlled trial. J Neurosurg. 2018;131(4):1172-8.
12. Kano H, Niranjan A, Lunsford LD. Radiosurgery for chordoma and chondrosarcoma. Prog Neurol Surg. 2019;34:207-14.
13. Alahmari M, Temel Y. Skull base chordoma treated with proton therapy: a systematic review. Surg Neurol Int. 2019;10:96.
14. Stacchiotti S, Gronchi A, Fossati P, et al. Best practices for the management of local-regional recurrent chordoma: a position paper by the Chordoma Global Consensus Group. Ann Oncol. 2017;28(6):1230-42.
15. Zenonos GA, Fernandez-Miranda JC, Mukherjee D, et al. Prospective validation of a molecular prognostication panel for clival chordoma. J Neurosurg. 2018;130(5):1528-37.

# Parte IV Doenças Supratentoriais

# TUMORES INTRACRANIANOS DO PRIMEIRO ANO DE VIDA

Patricia Alessandra Dastoli ▪ Jéssica Benigno dos Santos
Natalia Dassi ▪ Sergio Cavalheiro

## INTRODUÇÃO

Os tumores intracranianos diagnosticados no primeiro ano de vida são biologicamente distintos. Caracterizam-se pela natureza agressiva, localizam-se, predominantemente, no compartimento supratentorial e se tornam sintomáticos ao atingirem grandes proporções; o que responde por altos índices de mortalidade (Fig. 25-1).[1-11]

Embora ainda de prognóstico sombrio, a sobrevida dos bebês menores de 1 ano com tumores do sistema nervoso central (SNC) tem melhorado com os avanços da técnica cirúrgica, o emprego racional da quimioterapia e radioterapia pós-operatórias e a reclassificação dos tumores em subtipos moleculares.[8,10] O subtipo histológico, as dimensões tumorais no momento diagnóstico e a falta de abordagens terapêuticas exclusivas a esta faixa etária são fatores prognósticos decisivos.[8,10,12]

Recém-nascidos e lactentes com tumores cerebrais representam um enorme desafio terapêutico, uma vez que os efeitos adversos dos tratamentos complementares também podem ser fatais.[13]

A cirurgia, com a máxima ressecção tumoral, desempenha papel fundamental no tratamento.[7,10] Se comparados a crianças maiores, os índices de morbidade e de mortalidade cirúrgica dos bebês com menos de 12 meses são maiores.[14] Por outro lado, sua tolerância à agressividade cirúrgica e capacidade de recuperação pós-operatória são notórias.[7,8,11]

Nas últimas duas décadas, a realização de exames ultrassonográficos gestacionais de rotina e as modernas técnicas de neuroimagem possibilitaram o diagnóstico intraútero, determinando um aumento significativo da incidência dos tumores congênitos.[15] Tem-se, então, a categoria dos tumores cerebrais fetais, o que exige que o planejamento terapêutico seja iniciado no período pré-natal, tornando o tratamento ainda mais desafiador.[15]

## DEFINIÇÃO E CLASSIFICAÇÃO

A definição precisa dos tumores cerebrais congênitos permanece controversa.[13] A inespecificidade dos sintomas permite que sejam descobertos com alguns meses de vida, o que responde pelas diversas definições na literatura.[1,13,16,17]

Arnstein *et al.*, em 1951, foram os primeiros a definir como congênitos os tumores cerebrais presentes nos primeiros 2 meses de vida.[18] Em 1986, Ellams *et al.* modificaram a classificação de Solitare e Krigman, de 1964, e estabeleceram como definitivamente congênitos os tumores descobertos ao nascimento ou nas primeiras 6 semanas de vida; provavelmente congênitos se identificados entre 6 semanas e os 6 meses de vida; e possivelmente congênitos se diagnosticados entre os 6 e 12 meses de vida.[19]

Entretanto, Hart *et al.*, em 2023, consideraram congênitos os tumores cerebrais presentes ao nascimento ou diagnosticados até os 3 meses de idade; e tumores do lactente, os diagnosticados entre 3 e 11 meses de idade, uma vez que os tipos histológicos mais frequentes diferem significativamente entre os dois grupos etários.[8]

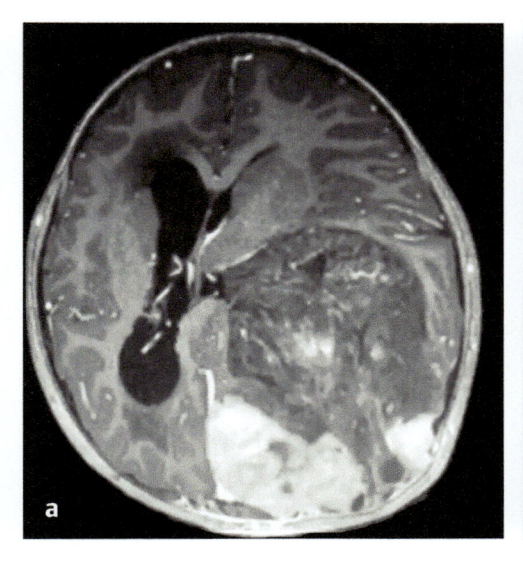

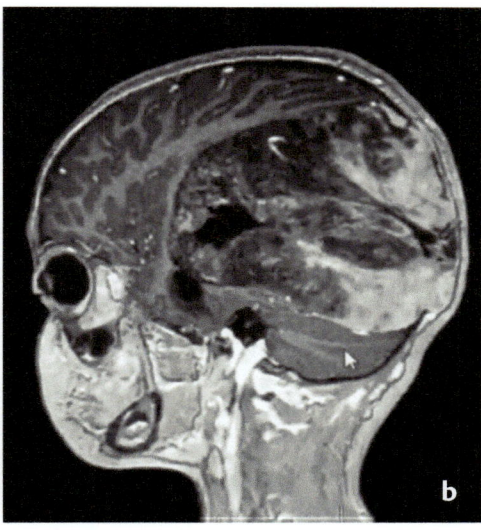

**Fig. 25-1.** Ressonância magnética (RM) de crânio, sequência ponderada em T1 com contraste: (**a**) corte axial e (**b**) corte sagital que mostra um volumoso tumor na região occipital parietal esquerda, com áreas de hiper e hipossinal, realce intenso e heterogêneo de contraste, em um paciente de 5 meses. O diagnóstico anatomopatológico evidenciou um glioma de alto grau.

## Tumores Fetais

Os tumores cerebrais fetais são raros, com uma prevalência de 0,34 por milhão de nascidos vivos, respondendo por 0,5-1,9% dos tumores cerebrais na infância.[15,20,21] Embora o prognóstico destes recém-nascidos limite-se a índices de sobrevivência de cerca de 28%,[22] o diagnóstico antenatal possibilita o tratamento intraútero e medidas de controle da hidrocefalia, quando presente.[20,21,23,24] Alguns tumores cerebrais fetais representam a manifestação inicial de síndromes genéticas como o complexo esclerose tuberosa, o que determina a pesquisa de outras malformações associadas.

O diagnóstico pode ser feito entre a 14ª e a 36ª semana gestacional, pela presença de polidrâmnio e hidrocefalia.[15,20,21,24] As séries de casos caracterizam-se por uma grande variedade histológica, com tumores supratentoriais em sua maioria (Fig. 25-2).[24]

### Incidência

Entre as séries institucionais, os tumores cerebrais do primeiro ano de vida (TCPAV) respondem por 1,9-18% de todos os tumores pediátricos do SNC.[3,12,25-29] Os tumores congênitos são extremamente raros e sua incidência varia de 0,5-4,0% de todos os tumores pediátricos cerebrais.[13,15-17,19,22,24]

Os TCPAVs distribuem-se igualmente entre meninos e meninas, com uma discreta predileção pelo sexo masculino nas grandes séries, que responde por cerca de 53-55% dos casos.[3-5,26]

A idade média de apresentação dos sintomas varia de 3 a 6 meses.[3,26,27,29,30] Observam-se, ainda, dois períodos de maior incidência de manifestação dos sintomas: 14% dos casos ocorrem no primeiro mês de vida e 22,5% ao final do primeiro ano.[25,30]

### Localização

Os TCPAVs localizam-se, preferencialmente, no compartimento supratentorial. Em contraste com os pacientes pediátricos mais velhos, nos quais os tumores infratentoriais são, de longe, os mais comuns; os tumores supratentoriais ocorrem em cerca de 65-70% dos casos nesta faixa etária.[3-5,25-27,29,30]

Os hemisférios cerebrais e o sistema ventricular correspondem às localizações mais frequentes.[3,10,25] Menores de 1 ano apresentam 2 vezes mais tumores intraventriculares que crianças maiores.[10] A localização ventricular facilita a disseminação tumoral pelas vias liquóricas e podem causar hidrocefalia obstrutiva ou pelo aumento da produção liquórica nos casos dos tumores do plexo coroide.[10]

### Quadro Clínico

A expansibilidade do crânio infantil com as suturas abertas, a capacidade de o sistema nervoso imaturo se adaptar ao aumento da pressão intracraniana, e as relativamente grandes cisternas e espaços liquóricos dos bebês permitem o crescimento de volumosas lesões tumorais, determinando sinais e sintomas inicialmente inespecíficos ou tardiamente na sua evolução.[3,25]

A maioria das crianças apresenta sinais e sintomas de aumento da pressão intracraniana.[3-5,12,25-28] São comuns os achados de fontanela tensa e abaulada, disjunção de suturas, aumento do perímetro cefálico, macrocrania e vômitos. A macrocrania é o sinal clínico mais frequente, presente em 50% dos casos.[3,4,10,25,28,29] Crises epilépticas (5-25% dos casos) e alterações do comportamento (em pelo menos um terço dos casos), como letargia, irritabilidade e atraso do desenvolvimento neuropsicomotor, alternam-se como a segunda manifestação mais frequente.[3,4,10,25,26,28] Sinais focais e sintomas localizatórios são vistos esporadicamente, com sinais piramidais em 6,5% e sinais bulbares em 2,5% dos casos.[3,4,10,25,26,29]

Dastoli *et al.* atentam para a presença de síndromes genéticas na série de 61 pacientes menores de 1 ano: 9 pacientes foram diagnosticados com complexo esclerose tuberosa, 2 com neurofibromatose tipo1 (NF1), 2 com síndrome de Li-Fraumeni e 1 com síndrome de Gorlin.[30]

### Histologia

Tumores diagnosticados nos primeiros 60 ou 90 dias de vida têm características histológicas distintas daqueles encontrados em bebês do restante do primeiro ano de vida.[8,13] Os avanços da neuropatologia e as mudanças da classificação anatomopatológica dos tumores do SNC explicam as discrepâncias do diagnóstico histológico entre as séries ao longo dos anos.[10] Tem-se, assim, a redução da incidência dos teratomas, o aumento da incidência dos tumores teratoides rabdoides atípicos (TTRA) e o reconhecimento de outra entidade, o glioma do infante. Na série de Dastoli *et al.*, foram encontrados 11 casos de TTRA e 11 casos de glioma hemisférico de alto grau do tipo infantil/congênito, correspondendo aos tipos histológicos mais frequentes.[30]

De forma geral, os tumores cerebrais mais frequentes em menores de 1 ano de idade, apresentam histologias de alto grau.[3,7,10-12,14,25] Observa-se que nas maiores séries institucionais os tumores mais comuns do lactente são os gliomas (30,5-63%), enquanto os teratomas respondem por 20-30% de todos os tumores cerebrais diagnosticados no período fetal e neonatal.[10,13,29] Do ponto de vista embriológico, esta diferença pode ser explicada considerando-se que a formação dos tumores cerebrais congênitos se inicia no momento da diferenciação celular cerebral, distintamente daqueles que ocorrem após o nascimento, quando o SNC já se encontra diferenciado.[13]

Entre os gliomas dos menores de 1 ano, 75% são gliomas de baixo grau e 25% são gliomas de alto grau.[2,8,10-12] Meduloblastomas (MB) são o segundo tipo mais comum e respondem por 12,2% dos casos. Ependimomas, tumores do plexo coroide, tumores neuroectodérmicos primitivos supratentoriais e teratomas representam 11,1, 11, 7,7 e 4,9% do total, respectivamente. Surpreendentemente,

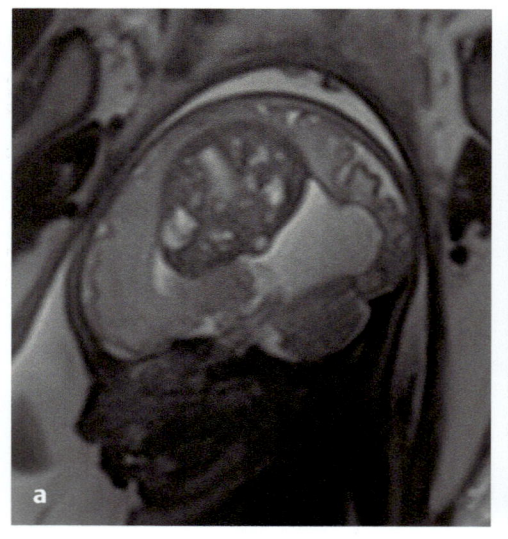

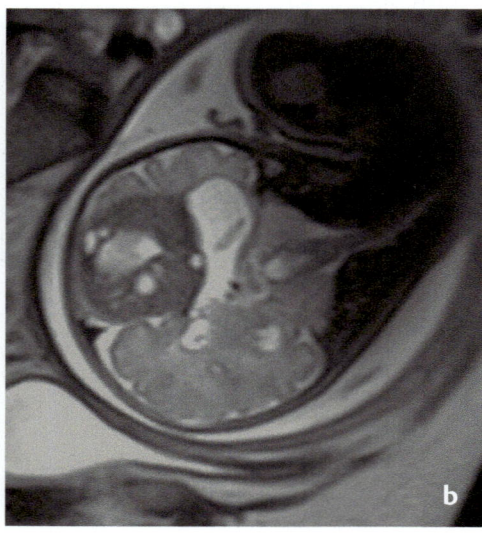

**Fig. 25-2.** Ressonância magnética fetal, sequência ponderada em T2: (**a**) corte sagital e (**b**) corte coronal. Evidencia-se uma lesão heterogênea com áreas de hipersinal, compatível com o diagnóstico de glioblastoma congênito.

carcinomas do plexo coroide (CPC) respondem por apenas 1,2% de todos os tumores.

No estudo populacional de Hart *et al.* de 2022,[8] os tumores mais comuns em menores de 3 meses foram: os gliomas de alto grau 19,3%, teratomas 17,5%, e gliomas não classificados 14,6%. Em pacientes com idade entre 3 a 6 meses, encontraram-se 18,9% de gliomas de baixo grau, 14,4% de gliomas de alto grau e teratoide rabdoide atípico em 13,9% dos casos; em pacientes com idade entre 6 e 12 meses de idade, 24,8% correspondiam a gliomas de baixo grau, 17,7% a gliomas não classificados e 12,4% a ependimomas.

Entre as séries dos tumores infratentoriais em menores de 1 ano de idade, a histologia predominante pertence aos tumores embrionários, especialmente o TTRA, histologia mais comum em crianças com menos de 1 ano idade.[31] Já o MB, representa 50% dos casos de tumores encontrados em crianças com menos de 2 anos de idade, sendo o mais encontrado na fossa posterior.[9,32,33]

As características dos principais TCPAV e os aspectos da biologia molecular dos subtipos mais frequentes serão aqui descritos.

## Gliomas de Baixo Grau

Os gliomas de baixo grau correspondem a 23% de todos os tumores cerebrais em menores de 1 ano de idade. Originam-se na linha média e comprometem a região hipotálamo-hipofisária, o que dificulta o tratamento cirúrgico, dada a alta morbidade a manipulação desta região.[10,34] Gliomas de vias óticas em menores de 1 ano podem-se apresentar pela síndrome diencefálica ou síndrome de Russel, associada a nistagmo e hidrocefalia. Nos casos de NF1, os gliomas de vias óticas podem ter um curso lento e indolente (Fig. 25-3).[34]

Entretanto, os gliomas de baixo grau têm características histológicas agressivas nesta faixa etária e podem ser confundidos com gliomas de alto grau.[10,35,36] Exemplo disso são os astrocitomas pilomixoides, descritos em 2/3 dos casos de uma série de astrocitomas em menores de um ano.[35] Estes tumores costumam evoluir com progressão local e disseminação leptomeníngea mesmo após quimio e radioterapia, com apenas 50% de sobrevida.[36] Por isso, independente do tipo histológico, os gliomas de baixo grau em menores de 1 ano devem ser considerados como um grupo de pobre prognóstico e com alto risco de falha terapêutica.[10]

A via MAPK é a via mais envolvida na tumorigênese dos glioma de baixo grau. Ela participa da regulação da proliferação celular e sobrevivência da célula. Os oncogenes mais envolvidos são *BRAF*, *NF1*, *FGFR1/2*, respectivamente. As alterações genéticas são divididas em 2 categorias: rearranjo (p. ex., fusão, duplicação, translocação) ou variação de um único nucleotídeo (SNV).[37]

O *KIAA1549-BRAF* fusão é a aberração genética mais comum, encontrada em 30-40% dos casos de glioma de baixo grau, e em 70-80% dos casos de astrocitoma pilocítico. Outras fusões do *BRAF* são raras e afetam tumores hemisférios e em tronco cerebral.[38]

Nos gliomas de baixo grau, a mutação *BRAFV600E* é encontrada em quase 20% dos infantes com glioma de baixo grau. Esse gene foi associado a piores desfechos comparado com tumores *BRAF*-selvagem, especialmente quando há associação à deleção do gene *CDKN2A*.[39] Já foi demonstrado que o uso de inibidores de *BRAF* tem benefício de citorredução e melhora clínica.[40]

O *FGFR* é um tipo de receptor de tirosina-quinase. Uma variante genética no *FGFR* pode ativar continuamente a via MAPK, mesmo na ausência de um fator de crescimento. As alterações genéticas no *FGFR* podem ser divididas em rearranjo ou SNVs. As aberrações do *FGFR* são encontradas principalmente em tumores oligodendroglias ou oligodendro-*like*, incluindo o tumor neuroepitelial desembrioblástico (DNET), oligodendrogliomas e neurocitomas ventriculares. Elas são descritas também em 3-10% dos astrocitomas primários do cerebelo. O *FGFR1* também tem sido associado ao tumor glioneuronal formador de rosetas.[41]

O gene *NF1* é um gene supressor de tumor que codifica a neurofibromina, uma proteína que regula negativamente a via MAPK, por meio da inibição da ativação do gene *RAS*. Mutações germinativas do *NF1* eliminam a regulação negativa da via MAPK e, por conseguinte, levam a uma proliferação celular descontrolada.[7,42] Tumores do sistema nervoso central surgem em 15-20% dos pacientes com mutação do *NF1*, sendo que os gliomas de via óptica são a maioria, representando 75-80% dos tumores.[42]

Outras alterações da via MAPK incluem mutações do *TSC1/2*, *KRAS*, *PTPN11*, fusões do *CRAF* e *NTRK*. *TSC1/2* são genes supressores de tumor que codificam a hamartina, uma proteína inibidora de crescimento, influenciando no componente *mTOR* da via MAPK. Mutações SNV do *TSC1/2* são muito encontradas no astrocitoma subependimário de células gigantes (SEGA), em pacientes com esclerose tuberosa.[42]

Alterações genéticas que não envolvem a via MAPK correspondem a 10% das variantes em gliomas de baixo grau. Estas incluem alterações no gene *MYB* e *MYBL1*, mutações *IDH*, mutações em histonas e deleções no gene *CDKN2A*.[43]

O proto-oncogene *MYB* é um fator de transcrição associado à proliferação e diferenciação hematopoiética e outros progenitores. Alterações no *MYB* e *MYBL1* são mais encontradas em gliomas angiocêntricos e astrocitomas difusos.[44]

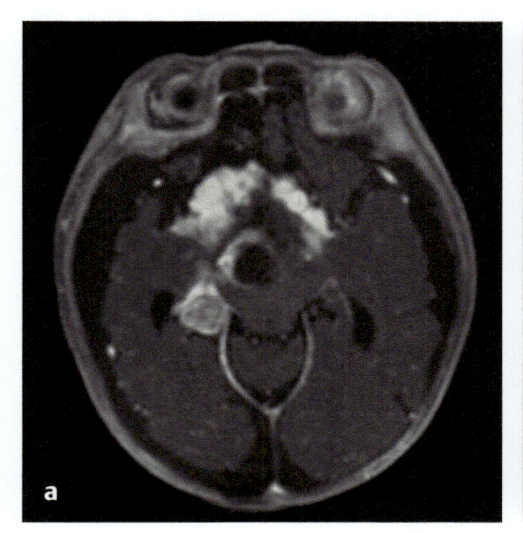

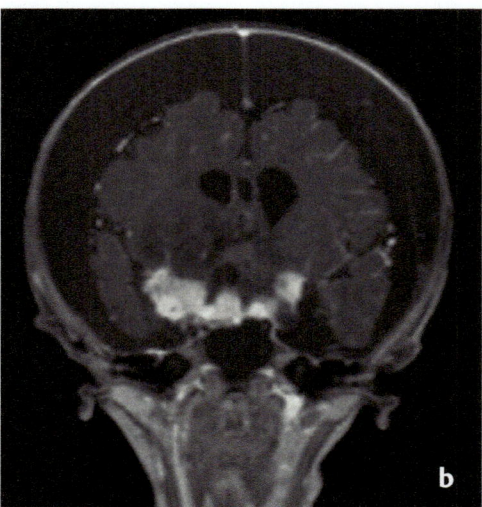

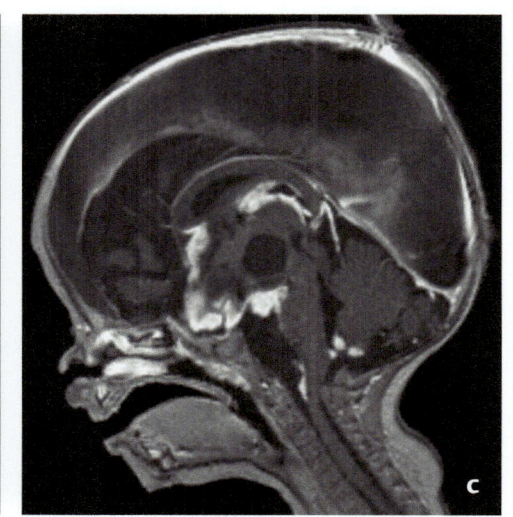

**Fig. 25-3.** Ressonância magnética de crânio, sequência ponderada em T1 com contraste de um paciente de 4 meses de idade com glioma de vias ópticas comprometendo a região diencéfalo-hipofisária. Observa-se espessa coleção subdural frontotemporoparieto-occipital bilateral: (**a**) corte axial, (**b**) corte coronal, (**c**) corte sagital.

## Gliomas de Alto Grau

Os gliomas de alto grau em bebês menores de 1 ano merecem atenção especial. Vários estudos mostravam que bebês com gliomas de alto grau respondiam à quimioterapia e seus índices de sobrevida eram melhores que os de crianças maiores, mesmo na ausência de radiação.[45-47] Na experiência do estudo CGC-945, 21 pacientes com menos de 2 meses foram tratados com quimioterapia e 9 deles permaneceram vivos aos 51-69 meses após o tratamento, sem receberem radiação.[47] Em outro estudo, bebês com diagnóstico de gliomas de alto grau foram tratados com quimioterapia para postergar a radioterapia,[45] e os índices de sobrevida global e de sobrevida livre de doença foram de 50 e 43%, respectivamente.[45] Neste estudo, crianças diagnosticadas antes dos 6 meses de idade apresentaram um prognóstico ainda melhor. Esse comportamento dos gliomas de alto grau em bebês pode ser explicado pela biologia molecular.

O glioma de alto grau que ocorre nessa idade é o glioma hemisférico do infante, antigamente chamado de glioblastoma congênito. Em 2021 a classificação da WHO retirou a nomenclatura glioblastoma dos tumores do SNC.[48] O glioma hemisférico do infante tem a segunda menor taxa mutacional, atrás apenas dos gliomas de baixo grau, com uma média de 2 mutações. Isso difere de outros gliomas de alto grau pediátricos, que em média apresentam 15 mutações. Por isso, os gliomas hemisféricos do infante comportam-se como um tumor de baixo grau (Fig. 25-4).[49]

Nessa categoria são encontradas muitas aberrações na via MAPK, particularmente em receptores de tirosina-quinase como *ALK, ROS, NTRK* e *MET*.[50,51] Essas alterações geralmente são resultado de fusões gênicas secundárias a rearranjos intercromossômicos ou intracromossômicos e, normalmente, são os únicos eventos desencadeantes do tumor. Essa característica torna esses tumores muito susceptíveis à terapia-alvo, como inibidores de tirosina-quinase direcionados.[51]

## Meduloblastomas

Meduloblastomas em menores de 1 ano de idade são mais agressivos e mais propensos a metástases.[10] Os subtipos histológicos mais comuns nesta faixa etária são os meduloblastomas com ativação da via Sonic Hedgehog (SHH) e os do Grupo 3.[52]

O meduloblastoma SHH é responsável por 30% de todos os meduloblastomas,[52,53] as aberrações genômicas incluem mais comumente *PTCHD1*, encontrada em 43% dos casos, seguida por mutações *SUFU* e *SMO*, bem como amplificação de *GLI* e *MYCN*. Eventos citogênicos, como perda dos cromossomos 9q e 10q que carregam os genes *PTCH1* e *SUFU*, também são frequentes no meduloblastoma SHH.[54] O meduloblastoma SHH é dividido em 4 subgrupos: SHHa, SHHb, SHHg e SHHd.[53,54] O meduloblastoma SHHb e os meduloblastomas SHHg ocorrem em bebês. O meduloblastoma SHHb frequentemente é metastático e apresenta um prognóstico ruim, enquanto o meduloblastoma SHHg apresenta um bom prognóstico e está histologicamente associado ao meduloblastoma com extensa nodularidade (Fig. 25-5).[53,54]

O meduloblastoma do grupo 3 representa 25% de todos os meduloblastomas.[52] O meduloblastoma do grupo 3 é rico em eventos citogênicos, o mais comum é o isocromossomo 17q, que está presente em 40-50% dos casos. Uma aberração comum também é a amplificação *MYC*.[53] Entre os três subgrupos dos meduloblastomas do Grupo 3, o grupo 3a ocorre em lactentes com metástases frequentes, mas com melhor resultado; e os do grupo 3g também ocorrem em bebês, porém, são frequentemente metastáticos com amplificação de *MYC* e resultados desfavoráveis.[54]

## Ependimomas

Classicamente, os ependimomas supratentoriais seriam os mais comuns no primeiro ano de vida. Porém, os estudos recentes observam maior número de ependimomas no compartimento infratentorial.[9,10,32,33] Entre os 2 grupos molecularmente distintos dos ependimomas da fossa posterior, os tumores do grupo A (PFA) ocorrem caracteristicamente em lactentes.[55]

No subgrupo PFA, o ganho do cromossomo 1q (1q+) relaciona-se com um desfecho inferior. No mesmo subgrupo, a perda de p16 também se associa a um desfecho clínico desfavorável. A desregulação da via p16-CDK4/6-pRB-E2F sugere um papel potencial para os inibidores de *CDK4/CDK6*.[56]

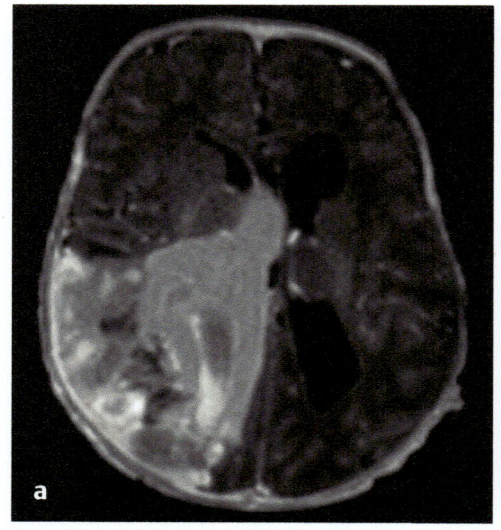

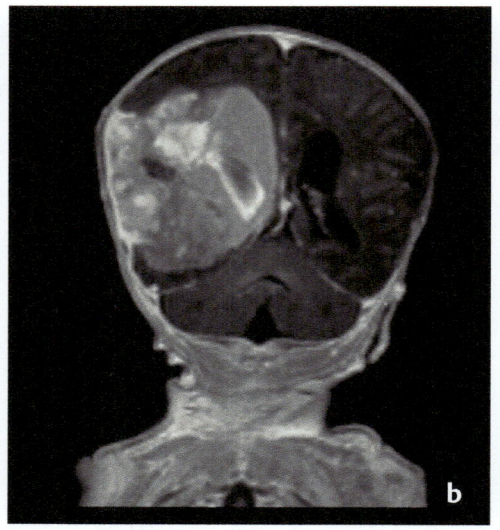

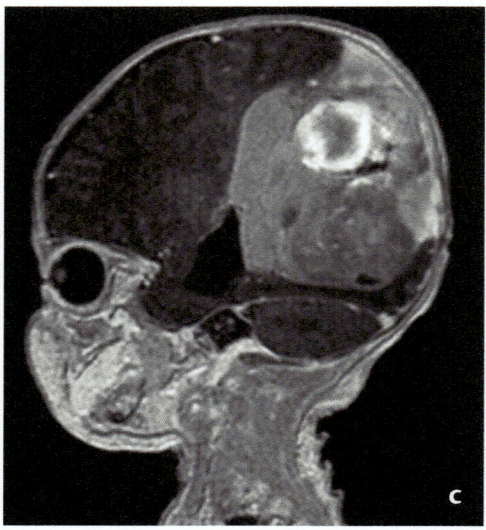

**Fig. 25-4.** Glioma hemisférico do infante de um bebê de 3 meses; ressonância magnética de crânio, sequência ponderada T1 com contraste: (a) corte axial, (b) corte coronal, (c) corte sagital.

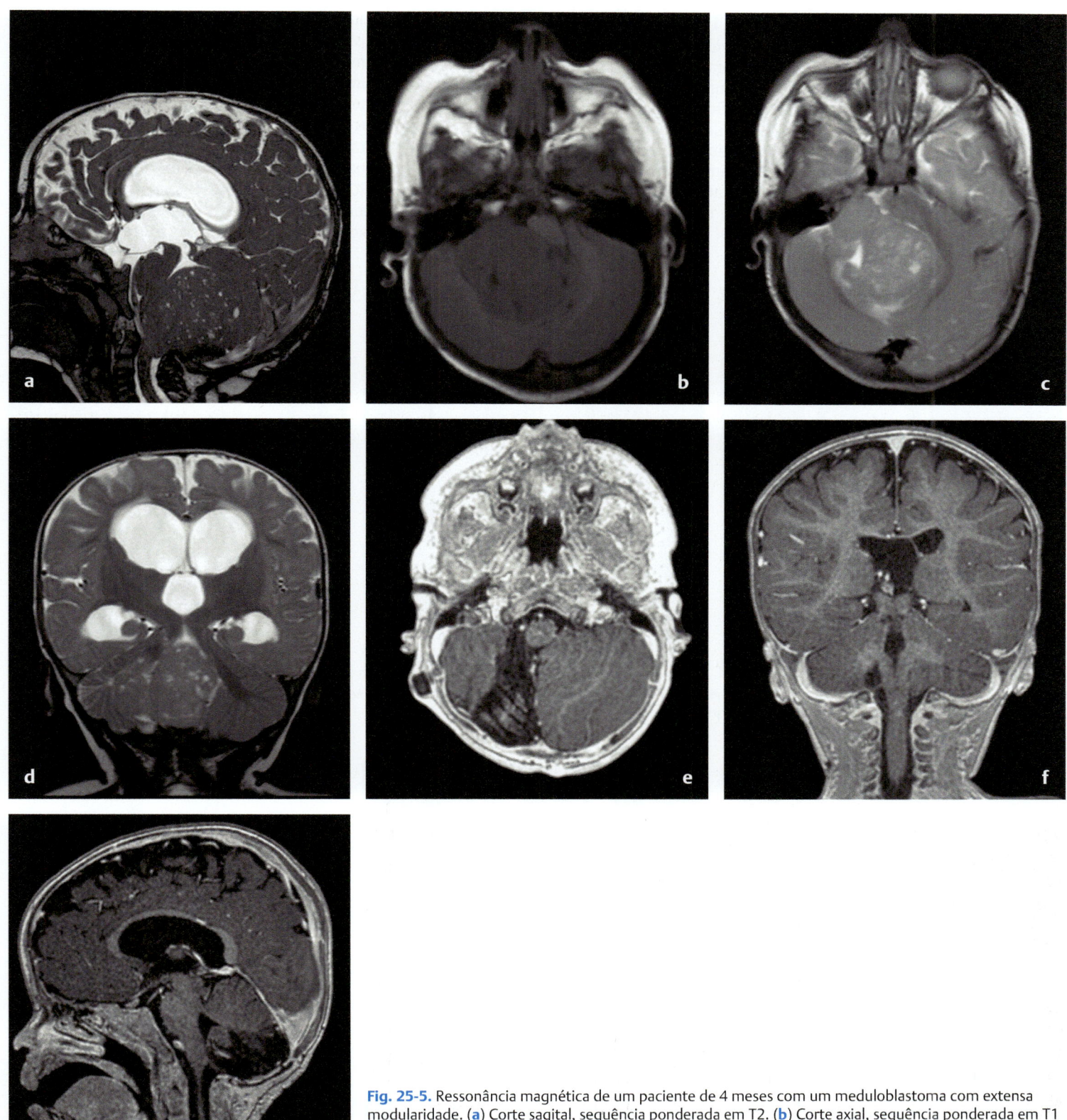

**Fig. 25-5.** Ressonância magnética de um paciente de 4 meses com um meduloblastoma com extensa modularidade. (**a**) Corte sagital, sequência ponderada em T2. (**b**) Corte axial, sequência ponderada em T1 sem contraste. (**c,d**) Sequência ponderada em T2, corte axial e coronal, respectivamente. (**e**) Corte axial. (**f**) Corte coronal. (**g**) Corte sagital da RM pós-operatória, sequência ponderada T1 com contraste.

## Tumor Teratoide Rabdoide Atípico (TTRA)

Este tumor foi descrito pela primeira vez em 1987, e até então erroneamente classificado e diagnosticado como PNET, meduloblastoma, teratoma maligno ou carcinoma do plexo coroide. Por isso, muitas séries anteriores não identificaram sua presença.[10] Atualmente chegam a representar 15,4-19% dos tumores dos bebês menores de 12 meses de idade.[8,10] A extensão do tumor, a presença de disseminação leptomeníngea e, mais importante, a idade do paciente, afetarão o tratamento. TTRA diagnosticados no período neonatal muitas vezes recebem apenas um tratamento paliativo, dado o grau de agressividade de deste tumor e a baixa resposta ao tratamento. Os protocolos atuais preconizam a ressecção cirúrgica o mais completa possível, seguida de quimioterapia de altas doses com transplante de medula óssea (Figs. 25-6 e 25-7).

O TTRA é um tumor que se origina da inativação bialélica do gene *SMARB1* ou, menos comumente, do gene *SMARCA4*. Desde 2019, três subgrupos moleculares principais foram acordados no TTRA-SMARCB1 mutado.[57] Estes incluíam: TTRA-TYR, TTRA-SHH e TTRA MYC. As principais diferenças entre o subgrupo incluem o tipo de alteração do *SMARCB1*, a idade de apresentação e a localização do tumor. Mas, recentemente, o TTRA com mutação SMARC4 (e SMARCB1 intacto) foi adicionado como uma quarta entidade distinta.[58]

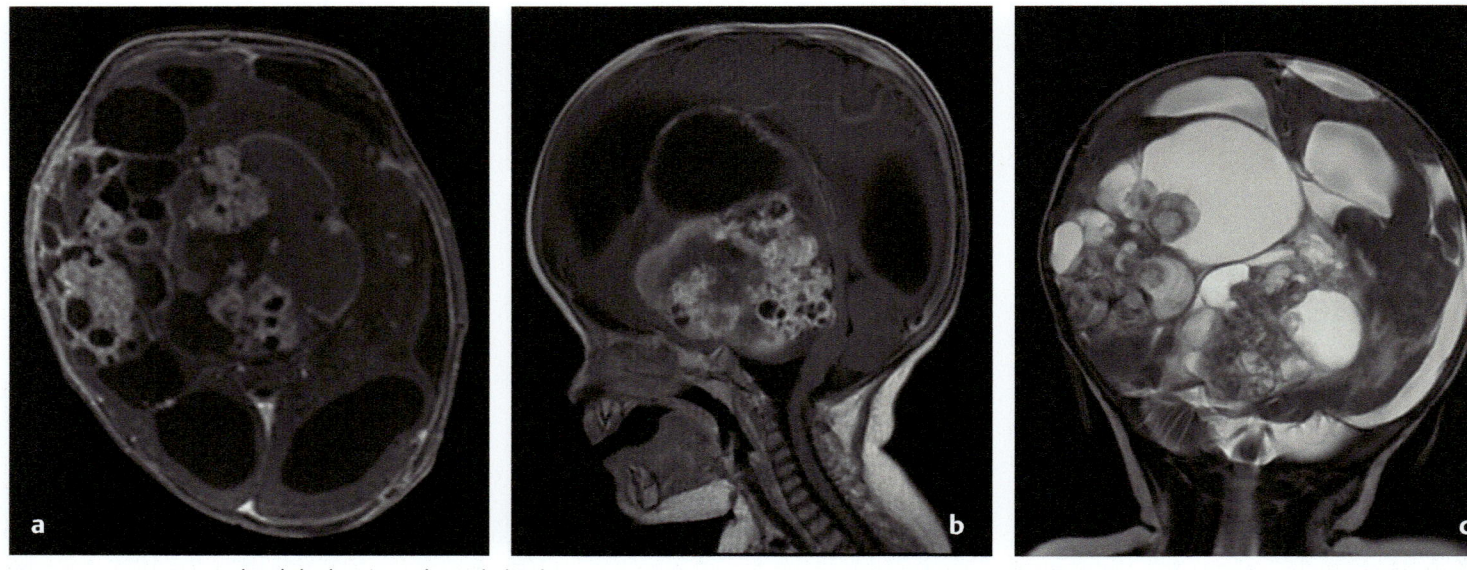

**Fig. 25-6.** Tumor teratoide rabdoide atípico de um bebê de 6 meses. Ressonância magnética sequência ponderada em T1 com contraste: (a) Corte axial. (b) Corte sagital. (c) Sequência ponderada em T2, corte coronal.

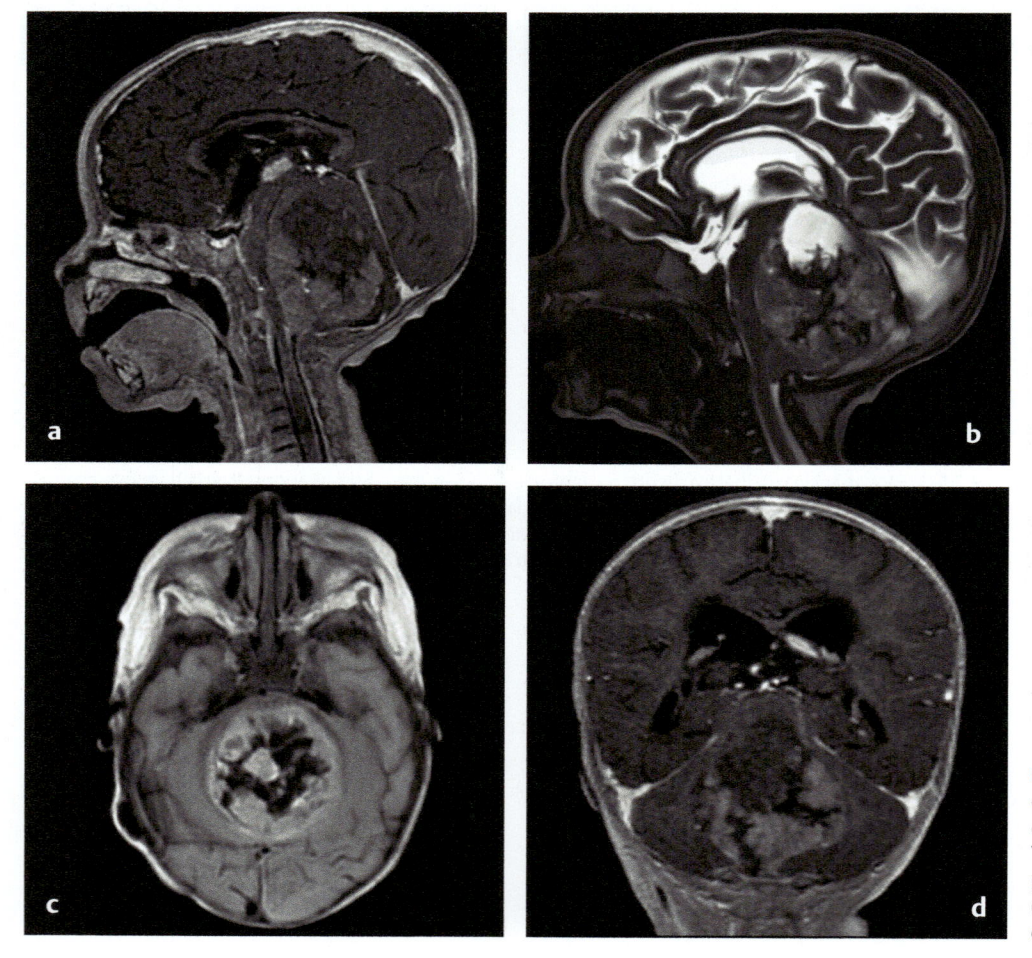

**Fig. 25-7.** Tumor teratoide rabdoide atípico da fossa posterior, ressonância magnética de crânio. (a) Corte sagital sequência ponderada em T1 com contraste. (b) Corte sagital sequência ponderada em T2. (c) Corte axial sequência Flair. (d) Corte coronal sequência ponderada em T1 com contraste.

Os tumores TTRA-TYR ocorrem predominantemente em menores de 1 ano. São deficientes em *SMARCB1* e recebem o nome da superexpressão característica de tirosinase e outros genes melanossomais, e mostram superexpressão de genes da via de sinalização de BMP da via de sinalização de Efrina.[59] Este grupo apresenta um potencial com terapia-alvo e melhores prognósticos que os outros subgrupos.

## Tumores do Plexo Coroide

Os tumores do plexo coroide respondem por cerca de 2-4% de todos os tumores SNC pediátricos.[60-62] Em menores de um ano, a incidência é de 10-20%. Localizam-se, frequentemente, nos ventrículos laterais, atingem grandes dimensões e associam-se à hidrocefalia (Fig. 25-8).[10]

De acordo com o perfil de metilação, os tumores do plexo coroide classificam-se em três subgrupos: o grupo pediátrico A, composto pelos tumores supratentoriais pediátricos de baixo risco, os papilomas de plexo coroide (PPC) e os papilomas de plexo coroide atípicos (PPCa); o grupo pediátrico B, formado pelos tumores supratentoriais pediátricos de alto risco, PPC, PPCa e CPC; e o grupo adultos que corresponde aos tumores infratentoriais de baixo risco dos adultos, os PPC e PPCa.[60]

Embora esses tumores sejam ligados a mutações germinativas do TP53 no contexto da síndrome de Li-Fraumeni, ainda são poucas as informações sobre sua biologia molecular.[62] As mutações somáticas do TP53 são encontradas em cerca de 60% dos casos de CPC e em apenas 5% dos PPC.[61] Um estudo genético mais recente encontrou algumas alterações no número de cromossomos (Cro), com ganhos do Cro1,2 e 21q no grupo pediátrico, em que é notória a falta de mutações *drivers* recorrentes, exceto para o TP53.[60] Além disso, não foram identificadas diferenças entre o perfil de metilação de DNA, alterações de cópias cromossômicas ou expressões gênicas entre os PPC e os PPCa, sugerindo que talvez se trate da mesma entidade.[60,62]

As cirurgias dos tumores do plexo coroide acompanham-se de altas taxas de mortalidade.[14] Trata-se de tumores intensamente vascularizados, friáveis e de grandes proporções, o que torna a exérese cirúrgica muita desafiadora, particularmente nos casos de carcinomas do plexo coroide. No ato cirúrgico, é muito importante que as artérias nutridoras sejam prontamente identificadas e coaguladas. O pequeno volume sanguíneo torna alto o risco de morte em bebês menores. Alguns serviços recomendam a embolização pré-operatória. Contudo, a intensa vascularização do tumor pode ser responsável pela ocorrência de frequentes falhas. Dadas as dificuldades cirúrgicas e o impacto da ressecção total no prognóstico dos pacientes com carcinoma do plexo coroide, uma segunda cirurgia seguindo-se à quimioterapia neoadjuvante, para redução da massa tumoral e da sua vascularização, deve ser considerada. Isto possibilita que o tumor seja, então, totalmente ressecado, sob risco muito menor de sangramento.

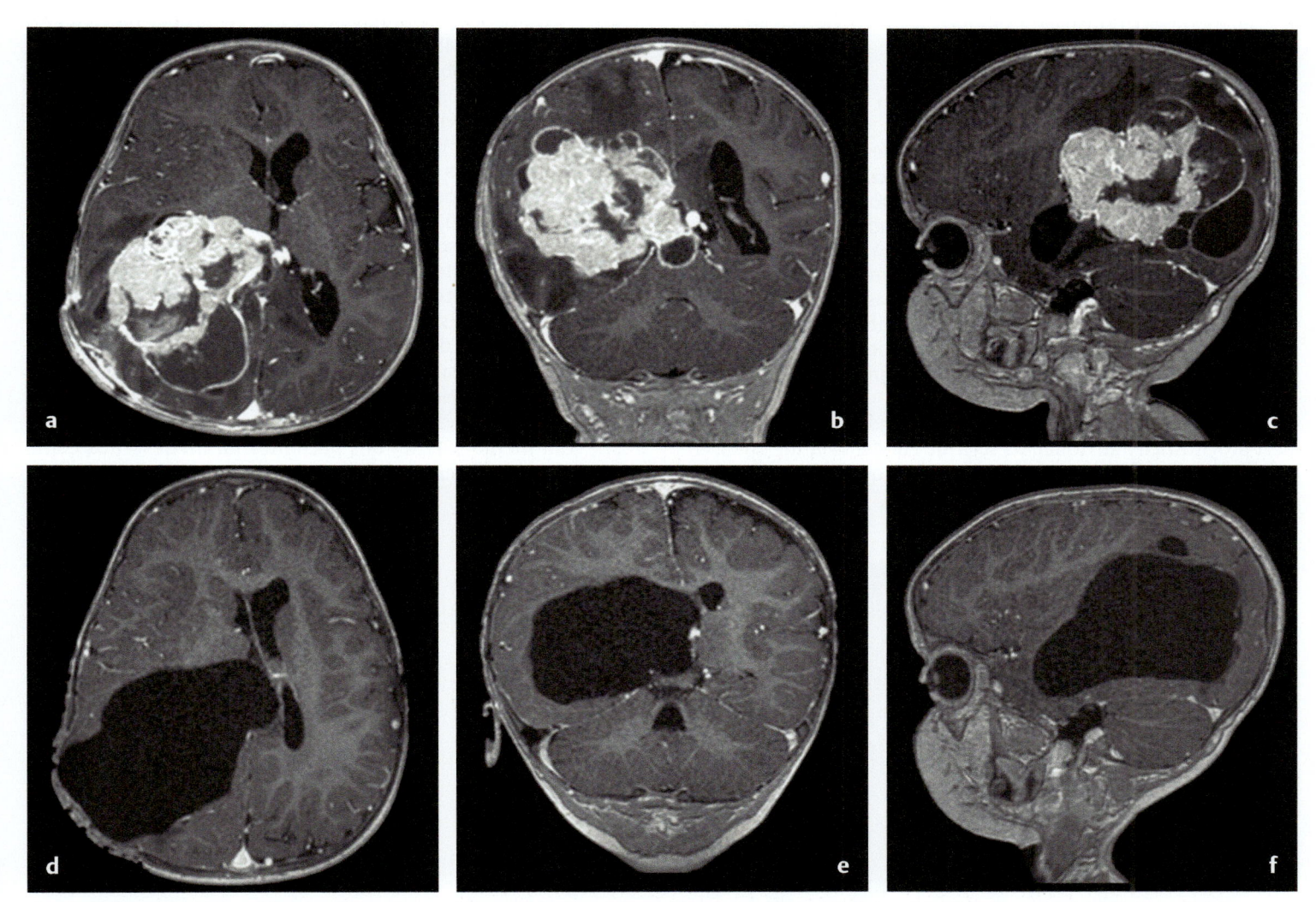

**Fig. 25-8.** Ressonância magnética de crânio pré-operatória, sequência ponderada T1 com contraste. (**a**) Corte axial. (**b**) Corte coronal. (**c**) Corte sagital de um carcinoma de plexo coroide. RM pós-operatória, sequência ponderada em T1 com contraste: (**d**) corte axial, (**e**) corte coronal e (**f**) corte sagital.

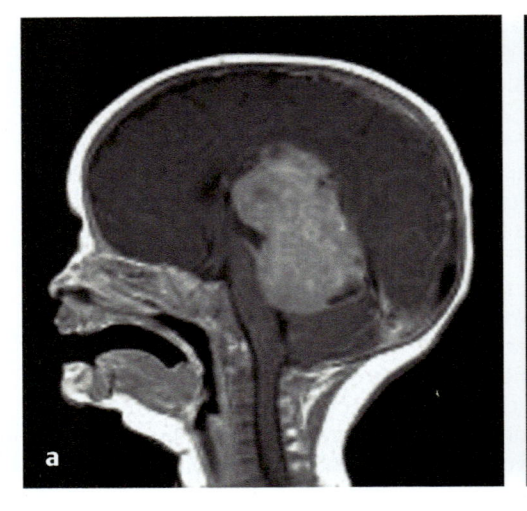

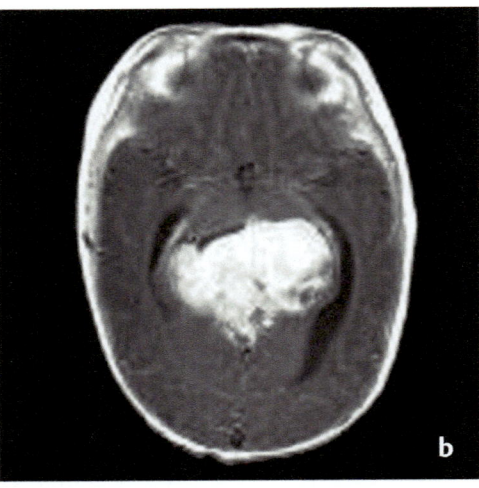

Fig. 25-9. Ressonância magnética de crânio de um bebê de 6 meses, sequência ponderada em T1 com contraste de um pinealoblastoma: (a) corte sagital, (b) corte axial.

## PNET Supratentorial e Pinealoblastoma

Os PNETs supratentoriais e os pinealoblastomas são tumores indiferenciados encontrados nos hemisférios cerebrais e na região da pineal, respectivamente. São tumores extremamente raros em menores de 1 ano e o prognóstico é sombrio.[10] As séries da literatura mostram casos de progressão da doença durante a quimioterapia, com baixas taxas de sobrevida.[10] Recomenda-se que o tratamento seja agressivo, com ressecção cirúrgica total, seguida de altas doses de quimioterapia e transplante autólogo de medula óssea (Fig. 25-9).

## TRATAMENTO E PROGNÓSTICO

O aumento da sobrevida em bebês com tumores cerebrais e evidenciado em várias séries institucionais, graças ao avanço da tecnologia cirúrgica, dos cuidados das unidades de terapia intensiva e da reclassificação dos tumores de acordo com subgrupos moleculares, refinando suas características prognósticas.

A ressecção dos TCPAV representa um grande desafio neurocirúrgico e anestésico, incluindo o posicionamento, a obtenção de adequado acesso venoso e ressecção cirúrgica propriamente dita (Fig. 25-10).

Na maioria dos casos são lesões volumosas, ricamente vascularizadas e que podem ocupar todo um hemisfério. Se, por um lado, o tamanho dessas lesões pode aumentar o tempo cirúrgico, por outro, o risco de choque hipovolêmico no período intraoperatório é alto, impossibilitando o término da ressecção.

A completa ressecção cirúrgica tem grande importância como fator prognóstico individual. Na série de Lundar *et al.*, de 2015, entre os 20 pacientes com menos de 6 meses que sobreviveram, 14 deles foram submetidos à ressecção total.[7]

A quimioterapia em altas doses com transplante autólogo de medula óssea (ABMT) e quimioterapia ventricular são estratégias para postergar os efeitos deletérios da radioterapia no cérebro em desenvolvimento, como déficits no desenvolvimento e distúrbios endocrinológicos. Essas abordagens intensivas resultaram em melhores taxas de sobrevida para os meduloblastomas com ativação da via SHH.[63,64] No entanto, para outros subgrupos e outros tumores embrionários do SNC além de MB, o resultado permanece insatisfatório.[63] As implicações prognósticas dos subgrupos moleculares ATRT-TYR, -SHH e -MYC ainda estão sob avaliação.[31]

Os índices de sobrevida e prognóstico variam de acordo com o diagnóstico histológico mais prevalente em cada série.[7,8,10,11] De forma geral, a sobrevida em 1 e 5 anos varia de 45-85%, e 21-81% respectivamente.[7,8,10-12] Menores de 3 meses tem uma taxa de sobrevida global em 5 anos (36,7%) menor que aqueles entre 3 e 5 meses de idade (56%), que, por sua vez, é menor que as taxas encontradas entre 6 e 11 meses (63,8%).[8]

Entretanto, a suscetibilidade do cérebro em desenvolvimento aos efeitos da hipertensão intracraniana e a morbidade do tratamento comprometem a qualidade de vida das crianças sobreviventes, com graves sequelas neurológicas. O impacto psicossocial e econômico das sequelas dos tratamentos dos tumores cerebrais em crianças com menos de 1 ano de vida é difícil de ser avaliado.[8,11,12,29] No histórico estudo cooperativo internacional, 10,7% dos sobreviventes cursaram com grave retardo mental, 16,1% com médio e 12,6% dos pacientes foram descritos como normais. E uma grande proporção deles, 14,4%, apresentam crises epilépticas.[3]

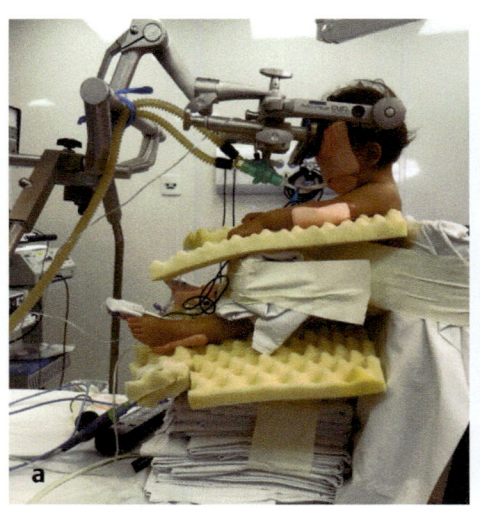

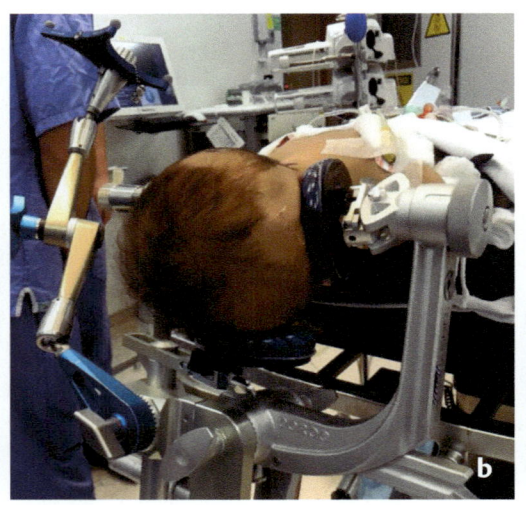

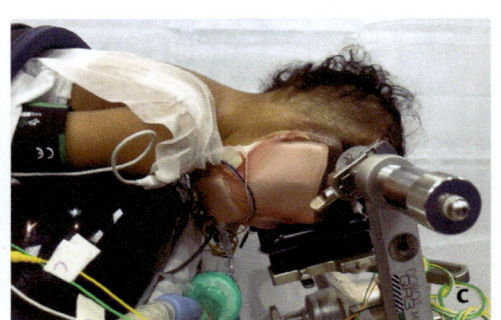

Fig. 25-10. Posicionamento cirúrgico com suporte e fixador de crânio adequado para menores de um ano. (a) Posição sentada em um paciente de 1 ano de idade. (b, c) Decúbito ventral com flexão do pescoço; ambas as posições para acesso aos tumores da fossa posterior.

## CONCLUSÃO

Os tumores no primeiro ano de vida são um grupo heterogêneo em termos de histologia e complexos no diagnóstico e tratamento, embora infrequentes, devem ser reconhecidos pelo neurocirurgião pediátrico porque a cirurgia com ressecção total são um desafio cirúrgico potencial e, ao mesmo tempo, a chave para conseguir melhores taxas de sobrevida.

## REFERÊNCIAS BIBLIOGRÁFICAS

1. Hwang SW, Su JM, Jea A. Diagnosis and management of brain and spinal cord tumors in the neonate. Semin Fetal Neonatal Med. 2012;17(4):202-6.
2. Lang SS, Beslow LA, Gabel B, et al. Surgical treatment of brain tumors in infants younger than six months of age and review of the literature. World Neurosurg. 2012;78(1-2):137-44.
3. Di Rocco C, Iannelli A, Ceddia A. Intracranial tumors of the first year of life. A cooperative survey of the 1986-1987 Education Committee of the ISPN. Childs Nerv Syst. 1991;7(3):150-3.
4. Chung SK, Wang KC, Nam DH, Cho BK. Brain tumor in the first year of life: a single institute study. J Korean Med Sci. 1998;13(1):65-70.
5. Bognár L. Brain tumors during the first year of life. Ann N Y Acad Sci. 1997;824:148-55.
6. Mehrotra N, Shamji MF, Vassilyadi M, Ventureyra ECG. Intracranial tumors in first year of life: the CHEO experience. Childs Nerv Syst. 2009;25(12):1563-69.
7. Lundar T, Due-Tønnessen BJ, Egge A, et al. Neurosurgical treatment of brain tumors in the first 6 months of life: long-term follow-up of a single consecutive institutional series of 30 patients. Child's Nervous System. 2015;31(12):2283-90.
8. Hart M, Anderson-Mellies A, Beltrami A, et al. Population-based analysis of CNS tumor diagnoses, treatment, and survival in congenital and infant age groups. J Neuro-oncol. 2022;157(2):333-44.
9. Picariello S, Spennato P, Roth J, et al. Posterior fossa tumours in the first year of life: a two-centre retrospective study. Diagnostics. 2022;12(3):635.
10. Larouche V, Huang A, Bartels U, Bouffet E. Tumors of the central nervous system in the first year of life. Pediatr Blood Cancer. 2007;49(S7):1074-82.
11. Hankinson TC, Dudley RWR, Torok MR, et al. Short-term mortality following surgical procedures for the diagnosis of pediatric brain tumors: outcome analysis in 5533 children from SEER, 2004-2011. J Neurosurg Pediatr. 2016;17(3):289-97.
12. Hossain MJ, Xiao W, Tayeb M, Khan S. Epidemiology and prognostic factors of pediatric brain tumor survival in the US: evidence from four decades of population data. Cancer Epidemiol. 2021;72:101942.
13. Sugimoto M, Kurishima C, Masutani S, Tamura M, Senzaki H. Congenital brain tumor within the first 2 months of life. Pediatr Neonatol. 2015;56(6):369-75.
14. O'Kane R, Mathew R, Kenny T, et al. United Kingdom 30-day mortality rates after surgery for pediatric central nervous system tumors. J Neurosurg Pediatr. 2013;12(3):227-34.
15. Cavalheiro S, Moron AF, Hisaba W, et al. Fetal brain tumors. Childs Nerv Syst. 2003;19(7-8):529-36.
16. Shamji MF, Vassilyadi M, Lam CH, et al. Congenital tumors of the central nervous system: the MCH experience. Pediatr Neurosurg. 2009;45(5):368-74.
17. Wakai S, Arai T, Nagai M. Congenital brain tumors. Surg Neurol. 1984;21(6):597-609.
18. Arnstein LH, Boldrey E, Naffziger HC. A case report and survey of brain tumors during the neonatal period. J Neurosurg. 1951;8(3):315-9.
19. Ellams ID, Neuhäuser G, Agnoli AL. Congenital intracranial neoplasms. Childs Nerv Syst. 1986;2(4):165-8.
20. Cornejo P, Feygin T, Vaughn J, et al. Imaging of fetal brain tumors. Pediatr Radiol. 2020;50(13):1959-73.
21. Isaacs H. Fetal brain tumors: a review of 154 cases. Am J Perinatol. 2009;26(6):453-66.
22. Viaene AN, Pu C, Perry A, et al. Congenital tumors of the central nervous system: an institutional review of 64 cases with emphasis on tumors with unique histologic and molecular characteristics. Brain Pathol. 2021;31(1):45-60.
23. Shekdar K V, Schwartz ES. Brain tumors in the neonate. Neuroimaging Clin N Am. 2017;27(1):69-83.
24. Cavalheiro S, da Costa MDS, Barbosa MM, et al. Fetal neurosurgery. Childs Nerv Syst. 2023;39(10):2899-927.
25. Di Rocco C, Iannelli A, Ceddia A. Intracranial tumors of the first year of life. J Neurosurg Sci. 1990;34(3-4):299-300.
26. Balestrini MR, Micheli R, Giordano L, et al. Brain tumors with symptomatic onset in the first two years of life. Childs Nerv Syst. 1994;10(2):104-10.
27. Sakamoto K, Kobayashi N, Ohtsubo H, Tanaka Y. Intracranial tumors in the first year of life. Childs Nerv Syst. 1986;2(3):126-9.
28. Enayet A. Brain tumors in the first two years of life. Egyptian Journal of Neurosurgery. 2021;36(1):33.
29. Toescu SM, James G, Phipps K, et al. Intracranial neoplasms in the first year of life: results of a third cohort of patients from a single institution. Neurosurgery. 2019;84(3):636-46.
30. Dastoli P, Nicáceo J, da Silva Costa M, et al. Brain tumors of the first years of life: ten years IOP experience. 2018.
31. Rosenberg T, Bandopadhayay P. Molecular genetics of paediatric brain tumours and opportunities for precision medicine - a focus on infant tumours. Curr Opin Neurol. 2022;35(6):772-8.
32. Spennato P, Nicosia G, Quaglietta L, et al. Posterior fossa tumors in infants and neonates. Childs Nerv Syst. 2015;31(10):1751-72.
33. Dassi N, De Aguiar CS, Dastoli P, et al. Posterior fossa tumors in infants: 13-year single center retrospective review. Archives of Pediatric Neurosurgery. 2023;5(3):e2062023.
34. Aihara Y, Chiba K, Eguchi S, et al. Pediatric optic pathway/hypothalamic glioma. Neurol Med Chir (Tokyo). 2018;58(1):1-9.
35. Fouladi M, Hunt DL, Pollack IF, et al. Outcome of children with centrally reviewed low-grade gliomas treated with chemotherapy with or without radiotherapy on Children's Cancer Group high-grade glioma study CCG-945. Cancer. 2003;98(6):1243-52.
36. Tihan T, Fisher PG, Kepner JL, et al. Pediatric astrocytomas with monomorphous pilomyxoid features and a less favorable outcome. J Neuropathol Exp Neurol. 1999;58(10):1061-8.
37. Ostrom QT, Cioffi G, Waite K, et al. CBTRUS statistical report: primary brain and other central nervous system tumors diagnosed in the United States in 2014-2018. Neuro Oncol. 2021;23(12-2):iii1-iii105.
38. Jones DTW, Kocialkowski S, Liu L, et al. Tandem duplication producing a novel oncogenic BRAF fusion gene defines the majority of pilocytic astrocytomas. Cancer Res. 2008;68(21):8673-7.
39. Lassaletta A, Zapotocky M, Mistry M, et al. Therapeutic and prognostic implications of BRAF V600E in pediatric low-grade gliomas. J Clin Oncol. 2017;35(25):2934-41.
40. de Blank P, Fouladi M, Huse JT. Molecular markers and targeted therapy in pediatric low-grade glioma. J Neuro-oncol. 2020;150(1):5-15.
41. Bag AK, Chiang J, Patay Z. Radiohistogenomics of pediatric low-grade neuroepithelial tumors. Neuroradiology. 2021;63(8):1185-213.
42. Ryall S, Zapotocky M, Fukuoka K, et al. Integrated molecular and clinical analysis of 1,000 pediatric low-grade gliomas. Cancer Cell. 2020;37(4):569-583.e5.
43. Bax DA, Mackay A, Little SE, et al. A distinct spectrum of copy number aberrations in pediatric high-grade gliomas. Clin Cancer Res. 2010;16(13):3368-77.
44. Zhang J, Wu G, Miller CP, et al. Whole-genome sequencing identifies genetic alterations in pediatric low-grade gliomas. Nat Genet. 2013;45(6):602-12.
45. Duffner PK, Krischer JP, Burger PC, et al. Treatment of infants with malignant gliomas: the Pediatric Oncology Group experience. J Neuro-oncol. 1996;28(2-3):245-56.
46. Kalifa C, Grill J. The therapy of infantile malignant brain tumors: current status? J Neuro-oncol. 2005;75(3):279-85.
47. Pollack IF, Boyett JM, Yates AJ. et al. The influence of central review on outcome associations in childhood malignant gliomas: results from the CCG-945 experience. Neuro Oncol. 2003;5(3):197-207.
48. Louis DN, Perry A, Wesseling P, et al. The 2021 WHO Classification of Tumors of the Central Nervous System: a summary. Neuro Oncol. 2021;23(8):1231-51.
49. Jones C, Baker SJ. Unique genetic and epigenetic mechanisms driving paediatric diffuse high-grade glioma. Nat Rev Cancer. 2014;14(10).
50. Clarke M, Mackay A, Ismer B, et al. Infant high-grade gliomas comprise multiple subgroups characterized by novel targetable gene fusions and favorable outcomes. Cancer Discov. 2020;10(7):942-63.
51. Guerreiro Stucklin AS, Ryall S, Fukuoka K, et al. Alterations in ALK/ROS1/NTRK/MET drive a group of infantile hemispheric gliomas. Nat Commun. 2019;10(1):4343.
52. Taylor MD, Northcott PA, Korshunov A, et al. Molecular subgroups of medulloblastoma: the current consensus. Acta Neuropathol. 2012;123(4):465-72.
53. Northcott PA, Buchhalter I, Morrissy AS, et al. The whole-genome landscape of medulloblastoma subtypes. Nature. 2017;547(7663):311-7.

54. Cavalli FMG, Remke M, Rampasek L, et al. Intertumoral heterogeneity within medulloblastoma subgroups. Cancer Cell. 2017;31(6):737-54.e6.
55. Panwalkar P, Clark J, Ramaswamy V, et al. Immunohistochemical analysis of H3K27 me3 demonstrates global reduction in group-A childhood posterior fossa ependymoma and is a powerful predictor of outcome. Acta Neuropathol. 2017;134(5):705-14.
56. Lummus SC, Donson AM, Gowan K, et al. p16 Loss and E2F/cell cycle deregulation in infant posterior fossa ependymoma. Pediatr Blood Cancer. 2017;64(12).
57. Holdhof D, Johann PD, Spohn M, et al. Atypical teratoid/rhabdoid tumors (ATRTs) with SMARCA4 mutation are molecularly distinct from SMARCB1-deficient cases. Acta Neuropathol. 2021;141(2):291-301.
58. Johann PD, Erkek S, Zapatka M, et al. Atypical teratoid/rhabdoid tumors are comprised of three epigenetic subgroups with distinct enhancer landscapes. Cancer Cell. 2016;29(3):379-93.
59. Chun HJE, Johann PD, Milne K, et al. Identification and analyses of extracranial and cranial rhabdoid tumor molecular subgroups reveal tumors with cytotoxic T cell infiltration. Cell Rep. 2019;29(8):2338-2354.e7.
60. Thomas C, Soschinski P, Zwaig M, et al. The genetic landscape of choroid plexus tumors in children and adults. Neuro Oncol. 2021;23(4):650-60.
61. Safaee M, Oh MC, Bloch O, et al. Choroid plexus papillomas: advances in molecular biology and understanding of tumorigenesis. Neuro Oncol. 2013;15(3):255-67.
62. Garcia FA de O, Evangelista AF, Mançano BM, et al. Genomic profile of two Brazilian choroid plexus tumors by whole-exome sequencing. Cold Spring Harb Mol Case Stud. 2023;9(1).
63. Bouffet E, Lafay-Cousin L. Infant brain tumor trials: beyond feasibility. Neuro Oncol. 2022;24(7):1191-92.
64. Lafay-Cousin L, Baroni L, Ramaswamy V, Bouffet E. How do we approach the management of medulloblastoma in young children? Pediatr Blood Cancer. 2022;69(10):e29838.

# TUMORES SUPRATENTORIAIS DE HEMISFÉRIOS E LOBOS CEREBRAIS

Ramiro José del Rio ■ Santiago Ezequiel Cicutti ■ Javier Gonzalez Ramos

## INTRODUÇÃO

Os tumores supratentoriais e infratentoriais têm uma incidência semelhante em pacientes pediátricos; no entanto, sua localização varia acentuadamente com a idade, sendo os primeiros mais frequentes em pacientes com menos de 3 e mais de 10 anos de idade. Mais da metade dessas neoplasias no compartimento supratentorial corresponde a entidades do tipo glial, predominantemente de baixo grau.[1] Entretanto, outros tumores mais agressivos, especialmente de linhagem embrionária, também podem ser encontrados.

Este capítulo descreverá a apresentação clínica dos tumores hemisféricos em pediatria, as diferentes linhagens histopatológicas de acordo com a classificação atual da Organização Mundial da Saúde (OMS), os achados de imagem com seus diagnósticos diferenciais, os tratamentos recomendados de acordo com o tipo de tumor e seu prognóstico.

## APRESENTAÇÃO CLÍNICA

A apresentação dos sintomas desse tipo de lesão dependerá da localização e do tamanho da lesão.

Os tumores originados em áreas eloquentes se manifestam com déficits neurológicos, dependendo da região envolvida. Por exemplo, uma lesão profunda que envolva o braço posterior da cápsula interna apresentará hemiparesia contralateral; tumores nas áreas de Broca ou Wernicke apresentarão afasias de diferentes tipos; e lesões na área occipital ou das radiações ópticas resultarão em déficits visuais.[2]

A irritação cortical causada pelas neoformações pode provocar crises epilépticas de diferentes tipos, especialmente quando a região temporal está envolvida. Se o tumor se originar em áreas silenciosas do cérebro, o paciente manifestará sintomas quando o crescimento atingir certa magnitude, geralmente consultando achados típicos de hipertensão intracraniana, como fortes dores de cabeça, vômitos e distúrbios visuais devido ao edema papilar.

O curso do tempo também permite suspeitar da agressividade do tumor, pois as lesões de alto grau geralmente desenvolvem sintomas de piora rápida, em oposição aos sintomas mais sobrepostos resultantes de lesões de baixo grau.

## VARIANTES HISTOPATOLÓGICAS

Em 2021, a OMS publicou a 5ª classificação de tumores do sistema nervoso central, incorporando várias alterações substanciais das edições anteriores com base na biologia molecular e no diagnóstico em camadas. Os graus dos tumores são relatados com algarismos arábicos (em vez de algarismos romanos) e levam em conta não apenas as características histológicas, mas também as moleculares e o prognóstico. Os tumores pediátricos, por outro lado, foram classificados separadamente dos tumores de adultos.[3]

Entidades como gliomatose *cerebri* e tumores neuroectodérmicos primitivos (PNETs) foram descartadas desde a revisão da 4ª edição em 2016.[4]

O termo NOC (*not otherwise classified*) também foi adicionado para as entidades que não podem ser categorizadas, apesar de terem sido estudadas com todos os métodos atuais, deixando a expressão NOS (*not otherwise specified*) para os casos em que não há amostra suficiente para o patologista ou os elementos necessários para chegar a um diagnóstico definitivo.

No caso dos gliomas pediátricos, três grupos têm considerações especiais nessa faixa etária: gliomas difusos de alto grau do tipo pediátrico, gliomas difusos de baixo grau do tipo pediátrico e gliomas circunscritos. Dentro de cada grupo, há diferentes tipos (Quadro 26-1).

O termo glioblastoma deixou de existir nos gliomas pediátricos de alto grau, com as alterações de histona G34 ganhando importância no caso de lesões hemisféricas e K27 nas lesões de linha média.

O oligodendroglioma não é mais encontrado nessa faixa etária; as lesões com histologia semelhante devem ser estudadas do ponto de vista molecular para serem classificadas adequadamente.

É importante observar que, em adolescentes com tumores hemisféricos, a patologia pode se sobrepor aos tipos adultos, o que exige um estudo mais aprofundado para a classificação correta.

As lesões circunscritas incluem gliomas de baixo grau, como o astrocitoma pilocítico e o astrocitoma subependimário de células gigantes (relacionado com esclerose tuberosa). Embora o primeiro seja o tumor benigno mais comum no cérebro, ele está localizado, preferencialmente, na fossa posterior ou na região hipotalâmica-quiasmática, sendo muito raro nos hemisférios cerebrais. Outra neoplasia comum no nível supratentorial é o xantoastrocitoma pleomórfico, que, como o próprio nome sugere, é uma lesão com apresentação heterogênea, que pode ter áreas císticas, ser de grau 2 ou 3, ou evoluir de uma lesão de baixo grau para uma de alto grau, uma ocorrência rara na maioria dos gliomas em crianças.

**Quadro 26-1.** Classificação da OMS de 2021 para gliomas do sistema nervoso central de importância pediátrica

| Gliomas difusos de baixo grau do tipo pediátrico |
|---|
| ■ Astrocitoma difuso com alteração de MYB ou MYBL1 |
| ■ Glioma angiocêntrico |
| ■ Tumor neuroepitelial polimorfo de baixo grau do jovem (PLNTY) |
| ■ Glioma difuso de baixo grau com alteração da via MAPK |

| Gliomas difusos de alto grau do tipo pediátrico |
|---|
| ■ Glioma difuso de linha média com alteração de H3 K27 |
| ■ Glioma hemisférico difuso com mutação H3 G34 H3 G34-mutante |
| ■ Glioma pediátrico difuso de alto grau H3 do tipo H3 selvagem e do tipo IDH selvagem |
| ■ Glioma hemisférico do tipo infantil |

| Gliomas astrocíticos circunscritos |
|---|
| ■ Astrocitoma pilocítico |
| ■ Astrocitoma de alto grau com características pilocíticas |
| ■ Xantoastrocitoma pleomórfico |
| ■ Astrocitoma subependimal de células gigantes |
| ■ Glioma cordoide |
| ■ Astroblastoma, MN1 – alterado |

Fonte: Classificação de tumores do Sistema Nervoso Central da Organização Mundial da Saúde (OMS), 5ª edição.

As lesões menos diferenciadas, anteriormente classificadas como PNETs, agora compreendem o grupo de tumores embrionários, caracterizados por células pequenas, redondas e azuis com alterações moleculares específicas que permitem seu agrupamento em entidades autoidentificadoras. No compartimento supratentorial, o tumor teratoide/rabdoide atípico, o tumor neuroepitelial cribriforme, o tumor em roseta de múltiplas camadas (ETMR), o neuroblastoma do sistema nervoso central (ativado por FOXR2) e o tumor com duplicação interna em *tandem* do BCOR. Aqueles que não puderem ser incluídos em nenhum desses grupos, apesar de todos os estudos correspondentes, serão descritos como tumores embrionários NOC, conforme descrito anteriormente.

Os ependimomas também são tumores de linhagem glial. A última classificação faz uma divisão inicial de acordo com a localização (supratentorial, infratentorial e espinhal) para que seja possível continuar com a biologia molecular e o estadiamento. No supratentorial, dois grupos moleculares são divididos: aqueles com fusão ZFTA (anteriormente denominados RELA) e aqueles com fusão YAP-1.[5] Os primeiros geralmente estão localizados próximos ao córtex cerebral e têm maior chance de recorrência do que os últimos, que geralmente estão localizados intra ou periventricularmente com um componente sólido multilobulado e melhor prognóstico.[6]

Os tumores mistos neuronais e glioneuronais (ganglioglioma, tumor neuroepitelial disembrioplásico e tumores desmoplásicos da infância) são raros, representando menos de 1% de todos os tumores primários em crianças, com a maior incidência na segunda infância. Geralmente são de baixo grau (grau 1) com crescimento lento; entretanto, há casos raros de lesões de alto grau desse tipo. Os gangliogliomas e os tumores disembrioplásticos geralmente ocorrem no lobo temporal, causando epilepsia refratária, e não é incomum que o último tenha áreas de displasia adjacentes. Os tumores infantis desmoplásicos são uma exceção, apresentando-se em crianças com menos de 18 meses de idade como grandes massas multilobuladas frontais e parietais.[7]

## DIAGNÓSTICOS DIFERENCIAIS

O diagnóstico diferencial de neoplasias cerebrais deve incluir lesões não tumorais que ocupam espaço, como abscessos e outras doenças inflamatórias. Em lesões de alto grau, podem ser observadas hemorragias intratumorais que causam rápida deterioração da condição do paciente; nesses casos, outras patologias capazes de causar sangramento, como malformações arteriovenosas ou discrasias sanguíneas, devem ser descartadas. Quando se suspeita de uma neoplasia, especialmente se for grande, às vezes é difícil distinguir sua origem, o que leva à inclusão de possíveis diagnósticos de lesões intraventriculares ou da linha média.

As metástases em pacientes pediátricos são raras e geralmente se originam de tumores sólidos, como o sarcoma de Ewing e o rabdomiossarcoma, mostrando clara diferença em relação aos adultos.[8]

## DIAGNÓSTICO POR IMAGEM

A imagem por ressonância magnética é o método de escolha para o estudo de tumores do sistema nervoso central. Estudos radiogenômicos modernos, juntamente com novas modalidades de difusão e perfusão, permitem uma abordagem diagnóstica bastante precisa. A RM funcional e a tractografia são úteis para o planejamento da cirurgia.

A seguir, serão detalhados os pontos mais importantes revelados pelos estudos sobre os diferentes tipos de neoplasias.

### Gliomas de Baixo Grau

Esses tumores geralmente são hipointensos nas sequências T1 da RM e apresentam crescimento lento. Eles são divididos em lesões circunscritas (astrocitoma pilocítico, xantoastrocitoma pleomórfico e astrocitoma subependimário de células gigantes) e lesões difusas.[9]

Os primeiros são bem demarcados; embora dois terços dos astrocitomas pilocíticos localizados no cerebelo sejam císticos, no compartimento supratentorial essa proporção é inversa.[10] Essas massas podem ser vistas como uma estrutura sólida e, às vezes, demonstram um padrão infiltrativo nos tecidos circundantes. Geralmente não causam grande edema vasogênico e, se presente, está diretamente relacionado ao tamanho do tumor. Os astrocitomas pilocíticos geralmente apresentam forte realce com contraste, o que os torna únicos em seu tipo.[7] A evidência de alto coeficiente de difusão aparente (ADC) e baixa perfusão em áreas de realce com gadolinio[11] são características de tumores com baixa celularidade, permitindo que sejam diferenciados de lesões de alto grau.[12]

O astrocitoma subependimário de células gigantes (SEGA) geralmente está localizado adjacente ao forame interventricular (de Monro). Dada a estreita associação desse tipo de neoplasia com o complexo de esclerose tuberosa (TCS), o exame de imagem de pacientes com essa síndrome e a presença de lesões de baixo grau com morfologia e topografia características são suficientes em primeira instância.[13]

O xantoastrocitoma pleomórfico se apresenta mais comumente como um nódulo sólido, com contraste, no córtex cerebral ou logo abaixo dele, associado a um cisto.[9] Os lobos mais frequentemente envolvidos são o lobo temporal, seguido pelos lobos frontal e parietal.[14] Como mencionado anteriormente, esses tipos de lesões, embora circunscritas, podem ser de alto e baixo grau, sendo que o ADC e a perfusão são úteis nesses casos para prever a celularidade (Fig. 26-1).

Os gliomas difusos de baixo grau são muito menos comuns do que os gliomas circunscritos, geralmente ocorrendo em qualquer parte do sistema nervoso central, mas mais comumente encontrados nos lobos frontal ou temporal, com características de imagem típicas de lesões de baixo grau (Fig. 26-2).

**Fig. 26-1.** RM de lesão expansiva temporal direita. Xantoastrocitoma pleomórfico com mutação BRAF V-600. (a,b) Seção axial ponderada por difusão revelando um tumor no lobo temporal direito. A lesão mostra restrição à difusão, sugerindo alta celularidade ou necrose axial. (c) T1 com contraste mostrando uma lesão iso-hipointensa com baixa captação. (e-g) Cortes em T2 sagital, coronal e axial mostrando uma lesão sólida hiperintensa com pouco edema perilesional. (d,h) Cortes axiais e coronais pós-operatórios ponderados em T2 mostrando a ressecção completa da lesão.

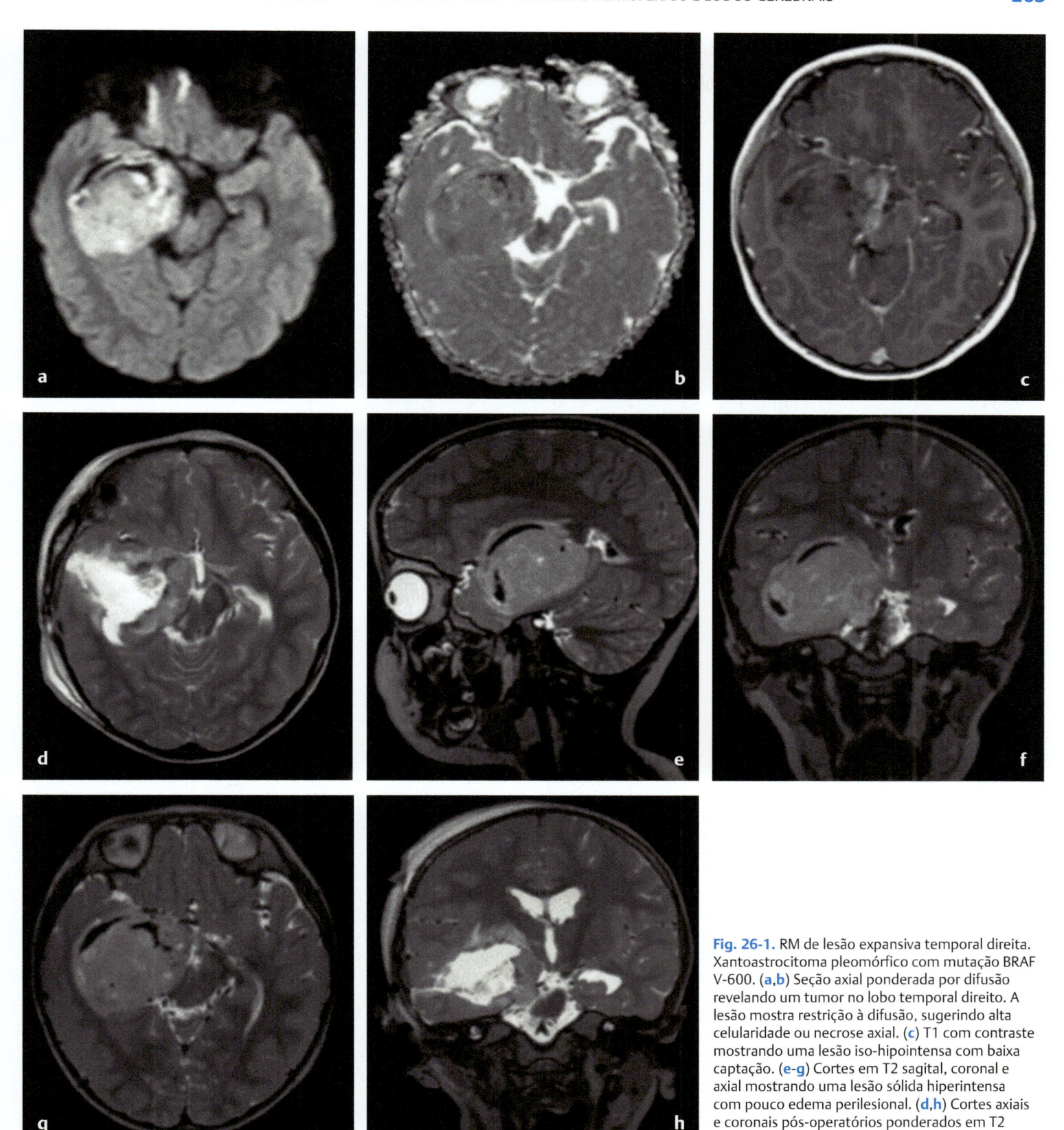

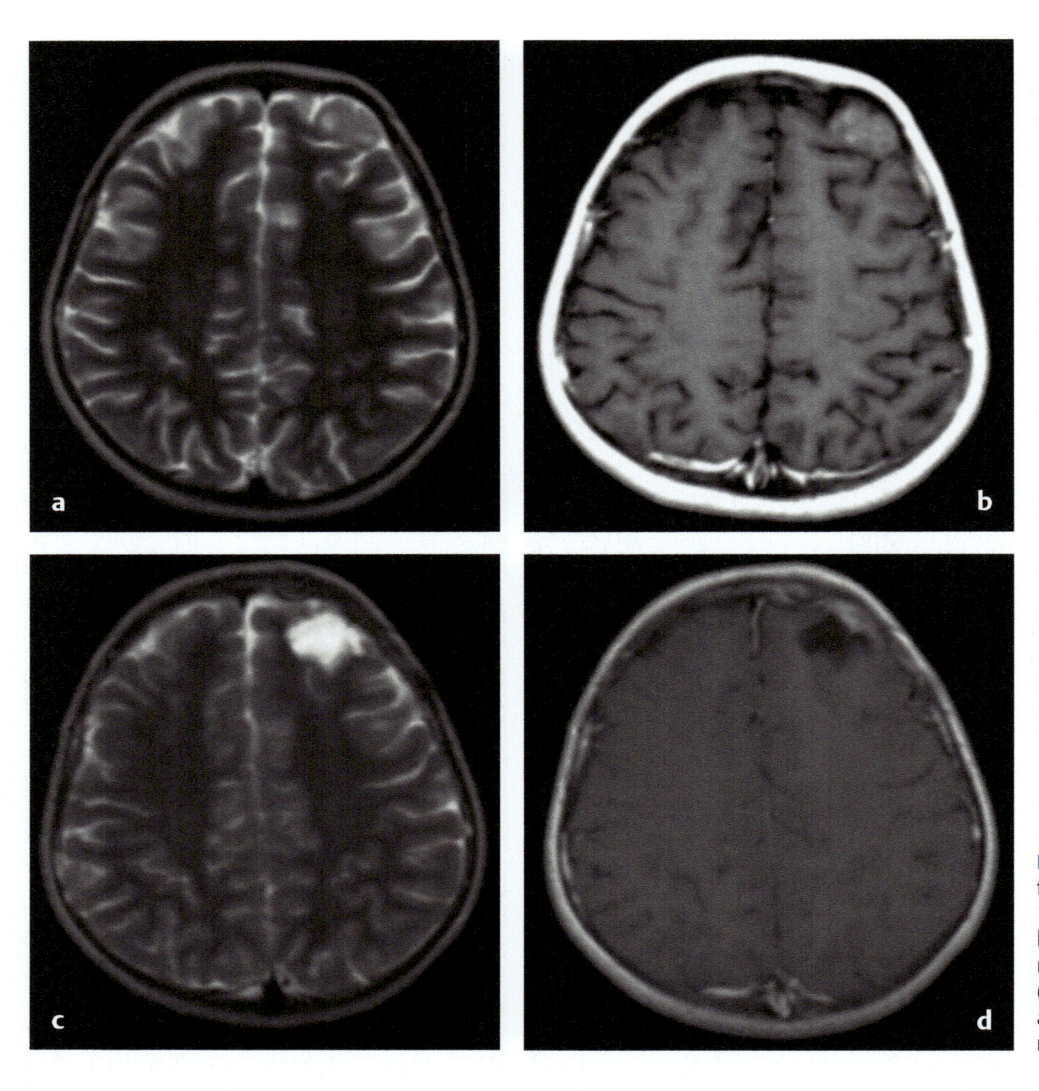

**Fig. 26-2.** Paciente com lesão ocupando o espaço frontal esquerdo. Glioma angiocêntrico grau 1 da OMS. (a) RM T2, lesão frontal esquerda hiperintensa. (b) RM T1 com gadolínio mostrando realce de gadolínio na lesão frontal esquerda. (c,d) RM em T2 e T1 com contraste 9 anos após a cirurgia, mostrando a ressecção completa da neoplasia.

## Gliomas de Alto Grau

Os gliomas pediátricos de alto grau são caracterizados por serem biologicamente diferentes dos gliomas de adultos, embora as imagens frequentemente mostrem características típicas de lesões agressivas. Depois do tronco cerebral, o local mais frequente de localização desses gliomas é o nível supratentorial[15] e os adolescentes geralmente são os mais afetados.[16] A imagem clássica é a de uma lesão expansiva heterogênea e difusa, que pode apresentar realce irregular pelo contraste, com considerável edema perilesional, o que, às vezes, dificulta a diferenciação com outros tumores de alto grau, como os tumores embrionários. Os valores de ADC são claramente mais baixos e os valores de perfusão mais altos do que nos tumores de baixo grau. A presença de áreas necróticas sugere uma lesão de crescimento rápido, provavelmente de grau 4. Às vezes elas estão relacionadas com história prévia de radioterapia ou a síndromes raras, como a de LI Fraumeni.[17]

## Ependimomas

Quarenta por cento dos ependimomas são supratentoriais e metade deles está localizada no parênquima cerebral e, em muito poucos casos, envolve o córtex cerebral, causando convulsões.[18,19] Eles são encontrados com mais frequência no lobo frontal e tendem a causar sintomas quando atingem tamanhos maiores em comparação com os intraventriculares, que podem causar hidrocefalia.[20] Os exames de imagem geralmente revelam tumores bem circunscritos, com regiões heterogêneas que apresentam graus variados de realce de contraste. É mais comum encontrar cistos tumorais nesse nível em comparação com os infratentoriais. Cerca de 50% apresentam calcificações e, em alguns casos, hemorragias. Os níveis de ADC geralmente não são tão baixos quanto em outras lesões de alto grau, mas também não atingem os níveis de gliomas de baixo grau. A perfusão é geralmente elevada, com um lento retorno à linha de base.[21-23]

## Tumores Neuronais e Glioneuronais

Os gangliogliomas são neoplasias compostas por células neuronais e astrócitos, que geralmente ocorrem em crianças mais velhas e estão preferencialmente localizados no lobo temporal, em sua região mesial, seguido pelo lobo frontal. Isso explica por que 85% desse tipo de lesão estão relacionados com convulsões de longa duração (Fig. 26-3).[24] A imagem é inespecífica e geralmente mostra tumores sólido-císticos com áreas de realce conspícuo e calcificações. O ADC é alto, exceto nos raros casos de tumores de grau 3.[25] Os tumores desmoplásicos infantis (DITs) são geralmente de baixa agressividade e se apresentam como massas grandes, heterogêneas e multilobuladas que envolvem a periferia do lobo frontal e parietal, incluindo o córtex e as meninges em pacientes jovens (menos de 18 meses). Elas podem ser sólidas ou sólido-císticas, realçam-se intensamente com o contraste e frequentemente apresentam restrição à difusão, apesar de sua natureza benigna.[26] Assim como os gangliogliomas, os tumores neuroepiteliais disembrioplásticos (DNTs), observados em pacientes com epilepsia refratária, são encontrados preferencialmente no córtex temporal, associados a áreas de displasia em cerca de um terço dos pacientes.[27] Elas se apresentam como lesões iso ou hipointensas em T1 e hiperintensas em T2, podendo apresentar uma configuração triangular. Quase metade tem regiões císticas ou calcificações. Apenas um terço delas apresenta realce pelo contraste, não é restrito à difusão (altos valores de ADC) e a perfusão é baixa, como na maioria das lesões de baixo grau.[28]

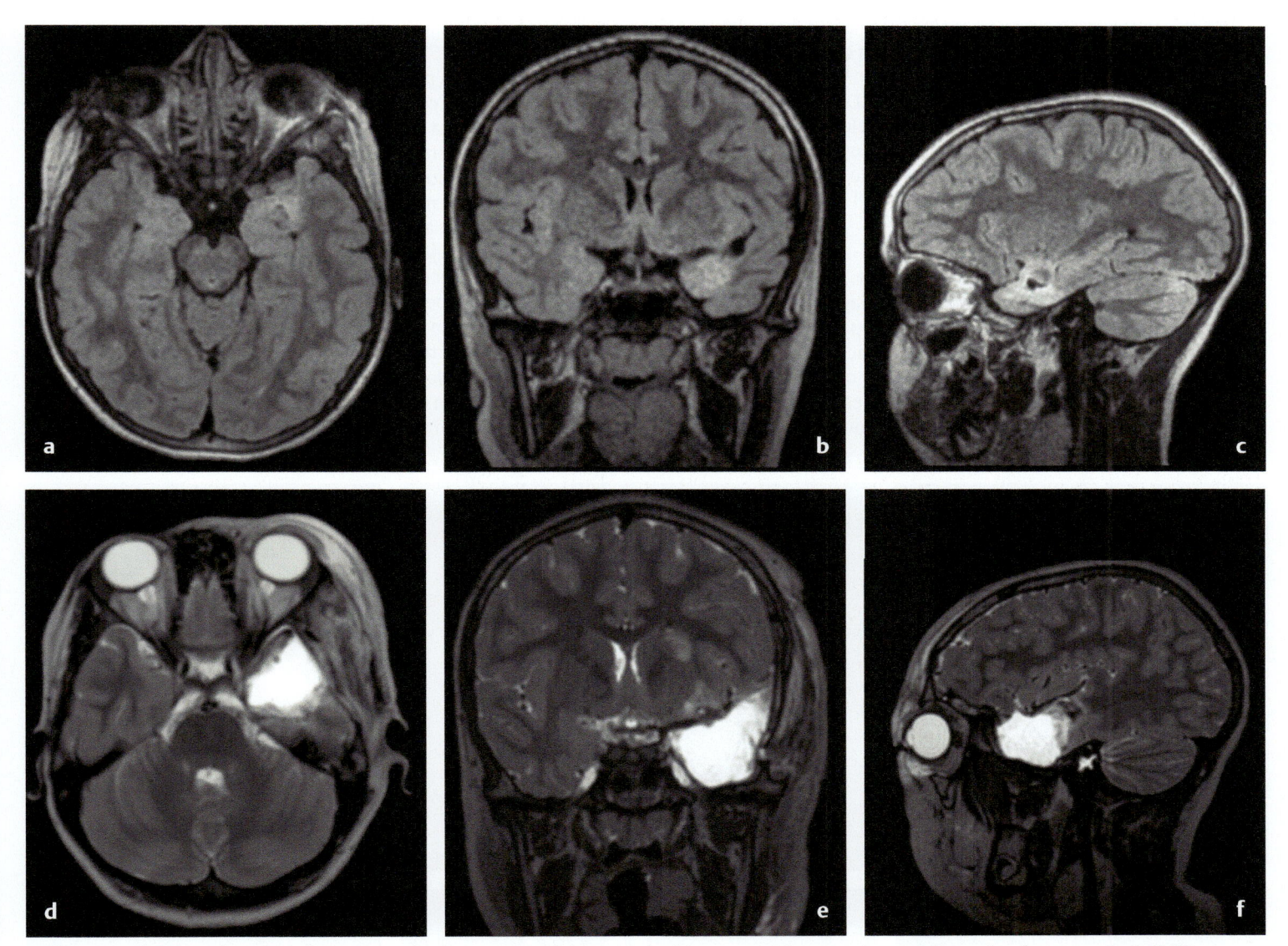

**Fig. 26-3.** RM do tumor diagnosticado como ganglioglioma temporal de grau 1. (**a-c**) Imagens axiais, coronais e sagitais ponderadas na sequência FLAIR mostrando uma lesão hiperintensa difusa no nível temporomandibular mesial esquerdo. (**d-f**) Imagens axiais, coronais e temporais ponderadas em T2 mostrando a ressecção do polo anterior do lobo temporal com ausência da lesão anterior.

## Tumores Embrionários

Os tumores embrionários constituem um grupo de neoplasias de grau 4 que eram anteriormente conhecidas como PNETs (tumores neuroectodérmicos primitivos). Atualmente, essa terminologia está obsoleta e são usados nomes específicos relacionados às suas alterações histológicas e moleculares. Embora a mais frequente dessas neoplasias seja o meduloblastoma, por definição, ele é encontrado apenas na fossa posterior (com exceção das metástases). Dentro dos tumores supratentoriais, a classificação 2021 da OMS considera cinco tipos específicos e chama de tumores embrionários NOC aqueles que não podem ser incluídos em um desses grupos.[3] Geralmente são observados em crianças com menos de 5 anos de idade, embora também possam aparecer em adultos com prognóstico pior.[29]

No momento do diagnóstico, são lesões grandes, bem-definidas, heterogêneas e expansivas devido à presença de cálcio e alterações císticas. Focos hemorrágicos e edema extenso são incomuns. Como é comum em lesões com alta celularidade, o ADC é claramente baixo devido à alta restrição de difusão. O realce pelo contraste é intenso e heterogêneo e pode mostrar disseminação meníngea. Em conclusão, a RM mostra uma lesão claramente de alto grau, mas não é capaz de fornecer mais detalhes (Fig. 26-4).[30]

## TRATAMENTO

O tratamento de tumores dos hemisférios cerebrais está ligado a diversas variáveis que surgem durante o diagnóstico.

Em primeiro lugar, o quadro clínico do paciente determinará a urgência cirúrgica. Geralmente, o diagnóstico de lesões que ocupam o cérebro permite tempo para concluir os estudos e planejar a estratégia cirúrgica; no entanto, em alguns casos, o aparecimento de hemorragias intratumorais ou a demora no diagnóstico podem levar à hipertensão intracraniana descompensada, o que obriga o neurocirurgião a agir rapidamente, às vezes sem ter todos os recursos diagnósticos e terapêuticos ideais.

Se o quadro clínico permitir, todos os estudos complementares necessários devem ser concluídos para planejar corretamente a melhor terapia com base em três modalidades diferentes: cirurgia, quimioterapia (incluindo terapias-alvo) e radioterapia.

As lesões supratentoriais, especialmente se envolverem o córtex cerebral ou estiverem próximas a ele, podem causar crises epilépticas, por isso é aconselhável iniciar a terapia anticonvulsivante no momento do diagnóstico. Se houver edema cerebral, os corticosteroides podem ajudar a reduzi-lo, diminuindo assim a pressão intracraniana, continuando sua administração por alguns dias após a cirurgia e interrompendo-a se a redução da massa for satisfatória.

## Cirurgia

A cirurgia é, com poucas exceções, o primeiro método de abordagem em pacientes com tumores supratentoriais. A possibilidade de remoção completa de uma lesão expansiva é a opção preferida no início do tratamento neuro-oncológico. Para um planejamento cirúrgico adequado, imagens como tractografia ou ressonância funcional podem ser necessárias para determinar as rotas de abordagem e para avaliar a possibilidade de ressecção completa caso a região envolvida esteja próxima a uma área eloquente.

O diagnóstico histopatológico intraoperatório, que acompanha a suspeita fornecida pelos exames de imagem, é útil durante a cirurgia. No caso de uma lesão de baixo grau, a meta deve ser a remoção completa, já que em tumores de grau 1 a cura pode ser alcançada com a excisão total. No tratamento de tumores de alto grau de qualquer tipo, a sobrevida está relacionada não apenas com a linhagem patológica, mas também com a extensão da ressecção, portanto,

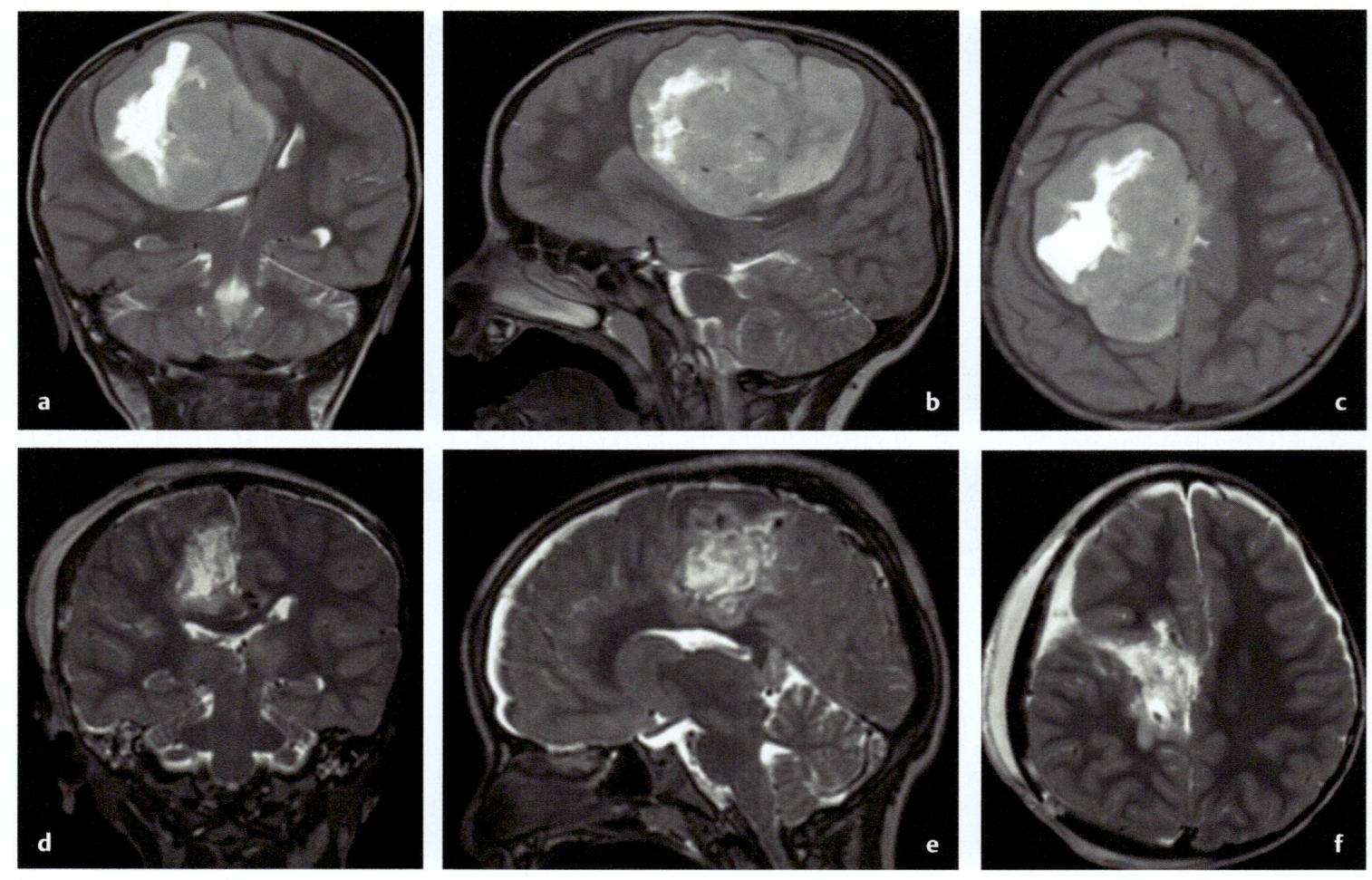

**Fig. 26-4.** RM ponderada em T2 de um paciente de 4 anos de idade com tumor com duplicação interna em *tandem* do BCOR. (**a-c**) Sequências coronal, sagital e axial mostrando extensa lesão heterogênea com áreas císticas e escasso edema perilesional nos lobos frontal e parietal, colapsando o sistema ventricular. (**d-f**) Sequências coronal, sagital e axial pós-operatórias mostrando a ressecção completa da lesão.

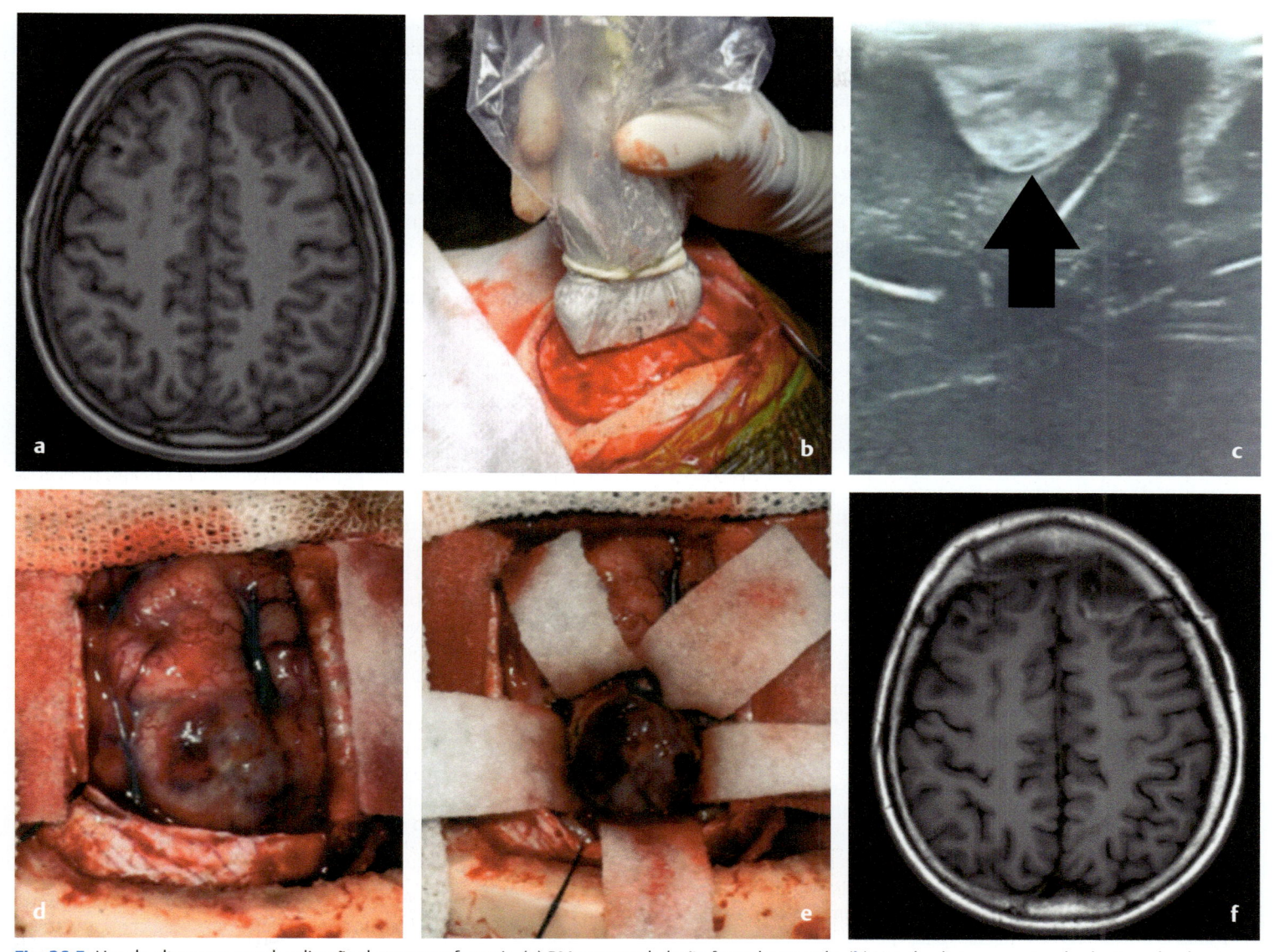

**Fig. 26-5.** Uso de ultrassom para localização de tumores frontais. (**a**) RM mostrando lesão frontal esquerda. (**b**) Uso de ultrassom antes da abertura dural. (**c**) Imagem de ultrassom mostrando tumor parenquimatoso hiperecogênico diferenciado. (**d,e**) Abertura dural com evidência do tumor circundado antes da excisão. RMF mostrando a ressecção total da neoplasia.

deve-se tentar uma excisão o mais ampla possível sem causar danos adicionais. Nessas neoplasias mais agressivas, o sangramento pode ser abundante e levar ao término prematuro da cirurgia.

No caso de lesões profundas próximas aos gânglios da base, a tractografia é útil para observar, por um lado, a infiltração das fibras, compatível com lesões de grau mais elevado, e, por outro lado, a relação dos feixes com relação à região a ser abordada, permitindo assim o planejamento da trajetória mais conveniente. Em lesões císticas grandes, a evacuação do fluido pode ajudar a relaxar o parênquima, permitindo uma melhor manipulação e menos danos aos tecidos.

Os pacientes com lesões epileptogênicas de longa duração se beneficiam do tratamento por uma equipe multidisciplinar especializada. Como essas lesões geralmente são de baixo grau, como visto acima, é possível estudar o paciente corretamente a fim de demonstrar a congruência necessária para indicar a cirurgia e definir a necessidade de monitoramento neurofisiológico adequado no intraocular-operatório.

No caso de lesões difusas, especialmente na área temporal, lobectomias padronizadas podem ser planejadas como um método para garantir a remoção completa da área envolvida.

As técnicas de estimulação cortical são úteis para identificar as áreas motoras. Os potenciais evocados somatossensoriais também são úteis para delinear a área sensorial primária e o sulco central.[31]

Para abordar as regiões de linguagem, a craniotomia com o paciente acordado pode ser avaliada; entretanto, é óbvio que nem todos os pacientes pediátricos são candidatos a esse procedimento.

O uso de técnicas de neuronavegação é um auxílio para delimitar a área de abordagem; no entanto, após a abertura dural, o deslocamento resultante em decorrência da saída de fluido reduz muito sua precisão. A ultrassonografia intraoperatória é um método simples e útil para localizar lesões sem expressão cortical e pode ser usada antes ou depois da abertura dural (Fig. 26-5). Além disso, pode ser conveniente usá-la no final da ressecção para avaliar a presença de qualquer resíduo, embora o melhor método nesse caso seja a RM intraoperatória, que tem disponibilidade limitada.

Em alguns casos em que a citorredução não é viável, pode ser necessário coletar amostras para diagnóstico patológico. Nesse caso, a melhor opção para a coleta de tecido deve ser avaliada e métodos minimamente invasivos (estereotaxia ou neuronavegação) podem ser usados.

### Quimioterapia

O tratamento oncológico em neuro-oncologia pediátrica varia consideravelmente, dependendo do tipo de tumor e da ressecção obtida. Há dois tipos de tratamento citostático: o que utiliza medicamentos convencionais e as novas terapias direcionadas.

Nos gliomas de baixo grau, embora o tratamento ideal seja a ressecção total, em vários casos isso não é possível. Devido às suas características diferentes dos gliomas adultos, foram desenvolvidos protocolos úteis, como o protocolo da Sociedade Internacional de Oncologia Pediátrica para gliomas de baixo grau, que inclui vincristina e carboplatina. As alterações moleculares e a descoberta de vias geradoras de tumores levaram ao desenvolvimento de medicamentos que têm como alvo essas sequências bioquímicas, conhecidas como terapias direcionadas, que representam uma nova abordagem não invasiva. A mutação do gene *BRAF* (V600E), presente em gliomas como o xantoastrocitoma pleomórfico, o ganglioglioma e, em menor grau, em outros gliomas, permite o tratamento com inibidores específicos, como o vemurafenibe ou o dabrafenibe. A replicação em tandem do mesmo gene, conhecida como fusão *BRAF* ou KIAA-BRAF, é observada em astrocitomas pilocíticos, principalmente na fossa posterior, mas também em alguns supratentoriais. O uso do trametinibe tem se mostrado útil em neoplasias com esse tipo de marcador.

O SEGA, mencionado acima, é um caso excepcional, pois sua ocorrência fora do complexo de esclerose tuberosa envolve a desinibição do complexo mTOR por mutações nos genes *TSC1* ou *TSC2*, e tem como alvo a terapia com everolimus. Como esses tumores geralmente são profundos e múltiplos, e a cirurgia pode envolver alta morbidade, o tratamento médico geralmente é preferido e é eficaz, embora a administração de medicamentos deva ser mantida, pois o tumor pode voltar a crescer novamente caso haja interrupção.

Os gliomas de alto grau que não apresentam as alterações mencionadas acima não têm muitas opções de quimioterapia, além da temozolamida, a mesma droga usada em pacientes adultos.[32]

Os ependimomas não são particularmente sensíveis a agentes quimioterápicos e, portanto, são considerados uma doença puramente cirúrgica.

Os tumores embrionários são agressivos e têm um prognóstico ruim. A cirurgia desempenha papel predominante na sobrevivência, conforme mencionado acima, mas deve ser seguida por protocolos de quimioterapia específicos, mesmo quando a excisão é completa. São usados vários ciclos com altas doses de medicamentos, muitas vezes acompanhados de transplante autólogo de medula óssea, em uma tentativa de prolongar o tempo e a qualidade de vida.

## Radioterapia

A radioterapia tem desvantagens na pediatria devido aos danos ao cérebro em desenvolvimento e, portanto, é contraindicada na maioria dos pacientes mais jovens. Além disso, a geração de segundos tumores é um evento de longo prazo que deve ser considerado. Por esse motivo, esse método foi abandonado na maioria dos tumores de baixo grau. Entretanto, em qualquer lesão de alto grau, seja glioma ou embrionária, o tratamento deve incluir radioterapia em uma tentativa de reduzir ou retardar ao máximo a recorrência do tumor. Os avanços tecnológicos, incluindo a terapia de prótons, buscam minimizar a radiação recebida pelos tecidos ao redor do local de tratamento, com o objetivo de reduzir os efeitos adversos e permitir o uso dessa técnica em pacientes cada vez mais jovens.

### Exemplo de Caso 1

Paciente do sexo feminino, sete anos de idade, apresentou crises epilépticas focais que evoluíram para convulsões generalizadas. Os exames de imagem revelaram uma lesão nodular extra-axial com extensão para o parênquima frontal esquerdo, com sinal hiperintenso irregular em T1 e T2, fracamente reforçado com contraste, sem edema perilesional significativo. Macroscopicamente, foi realizada a excisão completa. A anatomia patológica confirmou glioma angiocêntrico (grau 1). Nenhum outro tratamento foi realizado. Nove anos após a cirurgia, o paciente continua sem recorrência, demonstrando cura após a ressecção completa do glioma de grau 1.

### Exemplo de Caso 2

Paciente do sexo masculino, 15 anos, previamente hígido, iniciou quadro clínico com diplopia de duas semanas de evolução. A RM do cérebro mostrou um processo expansivo de localização cortical subcortical frontal esquerda em localização anterior, hipointenso em T1, hiperintenso em T2 e em FLAIR.

O tumor foi extirpado com um aspirador ultrassônico até que fossem encontradas bordas saudáveis na área circundante. O estudo da anatomia patológica relatou xantoastrocitoma pleomórfico com características de anaplasia. Deleção de CDKN2A: positiva. Mutação BRAFV600E não detectada. KI67: 30%.

Posteriormente, o paciente foi submetido à radioterapia focal com 5.400cGy concomitante à temozolamida diária com boa tolerância. Ela continuou com a quimioterapia de manutenção de acordo com o protocolo do COG (CCNU + TMZ). Controles de imagem subsequentes mostraram recorrência no local da cirurgia e pequenos tumores periventriculares bilaterais com edema perilesional significativo. Portanto, presumiu-se que se tratava de um xantoastrocitoma pleomórfico anaplásico com recidiva local e metastática. O paciente foi encaminhado para cuidados paliativos com um prognóstico ruim.

### Exemplo de Caso 3

Paciente de 4 anos de idade com história de 15 dias de hemiplegia esquerda com marcha atáxica associada a cefaleia e vômitos. A tomografia cerebral e a ressonância magnética do cérebro identificaram um volumoso processo expansivo sólido cístico supratentorial predominantemente mediano e frontal direito, com extensão subfalcina, calcificações em sua margem posterior e mínimos detritos hemáticos, com realce heterogêneo após contraste, desvio da linha média e leve dilatação do ventrículo lateral esquerdo.

A paciente foi submetida a uma cirurgia de emergência por hipertensão intracraniana descompensada, com exérese macroscopicamente completa (Fig. 26-4). A anatomia patológica relatou tumor com duplicação interna do BCOR em *tandem*.

Ele foi submetido à quimioterapia com transplante autólogo subsequente e radioterapia cranioespinhal (cranioespinhal 2.340 cGy, supratentorial Boost 3.060 cGy).

Um ano e meio após a cirurgia a criança não apresenta evidências de doença na imagem de controle, com distúrbios leves da marcha e da fala como sequelas.

## CONCLUSÕES

Os tumores hemisféricos em crianças apresentam sintomas dependendo de sua localização, com déficits neurológicos específicos e crises epilépticas comuns, especialmente em lesões temporais. O diagnóstico por imagem, especialmente a RM com técnicas avançadas, é fundamental para a avaliação e o planejamento do tratamento.

A abordagem principal é cirúrgica para obter a ressecção completa quando possível. Em tumores de alto grau, a cirurgia é complementada por quimioterapia e, em casos específicos, terapias direcionadas com base no perfil molecular.

O prognóstico depende do tipo histológico e do grau do tumor, bem como da extensão da ressecção. O acompanhamento de longo prazo é fundamental para detectar recorrências e efeitos colaterais do tratamento.

Essas descobertas destacam a complexidade do gerenciamento de tumores cerebrais pediátricos, ressaltando a importância de uma abordagem multidisciplinar e personalizada para cada paciente.

## REFERÊNCIAS BIBLIOGRÁFICAS

1. Winn RH. Youmans & Winn Neurological Surgery. 7th ed. Elsevier Health; 2017.
2. del Rio RJ, Cicutti SE, Gonzalez Ramos JD. Tumors of the central nervous system. Classification of the World Health Organization 2021. Towards a paradigm shift. Arch Argent Pediatr. 2024;122(4).
3. del Rio RJ, Cicutti SE, Moreira D, Gonzalez Ramos JD. New CNS tumor classification: The importance in pediatric neurosurgical practice. Surg Neurol Int. 2024;15:130.
4. Banan R, Hartmann C. The new WHO 2016 classification of brain tumors_what neurosurgeons need to know. Acta Neurochir (Wien). 2017;159(3):403-17.
5. Kresbach C, Neyazi S, Shüller U. Updates in teh classification of ependymal neoplasms: The 2021 WHO Classification and beyond. Brian Pathol. 2022;32(4).
6. Soni N, Ora M, Bathla G et al.. Ependymal Tumors: Overview of the Recent World Health Organization Histopahtologic and Genetic

Updates with an Iamging Characteristic. AJNR Am J Neruoradiol. 2024;6.
7. Zamora C, Huisman T, Izbudak I. Supratentorial tumors in pediatric patients. Neuroimaging Clin N Am. 2017;27(1):39-67.
8. Parasuraman S, Langston J, Rao B, et al. Brain metastases in pediatric Ewing sarcoma and rhabdomyosarcoma: the St. Jude Children's Research Hospital experience. J Pediatr Heamtol Oncol. 1999;21(5):370-7.
9. Albright AL, Pollack I, Andelson PD. Pirnciples and practice of pediatric neurosurgery. 3rd ed.: Thieme; 2015.
10. Hirsch J, Sainte Rose C, Pierre-Kahn A. Bening astrocytic and oligodenocytic tumors of the cerebral hemispheres in children. J Neurosurg. 1989;70(4):568-72.
11. Grand S, Kremer S, Tropres I, et al. Perfusion-sensitive MRI of pilocytic astrocytomas: initial results. Neuroradiology. 2007;49(7):545-50.
12. Vasco Aragao MF, Law M, Batista de Almeida D, et al. Comparison of perfusion, diffusion, and MR spectroscopy between lo-grade enhancing pilocytic astrocytomas and high-grade astrocytomas. Am J Neuroradiol. 2014;35(8):1495-502.
13. Wheless JW, Klimo PJ. Supependymal giant cell astrocytomas in patients with tuberous sclerosis complex: considerations for surgical or phamacotherapeutic intervention. Journal of Child Neurology. 2014;29(11):1562-71.
14. Perkins S, Mitra N, Feil W, et al. Patterns of care and outcomes of patients with pleomorphic xanothoastrocytoma: a SEER analysis. J Neuro-Oncol. 2012;100(1):99-104.
15. Jones C, Baker S. Unique genetic and epigenetic mechanisms driving pediatric diffuse high-grade lioma. Nat Rev. Cancer. 2014;14:651-61.
16. Broniscer A, Gajjar A. Supratentorial high-grade astrocytoma and diffuse brainstem glioma: two challenges for th epediatric oncologist. Oncologist. 2004;9(2):197-206.
17. Cage T, Mueller S, Haas_Kogan D, et al. High-grade gliomas in children. Neurosurg Clin N Am. 2012;23(3):515-23.
18. Reni M, Gatta G, Mazza E, et al. Ependymoma. Crit Rev Oncol Hematol. 2007;63(1):81-9.
19. Liu Z, Li j, Liu z, et al. Supratentorial cortical ependymoma: case series and review of the literature. Neuropahtology. 2014;34(3):243-52.
20. Mermuys k, Jeuris W, Vanhoenacker P, et al. Best cases from the AFIP: supratentorial ependymoma. Radiographics. 2005;25(2):486-90.
21. Mangalore S, Aryan S, Prasad C, et al. Imagin characteristics of supratentorial ependymomas: study on a large single institutional co-hort with hsitopathological correlation. Asian J Neurosurg. 2015;10(4):276-81.
22. Yuh E, Barkovich A, Gupta N. Imaging of ependymomas. MRI and CT. Childs Nerv Syst. 2009;25(10):1203-13.
23. Bull J, SAunders D, Clark C. Discrimination of paediatric brain tumours using apparent diffusion coefficient histograms. Eur Radiol. 2012;22(2):447-57.
24. Luyken C, Blumcke I, Fimmers R, et al. Supratentorial gangliogliomas: histopathologic grading and tumor recurrence in 184 patients wiht a median follow-up of 8 years. Cancer. 2004;101(1):146-55.
25. Karlik S, Taha A, Kamer A, et al. Diffusion imaging for tumor grading supratentorial brain tumors in the first year of life. AJNR Am J Neuroradiol. 2014;35(4):815-23.
26. Bader A, Heran M, Dunham C, et al. Radiological features of infantile glioblastoma and desmoplastic infantile tumors: British Columbia´s Children´s Hospital experience. J Neurosurg Pediatr. 2015;16(2):119-25.
27. O´Brien D, Farrel M, Delanty N, et al.. The Children´s Cancer and Leukaemia Group guidelines for the diagnosis and management of dysembryoplastic neuroepithelial tumours. BR J Neruosurg. 2007;21(6):539-49.
28. Stanescu Cosson R, Varlet P, Beuvon F, et al. Dysembryoplastic neuroepithelial tumors: CT, Mr findings and imaging follow-up: a study of 53 cases. J Neuroradiol. 2001;28(4):230-40.
29. Lester R, Brown L, Eckel L, et al. Clinical outcomes of children and adults with central nevous system primitive neuroectodermal tumor. J Neuro-oncol. 2014;120(2):371-9.
30. Dai A, Backstrom J, Burger P, et al. Supratentorial primitive neuroectodermal tumors of infancy: clinical and radiologic findings. Pediatr Neurol. 2003;29(5):997-1005.
31. Berger M, Kincaid J, Ojemann G, et al. Barin mapping techniques to maximize resection, safety and seizure control in children with brain tumors. Neurosurgery. 1989;(25):786-92.
32. Cohen K, Pollack I, Zhou T, et al. Temozolomide in the treatment of high-grade gliomas in children:a report from the Children´s Oncology Group. Neuro Oncol. 2011;13(3):317-23.

# GLIOMA DE VIAS ÓPTICAS

Marcos Devanir Silva da Costa ■ Carolina Soares Torres ■ Jéssica Benigno Rodrigues
Andrea Maria Cappellano ■ Nasjla Saba Silva

## INTRODUÇÃO E EPIDEMIOLOGIA

Os gliomas de via óptica são tumores de baixo grau que são primários das vias ópticas e representam aproximadamente 2 a 5% dos tumores intracranianos em crianças.[1] Esses tumores podem afetar desde o nervo óptico até via óptica pré-cortical, e envolvem tanto a região do hipotálamo quanto o quiasma óptico, essenciais para a visão binocular.[2] Esses tumores costumam manifestar-se na primeira década de vida, podendo ser esporádico ou, em até 50% dos casos, associados à neurofibromatose tipo 1 (NF1), uma síndrome de predisposição ao câncer.[3]

De acordo com a localização do tumor, foi proposto o sistema de classificação Dodge (Fig. 27-1), dividindo entre acometimento apenas do nervo óptico (D1), envolvimento do quiasma (D2) e envolvimento do hipotálamo (D3).[3,4] Dentre as revisões de literatura, a maioria dos pacientes tem tumores D3 (37,2%), seguidos de D1 (30,4%), e D2 (25,9%), sendo que 6,3% dos pacientes não tiveram classificação definida.[5] A relação entre NF1 e a localização do tumor foi estudada e mostrou maior chance de acometimento apenas do nervo óptico nos pacientes portadores de NF1, inclusive bilateralmente; enquanto os pacientes sem a síndrome tiveram maior chance de envolvimento quiasmático e hipotalâmico.[6,7]

A complexidade da sintomatologia e a estreita relação com estruturas importantes para a visão tornam o tratamento dos gliomas de via óptica altamente desafiador e individualizado. O manejo desses tumores pode abranger desde um período de observação com imagens seriadas, intervenção cirúrgica para biópsia ou ressecção, quimioterapia, radioterapia (RT) e mais atualmente, terapia-alvo.[8] O manejo desses pacientes requer, idealmente, um time multidisciplinar, com neurocirurgiões, neuro-oncologistas, endocrinologistas, oftalmologistas, patologistas, neuropsicólogos, pediatras, geneticistas e uma série de profissionais de saúde aliados.

## PREDISPOSIÇÃO GENÉTICA

Os gliomas de vias ópticas podem estar presentes em até 15% dos pacientes com NF1.[9] A neurofibromatose tipo 1 é uma doença autossômica dominante decorrente da mutação germinativa do gene *NF1*, supressor de tumor. Este gene controla a proliferação celular por meio da codificação da proteína neurofibromina, que se liga ao gene *RAS*, inativando-o e controlando a divisão celular, por meio da hidrólise da forma ativa RAS-GTP para sua foram inativas, RAS-GDP (Fig. 27-2). Consequentemente, a falta de atividade do gene *NF1* resulta em proliferação celular descontrolada.[10]

Em pacientes com predisposição genética, os gliomas de vias ópticas geralmente ocorrem mais precocemente, em média aos 4-5 anos, podendo ser unilaterais ou bilaterais. Os gliomas associados à NF1 contêm uma inativação bialélica do gene *NF1*. Consequentemente, pacientes com NF1 nascem com uma cópia mutada do gene *NF1*, e os tumores se desenvolvem após a perda adquirida do restante do *NF1* no tumor, sem outras alterações oncogênicas recorrentes.[11]

Apesar de a síndrome ter papel importante na fisiopatogênese tumoral, pacientes com NF1 e gliomas de vias ópticas têm grande morbidade devido à visão prejudicada, mas raramente falecem do tumor. Em linhagens de camundongos mutantes para o *NF1*, a redução da visão é devida à interrupção progressiva dos axônios das células ganglionares da retina, seguida pela morte e perda das células ganglionares da retina, e acuidade visual prejudicada.[12]

Em relação ao rastreio dos gliomas de vias ópticas em pacientes com NF1, no Reino Unido, recomenda-se o exame oftalmológico anual até os 8 anos de idade, e a cada 2 anos até os 18 anos.[13] A solicitação de neuroimagem de rotina para crianças assintomáticas com NF1 já mostrou não levar à detecção precoce desses tumores, nem previne a perda visual. Por esse motivo, a Fundação Nacional de Neurofibromatose não recomenda neuroimagem de rastreamento de rotina em crianças com NF1.[14] No entanto, alguns centros preferem realizar neuroimagem de rastreamento até os 15 meses de idade, para identificar gliomas de via ópticas pós-quiasmáticos antes da perda visual detectável, pois tumores nesses locais têm prognóstico pior.[13,15]

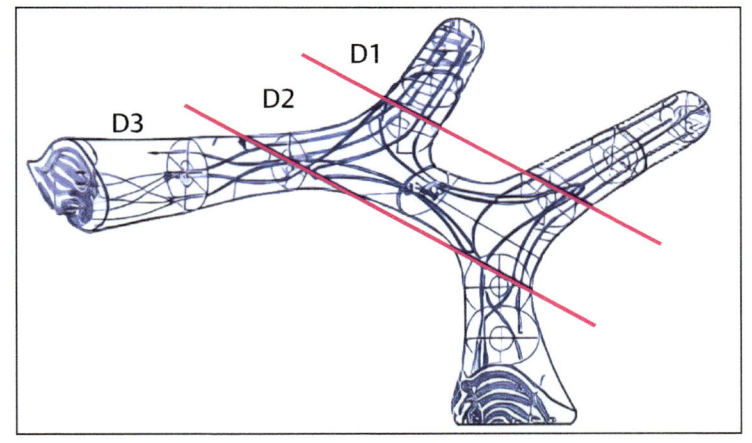

**Fig. 27-1.** Esquema ilustrativo da Classificação de Dodge.[4]

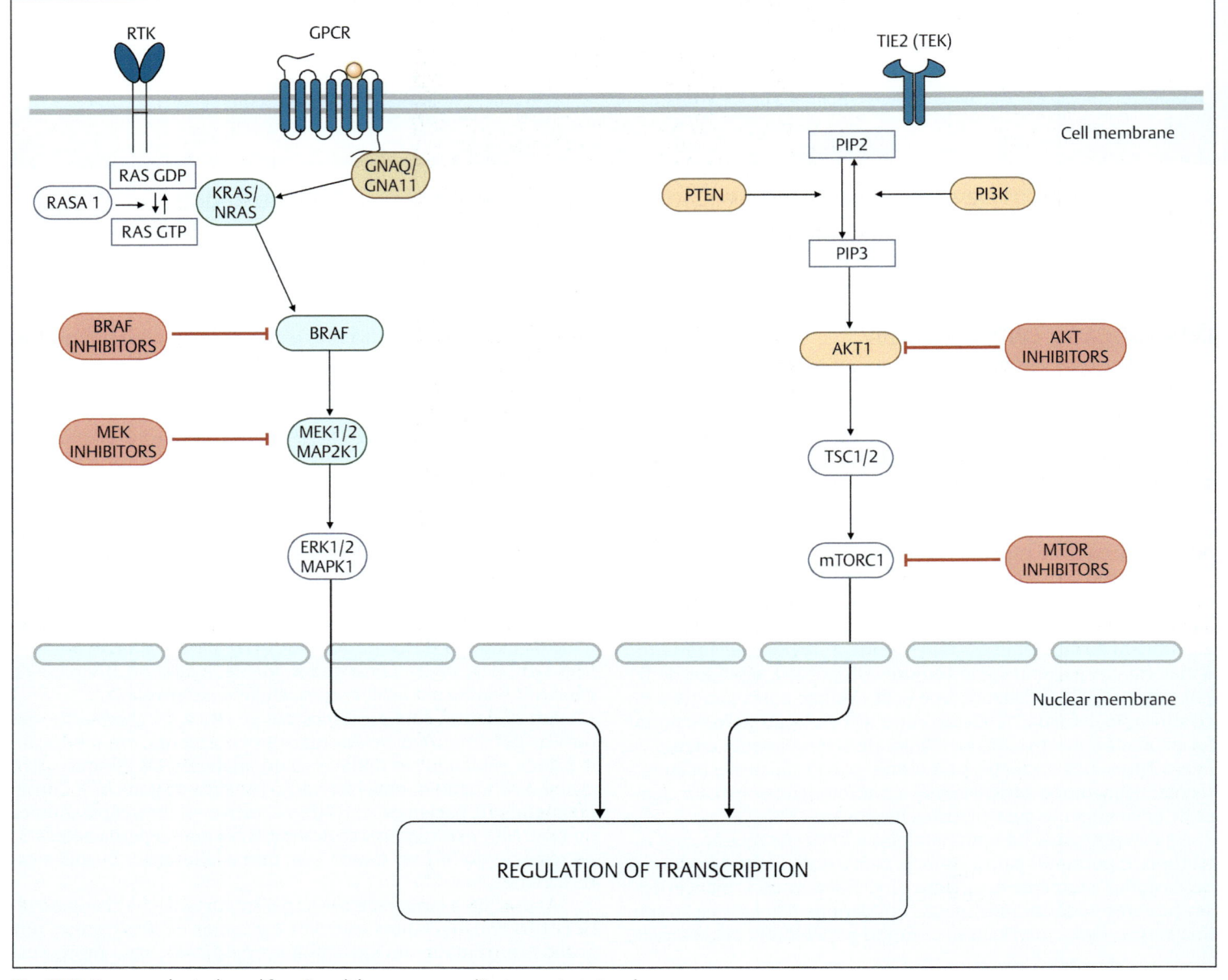

Fig. 27-2. Esquema da via de proliferação celular e correspondência com terapias-alvo.

## APRESENTAÇÃO CLÍNICA

A incidência desses tumores é mais comum na primeira década de vida, com 75% dos diagnósticos nessa fase, e não há diferença de prevalência entre os sexos.[5] Como gliomas de baixo grau, o curso desses tumores tende a uma apresentação subaguda e indolente, com manifestações clínicas progressivas e dependente do tamanho e localização tumoral. Em pacientes com NF1, devido ao maior risco de neoplasias e sua forte associação a gliomas de vias ópticas, o diagnóstico pode ser feito em fase assintomática da doença, por meio de rastreamento por exames de imagem.[5,16,17]

Já em tumores esporádicos, os sinais e sintomas podem surgir de forma focal ou generalizada. Os sintomas focais geralmente incluem alterações de acuidade visual, diplopia, proptose, estrabismo ou nistagmo. Os sintomas generalizados podem ser consequência do aumento da pressão intracraniana ou da invasão tumoral, como cefaleia, vômitos, crises convulsivas, diabetes insípido, puberdade precoce ou síndrome diencefálica (Fig. 27-3).[5,16,17]

Algumas das características presentes ao diagnóstico foram associadas ao prognóstico dos gliomas de vias ópticas. Quando avaliada a sobrevida livre de doença, pacientes com menos de 1 ano; presença de mutação *BRAFV600E* mostraram pior prognóstico; enquanto tumores relacionados a NF1.[5,16,17] Em relação ao desfecho visual, apenas a idade e a associação ao *NF1* mostraram associação significativa, com pior desfecho visual quanto menor a idade e melhor desfecho visual em pacientes portadores de NF1.[5,16,18,19]

Por fim, tumores classificados como Dodge 2 ou 3, apresentam pior prognóstico em sobrevida livre de progressão e em desfecho visual, porém, esses dados são menos consistentes na literatura.[18]

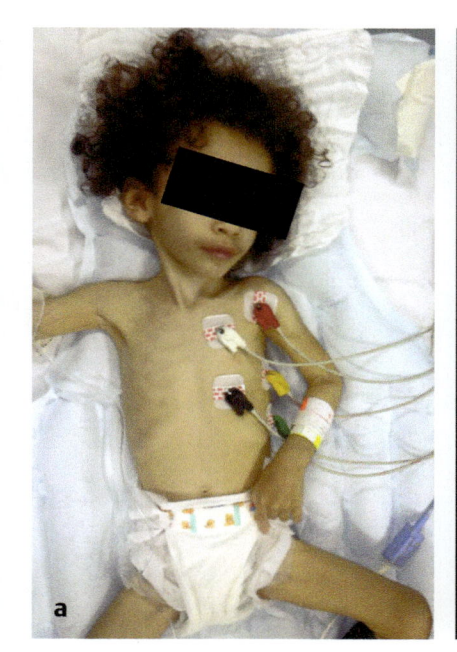

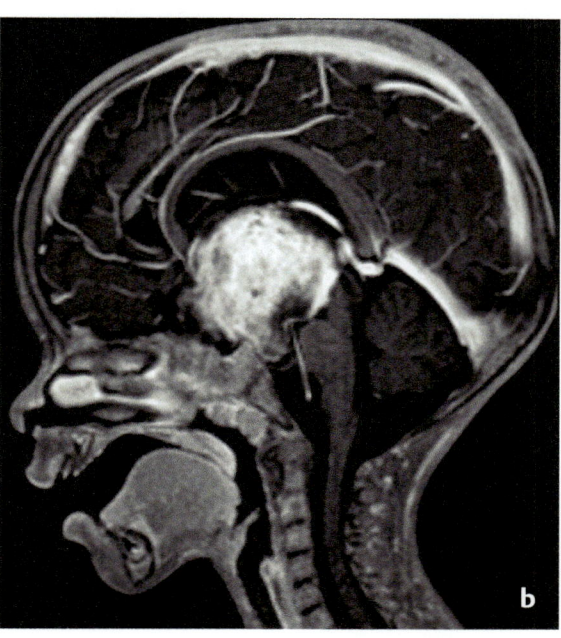

**Fig. 27-3.** (a) Paciente com 1 ano e 10 meses, com nistagmo horizontal, perda visual e síndrome diencefálica (caquexia hipotalâmica). (b) Imagem de ressonância magnética da paciente evidenciando uma volumosa lesão predominantemente suprasselar, quiasmático-hipotalâmica.

## MÉTODOS DE DIAGNÓSTICO

O diagnóstico dos gliomas de via óptica baseia-se em três pilares: exame físico neurológico, avaliação da acuidade visual e ressonância magnética.

O teste de Snellen é o teste padrão para acuidade visual.[20] Em crianças, os campos visuais são avaliados usando o exame de campo de Goldmann ou, cada vez mais, com campimetria automatizada (Fig. 27-4). A avaliação da visão de cores pode diferenciar entre perda de visão e outras razões para o déficit de acuidade visual.[20,21] No entanto, para crianças pré-verbais ou pouco colaborativas, esses testes podem ser impraticáveis. Para crianças pré-verbais ou bebês, o teste de olhar preferencial (Teste de Teller) e correspondência de figuras pode ser utilizado.[1] Testes adjuvantes, incluindo o potencial visual evocado, têm sido utilizados para detectar a perda de visão em crianças com gliomas de via óptica e pode ser feito em pacientes pré-verbais.[22] Outro exame importante é a tomografia de coerência óptica (OCT), que é uma técnica não invasiva para avaliar a espessura da camada de fibras da retina, que se correlaciona com a perda neuronal e com os valores de acuidade visual (Fig. 27-5).[23] A OCT tem maior sensibilidade e especificidade do que a acuidade visual e avaliação oftalmoscópica do disco ótico. Estudos indicam que os gliomas de via óptica causam perda da camada de fibras da retina antes do início dos sintomas clínicos, o que confirmaria a grande importância da OCT na detecção precoce de lesões do nervo ótico. Além disso, a espessura da camada de fibras retinianas se correlaciona com a acuidade visual, onde a redução de mais de 10% dessa camada gera aumento da perda visual.[24]

Dessa forma, essas modalidades de avaliação da função visual (OCT, campimetria e pontencial evocado visual) são ferramentas importantes também no acompanhamento e na interpretação da resposta terapêutica.

Em relação aos exames de imagem, a ressonância magnética de crânio e órbita com gadolínio é a modalidade preferida para avaliar dos tumores de vias ópticas. Na ressonância, gliomas de via óptica geralmente são hipointensos a isointensos em T1, hiperintenso em T2, e podem se apresentar com vários padrões de captação de contraste (Fig. 27-6).[1,25] Em pacientes com NF1, há maior frequência de tumores bilaterais e de extensão ao quiasma/trato óptico. Envolvimento do corpo geniculado lateral, hipotálamo ou lobo temporal também pode acontecer.[26]

A tomografia computadoriza pode ser útil para estudo de estruturas ósseas ou para identificação de calcificação tumoral, mas esta deve ser preterida por envolver exposição a radiação.[27]

A maioria dos gliomas de vias ópticas pode ser diagnosticada com base em achados radiográficos, clínicos e visuais. Contudo, a biópsia do tumor possibilita o diagnóstico definitivo, além de estabelecer o tipo histológico e características moleculares.[27]

Por último, deve-se complementar a investigação com marcadores tumorais (AFP e beta-HCG séricos) para os tumores em região suprasselar, pois é necessário fazer diagnóstico diferencial com tumores de células germinativas nesses casos.[28]

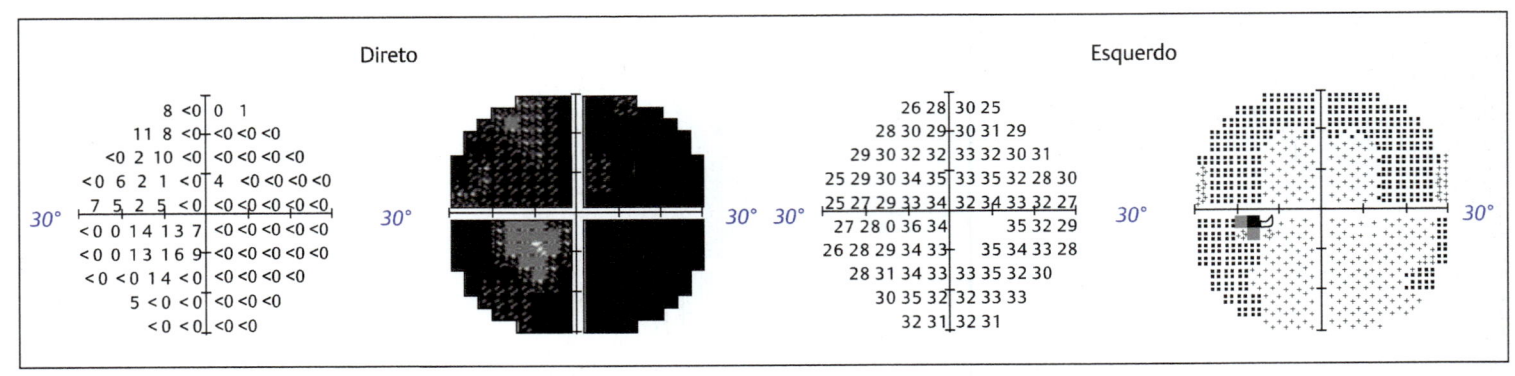

Fig. 27-4. Campimetria computadorizada de um paciente com glioma em nervo óptico direito intraconal, mostrando perda importante do campo visual do olho direito, lado acometido pelo tumor.

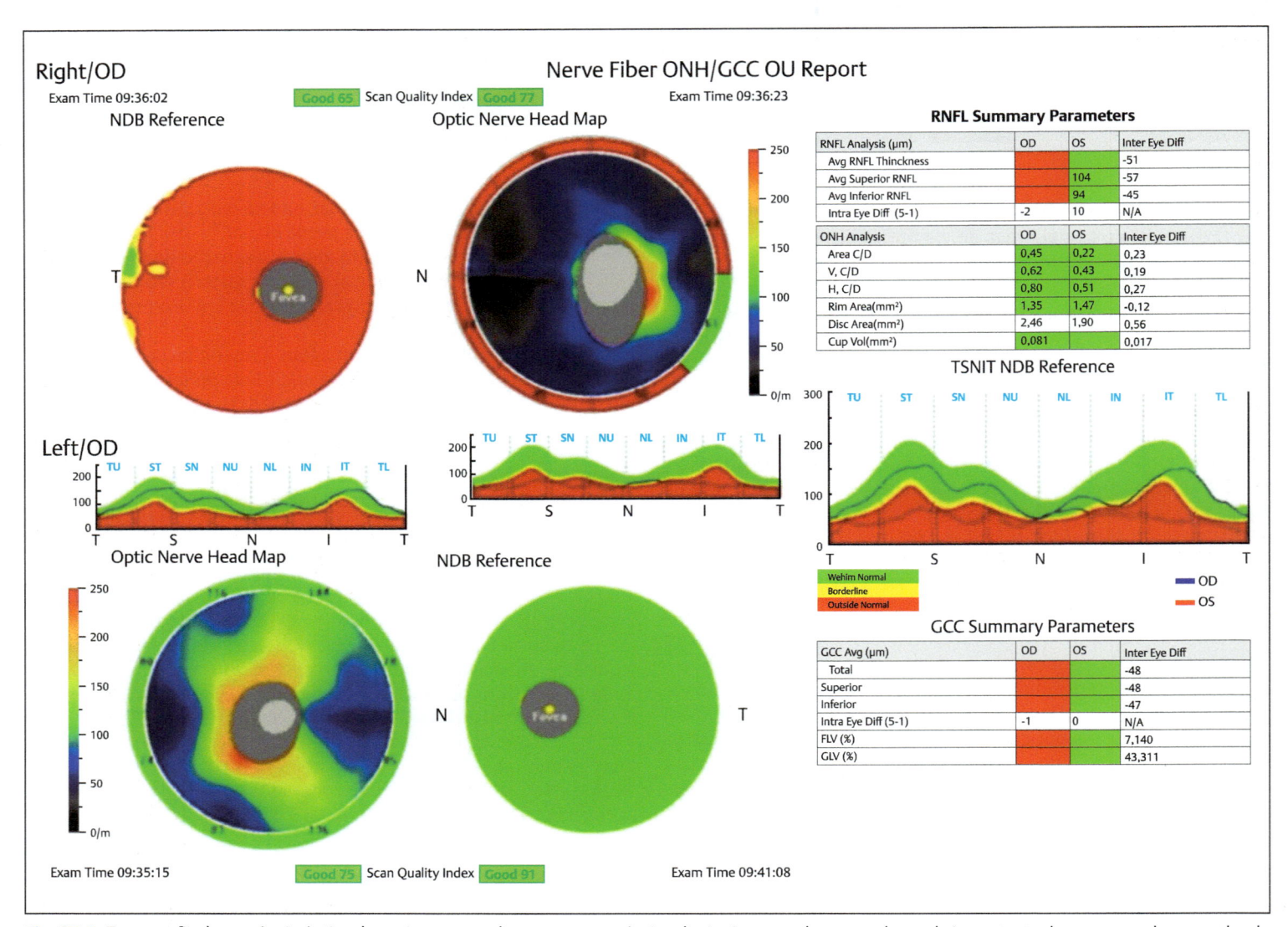

Fig. 27-5. Tomografia de coerência óptica de paciente com glioma em nervo óptico direito intraconal mostrando perda importante da espessura das camadas da retina, sendo exemplificado em vermelho pelos mapas de cores correspondente ao olho direito, e correlacionando com o exame de campo visual da Figura 27-4.

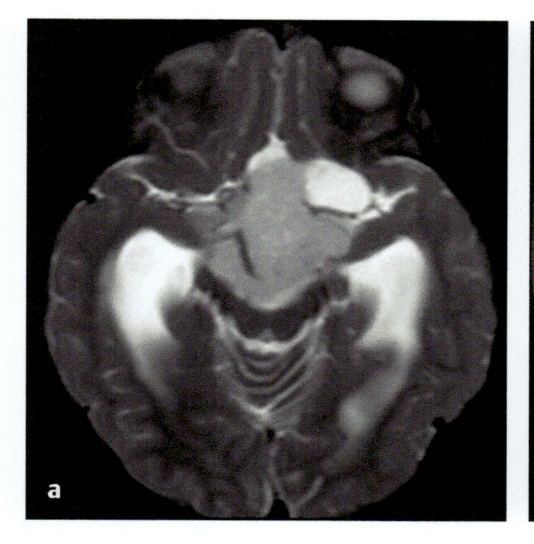

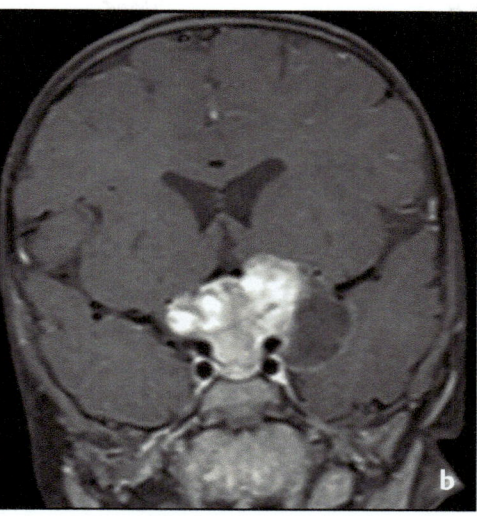

**Fig. 27-6.** Ressonância magnética de crânio. (a) Imagem em corte axial ponderada em T2, mostrando tumor hiperintenso, centrada na região quiasmático-hipotalâmica. (b) Imagem ponderada em T1 com contraste evidenciando um componente cístico se projetando lateralmente à esquerda e um componente sólido centrado na região quiasmático-hipotalâmica, realçando ao contraste de gadolínio.

## PATOLOGIA E BIOLOGIA MOLECULAR

Os gliomas de vias ópticas comumente são gliomas de baixo grau (grau I e II da OMS), e o tipo histológico mais comum é o astrocitoma pilocítico.[2] Esse tumor é um glioma grau I, apresenta um padrão bifásico, fibras de Rosenthal características e corpos granulares eosinofílicos. No estudo imuno-histoquímico, os astrocitomas pilocíticos são fortemente positivos para GFAP e Olig2.[1,29]

Os gliomas grau II são astrocitoma pilomixoide ou astrocitoma fibrilar (também conhecido como difuso). O astrocitoma pilomixoide é composto por células piloides, com fundo fibrilar e mixoide. Esse tipo é considerado mais agressivo que o astrocitoma pilocítico, é fortemente positivo para GFAP e vimentina, mas negativo para marcadores neuronais como sinaptofisina, neurofilamento, cromogranina e antígeno de membrana epitelial. O astrocitoma difuso é bem diferenciado e caracterizado por alto grau de infiltração por neuropilos.[1]

Nas últimas duas décadas, a biologia molecular dos gliomas de baixo grau tem sido extensamente estudada. Quase 100% dos astrocitomas pilocíticos carregam mutações envolvendo a regulação da via de sinalização celular MAPK/ERK.[3] Essa via consiste nas proteínas Ras/Raf/MEK/ERK, cuja disfunção dessas proteínas está associada a diversas neoplasias, incluindo gliomas de vias ópticas associados a NF1.[10,30,31] O gene *BRAF* codifica a proteína B-Raf, que funciona como um sinalizador de transdução na proliferação celular. Gliomas de baixo grau frequentemente apresentam alterações nesse gene, a mais comum, fusão entre *KIAA1549:BRAF*, que ocorre em 80% dos astrocitomas pilocíticos e, em segundo, mutação pontual *BRAFV6000E*; menos comumente, a mutação do *BRAFV600K*.[32] Outras variantes gênicas podem ser encontradas, como fusão ou mutação do *FGFR1*, fusão do *NTRK2*, mutações do *KRAS*. Todas essas variantes também geram ativação à via MAPK/ERK e podem ser alvos acionáveis.[1]

## MANEJO DOS GLIOMAS DE VIAS ÓPTICAS

O principal objetivo do tratamento é reduzir o risco de disfunção visual permanente e clinicamente significativa. Na prática clínica, a observação é uma abordagem muito comum, mas a decisão de tratar ou observar pode não ser simples e é nesse momento que entra, na prática, na decisão multidisciplinar, são os famosos Tumor-Board. No *tumor-board,* um time de *experts* incluindo neurocirurgião pediátrico, neuro-oncologista pediátrico e neurorradiologista vai definir qual a melhor abordagem para cada caso tendo em vista a variabilidade de apresentações clinicorradiológica, da baixa agressividade da lesão e a necessidade de preservação visual. A seguir estão elencadas as modalidades terapêuticas que muitas vezes são intercambiáveis, pois o tratamento pode começar com quimioterapia e ao longo do tratamento necessitar de cirurgia, ou, ao contrário, iniciar com uma ressecção parcial (*debulking*) da lesão e na progressão ser encaminhada para quimioterapia.

Dentro da modalidade cirurgia temos duas opções: biópsia ou ressecção cirúrgica parcial (*debulking*). A biópsia deve ser considerada no início ou ao longo do segmento quando houver dúvidas da histologia ou quanto à evolução e resposta à quimioterapia, ou, mais atualmente, para pesquisa de alvos moleculares. Atualmente, o diagnóstico neurorradiológico apenas é aceito para os doentes com NF1 com um tumor quiasmático-hipotalâmico, e em doentes não NF1 com envolvimento extenso das vias visuais, se o tumor for hipodenso numa tomografia computadorizada sem contraste (a tomografia computadorizada de rotina geralmente não é recomendada). Nos estudos de gliomas de baixo grau da Alemanha, 15-20% de todos os doentes são registados com base nestes critérios radiológicos, ou seja, sem confirmação histológica.[33] A biópsia pode ser aberta, estereotáxica ou endoscópica. Biópsia aberta pode ser considerada nos tumores suprasselares com extensão mais lateral, sem possibilidade de acesso endoscópico transventricular, sendo então utilizados acessos frontotemporais com acesso transylviano e técnicas de microcirurgia para obtenção de pequenas amostras da lesão. Biópsia estereotáxica pode ser considerada para lesões suprasselares que apresentem uma área sem envolvimento das cerebrais anteriores para que se possa estabelecer um alvo, além disso é preciso *expertise* com essa modalidade. Biópsia endoscópica pode ser muito facilmente considerada nos casos em que os tumores são hipotálamo-quiasmáticos e permitem acesso transventricular, podendo ser realizada com grande segurança, através de um acesso transforame de Monro com visualização do assoalho e parede anterior do terceiro ventrículo (Fig. 27-7).

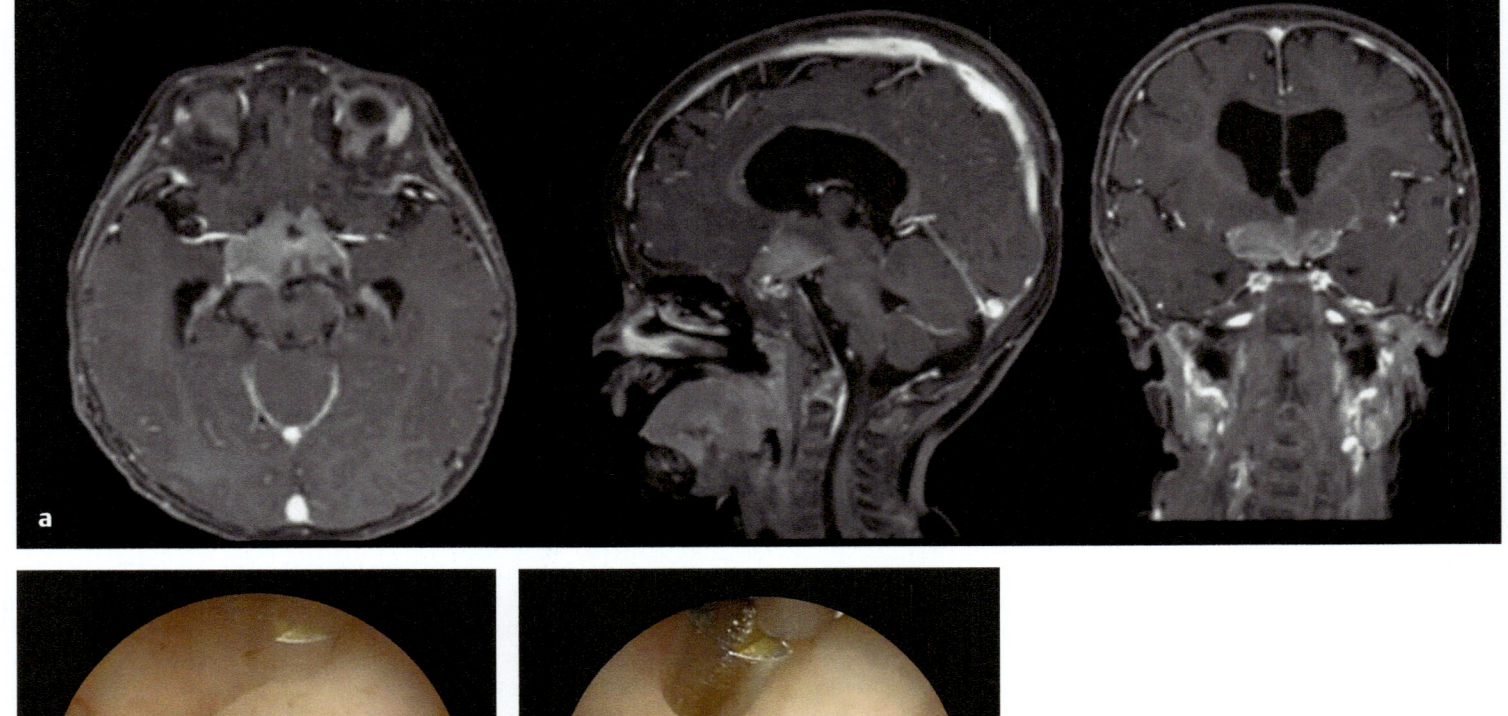

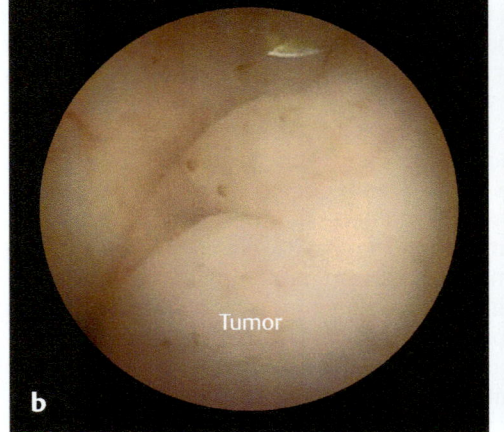

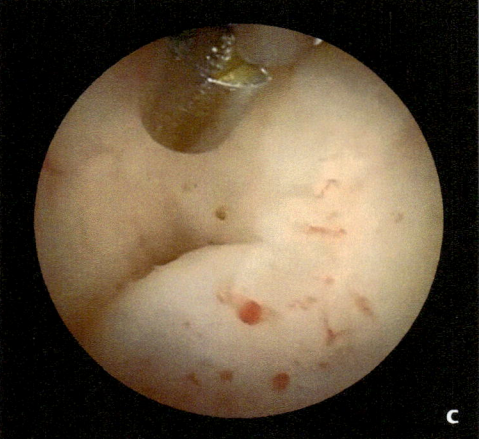

**Fig. 27-7.** (a) Imagens pré-operatórias de glioma de vias ópticas em cortes axial, sagital e coronal, para ilustrar a projeção do tumor no interior da parede anterior do terceiro ventrículo e a possibilidade de realização de biópsia endoscópica pelo forame de Monro. (b) Visão endoscópica através do forame de Monro do lado direito mostrando o tumor no assoalho e parede anterior do terceiro ventrículo. (c) Visão endoscópica da pinça fórceps retirando fragmento de tumor.

A cirurgia de ressecção pode ser considerada quando há sintomas como compressão tumoral das vias ópticas, causando distúrbios visuais graves; dor; exoftalmia ocular; infiltração do hipotálamo pelo glioma, causando desregulação endócrina e afetando estruturas vizinhas, no diagnóstico ou na evolução e acompanhamento após tratamento com quimioterapia.[29,34,35] A Figura 27-8 mostra um caso de glioma de via óptica tratado com ressecção completa. Nesses casos, quando o tumor está confinado a um dos nervos ópticos e causando cegueira, o método cirúrgico mais comum é o acesso transorbital lateral com preservação do globo ocular, juntamente com os músculos extraoculares, se possível.[26]

Nos casos de tumores quiasmático-hipotalâmicos não se advoga pela cirurgia com ressecção total, dado o risco de comprometimento da função visual. Nesses casos a cirurgia com ressecção parcial (*debulking*) está claramente indicada, de forma segura e promovendo controle a longo prazo com ou sem quimioterapia adjuvante (Fig. 27-9).[36] A escolha do acesso vai depender da localização e da projeção do tumor. Tumores quiasmático-hipotalâmicos, suprasselares e com projeção superior em direção ao forame de Monro podem ser abordados por via inter-hemisférica transcalosa, tranforaminal ou transcoróidea. Já se o tumor tiver uma projeção mais lateral em direção ao vale Sylviano, pode ser feito um acesso pterional ou fronto-orbitozigomático, a depender também da sua projeção superior, quanto mais superior for a projeção do tumor, maior a tendência para acesso fronto-órbitozigomático.

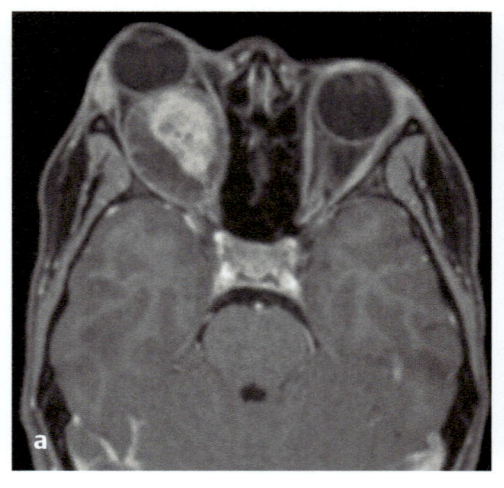

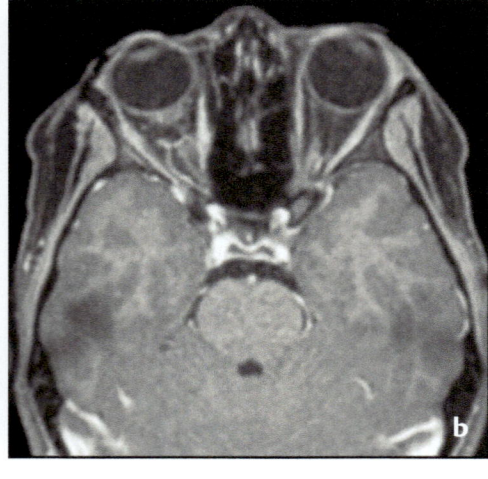

**Fig. 27-8.** (a) Glioma em nervo óptico direito intraconal, em paciente com perda completa da visão à direita e exoftalmia desfigurante.
(b) Controle de imagem após 3 meses de ressecção completa do tumor.

A principal indicação para tratamento com quimioterapia é a evidência de perda de visão progressiva e clinicamente significativa.[3] Segundo o grupo de tumores cerebrais da Sociedade Europeia de Oncologia Pediátrica (SIOPE-BTG), existem, atualmente, dois critérios distintos para a transição da observação para o tratamento. O primeiro critério inclui pacientes com comprometimento clínico significativo, como síndrome diencefálica, e todos os bebês com menos de 1 ano de idade diagnosticados com glioma quiasmático/hipotalâmico com tumores remanescentes, independentemente dos sintomas. O segundo critério abrange os casos em que há progressão radiológica de um tumor residual ou aparecimento de novas lesões na ressonância magnética, que não podem ser tratadas cirurgicamente, bem como piora significativa dos sintomas neurológicos ou visuais após o período inicial de observação.[33]

Em relação os protocolos quimioterápicos, os resultados dos estudos clínicos prévios demonstram uma sobrevida global muito boa, entre 70 e 95%, mas uma sobrevida livre de progressão baixa, em torno de 45%, aos 5 anos. A combinação padrão de quimioterapia continua sendo a carboplatina/vincristina, na Europa e nos EUA; no entanto, o esquema e as doses dos dois medicamentos não são idênticos (Fig. 27-10).[37-39]

A quimioterapia de segunda linha pode ser necessária diante de uma reação de hipersensibilidade à carboplatina, ou após progressão durante o tratamento, ou recidiva precoce após o término da quimioterapia de primeira linha. As seguintes são terapias alternativas: monoterapia com vimblastina, vimblastina/bevacizumab, irinotecano/bevacizumabe tioguanina/procarbazina/cisplatina/vincristina (TPCV).[38,40-42] Não existem estudos definitivos que estabeleçam a superioridade de uma terapia sobre a outra e, em diversas publicações, elas podem diferir entre si. O Quadro 27-1 resume as sobrevidas de cada protocolo.[37,38,41,43-48]

Embora a radioterapia (RT) possa fornecer resultados favoráveis a longo prazo, tanto para fins adjuvantes quanto de resgate, a quimioterapia é a abordagem de tratamento preferida, devido aos efeitos tardios da RT e ao impacto na via óptica. A RT induz a apoptose de células locais e, no caso dos gliomas de via óptica, pode levar à piora da visão. A RT por feixe de prótons pode permitir a preservação normal do tecido da exposição à radiação em comparação com a terapia convencional de fótons. A RT pode ser considerada nos casos em que a quimioterapia não é eficaz no tratamento dos gliomas de via óptica. Contudo, o impacto da radioterapia, especialmente em pacientes com NF-1, deve ser levado em consideração, pois aumenta significativamente o risco de tumores secundários. Portanto, não deve ser o tratamento de escolha para crianças com NF-1 com gliomas de via óptica.[49]

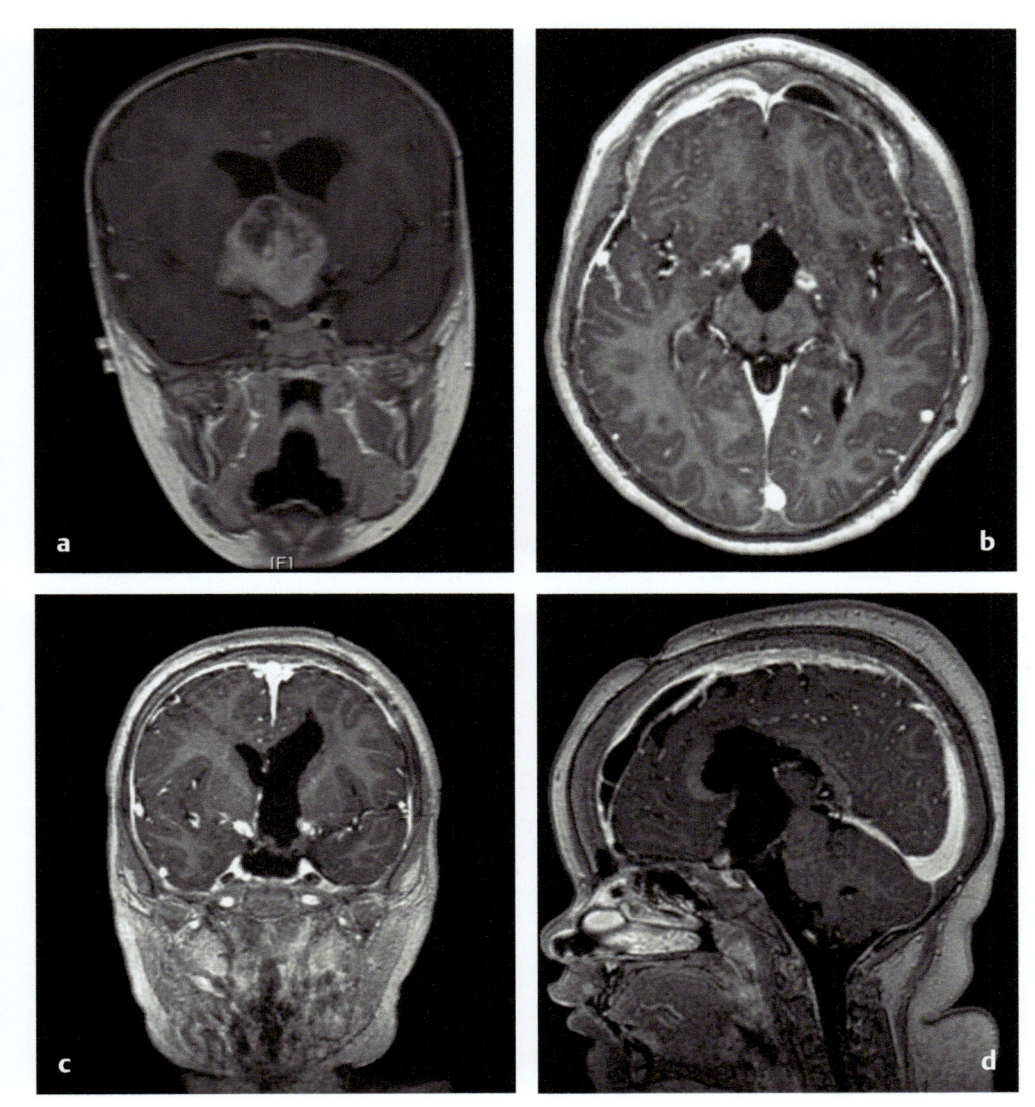

**Fig. 27-9.** Sequência de imagens que ilustra a evolução do caso exemplificado na Figura 27-3. (a) Paciente apresentava síndrome diencefálica e, tendo em vista a grave condição clínica da paciente, foi optado por tratamento inicial com quimioterapia, obtendo importante redução do volume tumoral, no entanto, apesar da redução volumétrica inicial do tumor, houve aumento da lesão remanescendo, associado à piora visual. (b-d) Imagens mostram respectivamente cortes axial, coronal e sagital, pós-ressecção parcial (*debulking*) da lesão com preservação do quiasma óptico e trato óptico, exemplificando que, nesses casos em que há preservação da função visual, o objetivo da cirurgia não é a ressecção total, nesses casos é preciso preservar ao máximo o aparato visual.

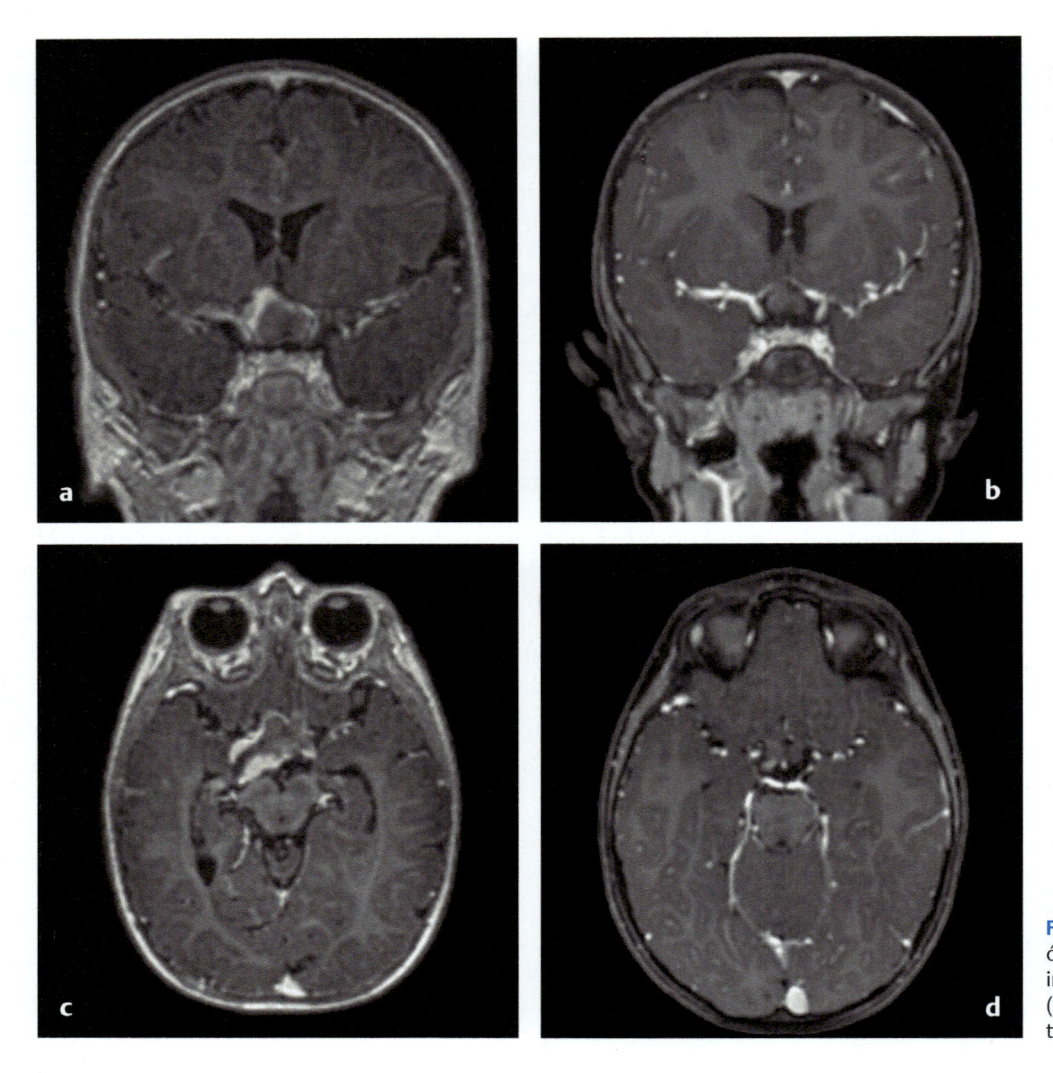

Fig. 27-10. (a,c) Paciente com glioma de vias ópticas quiasmático e pós-quiasmático antes de iniciar quimioterapia com carboplatina/vincristina. (b,d) Resposta radiológica completa ao fim do tratamento.

Quadro 27-1. Resultados de ensaios de quimioterapia em glioma pediátrico de baixo grau recém-diagnosticado.

| Autor | Ano de publicação | Quimioterapia | N (total) | N (NF1) | Localização | SLP |
|---|---|---|---|---|---|---|
| Aquino[43] | 1999 | Carboplatina (560 mg/m² a cada 4 semanas) | 12 | 4 | 12 GVO | 3 anos 83% |
| Kadota[44] | 1999 | Ciclofosfamida (1,2 g/m² a cada 3 semanas) | 15 | 5 | 9 GVO | 3 meses 64% |
| Packer[45] | 1988 | Vincristina/actinomicina a cada 12 semanas | 24 | nm | nm | 3 anos 79% |
| Ater[46] | 2016 | Carboplatina, vincristina | 264 | 127 | 181 GVO 14 tálamo | 3 anos: 80% (NF1), 52% (não NF1) |
| Ater[38] | 2012 | TPCV | 137 | 0 | 67 GVO 14 tálamo | 3 anos 62%, |
| Cappellano[47] | 2014 | Vinorelbine 30 mg/m² dias 0, 8, 22 | 33 | 3 | 33 GVO | 3 anos 64% |
| Lassaletta[41] | 2016 | Vimblastina (6 mg/m² semanalmente) | 54 | 13 | 30 GVO 11 troncoencefálico | 3 anos 92% (NF1); 56% (não NF1) |
| Massimino[48] | 2010 | Cisplatina (30 mg/m²/dia) e etoposídeo (150 mg/m²/dia) por 3 dias a cada mês | 31 | ≤ 8 | 29 | 3 anos 78% |
| Gnekow[37] | 2017 | VCR/carbo/etoposídeo | 248 | 0 | 157 GVO | 3 anos 57% |
| Genkow[37] | 2017 | Carboplatina, vincristina | 249 | 0 | 158 GVO | 3 anos 58% |

NF1: neurofibromatose tipo 1; SLP: sobrevida livre deprogressão; GHVO: glioma hipotalâmico da via óptica; nm: não mencionado.

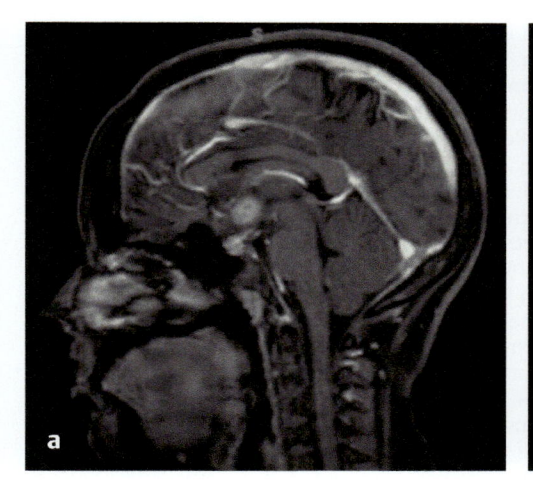

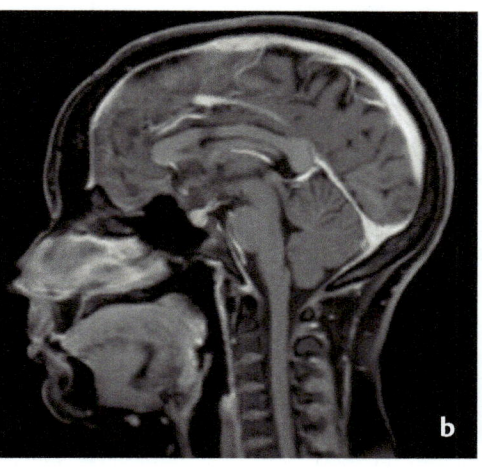

**Fig. 27-11. (a)** Paciente com glioma de via óptica hipotalâmico-quiasmática antes de iniciar terapia-alvo combinada (dabrafenibe/trametinibe). **(b)** Resposta radiológica após 3 meses.

Como mencionado anteriormente, os gliomas de via óptica comumente apresentam alterações na via da MAPK/ERK, e inibir genes dessa via constitui uma modalidade terapêutica factível e promissora. O inibidor de *MEK*, selumetinib, demonstrou ter uma taxa de sobrevida livre de progressão em 2 anos de 69% em um estudo de pacientes pediátricos com gliomas de baixo grau progressivos ou recorrentes.[50] Fangusaro *et al.* relataram que até 96% dos pacientes pediátricos com glioma de baixo grau associados a NF1 recorrentes, refratário ou progressivo (grau I e II da OMS), apresentaram sobrevida livre de progressão após 24 meses de selumetinibe.[51] Outros inibidores de *MEK* (Fig. 27-2), incluindo refametinib, binimetinib, trametinib e cobimetinib, foram aprovados ou estão em desenvolvimento.

As proteínas Raf também são um componente da via MAPK que pode ficar desregulada. *BRAF* é um gene que codifica a proteína B-Raf, que funciona como ponto de transdução de sinal na proliferação celular.[32] Os pacientes com glioma de vias ópticas geralmente apresentam a fusão *KIAA1549:BRAF*, ou uma mutação pontual no gene *BRAF* conhecida como *BRAFV600E* e, menos comumente, uma mutação conhecida como *BRAFV600K*.[32,52] Os inibidores do *BRAF* (Fig. 27-2), como vemurafenibe, dabrafenibe e encorafenibe, apresentam alta especificidade para tecidos com mutação V600 e estão associados a resultados positivos.[53,54] Além disso, a terapia combinada de inibidores do *MEK* e inibidores *BRAF* está sendo cada vez mais utilizada em ambientes clínicos. Vários estudos que comparam a terapia combinada com a monoterapia com inibidores de *MEK* ou com inibidores de *BRAF* estão sendo realizados, atualmente, para diferentes tipos de tumores.[53] A Figura 27-11 mostra um caso com boa resposta à terapia combinada com *MEK* inibidor + *BRAF* inibidor.

Recentemente, Eric Buffet *et al.* publicaram um estudo randomizado com 110 pacientes com gliomas de baixo grau e mutação *BRAF-V600E* virgens de tratamento para comparar o tratamento quimioterápico convencional carboplatina/vincristina, com a combinação de terapias-alvo dabrafenib/trametinibe. O grupo que recebeu dabrafenibe/trametinibe mostrou significativamente mais respostas, maior sobrevida livre de progressão e melhor perfil de segurança do que a quimioterapia padrão.[54] No entanto, estes agentes também têm efeitos colaterais e foram observados vários relatos de casos de descolamento reversível da camada externa da retina, retinopatia e uveíte em pacientes pediátricos após tratamento com inibidor de *MEK* ou *BRAF*.[55]

Em 2023, o tovorafenibe (DAY101), um inibidor pan-RAF-quinase tipo II altamente seletivo, foi aprovado nos EUA.[2] O estudo FIREFLY-1 fase 2 mostrou pacientes que pacientes com gliomas de baixo grau que usaram tovorafenibe tiveram taxa de resposta global de 67%, e a duração média da resposta foi de 16,6 meses; com tempo médio de resposta de 3 meses.[56]

## PROGNÓSTICO

A maioria dos gliomas é considerada como tendo baixo risco de transformação maligna. A taxa de sobrevida de 20 anos em crianças com gliomas de vias ópticas com mais de 3 anos é de 91%, sendo a principal preocupação a preservação da acuidade visual a longo prazo.[57,58] No entanto, a literatura disponível consegue detalhar fatores preditivos significativos para um prognóstico ruim dos gliomas de vias ópticas, como idade precoce (< 3 anos), local de origem (pós-quiasmática), presença de sintomas hipotalâmicos, e ausência de mutações em NF1.[35,59,60] Os casos sintomáticos ocorrem geralmente em gliomas de vias ópticas esporádicos em vez de em gliomas de vias ópticas de NF1. Além disso, gliomas de vias ópticas associados a NF1 geralmente ocorrem antes da junção, o que está associado a um prognóstico melhor. Tumores do quiasma óptico ou atrás da junção estão associados à maior progressão e mortalidade, e geralmente são bilaterais.[61]

## CONCLUSÃO

O manejo de pacientes com gliomas da via óptica é desafiador e ser feito em colaboração multidisciplinar entre neurocirurgiões pediátricos, oftalmologistas, oncologistas pediátricos, neurorradiologistas, radioterapeutas, endocrinologistas pediátricos, psicólogos e geneticistas. A ressecção cirúrgica parcial (*debulking*) deve ser a modalidade cirúrgica de escolha quando indicada para aliviar sintomas pelo efeito de massa nos gliomas de vias ópticas quiasmático-hipotalâmicos, e a principal intervenção cirúrgica que vem ganhando importância é a biópsia, pois permite a seleção de terapias direcionadas e adequadas ao erro molecular encontrado. A quimioterapia convencional continua a ser a base do tratamento dos gliomas de via óptica, no entanto, os inibidores *MEK* e *BRAF*, mostram-se promissores e podem se tornar a primeira linha de tratamento para esses tumores em alguns anos.

## REFERÊNCIAS BIBLIOGRÁFICAS

1. Fried I, Tabori U, Tihan T, et al. Optic pathway gliomas: a review. CNS Oncol. 2013;2(2):143-59.
2. Modrzejewska M, Olejnik-Wojciechowska J, Roszyk A, et al. Optic pathway gliomas in pediatric population—Current approach in diagnosis and management: literature review. J Clin Med. 2023;12(21):6709.
3. Walker DA, Aquilina K, Spoudeas H, et al. A new era for optic pathway glioma: A developmental brain tumor with life-long health consequences. Front Pediatr. 2023;11:1038937.
4. Dodger HW Jr., Love JG, Craig WM, et al. Gliomas of the optic nerve. Arch Neurol Psychiatry. 1958;79.
5. Yousefi O, Azami P, Sabahi M, et al. Management of optic pathway glioma: a systematic review and meta-analysis. Cancers. 2022;14(19):4781.
6. Liu Y, Hao X, Liu W, et al. Analysis of Survival prognosis for children with symptomatic optic pathway gliomas who received surgery. World Neurosurg. 2018;109:e1-e15.
7. Chateil JF, Soussotte C, Pédespan JM, et al. MRI and clinical differences between optic pathway tumours in children with and without neurofibromatosis. Br J Radiol. 2001;74(877):24-31.
8. Hill CS, Khan M, Phipps K, et al. Neurosurgical experience of managing optic pathway gliomas. Childs Nerv Syst. 2021;37(6):1917-29.
9. Beres SJ, Avery RA. Optic pathway gliomas secondary to neurofibromatosis type 1. Semin Pediatr Neurol. 2017;24(2):92-9.

10. Chen YH, Gutmann DH. The molecular and cell biology of pediatric low-grade gliomas. Oncogene. 2014;33(16):2019-26.
11. Khatua S, Gutmann DH, Packer RJ. Neurofibromatosis type 1 and optic pathway glioma: Molecular interplay and therapeutic insights. Pediatr Blood Cancer. 2018;65(3):e26838.
12. Hegedus B, Hughes FW, Garbow JR, et al. Optic nerve dysfunction in a mouse model of neurofibromatosis-1 optic glioma. J Neuropathol Exp Neurol. 2009;68(5):542-51.
13. Fisher MJ, Loguidice M, Gutmann DH, et al. Visual outcomes in children with neurofibromatosis type 1-associated optic pathway glioma following chemotherapy: a multicenter retrospective analysis. Neuro-Oncol. 2012;14(6):790-7.
14. Listernick R, Louis DN, Packer RJ, Gutmann DH. Optic pathway gliomas in children with neurofibromatosis 1: Consensus statement from the nf1 optic pathway glioma task force. Ann Neurol. 1997;41(2):143-9.
15. Prada CE, Hufnagel RB, Hummel TR, et al. The use of magnetic resonance imaging screening for optic pathway gliomas in children with neurofibromatosis type 1. J Pediatr. 2015;167(4):851-856.e1.
16. Czyzyk E, Jóźwiak S, Roszkowski M, Schwartz RA. Optic pathway gliomas in children with and without neurofibromatosis 1. J Child Neurol. 2003;18(7):471-8.
17. Nicolin G, Parkin P, Mabbott D, et al. Natural history and outcome of optic pathway gliomas in children. Pediatr Blood Cancer. 2009;53(7):1231-7.
18. Opocher E, Kremer LCM, Da Dalt L, et al. Prognostic factors for progression of childhood optic pathway glioma: A systematic review. Eur J Cancer. 2006;42(12):1807-16.
19. Wan MJ, Ullrich NJ, Manley PE, et al. Long-term visual outcomes of optic pathway gliomas in pediatric patients without neurofibromatosis type 1. J Neurooncol. 2016;129(1):173-8.
20. Listernick R, Ferner RE, Liu GT, Gutmann DH. Optic pathway gliomas in neurofibromatosis-1: Controversies and recommendations. Ann Neurol. 2007;61(3):189-98.
21. Lee AG. Neuroophthalmological management of optic pathway gliomas. Neurosurg Focus. 2007;23(5):E1.
22. Rasool N, Odel JG, Kazim M. Optic pathway glioma of childhood. Curr Opin Ophthalmol. 2017;28(3):289-95.
23. Zahavi A, Toledano H, Cohen R, et al. Use of optical coherence tomography to detect retinal nerve fiber loss in children with optic pathway glioma. Front Neurol. 2018;9:1102.
24. Avery RA, Mansoor A, Idrees R, et al. Optic pathway glioma volume predicts retinal axon degeneration in neurofibromatosis type 1. Neurology. 2016;87(23):2403-7.
25. Jahraus CD, Tarbell NJ. Optic pathway gliomas. Pediatr Blood Cancer. 2006;46(5):586-96.
26. Huang M, Patel J, Gasalberti DP, Patel BC. Optic nerve glioma. In: StatPearls. StatPearls Publishing; [online]. 2024.
27. Maheshwari A, Pakravan M, Charoenkijkajorn C, et al. Novel treatments in optic pathway gliomas. Front Ophthalmol. 2022;2:992673.
28. Aridgides P, Janssens GO, Braunstein S, et al. Gliomas, germ cell tumors, and craniopharyngioma. Pediatr Blood Cancer. 2021;68(S2):e28401.
29. Binning MJ, Liu JK, Kestle JRW, et al. Optic pathway gliomas: a review. Neurosurg Focus. 2007;23(5):E2.
30. Leonard JT, Raess PW, Dunlap J, et al. Functional and genetic screening of acute myeloid leukemia associated with mediastinal germ cell tumor identifies MEK inhibitor as an active clinical agent. J Hematol OncolJ Hematol Oncol. 2016;9(1):31.
31. Packer RJ, Pfister S, Bouffet E, et al. Pediatric low-grade gliomas: implications of the biologic era. Neuro-Oncol. Published; [online]. 2016:now209.
32. McCubrey JA, Steelman LS, Kempf CR, et al. Therapeutic resistance resulting from mutations in Raf/MEK/ERK and PI3K/PTEN/Akt/mTOR signaling pathways. J Cell Physiol. 2011;226(11):2762-81.
33. Gnekow AK, Kandels D, Tilburg CV, et al. SIOP-E-BTG and GPOH Guidelines for Diagnosis and Treatment of Children and Adolescents with Low Grade Glioma. Klin Pädiatr. 2019;231(03):107-35.
34. Avery RA, Fisher MJ, Liu GT. Optic Pathway Gliomas. J Neuroophthalmol. 2011;31(3):269-78.
35. Aihara Y, Chiba K, Eguchi S, et al. Pediatric Optic Pathway/Hypothalamic Glioma. Neurol Med Chir (Tokyo). 2018;58(1):1-9.
36. Goodden J, Pizer B, Pettorini B, et al. The role of surgery in optic pathway/hypothalamic gliomas in children. J Neurosurg Pediatr. 2014;13(1):1-12.
37. Gnekow AK, Walker DA, Kandels D, et al. A European randomised controlled trial of the addition of etoposide to standard vincristine and carboplatin induction as part of an 18-month treatment programme for childhood (≤16 years) low grade glioma – A final report. Eur J Cancer. 2017;81:206-25.
38. Ater JL, Zhou T, Holmes E, et al. Randomized Study of Two Chemotherapy Regimens for Treatment of Low-Grade Glioma in Young Children: A Report From the Children's Oncology Group. J Clin Oncol. 2012;30(21):2641-7.
39. Packer RJ, Ater J, Allen J, et al. Carboplatin and vincristine chemotherapy for children with newly diagnosed progressive low-grade gliomas. J Neurosurg. 1997;86(5):747-54.
40. Farazdaghi MK, Katowitz WR, Avery RA. Current treatment of optic nerve gliomas. Curr Opin Ophthalmol. 2019;30(5):356-63.
41. Lassaletta A, Scheinemann K, Zelcer SM, et al. Phase II Weekly Vinblastine for Chemotherapy-Naïve Children With Progressive Low-Grade Glioma: A Canadian Pediatric Brain Tumor Consortium Study. J Clin Oncol. 2016;34(29):3537-43.
42. Dodgshun AJ, Maixner WJ, Heath JA, et al. Single agent carboplatin for pediatric low-grade glioma: A retrospective analysis shows equivalent efficacy to multiagent chemotherapy. Int J Cancer. 2016;138(2):481-8.
43. Aquino VM, Fort DW, Kamen BA. Carboplatin for the treatment of children with newly diagnosed optic chiasm gliomas: a phase II study. J Neurooncol. 1999;41(3):255-9.
44. Kadota RP, Kun LE, Langston JW, et al. Cyclophosphamide for the treatment of progressive low-grade astrocytoma: a Pediatric Oncology Group phase II Study. J Pediatr Hematol Oncol. 1999;21(3):198-202.
45. Packer RJ, Sutton LN, Bilaniuk LT, et al. Treatment of chiasmatic/hypothalamic gliomas of childhood with chemotherapy: An update. Ann Neurol. 1988;23(1):79-85.
46. Ater JL, Xia C, Mazewski CM, et al. Nonrandomized comparison of neurofibromatosis type 1 and non-neurofibromatosis type 1 children who received carboplatin and vincristine for progressive low-grade glioma: A report from the Children's Oncology Group. Cancer. 2016;122(12):1928-36.
47. Cappellano AM, Petrilli AS, Da Silva NS, et al. Single agent vinorelbine in pediatric patients with progressive optic pathway glioma. J Neurooncol. 2015;121(2):405-12.
48. Massimino M, Spreafico F, Riva D, et al. A lower-dose, lower-toxicity cisplatin-etoposide regimen for childhood progressive low-grade glioma. J Neurooncol. 2010;100(1):65-71.
49. Tsang DS, Murphy ES, Merchant TE. Radiation therapy for optic pathway and hypothalamic low-grade gliomas in children. Int J Radiat Oncol. 2017;99(3):642-51.
50. Banerjee A, Jakacki RI, Onar-Thomas A, et al. A phase I trial of the MEK inhibitor selumetinib (AZD6244) in pediatric patients with recurrent or refractory low-grade glioma: a Pediatric Brain Tumor Consortium (PBTC) study. Neuro-Oncol. 2017;19(8):1135-44.
51. Fangusaro J, Onar-Thomas A, Young Poussaint T, et al. Selumetinib in paediatric patients with BRAF-aberrant or neurofibromatosis type 1-associated recurrent, refractory, or progressive low-grade glioma: a multicentre, phase 2 trial. Lancet Oncol. 2019;20(7):1011-22.
52. Nobre L, Zapotocky M, Ramaswamy V, et al. Outcomes of BRAF V600E Pediatric Gliomas Treated With Targeted BRAF Inhibition. JCO Precis Oncol. 2020;(4):561-71.
53. Proietti I, Skroza N, Michelini S, et al. BRAF Inhibitors: Molecular targeting and immunomodulatory actions. Cancers. 2020;12(7):1823.
54. Bouffet E, Hansford JR, Garrè ML, et al. Dabrafenib plus Trametinib in Pediatric Glioma with BRAF V600 Mutations. N Engl J Med. 2023;389(12):1108-20.
55. Avery RA, Trimboli-Heidler C, Kilburn LB. Separation of outer retinal layers secondary to selumetinib. J Am Assoc Pediatr Ophthalmol Strabismus. 2016;20(3):268-71.
56. Kilburn LB, Khuong-Quang DA, Hansford JR, et al. The type II RAF inhibitor tovorafenib in relapsed/refractory pediatric low-grade glioma: the phase 2 FIREFLY-1 trial. Nat Med. 2024;30(1):207-17.
57. Del Baldo G, Cacchione A, Dell'Anna VA, et al. Rethinking the management of optic pathway gliomas: a single center experience. Front Surg. 2022;9:890875.
58. Cooney T, Yeo KK, Kline C, et al. Neuro-Oncology Practice Clinical Debate: targeted therapy vs conventional chemotherapy in pediatric low-grade glioma. Neuro-Oncol Pract. 2020;7(1):4-10.
59. Hata J, Barbour M, Huang MA. LGG-02. Pediatric low-grade glioma risk stratification in the molecular era. Neuro-Oncol. 2021;23(1):i31-i31.
60. Walker DA, Azizi AA, Liu JF, et al. Regarding Neuro-Oncology Practice Clinical Debate: targeted therapy vs conventional chemotherapy in pediatric low-grade glioma. Neuro-Oncol Pract. 2020;7(5):572-3.
61. Robert-Boire V, Rosca L, Samson Y, Ospina LH, Perreault S. Clinical presentation and outcome of patients with optic pathway glioma. Pediatr Neurol. 2017;75:55-60.

# TUMORES SELARES E SUPRASSELARES

Sergio Cavalheiro ▪ Marcos Devanir Silva da Costa
Vanessa Aoki Santarosa Costa ▪ Isaque Hyung Tong Kim

## INTRODUÇÃO

Os tumores selares e suprasselares são um grupo heterogêneo de tumores centrados numa mesma região anatômica, onde encontramos: a glândula hipófise, a haste hipofisária, o quiasma óptico, mais superiormente o hipotálamo e essas estruturas também estão envoltas por aracnoide formando as cisternas interpeduncular, óptico-quiasmática e da lâmina *terminalis*. Considerando que cada uma dessas estruturas pode estar envolvida com uma patologia específica, encontramos tumores distintos numa mesma região anatômica, como exemplificado a seguir:[1]

- *Lesões de selares:* adenoma da hipófise (0,5-2,5%) e cisto de aracnoide.
- *Lesões selar-suprasselares:* craniofaringiomas (6-9%), cisto da bolsa de Rathke, lesões metastáticas e tumores embrionários.
- *Lesões suprasselares:* glioma quiasmático/hipotalâmico (4-8%), cisto aracnoide; tumores de células germinativas (1-2%), hamartoma hipotalâmico.

Umas das estruturas centrais envolvidas por esses tumores é o hipotálamo. Hipotálamo é um labirinto de núcleos de substância cinzenta e fibras nervosas interconectados com diversas regiões do cérebro, incluindo o sistema límbico, o córtex cerebral e o tronco encefálico. Localizado ao longo das paredes laterais, anterior e inferior do III ventrículo, é separado do tálamo pelo sulco hipotalâmico, uma linha que conecta a comissura anterior com a comissura posterior. Todas as estruturas localizadas inferiormente a essa linha são consideradas de hipotálamo. Age como um centro integrador da homeostase, regulando ampla gama de processos fisiológicos que incluem a termorregulação, a osmorregulação e a regulação das emoções. Também age em conjunto com a hipófise para modular a atividade endócrina de acordo com as necessidades fisiológicas do organismo. Por esse motivo, o hipotálamo pode ser considerado uma estrutura neuroendócrina. O que sabemos é que o nosso hipotálamo está intimamente ligado ao comportamento social. Ele desempenha um papel importante na formação de vínculos sociais, na percepção de emoções em outras pessoas e na regulação da oxitocina.

Estudos recentes sugerem que o hipotálamo pode desempenhar um papel crucial no processo de envelhecimento. Células-tronco nessa região parecem controlar a velocidade do envelhecimento e sua diminuição ao longo da vida pode estar relacionada com o declínio de diversas funções orgânicas.

Chama a atenção que de acordo com o tipo de tumor, embora crescendo na mesma topografia -hipotálamo, vai apresentar sintomatologias e quadro clínico diferentes. Assim, os gliomas do quiasma óptico são praticamente os únicos tumores hipotalâmicos causadores de caquexia, os hamartomas hipotalâmicos se manifestam por crises gelásticas, enquanto os craniofaringiomas se manifestam, muitas vezes, por déficits de crescimento. Os cistos suprasselares podem evoluir com puberdade precoce e a síndrome de *boble head doll*, enquanto os tumores de células germinativas iniciam o quadro com diabetes insípido. Estão na mesma topografia, provavelmente comprimem os mesmos núcleos, porém, produzem sintomatologias diferentes. Seriam quimiorreceptores, ou a alteração genética responsável pelo desenvolvimento do tumor.

Dos tumores com idade de aparecimento mais precoce, são os hamartomas hipotalâmicos que se manifestam com crises gelásticas. Esse tipo de crise caracterizado por um riso imotivado é muito difícil de ser identificado precocemente, podendo demorar anos até seu diagnóstico definitivo. Na sequência, relacionado com a idade de aparecimento, temos os gliomas de quiasma óptico, associado a nistagmo multidirecional em razão da baixa de acuidade visual, e depois os craniofaringiomas, muitas vezes diagnosticados por exames de imagem para reposição hormonal para déficit de crescimento.

Tendo em vista a grande heterogeneidade das lesões, algumas serão abordadas em outros capítulos, como os gliomas de vias ópticas e os cistos de aracnoide. Nesse capítulo vamos detalhar sobre os hamartomas, os craniofaringiomas, os tumores de células germinativas e os adenomas hipofisários.

## HAMARTOMA HIPOTALÂMICO

Um hamartoma é uma formação anormal de tecido em um órgão do corpo, que geralmente é composta por uma mistura de células normais e anormais. Os hamartomas hipotalâmicos (HH) são lesões raras que surgem na região ventral do hipotálamo, com incidência em torno de 1/200.000.[2] São classificados em 4 tipos de acordo com Delaland.[3] Na realidade não são tumores, são lesões extremamente epileptogênicas, com pouca ou nenhuma resposta aos anticonvulsivantes. Podem apresentar duas topografias distintas, uma com crescimento junto à base do túber cinéreo e outro junto aos corpos mamilares, ou seja, os chamados extra-hipotalâmicos e os intra-hipotalâmicos, respectivamente. Os localizados mais inferiormente apresentam, preferencialmente, mais distúrbios endocrinológicos, como puberdade precoce. Os localizados junto aos corpos mamilares (Fig. 28-1) mais frequentemente apresentam crises gelásticas (crises de riso imotivado) com propagação para o córtex

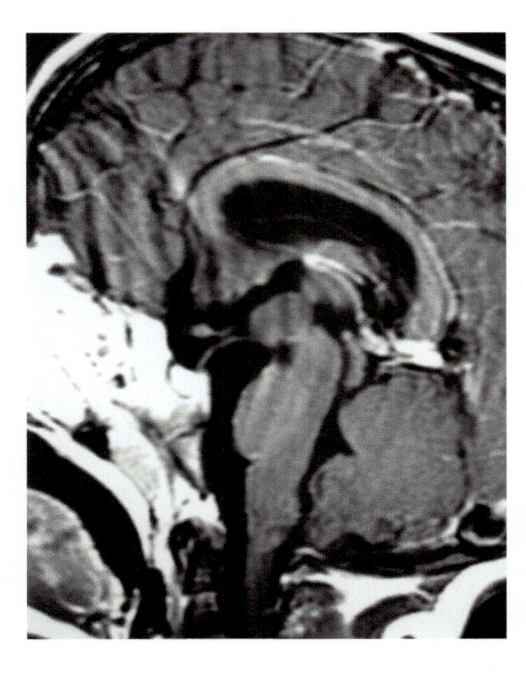

**Fig. 28-1.** Hamartoma hipotalâmico junto ao corpo mamilar. Paciente com crises gelásticas desde os 2 meses de idade.

cerebral, podendo causar crises generalizadas, atraso do desenvolvimento e distúrbios psiquiátricos verificados em mais de 50% dos pacientes; agressividade e déficits de atenção são comuns.[2]

Previamente às crises de riso imotivado o paciente pode apresentar crises focais, crises de choro, ausência atípica, crises tônicas e atônicas e crises tonicoclônicas generalizadas.[2] A contínua propagação de crises generalizadas pode causar danos neuronais e gerar crises convulsivas independentes das geradas pelo hamartoma, portanto, o tratamento cirúrgico do hematoma deve ser realizado o mais precoce possível. Lesões pequenas podem passar despercebidas e ressonâncias magnéticas de alta resolução, 3 Tesla, devem ser preconizadas. A remoção cirúrgica ou a desconexão hipotalâmica tem demonstrado melhora da qualidade de vida e mesmo do coeficiente de inteligência.

Várias técnicas cirúrgicas têm sido preconizadas para o controle das crises convulsivas nos HH:

A) Microcirurgia.
B) Cirurgia endoscópica.
C) *Radiocirurgia com* Gamma-Knife.
D) Termocoagulação com radiofrequência.
E) Termoterapia com *laser* guiada por ressonância magnética intraoperatória.

O controle das crises varia de 40,6-70,4%, segundo Luisi *et al.*[2] Os melhores resultados foram obtidos com o uso da coagulação guiados por ressonância magnética intraoperatória e o tipo 2 da classificação de Delalande.[3]

Temos preconizada a ressecção por técnica endoscópica (Fig. 28-2) realizada por apenas um buraco de trepanação e guiada por neuronavegação. O uso da neuronavegação se deve ao tamanho dos ventrículos que, em sua grande maioria, apresentam os ventrículos laterais pequenos e necessitamos de uma trajetória retilínea capaz de adentrar ao corno frontal, alcançar o terceiro ventrículo e retirar o hamartoma. Preferencialmente acessamos o ventrículo contralateral ao tumor. Removemos o tumor com o auxílio de uma sonda de aspiração ultrassônica da Soring® que passa dentro do endoscópio Gaab da Storz®. Apesar da utilização de neuronavegação, sempre gostamos de visualizar o ventrículo imediatamente após a sua entrada, e pela possibilidade de *brainshift* após a abertura da dura-máter, utilizamos o endoscópio Minop®, sem o mandril e com a óptica. Com movimentos milimétricos de vai e vem e com a irrigação aberta podemos identificar o epêndima milímetros antes da entrada na cavidade ventricular. Porém, a sonda de aspiração ultrassônica apresenta um calibre maior que o canal de trabalho do endoscópio Minop®, então, após inspeção da cavidade do ventrículo lateral, seguindo o plexo coroide, adentramos a cavidade do terceiro ventrículo. Nos casos em que o buraco de Monro é pequeno, menor que o diâmetro do endoscópio, começamos a realizar uma copiosa irrigação do ventrículo com solução de plasma-*lite* aquecida a 36,8°C, e só alcançamos o terceiro ventrículo após o mesmo estar dilatado. Em alguns casos coagulamos o plexo coroide próximo ao forame de Monro. Neste momento trocamos de endoscópio e colocamos o endoscópio Gaab com a sonda de aspirador ultrassônico (AU). Iniciamos a utilização do AU em baixa potência e em pouca aspiração e vamos aumentando essas potências gradualmente. Os HH apresentam uma coloração mais esbranquiçada que a parede do ventrículo com a presença de vasos sinuosos. A remoção da lesão se limita ao nervo óptico e ao mesencéfalo, inferiormente. São lesões que sangram muito pouco e raramente temos que realizar coagulação. Após a remoção da lesão, caso ocorra algum sangramento, continuamos com uma irrigação copiosa com soro aquecido. Um *plug* de Surgicel® é colocado no trajeto do endoscópio.

Do ponto de vista anestésico esses pacientes que são submetidos à dilatação da cavidade ventricular apresentam um despertar mais demorado. Profilaticamente, em todos os casos utilizamos ácido tranexâmico na dose de 10 mg/kg/h. Atualmente a Aesculap lançou o endoscópio *Minop InVent* com canal de trabalho de 37 mm compatível com a sonda AU de 29 mm de diâmetro externo, o que permitirá manter o mesmo endoscópio do início ao fim.

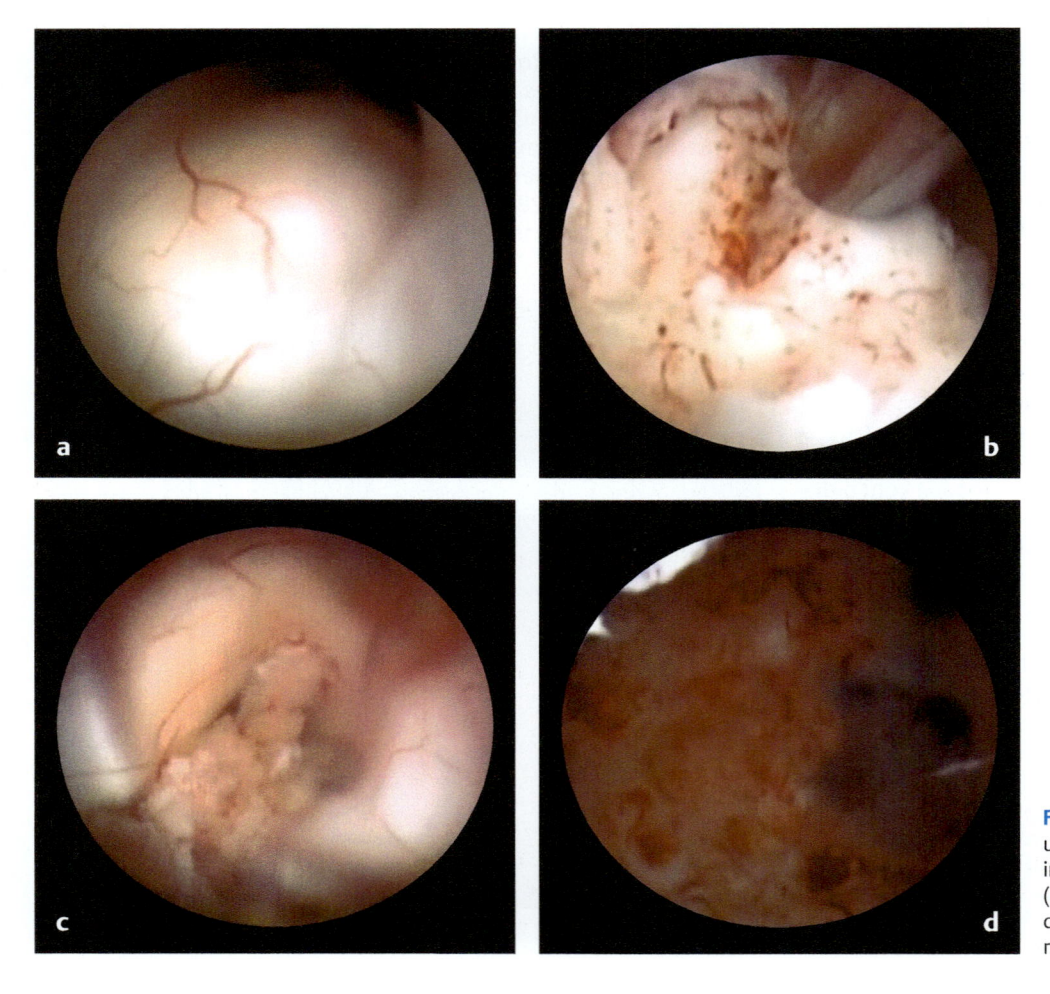

**Fig. 28-2.** (**a**) Visão endoscópica intraoperatória de um hamartoma hipotalâmico esquerdo. (**b**) Aspecto intraoperatório com o aspirador ultrassônico. (**c**) Remoção do hamartoma com visão do túber cinério. (**d**) Visão do forame de Monro após a remoção do HH com mínima lesão do fórnice.

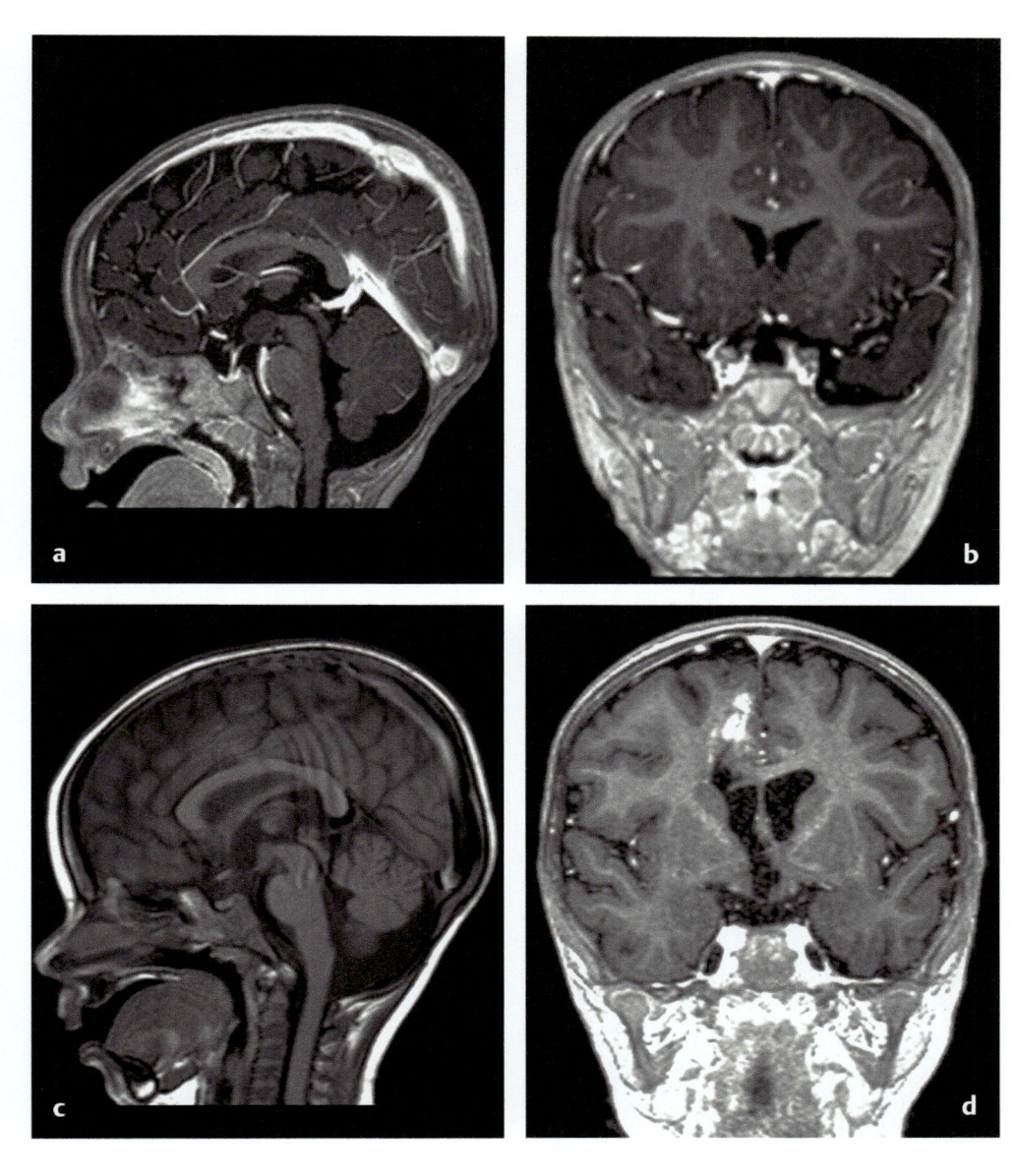

**Fig. 28-3.** Paciente de 2 anos portador de hamartoma hipotalâmico com 1.000 crises diárias eletroencefalográficas. (**a,b**) Pré-operatório demonstrando a lesão junto ao corpo mamilar. (**c,d**) Controle pós-remoção da lesão. Houve um desaparecimento completo das crises.

Com esta técnica operamos 20 pacientes com hamartomas hipotalâmicos e idade inferior a 18 anos. Em 17 casos tivemos remissão completa das crises (Fig. 28-3). Em 2 casos a remissão foi parcial com redução de 90% dos números de crises. Um paciente que já havia sido submetido à cirurgia prévia com termocoagulação sem melhora das crises, após a cirurgia endoscópica teve regressão das mesmas. Apenas em um caso não tivemos melhora das crises. Em 19 casos houve melhora significativamente alta dos déficits cognitivos.

Tivemos apenas um hamartoma hipotalâmico diagnosticado no período fetal por exames de pré-natal. A paciente foi operada com 2 meses de idade, por uma via subfrontal, e a remoção foi muito parcial, mas esta paciente, nos últimos 20 anos de acompanhamento, não mostrou crescimento da lesão e nunca apresentou quaisquer sintomas cognitivo, endocrinológico ou cognitivo. As complicações mais frequentemente relatadas após a cirurgia são hiperfagia e ganho de peso.

## CRANIOFARINGIOMAS

São tumores histologicamente benignos, correspondem a menos de 5% dos tumores intracranianos pediátricos, porém, são os mais frequentes desta região. Acometem aproximadamente de 0,5 a 2,5/milhões pessoas anualmente. Na criança a média de idade varia de 5 a 15 anos.[4] Provavelmente originários de restos embrionários da bolsa de Rathke ou de áreas de metaplasia escamosa, relacionado com a embriogênese da glândula hipófise (Fig. 28-4).[5]

São histologicamente classificados em dois tipos: papilíferos (CP) e adamantinomatosos (CA), porém, um tipo transicional ou formas mistas podem ser verificados. Os CA acometem tanto crianças quanto adultos, enquanto os CP são específicos dos adultos. Os CP não apresentam calcificações e são mais facilmente removíveis. Carregam a mutação somática V600E no oncongene BRAF e podem apresentar resposta terapêutica com inibidores da via MEK, principalmente nos casos recorrentes ou nos que infiltram o hipotálamo, onde a ressecção completa pode ser deletéria.[6-9]

O CA é heterogêneo, com partes sólidas e císticas, superfície lisa, lobulada, contornos bem-definidos, e difíceis de serem ressecados pela presença de densa gliose no tecido cerebral ao redor do tumor. O líquido é escuro, o característico óleo de máquina, e apresenta cristais de colesterol. As áreas sólidas são de consistência granulosa e apresentam-se misturadas com microcistos contendo queratina e cálcio. A parte cística é formada por um epitélio pavimentoso. Contém pequenas ilhas de células tumorais à distância da massa tumoral principal, o que explica a recidiva mesmo após completa exérese. Expressam a proteína betacatenina codificada pelo gene *CTNNB1*, que pode ser ativada pela via WNT.[10]

Clinicamente se manifestam com cefaleia em virtude de hipertensão intracraniana, distúrbios endocrinológicos com baixa estatura, diabetes insípido, puberdade precoce ou atraso puberal e até mesmo pan-hipopituitarismo. Alterações visuais, distúrbios hipotalâmicos com obesidade e alterações comportamentais também podem estar presentes.[11]

Radiologicamente apresentam características inconfundíveis com calcificações selares e suprasselares, podendo ser identificadas na radiografia simples e mais bem visualizadas nas tomografias. Dois tipos de calcificações podem ser identificadas, uma em forma de casca de ovo e outra com o formato de pipoca (Fig. 28-5).

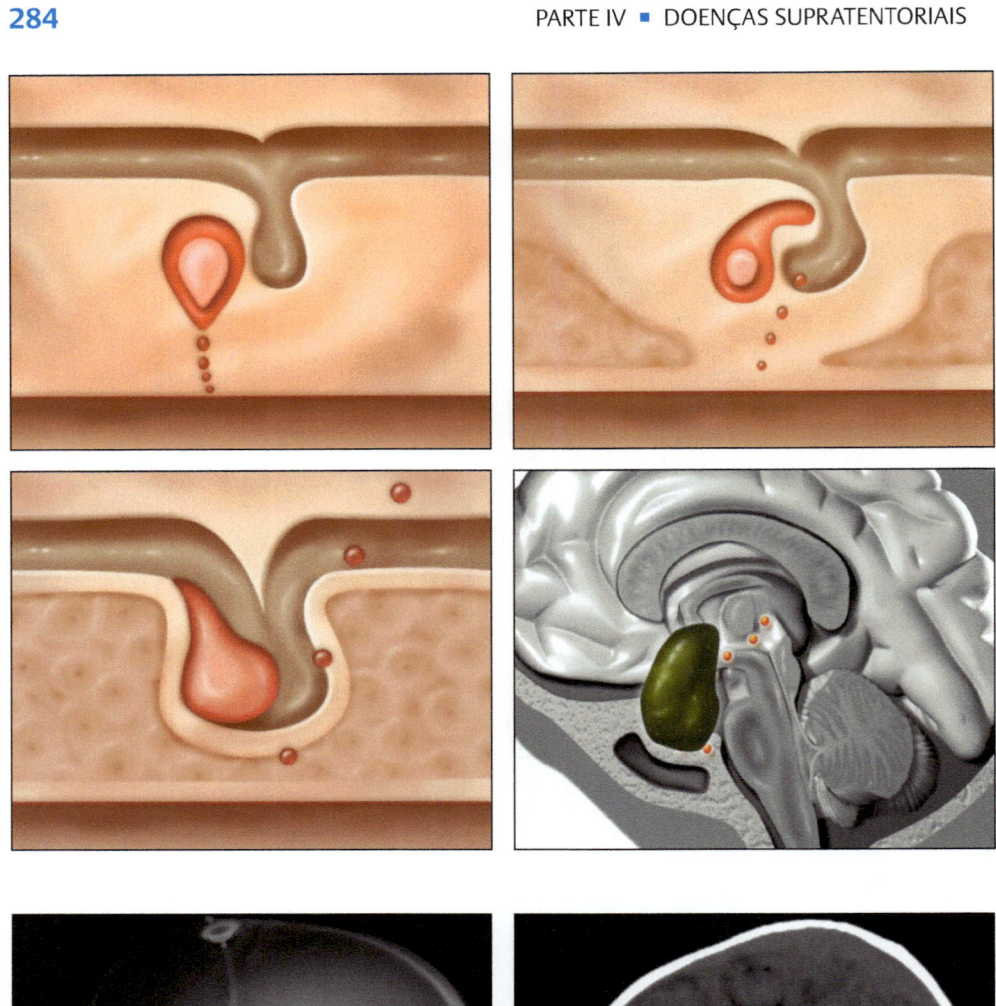

**Fig. 28-4.** Ilustração da formação da hipófise demonstrando a separação da faringe do terceiro ventrículo e a presença de remanescentes embrionários da bolsa de Rathke que podem dar origem aos craniofaringiomas. Então podemos encontrar craniofaringiomas desde o seio esfenoidal até a região da parede posterior do terceiro ventrículo.

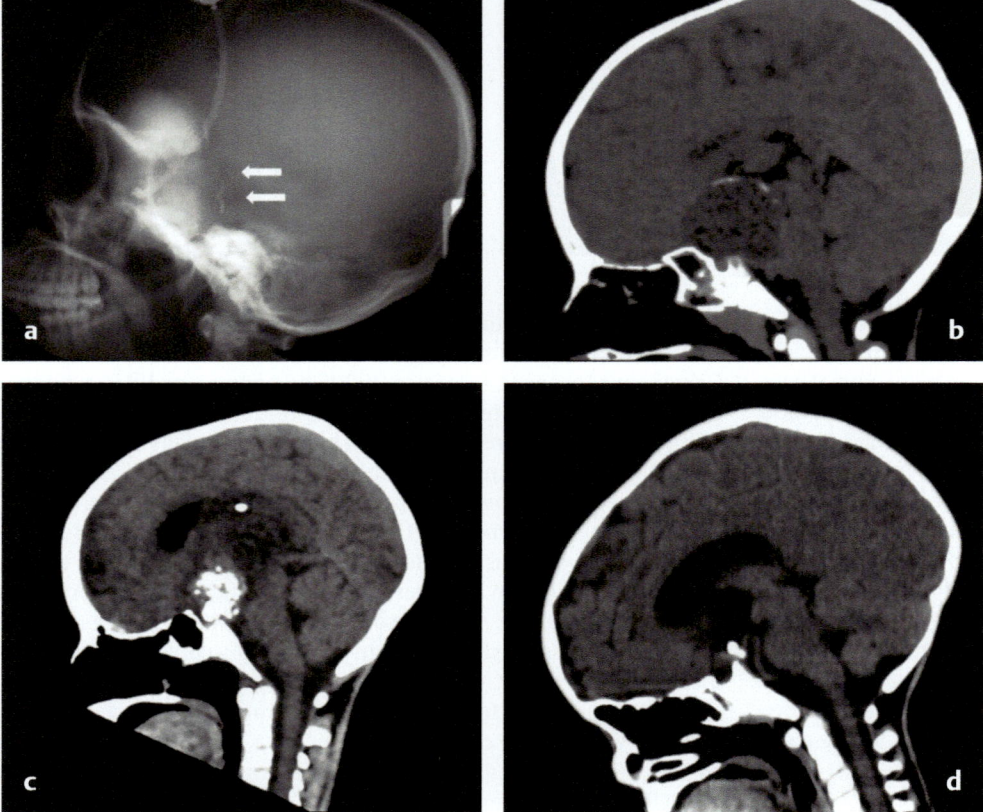

**Fig. 28-5.** (a) Radiografia de crânio demonstrando reservatório de Ommaya implantado, cateter dentro do cisto do craniofaringioma, injeção de contraste sem extravasamento e presença de calcificações do tipo casca de ovo. (b) Tomografia de crânio com calcificações do tipo casca de ovo. (c,d) Tomografia de crânio com calcificações do tipo pipoca.

Em 90% do CA são encontradas calcificações. A ressonância magnética é o exame padrão. A maioria apresenta componente císticos hiperintensos nas sequências T1 e T2 devido ao alto componente proteico, podendo esta intensidade de sinal variar nos diferentes cistos. Várias classificações topográficas têm sido descritas de acordo com o crescimento do tumor.[12-14]

Baseamos-nos na classificação de Kassan et al.,[15] que leva em consideração a haste hipofisária para os CA de linha média: tipo 1. pré-infundíbulo; tipo 2. transinfundibular, o CA cresce dentro do infundíbulo; tipo 3a. cresce até o terceiro ventrículo; tipo 3b. avança para a cisterna interpeduncular e tipo 4. é intrínseco do terceiro ventrículo.

Após a suspeita diagnóstica de CA, uma série de exames complementares é obrigatória. Mais da metade das crianças com CA apresenta déficits visuais de longa data, então, o exame de campimetria é obrigatório na avaliação pré-operatória global. Nos pacientes com déficits visuais unilaterais, quando abordamos o tumor por craniotomia, damos preferência de operar de forma contralateral ao déficit visual para termos melhor visão do nervo óptico normal e preservá-lo. Normalmente repetimos este exame com 4 semanas de pós-operatório para analisarmos a estabilidade, melhora ou piora do déficit visual. A grande maioria dos pacientes apresenta melhora do déficit visual. Tomografia de coerência óptica (OCT) também pode ser realizada para melhor avaliação.

Avaliação das funções hipotalâmicas e hipofisárias é de fundamental importância, pois estão diretamente relacionadas com a qualidade de vida. Avaliação de peso, estatura e índice de massa corpórea devem ser avaliada, principalmente se houver mudanças, como repentino aumento do peso. A investigação de diabetes insípido, com densidade urinária, e o estudo das funções hormonais são recomendados, como: TSH; T4, cortisol; cortisol matinal; IGF1; IGFBP3; LH; testosterona e estrógeno; e estudo da idade puberal.

O tratamento do CA é cirúrgico, a ressecção completa da lesão é curativa, porém, na prática diária e nos resultados da literatura, em até 48% podem recidivar mesmo após a chamada ressecção completa. Devido aos altos índices de recidiva e a morbidade que pode estar associada à ressecção completa, muitos autores têm preconizado a ressecção parcial seguida de radioterapia. Pugget et al.,[16] em 2007, recomendam a ressecção parcial quando os CA infiltram o hipotálamo.

Quando as lesões são císticas, e mais de 90% das crianças apresentam um componente cístico, vários autores, no sentido de evitar a morbidade, têm tentado o emprego de procedimentos pouco invasivos, como a colocação de reservatórios no cisto e aspiração do seu conteúdo, bem como a utilização de braquiterapia com isótopos radioativos como o fósforo (32P), o ítrio 90, o rhenium 74 e o ouro ou quimioterápicos, a fim de controlar o crescimento do tumor. Na realidade, a braquiterapia com isótopos radioativos tem maior efetividade no componente cístico. Nos craniofaringiomas mistos sua resposta é de apenas 50%.[17]

Em 1985 propuseram a utilização de bleomicina intratumoral.[8] Cavalheiro et al.,[19] em 1996, demonstraram o desaparecimento completo do tumor, inclusive das calcificações após a utilização de 80 mg de bleomicina, porém, este quimioterápico pode causar sérios efeitos colaterais como: distúrbios hipotalâmicos; cegueira; perda da audição; isquemia cerebral; edema peritumoral e morte, principalmente, se ocorrer algum extravasamento, portanto, após a implantação do cateter intratumoral, é de extrema importância a injeção de contraste radiopaco para termos certeza de que não há extravasamento.[20,21]

Em 2005, Cavalheiro et al.[22] propuseram o uso de Interferon alfa 2a a fim de evitar os efeitos colaterais da bleomicina (Fig. 28-6), demonstrando a redução do volume em 9 de 10 casos tratados.

Em 2007, Ierardi et al.[23] conseguiram demonstrar o efeito apoptótico do interferon no craniofaringioma. Um estudo multicêntrico internacional, publicado em 2010, com 60 casos tratados com interferon alfa demonstrou controle em 76% dos casos.[24] Em 2017, Kilday et al.,[25] utilizando exatamente o mesmo protocolo, porém denominado de protocolo de Toronto, publicam um estudo multicêntrico envolvendo 27 centros internacionais, mas com resultados muito inferiores. Provavelmente isso se deve ao fato de o protocolo de Cavalheiro tratar, incialmente, todos os craniofaringiomas com componentes císticos superiores a 60% do volume tumoral, enquanto o protocolo de Toronto tratava, na sua grande maioria, casos recidivados. Esses resultados díspares nos fazem crer na existência de vários tipos de craniofaringiomas, e que talvez, no futuro, possamos saber quais os tipos CA que responderão ao interferon (Fig. 28-7). Na ausência de inteferon-alfa 2a, alguns centros têm utilizado o interferon *pergolade,* mas com resultados pouco promissores.[26,27]

A topografia de crescimento dos craniofaringiomas é um dos fatores que dificultam a exérese completa da lesão. Planejamento estratégico pré-operatório é essencial para se conseguir sua remoção radical. Tumores selares e tumores do tipo 1, 2 e 3 de Kassam são preferencialmente abordados por via endonasal transesfenoidal endoscópica, podendo ser realizados em crianças muito pequenas (Fig. 28-8).

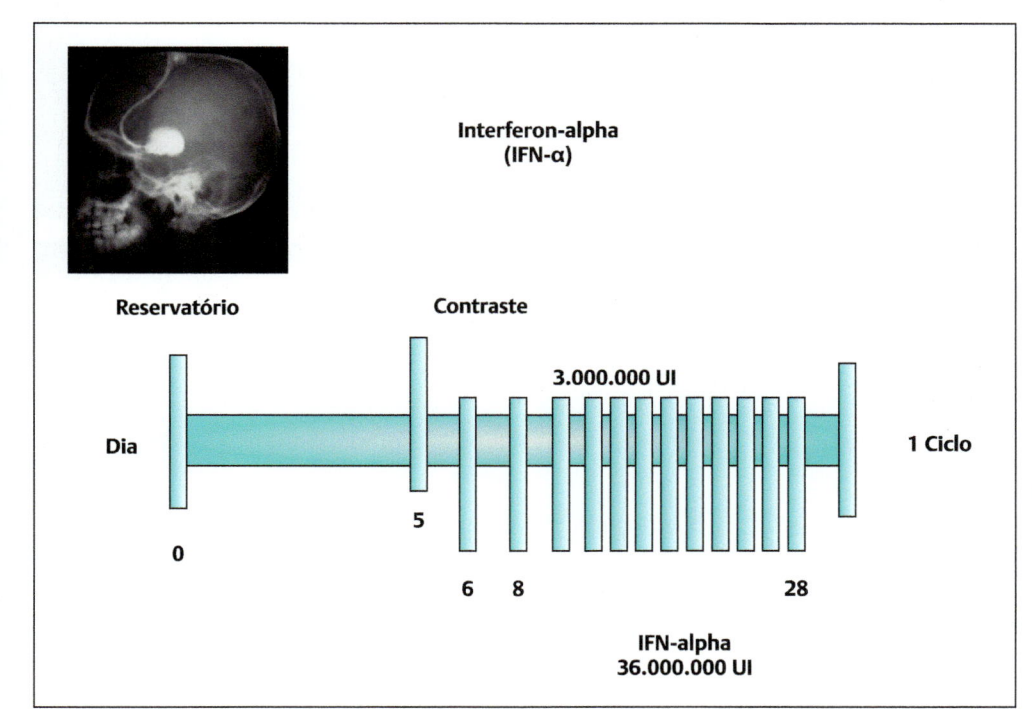

**Fig. 28-6.** Protocolo de utilização do interferon intratumoral. Dia zero é a implantação do cateter na cavidade cística do tumor. Dia 5 é a injeção de contraste para verificação se há extravasamento ou não. Na ausência de fístula se inicia a aplicação de 12 injeções de 3 milhões de unidades internacionais de interferon, totalizando 36 milhões. Cada série é chamada de 1 ciclo e podemos repetir quantos ciclos forem necessários.

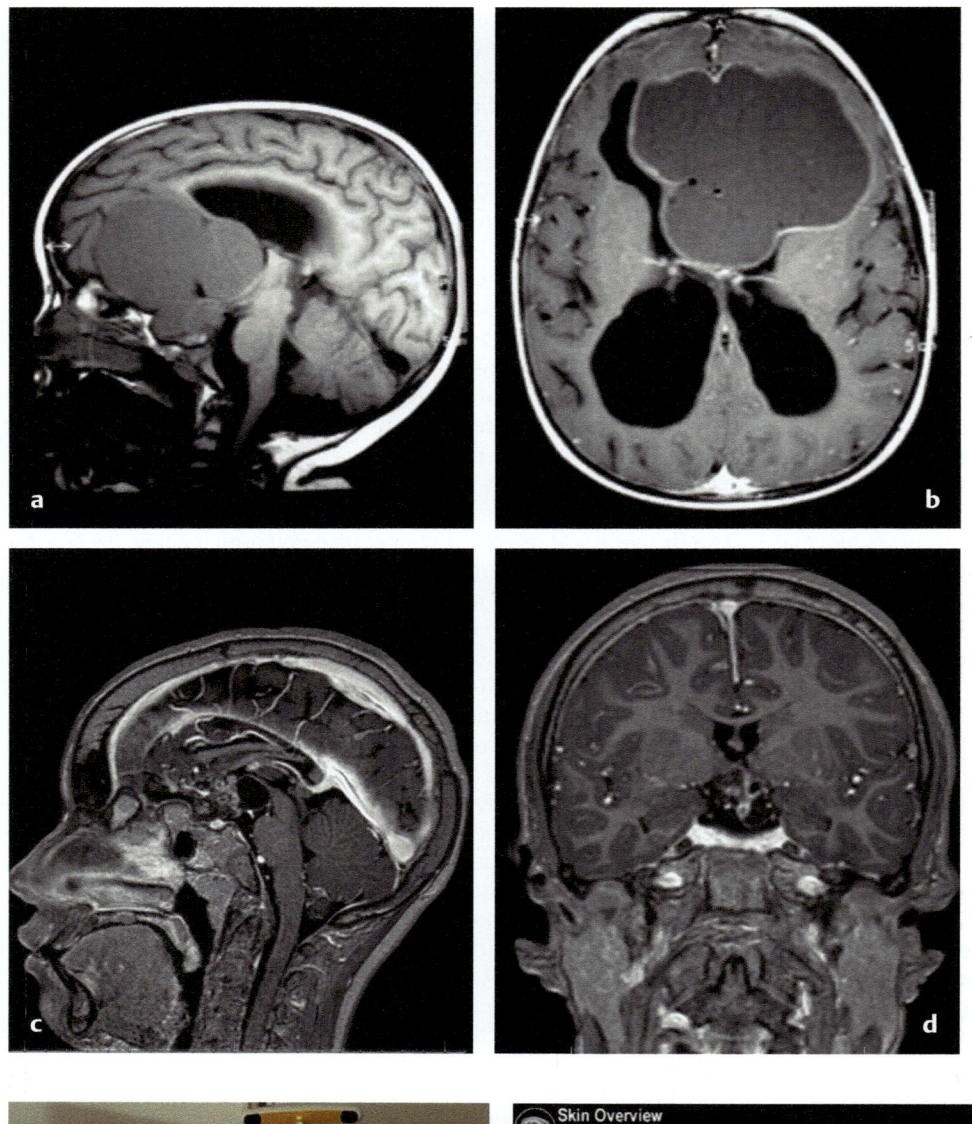

**Fig. 28-7.** (**a,b**) Volumoso craniofaringioma com grande componente cístico, tratado com 3 ciclos de interferon-alfa. (**c,d**) Controle 17 anos pós-tratamento com preservação da parte hormonal.

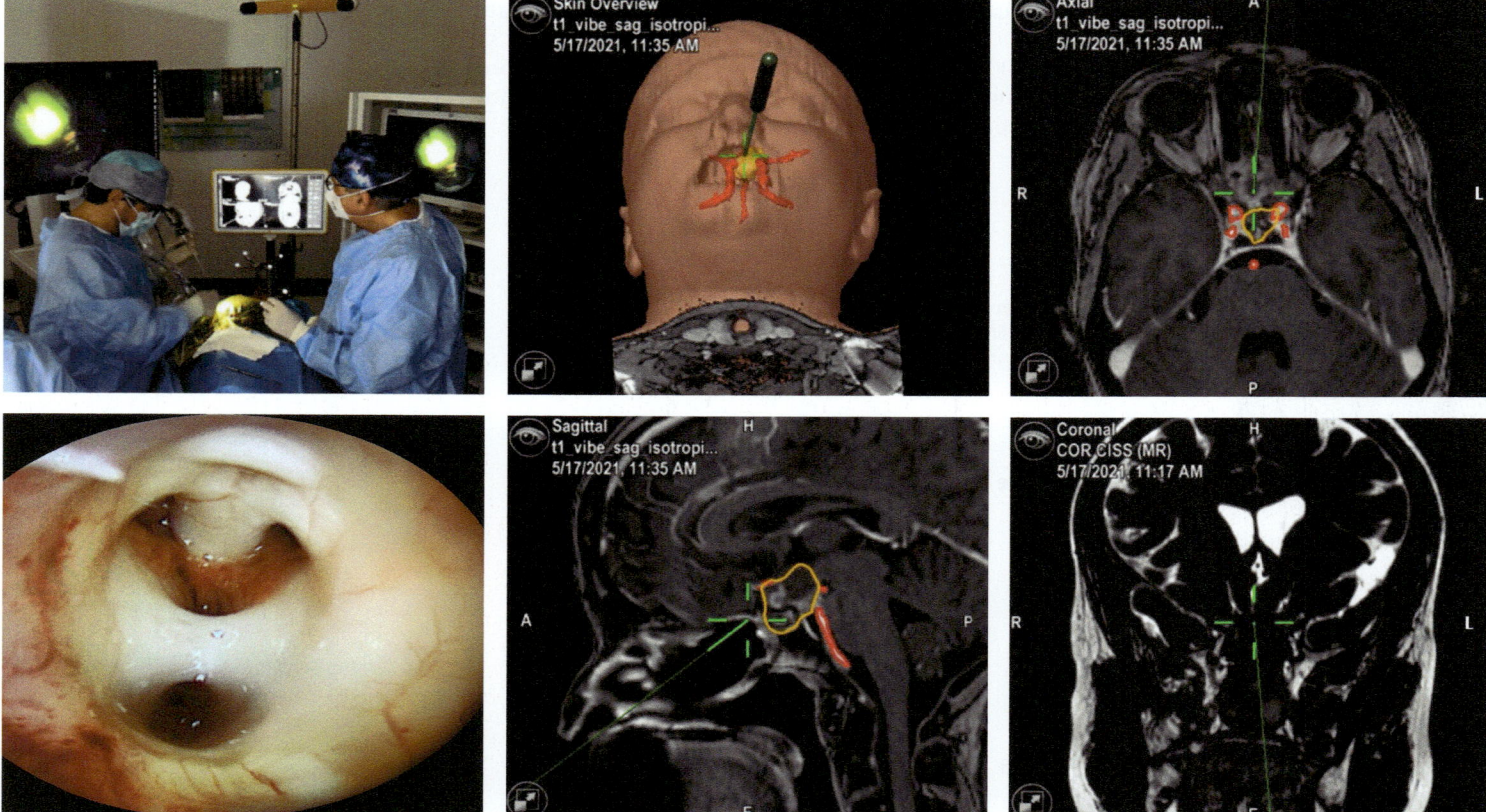

**Fig. 28-8.** Sequência de imagens mostrando posicionamento do paciente na sala cirúrgica. Presença de um otorrinolaringologista e o neurocirurgião. Utilização de dois monitores para conforto dos cirurgiões e o neuronavegador na linha média. Planejamento cirúrgico com pré-visualização das artérias carótida e basilar, bem como delimitação do tumor.

Schelini e Cavalheiro, em 2019,[28] publicaram a experiência inicial com 20 vinte casos pediátricos, onde o paciente mais jovem tinha 3 anos de idade. Portanto, a idade não é uma limitação para este acesso. Esta via tem-se mostrado excelente na preservação das funções endocrinológicas e melhora das funções visuais, porém, apresentam maior índice de fístulas liquóricas quando comparadas com as craniotomias. A grande vantagem desse acesso é que, inicialmente, visualizamos a haste hipofisária e as artérias hipofisárias inferior e superior, aumentando as chances de preservá-la mantendo as funções endocrinológicas e diminuindo o diabetes insípido. A restauração dos déficits hormonais não ocorre após a remoção do tumor. No tipo 3 de Kassan temos um pequeno corredor entre a hipófise e o quiasma óptico. Nos casos em que o tumor apresenta um grande componente cístico e as calcificações são pequenas, também temos usado esta via. Nos casos em que um componente sólido cresce em direção à cisterna interpeduncular, este acesso pode ser utilizado com drilagem da clinoide posterior e a remoção das calcificações pode ser feita com aspirador ultrassônico (Fig. 28-9).

A aeração do seio esfenoidal deve ser considerada. O tipo selar e pré-selar são ideais para este tipo de abordagem, porém, o seio conchal não é um impeditivo para este tipo de acesso, mas temos que usar, obrigatoriamente, o neuronavegador a fim de localizar uma trajetória perfeita para acessar o tumor (Figs. 28-10 e 28-11).

Nos craniofaringiomas intrínsecos do terceiro ventrículo os acessos intracranianos são preferidos e acessados por uma via subfrontal com dissecção do vale Sylviano e abertura da lâmina *terminalis*. É importante remover todo o tumor sem lesionar o hipotálamo. Nas extensas calcificações, verdadeiras pedras, podem ser removidas com a utilização de aspirador ultrassônico. Toda microvascularização do nervo óptico tem de ser preservada.

Os craniofaringiomas intrínsecos do terceiro ventrículo, associados à hidrocefalia, são abordados por um acesso puramente endoscópico transventricular com o uso de aspirador ultrassônico acoplado ao endoscópio (Fig. 28-12).

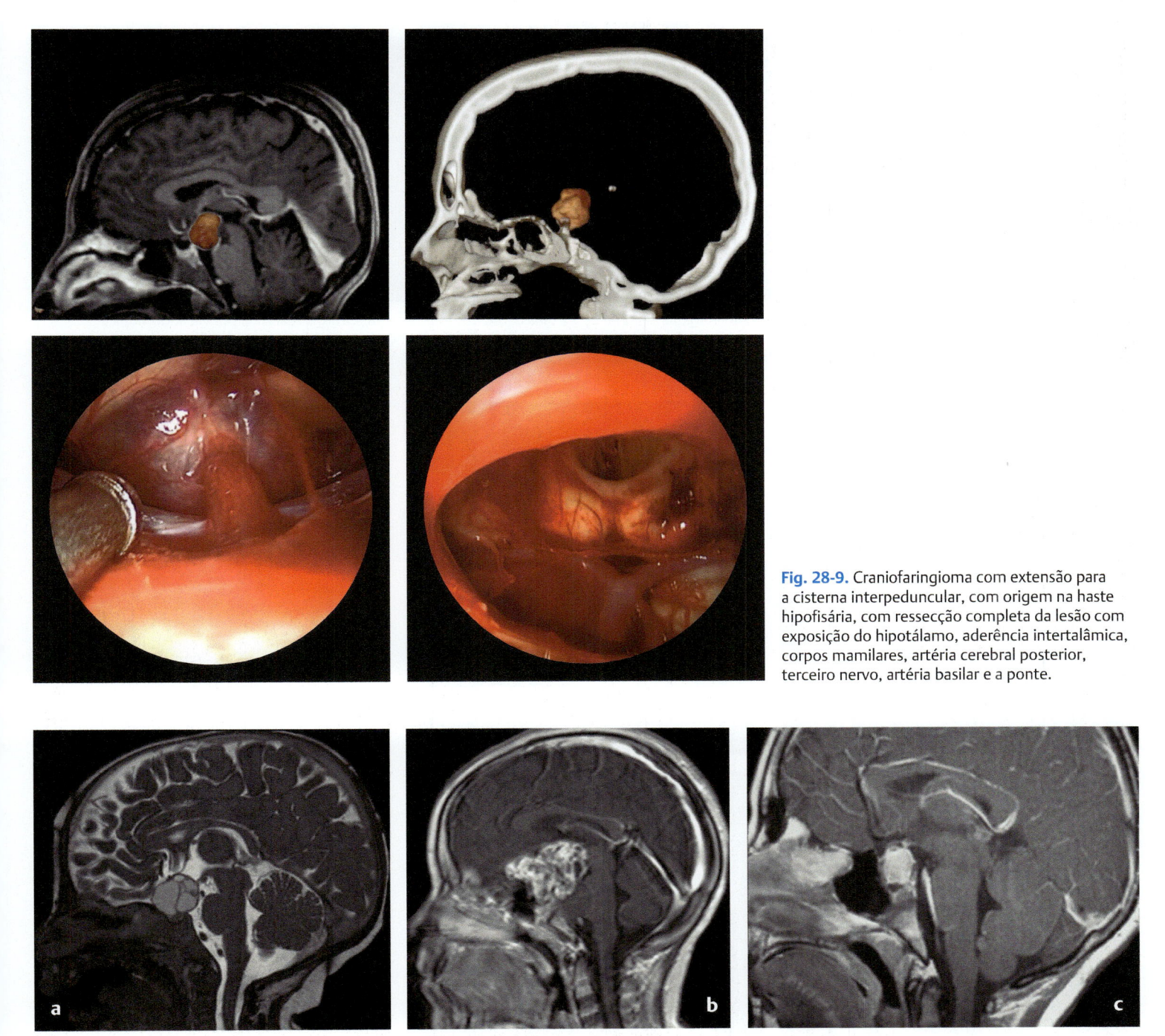

**Fig. 28-9.** Craniofaringioma com extensão para a cisterna interpeduncular, com origem na haste hipofisária, com ressecção completa da lesão com exposição do hipotálamo, aderência intertalâmica, corpos mamilares, artéria cerebral posterior, terceiro nervo, artéria basilar e a ponte.

**Fig. 28-10.** Tipos de seio esfenoidal: (**a**) seio conchal, (**b**) seio pré-selar, (**c**) seio do tipo selar. No passado, o seio conchal era um impeditivo para os procedimentos transnasais. Atualmente, com a neuronavegação, é plenamente possível.

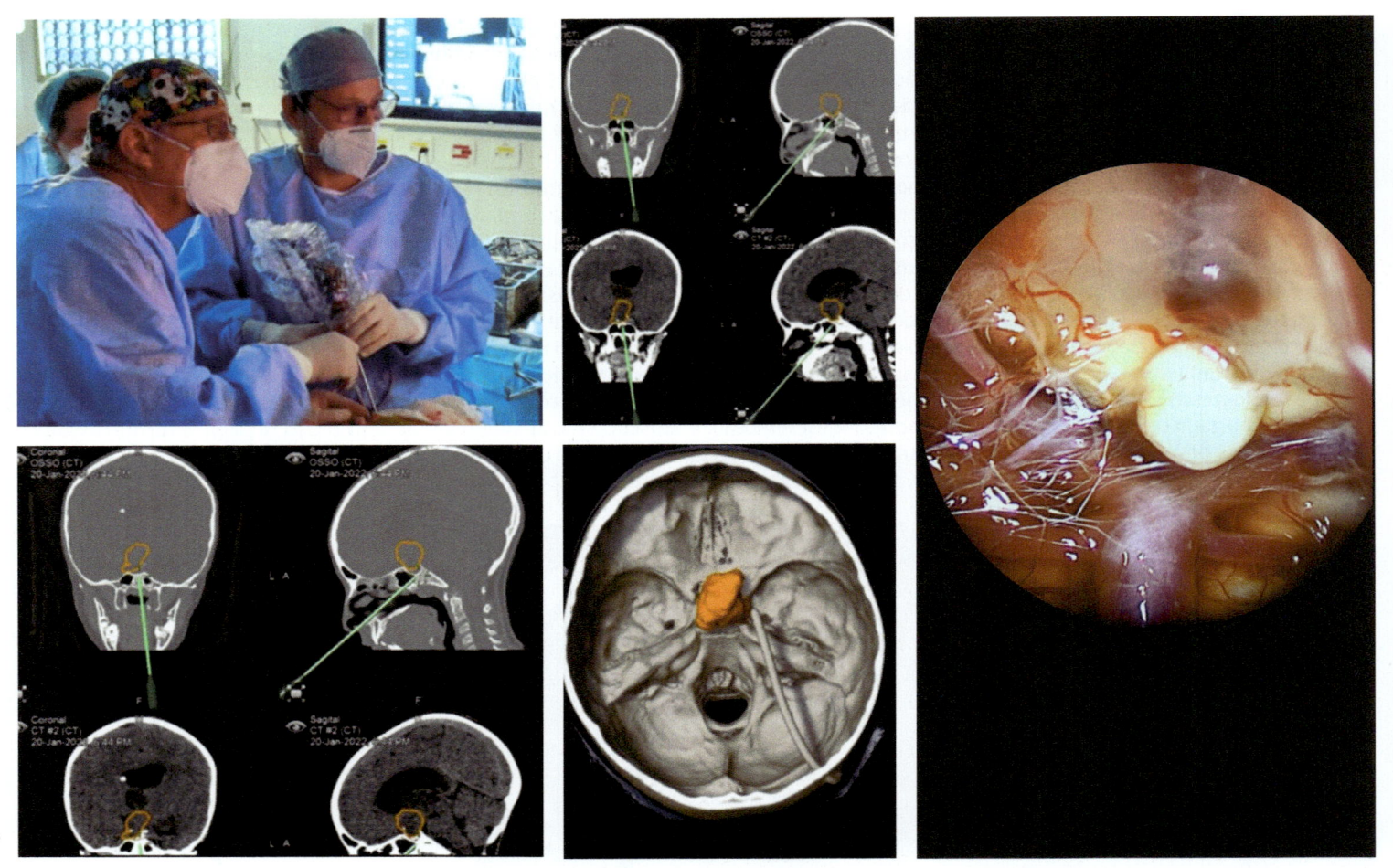

**Fig. 28-11.** Sequência de imagens mostrando paciente com craniofaringioma tipo 2 pela classificação de Kassan. Cirurgia realizada por via endoscópica transnasal, binostrial guiada por navegação e realizada a quatro mãos. Visão endoscópica da base do crânio demonstrando a artéria basilar e um resíduo de calcificação junto à artéria cerebral posterior com contato no corpo mamilar.

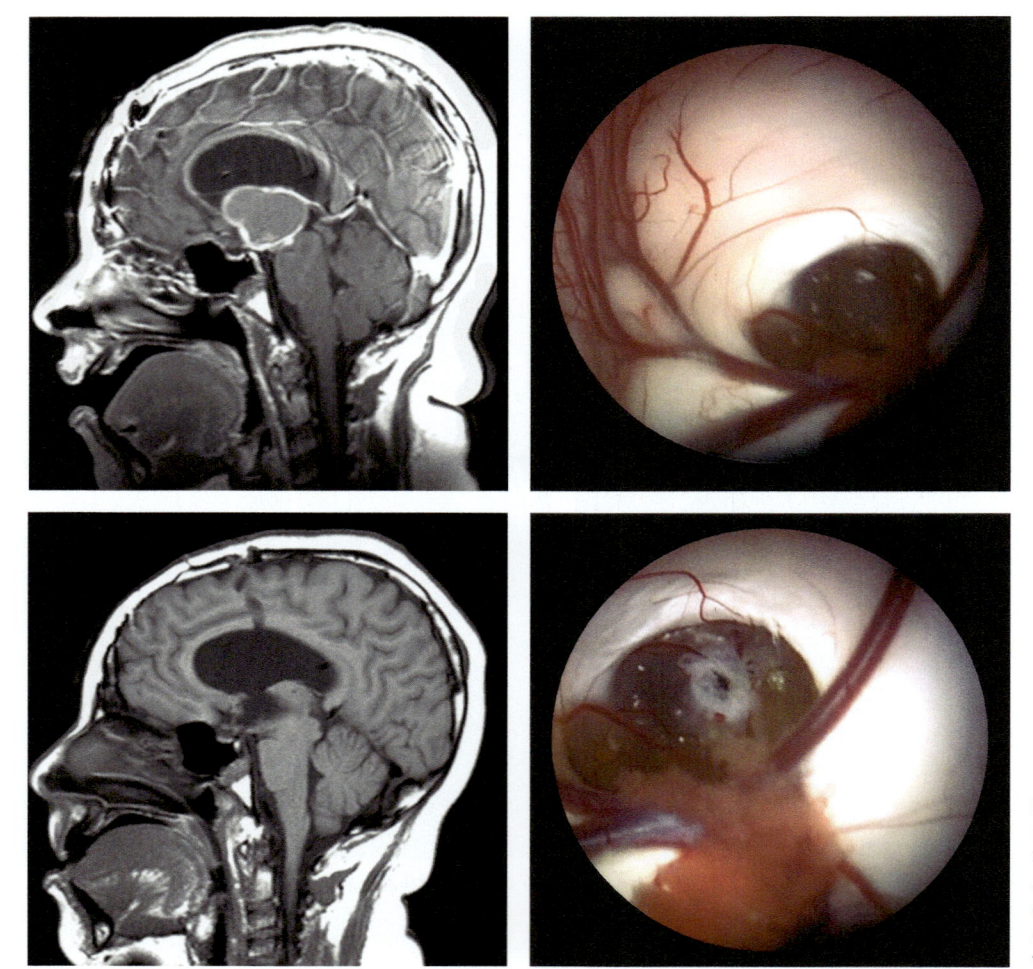

**Fig. 28-12.** Craniofaringioma cístico recidivado associado à hidrocefalia e removido completamente por neuroendoscopia pura com aspirador ultrassônico. Notar o craniofaringioma com múltiplas calcificações na parede alargando o forame de Monro. Visão do plexo coroide e das veias septal e talamoestriada.

Neste acesso o endoscópio utilizado é o Gaab e o aspirador ultrassônico da Soring, como descrito para os hamartomas hipotalâmico. Caso não seja possível o emprego da endoscopia utilizamos um acesso transcaloso inter-hemisférico ou transcortical. Nos craniofaringiomas que crescem para a fossa posterior, podem ser removidos por via retrossigmoide, porém, na criança, raramente utilizamos este acesso.

O controle pós-operatório é uma das etapas mais importante na cirurgia dos craniofaringiomas. A lesão aguda da haste hipofisária ou dos núcleos hipotalâmicos causará, imediatamente, diabetes insípido (DI). Este controle inicial do DI com hormônio antidiurético deve ser realizado em unidades de terapia intensiva e o controle hidroeletrolítico é essencial. Esta reposição deve levar em consideração a diurese e não a dosagem do sódio. O mais importante é não deixar o paciente descompensar. O quanto antes deixarmos o paciente se alimentar e beber água ajuda neste controle. Uma utilização inadvertida de hormônio antidiurético poderá causar hiponatremia e a reposição rápida do sódio poderá causar mielinose pontinha, que agrava a evolução destes pacientes. Entendemos que o controle destes pacientes deva ser horizontal e não devemos mudar a conduta a cada troca de plantonista. O endocrinologista tem papel fundamental na reposição hormonal a fim de evitar que estes pacientes desenvolvam obesidade. Quando estes pacientes já se encontram com pan-hipopituitarismo e em tratamento, o pós-operatório é mais fácil e costuma não complicar.

Em craniofaringiomas que foram totalmente removidos não indicamos radioterapia, a menos que recidive. Nos casos em que a ressecção não foi completa, encaminhamos para a radioterapia. Após a radioterapia estes pacientes evoluem para pan-hipopituitarismo. Em nossa série de 147 casos de CA, os melhores resultados do ponto de vista hormonal foram conseguidos com a utilização de interferon. Desde a primeira cirurgia com sucesso para remoção de um craniofaringioma realizada Halsted, em 1909,[29] várias técnicas cirúrgicas e diferentes terapias têm sido propostas, porém, os CA continuam um grande desafio para a comunidade médica.

## TUMORES DE CÉLULAS GERMINATIVAS SUPRASSELARES

Os tumores de células germinativas (TCG) são um grupo heterogêneo de tumores que incluem os germinomas, teratomas, tumores de células embrionárias, tumores do seio endodérmico, coriocarcinoma, tumores dermoides e epidermoides. Apresentam incidências variadas de acordo com a região geográfica, sendo mais comum nos países asiáticos. Globalmente os tumores de células germinativas representam 3,9% dos tumores na faixa etária abaixo dos 20 anos, enquanto no Japão esta incidência chega a 16,9%.[30]

Os TCG da região da pineal foram discutidos em outro capítulo e aqui enfocamos mais nos mistos e suprasselares. Os TCG são mais comuns no sexo feminino, enquanto em outras regiões o masculino é mais afetado. Em 53% dos casos os TCG estão localizados na região da pineal, 37% na região suprasselar, e 5,4% são bifocais, enquanto no Japão os bifocais representam 13%. Os TCG de núcleos da base são raros nos países ocidentais.[31,32] Cappellano et al.,[33] em um estudo multicêntrico brasileiro, encontraram em 43 pacientes com TCG que 41,9% encontravam-se na região da pineal, 32,5% eram suprasselares, 23,3% eram bifocais e apenas 1 paciente apresentava um TCG em gânglios da base.

Os tumores de células germinativas bifocais são um tipo único e incomum de tumores cerebrais na infância. Acredita-se que os TCG suprasselares (TCGS) se originam de células germinativas ectópicas da haste hipofisária ou da neuro-hipófise. A patogênese dos bifocais é incerta e pode ser tanto um crescimento simultâneo das duas regiões como ser metástases de uma região para outra.[34]

A distinção entre uma lesão bifocal verdadeira e uma bifocal metastática é de fundamental importância para o planejamento terapêutico. Enquanto na verdadeira o tratamento radioterápico é localizado, englobando o sistema ventricular, na metastática deve envolver todo o neuroeixo. A diferenciação pode ser feita durante procedimento neuroendoscópico (Fig. 28-13). Nos TCGB verdadeiros as lesões são subependimárias, enquanto no metastático as lesões estão acima do epêndima.[35]

O quadro clínico mais frequente é o diabetes insípido (DI) e o diagnóstico pode demorar anos para ser feito após o início do DI seguido de baixa estatura, puberdade precoce ou retardo puberal, ganho ou perda de peso. Alterações visuais podem estar presentes em até 40% dos casos. Hidrocefalia é mais frequente nos bifocais e encontrada em 60% dos casos.

Na suspeita de GCT, os marcadores tumorais são obrigatórios tanto no liquor quanto no sangue. Esfahani et al.,[36] em 36 SGCT, encontraram 58,3% de marcadores positivos. A maioria dos casos (58,3%) para gonodotrofina coriôncia. Alfafetoproteína foi elevada em 30% dos casos.[36]

Germinomas são os mais frequentes nesta região e exibem aumento da gonadotrofina coriônica no liquor e no sangue. Os não germinomatosos TCGNG também podem apresentar marcadores positivos e não é necessária biópsia para tratamento quimioterápico seguido de radioterapia. Quando os marcadores tumorais são negativos, a biópsia é necessária. A biópsia pode ser realizada por endoscopia, craniotomia, acesso transesfenoidal ou por estereotaxia.

O tratamento consiste em quimioterapia seguida de radioterapia. Quando o tumor responde completamente à quimioterapia, inicia-se a radioterapia; caso apresente algum resíduo tumoral ou os marcadores não tenham negativado, o paciente é submetido a exérese cirúrgica. O paciente só recebe radioterapia quando não mais identificamos tumor. Com isso os germinomas apresentam uma excelente evolução, com recidiva inferior a 10%, enquanto os TCGNG podem apresentar recidiva em até 50%. Tem se preconizado cada vez mais utilizar mais quimioterapia diminuindo a dose de radioterapia.

Quando o paciente apresenta rápida deterioração do quadro visual, o procedimento cirúrgico deve ser priorizado (Fig. 28-14).

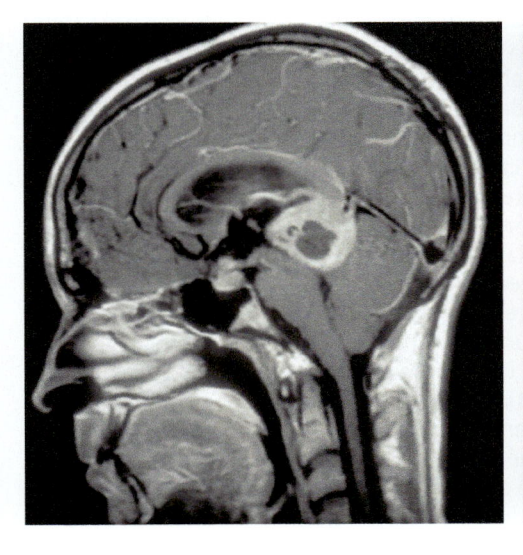

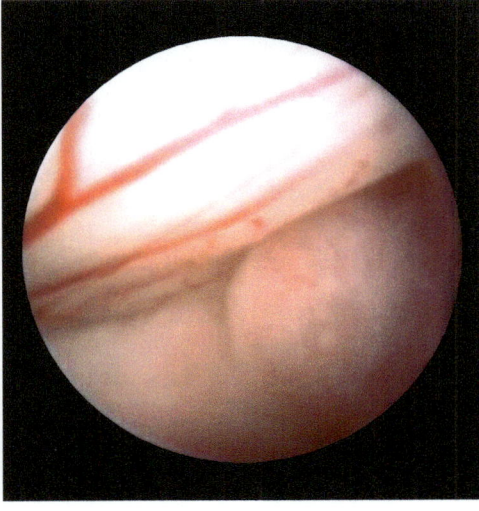

**Fig. 28-13.** (a) Paciente de 2 anos de idade, sexo masculino, com tumor bifocal falso. (b) Durante a biópsia endoscópica a lesão estava acima do epêndima. TCGNG metastático. Paciente submetido à quimioterapia e à radioterapia de neuroeixo.

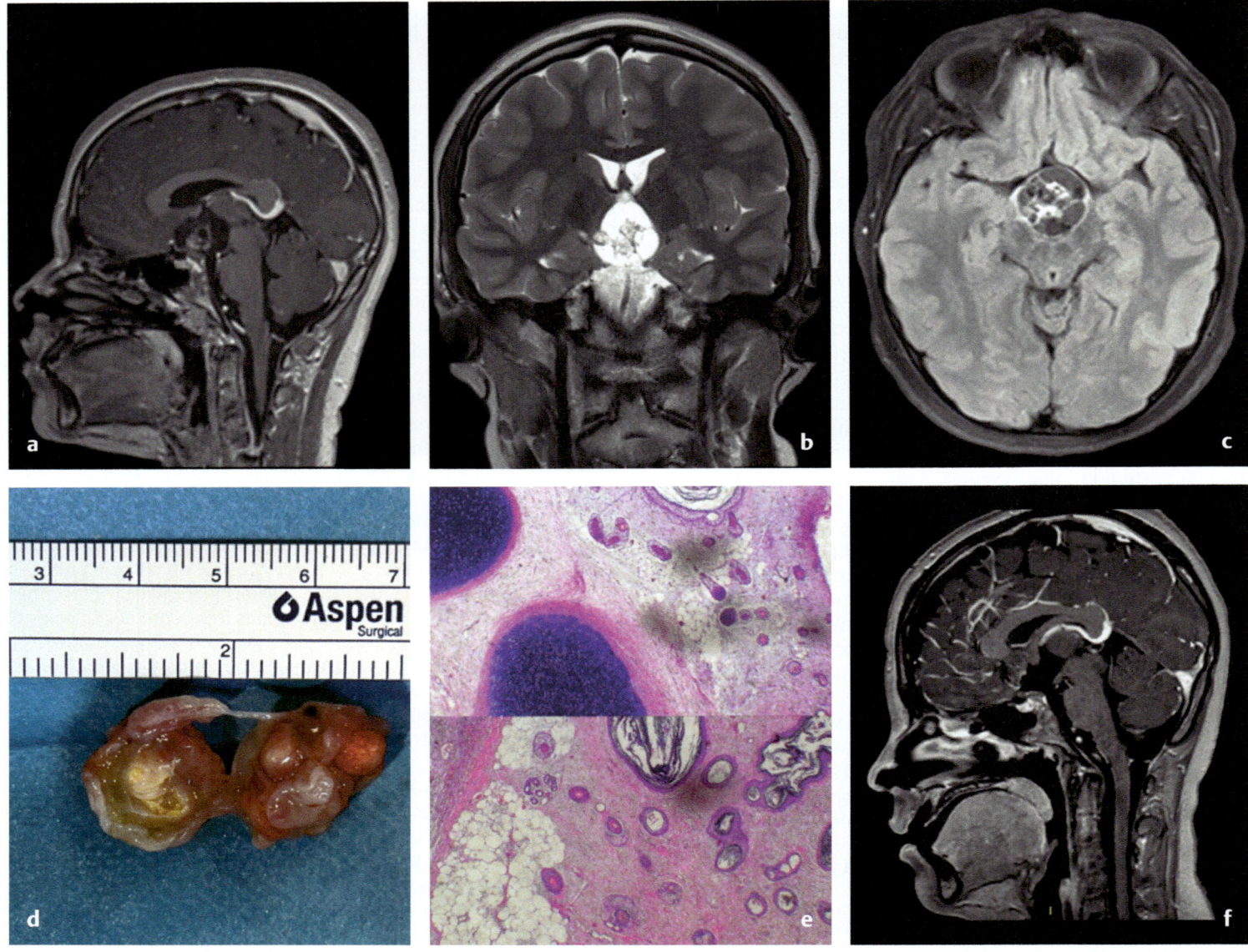

**Fig. 28-14.** Paciente de 8 anos do sexo masculino apresentando diabetes insípido há 1 ano. (**a-c**) Ressonância magnética de crânio demonstrando lesão heterogênica suprasselar com componente sólido-cístico. Marcadores tumorais positivos para alfa-fetoproteína e gonadotrofina coriônica. Diagnóstico de TCGNG, sendo realizados três ciclos de quimioterapia. Houve negativação dos marcadores tumorais, porém, o tumor ficou inalterado. Foi submetido à ressecção tumoral por via subfrontal translâmina terminal. (**d**) Aspecto da lesão com múltiplos e diferentes tecidos. (**e**) Anatomia patológica, coloração de HE demonstrando múltiplos tecidos, como pele e cartilagem sugestivas de teratoma maduro. (**f**) Controle pós-operatório demonstrando exérese completa da lesão. Diagnóstico: TCGNG com componente de teratoma maduro, portando um tumor misto. Paciente submetido a mais três ciclos de quimioterapia e complementando com radioterapia ventricular.

## ADENOMAS HIPOFISÁRIOS

Os adenomas hipofisários, embora sejam comuns nos adultos, são infrequentes nas crianças e correspondem a menos de 3% de todos os tumores intracranianos na infância.[1] Nota-se que a frequência relativa desse grupo de tumores em relação ao total aumenta progressivamente após a primeira década de vida, como mostrado na Figura 28-15. Durante a primeira década predomina o primeiro pico de incidência dos craniofaringiomas e os adenomas hipofisários são muito infrequentes nesse período, no entanto, após esse período a frequência dos adenomas hipofisários aumenta progressivamente até corresponder em torno de 1/3 de todos os tumores intracranianos, principalmente nos adolescentes e adultos jovens ao ponto de se tornares um dos principais tumores intracranianos em prevalência na vida adulta.[27,37]

O diagnóstico nos adenomas hipofisário depende de três pilares: a clínica, os exames de imagem e a avaliação hormonal.

A apresentação clínica pode expressar os efeitos da produção e déficit de hormônios, perda visual ou dor de cabeça. Sabemos que a sintomatologia dos adenomas hipofisários é variada e pode guiar o raciocínio clínico para alguns dos tipos específicos. Por exemplo, os adenomas produtores de ACTH frequentemente apresentam: puberdade precoce, acne, intolerância à glicose, hirsutismo, hipertensão arterial sistêmica, irregularidades menstruais, estrias, ganho de peso, fadiga e fraqueza.[38] Já os adenomas produtores de prolactina apresentam: atraso puberal, galactorreia, ginecomastia, irregularidades menstruais, amenorreia primária, alterações de campo visual.[39] Os adenomas produtores de GH apresentam: gigantismo/acromegalia, dor de cabeça, irregularidades menstruais, amenorreia primária, alterações de campo visual, hipertensão arterial sistêmica.[38] Por fim, os adenomas não funcionantes apresentam: déficit de campo visual, dor de cabeça, atraso ou déficit de crescimento, atraso puberal e amenorreia primaria.[38] Já no que se refere à avaliação visual, ela é mandatória, além do simples exame de confrontação visual, a realização da campimetria de Goldmann ou manual, em crianças pode ser especialmente desafiador realizar o campo visual tendo em vista a necessidade de colaboração para realizar o exame, sendo assim alguns serviços aceitam apenas crianças maiores de 5 anos. Em casos com perda visual severa, pode-se considerar o exame de tomografia de coerência optica.[40]

Avaliação por exames de imagem é mandatório o uso de ressonância nuclear magnética de sela turca com cortes finos antes do contraste (T1 e T2) e após o contraste (T1), incluindo sequências volumétricas pós-contraste (eco de gradiente (recordado)) para

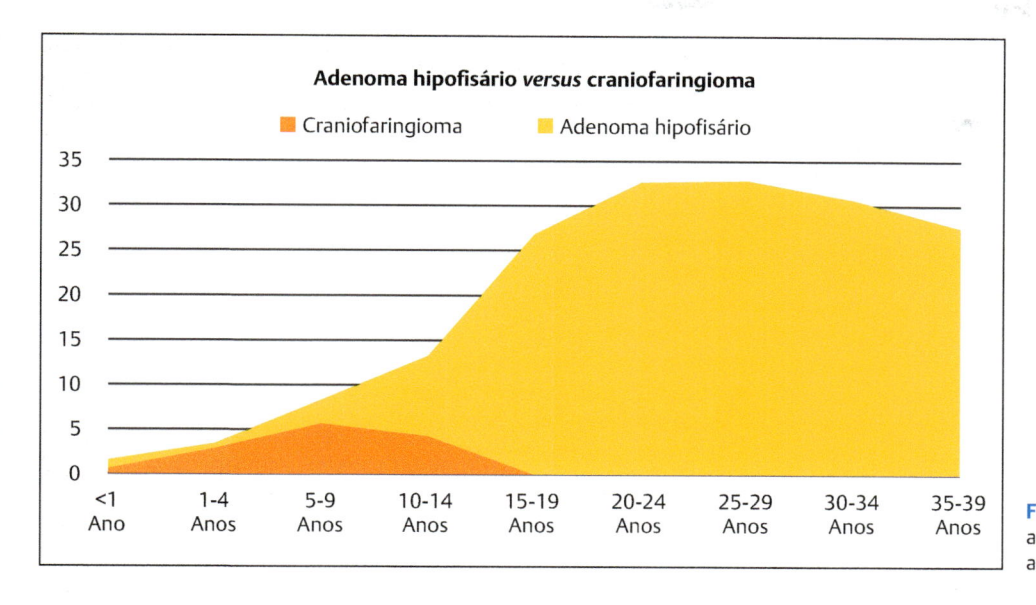

**Fig. 28-15.** Gráfico mostrando a prevalência dos adenomas hipofisários *versus* craniofaringiomas de acordo com a distribuição etária.

aumentar a sensibilidade do diagnóstico.[40] O exame de imagem não só confirma o diagnóstico, mas também é usado para avaliar o grau de invasão/compressão de estruturas adjacentes como o seio cavernoso, artéria carótida e cerebral anterior e nervos e quiasma óptico, permitindo a avaliação da ressecabilidade da lesão.

Avaliação endocrinológica que será detalhada adiante é importante para dividir os adenomas entre funcionantes e não funcionantes. Na infância e adolescência existe uma mudança de prevalência entre os adenomas, a depender da puberdade, nas crianças pré-púberes predominam os adenomas produtores de ACTH – doença de Cushing, seguidos dos adenomas produtores de prolactina – prolactinomas, dos adenomas produtores de GH e, por fim, os não secretores ou não funcionantes, já nos adolescentes e crianças púberes predominam os adenomas produtores de prolactina, seguidos dos produtores de ACTH, produtores de GH e dos não funcionantes.[40,41] É importante notar também que existem quadros funcionais como hipotireoidismo que causam hiperplasia da glândula hipófise, e que pode se confundir com tumores pelo aumento do seu volume e, em alguns casos, até causar compressão do aparato óptico, no entanto, esses casos apresentam simples resolução com reposição de hormônio tireoidiano.[1]

A decisão terapêutica e o manejo dos adenomas hipofisários é dependente da interpretação do conjunto de informações obtidas no diagnóstico, ou seja, avaliação clínica, de imagem e hormonal devem ser interpretadas conjuntamente, inclusive em muitos serviços essa decisão é tomada por um grupo multidisciplinar que inclui o neurocirurgião pediátrico, o endocrinologista e o neurorradiologista, além de outros especialistas como otorrinolaringologistas e neuro-oftalmologistas.

No manejo dos tumores funcionantes todos devem ser tratados com cirurgia como primeira linha de tratamento, exceto os prolactinomas, que devem ser inicialmente tratados com agonistas de dopamina (brromocriptina ou cabergolina). No entanto, na falha de tratamento medicamentoso ou na intolerância, deve-se oferecer tratamento cirúrgico, pois esses tumores podem causar alterações puberais numa fase da vida em que esses eventos são mandatórios. Já os adenomas não funcionantes devem ser tratados quando causam hipopituitarismo e/ou perda visual (Fig. 28-16), risco de compressão da via óptica, ou quando há crescimento do tumor em exames de imagem sucessivos.[39,40]

Uma vez estabelecido que o melhor tratamento é a cirurgia, a técnica endonasal transesfenoidal é a escolha primária mesmo em casos com ausência de pneumatização do osso esfenoide, sendo que a técnica endoscópica é preferível em relação à microscópica devido ao potencial de preservação da função hipofisária.[40]

Por fim, é possível oferecer radioterapia apenas quando o tumor é sintomático, apresenta crescimento e é resistente à terapia médica e cirurgicamente inacessível. Considerar radioterapia estereotáxica fracionada com uma dose total de 45 a 50,4 Gy em frações diárias de 1,8 Gy para crianças e adolescente com adenomas da hipófise indicados para radioterapia; a radiocirurgia de fração única pode ser apropriada em doentes mais velhos em circunstâncias individuais e, se disponível, pode-se oferecer radioterapia com prótons.[40]

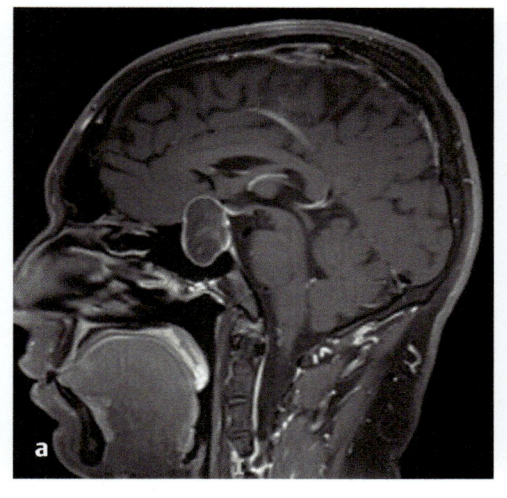

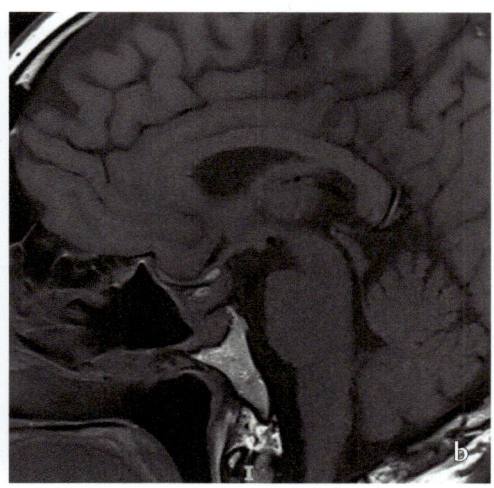

**Fig. 28-16.** Adolescente de 14 anos de idade apresentou história de perda visual, sendo investigado inicialmente por oftalmologista que solicitou campimetria visual e identificou hemianopsia bitemporal. O restante da investigação hormonal identificou uma prolactina discretamente aumentada, por efeito de compressão da haste. Imagem de ressonância magnética pré-operatória: (a) demonstrou presença de macroadenoma de 3,4 cm comprimindo o quiasma óptico e elevando a haste hipofisária. Foi submetido à cirurgia endonasal transesfenoidal endoscópica com ressecção total da lesão. (b) Apresentação de expressiva melhora da hemianopsia nos primeiros 3 meses de segmento ambulatorial.

## AVALIAÇÃO ENDOCRINOLÓGICA DOS TUMORES SELARES/SUPRASSELARES

As lesões selares e suprasselares requerem, desde o início da investigação, uma adequada avaliação hormonal, pois isso impacta no diagnóstico e no tratamento. A identificação, por exemplo, de um adenoma produtor de prolactina conduz a abordagem para o tratamento clínico medicamentoso, ou seja, evitando uma cirurgia na maioria dos pacientes com essa condição.

A avaliação hormonal, juntamente com a apresentação clínica, definirá se o adenoma é funcionante, não funcionante ou se nas lesões volumosas existe déficit hormonal associado pela compressão tumoral da glândula hipofisária, por exemplo, nos craniofaringiomas. Os déficits hormonais são mais comuns nos macroadenomas não secretores e nos craniofaringiomas; até 87% dos pacientes com craniofaringioma apresentam no diagnóstico pelo menos 1 déficit hormonal, sendo a prevalência em ordem descrescente: eixo somatotrófico (75%), gonadotrófico (40%), tireotrófico e corticotrófico (25%).[42]

A coleta dos basais hipofisários (ACTH, cortisol, GH, IGF-1, TSH, T4 livre, prolactina, FSH, LH, estradiol e testosterona), idealmente pela manhã, é o mínimo a ser solicitado e nem sempre é suficiente para indicar hiper ou hipofunção hipofisária. A depender da suspeita clínica, frequentemente é necessária a complementação com as provas funcionais, exames dinâmicos com múltiplas amostragens do hormônio após fator estimulatório ou inibitório exógeno (p. ex., medicamentoso) (Quadro 28-1).

Após a coleta dos basais hipofisários e eventuais provas complementares é possível estabelecer um diagnóstico hormonal. Sendo assim os casos de adenomas de hipófise serão divididos em funcionantes ou secretores e não funcionantes ou não secretores. Por outro lado, em tumores volumosos como o craniofaringioma, a identificação de possíveis déficits hormonais, particularmente o hipocortisolismo, exige prontamente o início da reposição hormonal garantindo, posteriormente, segurança no tratamento cirúrgico.

O prolactinoma é o único adenoma selar cuja escolha de tratamento é medicamentosa. Seu diagnóstico é considerado com níveis de prolactina acima de 200 ng/L; já níveis inferiores a 200 ng/L aparecem nos macroadenomas não secretores e, nesse caso, a elevação da prolactina sugere compressão da haste hipofisária com perda do controle inibitório da dopamina, e o tratamento possivelmente será cirúrgico. O uso dos agonistas dopaminérgicos é considerado terapia de primeira linha tanto para os micro como para os macroadenomas, sendo a cabergolina a medicação de escolha pela sua alta efetividade e menores índices de efeitos adversos.[40] Doses convencionais variam de 0,5 a 2 mg/semana, doses maiores podem ser necessárias para tumores resistentes. Estudos com a cabergolina na faixa etária pediátrica demonstram redução dos níveis da prolactina em 60-70% dos casos e redução do volume tumoral em 80-88% dos casos.[10] Reserva-se a consideração da cirurgia transesfenoidal para os casos com resposta incompleta (não normalização da prolactina e/ou sem diminuição do volume tumoral) com altas doses de cabergolina, intolerância à medicação e para os macroprolactinomas com efeito de massa importante que comprimem o quiasma óptico e provocam déficit visual.[39]

Todos os outros adenomas funcionantes ou secretores, craniofaringiomas e os macroadenomas não secretores com perda visual, aumento progressivo do tumor, ou apoplexia sintomática, a cirurgia deve ser considera como primeira linha de tratamento.

## MANEJO CLÍNICO PRÉ-OPERATÓRIO

A avaliação endocrinológica auxilia o neurocirurgião a identificar situações que exigem intervenções clínicas pré-cirúrgicas potencialmente ameaçadoras à vida, como déficits no balanço hidroeletrolítico e o hipocortisolismo. A dosagem de cortisol basal e ACTH deve ser realizada antes de um possível uso de dexametasona para a condição de edema cerebral. Os eletrólitos, osmolaridade plasmática e urinária são fundamentais para o manejo perioperatório do balanço hídrico. O hipocortisolismo é o único déficit que impõe riscos suficientemente graves a ponto de exigir prontamente reposição pré ou pericirúrgica. Caso o *status* hormonal do paciente não tenha sido documentado ou avaliado previamente, recomenda-se, na indução anestésica, realizar um *bolus* de hidrocortisona na dose de 2 mg/kg e, posteriormente, a cada 6 horas nas 72 horas subsequentes, seguindo de doses de manutenção a depender do *status* clínico do paciente, até que uma avaliação endocrinológica seja realizada.[9] Os demais déficits, com as respectivas reposições do hormônio de crescimento, hormônio tireoidiano, estradiol e testosterona, são menos críticos e não devem atrasar uma possível intervenção cirúrgica. É plausível a reposição desses hormônios no pós-operatório, ou no acompanhamento ambulatorial do paciente. Vale lembrar que a reposição do hormônio tireoidiano não deve ser iniciada antes da entrada do corticoide, pois isso precipitaria uma crise de insuficiência suprarrenal aguda.

**Quadro 28-1.** Teste hormonais diagnósticos de hiperfunção ou hipofunção hipofisária na avaliação dos adenomas e tumores selares e parasselares

| Hiperfunção hipofisária | Testes diagnósticos |
|---|---|
| Prolactinoma | ▪ Dosagem PRL em repouso, pesquisa de macroprolactina, amostra diluída para evitar o efeito gancho<br>▪ Afastar insuficiência renal ou hepática, hipotireoidismo ou uso de medicações indutoras de hiperprolactinemia |
| Doença de Cushing | ▪ Cortisol salivar das 23 h (perda do ritmo circadiano)<br>▪ Cortisol em urina de 24 h<br>▪ Teste de supressão com dexametasona 25 µg/kg<br>▪ Dosagem de ACTH |
| Gigantismo | ▪ GH, basal, IGF-1 e IGFBP3 elevados<br>▪ Teste de tolerância oral à glicose com nadir de GH elevado |
| Hipertireoidismo central | ▪ TSH normal ou elevado com T4L e T3L elevados |
| **Hipofunção hipofisária** | |
| Deficiência corticotrófica | ▪ ACTH, cortisol basal < 3 µg/dL<br>▪ Durante ITT pico de cortisol < 18 µg/dL |
| Deficiência tirotrófica | ▪ TSH inapropriadamente normal ou baixa na vigência de T4L baixo<br>▪ Resposta mínima do TSH ao TRH |
| Deficiência gonadotrófica | ▪ LH e FSH basais normais ou baixos, testosterona e estradiol baixos<br>▪ Resposta do LH ou FSH ao GnRH ausente |
| Deficiência somatotrófica | ▪ GH basal, IGF-1 e IGFBP3 baixos ou normais<br>▪ Pico de GH baixo no teste de tolerância à insulina |

## MANEJO CLÍNICO PÓS-OPERATÓRIO

Podemos dividir o manejo clínico pós-operatório em duas etapas: o pós-operatório imediato e o acompanhamento ambulatorial pós-alta. No pós-operatório imediato, a condição clínica endocrinológica mais prevalente são os distúrbios do sódio, representados pelo diabetes insípido e a síndrome da secreção inapropriada do ADH (SIADH).

O diabetes insípido central decorre da secreção insuficiente ou ausente do hormônio antidiurético (ADH), ocasionando um transtorno de concentração urinária. Para ocorrer poliúria ou polidipsia é necessária uma destruição de pelo menos 80% dos neurônios hipotalâmicos secretores do ADH. Lesões exclusivas da hipófise posterior costumam causar apenas DI transitório, desde que os neurônios secretores hipotalâmicos estejam intactos. Exemplo disso é a cirurgia transesfenoidal para os tumores hipofisários, que caracteristicamente se manifesta pelo DI trifásico: 1ª Fase; com dano à haste hipofisária, diminuição da liberação do ADH e instalação imediata do DI; 2ª Fase; devida à secção da haste, interrupção do fluxo sanguíneo e necrose dos neurônio. Ocorre uma liberação desordenada do ADH estocado levando à SIADH com a instalação da hiponatremia, principalmente se água em excesso for ingerida nesse período; 3ª fase: após o esgotamento das reservas de ADH e não havendo secreção neuro-hipofisária posterior, instala-se o DI definitivo, a depender da extensão da lesão (Fig. 28-17).[43,44]

O quadro clínico consiste na sede excessiva e poliúria, caracterizada por mais de 4 a 5 mL/kg/h de diurese em crianças abaixo de 2 anos e acima dessa faixa etária, diurese superior a 2 mL/kg/h.[45] Crianças pequenas, pela maior dificuldade ao acesso à água, podem desenvolver grave desidratação, vômitos, constipação, irritabilidade e febre.[43] Vale mencionar que o quadro clínico do DI pode ser mascarado pela presença concomitante do hipocortisolismo e hipotireoidismo. Dessa forma, nos casos de craniofaringioma, indicamos uso de hidrocortisona numa dose de 100 mg/m² dividido de 6/6 horas para todos os pacientes, exceto se estiverem em uso de dexametasona.

O ponto de partida para o diagnóstico do DI é a mensuração do débito urinário a cada 6 horas, posteriormente, caracterizamos a incapacidade de concentrar a urina, com a densidade urinária baixa (< 1,005) e osmolaridade urinária inferior a 700 mOsm/kg. A osmolaridade plasmática frequentemente encontra-se elevada (> 300 mOsm/kg $H_2O$), assim como o sódio sérico (> 147-150 mEq/L).[45] Nos pacientes conscientes e com mecanismo de sede preservado, manter livre acesso à água oral e considerar o uso de DDAVP a depender do débito urinário e da tendência de elevação do sódio. No entanto, uma vez que o DDAVP tenha sido utilizado não recomendamos que, inicialmente, seja mantido de horário na prescrição, uma vez que a oscilação do sódio e diurese é dinâmica e somente a avaliação frequente poderá revelar a fase da curva trifásica em que o paciente se encontra, pois, a critério de exemplo, administrar DDAVP na fase de SIADH pode ser deletério.

## MANEJO CLÍNICO PÓS-ALTA – AMBULATORIAL

As taxas de sucesso e cura dos adenomas funcionantes com a cirurgia são variáveis e, portanto, tratamentos combinados com radioterapia e/ou medicações podem ser necessários no acompanhamento desses pacientes. Novamente, as dosagens dos basais hipofisários e os testes dinâmicos hormonais associados ao acompanhamento clínico do crescimento, peso, desenvolvimento puberal são essenciais na avaliação de cura e/ou diagnóstico de novos déficits. Na doença de Cushing, por exemplo, a recorrência ocorre em 6-40% dos casos e preferencialmente nos primeiros 5 anos.[39] Terapias de 2ª linha para tratar a recidiva incluem nova abordagem transesfenoidal, radioterapia, medicações para o controle do hipercortisolismo e até mesmo a adrenalectomia bilateral.[39] O cetoconazol é a medicação mais utilizada em nosso meio e, nas doses de 200 a 800 mg/dia, inibe a esteroidogênese suprarrenal, podendo ajudar na normalização do cortisol, na melhora dos sintomas cushingoides e no reestabelecimento da velocidade de crescimento.[46] No gigantismo, séries de centros experientes mostram taxas de cura inferiores à população adulta, com recorrência em 50% dos casos; portanto, o tratamento medicamentoso adjuvante deve ser considerado nos casos de recidiva durante o acompanhamento desses pacientes.[47] A droga de escolha são os análogos de somatostatina, e dados em adultos mostram taxas de normalização dos níveis de IGF-1 em 35% dos casos e redução do volume tumoral em até 40%.[39]

Nos pacientes com craniofaringioma as principais consequências que exigem acompanhamento e tratamento são a obesidade hipotalâmica, o pan-hipopituitarismo e o diabetes insípido. No primeiro ano pós-cirurgia, cerca de 55% das crianças apresentam o diagnóstico de obesidade grau III, 85-90% apresentam déficits hormonais e 70-90% apresentam o DI.[48,50] O tratamento com drogas antiobesidade é invariavelmente necessário para melhorar a qualidade de vida, as alterações metabólicas associadas ao ganho de peso e diminuir futuramente o risco cardiovascular desses indivíduos. A reposição do hormônio de crescimento nesses pacientes frequentemente é necessária, apresentando bom perfil de segurança uma vez que os estudos não demonstram impacto na progressão ou recorrência do tumor.[51] No DI, a base do tratamento é o acesso livre à água associado a drogas antidiuréticas. A desmopressina é a medicação de escolha e ela está disponível em diversas apresentações posológicas: *spray* nasal, solução nasal e comprimido.

## CONCLUSÃO

Os tumores selares/suprasselares são um grupo grande e heterogêneo de tumores, a experiência do neurocirurgião pediátrico é mandatória para o manejo das diferentes doenças, pois pode variar desde acompanhamento clínico, medicações, quimioterápicos, cirurgia ou uma associação dos tratamentos.

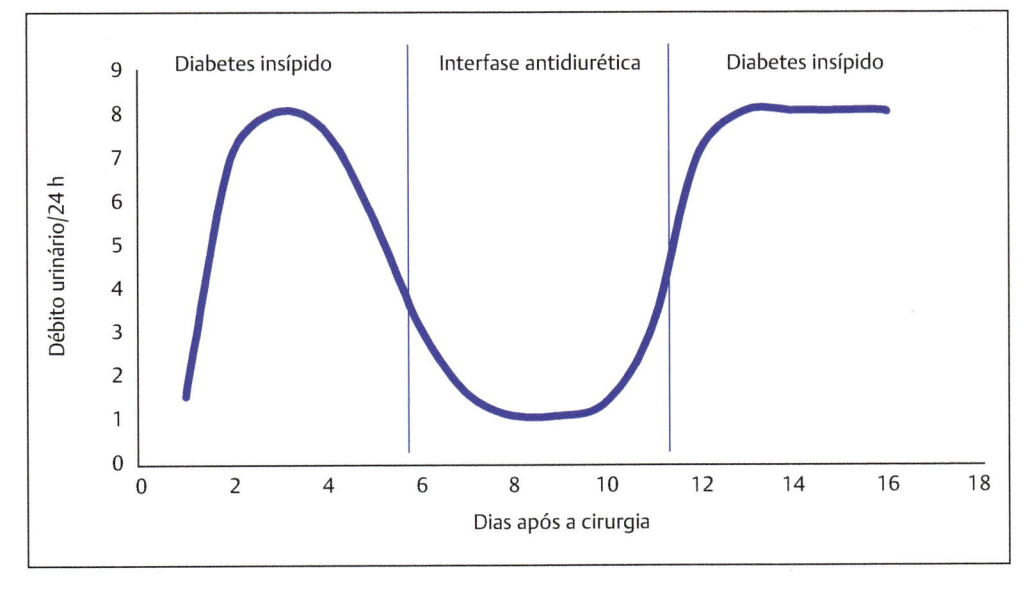

**Fig. 28-17.** Gráfico demonstrando a resposta trifásica da evolução do débito urinário pós cirurgia transesfenoidal no tratamento dos tumores hipofisários.

## REFERÊNCIAS BIBLIOGRÁFICAS

1. Deopujari CE, Kumar A, Karmarkar VS, et al. Pediatric suprasellar lesions. J Pediatr Neurosci. 2011;6(1):S46-S55.
2. Luisi C, Salimbene L, Pietrafusa N, et al. Hypothalamic Hamartoma related epilepsy: A systematic review exploring clinical, neuropsychological, and psychiatric outcome after surgery. Epilepsy Behav. 2024;157:109846.
3. Delalande O, Fohlen M. Disconnecting surgical treatment of hypothalamic hamartoma in children and adults with refractory epilepsy and proposal of a new classification. Neurol Med Chir (Tokyo). 2003;43(2):61-8.
4. Graziani N, Donnet A, Bugha TN, et al. Ectopic basisphenoidal craniopharyngioma: case report and review of the literature. Neurosurgery. 1994;34(2):346-9.
5. Erdheim J. Über hypophysenganggeschwülste und hirncholeteatome.Sitzungbericht der Kaisserkichen aKademie der Wissenchaften. Mathematisch-naturwissenschaftliche (Wien). 1904;113(3):537-726.
6. Larkin S, Karavitaki N. Recent advances in molecular pathology of craniopharyngioma. F1000Res. 2017;6:1202. Published. 2017.
7. Aylwin SJ, Bodi I, Beaney R. Pronounced response of papillary craniopharyngioma to treatment with vemurafenib, a BRAF inhibitor. Pituitary. 2016;19(5):544-6.
8. Chik CL, van Landeghem FKH, Easaw JC, Mehta V. aggressive childhood-onset papillary craniopharyngioma managed with vemurafenib, a BRAF Inhibitor. J Endocr Soc. 2021;5(5):bvab043.
9. Hamblin R, Tsermoulas G, Karavitaki N. Craniopharyngiomas. Presse Med. 2021;50(4):104078.
10. Hengartner AC, Prince E, Vijmasi T, Hankinson TC. Adamantinomatous craniopharyngioma: moving toward targeted therapies. Neurosurg Focus. 2020;48(1):E7.
11. Alexandraki KI, Kaltsas GA, Karavitaki N, Grossman AB. The medical therapy of craniopharyngiomas: the way ahead. J Clin Endocrinol Metab. 2019;104(12):5751-64.
12. Samii M, Bini W. Surgical treatment of craniopharyngiomas. Zentrallblatt für Neurochirurgie. 1991;52:17-23.
13. Samii M, Tatagiba M: Craniopharyngioma In: Kaye AH, Laws Jr EL. Brain tumors. Tokio: Churchill Livingstone; 1995. p. 873-94.
14. Yaşargil MG, Curcic M, Kis M, et al. Total removal of craniopharyngiomas. Approaches and long-term results in 144 patients. J Neurosurg. 1990;73(1):3-11.
15. Kassam AB, Gardner PA, Snyderman CH, et al. Expanded endonasal approach, a fully endoscopic transnasal approach for the resection of midline suprasellar craniopharyngiomas: a new classification based on the infundibulum. J Neurosurg. 2008;108(4):715-28.
16. Puget S, Garnett M, Wray A, et al. Pediatric craniopharyngiomas: classification and treatment according to the degree of hypothalamic involvement. J Neurosurg. 2007;106(1):3-12.
17. Guimarães MM, Cardeal DD, Teixeira MJ, et al. Brachytherapy in paediatric craniopharyngiomas: a systematic review and meta-analysis of recent literature. Childs Nerv Syst. 2022;38(2):253-62.
18. Takahashi H, Yamaguchi F, Teramoto A. Long-term outcome and reconsideration of intracystic chemotherapy with bleomycin for craniopharyngioma in children. Childs Nerv Syst. 2005;21(8-9):701-4.
19. Cavalheiro S, Sparapani FV, Franco JO, et al. Use of bleomycin in intratumoral chemotherapy for cystic craniopharyngioma. Case report. J Neurosurg. 1996;84(1):124-6.
20. Karavitaki N, Cudlip S, Adams CB, Wass JA. Craniopharyngiomas. Endocrine Reviews. 2006;27(4):371-97.
21. Hukin J, Steinbok P, Lafay-Cousin L, et al. Intracystic bleomycin therapy for craniopharyngioma in children: the Canadian experience. Cancer. 2007;109(10):2124-31.
22. Cavalheiro S, Dastoli PA, Silva NS, et al. Use of interferon alpha in intratumoral chemotherapy for cystic craniopharyngioma. Childs Nerv Syst. 2005;21(8-9):719-24.
23. Ierardi DF, Fernandes MJ, Silva IR, et al. Apoptosis in alpha interferon (IFN-alpha) intratumoral chemotherapy for cystic craniopharyngiomas. Childs Nerv Syst. 2007;23(9):1041-6.
24. Cavalheiro S, Di Rocco C, Valenzuela S, et al. Craniopharyngiomas: intratumoral chemotherapy with interferon-alpha: a multicenter preliminary study with 60 cases. Neurosurg Focus. 2010;28(4):E12.
25. Kilday JP, Caldarelli M, Massimi L, et al. Intracystic interferon-alpha in pediatric craniopharyngioma patients: an international multicenter assessment on behalf of SIOPE and ISPN. Neuro Oncol. 2017;19(10):1398-407.
26. Goldman S, Pollack IF, Jakacki RI, et al. Phase II study of peginterferon alpha-2b for patients with unresectable or recurrent craniopharyngiomas: a Pediatric Brain Tumor Consortium report. Neuro Oncol. 2020;22(11):1696-704.
27. Ostrom QT, Gittleman H, de Blank PM, Finlay JL, Gurney JG, McKean-Cowdin R, et al. American Brain Tumor Association Adolescent and Young Adult Primary Brain and Central Nervous System Tumors Diagnosed in the United States in 2008-2012., Neuro-oncology. 2016;18(1):i1-i50.
28. Schelini JC, Cavalheiro S, Dastoli PA, et al. Endoscopic endonasal transphenoidal approach for pediatric craniopharyngiomas: a case series. Int J Pediatr Otorhinolaryngol. 2020;130:109786.
29. Halstead AE. Remarks on the operative treatment of tumors of the hypophysis. With the report of two cases operated on by an oro-nasal method. Surg Gynecol Obstet 1910;10:494-502.
30. Takami H, Fukuoka K, Fukushima S, et al. Integrated clinical, histopathological, and molecular data analysis of 190 central nervous system germ cell tumors from the iGCT Consortium. Neuro Oncol. 2019;21(12):1565-77.
31. Aizer AA, Sethi RV, Hedley-Whyte ET, et al. Bifocal intracranial tumors of nongerminomatous germ cell etiology: diagnostic and therapeutic implications. Neuro Oncol. 2013;15(7):955-60.
32. Weksberg DC, Shibamoto Y, Paulino AC. Bifocal intracranial germinoma: a retrospective analysis of treatment outcomes in 20 patients and review of the literature. Int J Radiat Oncol Biol Phys. 2012;82(4):1341-51.
33. Cappellano AM, Dassi N, Mançano B, et al. Outcome of children and adolescents with primary intracranial germinoma treated with chemotherapy and reduced dose-field irradiation: a prospective brazilian experience. JCO Glob Oncol. 2023;9:e2200257.
34. Esfahani DR, Alden T, DiPatri A, et al. pediatric suprasellar germ cell tumors: a clinical and radiographic review of solitary vs. bifocal tumors and its therapeutic implications. Cancers (Basel). 2020;12(9):2621.
35. Lee HJ, Wu CC, Wu HM, et al. Pretreatment diagnosis of suprasellar papillary craniopharyngioma and germ cell tumors of adult patients. AJNR. American Journal of Neuroradiology. 2015;36(3):508-17.
36. Esfahani DR, Alden T, DiPatri A, et al. Pediatric suprasellar germ Cell Tumors: A Clinical and Radiographic Review of Solitary vs. Bifocal Tumors and Its Therapeutic Implications. Cancers (Basel). 2020;12(9):2621.
37. Ostrom QT, de Blank PM, Kruchko C, et al. Stand Foundation Infant and Childhood Primary Brain and Central Nervous System Tumors Diagnosed in the United States in 2007–2011, Neuro-Oncology. 2015;16(10):x1-x36.
38. Colao A, Pirchio R. Pituitary tumors in childhood. [Updated 2021 Jan 9]. In: Feingold KR, Anawalt B, Blackman MR et al., editors. Endotext [Internet]. South Dartmouth (MA): MDText.com, Inc; [online]. 2000.
39. Korbonits M, Blair JC, Boguslawska A, et al. Consensus guideline for the diagnosis and management of pituitary adenomas in childhood and adolescence: Part 2, specific diseases. Nat Rev Endocrinol. 2024;20(5):290-309.
40. Korbonits M, Blair JC, Boguslawska A, et al. Consensus guideline for the diagnosis and management of pituitary adenomas in childhood and adolescence: Part 1, general recommendations. Nat Rev Endocrinol. 2024;20(5):278-89.
41. Perry A, Graffeo CS, Marcellino C, et al. Pediatric pituitary adenoma: case series, review of the literature, and a skull base treatment paradigm. J Neurol Surg B Skull Base. 2018;79(1):91-114.
42. Steele CA, MacFarlane IA, Blair J, et al. Pituitary adenomas in childhood, adolescence and young adulthood: presentation, management, endocrine and metabolic outcomes. Eur J Endocrinol. 2010;163(4):515-22.
43. Patti G, Napoli F, Fava D, et al. Approach to the pediatric patient: central diabetes insipidus. J Clin Endocrinol Metab. 2022;107(5):1407-16.
44. Gan HW, Cerbone M, Bulwer C, et al. Pituitary and hypothalamic tumor syndromes in childhood. [Updated 2022 Aug 24]. In: Feingold KR, Anawalt B, Blackman MR et al., eds. Endotext. South Dartmouth (MA): MDText.com, Inc.; [Internet]. 2000-.
45. Patti G, Ibba A, Morana G, et al. Central diabetes insipidus in children: diagnosis and management. Best Pract Res Clin Endocrinol Metab. 2020;34(5):101440.
46. Concepción-Zavaleta MJ, Armas CD, Quiroz-Aldave JE, et al. Cushing disease in pediatrics: an update. Ann Pediatr Endocrinol Metab. 2023;28(2):87-97.

47. Nagata Y, Inoshita N, Fukuhara N, et al. Growth hormone-producing pituitary adenomas in childhood and young adulthood: clinical features and outcomes. Pituitary. 2018;21(1):1-9.
48. Anna Otte, Hermann L Müller. Childhood-onset craniopharyngioma. The Journal of Clinical Endocrinology & Metabolism. 2021;106(10):e3820-e3836.
49. Müller HL. Diagnostics, treatment, and follow-up in craniopharyngioma. Front Endocrinol (Lausanne). 2011;2:70.
50. Gautier A, Godbout A, Grosheny C, et al. Markers of recurrence and long-term morbidity in craniopharyngioma: a systematic analysis of 171 patients. J Clin Endocrinol Metab. 2012;97(4):1258-67.
51. Smith TR, Cote DJ, Jane JA Jr, Laws ER Jr. Physiological growth hormone replacement and rate of recurrence of craniopharyngioma: the Genentech National Cooperative Growth Study. J Neurosurg Pediatr. 2016;18(4):408-12.

# TUMORES DA REGIÃO PINEAL

Sergio Cavalheiro ▪ Marcos Devanir Silva da Costa

## INTRODUÇÃO

A região da glândula pineal está localizada no espaço incisural posterior, delimitada pelo mesencéfalo, esplênio do corpo caloso, ápice da tenda cerebelar e cerebelo,[1,2] e contém a glândula pineal, estrutura extraventricular diencefálica cuja função primordial está relacionada com a regulação do ciclo sono-vigília.

A região da glândula pineal localiza-se posteriormente ao mesencéfalo e é delimitada por um teto, um assoalho, uma parede anterior e duas paredes laterais, e se estende posteriormente até o ápice da tenda. O teto é formado pela superfície inferior do esplênio do corpo caloso, os pilares de ambos os fórnices e a comissura hipocampal entre as margens mediais dos pilares. O assoalho é formado pela porção anterossuperior do cerebelo, que consiste no cúlmem do vérmis (na linha média) e os lóbulos quadrangulares dos hemisférios cerebelares (lateralmente). A parede anterior é formada pelo teto do mesencéfalo; em sua porção central localiza-se a glândula pineal, superiormente encontra-se a comissura habenular e, inferiormente, a comissura posterior, que inserem a glândula pineal na parede posterior do terceiro ventrículo. Na porção inferior da parede anterior encontra-se a lâmina quadrigêmea com os colículos superiores e inferiores, e logo abaixo a língula do vérmis (na linha média) e os pedúnculos cerebelares superiores (lateralmente).[1] As paredes laterais são formadas, de cada lado, pelo pulvinar do tálamo na porção mais anterior, pilar do fórnice e na porção mais posterior, o giro para-hipocampal, giro denteado e porção medial do hemisfério cerebelar.[1,2]

A região da glândula pineal contém a cisterna colicular ou quadrigeminal, que se comunica superiormente com a cisterna pericalosa posterior, inferiormente com a cisterna cerebelomesencefálica e, inferolateralmente, com a porção posterior da cisterna *ambiens*. A drenagem venosa é crucial nesta região, uma vez que a principal drenagem profunda cerebral converge para veia cerebral magna, ou veia de Galeno, localizada na porção superior da região da glândula pineal. As veias cerebrais internas saem da tela coroide do teto do III ventrículo e as veias basais saem da cisterna *ambiens* para alcançar o espaço incisural posterior, onde se unem para formar a veia magna, ou veia de Galeno, que passa por baixo do esplênio do corpo caloso para drenar para o seio reto, no ápice tentorial. Outra importante veia que também drena para a cerebral magna é a veia da fissura cerebelomesencefálica, ou veia vermiana superior, que se encontra na linha média e frequentemente é ligada para acesso aos tumores dessa região, sem implicações clínicas (Fig. 29-1).[1,2]

A pineal é uma glândula neuroendócrina que pesa, em média, de 100 a 150 mg, em adultos, e seu parênquima é dividido por lóbulos septados por tecido conjuntivo frouxo derivados da pia-máter e separados por capilares e espaço perivascular amplo. Nos humanos foram identificados 5 tipos celulares que compõem o parênquima: pinealócitos, principal grupo (> 95%) responsável pela função secretora, células da micróglia como as células intersticiais e fagocíticas, neurônios parassimpáticos e células neurônio-*like* peptidérgicas, cuja função não é bem estabelecida, mas há estudos que sugerem uma função parácrina de regulação dos pinealócitos.[3]

A principal função da pineal é a produção e secreção cíclica do hormônio melatonina. A melatonina exerce várias funções no organismo. A mais reconhecida e estudada é a regulação do ritmo circadiano, em que o pico de seu nível sérico está associado a níveis maiores de fadiga e sonolência, e diminuição do estado de alerta e da temperatura corpórea. Sua ação não se limita à regulação diária, mas há também influencia sazonal durante o ano. Outra importante função é o controle da maturação sexual através da inibição da secreção do GnRH pelos núcleos hipotalâmicos, embora o exato mecanismo ainda não esteja bem-definido.[4]

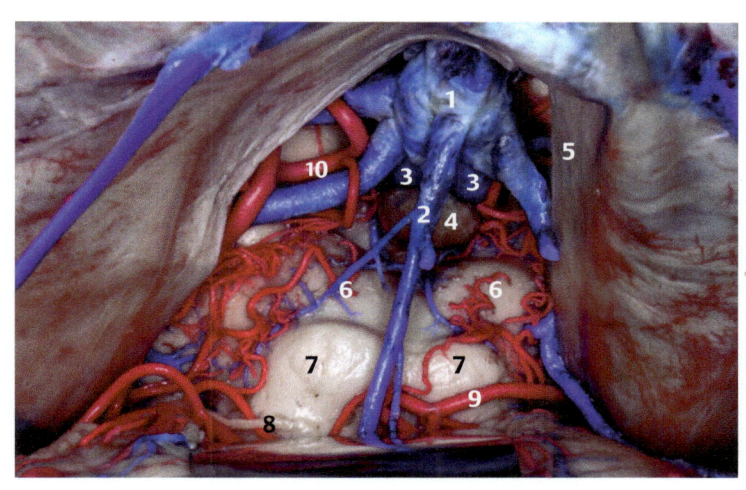

**Fig. 29-1.** Imagem anatômica da região da pineal: *1*. veia cerebral magna ou veia de Galeno; *2*. veia pré-centrocerebelar ou veia verminiana; *3*. veias cerebrais internas; *4*. glândula pineal; *5*. tenda do cerebelo; *6*. colículos superiores; *7*. colículos inferiores; *8*. nervo troclear esquerdo; *9*. segmento S3 da artéria cerebelar superior, *10*. segmento P3 da artéria cerebral posterior. (Courtesy of the Rhoton Collection, American Association of Neurological Surgeons (AANS)/Neurosurgical Research and Education Foundation – NREF.)

## CLASSIFICAÇÃO DOS TUMORES DA GLÂNDULA PINEAL

Tumores da região da glândula pineal são raros, correspondendo de 0,4-1% dos tumores intracranianos na população adulta, e mais frequentes na população pediátrica cuja incidência varia de 2,7-11%.[5-7] Tais lesões são marcadas por uma heterogeneidade de tipos histológicos que incluem, majoritariamente, tumores de células germinativas e tumores do parênquima da pineal (> 70%), seguida por tumores que derivam das estruturas adjacentes, como os gliomas, meningiomas, ependimomas, tumores embrionários (teratoide rabdoide atípico), metástases e outros (Quadro 29-1).[8]

## PATOGÊNESE DOS TUMORES DA REGIÃO DA PINEAL

As células germinativas são células pluripotentes derivadas do saco embrionário entre a 3ª e 4ª semana de gestação. Segundo hipótese de Telium *et al.*, os tumores das células germinativas derivam de porções de células do disco embrionário (germinomas e teratomas) e estruturas extraembrionárias, como células do saco endodérmico, citotrofoblasto e sinciciotrofoblasto (tumores do saco endodérmico, coriocarcinoma e carcinoma embrionário) que, na fase inicial da embriogênese, migram erroneamente para a linha média adentrando o sulco primitivo e, por volta do 18º dia, com a formação da placa neural e início do fechamento do tubo neural, tais células podem ser invaginadas e, posteriormente, se desenvolver em tumores germinativos dentro do sistema nervoso central.[9-11] Tal teoria é corroborada devido às semelhanças encontradas entre os germinomas das diferentes localidades, inclusive nas gônadas, como expressões genéticas, metilação do DNA, alterações cromossomais, secreção de marcadores e mutações, como por exemplo, ativação do oncogene c-KIT.[12]

Outra hipótese para a origem dos tumores germinativos seria a ativação de um oncogene nas células neuronais progenitoras, OCT4, capaz de torná-las pluripotentes e assim diferenciá-las em outros tipos de células, desencadeando a formação dos diversos subtipos de tumores da linhagem germinativa.[13]

Pinealoblastomas são raros tumores embrionários que ocorrem nas 2 primeiras décadas de vida, derivados do parênquima da glândula pineal com histologia típica de formação de rosetas de Homer-Wright e Flexner-Wintersteiner, e forte imunorreatividade ao CRX (um marcador de origem pineal ou retiniana), que o diferencia dos outros tumores embrionários. Atualmente são subdivididos em 5 subtipos moleculares com características clinicopatológicas distintas. Alguns dos mecanismos já descritos envolvidos na patogênese do espectro dos pinealoblastomas são: alteração do micro-RNA com perda da função dos genes *RB1*, *DICER1*, *DROSHA*, *DGCR8*; superexpressão do gene *FOXR2*; amplificação do gene *MYC*.[14]

Os tumores teratoides rabdoides também estão dentro do grupo dos tumores embrionários e geralmente encontrado em crianças abaixo dos 2 anos de idade. Histologicamente são compostos por células com núcleos excêntricos arredondados com nucléolos proeminentes e citoplasma eosinofílico, comumente observando necrose, mitoses e hemorragia. Podem apresentar diferenciação epitelial e/ou mesenquimal, ou serem compostas por pequenas células sem características rabdoides. O que o diferencia para os outros tumores embrionários é a deleção do gene *SMARCB1*, que codifica a proteína INI1, atualmente são descritos 3 subtipos moleculares.[15]

**Quadro 29-1.** Classificação dos tumores da região da glândula pineal, adaptação OMS, 5ª edição de 2021[8]

| | |
|---|---|
| Tumores de células germinativas | • Germinomas<br>• Não germinomatosos<br>• Coriocarcinomas<br>• Carcinomas embrionários<br>• Tumores do seio endodérmico<br>• Teratomas maduros<br>• Teratomas maduros com malignidades do tipo somáticas<br>• Teratomas imaturos<br>• Tumores mistos |
| Tumores do parênquima da pineal | • Pinealocitoma<br>• Tumor do parênquima da pineal de diferenciação intermediária<br>• Pinealoblastoma<br>• Tumor papilar da região da glândula pineal<br>• Tumor mixoide desmoplásico da região da glândula pineal SMARCB1-mutante |
| Tumores da região da pineal derivados de estruturas adjacentes à glândula | • Glioma<br>• Tumores embrionários – AT/RT<br>• Meningioma<br>• Ependimoma<br>• Cisto dermoide<br>• Cisto epidermoide<br>• Hemangioma<br>• Metástase |

## APRESENTAÇÃO CLÍNICA

A apresentação clínica dos tumores da região da glândula pineal varia de acordo com o volume da lesão, histologia, estruturas comprometidas e idade do paciente, e pode ser dividida, basicamente, em três principais síndromes: hipertensão intracraniana, déficit neurológico focal e distúrbio hormonal. A hipertensão intracraniana é a apresentação mais comum, secundária à hidrocefalia obstrutiva pela oclusão do aqueduto cerebral cuja principal queixa é a cefaleia, que, inicialmente, é intermitente e gradualmente torna-se contínua e progressiva, pior pela manhã, despertando o paciente, frequentemente associada a vômitos.[16,17] Também pode ocorrer diplopia e estrabismo em decorrência da paresia do nervo abducente, um sinal não localizatório da hipertensão intracraniana; papiledema, pela compressão do nervo óptico; alteração do estado de consciência.

O déficit neurológico focal ocorre pela compressão direta do tumor sobre as estruturas neurais, sendo a apresentação mais comum a síndrome mesencefálica dorsal, ou síndrome de Parinaud, pela compressão sobre a placa quadrigeminal.[16,18] É a manifestação patognomônica de lesões da pineal e consiste em paresia do olhar conjugado vertical para cima, dissociação do reflexo pupilar ao estímulo luminoso, retração palpebral (sinal de Collier) e falha na convergência binocular. Defeitos de campo visual e alteração da motricidade ocular extrínseca estão entre as principais manifestações dos pinealoblastomas e germinomas.[19] Outra causa de anormalidade visual, embora raramente vista, é a presença de tumores retinianos concomitantes ao pinealoblastoma, presentes nos casos de retinoblastomas trilateral.[20] Outros sinais localizatórios que podem ocorrer são: déficit motor dimidiado, pela compressão do pedúnculo cerebral; sintomas cerebelares, como ataxia de marcha, dismetria, disfonia, tontura.

A disfunção hormonal se apresenta com o diabetes insípido ou puberdade precoce. A primeira pode ocorrer pela presença de lesão bifocal, quando há lesão na haste hipofisária, ou pela disseminação microscópica da lesão sobre o assoalho do terceiro ventrículo, mesmo em lesões aparentemente restritas à região da pineal.[21] Puberdade precoce ocorre pela produção de beta-HCG, mais frequentemente observado nos tumores de células germinativas não germinomatosas, principalmente os coriocarcinomas, embora também possa estar presente em alguns germinomas e teratomas.[22]

## DIAGNÓSTICO POR IMAGEM

Tumores de células germinativas geralmente são isointensos na ressonância magnética e apresentam intensa captação de contraste. Germinomas tendem a ser mais simétricos, captação homogênea de contraste e apresentar maior edema perilesional com infiltração bitalâmica, justificada pela alta atividade proliferativa celular e baixo índice de formação de colágeno, assim como apresentação bifocal, quando há presença de lesão na pineal e região suprasselar, embora nenhum desses sinais seja patognomônico para germinoma (Fig. 29-2).[23]

Calcificações podem aparecer no interior da lesão com aspecto arredondado e homogêneo, diferentemente dos tumores do parênquima da pineal cujas calcificações, quando presentes, encontram-se na periferia e são fragmentados. Na difusão os TCGs apresentam restrição à difusão devido à alta celularidade. TCGs não germinomatosos são lesões heterogêneas, com focos de calcificação e necrose, captação heterogênea pelo contraste. Coriocarcinomas frequentemente apresentam hemorragias intratumorias devido à intensa vascularização. Tanto nos germinomas quanto nos não germinomatosos pode ocorrer disseminação leptomeníngea, principalmente ao longo das paredes ventriculares e espaço subaracnóideo. Teratomas são mais facilmente reconhecíveis pela heterogeneidade de tecidos que podem ser encontrados dentro da lesão, com componentes sólidos e císticos, presença de osso e gordura. Alguns casos podem apresentar aspecto multicístico em favos de mel. Edema perilesional é mínimo nos teratomas maduros e intenso nos imaturos, devido à infiltração do parênquima associado.[24]

Pinealoblastomas são tumores de limites mal definidos, heterogêneos, com intenso realce pelo meio de contraste, frequentemente apresentam componente cístico, hemorragia e necrose intratumoral. Calcificações também podem estar presentes, embora menos frequentes que nos TCGs, e sua distribuição é periférica com aspecto fragmentado e multifocal. Pode ocorrer disseminação leptomeníngea, motivo pelo qual se faz necessário o estudo de todo neuroeixo diante da suspeita de tal lesão.[24]

Os gliomas da região da glândula pineal são raros e diferenciam-se dos gliomas tectais pela sua origem extrínseca ao tronco, em geral são iso ou hipointensos em T1 e hiperintensos em T2; podem ter focos de necrose, hemorragia ou componentes císticos, dependendo da histologia e do grau de malignidade, assim como a captação de contraste, que é heterogênea e também varia de acordo com o grau de malignidade.[24]

Calcificações da glândula pineal são relativamente comuns, porém, quando presente em crianças abaixo de 5 anos deve-se suspeitar de neoplasia.[24]

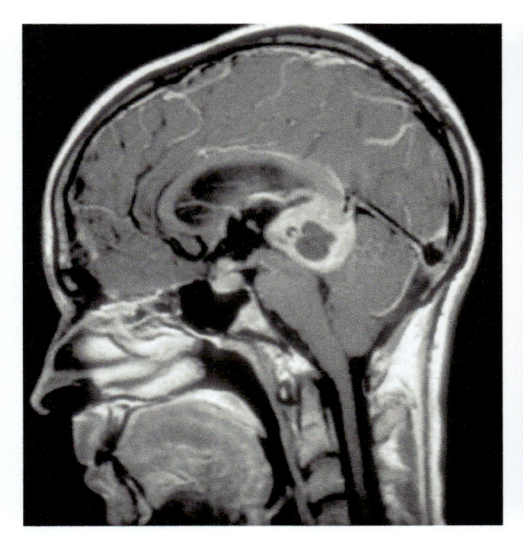

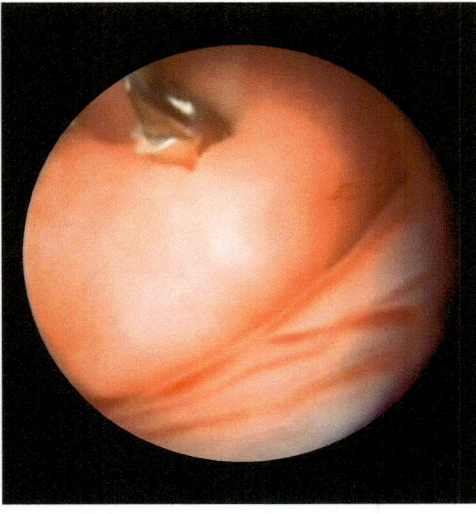

**Fig. 29-2.** Imagens representativas de caso de um paciente com tumor bifocal, ou seja, lesão na região da pineal e da região selar/suprasselar, associado à hidrocefalia, como pode ser visto na imagem da esquerda. Imagem da direita mostra procedimento endoscópico que foi usado para realização de biópsia da lesão tendo em vista a ausência de marcadores tumorais tanto no liquor quanto no sangue. Resultado anatomopatológico revelou a presença de um tumor embrionário, demonstrando que nem toda lesão bifocal é um germinona.

## DIAGNÓSTICO LABORATORIAL (MARCADORES TUMORAIS)

Após evidenciada lesão na região da pineal, é imprescindível complementar a avaliação diagnóstica com a dosagem sérica e liquórica dos marcadores tumorais, alfafetoproteína e beta-HCG, cuja positividade de um ou ambos no soro ou no liquor é patognomônico de tumores de células germinativas, prescindindo o tratamento cirúrgico inicial.[25,26] AFP é considerado positivo quando é detectado valor acima de 10 ng/mL, secretado pelo componente do saco vitelínico, como nos tumores do seio endodérmico, teratomas imaturos e, menos comumente, pelos carcinomas embrionários. beta-HCG é positivo se maior que 50 UI/mL, secretado pelo componente trofoblástico como nos coriocarcinomas, carcinomas embrionários e teratomas maduros com componentes malignos e, raramente, nos germinomas, quando estes apresentam componente sinciciotrofoblástico. Embora os germinomas expressem fosfatase alcalina placentária, não se evidenciou aplicabilidade clínica em sua dosagem, além de ser caro e frequentemente indisponível nos laboratórios.[22,27]

Os marcadores tumorais também são imprescindíveis no acompanhamento das lesões dos tumores de células germinativas, indicando se houve resposta ou não com o tratamento quimioterápico e se necessitará de uma cirurgia ressectiva. Tais marcadores devem ser avaliados junto com os exames de imagem, e sua negatividade não significa, necessariamente, ausência de lesões, como ocorre, por exemplo, na síndrome do teratoma em crescimento (*growing teratoma syndrome*). Essa síndrome é rara e foi pioneiramente descrita em pacientes com tumores de células germinativas extracraniano, que consiste no aumento da lesão tumoral após completa normalização dos marcadores tumorais previamente elevados e cujo componente seja exclusivamente de teratoma maduro. Postula-se que a quimioterapia induz células germinativas imaturas a se diferenciarem no fenótipo de teratoma maduro. Alguns estudos também sugerem a participação da radioterapia, ou mesmo a irradiação secundária à exposição a múltiplas tomografias computadorizadas, como gatilho para essa diferenciação e crescimento do componente do teratoma maduro.[28-30] Outros sugerem que o tratamento dos componentes malignos dos tumores germinativos permitiriam o desenvolvimento desinibido do crescimento do componente teratoma maduro.[29] O tratamento consiste na cirurgia radical e apresenta bom prognóstico.[31] Tivemos 2 casos de *growing teratoma syndrome*, ambos submetidos à ressecção completa da lesão e com boa evolução (Fig. 29-3).

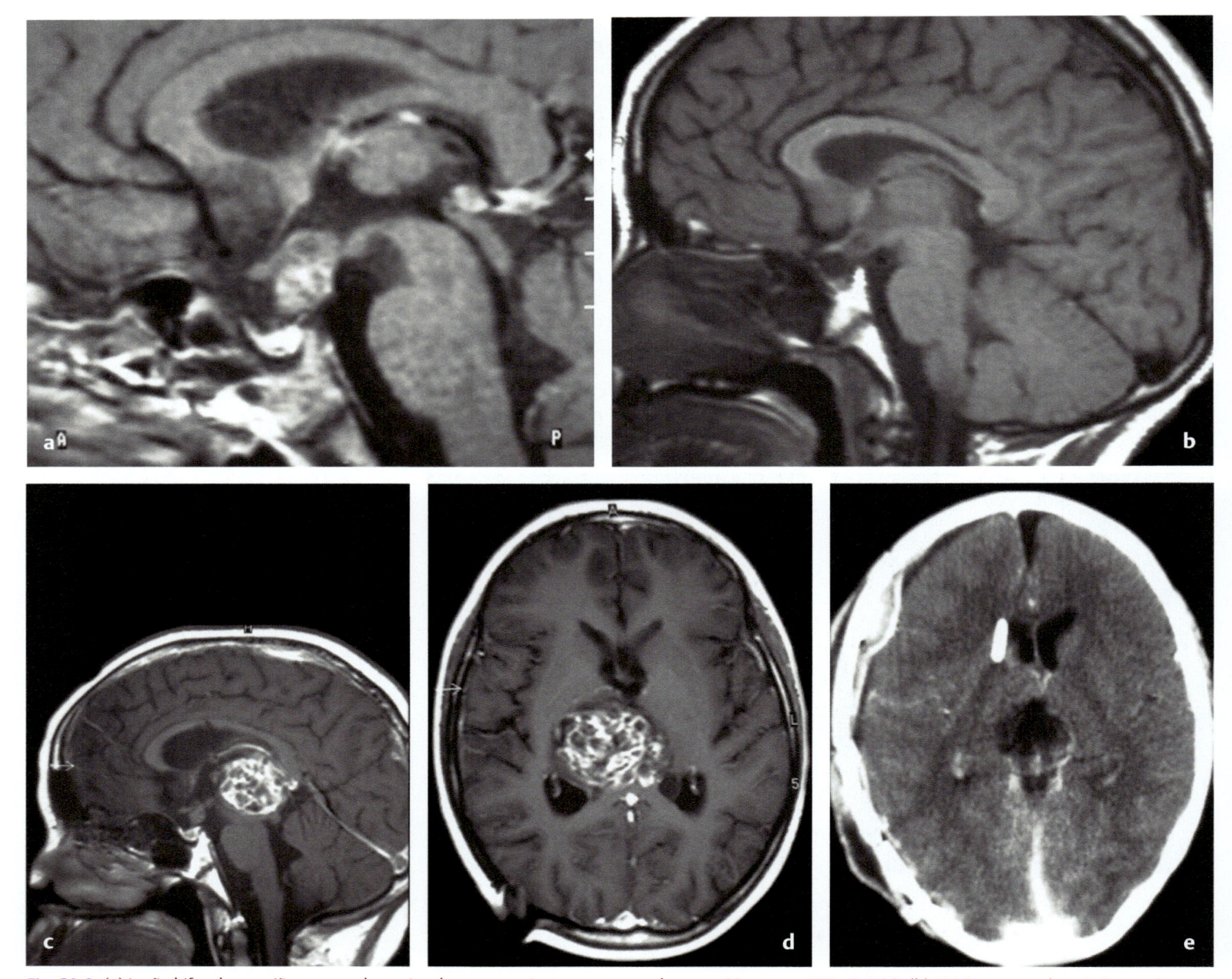

**Fig. 29-3.** (a) Lesão bifocal na região suprasselar e pineal em um paciente com marcadores positivos para AFP e B-HCG. (b) RM 6 meses após quimioterapia e radioterapia, com normalização dos marcadores tumorais e desaparecimento das lesões. (c,d) RM após 2 anos de tratamento, com aparecimento de lesão na região pineal, característico de teratoma maduro. (e) TC de crânio pós-operatória com ressecção total da lesão por uma via occipital transtentorial.

## MANEJO DIAGNÓSTICO E DA HIDROCEFALIA*

Os tumores da região da pineal são um grupo à parte dos tumores do SNC e tem um manejo diagnóstico muito específico, pois alguns tumores podem ser diretamente tratados com quimio e radioterapia; dessa forma é imprescindível o conhecimento de todas as ferramentas diagnósticas para manejo desses casos, nosso grupo descreveu um algoritmo que ajuda a entender as melhores alternativas para se obter um diagnóstico e manejo específico a depender da apresentação clínica com ou sem hidrocefalia, dos marcadores, e do resultado da biópsia, quando realizada (Fig. 29-4)**.

O uso da neuroendoscopia no manejo das lesões da região da pineal tem, fundamentalmente, quatro objetivos: resolução da hidrocefalia; biópsia tumoral; coleta de liquor para citologia oncótica e marcadores tumorais; e identificar pequenos focos de disseminação do tumor no assoalho do III ventrículo, não vistas nos exames de imagem, e que pode mudar a conduta no tratamento dessas lesões.[32] O diagnóstico histológico por meio da biópsia endoscópica é feito entre 75-94%.[33-35]

Várias técnicas foram descritas na neuroendoscopia para o manejo das lesões da região da pineal e a melhor escolha vai depender, principalmente, da experiência do neurocirurgião, tamanho dos ventrículos laterais e terceiro ventrículo, tamanho da massa intermédia e sua relação com a lesão, se ela se estende anterior ou posteriormente.[36] Àqueles que optam por uma abordagem com dois orifícios, comumente utilizam o ponto de Kocher e um ponto anteriorizado logo atrás da implantação do cabelo, para os que optam por única trepanação, o fazem no ponto médio dessa distância, aproximadamente 2 a 3 cm à frente de Kocher.[37] Uso de endoscópio rígido é o mais utilizado, por permitir a passagem de instrumentos maiores e, consequentemente, maiores amostras de biópsia,[38] outra desvantagem do endoscópio flexível é em relação aos pontos de inflexão do instrumental que pode acabar lesando estruturas, uma vez que o cirurgião não terá visibilidade nestes pontos, em contrapartida tal endoscópio pode alcançar regiões que o rígido não consegue.

Em nosso grupo, a biópsia endoscópica é realizada quando o paciente apresentava hidrocefalia e/ou marcadores tumorais negativos. Paciente é posicionado em decúbito dorsal com elevação da cabeça 30° graus, posição cefálica neutra; incisão retilínea na pele da região frontal paramediana; trepanação de 11 mm de diâmetro, distante 2,5 cm da linha média no ponto médio entre a sutura coronal e a linha de implantação do cabelo; abertura da dura-máter em cruz e corticectomia; introdução de neuroendoscópio rígido Aesculap® com rotação prévia de 180 graus, com o canal de trabalho as 6h, com óptica de 0°, em ventrículo lateral sob irrigação contínua com solução salina 0,9% e aquecida a 37°C. Realiza-se, primeiramente, a biópsia da lesão, com pinça de biópsia e coagulação bipolar, se houver sangramento. Nas lesões nitidamente subependimárias, inicialmente, procedemos à abertura do epêndima para posterior biópsia; e após revisão meticulosa da hemostasia prossegue-se com a terceiroventriculostomia com abertura do túber cinéreo e da membrana de Liliequist com auxílio

---
* Exceto Teratoma adulto.
**Biopsia endoscópica guiado por neuronavegação.

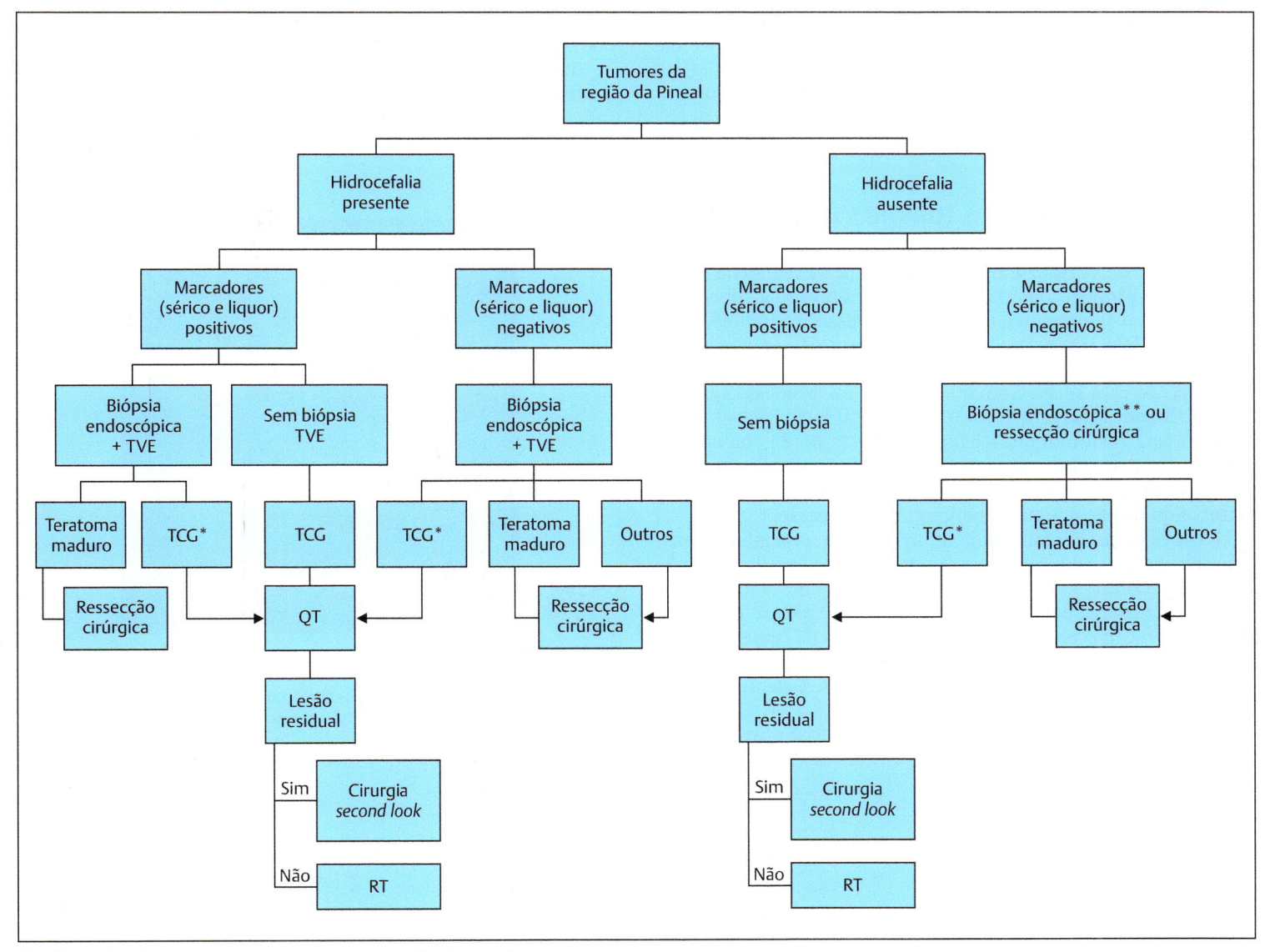

**Fig. 29-4.** Algoritmo de manejo dos tumores da região da pineal.

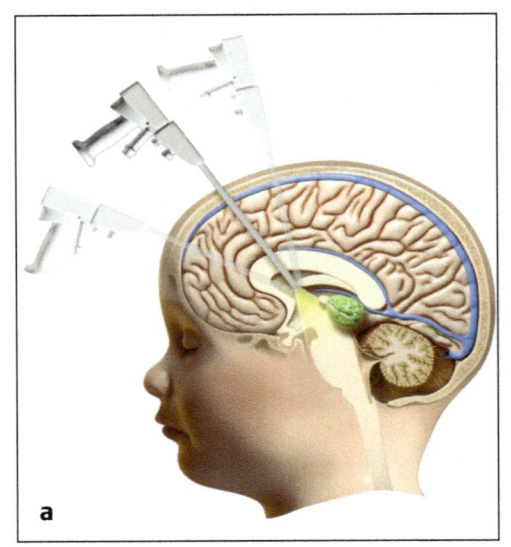

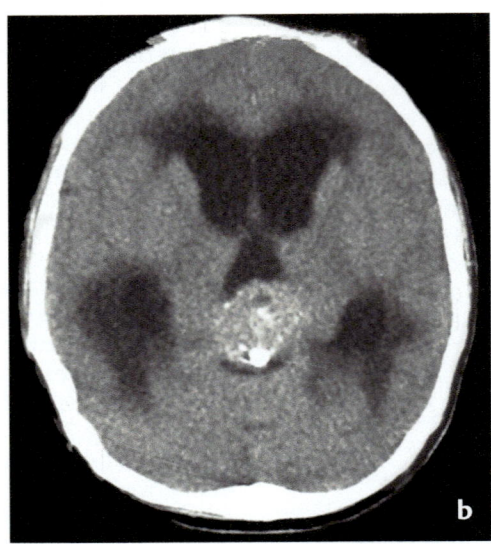

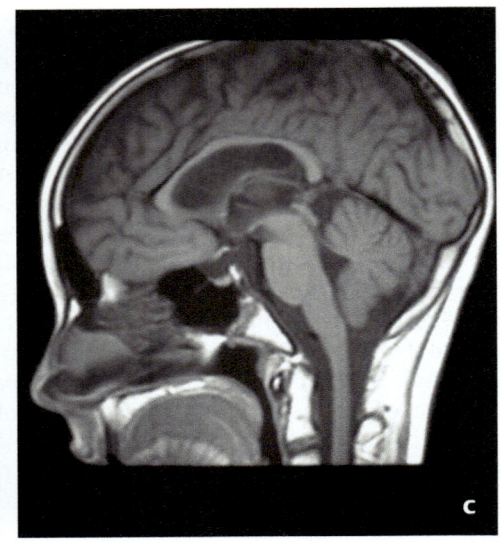

Fig. 29-5. (a) Ilustração do posicionamento do endoscópio para utilizar um único ponto de entrada que pode ser utilizado tanto para terceiroventriculostomia endoscópica quanto para realização da biópsia. (b) Tomografia de crânio em corte axial mostrando hidrocefalia importante, com transudação ependimária devida à lesão na região da pineal. (c) Imagem de ressonância magnética de crânio em corte sagital evidenciando o controle tardio pós-quimio e radioterapia num paciente com germinoma que foi submetido à biópsia e terceiroventriculostomia endoscópica.

de uma sonda de Fogarty nº 4. Realizada cuidadosa inspeção do epêndima ventricular no sentido de identificar alguma possível metástase; hemostasia rigorosa através de irrigação com solução salina aquecida; o trajeto intraparenquimatoso é obliterado com uma malha fina de hemostático (Surgicel); fechamento da gálea e do tecido celular subcutâneo e posterior fechamento da pele com fio inabsorvível. Quando a cavidade ventricular é pequena, usamos neuronavegação acoplada ao endoscópio para acessar o ventrículo e escolher a melhor trajetória (Fig. 29-5).[36]

Em nossa casuística utilizamos, em todos os casos, neuroendoscópio rígido com trepanação única e atingimos uma acurácia da biópsia de 91,4%, e apresentamos taxa de sucesso da TVE, de 60% em 12 meses.[36]

## ACESSOS CIRÚRGICOS AOS TUMORES DA REGIÃO DA PINEAL

O primeiro cirurgião a abordar um tumor da região da pineal foi Sir. Victor Horsley, em 1905, pela via infratentorial supracerebelar, porém, recomendou que essa técnica fosse abandonada após seu paciente falecer por complicações pós-cirúrgicas, e, portanto, a abordagem deveria ser supratentorial. A primeira publicação de um caso operado com sucesso em que o tumor foi removido completamente 3 anos mais tarde com o cirurgião alemão Fedor Krause, também pela via infratentorial supracerebelar, porém, na posição sentada. Stein popularizou esta via em 1971, na era da microscopia, recomendando coagulação de todas as veias pontes da porção tentorial do cerebelo, sem ter nenhuma complicação.[39]

Dandy por sua vez foi o primeiro a descrever a via inter-hemisférica transcalosa com calosotomia posterior para acessar a região da pineal.[39] Contudo, o sacrifício de veias pontes nesta localização pode levar a edema hemisférico, bem como à ressecção da porção posterior do corpo caloso implica na desconexão da comissura posterior e das habênulas, podendo levar a déficits de memória nos pacientes, além do risco de lesão no complexo de Galeno quando a lesão se localiza ventralmente às veias.[40]

Em 1928, Foerster descreveu a via suboccipital transtentorial, mais tarde popularizada por Poppen e Marino, em 1966, que o publicou numa série com 25 pacientes e acrescentaram a abertura da tenda do cerebelo para maior exposição do tumor com crescimento para o espaço infratentorial.[41] Após Poppen outros neurocirurgiões expoentes aprimoraram a técnica com pequenas modificações de técnicas. Ressalta-se a importância de Ausman *et al.*, que descreveu o posicionamento em ¾ prona, obtendo assim as mesmas vantagens que a via oferece sem, contudo, exercer retração do lobo occipital prevenindo hemianopsia homônoma contralateral.[42]

Atualmente as principais vias de acesso aos tumores da região da pineal são acesso infratentorial supracerebelar, acesso occipital transtentorial e acesso inter-hemisférico transcaloso e transcoróideo, que serão pormenorizadas abaixo (Fig. 29-6).

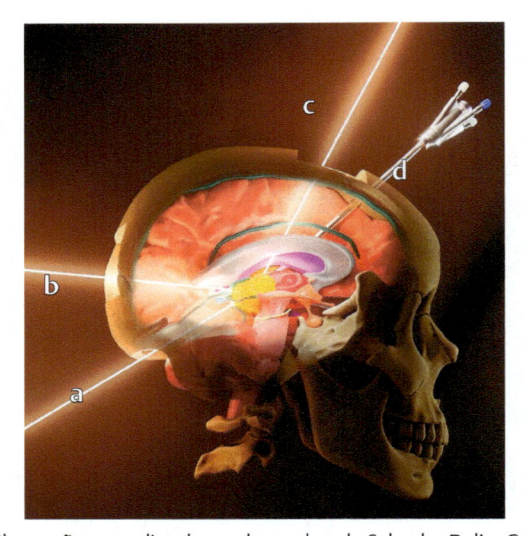

Fig. 29-6. Ilustração surrealista baseada na obra de Salvador Dali – Cristo de São João – representa uma perspectiva de todos os acessos que podem ser realizados e o encontro deles num ponto comum que é a própria glândula pineal. (a) Acesso infratentorial supracerebelar. (b) Acesso occipitotranstentorial. (c) Acesso inter-hemisférico transcaloso e transcoróideo. (d) Acesso endoscópico transventricular.

## Acesso Infratentorial Supracerebelar

O acesso infratentorial supracerebelar (Fig. 29-7) pode ser utilizado para lesões centradas na linha média e com crescimento em direção ao corpo do terceiro ventrículo. O acesso em nosso serviço é realizado com paciente em posição sentada; intubação orotraqueal com cânula aramada; acesso central; fixação cefálica em 3 pontos se criança acima de 3 anos e 4 pontos para crianças menores, com distração e flexão cervical; enfaixamento compressivo dos membros inferiores; compressão do abdome com faixa; realizada manobra de proclive na mesa a fim de manter a tenda cerebelar paralela ao solo; incisão retilínea na linha méia, 3 cm acima do ígneo até o processo espinhoso de C2 com dissecção subperiosteal em plano único; craniotomia suboccipital ampla da linha nucal superior, expondo a porção inferior do seio transverso bilateralmente, até o forame magno e a retirada de arco posterior de C1, com o objetivo de expor a cisterna magna para drenagem liquórica e obter o relaxamento cerebelar; abertura da dura-máter em Y com ligadura de seio occipital, quando patente/presente, tendo como limite superior o seio transverso. É importante notar que após a abertura da dura-máter pode ocorrer a entrada de ar e pode haver certo deslocamento do encéfalo, por vezes, a equipe de monitorização neurofisiológica pode detectar alterações nos potenciais motores e somatossensitivos, correspondendo a uma queda ou refletindo num aumento da intensidade dos estímulos para obter os mesmos potenciais do início da cirurgia, isso pode representar esse deslocamento do cérebro junto à dura-máter, causando essa dificuldade na transmissão do estímulo transcraniano. Com auxílio de microscopia realiza-se dissecção cuidadosa

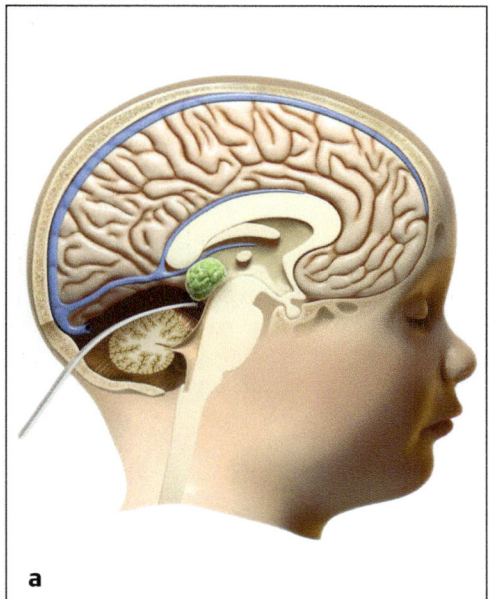

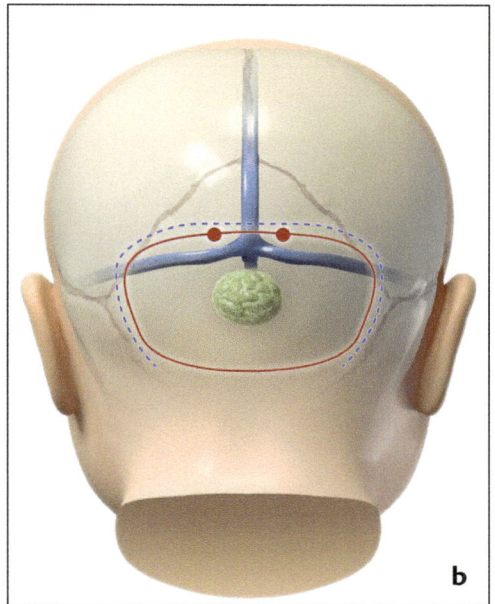

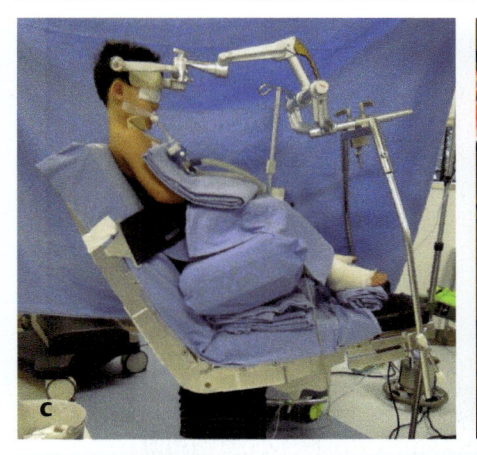

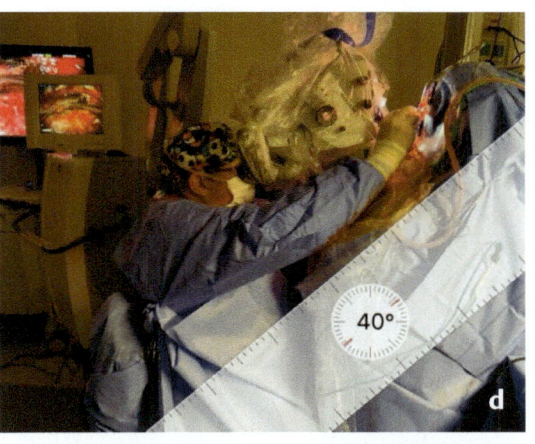

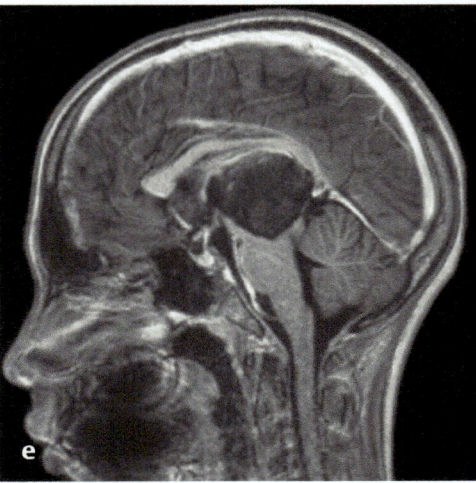

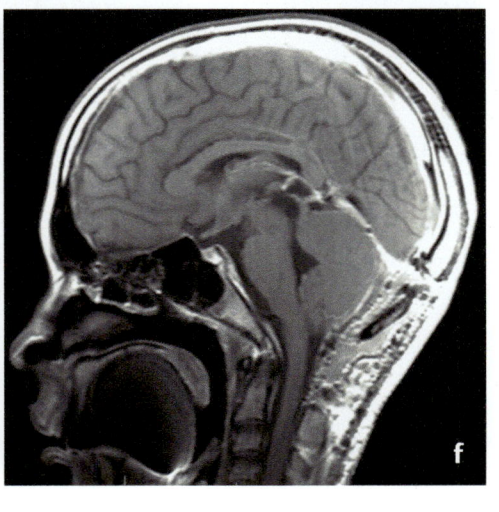

Fig. 29-7. Conjunto de imagens relacionadas com o acesso supracerebelar infratentorial. (a) Ilustração evidenciando o tumor a partir de um plano sagital e sua posição em direção ao terceiro ventrículo e o caminho natural e anatômico que o acesso supracerebelar infratentorial fornece. (b) Ilustração mostrando, num plano coronal, a projeção da lesão em relação aos seios transversos, reto e a confluência dos seios, bem como a projeção da craniotomia suboccipital mediana que deve expor a borda inferior dos seios transversos. (c) Imagem do paciente em posição sentada, com apoios para pernas, pés e membros superiores, bem como cabeça fletida para manter a tenda do cerebelo paralela ao chão. (d) Imagem do cirurgião durante o ato cirúrgico, no caso Dr. Sergio Cavalheiro, evidenciando a disposição dos braços e a distância de trabalho com as mãos nesse tipo de acesso. (e) Imagem de ressonância magnética pré-operatória de paciente previamente tratado da hidrocefalia em outro serviço com derivação ventriculoperitoneal e imagem mostrando volumosa lesão de aspecto isointenso, cuja suspeita pré-operatória de tumor epidermoide foi posteriormente confirmada. (f) Imagem de ressonância pós-operatória do mesmo caso evidenciando ressecção completa da lesão.

da face tentorial cerebelar com liberação das aderências aracnóideas e coagulação das veias pontes e da veia pré-centro cerebelar além da microdissecção aracnóidea para acesso à região da glândula pineal.[36]

Para ampla visualização do acesso cirúrgico, movimentação da posição da cabeça com manobras de Trendelenburg e proclive são necessárias. Após ressecção da lesão pode ser realizada a inspeção com neuroendoscópio utilizando óptica de zero e de 30 graus.[36]

Hemostasia meticulosa e introdução de cateter de silicone de 3 mm de diâmetro posicionado no interior do III ventrículo e conectado a um sistema de derivação ventricular externa sob visualização direta, que é mantido fechado por 48 horas sendo aberto em caso de hidrocefalia ou pneumoencéfalo e retirado após controle radiológico satisfatório. Fechamento hermético da dura-máter sob irrigação contínua com soro fisiológico 0,9% aquecido para minimizar o pneumoencéfalo. Paciente é mantido em posição semissentado por um período mínimo de 48 horas, a fim de evitar sangramento venoso no leito cirúrgico.[36]

## Acesso Occipital Transtentorial

O acesso occipital transtentorial (Fig. 29-8) foi utilizado para as lesões com crescimento em direção ao IV ventrículo e/ou com extensão lateral. O acesso é realizado com paciente em posição ¾ prona com o lado do acesso orientado inferiormente, a fim de permitir a queda do lobo occipital e ampliação da via inter-hemisférica occipital; incisão em ferradura parietoccipital; craniotomia parietoccipital; durotomia arciforme com base voltada para o seio sagital superior; microdissecção inter-hemisférica posterior. Deve-se ter cautela nos casos em que o complexo venoso profundo se encontra superior ao tumor. A fim de ampliar o campo de visão procedemos à abertura da tenda cerebelar junto ao seio reto, tracionado com fios de *nylon* 5.0.[36]

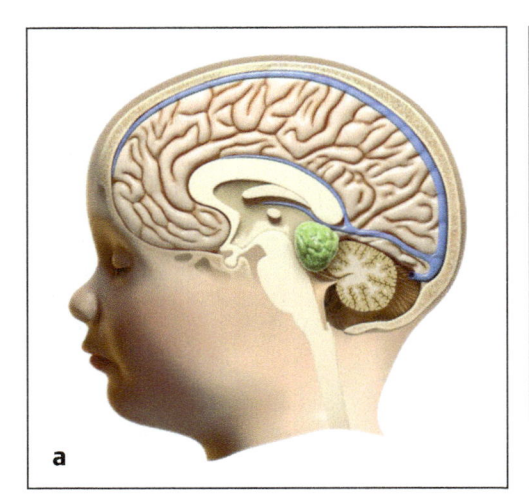

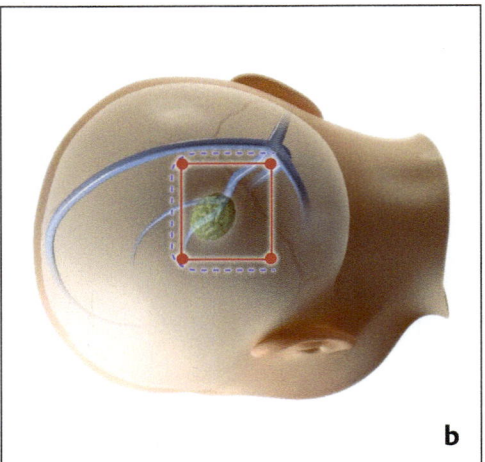

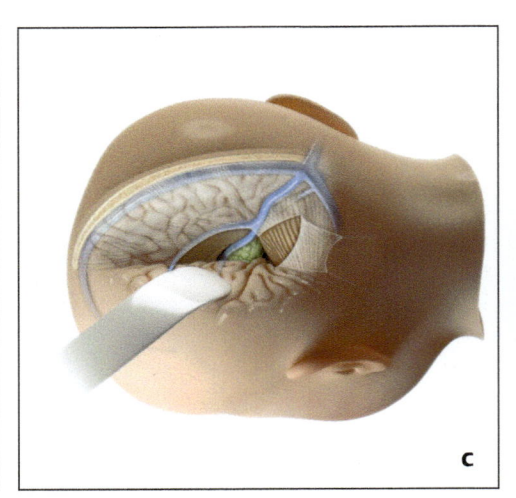

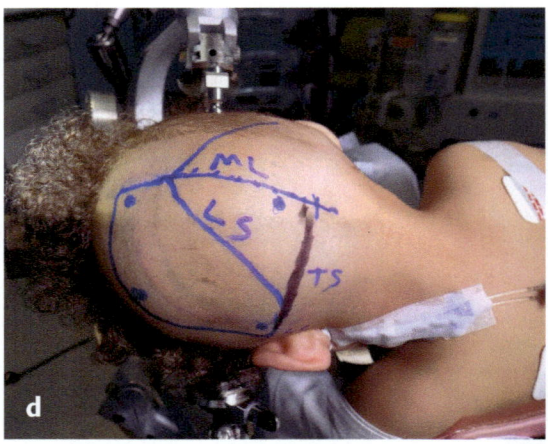

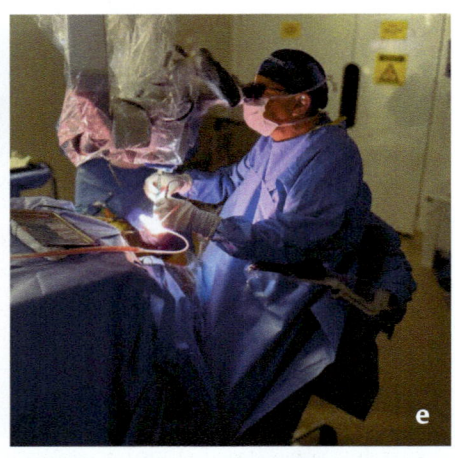

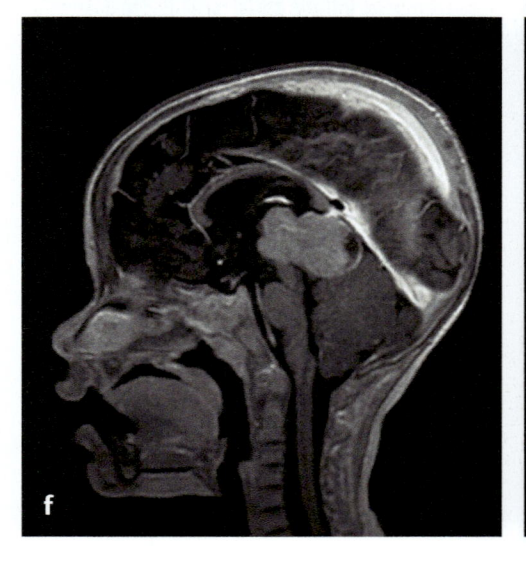

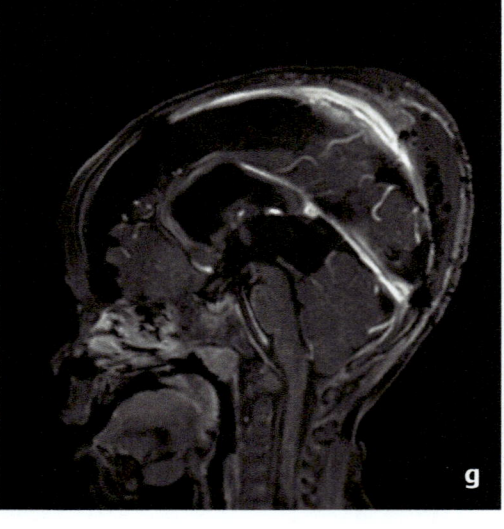

**Fig. 29-8.** Conjunto de imagens relacionadas com acesso occipital transtentorial. (**a**) Ilustração evidenciando o tumor a partir de um plano sagital e sua posição em direção ao quarto ventrículo. (**b**) Ilustração mostrando cabeça em posição ¾ de prono e a projeção da lesão em relação ao seio reto e as veias cerebelares internas, bem como a projeção da craniotomia parietoccipital. (**c**) Ilustração evidenciando a abertura da tenda do cerebelo no espaço incisural posterior, ampliando o acesso para a região da pineal onde está centrada a lesão tumoral. (**d**) Imagem do paciente em posição ¾ de prono. (**e**) Imagem do cirurgião durante o ato cirúrgico, no caso Dr. Sergio Cavalheiro, evidenciando ergonomia com uma visão de superior para inferior. (**f**) Imagem de ressonância magnética pré-operatória de paciente com volumosa lesão, com marcadores negativos, biópsia neuroendoscópica revelando o diagnóstico de pinealoblastoma. (**g**) Imagem de ressonância pós-operatória do mesmo caso evidenciando ressecção completa da lesão.

## Acesso Inter-Hemisférico Transcaloso Transcoróideo

O acesso transcaloso transcoróideo (Fig. 29-9) pode ser utilizado nas lesões que se estendem horizontalmente no terceiro ventrículo e para a região supracerebelar. Trata-se de um acesso muito longo e damos preferência a crianças pequenas. Comparada aos outros acessos, as veias cerebrais internas têm de ser afastadas e gentilmente dissecadas a fim de evitar sangramento. Porém, quando as lesões são grandes, o próprio tumor já afasta naturalmente criando um grande corredor para sua remoção.[36]

A veia septal pode ser sacrificada se necessitarmos aumentar o acesso estendendo o forame de Monro com a abertura da fissura coróidea pela tênia do fórnice; porém, as veias talamoestriadas, veias cerebrais internas, basal de Rosenthal e a grande veia de Galeno devem ser preservadas. Caso inadvertidamente ocorra lesão de alguma dessas estruturas venosas, utilizamos cola de fibrina e malha fina de celulose para tamponar o sangramento.[36]

O acesso é realizado com o paciente em decúbito dorsal, posição cefálica neutra com fixação em 3 pontos se criança com mais de 3 anos e 4 pontos para crianças menores; incisão retilínea sobre a sutura coronal; craniotomia frontoparietal paramediana, centrada na sutura coronal, de 6 cm de comprimento; durotomia arciforme com base voltada para seio sagital superior; microdissecção inter-hemisférica frontal; calosotomia parcial de 2 cm; identificação da fissura coróideia, luxação lateral e/ou coagulação do plexo coroide, dissecção da fissura com abertura do teto do terceiro ventrículo entre as veias cerebrais internas e identificação da porção posterior do III ventrículo; remoção da lesão; colocação de cateter de silicone de 3 mm de diâmetro posicionado no III ventrículo sob visualização direta, sendo retirado após período mínimo de 48 horas com controle radiológico satisfatório.[36]

## PAPEL DA CIRURGIA NOS TUMORES DA REGIÃO DA PINEAL

O papel da cirurgia nos tumores da região da pineal depende do tipo histológico.[39] Nos germinomas a cirurgia desempenha papel fundamental para obtenção de material para biópsia, porém, o tratamento padrão ouro atualmente consiste numa combinação de quimioterapia com radioterapia.[43,44] Nos teratomas a cirurgia radical é o objetivo principal, assim como nos casos de *growing teratoma syndrome* (GTS), quando a recidiva da lesão após completo desaparecimento da lesão pelas imagens e negatividade dos marcadores tumorais. Em nossa série, dois pacientes apresentaram GTS e as lesões foram completamente removidas, sendo uma por via infratentorial supracerebelar e a outro por via occipital transtentorial. Tarinkulu & Özek relataram seus resultados na ressecção de 10 teratomas maduros operados por via occipital transtentorial com baixa morbidade.[45]

Nos TCGNGs, a cirurgia apresenta papel fundamental na abordagem das lesões residuais após quimioterapia e, idealmente, antes da radioterapia, uma vez que lesão residual é fator de pior prognóstico nesses tumores.[43,44] Tumores do parênquima da pineal requerem ressecção radical.[46] Nos gliomas é muito difícil atingir uma ressecção completa, provavelmente devido à sua natureza infiltrativa, assim o objetivo será a máxima ressecção segura.[47] Em nossa série a ressecção total foi atingida em 62 pacientes de 97 operados (64%) e evidenciou melhor desfecho geral nestes pacientes, com um sobrevida geral de 69,7% ante 40,8% nos pacientes com ressecção subtotal.[36]

O acesso mais utilizado em nossa casuística foi a via infratentorial supracerebelar, porém, comparando com as outras vias utilizadas não houve diferença estatística em relação ao grau de ressecção,

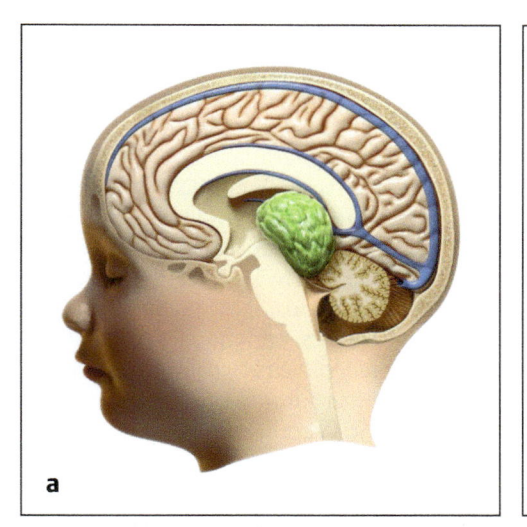

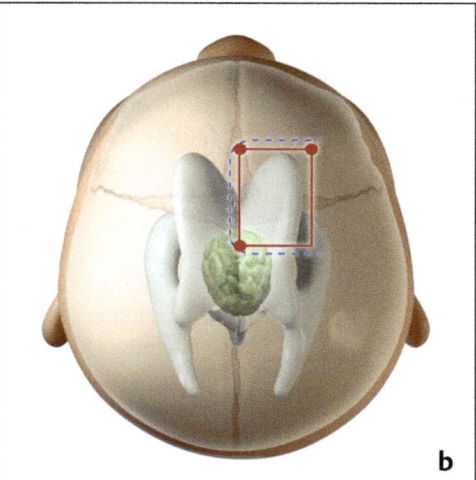

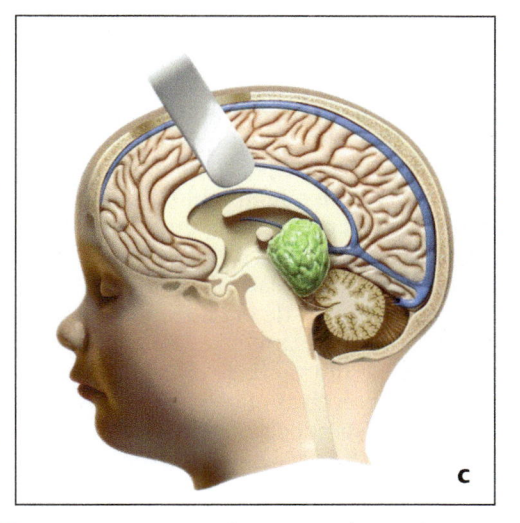

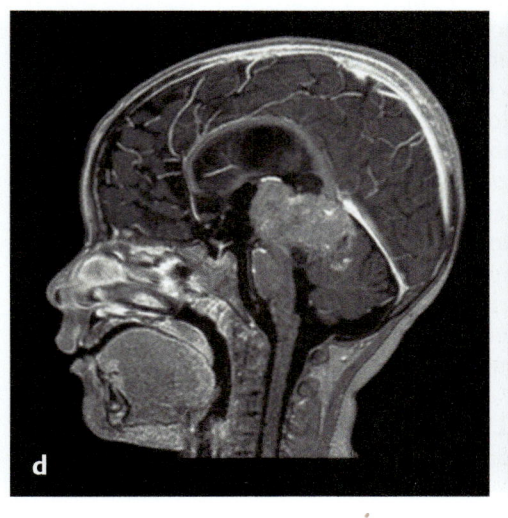

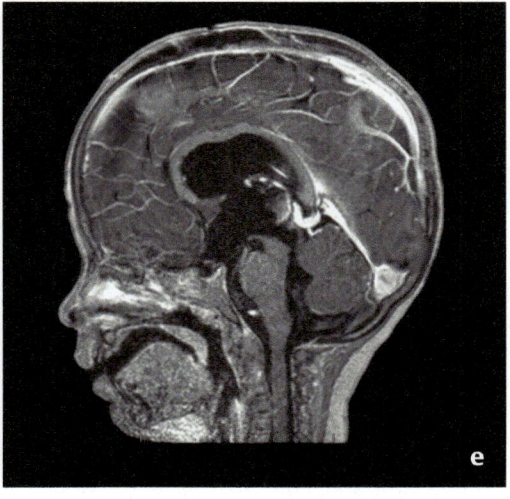

**Fig. 29-9.** Conjunto de imagens relacionadas com o acesso inter-hemisférico transcaloso e transcoróideo. (**a**) Ilustração evidenciando o tumor a partir de um plano sagital e sua posição em direção ao terceiro ventrículo e tocando a aderência intertalâmica. (**b**) Ilustração mostrando cabeça em uma vista superior, mostrando a projeção da craniotomia frontoparietal em relação à sutura sagital e à sutura coronal. (**c**) Ilustração evidenciando o posicionamento oblíquo da espátula para retração cerebral, evitando a proximidade com o lóbulo paracentral e evitando, assim, complicação como paresia motora de membro inferior contralateral ao lado do acesso. (**d**) Imagem de ressonância magnética pré-operatória de paciente com volumosa lesão, com marcadores negativos, biópsia neuroendoscópica revelando o diagnóstico de pinealoblastoma. (**e**) Imagem de ressonância pós-operatória do mesmo caso evidenciando ressecção completa da lesão.

mortalidade e morbidade. Assim não houve superioridade de uma via sobre a outra, devendo o cirurgião ter conhecimento das diversas vias para definir qual utilizá-la em determinado caso a fim de obter maior exposição da lesão.[36]

Cada via de acesso tem sua indicação e suas limitações. A via infratentorial supracerebelar é ideal para pequenas lesões situadas na linha média, abaixo do complexo de veias de Galeno e abaixo do plano do tentório, oferecendo uma excelente exposição da região, principalmente com paciente na posição sentada,[48] entretanto, para tumores com extensão lateral e para o interior do III ventrículo, ou localizadas acima do plano do tentório tornam esta via menos interessante.[48,49] O acesso infratentorial supracerebelar permite acessar a região da glândula pineal sem a interferência do sistema venoso profundo, porém, com a desvantagem de colocar o paciente na posição sentada e a possibilidade de embolia aérea.[49] Em nossa série, 52 pacientes foram submetidos à ressecção por esta via, atingindo ressecção total em 67,3%, e não tivemos nenhum caso de embolia aérea sintomática.[36] A via occipital transtentorial é uma ótima alternativa para lesões com extensão à porção dorsolateral do tronco, cisterna *ambiens*, porção superior do teto do quarto ventrículo, colículo inferior e porção anterior do vérmis cerebelar, sendo menos favorável no caso de lesões com extensão para a porção anterior do III ventrículo.[48] A via transcalosa transcoróidea ou interfornicial oferece o menor trajeto para acessar lesões com extensão para interior do III ventrículo sem sacrificar praticamente nenhuma veia, visto que se estima que em 90% das pessoas não há drenagem venosa nos 5 cm posteriores à sutura coronal.[48] O acesso também permite uma boa ressecção de lesões que se estendem para a fossa posterior e interior do IV ventrículo. Entretanto, nessa via pode haver manipulação excessiva de tecido cerebral. Em nossa série, a via transcalosa transcoróidea foi utilizada em 10 pacientes e foi escolhida quando a lesão se estendia anteriormente além da aderência intertalâmica, e em crianças muito pequenas com dificuldade em colocar na posição sentada. Jia *et al.*, utilizando a via transcalosa interfornicial em 150 casos de tumores da região da glândula pineal, em criança, 62,6% dos pacientes evoluiriam com déficits de memória de forma transitória e síndrome de Parinaud em 9,3% dos casos de forma definitiva.[50] Winkler *et al.* relataram alterações da linguagem em 33% dos pacientes submetidos a esta via.[49] Acreditamos que a via transcalosa transcoróidea permite o mesmo acesso da via transcalosa interfonicial, mas sem produzir distúrbios de memória, uma vez que não manipula ambos os fórnices.

Independente da via utilizada, até a década de 1970 a cirurgia para tumores da região da glândula pineal era de extrema alta morbidade e mortalidade cirúrgica, superando os 50%.[39,46] Com o advento das técnicas microcirúrgicas na década de 1970, associado ao progresso do suporte intensivo ao paciente neurocirúrgico, houve melhora exponencial nos resultados cirúrgicos, tanto em relação ao grau de ressecção quanto a morbimortalidade. Em nossa casuística obtivemos apenas 1 óbito numa criança com 7 dias de vida com volumoso teratoma, e ressecção total foi vista em 65% considerando todos os subtipos histológicos.[36]

## TRATAMENTO ADJUVANTE

Atualmente o padrão ouro para tratamento dos germinomas puros não metastáticos consiste em quimioterapia seguida por radioterapia em todo o sistema ventricular e *boost* no local da lesão, podendo ser omitido o *boost* no caso de pacientes com resposta completa à quimioterapia; para os tumores metastáticos requer radioterapia de todo o neuroeixo adicionado a *boost* na lesão primária e nas lesões metastáticas, sem quimioterapia adicional, embora haja evidência embasando o tratamento radioterápico sem *boost* nas lesões quando se realiza quimioterapia antes da radioterapia.[44] Lesões bifocais, presente na região da glândula da pineal e na região selar, não são consideradas lesões metastáticas e, portanto, devem ser tratadas com o mesmo esquema dos germinomas localizados.[44] Segundo Mallucci *et al.* e Van Battum *et al.*, na presença de lesões bifocais com marcadores tumorais negativos e imagem de RM encefálica características (mas não patognomônicas) de germinoma, tais como hipo ou isointensidade em T1 e isointenso em T2 com captação homogênea pelo contraste, sem continuidade com ambas as lesões, é possível excluir os tumores germinativos não germinomatosos, tornando-se o único possível diagnóstico os germinomas.[50,51]

TCGNGs sem metástase são tratados com quimioterapia seguida por radioterapia focal ou de neuroeixo e cirurgia, quando apresentar lesão remanescente. Recentemente o grupo SIOP evidenciou que os TCGNGs localizados poderiam ser tratados com radioterapia focal, evitando assim irradiação em todo o neuroeixo, sem aumento da probabilidade de recidiva da lesão.[52]

A taxa de sobrevida geral para os germinomas encontrada em nosso serviço em 60 meses foi próxima a 90%, uma excelente taxa, próximo ao encontrado em outros grandes centros especializados em tumor infantil, enquanto nos TCGNGs foi de 67,2%, tida como uma ótima taxa visto a malignidade deste tipo histológico.

Pinealoblastomas são raros tumores embrionários malignos cuja prevalência é maior em crianças e adolescentes, responsável por menos de 1% de todos os tumores pediátricos da infância.[53] Tais tumores apresentam comportamento agressivo, com alta frequência de metástase para neuroeixo, em torno de 15%, identificado ao diagnóstico, e apresentam alta taxa de mortalidade.[54] Dessa forma, além da cirurgia com máxima ressecção segura é necessário complementar o tratamento com quimio e radioterapia. Cuccia *et al.* analisaram 12 pacientes com pinealoblastoma cuja mediana de idade fora 7 anos e obteve uma taxa de sobrevida global de 66,6% em 1 ano e 50% em 5 anos,[55] Schild *et al.* reportaram uma taxa de 88% em 1 ano e 58% em 5 anos, e Lin *et al.*, 85% em 1 ano e 60,5% em 5 anos.[53] Em nosso estudo, cuja mediana de idade foi de 5 anos, obtivemos uma taxa de sobrevida geral de 84,5% em 1 ano e 40,7% em 5 anos.[36]

O gliomas da região da pineal podem ser de baixo ou alto grau, e o tratamento adjuvante pode variar nesse grupo. Por exemplo, no caso dos gliomas de baixo grau com ressecção total, o seguimento com exames de imagem pode ser suficiente para o acompanhamento, no entanto, os gliomas de alto grau vão necessitar de quimio e radioterapia, assim como em outras topografias.[36]

Os tumores teratoides rabdoides (Grau IV pela OMS) são tumores raros e malignos que afetam mais comumente crianças abaixo dos 3 anos e apresentam péssimo prognóstico. Pacientes se beneficiam de uma cirurgia radical, quando possível, e tratamento quimio e radioterápico agressivo e precoce, não obstante apresentam baixa sobrevida geral, variando de 1 a 46 meses.[20] Em nossa serie todos os 5 pacientes foram submetidos a ressecção cirúrgica radical, atingindo ressecção total em 60% (3/5), todos submetidos a um agressivo esquema quimioterápico e a sobrevida geral variou de 2 a 19 meses.

## CONCLUSÃO

Tumores da região da pineal são tumores complexos pela região anatômica que acometem e pela ampla gama de tipos histológicos que podem estar presentes, sendo que cada tipo de tumor se beneficia de um tipo específico de tratamento. O correto manejo com uso da neuroendoscopia e dos marcadores tumorais permite a correta definição de abordagem. As alternativas de acesso cirúrgico, quando necessárias, precisam ser dominadas e o cirurgião precisa de experiência para fazer a melhor escolha e proporcionar a maior extensão de ressecção da lesão, que é benéfica em todos os tipos histológicos. O tratamento com quimio e radioterapia podem ser o único tratamento para alguns tipos histológicos ou podem ser associados ou devem ser usados como tratamento adjuvante após a ressecção cirúrgica em outros.

## REFERÊNCIAS BIBLIOGRÁFICAS

1. Rhoton AL Jr. Tentorial incisura. Neurosurgery. 2000;47(3):S131-53.
2. Chaddad-Neto F, Silva da Costa MD. Surgical anatomy of the pineal region. In: Microneuroanatomy and surgery. Springer, Cham. 2022.
3. Moller M, Baeres FM. The anatomy and innervation of the mammalian pineal gland. Cell Tissue Res. 2002;309 (1):139-50.

4. Macchi MM, Bruce JN. Human pineal physiology and functional significance of melatonin. Front Neuroendocrinol. 2004;25(3-4):177-95.
5. Hoffman HJ, Yoshida M, Becker LE, et al. Pineal region tumors in childhood. Pediatr Neurosurg. 1994;21:91-104.
6. Mottolese C, et al. Incidence of pineal tumours. A review of the literature. Neurochirurgie. 2014.
7. Al-Hussaini M, Sultan L, Gajjar AJ, et al. Pineal gland tumours: experience of the SEER database. J Neuro-Oncol. 2009;94(3):351-8.
8. Louis DN, Perry A, Wesseling P, Brat DJ, et al. The 2021 WHO Classification of Tumors of the Central Nervous System: a summary. Neuro Oncol. 2021;23(8):1231-51.
9. Telium G. special tumors of the ovary and testis and related extragonadal lesions. Philadelphia: JB Lippincott, 1976.
10. Sano K. So-called intracranial germ cell tumors: are they realy germ cell origin? Br J Neurosurg. 1995;9:391-401.
11. Moore, KL, Persaud TVN. The developing human. Clinically Oriented Embryology, 5th ed. Philadelphia: WB Saunder; 1993.
12. Sakuma Y, Sakurai S, Oguni S, et al. c-kit gene mutations in intracranial germinomas. Cancer Sci. 2004;95:716-20.
13. Tan C, Scotting PJ. Stem cell research points the way to the cell of origin for intracranial germ cell tumours. J Pathol. 2013;229(1):4-11.
14. Liu APY, Li BK, Pfaff E, et al. Clinical and molecular heterogeneity of pineal parenchymal tumors: a consensus study. Acta Neuropathol. 2021;141(5):771-85.
15. Blessing MM, Alexandrescu S. Embryonal tumors of the central nervous system: an update. Surg Pathol Clin. 2020;13(2):235-47.
16. Mavridis IN, Pyrgelis ES, Agapiou E, Meliou M. Pineal region tumors: pathophysiological mechanisms of presenting symptoms. American Journal of Translational Research. 2021;13(6):5758-66.
17. Tomita T. Pineal region tumors. Pinciples and practice of pediatric neurosurgery. IV Neoplasms. 2008:585-608.
18. Fetcko K, Dey M. Primary central nervous system germ cell tumors: a review and update. Med Res Arch. 2018;6:1719.
19. Farwell JR, Flannery JT. Pinealomas and germinomas in children. J Neuro-oncol. 1989;7:13-9.
20. Yang M, Chen X, Wang N, et al. Primary atypical teratoid/rhabdoid tumor of central nervous system in children: a clinicopathological analysis and review of literature in China. Int J Clin Exp Pathol. 2014;7(5):2411-20.
21. Sugiyama K, Uozumi T, Kiya K, et al. Intracranial germ-cell tumor with synchronous lesions in the pineal and suprasellar regions: report of six cases and review of the literature. Surg Neurol. 1992;38(2):114-20.
22. Matsutani M, Sano K, Takakura K, et al. Primary intracranial germ cell tumors: a clinical analysis of 153 histologically verified cases. J Neurosurg. 1997;86:446-55.
23. Awa R, Campos F, Arita K, et al. Neuroimaging diagnosis of pineal region tumors—quest for pathognomonic finding of germinoma. Neuroradiology. 2014;56(7):525-34.
24. Rocha AJ, Vedolin L, Mendonça RA. Encéfalo. Série Colégio Brasileiro de Radiologia e Diagnóstico por Imagem, 2012:389-415.
25. Qaddoumi I, Sane M, Li S, et al. Diagnostic utility and correlation of tumor markers in the serum and cerebrospinal fluid of children with intracranial germ cell tumors. Childs NervSyst. 2012;28:1017-24.
26. Luther N, Edgar MA, Dunkel IJ, Souweidane MM. Correlation of endoscopic biopsy with tumor marker status in primary intracranial germ cell tumors. J Neuro-Oncol. 2006;79:45-50.
27. Packer RJ, Cohen BH, Cooney K. Intracranial germ cell tumors. Oncologist. 2000;5:312-20.
28. Moiyadi A, Jalali R, Kane SV. Intracranial growing teratoma syndrome following radiotherapy — an unusually fulminant course. Acta Neurochir. 2010;152:137-42.
29. Oya S, Saito A, Okano A, et al. The pathogenesis of intracranial growing teratoma syndrome: proliferation of tumor cells or formation of multiple expanding cysts? Two case reports and review of the literature. Childs Nerv Syst. 2014;30:1455-61.
30. Kuwayama K, Takai H, Nishiyama A, et al. A mixed germ cell tumor that underwent dramatic size changes. No Shinkei Geka. 2014;42:859-65.
31. Rathod PS, Singh A, Punyashree RM, et al. Growing teratoma syndrome a rare clinical entity: two decades management experience from the regional cancer institute. Indian J Surg Oncol. 2021;12(1):31-8.
32. Yamini B, Refai D, Rubin CM, Frim DM. Initial endoscopic management of pineal region tumors and associated, hydrocephalus: clinical series and literature review. J Neurosurg. 2004;100:437-41.
33. Maity A, Shu HK, Janss A, et al. Craniospinal radiation in the treatment of biopsy proven intracranial germinomas: twenty-five years' experience in a single center. Int J Radiat Oncol Biol Phys. 2004;58:1165-70.
34. Kumar SV, Mohanty A, Santosh V, et al. Endoscopic options in management of posterior third ventricular tumors. Childs Nerv Syst. 2007;23:1135-45.
35. Al-Tamimi YZ, Bhargava D, Surash S, et al. Endoscopic biopsy during third ventriculostomy of pediatric pineal region tumors. Childs Nerv Syst. 2008;24:1323-6.
36. Cavalheiro S, Valsechi LC, Dastoli PA, et al. Outcomes and surgical approaches for pineal region tumors in children: 30 years' experience. J Neurosurg Pediatr. 2023;32(2):184-93.
37. O'Brien DF, Hayhurst C, Pizer B, Mallucci CL. Outcomes in patients undergoing single-trajectory endoscopic third ventriculostomy and endoscopic biopsy for midline tumors presenting with obstructive hydrocephalus. J Neurosurg. 2006;105(3):219-26.
38. Ahn ES, Goumnerova L. Endoscopic biopsy of brain tumors in children: diagnostic success and utility in guiding treatment strategies. J Neurosurg Pediatr. 2010;5:255-62.
39. Choudhry O, Gupta G, Prestigiacomo CJ. On the surgery of the seat of the soul: the pineal gland and the history of its surgical approaches. Neurosurg Clin N Am. 2011;22(3):321-33.
40. Dandy WE. An operation for removal of pineal tumors. Surg Gynecol Obstet. 1921;33:113-9.
41. Poppen JL, Marino R Jr. Pinealomas and tumors of the posterior portion of the third ventricle. J Neurosurg. 1968;28(4):357-64.
42. Ausman JI, Malik GM, Dujovny M, Mann R. Three-quarter prone approach to the pineal-tentorial region. Surg Neurol. 1988;29(4):298-306.
43. Pettorini BL, Al-Mahfoud R, Jenkinson MD, et al. Surgical pathway and management of pineal region tumours in children. Childs Nerv Syst. 2013;29(3):433-9.
44. Frappaz D, Dhall G, Murray MJ, et al. EANO, SNO and Euracan consensus review on the current management and future development of intracranial germ cell tumors in adolescents and young adults. Neuro Oncol. 2022;24(4):516-27.
45. Tanrıkulu B, Özek MM. Management of mature pineal region teratomas in pediatric age group. Childs Nerv Syst. 2020;36(1):153-63.
46. Deng X, Yang Z, Zhang X, et al. Prognosis of pediatric patients with pineoblastoma: A SEER Analysis 1990-2013. World Neurosurg. 2018;118:e871-e879.
47. Alamer OB, Palmisciano P, Rowe SE, et al. Pineal region gliomas: a systematic review of clinical features and treatment outcomes. Anticancer Res. 2022;42(3):1189-98.
48. Mottolese C, Szathmari A, Ricci-Franchi AC, et al. Supracerebellar infratentorial approach for pineal region tumors: Our surgical and technical considerations. Neurochirurgie. 2015;61(2-3):176-83.
49. Winkler PA, Ilmberger J, Krishnan KG, Reulen HJ. Transcallosal interforniceal-transforaminal approach for removing lesions occupying the third ventricular space: clinical and neuropsychological results. Neurosurgery. 2000;46:879-90.
50. Al-Mahfoudh R, Zakaria R, Irvine E, et al. The management of bifocal intracranial germinoma in children. Childs Nerv Syst. 2014;30(4):625-30.
51. Van Battum P, Huijberts MS, Heijckmann AC, et al. Intracranial multiple midline germinomas: is histological verification crucial for therapy? Neth J Med. 2007;65:386-9.
52. Calaminus G, Frappaz D, Kortmann RD, et al. Outcome of patients with intracranial non-germinomatous germ cell tumors - Lessons from the SIOP-CNS-GCT-96 trial. Neuro Oncol. 2017;19(12):1661-72.
53. Parikh KA, Venable GT, Orr BA, et al. Pineoblastoma: the experience at St. Jude Children's Research Hospital. Neurosurgery. 2017;81:120-8.
54. Villa S, Miller RC, Krengli M, et al. Primary pineal tumors: outcome and prognostic factors. A study from the Rare Cancer Network (RCN). Clin Transl Oncol. 2012;14:827-34.
55. Cuccia V, Rodrigues F, Palma F, Zuccaro G. Pinealoblastoma in children. Child Nerv Syst. 2006;22:577-85.

# TUMORES TALÂMICOS

Emmanuel de Oliveira Sampaio Vasconcelos e Sá ▪ Sergio Cavalheiro
Marcos Devanir Silva da Costa

## INTRODUÇÃO

Os tumores talâmicos são raros e um grande desafio para o neurocirurgião. Durante muito tempo essas lesões foram consideradas inoperáveis devido à sua localização profunda, complexa anatomia e à proximidade de estruturas importantes como a cápsula interna, subtálamo e núcleos da base.[1] Ainda nos dias atuais muitos cirurgiões têm uma conduta conservadora quanto à abordagem cirúrgica destas lesões, frente às altas taxas de morbidade e mortalidade relacionadas com a cirurgia. No entanto, o uso correto das técnicas de microcirurgia, utilização de acessos cirúrgicos mais adequados, monitorização neurofisiológica intraoperatória, microscópios de alta resolução e aspirador ultrassônico foi possível alcançar melhores resultados cirúrgicos.[2,3]

Na população pediátrica, em particular, o diagnóstico precoce é um desafio, pois nessa população há maior dificuldade de expressar as queixas. De modo geral, se apresentam em fase avançada, com déficits neurológicos significativos e lesões extensas, dificultando sua abordagem. Há escassez de dados sobre tumores talâmicos na população pediátrica disponíveis na literatura, com predomínio de estudos com casuísticas pequenas, devido à baixa prevalência, dificuldade de definir origem talâmica do tumor e número reduzido de neurocirurgiões experientes no tratamento dessas lesões.

## EPIDEMIOLOGIA

Os tumores do sistema nervoso central (SNC) representam o tipo mais comum de tumor sólido na faixa etária pediátrica e a segunda causa de doença maligna quando avaliados todos os tipos de câncer. Nos Estados Unidos, a incidência de tumores encefálicos e outros intracranianos, benignos ou malignos, é de aproximadamente 5,67 por 100.000 pessoas/ano nessa faixa etária.[4] Dentre esses tumores, as lesões neoplásicas talâmicas representam de 1-5%.[2,3,5,6] Acomete tanto adultos como crianças, porém, com maior incidência em adultos jovens. Em nossa série a idade média de apresentação foi entre 8-9 anos e não houve predileção pelo sexo.

## ANATOMIA

De acordo com a *nomina anatomica*, o diencéfalo é a parte do sistema nervoso que deriva da parte caudal do prosencéfalo e é dividido em quatro partes. São elas: o tálamo, o hipotálamo, o subtálamo e o epitálamo. O tálamo e o subtálamo são bilaterais, enquanto o hipotálamo e o epitálamo são estruturas ímpares e situadas no plano mediano. Essas estruturas delimitam o III ventrículo, que é a cavidade encontrada no centro do diencéfalo (Fig. 30-1).[1]

O hipotálamo, como o próprio nome reflete, está situado inferiormente ao tálamo e tem funções vitais no que diz respeito ao sistema endócrino humano, pois parte dele a neuro-hipófise, que produz hormônios reguladores para a adeno-hipófise. Além disso, apresenta núcleos bem-delimitados no seu interior chamadas de centro da fome e centro da sede, com as funções relacionadas com suas respectivas denominações.[1,7]

O epitálamo é o limite posterior do III ventrículo e apresenta como estrutura mais evidente a glândula pineal. Esta glândula encontra-se superiormente ao mesencéfalo e apresenta a função de secretar o hormônio melatonina, que é responsável pela regulação do ciclo sono-vigília.[1,7]

O subtálamo é um pequeno núcleo situado na transição entre o tegmento mesencefálico e o diencéfalo. Está relacionado com o mecanismo de geração do movimento e apresenta maior relevância, atualmente, para o tratamento da doença de Parkinson.[1,7]

O tálamo é a porção mais importante do diencéfalo, do ponto de vista cirúrgico, e apresenta o maior volume, mantém relações de grande significância com os ventrículos laterais e o III ventrículo. A parte superior do tálamo forma o assoalho do corpo do ventrículo lateral, enquanto o pulvinar forma a parede anterior do átrio ventricular, e a superfície inferior do tálamo compõe o teto do corno temporal. Já a sua superfície medial é o limite lateral do III ventrículo.[8] Se considerarmos o tálamo como um quadrilátero, três faces deles estarão livres para o sistema ventricular e uma face aderente a estruturas vitais (Fig. 30-2).

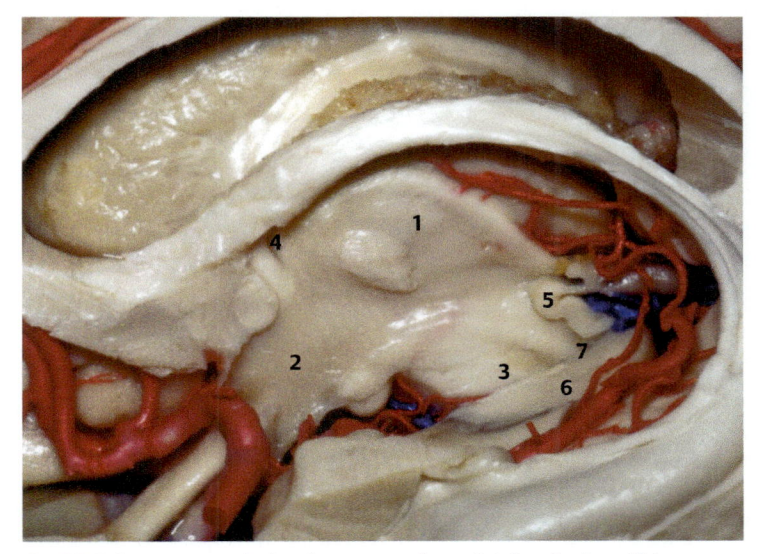

**Fig. 30-1.** Imagem anatômica demonstrando as divisões do diencéfalo e demais estruturas relacionadas: *1.* tálamo; *2.* hipotálamo; *3.* subtálamo; *4.* forame de Monro; *5.* epitálamo; *6.* tegmento do mesencéfalo; *7.* aqueduto mesencefálico. (Cortesia de Rhoton Collection, American Association of Neurological Surgeons (AANS)/Neurosurgical Research and Education Foundation – NREF.)

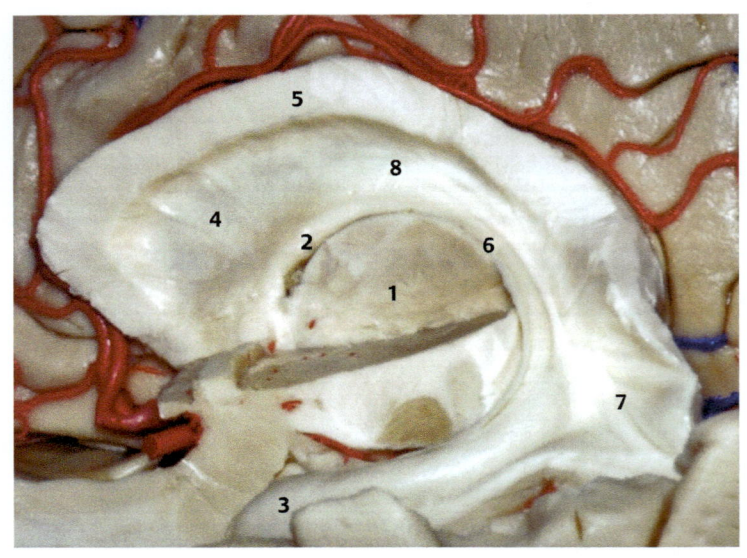

**Fig. 30-2.** Imagem anatômica mostrando a relação do tálamo no centro do cérebro e envolto pelas cavidades que compõem o ventrículo lateral: *1.* tálamo; *2.* coluna do fórnice; *3.* cabeça do hipocampo ocupando o corno temporal do ventrículo lateral; *4.* corno frontal do ventrículo lateral à frente do tálamo; *5.* corpo caloso, teto do ventrículo lateral; *6.* crura do fórnice; *7.* átrio do ventrículo lateral direito, posterior ao tálamo; *8.* corpo do ventrículo lateral em sua porção acima do tálamo. (Aqueducto mesencefálico. Cortesia de Rhoton Collection, American Association of Neurological Surgeons (AANS)/Neurosurgical Research and Education Foundation – NREF.)

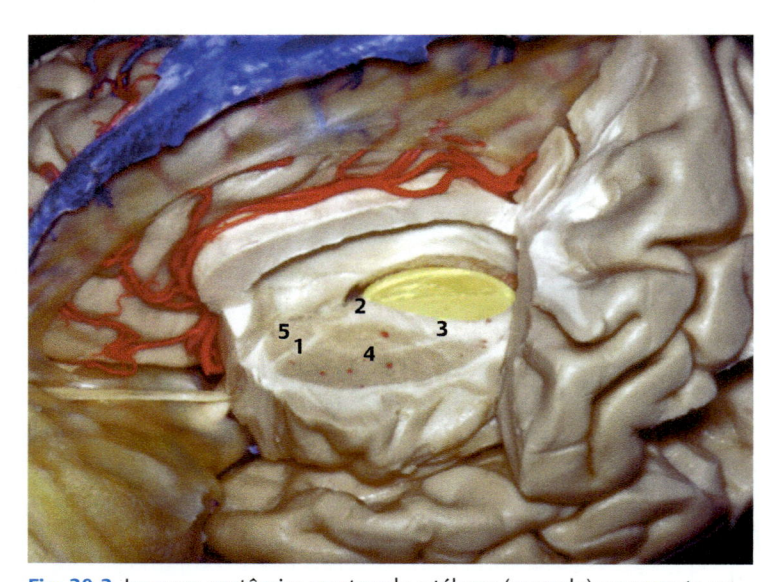

**Fig. 30-3.** Imagem anatômica mostrando o tálamo (amarelo) novamente no centro do cérebro, dessa vez com destaque para sua relação lateral com a cápsula interna e núcleos da base: *1.* Perna anterior da cápsula interna; *2.* Joelho da cápsula interna; *3.* Perna posterior da cápsula interna; *4.* Núcleo lentiforme; *5.* Núcleo caudado (Cortesia de Rhoton Collection, American Association of Neurological Surgeons (AANS)/Neurosurgical Research and Education Foundation – NREF.)

Já no aspecto funcional, é o centro comum que é responsável por transmitir ao córtex cerebral as funções sensitivas e sensoriais. As vias sensitivas trigeminal e medular convergem para dois núcleos talâmicos, o núcleo ventral posteromedial e o núcleo ventral posterolateral, respectivamente, e depois são transmitidos para o córtex pré-central. A via auditiva converge para o corpo geniculado medial antes de ser retransmitido para o giro de Heschl. E a via visual converge para o corpo geniculado lateral antes de ser retransmitida para o sulco calcarino através das radiações ópticas.[1,7]

Devido à sua localização central, o tálamo mantém relação estreita com outras inúmeras estruturas vitais. Ademais das outras porções do diencéfalo citadas anteriormente, vale lembrar outras estruturas que compõem o central core como cápsula interna e núcleo lentiforme, situados lateralmente, e o núcleo caudado que circunda o tálamo em direção ao corpo amigdaloide,[9] além da porção superior do tronco encefálico: o mesencéfalo (Fig. 30-3).[9]

## TUMORES DO TÁLAMO

Basicamente os tumores do tálamo são gliomas de alto e baixo grau,[2,10-12] porém, outros tipos histológicos como teratomas, mestástases, linfomas, tumores de células germinativas e cavernomas podem ser encontrados.

Os chamados gliomas de linha média também podem ser localizados no tálamo e apresentam comportamento bastante agressivo. A mutação da histona H3K27 é o defeito genético mais associado a esses tumores. É considerado um glioma de alto grau e deve fazer parte do diagnóstico diferencial na investigação de gliomas de baixo grau visto que apresentam alterações semelhantes em exames de imagem. A principal diferença está no curso da doença, em que há piora rapidamente progressiva e sobrevida bastante reduzida em relação aos gliomas de baixo grau.[13]

Na nossa serie de 45 casos de tumores talâmicos na faixa etária inferior a 18 anos, tratados no Instituto de Oncologia Pediatrica – GRAACC, os gliomas foram os tumores mais frequentes, respondendo por cerca de 97,7% dos casos. Estabelecendo uma divisão simples entre gliomas de alto grau e baixo grau, há uma relação quase equivalente com 45,4% de gliomas de alto grau e 54,5% entre os gliomas de baixo grau. Dentre esses gliomas, os que apresentavam a maior prevalência foram o astrocitoma pilocítico (36,3%) (Fig. 30-4) e o gliobastoma (29,5%) (Fig. 30-5).

Cruzando os dados de localização e o grau de malignidade, nota-se que, entre os tumores localizados anteriormente, há maior prevalência de tumores de baixo grau (66,7%), enquanto os tumores de alto grau estão mais frequentemente localizados (75%) na porção posterior do tálamo.

A hidrocefalia estava presente em cerca de 60% dos casos avaliados. Analisando de forma mais aprofundada os dados de presença ou não de hidrocefalia e o grau de malignidade notamos uma proporção de cerca de 75% de ocorrência de hidrocefalia nos tumores de alto grau, enquanto nos de baixo grau essa proporção foi de 54,16%.

Ao analisar a sobrevida dos pacientes até a data do presente estudo, é encontrada uma média de 74 meses e uma mediana de 38 meses. Avaliando as subdivisões por grau de malignidade encontramos uma sobrevida mediana de 25 meses entre os pacientes com tumores de alto grau e de 117 meses entre os portadores de tumores de baixo grau. A mortalidade identificada foi de 75% entre os pacientes portadores de tumores de alto grau, enquanto nos pacientes com tumores de baixo grau, não foram identificados óbitos durante o período estudado.

Ozek e Bozkurt[14] foram os primeiros a mudar a mentalidade do tratamento dos tumores talâmicos em pediatria propondo a ressecção completa dos tumores, com obtenção de ressecção radical em 93% dos casos com mortalidade baixa (3%) e uma morbidade de 12,5%. Em 18 pacientes do grupo pediátrico com tumores de alto grau histologicamente morreram entre 3 meses e 2 anos. Puget *et al.*[10] relataram em seus estudos que pacientes com volume tumoral pequeno e sintomas arrastados tiveram melhor prognóstico.

## CAPÍTULO 30 ■ TUMORES TALÂMICOS

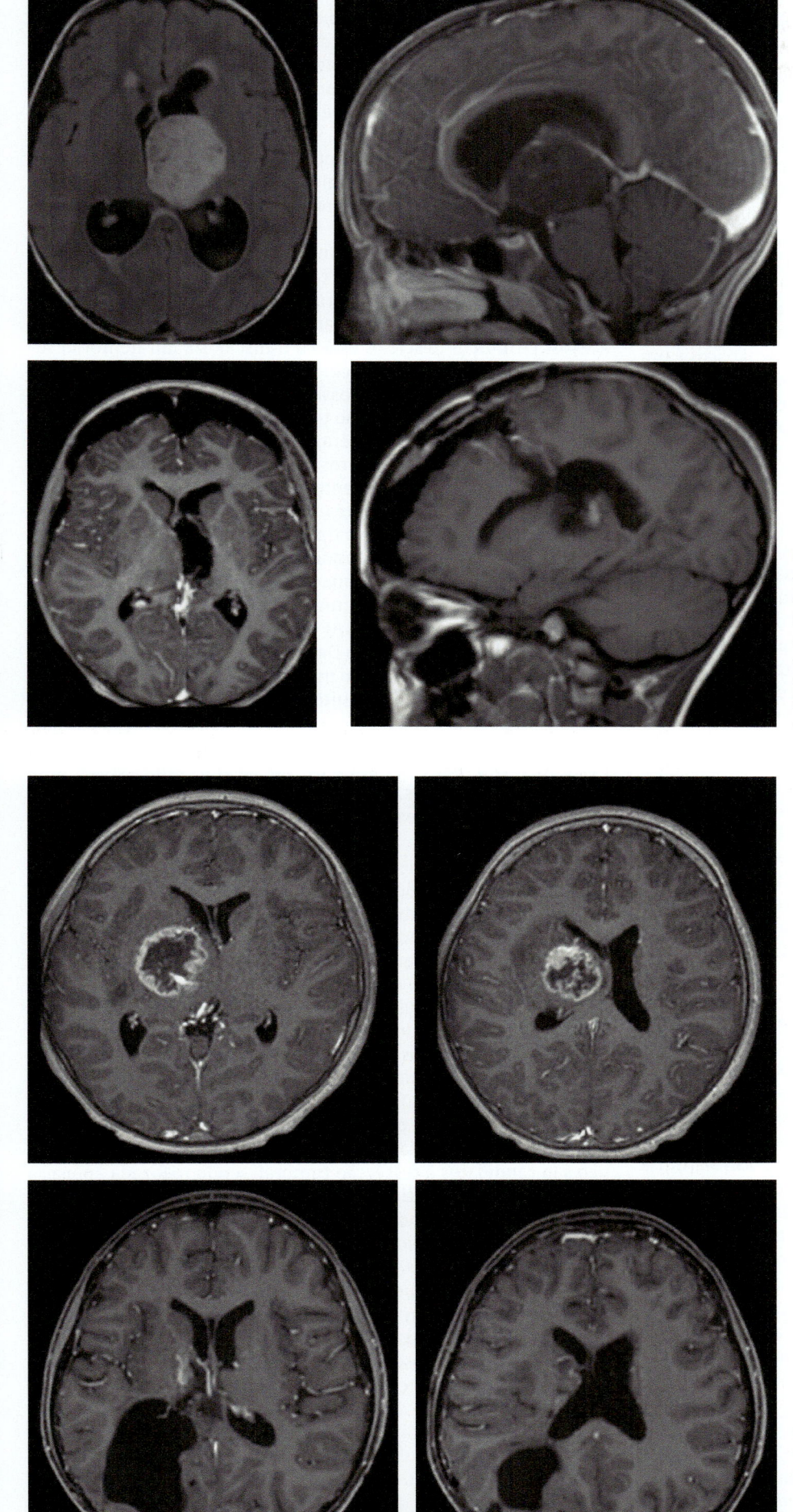

**Fig. 30-4.** Paciente de 8 anos do sexo feminino apresentando quadro de hipertensão intracraniana e alterações dos movimentos oculares com blefarospasmo. RM com volumoso tumor talâmico esquerdo associado à hidrocefalia com edema transependimário. RM de controle 48 horas de pós-operatório, com ressecção completa da lesão por via transcortical frontal esquerda. Anatomia patológica: glioma angiocêntrico. Seis anos de acompanhamento sem recidiva da lesão.

**Fig. 30-5.** Paciente de 9 anos do sexo masculino, com quadro clínico de hipertensão intracraniana associada à paresia à esquerda de predomínio braquial. Submetido à ressecção parcial por via parietoccipital transventricular, com ressecção parcial. O tumor mostrou tratar-se de um glioma de linha média com histona k27 mutada, p53 positivo e BRAF v600 E mutado. Submetido à radioterapia e quimioterapia com trametinib e dabrafenid. Quarenta e oito meses de evolução.

## MANIFESTAÇÕES CLÍNICAS

Os pacientes acometidos por lesões do tálamo têm apresentação clínica inicial variada, explicada por sua localização profunda no encéfalo, podem se manifestar com déficits motores ou sensitivos, paresia de nervos cranianos, crises convulsivas, alterações de personalidade e sinais de hipertensão intracraniana que podem ser progressivos ou surgir de forma aguda.[2,15] Déficits motores são encontrados em 55% dos casos, seguido de cefaleia (51%). O achado neurológico mais comum é a hemiparesia (58,6%), papiledema (51%), alterações dos movimentos oculares (20%) e hiper-reflaxia (17%). O mecanismo que leva ao surgimento das manifestações clínicas está relacionado com o aumento da pressão intracraniana e/ou com a compressão de estruturas adjacentes.[2,16-18]

Crises convulsivas foram verificadas em 17% dos casos, como sintoma inicial. Os déficits sensitivos associados podem ser difíceis de serem identificados em adultos; nos pacientes pediátricos é um desafio ainda maior. Com isso, é importante a avaliação da força apendicular dada a relação anatômica íntima entre o trato cortico-espinhal e o tálamo. Movimentos involuntários foram verificados em 10% dos casos.[2,11,16]

## DIAGNÓSTICO

A investigação prossegue com a obtenção de imagens por meio da tomografia computadorizada ou ressonância magnética. A tomografia computadorizada é o exame de preferência para emergências, devido à maior disponibilidade, e também quando há lesões calcificadas intratumorais. O uso de contraste iodado deve ser dispensado, já que as imagens de ressonância magnética fornecem mais informações. As sequências mais importantes para serem obtidas são T1, T2 e FLAIR. A aquisição das sequências com cortes finos (1 mm) permite maior definição das margens da lesão, dos espaços liquóricos e de estruturas profundas de grande importância, como a cápsula interna, núcleos da base e mesencéfalo. Devido à necessidade frequente de biópsias dessas lesões talâmicas e neuronavegação, a aquisição volumétrica das sequências citadas é mandatória.[19,20]

A completa avaliação neurorradiológica para tumores encefálicos deve ser centrada no cumprimento dos seguintes objetivos: detecção da lesão neoplásica, definição precisa dos limites tumorais e formulação de uma hipótese histológica confiável. Essa situação ideal pode ser alcançada seguindo a ordem: detecção do tecido anormal (pela tomografia computadorizada ou ressonância magnética), definição do epicentro da lesão e extensão, caracterizar da lesão, reconhecer as estruturas envolvidas e se há efeito de massa, excluir doenças não neoplásicas e formular hipóteses histológicas possíveis.[19,20]

As sequências T2 e FLAIR são as mais acuradas na detecção de tumores talâmicos. A sensibilidade dessas sequências é muito superior ao T1. Uma hiperintensidade de sinal em T2 indica que o tumor talâmico apresenta uma constituição com microcistos ou uma baixa celularidade, comumente notada nos casos de astrocitomas pilocíticos, enquanto a hipointensidade sugere alta celularidade que pode ser encontrada nos casos de tumores de células germinativas, linfomas, áreas de malignidade em astrocitomas ou tumores embrionários. O achado de restrição à difusão também é compatível com tumores de alta celularidade. Cuidado adicional deve ser dado à análise dos cistos que podem ser encontrados no astrocitoma pilocítico ou oligodendrogliomas, devem ser diferenciados de áreas de necrose que são quase específicas do glioblastoma. A espectroscopia é uma ferramenta auxiliar na diferenciação entre doenças não neoplásicas e neoplásicas.[19,20]

## TRATAMENTO

No passado, os resultados obtidos ao tratar pacientes com tumores talâmicos eram bastante insatisfatórios, sendo adotadas condutas mais conservadoras. Esses tumores eram tidos como inoperáveis devido ao risco de sequelas importantes e alta morbimortalidade. Entretanto, o desenvolvimento das técnicas microcirúrgicas e dos métodos de neuroimagem, além dos cuidados intensivos, permitiram o progresso no planejamento cirúrgico, alcançando uma ressecção mais extensa e segura desses tumores.[2,3,6]

Apesar disso, o prognóstico dos tumores talâmicos permanece pior em relação aos localizados em outras partes do sistema nervoso. A dificuldade de ressecção por causa da importância funcional e localização profunda do tálamo é o fator mais limitante da melhora desse resultado.[5,6]

A opção atual para o tratamento desses tumores se baseia na associação de um método cirúrgico à radioterapia e quimioterapia. O uso de ambas as terapias adjuvantes irá variar com o tipo histológico.[2,3,5,6,12]

O tratamento cirúrgico permanece como a principal forma de tratamento para os tumores do tálamo. Ao longo do tempo, foram propostas várias abordagens cirúrgicas a depender da sua localização no tálamo ou extensão para estruturas adjacentes. Entre os acessos cirúrgicos descritos estão o transcaloso, infratentorial supracerebelar e transcortical pelo sulco intraparietal.[2,3,5,10,16,21] A depender do tipo histológico, é possível que o tratamento seja curativo caso seja alcançada a ressecção total do tumor.[2,3,10]

A quimioterapia e a radioterapia também podem ser associadas ao tratamento cirúrgico. São reservadas para situações em que o tumor foi ressecado parcialmente e apresenta crescimento ao exame de imagem caso se trate de um glioma de baixo grau.[22] Outras indicações variam conforme o tipo histológico do tumor. As lesões neurocognitivas associadas à radioterapia são um dos efeitos colaterais mais temidos, por isso sua indicação deve ser precisa.[23]

Até um quinto dos astrocitomas talâmicos podem apresentar alvos terapêuticos como a BRAF V600E que pode apresentar boa resposta com a associação de Dabrafenid com Trametinib. Os tumores talâmicos bilaterais são mais agressivos e apresentam uma sobrevida livre de doença muito inferior aos unilaterais. Nestes casos a biópsia está indicada, seguida de quimioterapia e radioterapia. A sobrevida está diretamente relacionada com a idade. Pacientes com idade variando de 3 a 10 anos apresentam uma sobrevida de 13 meses, enquanto naqueles de 11 a 19 anos a sobrevida foi de 18 meses.

### Tratamento Cirúrgico

Os métodos cirúrgicos variam entre biópsia e ressecção tumoral. Uma ressecção tumoral inferior a 30% é considerada biópsia, ressecção parcial quando o volume tumoral removido varia entre 40 e 90%, subtotal superior a 90% e ressecção total.

A biópsia pode ser obtida de inúmeras formas a depender da disponibilidade de equipamentos no serviço de neurocirurgia de origem. Temos preferido a utilização de biópsia com Varioguide da BrainLab, porém, vários centros utilizam a biópsia estereotáxica. A vantagem do Varioguide em relação à estereotaxia é que o mesmo não necessita de fixação do arco de esterotaxia na tomografia. A nova versão robotizada permite maior acurácia no procedimento. Os pacientes que apresentam lesões talâmicas bilaterais normalmente não são candidatos à ressecção tumoral, sendo realizada apenas a biópsia para o diagnóstico histológico e tratamento adjuvante.[2,24,25] Pode-se utilizar a via endoscópica, estereotáxica ou a céu aberto com o auxílio do microscópio. Habitualmente, há maior preferência pela biópsia endoscópica devido por necessitar de menor incisão, menor craniotomia e, consequentemente, menor resposta metabólica ao trauma cirúrgico. Além disso, uma vantagem em relação à biópsia estereotáxica seria a possibilidade de controle de um sangramento no local em que a biópsia foi realizada, visto que o procedimento é realizado sob visão do cirurgião, porém, o acesso endoscópico depende do afloramento do tumor na cavidade ventricular.[26]

A ressecção tumoral é realizada sob o auxílio do microscópio e variará entre parcial, subtotal e total. A extensão da ressecção varia com a experiência do cirurgião, estruturas adjacentes envolvidas ou não pela lesão e materiais auxiliares disponíveis como, por exemplo, monitoração neurofisiológica intraoperatória, neuronavegador e aspirador ultrassônico, que permitem uma ressecção mais ampla e segura e que não provoque déficits neurológicos adicionais ao paciente.[2,3] Yasargil preconizava a ressecção completa em todos os tumores talâmicos, seguida de radioterapia para os gliomas de alto grau. A sobrevida livre de doença variou de 3 a 20 anos. Para os gliomas de alto grau a sobrevida variou de 2 a 8 anos, mas todos morreram.

A importância do acesso cirúrgico é bastante crítica porque vai influenciar diretamente na extensão da ressecção tumoral. A escolha do acesso mais adequado para determinada lesão implicará uma melhor exposição e ressecção segura pelo cirurgião. O tálamo apresenta uma localização profunda e isso garante que inúmeros possíveis acessos atinjam o mesmo alvo. O principal fator que irá determinar a escolha do acesso cirúrgico será a identificação da região do tálamo que foi acometida e as estruturas adjacentes que foram comprometidas. A experiência do cirurgião também é fator de extrema importância visto que o uso repetido das mesmas habilidades leva a um maior refinamento e consequentemente melhor desempenho do cirurgião. Os tumores talâmicos em especial são verdadeiros desafios neurocirúrgicos e para que bons resultados sejam alcançados é recomendado o treinamento em laboratórios de dissecção anatômica e em centros de referência com neurocirurgiões mais experientes.

A escolha do acesso cirúrgico para o tálamo dependerá, inicialmente, da definição da sua região acometida. O modelo proposto por Rangel-castilla et al. divide o tálamo em 6 regiões que são: anteroinferior, medial, lateral, posterossuperior, lateral posteroinferior e medial posteroinferior.

A região anteroinferior compreende os núcleos anterior inferior e ventral anterior do tálamo. O acesso cirúrgico utilizado para acessar a região foi uma craniotomia orbitozigomática e uma via transsylviana. É necessária a exposição da porção superior da bifurcação da artéria carótida interna e iniciar a dissecção do tecido encefálico frontal em sua porção basal. A lesão desejada deve ser ressecada de baixo para cima. O maior desafio deste acesso é o risco de acidente vascular encefálico, visto que há manipulação cirúrgica de uma área bastante frágil e rica em artérias perfurantes cerebrais.[21]

A região medial abrange os núcleos anterior superior, medial e a porção medial do centromedial do tálamo. Pode ser dividida em uma porção superior e outra inferior pelo sulco hipotalâmico. A porção superior pode ser alcançada por um acesso transcaloso anterior, enquanto a porção inferior, situada no III ventrículo, necessita de um acesso adicional que pode ser transeptal, transforaminal ou transcoróideo.[21]

A região lateral é formada pelos núcleos laterais. Relaciona-se medialmente com a lâmina medular interna e lateralmente com o joelho e perna posterior da cápsula interna. Essa região também pode ser acessada pela abordagem transcalosa anterior. Entretanto, há uma diferença de posicionamento do paciente para ressecção de lesões situadas na região lateral. O paciente deve ser colocado em decúbito lateral com o plano mediano com orientação horizontal. A craniotomia deve ser realizada no lado contralateral, o que permite menor retração de tecido cerebral para a exposição da porção mais lateral da lesão.[21]

O pulvinar, parte posterior do tálamo, é dividido pelas outras três regiões restantes: posterossuperior, lateral posteroinferior e medial posteroinferior. O acesso transcaloso posterior é o mais recomendado para a região posterossuperior. Não necessita de transgressão significativa do tecido encefálico e há menor manipulação de áreas eloquentes como é classificada a parte medial do lobo occipital. Cerca de 50% dos pacientes podem apresentar novo déficit visual ou piora de déficit prévio após a cirurgia, mas na maioria das vezes é transitório. A colocação do paciente em decúbito lateral fornece menor necessidade de retração cerebral.[21]

O acesso transcortical parietal é a abordagem indicada para lesões situadas na região lateral posteroinferior. Esse acesso é o mais recomendado para acessar o átrio do ventrículo lateral. Uma pequena corticectomia é realizada no lobo parietal superior e é aspirado o tecido cerebral adjacente no trajeto em direção ao átrio. O uso do neuronavegador é de grande valia para orientar a direção para alcançar o ventrículo lateral.[21]

Por fim, a abordagem infratentorial supracerebelar é a indicada para lesões situadas na região medial posteroinferior. O paciente é colocado em posição supina com rotação da cabeça ou em posição *park bench* com o lado da lesão colocado para cima. Essa posição permite o uso da gravidade para menor retração do cerebelo que, associado à cauterização das veias ponte encontradas junto à tenda do cerebelo, revelam um espaço bastante amplo para identificação do tálamo e da lesão desejada. Cuidado deve ser tomado após identificação da grande veia de Galeno, veias de Rosenthal e veias cerebrais internas. O nervo troclear também deve ser identificado precocemente para evitar sua lesão, pois emerge da face posterior do mesencéfalo e se dirige anteriormente junto à borda da tenda cerebelar circundando o tronco encefálico.[21]

Em casuística própria dos autores, é realizada a classificação da localização do tumor talâmico a partir de quatro categorias: anteromedial, anterolateral, posteromedial e posterolateral.

Para os tumores situados na parte anterior do tálamo, foram utilizados com maior frequência as vias transcortical temporal (41,7%) e transcortical frontal (25%). Para realizar essas vias, o paciente é colocado em decúbito lateral ou em posição supina, caso a rotação da cabeça seja suficiente para expor a área desejada. A cabeça é fixada à mesa cirúrgica com suporte à Mayfield e pinos com extensão ajustada a depender da idade do paciente. Manter a cabeça em uma posição fixa é necessário para uso do neuronavegador óptico que é de grande importância para definir o menor trajeto entre as superfícies cerebral e tumoral para que haja mínima transgressão de tecido cerebral saudável.[21] A forma da incisão e craniotomia variam com a experiência do cirurgião, podendo ser linear, arciforme, em interrogação quando necessitar de maior exposição do lobo temporal posterior.[27] O cuidado com hemostasia deve iniciar desde a incisão da pele, visto que os pacientes pediátricos apresentam tolerância à perda de volume sanguíneo menor que os adultos. O uso de clipes de Haney e o bisturi monopolar e pinça bipolar auxiliam na hemostasia dos tecidos moles, enquanto a cera óssea é utilizada para controle de sangramentos de veias emissárias que podem ser encontradas ao dissecar a gálea aponeurótica da tábua externa. A craniotomia pterional é realizada da forma habitual e pode ser estendida a depender da área que se deseja uma maior exposição.[27]

Nos tumores localizados nas porções posteriores do tálamo, as vias transcortical parietal (45,2%) e supracerebelar (22,6%) foram as mais utilizadas. Para a primeira, o paciente é colocado em decúbito lateral ou park bench com o lado da lesão voltado para cima (Fig. 30-6).[21] A incisão cutânea pode ser feita de diversos formatos, sendo uma possibilidade em formato de *S* além da ferradura ou linear. Para esta última, é importante o uso do neuronavegador para selecionar o local da incisão visto que permite uma exposição do cérebro mais limitada em relação às demais.

Para o acesso infratentorial supracerebelar, o paciente necessita de um posicionamento diferente dos anteriores. Podem ser utilizadas as posições prona ou sentada, ambas com flexão da coluna cervical para maior exposição da fossa posterior. A posição sentada permite a dispensa do uso de retratores já que pode utilizar a gravidade para expor de forma adequada a superfície tentorial do cerebelo. A incisão utilizada é a linear mediana e craniotomia suboccipital mediana realizadas de forma habitual.[28] A complicação mais temida desse posicionamento é a embolia gasosa, entretanto uma equipe de neuroanestesia com treinamento adequado minimiza de forma significativa esse risco. Durante o pré-operatório é recomendado o estudo das câmaras cardíacas com ecocardiografia para avaliar se há patência do forame oval.[29] Em caso de sangramentos venosos durante a cirurgia, a irrigação abundante com solução fisiológica deve ser feita até o controle do sangramento.[28] As medidas citadas anteriormente para hemostasia no acesso cirúrgico são válidas também para os acessos infratentorial supracerebelar e transcortical parietal.

O momento da microcirurgia pode ser descrito de forma semelhante para os acessos transcorticais frontal, temporal e parietal. Todos irão necessitar o uso do neuronavegador para identificar o melhor local para a corticectomia e após adentrar na profundidade

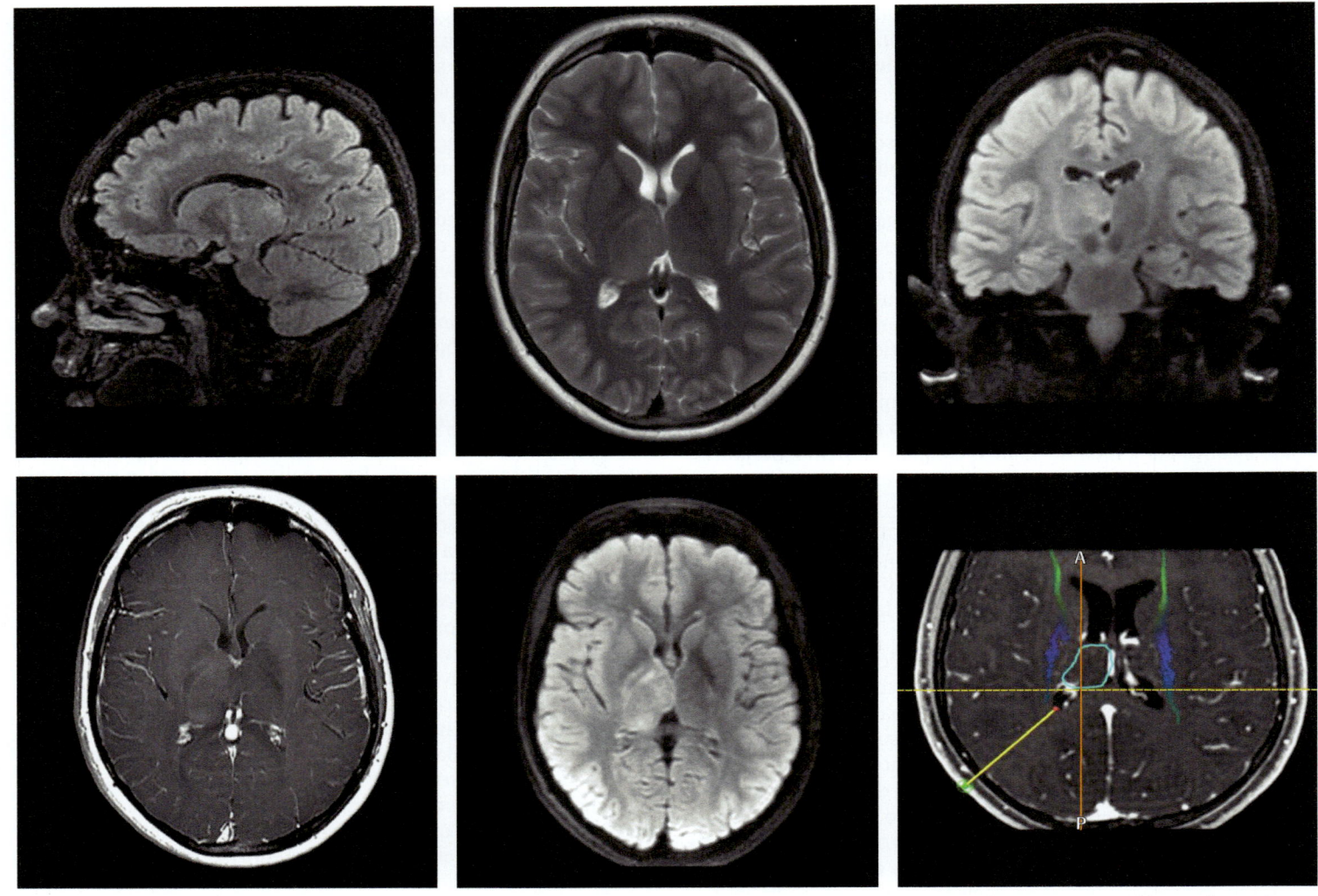

**Fig. 30-6.** Paciente de 8 anos com tumor talâmico direito evoluindo com hemiparesia. Acesso transcortical transventricular. Anatomia patológica: glioma de baixo grau. Nove anos de evolução sem recidiva.

do parênquima cerebral para orientar a direção para atingir a superfície tumoral.[21] No acesso infratentorial supracerebelar, inicialmente, não é necessário seu uso visto que há um grande número de referenciais anatômicos que orientam o cirurgião. Neste acesso pode ser necessária uma secção da incisura do tentório para maior exposição da porção inferomedial do tálamo.[21,28]

Durante a aspiração tumoral, o neuronavegador tem vital importância para definir os limites anatômicos da lesão que muitas vezes não é possível diferenciar do tecido cerebral saudável.[30] O uso da monitorização neurofisiológica intraoperatória deve ser rotineiro já que traz segurança para a cirurgia de forma a evitar déficits adicionais e minimizar a piora de déficits prévios.[31] Existem ferramentas adicionais como a onda D que permite que a ressecção tumoral seja maximizada mesmo em situações de queda do potencial evocado motor.[32,33] Devido à particularidade no posicionamento da onda D, talvez seja possível utilizá-la em pacientes que sejam candidatos à abordagem infratentorial supracerebelar. Para a maioria dos casos, o aspirador-estimulador é o instrumento que apresenta maior aplicação. Trata-se de um aspirador cirúrgico acoplado ao eletrodo de estimulação. Ele permite que haja estimulação do tecido nervoso de forma simultânea à aspiração do tecido tumoral. Isso faz com que seja estimada a distância entre a extremidade do instrumento de estimulação e o trato corticoespinhal. Na nossa série interrompemos a cirurgia quando ocorre uma queda do potencial evocado de 80%, porém, com manutenção da onda D. Interrompemos a ressecção tumoral quando estamos entre 3-5 mm da cápsula interna. O crescimento dos tumores talâmicos comumente pode provocar hidrocefalia devido à sua proximidade com a linha média.[2] Em nossa série, essa complicação foi verificada em cerca de 57,8% dos pacientes avaliados. O seu manejo deve ser valorizado dadas a frequência e a complexidade. O uso de endoscopia cerebral e implante de *shunt*s são as opções mais adequadas tanto de forma isolada quanto a associação dos métodos.[3,10,16] A presença de dilatação de partes do ventrículo devido ao bloqueio do fluxo liquórico fala a favor do uso da endoscopia cerebral. Em outros casos em que haja a dilatação generalizada do sistema ventricular e a ausência de um ponto de obstrução identificável, há maior tendência ao implante de *shunt*s, já que se trata de uma provável hidrocefalia comunicante.[2] Nos acessos transcolosos ou transcortical, a presença da hidrocefalia pode facilitar muito o acesso. Nos acessos transcorticais tanto anterior quanto parietoccipital temos realizado o procedimento com o uso de retratores tubulares guiados por endoscopia.

## Terapias Adjuvantes – Papel da Radioterapia e Quimioterapia

Devido à maior frequência de gliomas no tálamo em relação a outros tipos lesões expansivas, a radioterapia e a quimioterapia são consideradas ferramentas de grande importância no controle tumoral.[34]

A radioterapia começou a ser utilizada no tratamento dos gliomas de alto grau e mudou radicalmente a sobrevida desses pacientes, entretanto, no cenário mais favorável esses pacientes conseguiam sobrevida de no máximo 2 anos.[35] Atualmente faz parte da maioria dos protocolos utilizados. Todos os pacientes que foram submetidos à ressecção tumoral de gliomas de alto grau devem ser tratados posteriormente com radioterapia. Exceções são a idade inferior a 3 anos ou irradiação prévia. Nesses casos a discussão da necessidade ou não do uso da radioterapia deve ser decidida pela equipe multidisciplinar.[34]

O uso da quimioterapia oral associada à radioterapia é o tratamento adjuvante mais recomendado atualmente para os gliomas de alto grau. A temozolamida é um agente alquilante oral que age no crescimento tumoral impedindo a sua progressão. Estudos revelaram que há benefício estatisticamente significativo em seu uso no aumento da sobrevida.[36]

O manejo dos gliomas de baixo grau está baseado, principalmente, na ressecção cirúrgica, cuja ressecção completa é o maior preditor de prognóstico favorável para o paciente. A ressecção completa é alcançada na maioria das vezes nos pacientes que apresentam lesões superficiais nos hemisférios cerebrais ou fossa posterior, mas nem sempre isso é possível em tumores situados profundamente nas estruturas encefálicas ou naqueles com maior característica infiltrativa. Nos casos em que o resíduo tumoral é de difícil acesso ou está situado em área eloquente, que inviabilizam uma reoperação, é optado por tratamento com quimioterapia associada à radioterapia.[37,38]

A radioterapia é um tratamento que não é livre de efeitos colaterais. Sua indicação deve ser bastante precisa visto que está associada a sequelas neurocognitivas a longo prazo. Mecanismos criados para diminuir esse risco são: ajustes da dose de radiação, do local a ser irradiado (leito cirúrgico ou cranioespinhal) e ajuste da modalidade utilizada (convencional, estereotáxica ou radiocirurgia, fóton ou próton) baseados na localização da lesão, tipo histológico, disseminação do tumor, se há algum esquema quimioterápico efetivo e a idade do paciente.[39,40]

Além dos efeitos colaterais citados, o paciente também pode apresentar catarata, neuropatia óptica, retinopatia, endocrinopatias (relacionadas com a lesão do hipotálamo ou hipófise), surdez, radionecrose e vasculopatias.[41] De forma a controlar de maneira mais efetiva os efeitos colaterais, a avaliação neurocognitiva deve fazer parte do acompanhamento rotineiro dos pacientes submetidos à radioterapia.[40] A quimioterapia tem alcance limitado nos gliomas de baixo grau, mas permanece em constante progresso à medida que o estudo da gênese molecular tumoral progride e há a criação de novas terapias-alvo. O principal objetivo do seu uso é retardar ou substituir o uso da radioterapia. Esta tática reduz os efeitos da radioterapia a longo prazo na população pediátrica, que é mais vulnerável.

## CONCLUSÃO

Os tumores do tálamo são considerados verdadeiros desafios pelos neurocirurgiões apesar de todo o desenvolvimento tecnológico que cerca tanto o tratamento cirúrgico como o tratamento adjuvante. Diante da análise histórica, é notável que houve mudança bastante positiva no manejo de pacientes com tumores talâmicos, graças aos avanços na área de oncologia e neurocirurgia. Este estudo contribuiu para consolidar conceitos antigos, como as vias de acesso aos diferentes tumores talâmicos, e trouxe novas perspectivas, como a associação entre grau de malignidade e a localização no tálamo. Os dados sobre sobrevida em pacientes com tumores de baixo e alto graus ampliaram a compreensão do tema e ressaltaram a importância de novos estudos nessa área. No entanto, vários desafios são enfrentados, tanto no manejo desses pacientes quanto na obtenção de grandes séries de casos. A escassez de informações serve como motivação para promover maior estímulo para o estudo do tema. A necessidade de formação de neurocirurgiões com experiência neste tema é fundamental para promover melhor assistência aos pacientes e isso só será possível com a consolidação de princípios básicos como conceitos anatômicos e de microcirurgia que podem ser obtidos por meio de treinamentos em laboratórios de anatomia e estágios em centros de referência. É necessário o empenho contínuo para avançar na neurocirurgia pediátrica, buscando a melhoria constante da qualidade de vida dos pacientes. A dedicação ao estudo e à inovação é crucial para alcançar esse objetivo e enfrentar os desafios futuros.

## REFERÊNCIAS BIBLIOGRÁFICAS

1. Machado Â, Haertel LM. Neuroanatomia funcional. 3. ed. Rio de Janeiro: Atheneu. 2013.
2. Bilginer B, Narin F, Işikay I, et al. Thalamic tumors in children. Child's Nerv Syst. 2014;30(9):1493-8.
3. Cinalli G, Aguirre DT, Mirone G, et al. Surgical treatment of thalamic tumors in children. J Neurosurg Pediatr. 2018;21(3):247-57.
4. Udaka YT, Packer RJ. Pediatric brain tumors. Neurol Clin. 2018;36(3):533-56.
5. Qinglong G, Wei H, Biwu W, et al. Lateral or medial surgical approaches for thalamic gliomas resection? World Neurosurg. 2020;136:e90-e107.
6. Liu Y, Zhang Y, Hua W, et al. Clinical and molecular characteristics of thalamic gliomas: retrospective report of 26 cases. World Neurosurg. 2019;126:e1169-e1182.
7. John E. Hall. Guyton and hall textbook of medical physiology. 13th ed. Saunders, ed., 2015.
8. Rhoton Jr AL. Rhoton's cranial anatomy and surgical approaches. (OUP USA, ed.). Congress of Neurological Surgeons (CNS). 2019.
9. Ribas EC, Yagmurlu K, De Oliveira E, et al. Microsurgical anatomy of the central core of the brain. J Neurosurg. 2018;129(3):752-69.
10. Puget S, Crimmins DW, Garnett MR, et al. Thalamic tumors in children: a reappraisal. J Neurosurg. 2007;106(5):354-62.
11. Cavalheiro S, da Costa MDS, Schaurich CG, et al. An 8-year-old girl with blepharospasm and left thalamic tumor. Brain Pathol. 2019;29(3):457-8.
12. Kramm CM, Butenhoff S, Rausche U, et al. Thalamic high-grade gliomas in children: a distinct clinical subset? Neuro Oncol. 2011;13(6):680-9.
13. Louis DN, Ohgaki H, Wiestier OD, et al. World Health Organization Classification of Tumours WHO Classification of Tumours of the Central Nervous System. 2016;131.
14. Özek MM, Bozkurt B. Surgical approach to thalamic tumors. Advances and Technical Standards in Neurosurgery. 2022;45:177-98.
15. Fernandez C, Maues de Paula A, Colin C, et al. Thalamic gliomas in children: an extensive clinical, neuroradiological and pathological study of 14 cases. Child's Nerv Syst. 2006;22(12):1603-10.
16. Baroncini M, Vinchon M, Minéo J-F, et al. Surgical resection of thalamic tumors in children: approaches and clinical results. Child's Nerv Syst ChNS Off J Int Soc Pediatr Neurosurg. 2007;23(7):753-60.
17. Watkins L. Raised intracranial pressure. Clin Neurol. Published online 2011:197-216.
18. Robert D. Stevens, Michael Shoykhet and RC. Emergency neurological life support: intracranial hypertension and herniation. Neurocrit Care. 2015;23.
19. Steinbok P, Gopalakrishnan CV, Hengel AR, et al. Pediatric thalamic tumors in the MRI era: a Canadian perspective. Child's Nerv Syst. 2016;32(2):269-80.
20. Colosimo C, di Lella GM, Tartaglione T, Ricardi R. Neuroimaging of thalamic tumors in children. Child's Nerv Syst. 2002;18(8):426-39.
21. Rangel-castilla L, Spetzler RF. The 6 thalamic regions: surgical approaches to thalamic cavernous malformations, operative results, and clinical outcomes in: Journal of Neurosurgery. 2015;123:676-85.
22. Ajithkumar T, Taylor R, Kortmann RD. Radiotherapy in the management of paediatric low-grade gliomas. Clin Oncol. 2019;31(3):151-61.
23. Lawrie TA, Gillespie D, Dowswell T, et al. Long-term neurocognitive and other side effects of radiotherapy, with or without chemotherapy, for glioma. Cochrane Database Syst Rev. 2019;2019(8).
24. Menon G, Nair S, Sudhir J, et al. Bilateral thalamic lesions. Br J Neurosurg. 2010;24(5):566-71.
25. Konar SK, Shukla D, Nandeesh BN, et al. Surgical management and outcome of a bilateral thalamic pilocytic astrocytoma: Case report and review of the literature. Pediatr Neurosurg. 2019;54(2):139-42.
26. Oertel J, Keiner D. Visual-controlled endoscopic biopsy of paraventricular intraparenchymaltumors. WorldNeurosurg. 2019;126:e208-e218.
27. Chaddad-Neto F, Filho JMC, Dória-Netto HL, et al. The pterional craniotomy: tips and tricks. Arq Neuropsiquiatr. 2012;70(9):727-32.
28. Oliveira J, Cerejo A, Silva PS, et al. The infratentorial supracerebellar approach in surgery of lesions of the pineal region. Surg Neurol Int. 2013;4:154.
29. Jadik S, Wissing H, Friedrich K, et al. A standardized protocol for the prevention of clinically relevant venous air embolism during neurosurgical interventions in the semisitting position. Neurosurgery. 2009;64(3):533-9.

30. Orringer DA, Golby A, Jolesz F. Neuronavigation in the surgical management of brain tumors: current and future trends. Expert Rev Med Devices. 2012;9(5):491-500.
31. Carrabba G, Bertani G, Cogiamanian F, et al. Role of intraoperative neurophysiologic monitoring in the resection of thalamic astrocytomas. World Neurosurg. 2016;94:50-6.
32. Ghadirpour R, Nasi D, Iaccarino C, et al. Intraoperative neurophysiological monitoring for intradural extramedullary spinal tumors: predictive value and relevance of D-wave amplitude on surgical outcome during a 10-year experience. J Neurosurg Spine. 2018;30(2):259-67.
33. Costa P, Peretta P, Faccani G. Relevance of intraoperative D wave in spine and spinal cord surgeries. Eur spine J Off Publ Eur Spine Soc Eur Spinal Deform Soc Eur Sect Cerv Spine Res Soc. 2013;22(4):840-8.
34. Frosina G. Radiotherapy of high-grade gliomas: first half of 2021 update with special reference to radiosensitization studies. Int J Mol Sci. 2021;22(16).
35. Walker MD, Green SB, Byar DP, et al. Randomized comparisons of radiotherapy and nitrosoureas for the treatment of malignant glioma after surgery. N Engl J Med. 1980;303(23):1323-9.
36. Komotar RJ, Otten ML, Moise G, Connolly ES. Radiotherapy plus concomitant and adjuvant temozolomide for glioblastomas — A critical review. Clin Med Oncol. 2008;2:421-2.
37. Ryall S, Tabori U, Hawkins C. Pediatric low-grade glioma in the era of molecular diagnostics. Acta Neuropathol Commun. 2020;8(1):1-22.
38. Sreenivasan S, Madhugiri V, Sasidharan G, Kumar RVR. Measuring glioma volumes: a comparison of linear measurement based formulae with the manual image segmentation technique. J Cancer Res Ther. 2016;12(1):161-8.
39. McGovern SL, Okcu MF, Munsell MF, et al. Outcomes and acute toxicities of proton therapy for pediatric atypical teratoid/rhabdoid tumor of the central nervous system. Int J Radiat Oncol Biol Phys. 2014;90(5):1143-52.
40. Lawrie TA, Gillespie D, Dowswell T, et al. Long-term neurocognitive and other side effects of radiotherapy, with or without chemotherapy, for glioma. Cochrane Database Syst Rev. 2019;2019(8).
41. Plimpton SR, Stence N, Hemenway M, et al. Cerebral radiation necrosis in pediatric patients. Pediatr Hematol Oncol. 2015;32(1):78-83.

# TUMORES ÓSSEOS DO CRÂNIO

Simone Mendes Rogério ■ Cynthia Souza Martins Rocha

## INTRODUÇÃO

Lesões do crânio têm origem em uma grande variedade de patologias na população pediátrica e de adolescentes. Os tumores ósseos primários do crânio, benignos ou malignos, são raros na faixa etária pediátrica e pouco descritos na literatura e representam um desafio no diagnóstico e tratamento em virtude de se tratar do crânio e encéfalo em desenvolvimento. Apresentam uma incidência em torno de 0,8 a 1% de todos os tumores ósseos.[1,2] O diagnóstico diferencial dessas lesões baseado em exame clínico e radiológico é amplo e inclui lesões congênitas e adquiridas. Massas no crânio nem sempre são neoplasias. Lesões congênitas, pós-traumáticas e inflamatórias frequentemente se apresentam como massas no crânio.[1,3] Estudos sugerem que tumores dermoides e epidermoides sejam os mais comuns na faixa etária pediátrica, chegando a representar 60% dos tumores ósseos do crânio.[4,5] Entidades como histiocitose de células de Langerhans, cisto ósseo aneurismático e displasia fibrosa provavelmente não são verdadeiras neoplasias, mas compartilham padrões de apresentação clínica e tratamento similares aos das neoplasias.[3]

## APRESENTAÇÃO CLÍNICA

Independente da patologia primária, os sinais e sintomas são similares. A apresentação clínica mais comum é dor local espontânea ou à palpação, abaulamentos ou deformidades com massa palpável ou visível em couro cabeludo em geral achado incidental em radiografias ou observadas pelos genitores.[1,6] Algumas lesões são amolecidas ou dolorosas à palpação e em crianças menores a dor pode ser expressa por choro e irritabilidade.[2] Sinais indiretos também podem estar presentes, como comprometimento visual ou auditivo provocados por tumores que comprometem estruturas da órbita ou do ouvido médio, ou dor referida por compressão de nervos em seu trajeto.[7,8] A localização pode ser diversa e ajudar no diagnóstico diferencial, especialmente lesões em linha mediana que sugerem lesões congênitas com componente intracraniano como meningoencefaloceles.[1,3] Uma anamnese e um exame físico detalhados com dados do parto, eventos traumáticos, tempo de evolução, progressão ou redução da lesão, inspeção, palpação do crânio e medidas do perímetro cefálico são fundamentais para o diagnóstico clínico e plano terapêutico. Recém-nascidos e lactentes podem apresentar massas intracranianas e permanecer com exame neurológico inalterado e apropriado para a faixa etária (Quadro 31-1).[3]

**Quadro 31-1.** Diagnóstico diferencial[3]

### Etiologia congênita
- Aplasia cútis congênita
- Cisto dermoide
- Meningocele atrésica/meningoencefalocele
- *Nevus* sebáceo

### Neoplasia benigna
- Neurofibroma
- Osteoma, osteoma osteoide, osteoblastoma
- Displasia fibrosa
- Fibroma ossificado
- Tumor de células gigantes
- Cisto ósseo aneurismático

### Neoplasia maligna
- Tumor melanocítico neuroectodérmico da infância
- Neuroblastoma
- Linfoma
- Sarcoma de Ewing ou osteogênico

### Pós-traumático
- Céfalo-hematoma calcificado
- Fratura em crescimento (cisto leptomeníngeo)
- Vascular
- Hemangioma
- *Sinus pericranii*
- Fístula arteriovenosa/aneurisma cirsoide

### Inflamatório
- Histiocitose de células de Langerhans
- Linfoadenomegalia
- Nódulos necrobióticos
- Miofibromatose
- Osteomielite

## DIAGNÓSTICO POR IMAGEM

Investigação complementar por imagem é essencial nessas lesões para definir a localização, a extensão do comprometimento ósseo, aspecto osteolítico ou osteoblástico, esclerose óssea presente ou não nas bordas da lesão, assim como envolvimento intracraniano das mesmas.[1,4,7] Ruge et al.[4] relatam que 1/3 dos pacientes apresentam algum envolvimento intracraniano, portanto, deve-se seguir o estudo radiológico com tomografia computadorizada e ressonância nuclear magnética do crânio, que se complementam. A tomografia computadorizada do crânio é o exame de eleição, que mostra com clareza o envolvimento ósseo, a extensão dural, intradural e para os tecidos moles adjacentes.[7] Este estudo com reconstrução tridimensional é de grande importância para o planejamento cirúrgico adequado quando há necessidade de reconstrução craniofacial. Ultrassonografia tem se mostrado uma ótima ferramenta para a triagem inicial em especial em recém-nascidos e a monitorização da progressão de lesões e respostas ao tratamento em pós-operatório reduzindo a exposição do paciente à radiação.[9,10]

## CLASSIFICAÇÃO

### Cistos Dermoides e Epidermoides

Cistos dermoides e epidermoides são as lesões benignas da calvária mais encontradas na faixa etária pediátrica consideradas congênitas e que já podem estar presentes desde o nascimento, representando cerca de 60% de todas as massas encontradas nesta região.[1,2,11] São o resultado de graus variados de falhas da disjunção do neuroectoderma do ectoderma cutâneo durante o fechamento do tubo neural e o crânio é a localização frequente para essas lesões na faixa etária pediátrica com prevalência da região frontal, fronto-orbitária, onde parece haver maior relação com erosões ósseas, seguida das regiões occipital e supraorbitária. Muitas lesões envolvem a linha de sutura e se localizam na fontanela anterior.[11-13] Os cistos dermoides são mais comuns em crianças menores (idade inferior a 3 anos) com predomínio em sexo feminino de acordo com algumas séries. Por sua vez, os cistos epidermoides incidem em faixa etária mais elevada, inclusive adultos jovens, sendo a maior parte de origem congênita, embora também possa resultar de implante traumático de tecido epidérmico dentro do osso.[3,14-16] Ambos têm crescimento lento e como apresentação clinica mais frequente massa subcutânea, palpável e indolor.[15,17]

Por se tratar de lesão benigna, há controvérsia na literatura entre se adotar um tratamento conservador com observação de evolução clínica ou em se realizar abordagem mais agressiva com excisão cirúrgica. Esta conduta se justifica na medida em que tais lesões podem crescer e determinar invasão dural por erosão óssea (Fig. 31-1)[18] e sua ruptura pode levar a quadros infecciosos, além disso, a abordagem cirúrgica proporciona material histopatológico, bem como permite correções estéticas.[11,19-21]

Em geral, cistos dermoides e epidermoides são hipointensos em T1 e hiperintensos em T2 e apresentam restrição à difusão em estudos com ressonância nuclear magnética. Pequenos tratos fibrosos podem se estender para o espaço intracraniano com aderência a dura-máter e encontrados durante o tratamento cirúrgico, mesmo com imagens negativas em exames de imagem.[1,3,10]

Lesões em linha mediana ou lesões pedunculadas sempre devem ser investigadas com ressonância nuclear magnética em virtude da possibilidade da relação das mesmas com os seios durais. Histologicamente, cistos dermoides têm parede bem definida com camada escamosa epitelial e um lúmen que pode estar preenchido com estruturas anexiais maduras de origem do mesoderma como folículos pilosos, ou glândulas sebáceas. Esse padrão difere do cisto epidermoide, onde tais estruturas não estão presentes e as paredes do cisto tendem a ser mais finas com menos reação fibrosa.[22-24]

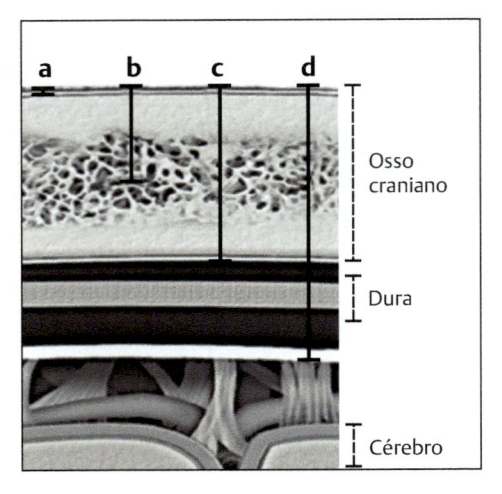

**Fig. 31-1.** Classificação da erosão óssea: erosão foi definida como:
(a) insignificante;
(b) erosão parcial;
(c) erosão total;
(d) erosão total com extensão epidural.[18]

### Histiocitose Células de Langerhans

Ao longo de muitas décadas a nomenclatura usada para descrever desordens histiocíticas mudou substancialmente o que reflete a larga variedade de manifestações clínicas de algumas desordens com os mesmos achados patológicos.[25] A histiocitose das células de Langerhans, inicialmente foi dividida em granuloma eosinofílico, doença de Hand-Schüller-Christian e doença de Abt-Letterer-Siwe dependendo das localizações acometidas e gravidade.[26] Posteriormente, essas manifestações se mostraram a mesma entidade e todas foram unificadas sob o termo de histiocitose X, denominação que finalmente passou a ser histiocitose de células de Langerhans, por estas constituírem o tipo celular primário envolvido na fisiopatologia da doença.[27,28] As lesões se formam devido a uma proliferação das células de Langerhans combinada com linfócitos, eosinófilos e histiócitos normais havendo uma infiltração anormal em vários tecidos incluindo osso, pele, pulmões, fígado, e linfonodos.[1,18] É uma doença rara, de etiologia desconhecida e que afeta 2 a 5 crianças por milhão, por ano com certo predomínio pelo sexo masculino.[29] Pode ocorrer em qualquer idade com pico de incidência em crianças de 1 a 3 anos de idade. A história natural varia entre uma doença benigna com resolução espontânea e uma doença progressiva fatal. Os sinais e sintomas variam consideravelmente dependendo dos órgãos infiltrados. Pode ser classificada em doença de único sistema ou multissistêmica. A doença de um único sistema é o comprometimento uni ou multifocal de um dos órgãos a seguir: ossos, pele, linfonodo, pulmão, sistema nervoso central ou outros locais raros (p. ex., tireoide ou timo). A doença multissistêmica se manifesta em dois ou mais órgãos ou sistemas. O diagnóstico é histopatológico. Os indicadores de prognóstico desfavorável são idade < 2 anos e doença disseminada, particularmente comprometendo sistema hematopoiético, fígado, baço ou sua combinação. A localização mais frequente no crânio é em região parietal seguida da frontal. Radiologicamente se apresentam como lesão osteolítica bem definida em radiografia simples ou tomografia computadorizada do crânio.[30-36] Na ressonância nuclear magnética essas lesões são tipicamente isointensas em T1 e hiperintensas heterogeneamente em T2 e sofrem realce pelo contraste.[1] Os tratamentos compreendem medidas de apoio e quimioterapia ou tratamento local com cirurgia ou radioterapia, conforme indicado pela extensão da doença (Fig. 31-2).[1,3,37]

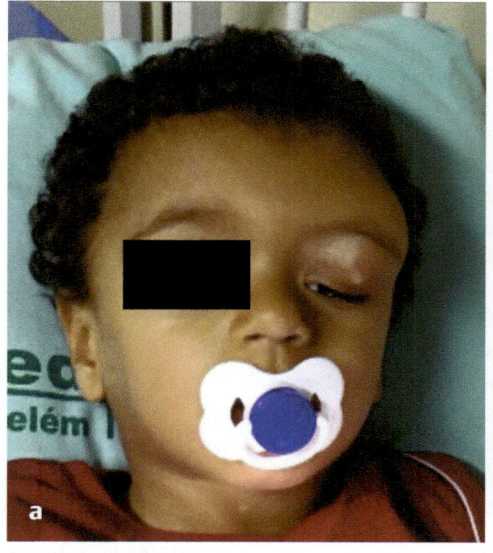

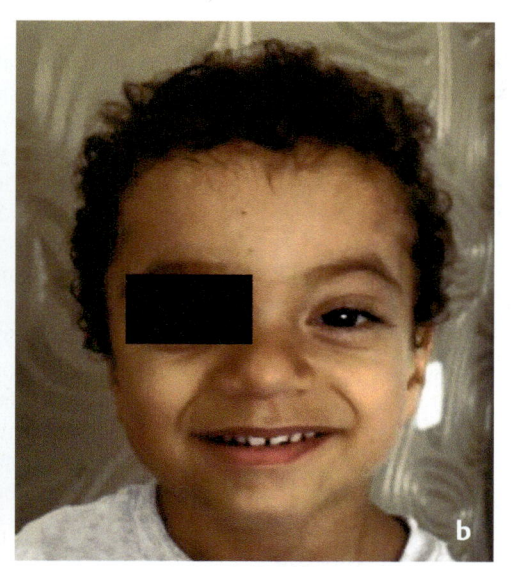

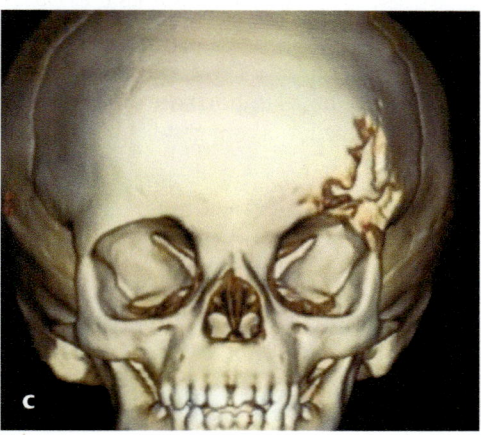

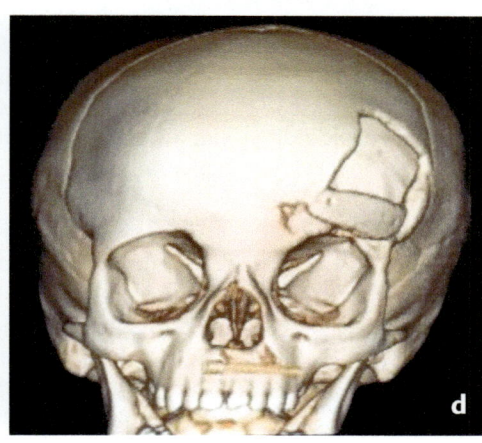

**Fig. 31-2.** (**a**) Paciente sexo, masculino 18 meses portador de histiocitose de células de Langerhans. (**b**) Pós-operatório de 90 dias. (**c**) Reconstrução tridimensional pré-operatória com lesão osteolítica fronto-orbitária esquerda. (**d**) Reconstrução 3D pós-operatória com reconstrução craniana parcial fronto-orbitária.

## Cisto Ósseo Aneurismático

Cisto ósseo aneurismático é uma lesão vascular benigna que tende a expandir o espaço diploico simulando lesões neoplásicas do osso. Ocorrem, geralmente, nas metáfises de ossos longos e coluna sendo raras as lesões no crânio.[1,3] Podem-se formar, primariamente, por mecanismo não bem-definido ainda ou secundariamente associado à presença de um tumor ósseo como um osteoblastoma e apresentam uma gama variada de sintomas dependendo da localização. No crânio as lesões são tipicamente dolorosas e em alguns casos podem causar compressão de estruturas anatômicas adjacentes levando à paralisia ou paresia de nervos cranianos, aumento de pressão intracraniana e crises epilépticas. Em exames de imagem de tomografia computadorizada de crânio e radiografia simples de crânio aparecem bem definidas como lesões expansivas e margens escleróticas. A ressecção cirúrgica é o tratamento de escolha, sendo embolização, crioterapia e radioterapia os tratamentos complementares. Arango-Fernandez et al.[38] ressaltam a necessidade de monitorização dessas lesões pelo risco ainda que baixo de conversão em displasia fibrosa.

## Osteomas

São benignos, com crescimento lento, derivados da cortical óssea madura que crescem dentro do osso ou sobre os mesmos. São raros em crianças pequenas e mais vistos em adultos jovens em geral do sexo masculino. Surgem na região craniofacial, em particular nos seios paranasais e mandíbula e são assintomáticos.[7,18] Geralmente se apresentam redondos bem definidos com bordos escleróticos, porém, sem evidência de lesão osteolítica afetando a tábua externa e, ocasionalmente, a tábua interna no crânio. O tratamento cirúrgico é realizado somente se sintomáticos.

## Osteoblastomas

São tumores raros e benignos do osso representando menos de 1% de todos os tumores primários ósseos. São o resultado de material osteoide imaturo junto com osteoblastos. Aparecem, em geral, como imagens calcificadas aos raios X e tomografia de crânio. Acometem com maior frequência adultos jovens, sobretudo do sexo masculino.[7,8]

Este tumor frequentemente envolve as vértebras, ou ossos longos, ou pequenos ossos dos pés ou das mãos e raramente acomete o crânio. Tratamento cirúrgico com ressecção total é preconizado pelo risco de transformação maligna, embora seja rara.[7,39]

## Osteomas Osteoide

São tumores ósseos benignos formados por osteoblastos e raramente ocorrem no crânio. Em geral são menores que 2 cm, enquanto osteoblastomas são mais largos. Em geral são lesões únicas e com dor latejante em geral pior à noite e que respondem bem a aspirina ou anti-inflamatórios não hormonais. Tratamento cirúrgico pode ser realizado em caso de dor refratária.[1,7]

## Displasia Fibrosa

A displasia fibrosa craniofacial é um dos quatro tipos de displasia fibrosa. É uma condição benigna caracterizada pelo depósito lento e anormal de tecido fibroso sobre uma rede de tecido ósseo imaturo. Adultos jovens são mais frequentemente afetados. O envolvimento craniofacial pode ocorrer como verdadeira displasia craniofacial considerada a forma monostótica com envolvimento de um osso único e que representa 10 a 25% dos casos monostóticos, ou pode ser parte da displasia fibrosa poliostótica onde 50%

dos casos os ossos craniofaciais estão envolvidos. É o que ocorre, por exemplo, na síndrome de McCune-Albright onde há uma combinação da displasia fibrosa poliostótica, hiperpigmentação café com leite e puberdade precoce.[1,40-43] A apresentação clínica comum é, em geral, cosmética, mas o efeito de massa em estruturas cranianas também pode causar assimetria craniana, deformidade facial, obstrução nasal, proptose, diminuição da acuidade visual ou cegueira unilateral. Em virtude do crescimento lento da lesão, o acompanhamento periódico das crianças e adolescentes se faz necessário. A evolução da displasia fibrosa pode ser classificada em quiescente (estável, sem crescimento), não agressiva (crescimento lento) ou agressiva (crescimento rápido com ou sem dor, parestesia ou fratura patológica).[1] Uma biópsia óssea deve ser obtida se houver qualquer dúvida em relação ao diagnóstico. A investigação tomográfica do crânio fornece dados importantes em relação à extensão e ao envolvimento de ossos da base do crânio e é fundamental para o planejamento cirúrgico principalmente quando há necessidade da reconstrução craniofacial. A imagem típica da lesão é em vidro fosco sem bordos definidos e com cortical fina que se diferencia do osso normal translúcido. Entre os diagnósticos diferenciais estão o fibroma ossificante, o meningioma intraósseo, doença de Paget e metástases escleróticas.[1,40,44] O tratamento cirúrgico, quando indicado, deve ser realizado, se possível, após a maturidade óssea. Se houver mudança do quadro clínico com progressão rápida de lesão e comprometimento de estruturas nervosas se faz necessária a abordagem cirúrgica precoce multidisciplinar a fim de evitar sequelas maiores, com equipe de cirurgia plástica com experiência craniofacial e otorrinolaringologistas,s quando necessário. A ressecção cirúrgica deve ser realizada em bloco, sendo recomendada a remoção da margem de osso normal para prevenir recorrências. A descompressão profilática do nervo óptico tem sido recomendada, mas o procedimento pode não apresentar melhora clínica e há risco de amaurose.[1] O uso de nova modalidade, como tomografia de coerência óptica, pode ter o objetivo do controle evolutivo da espessura da camada nervosa da retina e nervo óptico tanto no pré como no pós-operatório e correlacionar com mudanças visuais precocemente. Essa modalidade tem sido útil para crianças pequenas, onde o estudo do campo visual é difícil.

## Céfalo-Hematoma Calcificado

Os céfalo-hematomas consistem numa coleção hemática subperióstea, o que o difere do hematoma subgaleal e do *caput succedaneum*, onde o sangue se distribui sobre o periósteo e embaixo da pele sobre a gálea, respectivamente, e não respeitam as suturas. Com o advento dos cuidados obstétricos modernos e a diminuição do parto vaginal com uso de fórceps a incidência do céfalo-hematoma é rara, ocorrendo em 1% dos recém-nascidos geralmente diagnosticados nos primeiros dias de vida.[24,45] Em geral localizam-se no osso parietal, podendo haver fratura craniana, e são delimitados pelas suturas. Frequentemente regridem, com absorção sanguínea, num período de 2 a 4 semanas, numa minoria dos casos ocorre calcificação. Os céfalo-hematomas calcificados são caracterizados em tipo 1 ou 2, havendo depressão da lâmina interna ocupando espaço intracraniano nos de tipo 2.[45,46] A maioria dos casos podem ser manejados conservadoramente, porém, pode-se optar por cirurgia se a deformidade for esteticamente importante ou em caso de dúvida diagnóstica para confirmação histopatológica. Nesses casos a drilagem do hematoma calcificado é o suficiente, porém, em casos de maior gravidade, craniectomia e cranioplastia podem ser necessárias.[24,46]

## Tumores Malignos

Tumores malignos primários do crânio são incomuns, mas podem ocorrer em crianças e adultos jovens. Metástases para o crânio são mais frequentes, incluindo neuroblastoma, fibrossarcoma, leucemia, linfoma, osteossarcoma ou sarcoma de Ewing. Sarcomas pós-radioterpia também são descritos. O neuroblastoma é o tumor sólido extracraniano mais comum em crianças e suas metástases são comuns para o crânio nessa faixa etária.

A abordagem cirúrgica habitualmente é indicada para biópsias de lesões não conhecidas ou descompressão de estruturas nervosas. A reconstrução craniana em geral é adiada. O tratamento complementar com quimioterapia tem um papel importante em lesões residuais, recidivas ou lesões inoperáveis, mas em geral o prognóstico é reservado (Fig. 31-3).

## TRATAMENTO CIRÚRGICO

Embora muitos dos tumores ósseos do crânio não tenham extensão intradural, se faz de suma importância o estudo de neuroimagem para o planejamento cirúrgico a fim de definir localização, extensão intracraniana, a relação com os seios venosos e em lesões com maiores deformidades a reconstrução craniofacial. Deve-se ressaltar com os familiares não somente os riscos cirúrgicos, mas também os objetivos que incluem em muitos casos a reconstrução craniofacial e, principalmente, o diagnóstico histopatológico, indispensável diante da ampla variedade de diagnóstico diferencial dessas lesões.[1,11] As lesões devem ser retiradas em bloco com margens de segurança quando necessário como, por exemplo, em lesões sugestivas de malignidade. Especial atenção deve-se dar quando as lesões são em linha mediana de possível relação com seios intracranianos. Cranioplastia em geral não é feita na maioria dos casos, dependendo da patologia a ser tratada, por isso são importantes o diagnóstico e o tratamento precoces, situação em que, em geral, as lesões são menores, com pouca ou nenhuma deformidade óssea, e existe maior probabilidade de correção espontânea do defeito ósseo ao longo do crescimento do paciente.[24] A abordagem endoscópica para algumas lesões, como os cistos dermoide/epidermoides é descrita em especial para lesões pequenas com localização periorbital ou glabelar.[44]

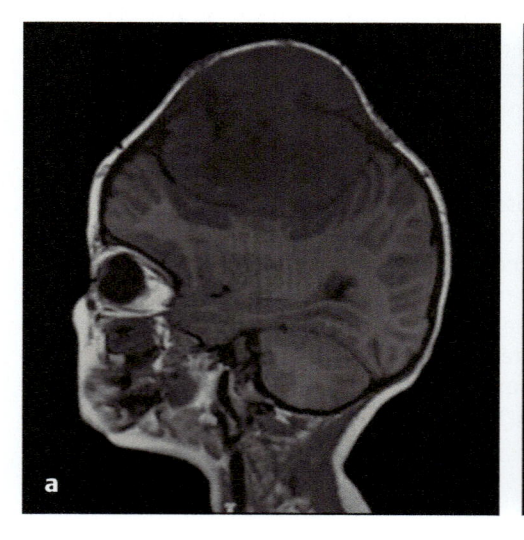

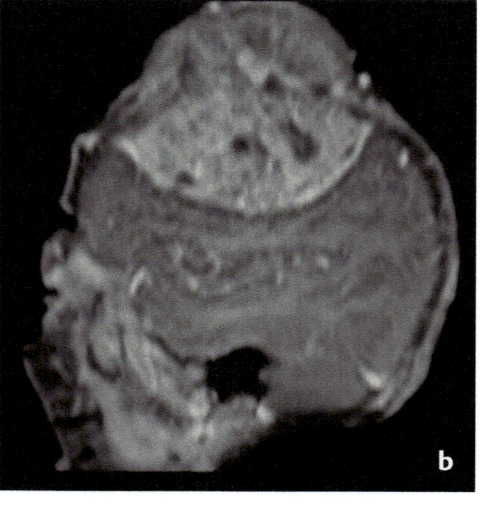

**Fig. 31-3.** Ressonância de crânio: (a) corte sagital sem contraste demonstrando sarcoma de Ewing e (b) corte sagital com contraste com importante impregnação.

## CASOS ILUSTRATIVOS
### Caso 1

Paciente de 10 anos, sexo masculino admitido com queixa de cefaleia frontal frequente e abaulamento progressivo em região frontal à esquerda. Antecedente de trauma local por queda da própria altura há 8 meses. Exame clínico apenas com abaulamento em região supraorbitária à esquerda. Submetido à tomografia computadorizada de crânio com reconstrução tridimensional que revelou área hiperdensa fronto-orbitária à esquerda com processo expansivo intracraniano (Fig. 31-4a-c). Foi submetido à craniotomia frontal bilateral e retirada de *bandeau* supraorbitário esquerdo com exérese total da lesão neoplásica em bloco e craniotomia biparietal para reconstrução craniana. Estudo histopatológico e imuno-histoquímica foram compatíveis com displasia fibrosa óssea (Fig. 31-4d-f).

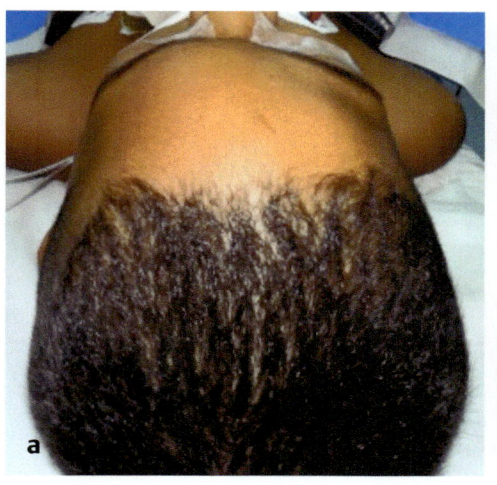

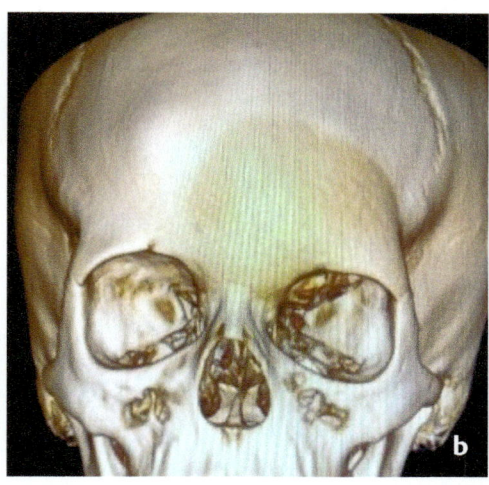

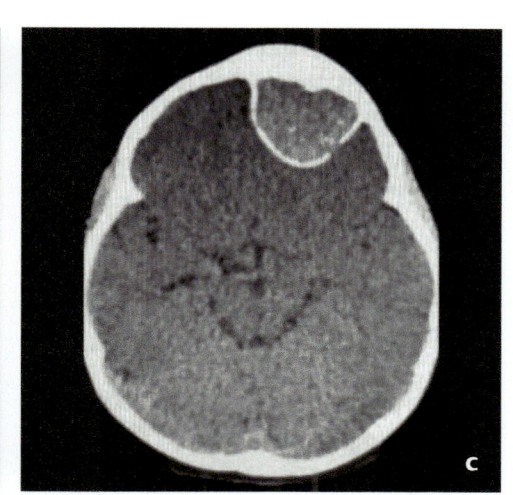

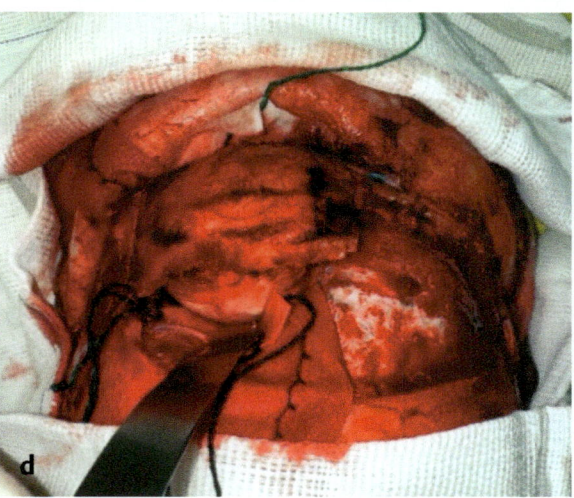

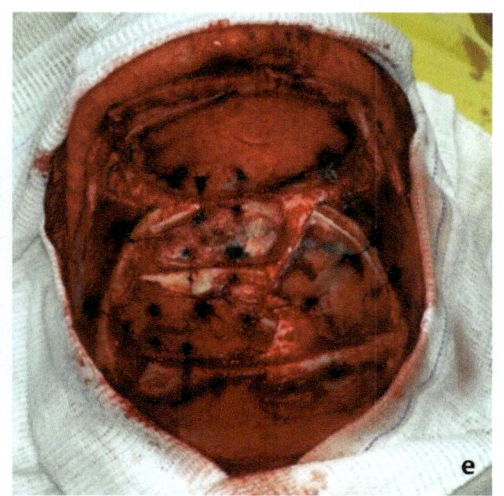

**Fig. 31-4.** (a) Paciente do sexo masculino 10 anos. (b) Tomografia de crânio. Reconstrução tomográfica 3D com hiperdensidade fronto-orbitária à esquerda. (c) Corte axial tomográfico mostrando o mesmo aspecto da lesão hiperdensa com invasão intracraniana. (d) Ressecção em bloco da parede superior da órbita esquerda e neoplasia intracraniana extra-axial. (e) Reconstrução craniofacial. (f) Pós-operatório imediato. (g) Tomografia craniana pós-operatória com reconstrução 3D. (h) Pós-operatório de 2 semanas.

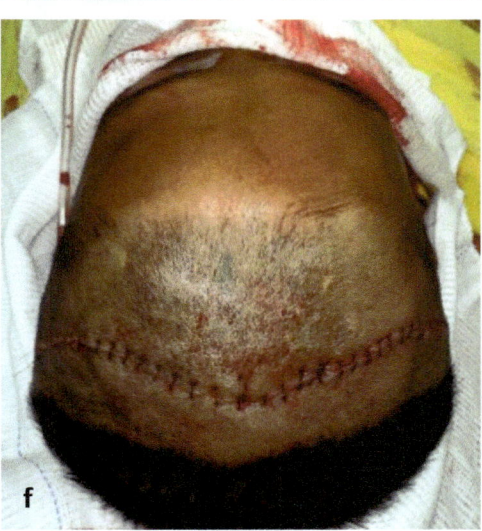

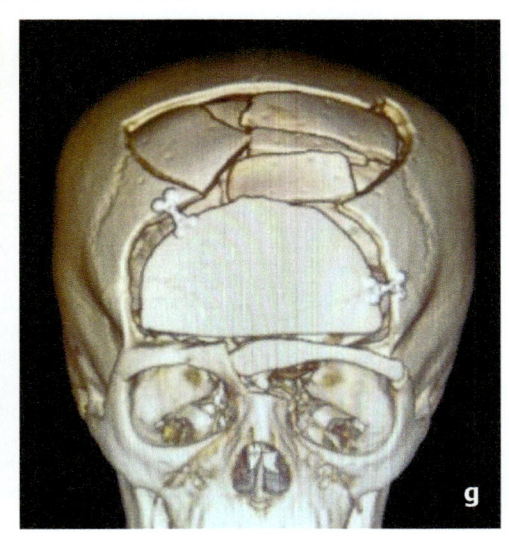

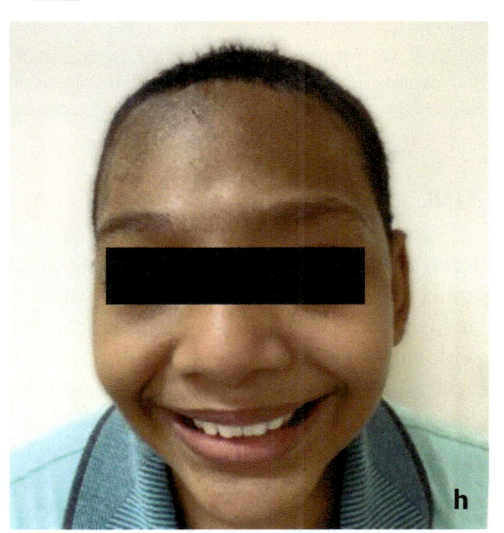

### Caso 2

Paciente de 2 anos de idade, sexo masculino, admitido no hospital com queixa materna de abaulamento amolecido em região frontal presente desde o nascimento. Bom desenvolvimento neuropsicomotor compatível com faixa etária. Foi realizado exame de tomografia de crânio com reconstrução que evidenciou lesão erosiva em região frontal, com extensão epidural. Foi submetido à cirurgia sob anestesia geral, com incisão semicircular atrás da linha do cabelo em região frontal da linha mediana, onde foi realizada ressecção total da lesão com íntimo contato com a dura-máter e o estudo histopatológico revelou a presença de um cisto dermoide (Fig. 31-5).

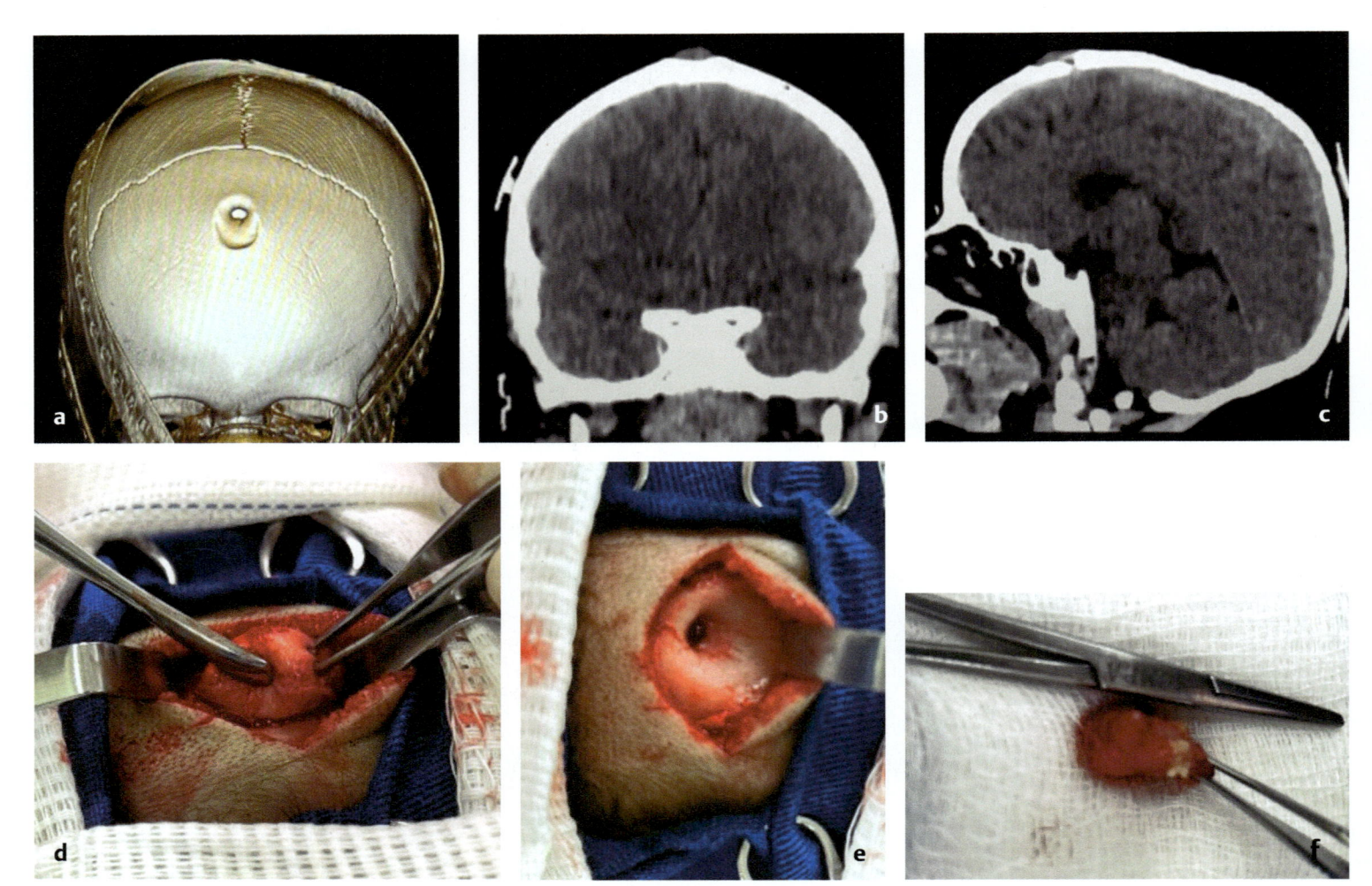

**Fig. 31-5.** (a) Tomografia craniana. Reconstrução 3D com lesão erosiva em região frontal. (b) Corte coronal. (c) Corte sagital demonstra lesão erosiva total em osso frontal com extensão epidural. (d) Incisão semicircular atrás da linha do cabelo em região frontal da linha mediana. (e) Lesão erosiva frontal com íntima relação com dura-máter. (f) Cisto dermoide retirado em bloco.

## CONCLUSÃO

Tumores ósseos do crânio são raros e consistem em um grupo amplo de etiologia e de diagnóstico diferencial benigno ou maligno, alguns com achados clínicos sutis, outros com grandes deformidades. O conhecimento da apresentação multifacetária das lesões com equipe multidisciplinar com pediatra, oncologista pediátrico, anestesiologista, cirurgião plástico e neurocirurgiões pediátricos é fundamental para lidar com tumores ósseos do crânio em crianças e adolescentes para o diagnóstico, indicação terapêutica e cosmética com planejamento adequado de ressecção e reconstrução craniofacial quando se faz necessária. Técnicas modernas de cirurgia craniofacial e colaboração com colegas cirurgiões plásticos são decisivos para considerar reconstrução não como parte complementar sequencial, mas integral com abordagem inicial do tratamento o que tem impacto direto na qualidade da sobrevida dos pacientes.

## REFERÊNCIAS BIBLIOGRÁFICAS

1. Rocco CD, Pang D, Rutka JT. Textbook of pediatric neurosurgery. Springer; [online]. 2020.
2. Kakkar A, Nambirajan A, Suri V, et al. Primary bone tumors of the skull: spectrum of 125 cases, with review of literature. Journal of Neurological Surgery Part B: Skull Base. 2016;77:319-25.
3. Albright AL, Pollack IF, Adelson PD. Principles and practice of pediatric neurosurgery. 3rd ed. Thieme; 2015.
4. Ruge J, Tomita T, Naidich T, et al. Scalp and calvarial masses of infants and children. Neurosurgery. 1988;22(1):1037-42.
5. Choux M, Gomez A, Choux R, Vigouroux R. Diagnostic and therapeutic problems concerning tumors of the vault. Childs brain. 1975;1(4):207-16.
6. Gibson SE, Prayson R. Primary skull lesions in the pediatric population: a 25-year experience. Arch Pathol Lab Med. 2007 May;131(5):761-6
7. Pereira C, Sousa PRM, Godinho AS, Leão JDBC. Tumores benignos e lesões pseudotumorais do crânio: aspectos clínicos e radiológicos. Arquivos Brasileiros de Neurocirurgia: Brazilian Neurosurgery. 2001;20:94-100.
8. Freitas ABR, Aguiar PH, Soglia J, et al. Displasia fibrosa óssea isolada em osso parietal: Relato de caso e revisão de literatura. Arquivos Brasileiros de Neurocirurgia: Brazilian Neurosurgery. 2000;19:36-39.
9. Riebel T, David S, Thomale U. Calvarial dermoids and epidermoids in infants and children: sonographic spectrum and follow-up. Childs Nervous System. 2008;24:1327-32.

10. Kosiak W, Piskunowicz M, Świętoń D, et al. Sonographic diagnosis and monitoring of localized langerhans cell histiocytosis of the skull. J Clin Ultrasound. 2013 Mar-Apr;41(3):134-9.
11. Prior A, Anania P, Pacetti M, et al. Dermoid and epidermoid cysts of scalp: case series of 234 consecutive patients. W Neurosurg. 2018;120:119-24.
12. Reissis D, Pfaff MJ, Patel AJ, Steinbacher D. Craniofacial dermoid cysts: histological analysis and intersite comparison. Yale J Biol Med. 2014 Sep 3;87(3):349-57.
13. Sorenson E, Powel J, Rozzelle C, et al. Scalp dermoids: a review of their anatomy, diagnosis, and treatment. Childs Nerv Syst. 2013;29:375-80.
14. Arana E, Latorre F, Revert A, et al. Intradiploic epidermoid cysts. Neuroradiology. 1996;38:306-11.
15. Pannell BW, Hendrick E, Hoffman HJ, Humphreys RP. Dermoid cysts of the anterior fontanelle. Neurosurgery. 1982;10 3:317-23.
16. Guidetti B, Gagliardi F. Epidermoid and dermoid cysts. Clinical evaluation and late surgical results. J Neurosurg. 1977;47 1:12-8.
17. Pryor SG, Lewis JE, Weaver A, Orvidas L. Pediatric dermoid cysts of the head and neck. Otolaryngology–Head and Neck Surgery. 2005;132:938-42.
18. Khalid S, Ruge J. Considerations in the management of congenital cranial dermoid cysts. J Neurosurg Pediatr. 2017;20(1):30-4.
19. Riebel T, David S, Thomale U. Calvarial dermoids and epidermoids in infants and children: sonographic spectrum and follow-up. Childs Nerv Syst. 2008;24:1327-32.
20. Orozco-Covarrubias L, Lara-Carpio R, Sáez-de-Ocariz M, et al. Dermoid cysts: a report of 75 pediatric patients. Pediatr Dermatol. 2013 Nov-Dec;30(6):706-11.
21. Khalid S, Ruge J. Considerations in the management of congenital cranial dermoid cysts. J Neurosurg Pediatr. 2017;20 1:30-4.
22. Reissis D, Pfaff MJ, Patel AJ, Steinbacher D. Craniofacial dermoid cysts: histological analysis and intersite comparison. Yale J Biol Med. 2014 Sep 3;87(3):349-57.
23. Charrier J, Rouillon I, Roger G, et al. Craniofacial dermoids: an embryological theory unifying nasal dermoid sinus cysts. Cleft Palate Craniofac J. 2005 Jan;42(1):51-7.
24. Jallo GI, Kothbauer K, Recinos VM. Handbook of pediatric neurosurgery. Thieme; [online]. 2018.
25. Leverkus M, Walczak H, McLellan A, et al. Maturation of dendritic cells leads to up-regulation of cellular FLICE-inhibitory protein and concomitant down-regulation of death ligand-mediated apoptosis. Blood. 2000;96 7:2628-31.
26. Chu T, Dangio G, Favara B, et al. Histiocytosis syndromes in children. Lancet. 1987;2 8549:41-2.
27. Neumann M, Frizzera G. The coexistence of Langerhans cell granulomatosis and malignant lymphoma may take different forms: report of seven cases with a review of the literature. Human Pathology. 1986;17(10):1060-5.
28. Lipton JM. The pathogenesis, diagnosis, and treatment of histiocytosis syndromes. Pediatric Dermatology. 1983;1.
29. Isaacs H. Fetal and neonatal histiocytoses. Pediatric Blood & Cancer. 2006;47.
30. Malone M. The histiocytoses of childhood. Histopathology. 1991;21.
31. Götz G, Fichter J. Langerhans-cell histiocytosis in 58 adults. European Journal of Medical Research; [online]. 2004;9(11):510-4.
32. Writing Group of the Histiocyte Society. Histiocytosis syndromes in children. Lancet. 1987;1(8526):329.
33. Minkov M, Prosch H, Steiner M, et al. Langerhans cell histiocytosis in neonates. Pediatric Blood & Cancer. 2005;45.
34. Aricò M, Girschikofsky M, Généreau T, et al. Langerhans cell histiocytosis in adults. Report from the International Registry of the Histiocyte Society. Eur J Cancer. 2003;39(16):2341-8.
35. Guardiano M, Silva MJ, Costa C, et al. Histiocitose de células de Langerhans: uma Doença - várias apresentações. 2005;36:65-70.
36. Burke AB. Craniomaxillofacial fibro-osseous lesions in children. Oral and Maxillofacial Surgery Clinics of North America. [online]. 2024.
37. DiCaprio MR, Roberts T. Diagnosis and management of langerhans cell histiocytosis. J Am Acad Orthop Surg. 2014;22:643-52.
38. Arango-Fernández H, Pineda S, Elneser N, Gómez-Delgado A. Conversion of aneurysmal bone cyst into fibrous dysplasia: a rare pediatric case report. J Maxillofac Oral Surg. 2016;15:355-60.
39. Allen C, Merad M, McClain K. Langerhans-cell histiocytosis. N Engl J Med. 2018;379:856-68.
40. Chong V, Khoo J, Fan YF. Fibrous dysplasia involving the base of the skull. AJR. AJR Am J Roentgenol. 2002;178(3):717-20.
41. Larheim TA, Westesson PLA. Maxillofacial imaging. Springer Science & Business Media; [online]. 2008.
42. Fitzpatrick KA, Taljanovic M, Speer D, et al. Imaging findings of fibrous dysplasia with histopathologic and intraoperative correlation. AJR Am J Roentgenol. 2004;182(6):1389-98.
43. Lee J, FitzGibbon E, Chen Y, et al. Clinical guidelines for the management of craniofacial fibrous dysplasia. Orphanet J Rare Dis. 2012;7:S2-S2.
44. Engler J, Bassani L, Ma TS, et al. Open and endoscopic excision of calvarial dermoid and epidermoid cysts: a single center experience on 128 consecutive cases. Childs Nervous System. 2016;32:2351-6.
45. Pereira CO, Fernandes A, Cunha FI. Cefalohematoma ossificado: um caso raro. 2017;48:358-9.
46. Aguado IC, Otones LL, Mateos G. Cefalohematoma calcificado persistente: a propósito de um caso. Acta Pediátrica Española; [online]. 2008;66(8):413-4.

# DOENÇAS NEUROVASCULARES DA INFÂNCIA

Feres Chaddad-Neto ▪ Luis Ángel Canache Jiménez ▪ Mariano Teyssandier

## INTRODUÇÃO

No âmbito da neurocirurgia pediátrica, as doenças vasculares representam um subconjunto distinto e desafiador de condições. Esses distúrbios abrangem amplo espectro de anomalias congênitas e adquiridas que afetam a intrincada arquitetura vascular do cérebro em desenvolvimento. O manejo dessas condições requer uma compreensão diferenciada da anatomia vascular, da fisiopatologia e das considerações exclusivas dos pacientes pediátricos.

Este capítulo tem como objetivo fornecer uma visão abrangente dos distúrbios vasculares encontrados na prática neurocirúrgica pediátrica. Desde malformações congênitas, como malformações arteriovenosas (MAV) e cavernosas, até condições adquiridas, como aneurismas cerebrais, cada distúrbio apresenta suas próprias complexidades diagnósticas e terapêuticas. O capítulo explorará a epidemiologia, a apresentação clínica, a investigação diagnóstica e as estratégias de manejo adaptadas especificamente para pacientes pediátricos. Além disso, destacará os recentes avanços nas técnicas de imagem, nas abordagens cirúrgicas, nas intervenções endovasculares e nos protocolos de manejo multidisciplinar que revolucionaram o cuidado de pacientes pediátricos com doenças vasculares.

## ANEURISMAS CEREBRAIS

Os aneurismas cerebrais são lesões artériais que frequentemente se originam de defeitos na parede vascular (túnica média) ou do aumento do fluxo local. Diversos elementos congênitos, adquiridos ou iatrogênicos estão entre os vários fatores etiológicos conhecidos até o momento. Entretanto, na faixa etária pediátrica, os problemas murais predominam significativamente sobre o aumento do fluxo.

Os aneurismas intracranianos em pacientes pediátricos podem diferir daqueles presentes em pacientes adultos em termos de morfologia, prevalência, apresentação clínica e, até certo ponto, na abordagem terapêutica.

Sabe-se que os fatores formadores de aneurismas em pacientes adultos diferem claramente daqueles presentes na população pediátrica.

Atualmente, na presença de hemorragia subaracnóidea em paciente pediátrico, as opções de estudo diagnóstico oferecem a determinação oportuna de sua causa, entre as quais os aneurismas cerebrais devem ser considerados em primeiro lugar.

As opções de tratamento dos aneurismas requerem manejo direcionado pelo neurocirurgião, com o objetivo de isolá-los da circulação cerebral após sua ruptura ou eliminar o efeito de massa que podem exercer.

### Epidemiologia

Os aneurismas cerebrais são raros nas primeiras décadas de vida. Sua taxa de incidência é de 2-5%. Aspectos de localização, morfologia, manifestações clínicas e risco de ruptura podem, em geral, ser diferentes quando comparados à população adulta.

### Patogenia

Os aneurismas dissecantes são a apresentação mais comum em pacientes pediátricos, sendo as artérias carótida interna supraclinoide, cerebral média e basilar na circulação posterior os locais mais frequentes.

Os aneurismas fusiformes geralmente envolvem circunferencialmente a parede vascular; fatores traumáticos desencadeiam danos na lâmina elástica interna, criando um ponto de entrada ou estresse hemodinâmico associado à hemorragia intramural característica. Esse evento desencadeia o envolvimento radial e a invasão da túnica média e da adventícia vascular.

Em processos crônicos, vários fatores congênitos podem promover o enfraquecimento da túnica média arterial e a subsequente trombose intramural frequentemente observada nessa entidade.

Os aneurismas saculares geralmente não são o tipo mais comum na população pediátrica. Sua formação é gerada pelo enfraquecimento da parede vascular, além do efeito das forças hidrodinâmicas e da consequente inflamação que acaba comprometendo o tecido mural elástico.

Existem alguns fatores que podem contribuir para o desenvolvimento ou a formação de aneurismas cerebrais, como: colagenopatias hereditárias, entre elas as mais frequentes: síndrome de Ehlers-Danlos, síndrome de Marfan, pseudoxantoma elástico, doença renal policística e histórico familiar de aneurisma em pais ou irmãos. Os aspectos que permitem que um aneurisma cerebral gere sintomas estão relacionados; sua ruptura gerando hemorragia subaracnóidea ou hemoventrículo, seu tamanho com compressão de estruturas neurais e nervos cranianos, ou seu efeito hemodinâmico com oclusão distal e isquemia por descolamento de trombo aneurismático.

### Apresentação Clínica

Embora em muitos casos os aneurismas cerebrais possam ser assintomáticos, sua ruptura ou efeito de massa podem ser fatais ou causar sintomas devido à compressão de estruturas neurais adjacentes.

Em pacientes pediátricos, uma das expressões mais comuns dos aneurismas cerebrais é a ruptura, a presença de sangue no espaço subaracnóideo pode gerar cefaleia súbita e intensa, perda de consciência, convulsões, déficit neurológico motor ou de nervos cranianos, náuseas, vômitos, rigidez de nuca, ou fotossensibilidade.

Este quadro clínico pode-se manifestar como uma síndrome meníngea, com sinais característicos de irritação meníngea como Kernig e Brudzinsky.

Quando há ruptura do aneurisma e contato agressivo do sangue com estruturas neurais nobres, o tecido cerebral reage aos componentes sanguíneos irritantes. Isto explica por que ocorrem complicações neurológicas e manifestações clínicas associadas a ressangramento, vasospasmo e hidrocefalia.

## Diagnóstico

Existem vários estudos diagnósticos disponíveis para um aneurisma cerebral. Quando a hemorragia subaracnóidea após ruptura de aneurisma é a expressão clínica, o estudo inicial por excelência é a tomografia cerebral (TC), por ter alta sensibilidade para visualização de sangue na fase aguda. Em aneurismas não rotos, mas grandes, que geram déficits neurológicos, a ressonância magnética cerebral (RM) oferece vantagens estruturais e topográficas dependendo da localização.

A sequência *Black Blood* após a injeção de contraste na ressonância magnética permite observar a captação do contraste na parede do aneurisma como sinal de fraqueza ou de risco proporcional de ruptura.

Tanto a angiotomografia (angio-TCT) quanto a angiorressonância cerebral (angio-RM) são estudos que permitem a avaliação estrutural da árvore vascular cerebral, portanto, são estudos reprodutíveis e de abrangência adequada para estabelecer um diagnóstico precoce. A angiografia cerebral digital é o estudo padrão ouro para avaliar detalhes que vão desde tamanho, configuração, topografia, relação do aneurisma com os vasos adjacentes, entre outros. A reconstrução 3D oferece vantagens adicionais na avaliação de pseudoaneurismas ou de pequenas lobulações associadas ao risco de ruptura.

## Tratamento

As opções para tratamento dos aneurismas cerebrais independente da faixa etária são a microcirurgia e a terapia endovascular. Em casos excepcionais, o tratamento conservador pode ser considerado uma opção.

O tratamento visa fechar ou ocluir o aneurisma diagnosticado. Para isso, são avaliados diversos fatores, como ruptura ou não do aneurisma, tamanho, morfologia, configuração, características do colo e da cúpula, localização, comorbidades ou condições subjacentes associadas a cada paciente.

A terapia endovascular no tratamento dos aneurismas cerebrais é considerada uma opção viável de acordo com sua localização e morfologia, destacando-se aqueles relacionados com o segmento cavernoso e, por vezes, à porção clinoide da artéria carótida interna.

Em nossa experiência, o tratamento microcirúrgico do aneurisma (clipagem) é a opção mais segura e eficaz, considerando como objetivos cirúrgicos as baixas taxas de recanalização e a mínima invasão do tecido neural. A avaliação da localização do aneurisma é fator-chave na decisão do tratamento. No caso particular de aneurismas rotos e hemorragia subaracnóidea significativa, a microcirurgia apresenta vantagens sobre a terapia endovascular, devido à abertura e lavagem da cisterna como ferramentas notáveis para controlar ou evitar vasospasmo e hidrocefalia secundária, além de obter oclusão segura do aneurisma que pode ser confirmada com injeção intraoperatória de indocianina verde (ICG).

## Caso de Aneurisma

Paciente masculino de 12 anos, estudante, destro. Apresenta cefaleia súbita intensa associada a repetidos episódios de vômitos. Levado a centro de saúde com piora e rigidez de nuca. Coleta de liquor revelou aspecto xantocrômico. Glasgow 15, força muscular grau 5 global. Kernig (+) e Brudzinski (+).

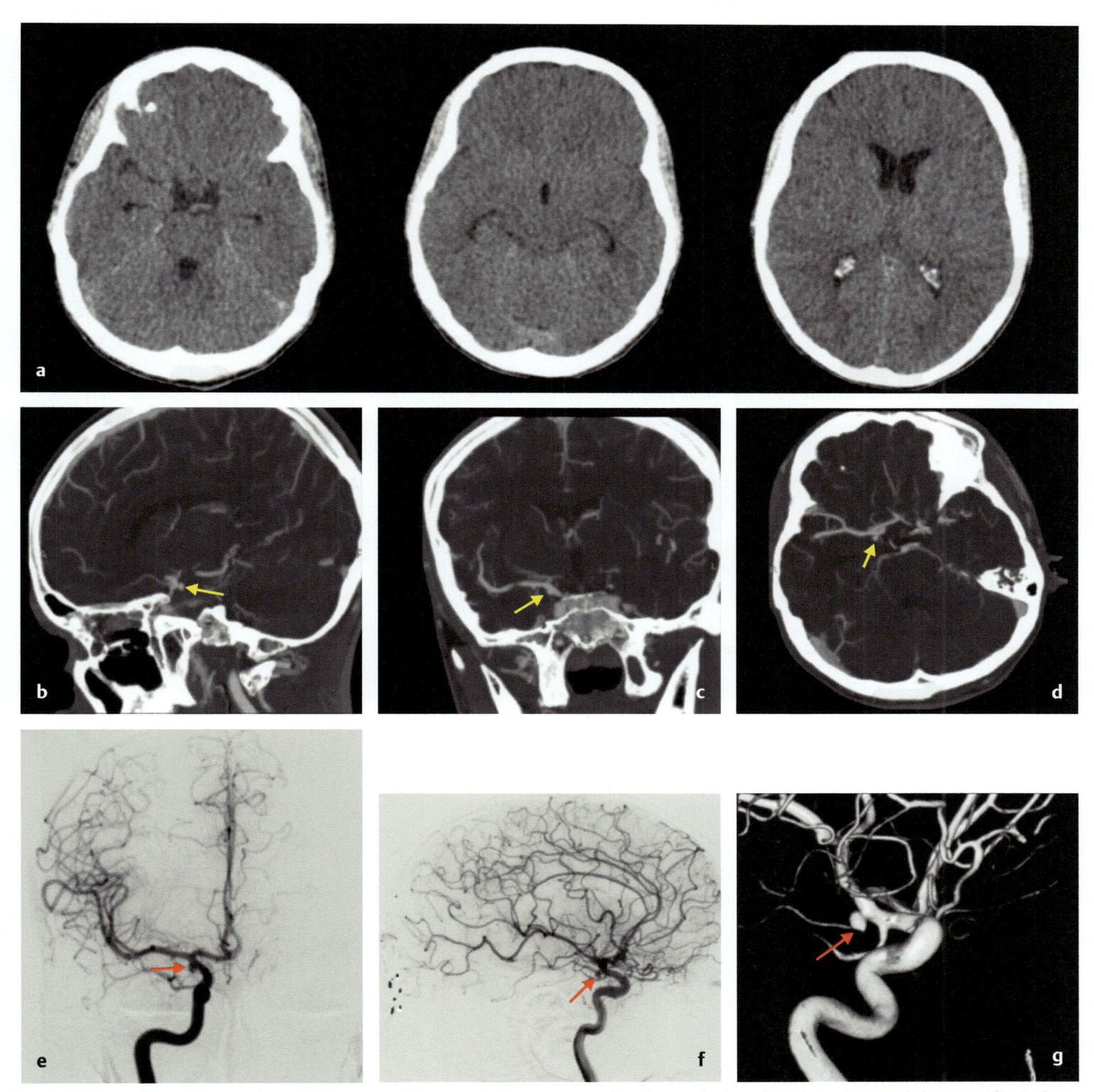

# CAPÍTULO 32 ■ DOENÇAS NEUROVASCULARES DA INFÂNCIA

**Fig. 32-1.** (**a**) Sequência de tomografia cerebral em corte axial, com aparente apagamento dos sulcos cerebrais e reforço da tenda do cerebelo, sem evidência clara de hemorragia subaracnóidea. (**b-d**) Projeção sagital, coronal e axial da angiotomografia cerebral (angio-TC), as setas amarelas indicam evidência de defeito sacular ao nível do segmento coróideo da artéria carótida interna direita. (**e,f**) Projeção anteroposterior e lateral da angiografia cerebral com subtração. (**g**) Reconstrução angiográfica 3D, as setas vermelhas indicam o aneurisma cerebral. Observe sua relação com a artéria comunicante posterior e a artéria coróidea direita.

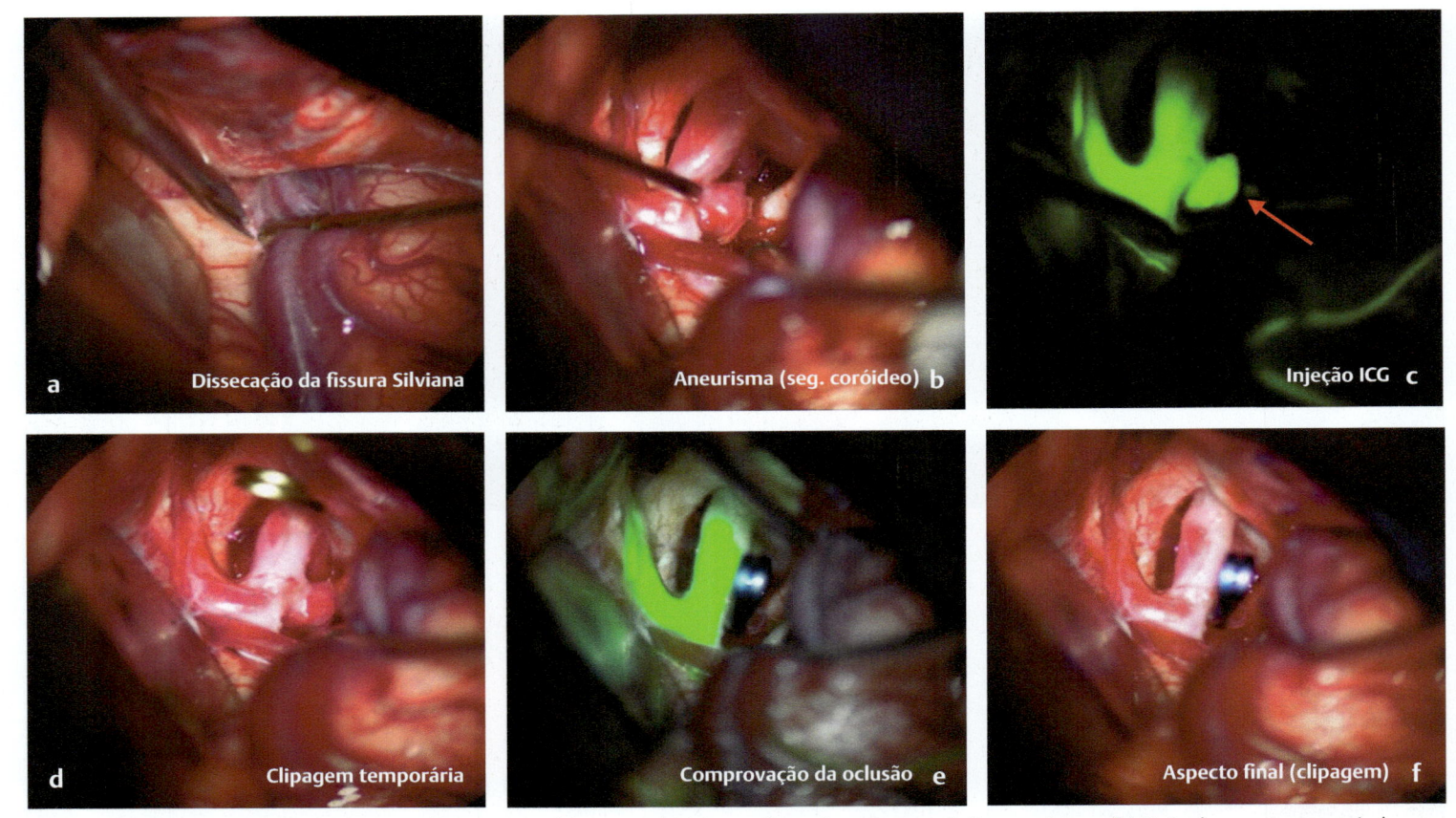

**Fig. 32-2.** Visão intraoperatória da clipagem do aneurisma. (**a**) Aspecto inicial com dissecção e abertura da fissura sylviana. (**b**) Visão do aneurisma ao nível do segmento coróideo da artéria carótida interna direita. (**c**) Injeção intraoperatória de verde Indocianina (ICG), a seta vermelha aponta para o defeito aneurismático. (**d**) Vista da clipagem temporária, ao nível da artéria carótida interna para controle vascular. (**e**) Colocação do clipe definitivo e injeção do ICG, para verificar a oclusão completa do aneurisma. (**f**) Aspecto final da clipagem do aneurisma.

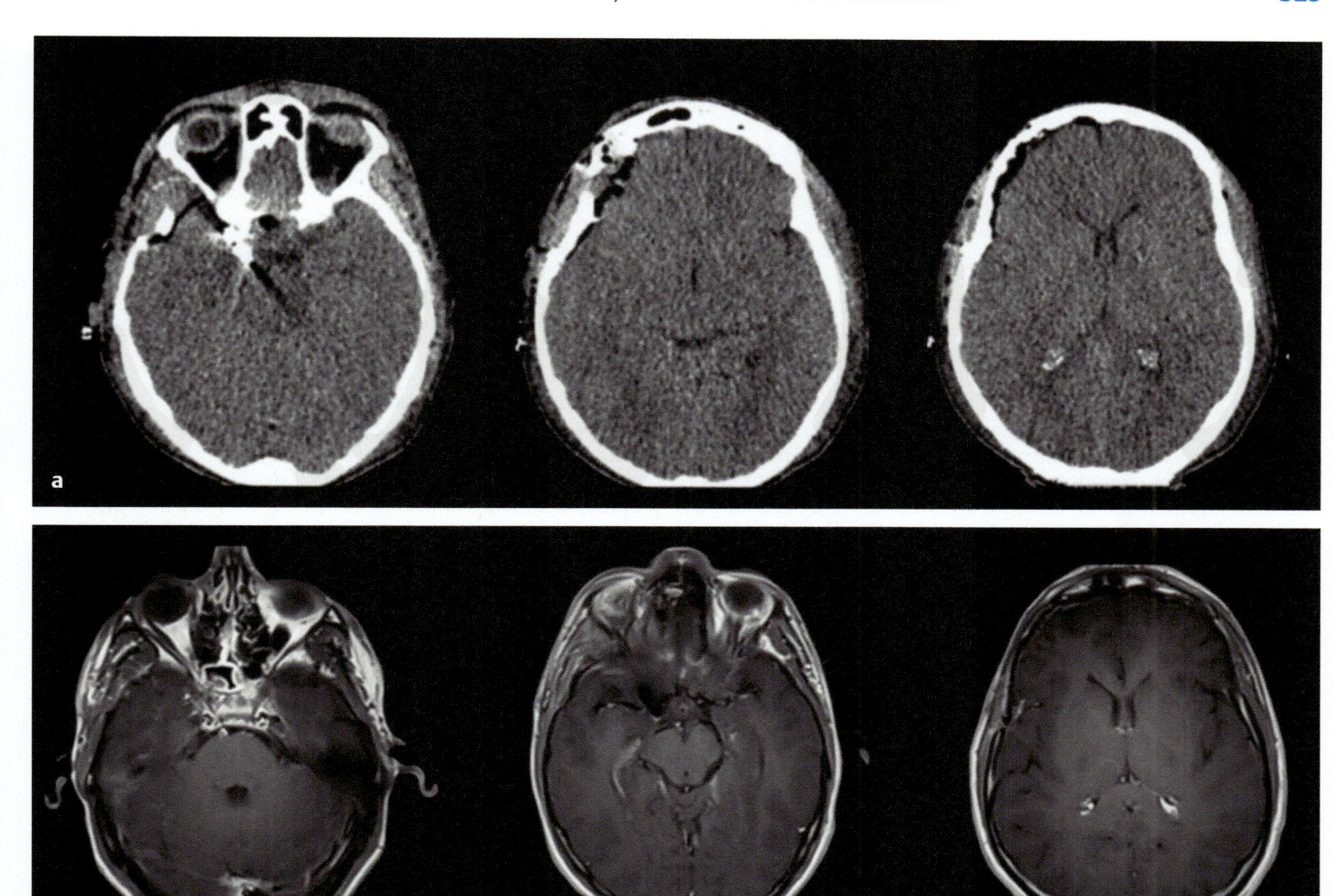

**Fig. 32-3. (a-c)** Sequência em corte axial de tomografia cerebral no pós-operatório imediato, com evidência do artefato metálico (clip). Sem intercorrências. **(d-f)** Sequência de corte axial de ressonância magnética, sem evidência de áreas isquêmicas ou hemorrágicas.

## DOENÇA MOYAMOYA

O termo Moyamoya é traduzido do japonês como algo nebuloso, como uma nuvem de fumaça, e foi usado pela primeira vez no Japão por Suzuki e Takaku para descrever a aparência angiográfica dos vasos colaterais característicos desta doença. A doença de Moyamoya é uma causa crescente de acidente vascular encefálico na população pediátrica. É uma rara patologia cerebrovascular caracterizada por estenose progressiva de ambas as artérias carótidas supraclinóideas e seus ramos, as artérias cerebrais anterior e média. Devido à isquemia gerada nos territórios que recebem irrigação dos vasos da circulação anterior, vasos colaterais se desenvolvem simultaneamente na base do cérebro. Os sintomas desta doença são resultado da isquemia e dos mecanismos compensatórios envolvidos. A circulação posterior raramente é afetada e apenas nos casos avançados da doença.

## Epidemiologia

Embora historicamente tenha sido considerada mais prevalente na população asiática, na atualidade tem afetado pessoas de diferentes etnias. No Japão, a incidência é de 0,35 a 0,94 por 100.000 habitantes e a prevalência é de 3,2 a 10,5 por 100.000 habitantes; enquanto fora da Ásia, por exemplo, nos Estados Unidos, a incidência de Moyamoya é de 0,086 por 100.000 habitantes. A ascendência asiática é um fator de risco aumentado para doença de Moyamoya, com uma incidência de 0,28 por 100.000 habitantes.

Essa afecção apresenta uma incidência etária bimodal, um grupo na primeira década de vida e um segundo grupo composto por adultos entre 30 e 40 anos de idade, sendo as mulheres afetadas quase duas vezes mais que os homens.

A maioria dos casos é de origem idiopática, embora existam condições associadas descritas, como radioterapia de cabeça ou pescoço, síndrome de Down, neurofibromatose tipo 1 e anemia falciforme. Quando a doença ocorre associada a qualquer uma das condições descritas, é chamada de síndrome de Moyamoya.

## Patogenia

Na população japonesa e em outros países asiáticos, a relação familiar existente entre os casos (10-15% dos casos) sugere que exista um componente genético. A evidência sugere o gene *RNF213* (cromossomo 17q25) como um fator de suscetibilidade para doença de Moyamoya. O padrão de herança parece ser autossômico dominante com penetrância incompleta.

## Apresentação Clínica

O quadro clínico é composto por sintomas e sinais de isquemia cerebral ou elementos secundários à resposta à isquemia, como hemorragia cerebral devido à ruptura dos vasos colaterais frágeis. Nos países ocidentais, 6% dos acidentes vasculares cerebrais isquêmicos correspondem à doença de Moyamoya, afetando principalmente crianças com 10 anos de idade. A população mais jovem, especialmente com cerca de 2 anos de idade ou menos, tem maior probabilidade de ter uma apresentação hiperaguda e grave.

Os sinais isquêmicos correspondem a áreas irrigadas pelas artérias carótidas internas, sendo as mais comuns hemiparesia, disartria, afasia e distúrbios cognitivos. Outros sintomas incluem convulsões, deficiência visual, síncope e alterações de comportamento. Uma vez que ocorrem, podem ser transitórios (ataque isquêmico transitório) ou permanentes.

A hemorragia cerebral é a apresentação mais comum na doença de Moyamoya em adultos, embora possa ocorrer também em crianças. A topografia é variada, podendo ser intraparenquimatosa (geralmente na região dos núcleos da base), intraventricular ou subaracnóidea. É atribuída à ruptura dos vasos colaterais, por serem vasos frágeis e não preparados para receber o fluxo das artérias carótidas internas estenóticas.

Outro sintoma presente em crianças é a cefaleia refratária. A etiologia é desconhecida, possa estar relacionada com a dilatação dos vasos colaterais meníngeos e leptomeníngeos.

Embora seja difícil prever curso clínico dos pacientes com esta doença, a progressão da arteriopatia e dos sintomas é inevitável. Estima-se que dois terços dos pacientes com doença de Moyamoya tenham progressão sintomática com maus resultados se não forem tratados. Em geral, o estado neurológico no momento do tratamento, mais do que a idade do paciente, é fator preditor de resultados a longo prazo. O curso imprevisível e implacável desta doença dita uma necessidade de diagnóstico precoce sempre que possível e avaliação terapêutica assim que a doença de Moyamoya for identificada.

## Diagnóstico

A tomografia computadorizada geralmente mostra hipodensidades na região dos gânglios da base, na substância branca profunda e periventriculares. Pequenos infartos focais são mais comuns que áreas extensas.

A ressonância magnética com sequência de difusão pode mostrar áreas de isquemia cerebral e a sequência FLAIR pode apresentar áreas hiperintensas correspondentes à isquemia crônica. Dilatação dos vasos da circulação colateral nos gânglios da base ou nos tálamos geralmente é vista. A presença do *ivy sign* (hiperintensidades na sequência FLAIR devido à neovascularizações nas leptomeninges da superfície cerebral) ou do *brush sign* (hipointensidade anormalmente acentuada das veias subependimárias e medulares profundas em sequência SWI) sugere o diagnóstico. A angiografia por ressonância mostra fluxo reduzido nas artérias carótidas, cerebrais médias e cerebrais anteriores.

O diagnóstico é realizado por meio da angiografia e é definido sob três critérios:

1. Estenose de ACI supraclinóidea proximal, incluindo a bifurcação e a porção proximal das artérias cerebrais anteriores e médias.
2. Presença de vasos colaterais basais dilatados.
3. Achados bilaterais.

A severidade é classificada em seis etapas progressivas por Suzuki e Takaku (Quadro 32-1).

## Tratamento

O objetivo do tratamento é prevenir isquemia ou hemorragia cerebral, aumentando o fluxo sanguíneo para os hemisférios cerebrais afetados. Dentro do tratamento não cirúrgico, o uso de antiagregantes plaquetários é recomendado para pacientes com quadro isquêmico e também após cirurgia de revascularização ou para pacientes com alto risco cirúrgico.

O tratamento cirúrgico diminui os sintomas isquêmicos, a ocorrência de cefaleia e o risco de hemorragia, além de reduzir acentuadamente as taxas de AVE (sem o tratamento cirúrgico, o risco de AVE é de 32% em 1 ano e de 66-90% em 5 anos; após a cirurgia, o risco de AVE cai para < 5% para a maioria das populações em períodos de 1 e 5 anos), melhorando concomitantemente os resultados funcionais e cognitivos. Trata-se da revascularização cerebral, que pode ser realizada por meio de técnicas diretas, indiretas ou uma combinação de ambas.

### Revascularização Direta

A revascularização direta corresponde ao *bypass* de baixo fluxo da artéria temporal superficial, ou da artéria meníngea média ou da artéria occipital para a artéria cerebral média. Esta técnica parece proporcionar melhores resultados em um intervalo de tempo mais curto, podendo também levar a uma revascularização mais robusta; no entanto, usualmente, é mais utilizada em adultos devido ao pequeno diâmetro dos vasos infantis.

### Revascularização Indireta

A revascularização indireta é realizada com o objetivo de gerar progressivamente o desenvolvimento de uma nova vascularização, usando tecido vascularizado, como um vaso, músculo ou pericrânio como doador para facilitar o crescimento de uma nova rede vascular quando em contato com o cérebro. As duas técnicas podem ser combinadas direta + indireta. Usualmente, 3 a 4 meses são requeridos para o desenvolvimento de circulação colateral. Em geral, a revascularização indireta requer menos tempo para realização e tem menor risco cirúrgico em comparação com as revascularizações diretas.

Existem muitas técnicas cirúrgicas descritas. As mais utilizadas incluem encefaloduroarterio-ssinangiose, encefalomiossinangiose, encefaloarteriossinangiose, sinangiose pial e simplesmente múltiplas trepanações sem sinangiose. As complicações mais comuns são a síndrome de hiperperfusão cerebral e o AVE perioperatório. O tratamento cirúrgico está indicado para pacientes sintomáticos bem como para aqueles pacientes assintomáticos com alterações isquêmicas encontradas em estudos hemodinâmicos.

## Casos Clínicos
### Revascularização Direita

Paciente de sexo masculino, 9 anos de idade, estudante do ensino fundamental, canhoto. Traço falciforme. Paciente refere perda de força em dimídio direito, principalmente no membro superior, associado a desvio de rima labial para esquerda. Tem familiar com diagnóstico de síndrome de Moyamoya. Afásico. Apagamento de sulco nasolabial à direita, com desvio de rima para esquerda. Desvio de língua para direita à protrusão. Força grau IV à direita (MID > MSD). Força grau V à esquerda.

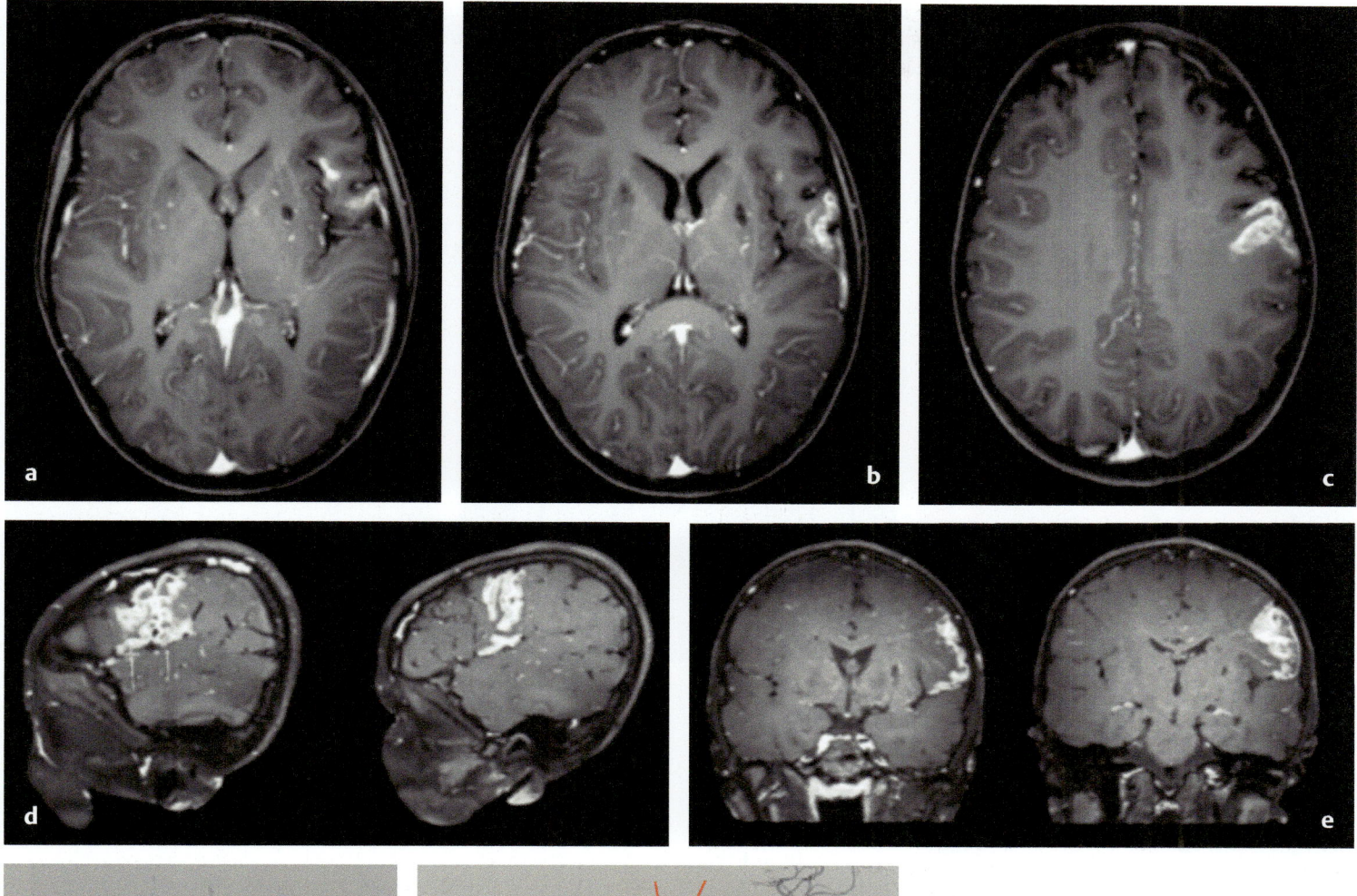

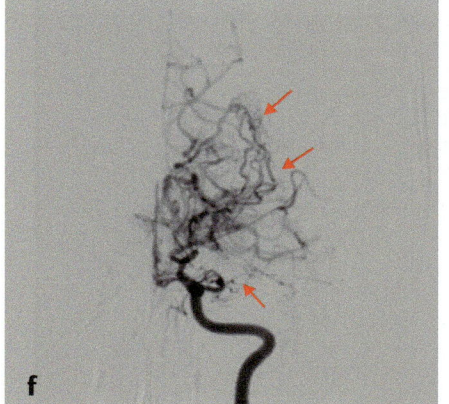

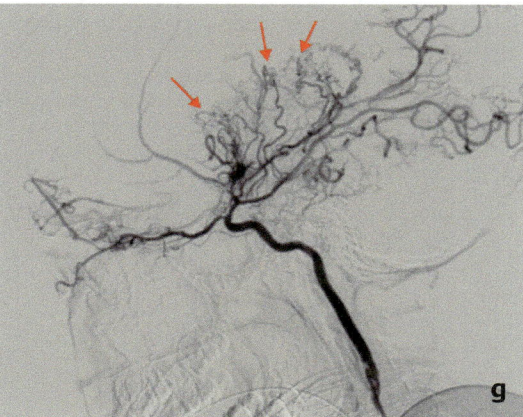

CAPÍTULO 32 ■ DOENÇAS NEUROVASCULARES DA INFÂNCIA 331

**Fig. 32-4. (a-c)** Sequência de ressonância magnética cerebral em corte axial, observa-se imagem hiperintensa no nível peri-insular esquerdo. **(d-e)** Projeção sagital e coronal, com imagem sugestiva de isquemia perisylviana subaguda em relação ao lobo frontal esquerdo. Observe a disposição das setas amarelas apontando para a fissura sylviana. **(f-g)** Projeção anteroposterior e lateral da artéria carótida interna esquerda na angiografia cerebral com subtração digital, observa-se o padrão vascular característico da doença de Moyamoya, as setas em vermelho indicam a diminuição do calibre das artérias cerebrais, lenticuloestriadas e média respectivamente.

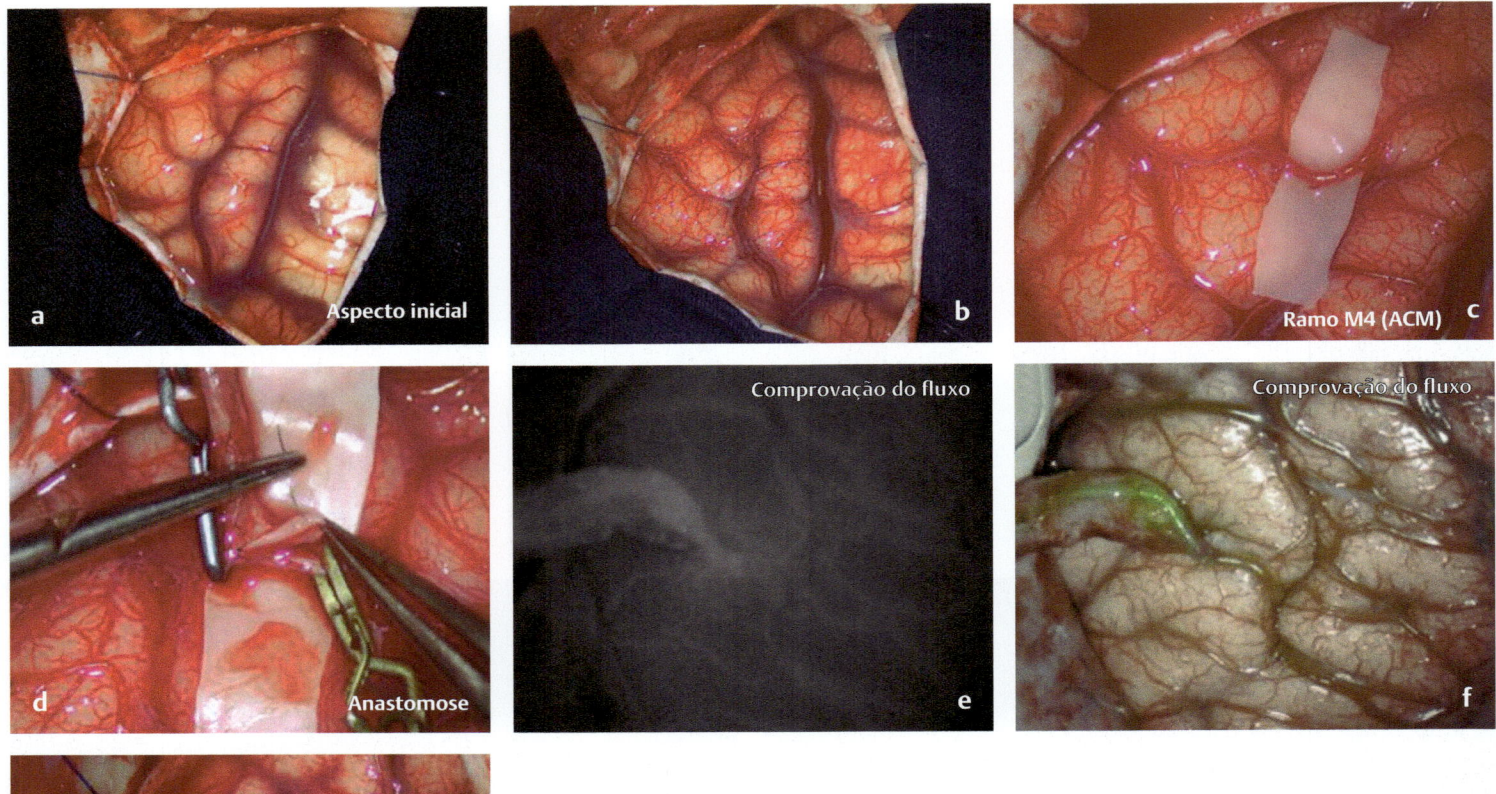

**Fig. 32-5.** (**a**) Aspecto inicial da craniotomia com exposição do cérebro, a espessura da aracnoide apresentando padrão característico de doenças com fluxo vascular alterado. (**b**) Visão intraoperatória, dissecção avançada da aracnoide. (**c**) Seleção e exposição da artéria receptora para anastomose (ramo do segmento M4 da artéria cerebral média esquerda). (**d**) Anastomose terminolateral. (**e,f**) Verificação do fluxo com injeção ICG e filtro GLOW 800. (**g**) Aspecto final do *bypass* de baixo fluxo em funcionamento. Paciente foi submetido a *bypass* da artéria temporal superficial – artéria cerebral média à esquerda (ATS-ACM E) + cérebro-duro-arterio-mio-sinangiose (EDAMS) à esquerda. Paciente relata melhora progressiva da força em dimídio direito, permanece com fraqueza na mão direita.

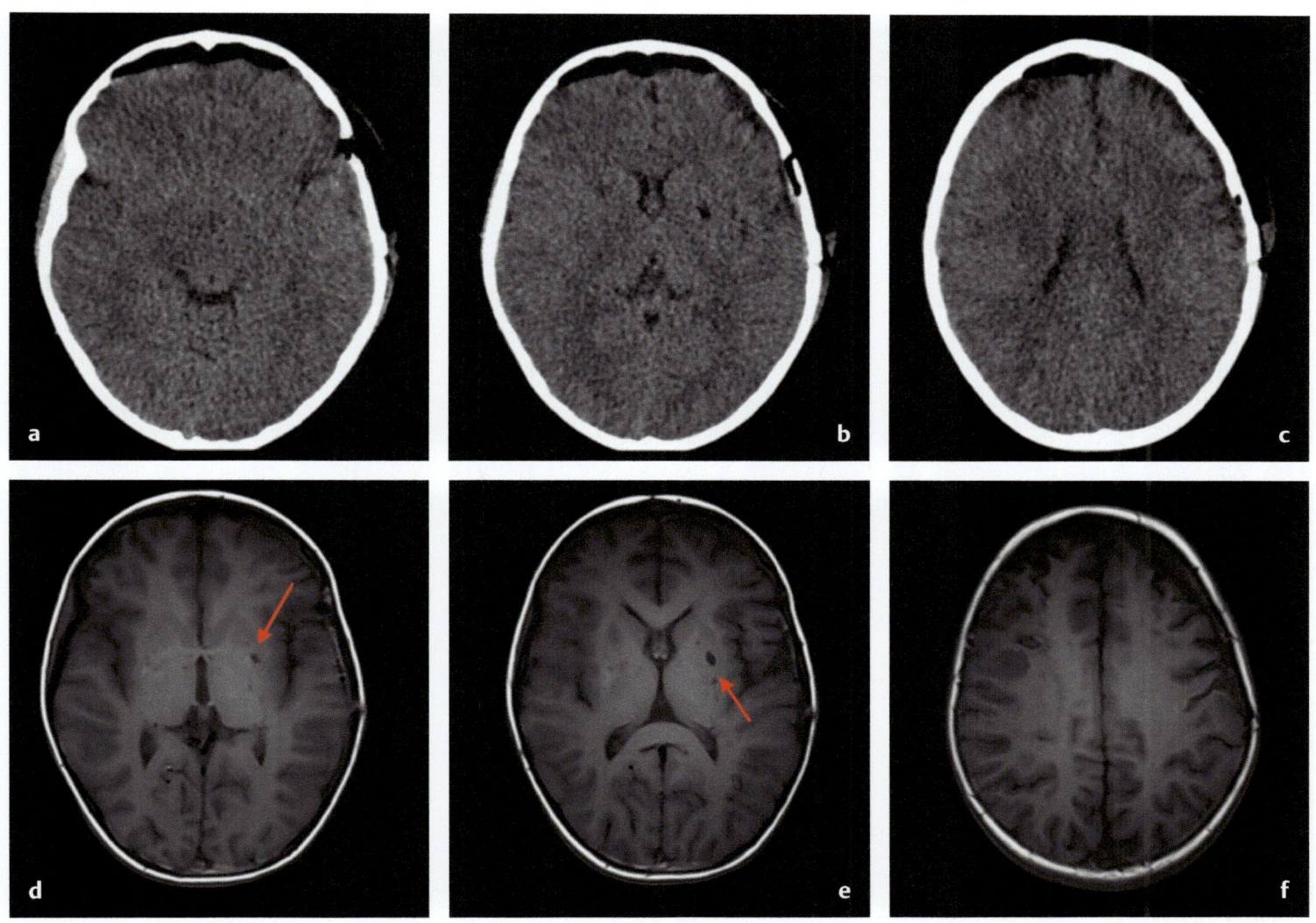

**Fig. 32-6.** (a-c) Sequência em corte axial de tomografia cerebral no pós-operatório imediato. (d-f) Sequência em corte axial de ressonância magnética cerebral sem evidência de áreas hemorrágicas. As setas vermelhas indicam defeito de provável origem angiopática ao nível dos núcleos basais esquerdos, território vascular das artérias lenticuloestriadas.

## Revascularização Indireta

Paciente com doença de Moyamoya previamente submetido à revascularização direta e indireta à esquerda. Com abertura ocular espontânea. Força grau V à direita, grau IV em MSE e grau V em MIE. Sensibilidade preservada.

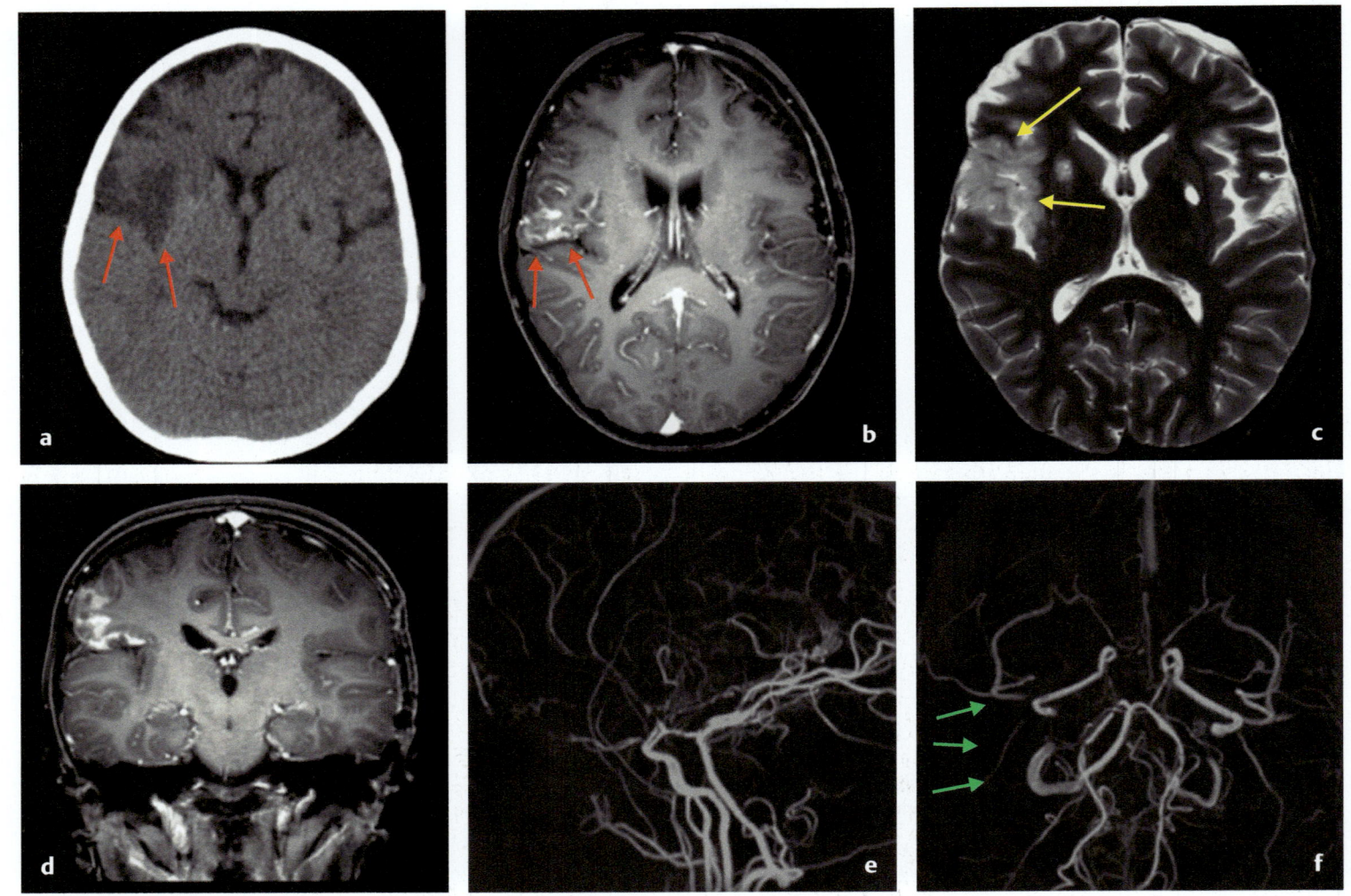

**Fig. 32-7.** (a-c) Cortes axiais de tomografia e ressonância magnética do cérebro, com imagem compatível com área isquêmica perisylviana direita. As setas vermelhas e amarelas apontam para a área isquêmica bem-definida. (d) Corte coronal da RM mostrando área hiperintensa predominantemente frontal. (e-f) Fase vascular da angiorressonância onde as setas verdes indicam envolvimento vascular no trajeto dos ramos distais da artéria cerebral média direita.

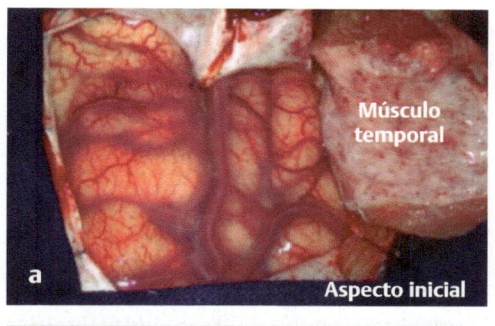

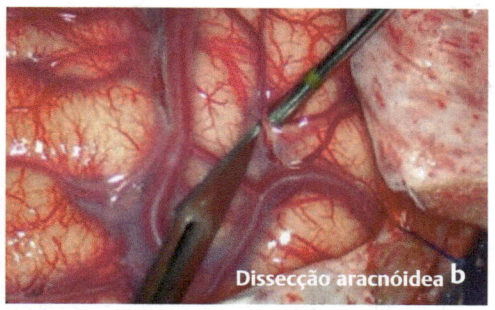

**Fig. 32-8.** Paciente submetido a cérebro-duro-mio-sinangiose à direita, sem intercorrências. (**a**) Aspecto inicial da craniotomia com exposição do cérebro e músculo temporal direito. (**b**) Dissecção da aracnoide para aumentar a área de contato entre o cérebro e o músculo, a fim de estimular a angiogênese. (**c,d**) Fixação do músculo temporal e dura-máter para promover revascularização. (**e**) Sequência de tomografia cerebral no pós-operatório imediato, evidência de defeito ósseo sem imagens hemorrágicas adjacentes.

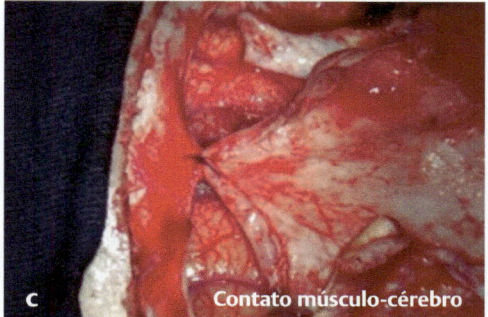

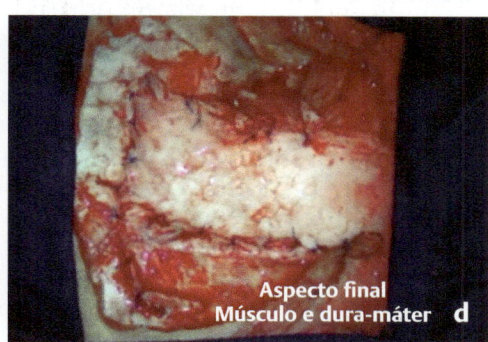

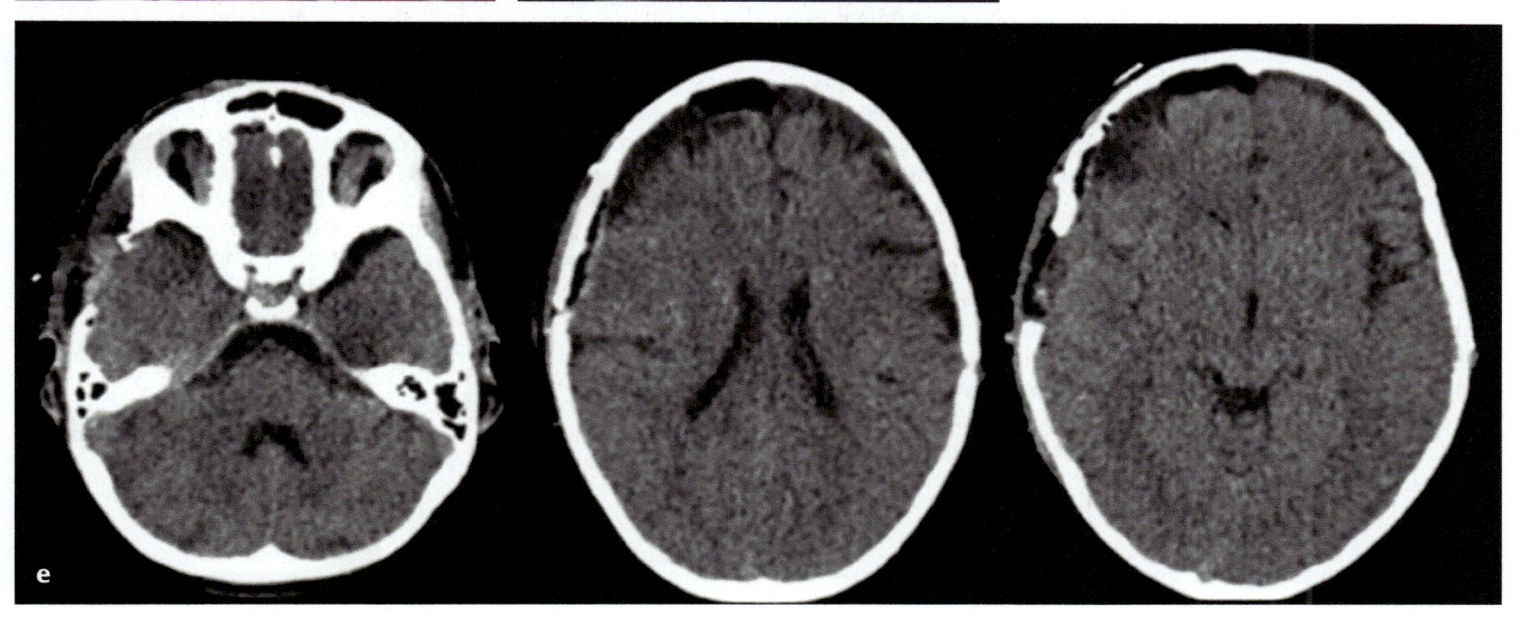

## MALFORMAÇÃO ANEURISMÁTICA DA VEIA DE GALENO

A malformação aneurismática da veia de Galeno (MAVG) é uma malformação arteriovenosa fistulosa de desenvolvimento pré-natal, de alto fluxo, embriologicamente relacionada com o desenvolvimento do plexo coroide. É definida como a presença de fístulas arteriovenosas da circulação coróidea drenando para a veia prosencefálica mediana, precursora embrionária da veia de Galeno, que se torna dilatada.

A MAVG apresenta duas classificações de acordo com a localização da fístula: coroide e mural. O subtipo coroide consiste em múltiplas fístulas que compõem uma rede vascular ou *nidus* que drena para a veia prosencefálica mediana embrionária, localizada principalmente na cisterna do *velum interpositum*, medial à fissura coróidea. Os principais ramos nutridores arteriais são as artérias coróideas, incluindo as artérias coróideas anteriores e posteriores bilaterais, e as artérias cerebrais anteriores através da arcada pericalosa. Frequentemente, há um suprimento adicional das artérias quadrigêmeas e das talamoperfurantes, que geralmente são recrutadas tardiamente. Algumas fístulas desse tipo são de fluxo extremamente alto e tendem a cursar com insuficiência cardíaca de alto débito no período neonatal.

O subtipo mural está localizado na cisterna do *velum interpositum* ou na cisterna quadrigêmea. Consiste em fístulas diretas, únicas ou múltiplas na parede da porção posterior dilatada da veia prosencefálica mediana. Em contraste com o tipo coroidal, apresentam menos fístulas e mais dilatação arredondada da veia prosencefálica mediana e tendem a se manifestar mais tarde na infância, com sintomas de distúrbio hidrodinâmico como macrocefalia, hidrocefalia ou retardo de crescimento. O menor número de vasos que chegam à lesão explica o baixo grau de insuficiência cardíaca associada e, por esse motivo, é observado em crianças sem sintomas cardíacos.

Um tipo misto entre os tipos coroide e mural também pode ocorrer.

### Epidemiologia

Representa menos de 1% de todas as MAVs, embora a verdadeira incidência seja difícil de determinar devido à confusão com outras patologias que causam dilatação da veia de Galeno ou de seu precursor embriológico, como as MAVs ou fístulas arteriovenosas que possuem drenagem profunda ou variz da veia de Galeno, que é uma veia de Galeno dilatada sem derivações arteriovenosas. Não apresenta etiologia definida e não tem relação com histórico familiar.

## Patogenia

Na quinta semana de desenvolvimento embrionário, as primeiras artérias a se diferenciarem são as artérias coroidal e quadrigêmea, que constituem o suprimento arterial primário da MAVG. A expansão do plexo coroide telencefálico no teto do diencéfalo induz o desenvolvimento de uma veia dorsal na linha média que drena o plexo coroide bilateral. Esta é a veia prosencefálica mediana. Posteriormente, o desenvolvimento das veias cerebrais internas leva à regressão da veia prosencefálica mediana, com exceção da porção mais caudal, que se une às veias cerebrais internas formando a veia de Galeno. A veia prosencefálica mediana normalmente não tem comunicação com o sistema de drenagem do cérebro normal. As veias coróideas são, no entanto, drenadas embrionariamente para a veia prosencefálica mediana e podem permanecer ligadas à veia mediana com ou sem a existência de fístulas para a própria veia coroidal. O seio reto está frequentemente ausente nas MAVG, e a veia prosencefálica mediana dilatada frequentemente drena para o seio falcino embrionário, que normalmente se conecta com o terço posterior do seio sagital superior, mas pode ser deslocado mais em direção à tórcula. À medida que as fístulas de alto fluxo são ocluídas progressivamente, a maturação do sistema venoso continua a acontecer, e quando a malformação é ocluída, a maturação completa pode ocorrer sem um sistema venoso profundo bem definido. A drenagem venosa profunda do cérebro geralmente segue um caminho alternativo. O padrão de drenagem venosa profunda mais comumente observado é por meio da veia talâmica, conectando-se à veia mesencefálica lateral ou ao seio tentorial através da veia temporobasal. Raybaud *et al.* estimaram que a formação da MAVG provavelmente ocorre dentro de um estágio embrionário de 6 a 11 semanas.

Quanto à causa, há provável envolvimento genético. A mutação RASA1 foi relatada em alguns casos da MAVG (mutação RASA1 é uma doença autossômica dominante que causa malformações capilares com MAV). Mutações no gene *EPHB4* foram associadas à MAVG coroidal. Mutações adicionais no gene *CLDN14* que codifica a proteína de junção estreita claudina-14 foram associadas. No geral, com as evidências atuais, uma causa genética foi observada em 30% dos casos, deixando 70% sem origem identificada.

## Apresentação Clínica

Embora a apresentação clínica seja diversa, em torno de 94% dos casos são diagnosticados no período neonatal devido às manifestações clínicas. Podem ser divididas em cardíacas, em decorrência de falência cardíaca secundária ao alto débito, e neurológicas, por conta de congestão venosa e fluxo anormal do LCR. Os neonatos tendem a apresentar insuficiência cardíaca, enquanto lactentes e crianças apresentam, clinicamente, sequelas secundárias à hipertensão venosa.

### *Manifestações Cardíacas*

Um paciente com MAVG que se apresenta no período neonatal quase sempre apresenta insuficiência cardíaca significativa de alto débito. Os sinais incluem taquicardia, dificuldade de alimentação e dificuldade de ganhar peso, com cardiomegalia (acometendo, principalmente, as cavidades direitas) vista nas radiografias de tórax; os sintomas, por sua vez, variam de sobrecarga leve a choque cardiogênico. É raro ver um sinal de insuficiência cardíaca em um feto com MAVG. A insuficiência cardíaca se desenvolve no período neonatal como resultado de mudanças dramáticas no perfil circulatório do feto para o recém-nascido, que apresenta baixa reserva cardíaca e um mecanismo compensatório prematuro do sistema nervoso simpático.

Ao contrário de pacientes recém-nascidos, a insuficiência cardíaca congestiva raramente é o sintoma de apresentação em crianças maiores. Com frequência, um índice cardíaco aumentado é observado quando a MAVG é diagnosticada a partir da presença de macrocrania.

### *Manifestações Neurológicas*

Em fetos ou recém-nascidos, os sintomas geralmente resultam de congestão venosa intracraniana ou alterações hemodinâmicas secundárias à insuficiência cardíaca durante a gestação e resultam em lesão cerebral precoce. Em casos graves, ocorre a síndrome do *melting brain*, que é causada pela progressão subaguda de um distúrbio hidrodinâmico, resultando na destruição subaguda e progressiva do parênquima cerebral, principalmente na substância branca.

Em lactentes, um aumento no perímetro cefálico geralmente é o primeiro achado. Isto é devido ao estado de desequilíbrio dos fluidos intracranianos e devido à hidrocefalia, que resulta da reabsorção prejudicada do LCR causada pela hipertensão venosa. A hidrocefalia obstrutiva é rara, embora a compressão do aqueduto sylviano pela MAVG possa estar presente. Também podem apresentar convulsões ou atraso neurocognitivo.

Crianças mais velhas podem apresentar cefaleia ou sangramento intracerebral.

## Diagnóstico

A maioria dos diagnósticos desta doença é feita no período neonatal, devido à realização de ultrassonografia obstétrica com descoberta de estrutura vascular cerebral mediana dilatada com aspecto de *shunt* arteriovenoso ao Doppler. Uma ressonância magnética fetal confirmaria o achado.

Um exame clínico e uma avaliação completa do recém-nascido são importantes para determinar a estratégia de tratamento a ser realizada. O ecocardiograma estadia e estratifica desde os pacientes sem insuficiência cardíaca até os casos mais graves. A ultrassonografia transfontanela permite avaliar o parênquima cerebral e o tamanho dos ventrículos. A ressonância magnética confirma o diagnóstico e permite a visualização de lesões parenquimatosas, como infartos, atrofia e hidrocefalia, com maior sensibilidade e especificidade. A angiografia cerebral é o padrão ouro para estudar a angioarquitetura da MAVG, mas por ser um exame invasivo, a angiotomografia computadorizada pode ser realizada para fins diagnósticos, enquanto a angiografia pode ser realizada como parte de uma intervenção endovascular planejada.

## Tratamento

Resultados clínicos favoráveis podem ser alcançados se o tratamento for planejado adequadamente e realizado por um grupo bem treinado de especialistas em neurorradiologia intervencionista pediátrica e neurocirurgia endovascular, cardiologia e intensivismo neonatal, sendo a embolização o tratamento de escolha.

Lasjaunias *et al.* foram pioneiros no tratamento endovascular das MAVGs e, em 1989, publicaram uma série de MAVGs tratadas por via endovascular com uma taxa de morbidade de 0% e mortalidade de 13%. A partir desses resultados, a técnica endovascular passou a ser a primeira opção no tratamento dessas lesões e o período de 5 meses de vida como idade ideal para início do tratamento endovascular foi introduzido, sendo o mais aceito atualmente.

O objetivo final do tratamento da MAVG é a obliteração completa da lesão com desenvolvimento normal do paciente sem déficit neurológico. O objetivo imediato do tratamento, entretanto, depende da idade e da apresentação do paciente.

Em neonatos, o objetivo principal do tratamento é estabilizar a função cardíaca e prevenir complicações sistêmicas secundárias até que o procedimento endovascular possa ser realizado. As opções medicamentosas incluem diuréticos, agentes inotrópicos positivos e vasodilatadores. Uma vez alcançado esse objetivo, o paciente recebe alta com medicação oral e retorna após vários meses para tratamento adicional. O monitoramento cuidadoso do alargamento dos espaços do LCR e do aparecimento de novas calcificações subcorticais é realizado radiograficamente com tomografias computadorizadas em intervalos de 6 a 10 semanas, bem como monitoramento clínico do perímetro cefálico, marcos de desenvolvimento e exame neurológico. Há neonatos que apresentam sobrecarga cardíaca grave que não pode ser manejada por medicamentos, necessitando de intervenção emergencial. O objetivo da embolização é reduzir o grau da insuficiência cardíaca e permitir que os sistemas cardíaco e pulmonar possam funcionar o mais próximo possível dos níveis fisiológicos. Geralmente uma redução de cerca de um terço do volume do *shunt* da MAVG resulta em melhora rápida da função cardíaca, permitindo a retirada de aminas vasoativas e de diuréticos e permitindo que a criança possa sair da ventilação mecânica.

Para lactentes e crianças, o objetivo imediato é restaurar o equilíbrio hidrovenoso normal para permitir o desenvolvimento normal do paciente, com interesse especial em evitar o *shunt* ventricular através da realização de tratamento endovascular oportuno. A embolização é eficaz na melhora dos sintomas clínicos causados pelo distúrbio hidrodinâmico, diminuindo o fluxo na malformação e diminuindo secundariamente a pressão venosa. A embolização urgente é considerada se houver um rápido aumento no perímetro cefálico, uma regressão de marco ou atraso no desenvolvimento, aumento dos espaços do LCR detectado na TC ou RM, calcificações subcorticais ou evidência de aumento da pressão intracraniana. Se o tratamento endovascular for realizado após o desenvolvimento completo da hidrocefalia, o efeito da embolização geralmente é insuficiente, podendo ser necessária uma terceiroventriculostomia ou derivação ventricular.

Para pacientes que foram encaminhados tardiamente para tratamento com função neurológica já prejudicada ou retardo mental grave, ainda se considera o tratamento endovascular para melhorar a qualidade de vida dos pacientes. Geralmente é possível obter alguma melhora da função neurocognitiva juntamente com o alívio das dores de cabeça, mesmo que a oclusão completa da lesão não possa ser alcançada.

Em resumo, as indicações para intervenção precoce são:

- Insuficiência cardíaca instável ou progressiva, apesar do tratamento clínico otimizado.
- Desenvolvimento de macrocrania ou hidrocefalia significativas.
- Reconhecimento de atraso no desenvolvimento ou alterações isquêmicas venosas, como calcificações.
- Hipertensão venosa pial.

A cirurgia não é mais indicada como forma primária de tratamento para MAVG porque os resultados cirúrgicos são uniformemente ruins. Uma revisão de 1987 feita por Johnston *et al.* mostrou uma taxa de mortalidade de 38-91% no grupo geral e uma taxa de mortalidade de 33-77% no grupo operado.

A radioterapia estereotáxica tem papel limitado no tratamento da MAVG. É menos eficaz para fístulas de alto fluxo e o período de latência para alcançar a oclusão vascular é proibitivo para garantir o desenvolvimento normal do cérebro. Pode ser útil em pacientes idosos que apresentam *shunts* residuais de fluxo relativamente lento após tratamento endovascular.

## MALFORMAÇÃO CAVERNOSA

A malformação cavernosa (MC), também chamada cavernoma ou angioma cavernoso, é uma doença congênita vascular de baixo fluxo. São lesões circunscritas, multilobuladas, assim chamadas porque são compostas de cavidades capilares alargadas revestidas de endotélio (cavernas), sem parênquima cerebral de permeio. Elas podem ser encontradas em todo o sistema nervoso central. Até 85% das MC ocorrem principalmente no compartimento supratentorial, com a maioria no lobo frontal. São histologicamente benignas e angiograficamente ocultas e, frequentemente, apresentam borda gliótica com depósitos de hemossiderina secundários a hemorragias seriadas. Essas lesões correm risco de hemorragia, causando convulsões e levando a déficits neurológicos.

### Epidemiologia

As MC são responsáveis por 5-15% de todas as malformações vasculares intracranianas, com uma taxa de prevalência estimada em 0,2-1% da população. Têm uma prevalência relativa de 0,2-0,5% na população pediátrica que aumenta com a idade, com um relato de leve predominância masculino/feminino de 1,2:1. Podem ser encontrados desde a infância até a idade mais avançada, mas com início dos sintomas, em média, em torno dos 35 anos. Nas crianças a idade média de manifestação clínica é de 8 anos.

### Patogenia

As MC desenvolvem-se espontaneamente na maioria dos pacientes. Persistem como lesões congênitas esporádicas, e não carregam o espectro da transmissão à prole. Surgem da perda de um complexo adaptador que regula negativamente a sinalização *MEKK-3-KLF2* nas células endoteliais cerebrais.

Quando há múltiplas lesões distribuídas pelo neuroeixo em geral está presente a forma familiar da doença atendendo a um padrão de herança autossômico, dominante e com penetrância incompleta. É caracterizada por uma multiplicidade de lesões e pela possibilidade de formação de novas MC. Mutações de perda de função nos genes CCM1/KRIT1, CCM2/MGC4607 e CCM3/PDCD10 foram encontradas em aproximadamente 90% dos pacientes com MC com história familiar de MC e em dois terços dos pacientes com MC esporádica que apresentam múltiplas lesões. As proteínas codificadas pelos três genes atuam de forma cooperativa, em uma cascata de sinalização intracelular, envolvendo manutenção das *tight junctions* das células endoteliais e da estabilidade do citoesqueleto, harmonizando o controle da permeabilidade vascular. A ausência de uma dessas proteínas leva ao aumento da permeabilidade vascular, assim como a inabilidade de formação dos tubos endoteliais.

### Apresentação Clínica

As convulsões são a forma de apresentação mais comum na população pediátrica, por conta da presença do elemento ferro junto ao halo de hemossiderina depositado. Também se manifestam com cefaleia (10-52%) ou deficiência neurológica focal (20-45%), mas estima-se que possa existir um grande contingente de indivíduos portadores assintomáticos na população. Embora as MC sejam lesões de fluxo lento, podem causar hemorragia significativa levando a déficits neurológicos, dependendo da localização da lesão. Frequentemente, são diagnosticados quando os sintomas surgem após uma hemorragia.

A hemorragia aguda ou subaguda é evidente na apresentação clínica em cerca de dois terços dos casos pediátricos e, curiosamente, é significativamente mais comum em casos com crianças menores de 6 anos de idade em comparação com casos pediátricos com idade superior.

A história natural desta doença ainda não está totalmente elucidada. Estudos prospectivos evidenciaram taxa de hemorragia, após diagnóstico de primeira hemorragia, de 0,8-3,1% por pessoa/ano. Os fatores de risco para hemorragia da MC incluem hemorragia prévia, localização profunda, idade mais jovem e presença de anomalia venosa de desenvolvimento associada.

### Diagnóstico

A tomografia computadorizada costuma ser a primeira modalidade de imagem utilizada; no entanto, tem uma sensibilidade fraca para detectar MC. Imagens de sangramento intracerebral geralmente podem ser vistas.

A ressonância magnética, especificamente a sequência ponderada em T2, tem a maior sensibilidade para MCs. É nesta sequência que o clássico anel de hemossiderina hipointenso pode ser observado ao redor do cavernoma. Sequências de ressonância magnética gradiente-eco mostram a deposição de hemossiderina em vários níveis de maturação, levando à aparência patognomônica de pipoca. Múltiplas lesões hipointensas, diminutas, verificadas em gradiente-eco ou SWI estão associadas à MC em sua forma familiar.

As anomalias do desenvolvimento venoso são uma malformação congênita das veias que drenam o cérebro normal, que em 20% dos casos está associada às MC. São frequentemente visíveis na maioria das sequências, mas podem ser sutis e são mais facilmente observadas nas sequências T1 pós-contraste e na imagem ponderada pela suscetibilidade.

Ao contrário de outras malformações vasculares, as MC não aparecem na angiografia cerebral. No entanto, as anomalias do desenvolvimento venoso estão frequentemente associadas à MC e aparecerão durante a fase venosa normal a tardia na angiografia cerebral convencional.

## Tratamento

A presença ou a ausência de hemorragia é importante para decidir como tratar os pacientes. MCs que já sofreram hemorragia apresentam maior risco de novo sangramento, portanto, o tratamento cirúrgico é fundamental. Sem um episódio documentado de hemorragia, o tratamento deve ser baseado na localização precisa do cavernoma, na idade do paciente, nos sintomas e na expectativa de resultado.

Nos cavernomas supratentoriais, pacientes com crises refratárias ou de difícil tratamento também são candidatos à cirurgia, na qual o anel de hemossiderina pericavernoma deve ser ressecado por ser epileptogênico.

Com lesões em regiões eloquentes como faixa motora, tálamo e tronco cerebral, uma análise mais profunda deve ser feita. Nas hemorragias secundárias a MC do tronco encefálico, deve-se avaliar a topografia da lesão e a relação com as zonas de entrada segura, além do deslocamento dos tratos produzidos pelo hematoma; por isso, estes casos costumam ser candidatos à cirurgia apesar de ser uma área eloquente, além do risco de hidrocefalia por compressão do aqueduto cerebral ou do IV ventrículo. O espaço gerado pelo hematoma e o plano de clivagem com as fibras gerado pelo anel de hemossiderina favorecem a intervenção cirúrgica precoce.

Para pacientes que não são submetidos à cirurgia após a primeira apresentação, permanece o risco de futuras hemorragias e sequelas neurológicas. Sabe-se que pacientes pediátricos apresentam maior plasticidade cerebral em comparação com pacientes adultos e podem ter uma recuperação bem-sucedida mesmo que ocorra morbidade cirúrgica imediata

Em relação à radiocirurgia, existem dados limitados sobre seu uso em pacientes pediátricos, bem como sobre resultados em longo prazo. Uma vez que alterações transitórias associadas à radiação, como edema perilesional, estão presentes em 25% dos pacientes, e até 10% dos pacientes apresentam complicações permanentes, a radiocirurgia não é um tratamento amplamente recomendado para MC.

## Caso Clínico
### Cavernoma

Paciente do sexo masculino, 11 anos de idade, avaliado devido a crises focais acometendo o membro superior direito. Os estudos de imagem revelaram a presença de um cavernoma frontal esquerdo (Fig. 32-9). Ele foi submetido a uma craniotomia frontoparietal e ressecção microcirúrgica (Fig. 32-10). O paciente evoluiu favoravelmente, sem complicações e sem crises (Fig. 32-11).

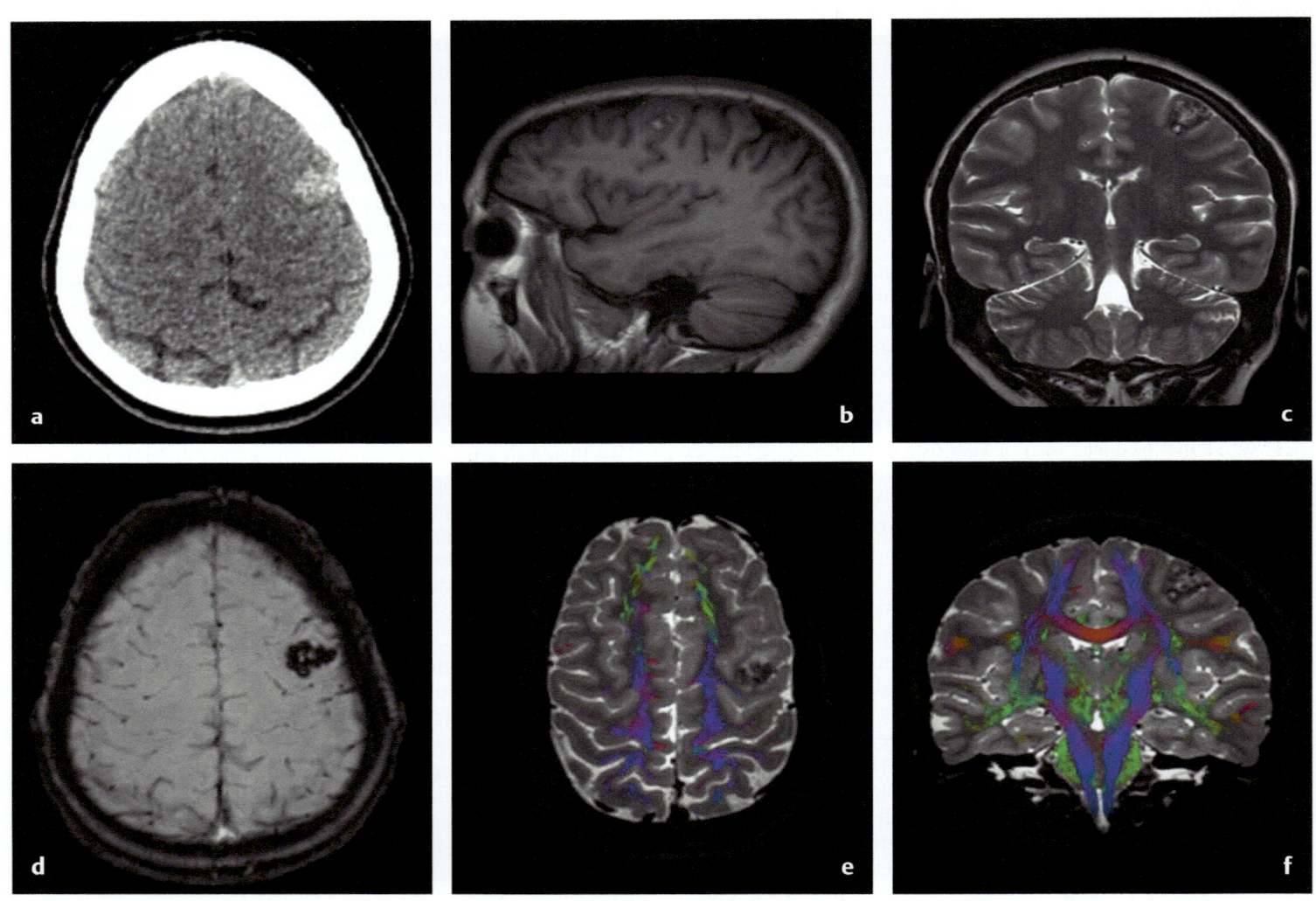

Fig. 32-9. (a) Corte axial de tomografia computadorizada cerebral mostrando imagem espontaneamente hiperdensa no lobo frontal esquerdo. (b) RM, corte sagital, mostrando o cavernoma frontal esquerdo. (c) Corte coronal da sequência T2 da RM onde se observa a localização do giro frontal médio esquerdo e o halo hipointenso de hemossiderina ao redor do cavernoma. (d) Corte axial da sequência ponderada em suscetibilidade magnética, em que se observa o aspecto típico de pipoca de um cavernoma. (e,f) A tractografia permitiu ver detalhadamente a relação do cavernoma com os feixes que compõem a corona radiata e o trato corticoespinhal.

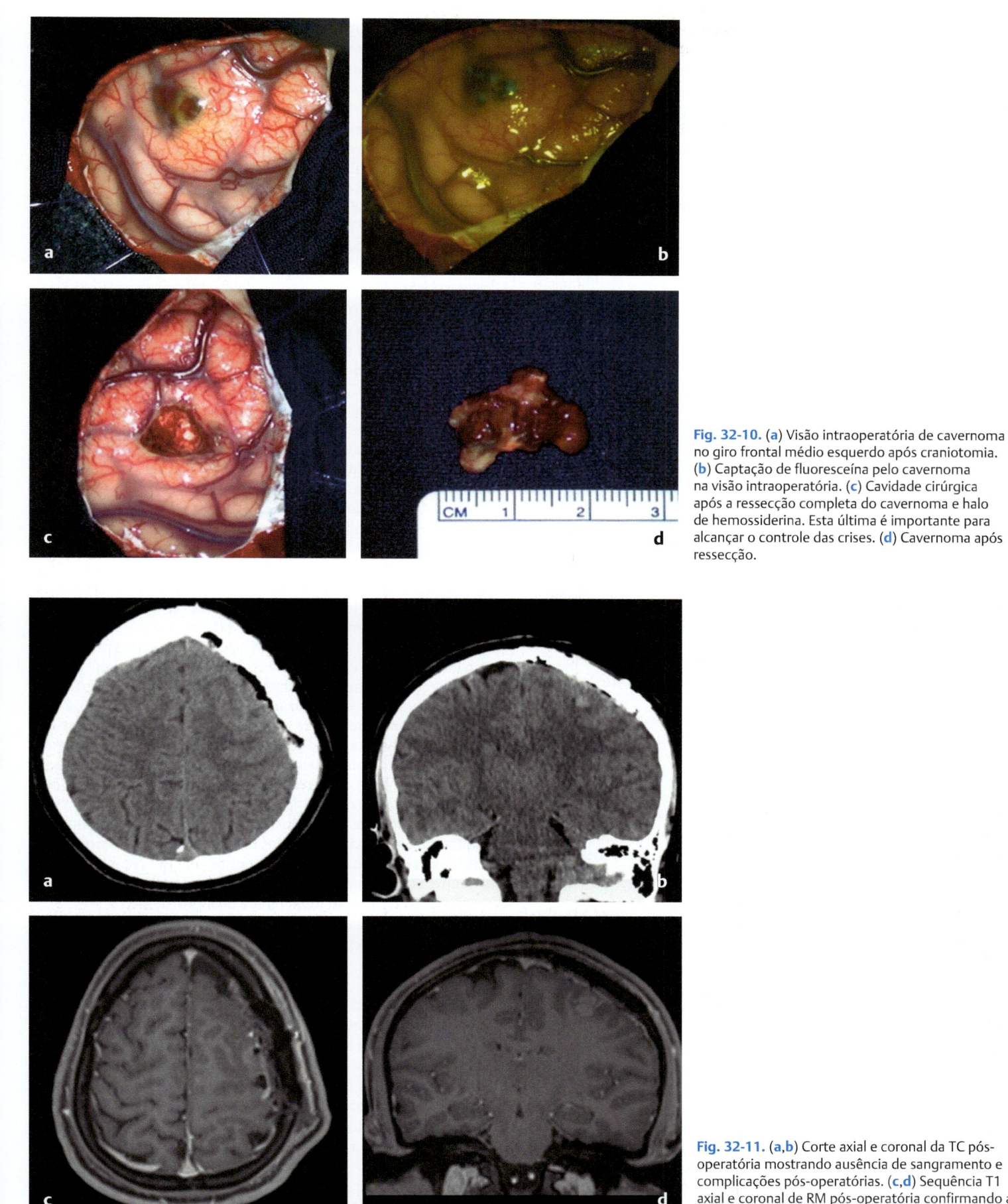

CAPÍTULO 32 ■ DOENÇAS NEUROVASCULARES DA INFÂNCIA

**Fig. 32-10.** (a) Visão intraoperatória de cavernoma no giro frontal médio esquerdo após craniotomia. (b) Captação de fluoresceína pelo cavernoma na visão intraoperatória. (c) Cavidade cirúrgica após a ressecção completa do cavernoma e halo de hemossiderina. Esta última é importante para alcançar o controle das crises. (d) Cavernoma após ressecção.

**Fig. 32-11.** (a,b) Corte axial e coronal da TC pós-operatória mostrando ausência de sangramento e complicações pós-operatórias. (c,d) Sequência T1 axial e coronal de RM pós-operatória confirmando a ressecção completa do cavernoma.

## MALFORMAÇÃO ARTERIOVENOSA

As malformações arteriovenosas são lesões congênitas, com arquitetura complexa e comportamento dinâmico. Estruturalmente, elas são caracterizadas pela presença de uma ou várias artérias de alimentação, uma ou mais veias de drenagem (na maioria dos casos, uma delas com drenagem precoce) e finalmente, um *nidus* formado pela presença de vasos aberrantes e ausência de capilares.

As formas de tratamento disponíveis até o momento variam de embolização (terapia endovascular), radiocirurgia, microcirurgia ou uma combinação delas. Em alguns casos, o monitoramento do paciente sob observação representa um curso de ação apropriado, dependendo de fatores como o tamanho da malformação, localização, ruptura, déficit neurológico, idade e outros. Os autores acreditam que, na maioria dos casos, a microcirurgia ou a combinação com outras opções de tratamento apresenta taxas de cura altas e confiáveis.

### Epidemiologia

As malformações arteriovenosas afetam mais pacientes do sexo masculino, com uma frequência de 2:1 em comparação com pacientes do sexo feminino. Tradicionalmente, vários relatos afirmam que a idade mais comum de início dos sintomas é a partir da segunda década de vida. Porém, isso vem mudando e hoje há relatos em que o risco de ruptura é observado em pacientes ainda mais jovens.

A prevalência varia de 1 a 2 casos por 100.000 habitantes. Apresentando risco de hemorragia de 1-3% ao ano, risco de morbidade grave de 45% e risco de morte de 20% em pacientes com malformações arteriovenosas rotas.

### Patogenia

As malformações arteriovenosas são lesões congênitas geradas por erros na morfogênese vascular. Foi identificada ampla expressão de fatores de crescimento angiogênico e endotelial vascular (VEGF), além de um grupo de citocinas (AngioPoetina) e receptores que medeiam a maturação e remodelação vascular.

As malformações arteriovenosas são caracterizadas pelas seguintes configurações de *nidus*: compacto, difuso ou misto. Um *nidus* compacto refere-se a um estreitamento ou conglomerado de vasos anômalos, intimamente dispostos em uma lesão única ou bem demarcada, proporcionando um plano aracnóideo adequado à ressecção. As lesões difusas são caracterizadas pelo arranjo amplo e mal delimitado das estruturas vasculares que as compõem, às vezes apresentando tecido neural não eloquente em seu interior. Por fim, os *nidus* mistos apresentam uma combinação de configuração compacta e difusa.

Também é possível classificar as lesões quanto à sua localização em: supratentorial (80-90%) ou infratentorial (10-15%). São ainda designadas como corticais ou superficiais as lesões encontradas na extensão do córtex cerebral dos lobos frontal, temporal, parietal ou occipital. As MAVs subcorticais geralmente se projetam no interior de um sulco recobertas por um ou mais giros cerebrais, com sua porção profunda direcionada às cavidades ventriculares. Já as MAVs ventriculares localizam-se no sistema ventricular (corpo, átrio, corno temporal), frequentemente apresentam drenagem venosa profunda e estão intimamente relacionadas com o plexo e com a fissura coróidea. Um conceito comumente utilizado é o de malformações arteriovenosas profundas; que se refere às lesões localizadas na região dos núcleos da base (putâmen, globo pálido, núcleo caudado, diencéfalo), ou cápsula interna.

As malformações arteriovenosas são lesões que deslocam estruturas anatômicas, por isso geram uma dissociação anatomofuncional local. O padrão de efeito e de massa é importante ao avaliar a eloquência de acordo com a localização, pois permite interpretar que a área considerada funcionalmente eloquente pode não corresponder anatomicamente se houver deslocamento. Além disso, o conceito-chave que determina a eloquência em uma malformação arteriovenosa é a projeção das artérias que alimentam a lesão ou irrigam a área em questão.

### Apresentação Clínica

Podem ser assintomáticas. Quando se manifestam, a forma de apresentação mais comum é a hemorragia intracraniana por ruptura. O paciente apresenta cefaleia súbita e intensa geralmente associada a déficit neurológico, perda de consciência, convulsões ou distúrbios neuropsicológicos.

A hemorragia cerebral como manifestação da malformação arteriovenosa ocorre em aproximadamente 45-72% dos casos, seguida de convulsões em 18-35%. Por outro lado, quando não há hemorragia, a cefaleia e o déficit neurológico e cognitivo estão presentes entre 6-14% e 4-8%, respectivamente. O achado incidental varia entre 2-10% dos casos.

### Diagnóstico

Existem várias ferramentas ou estudos disponíveis para estabelecer um diagnóstico precoce e oportuno de MAV cerebral. Diante de um paciente com suspeita de hemorragia cerebral por MAV, o estudo mais indicado para identificar sangramento é a tomografia computadorizada (TC). O padrão costuma ser de hemorragia segmentada, com bordas irregulares, difusas e que podem ser acompanhadas de hemoventrículo.

A ressonância magnética cerebral oferece vantagens para identificar e definir a localização da lesão, sua configuração e relação com outras estruturas neurovasculares.

A angiotomografia (angio-CT) e a angiorressonância (angio-RM) apresentam alta sensibilidade para identificação de MAVs, porém, por serem estudos estáticos em que as paredes da árvore vascular são reconstruídas sem fluxo, consideramos que não fornecem detalhes e determinantes específicos para definir o tratamento correto.

A angiografia cerebral digital é a ferramenta diagnóstica que fornece mais vantagens em termos de análise estrutural, configuracional e dinâmica das malformações arteriovenosas. Permite avaliar o tamanho e a morfologia do *nidus*, as artérias de alimentação, as veias de drenagem precoce, a drenagem profunda ou superficial, o refluxo vascular, a presença de aneurismas, o roubo de fluxo, a relação com estruturas vasculares vizinhas, entre outros elementos. Outro aspecto notável da angiografia é que ela permite observar vasos de pequeno calibre, como lenticuloestriados, tálamo-perfurantes e coroides, que podem estar relacionados com o fluxo do *nidus* bem como a contribuição de múltiplos circuitos arteriais.

A tractografia por ressonância magnética uma ferramenta fundamental na análise de estratégias de tratamento microcirúrgico, a fim de evitar danos nas estruturas nobres adjacentes à lesão. Com esse recurso confirmamos o efeito do deslocamento das fibras e da dissociação anatomofuncional citada anteriormente.

O conjunto dos estudos citados fornece o embasamento para decisão terapêutica em cada paciente caso específico.

### Tratamento

As opções de tratamento das malformações arteriovenosas são bem conhecidas e variáveis; incluindo a embolização, a radiocirurgia, a microcirurgia, a opção conservadora e estratégias combinadas.

Para a tomada de decisão no tratamento de uma MAV cerebral devem ser avaliados fatores como ruptura ou não, idade e condição neurológica do paciente, presença de déficit neurológico focal e neuropsicológico, topografia da lesão em áreas de linguagem ou motoras, além de sua relação com estruturas cerebrais nobres (fibras brancas), como fascículo arqueado, estrato sagital, fascículo fronto-occipital inferior IFOF, fascículo uncinado, cápsula interna e núcleos basais. Além disso, é preciso avaliar as características da própria lesão como: estrutura do *nidus*, presença de alimentadores arteriais únicos ou múltiplos, características da veia de drenagem, presença de hipertensão venosa, fluxo por mais de um circuito arterial (carótido, vertebrobasilar, externo e contralateral), aneurismas pré, intra ou pós-nidais, ou aneurismas associados ou não a aumento de fluxo, bem como alimentadores arteriais que passam sobre a lesão ou se dirigem a ela.

Conhecendo estes conceitos, consideramos que a microcirurgia é a opção mais eficaz, segura e com maiores taxas de cura dos pacientes.

Às vezes, a combinação com embolização ou radiocirurgia antes do tratamento contribui para a ressecção da lesão. Existem certas condições que merecem uma análise particular no tratamento das malformações arteriovenosas; quando a MAV se rompe, geralmente preferimos, dependendo do quadro clínico do paciente, aguardar a reabsorção do hematoma adjacente à lesão, defini-la estruturalmente e proceder ao tratamento microcirúrgico definitivo ou combinado. Quando há necessidade de embolização única ou múltipla prévia à microcirurgia, o objetivo principal é o fechamento inicial dos vasos de menor calibre, que segundo o esquema topográfico são lenticuloestriados, tálamo-perfurantes, coroidais ou corticais. O fechamento oposto geralmente tem impacto significativo na hemodinâmica da MAV, aumentando o risco de ruptura com consequente déficit neurológico.

Os princípios técnicos do tratamento microcirúrgico são sempre definidos pela dissecção do plano aracnóideo, identificação das artérias nutridoras, dissecção circunferencial e depois profunda do *nidus*, clipagem temporária para identificação de vasos de passagem ou direcionados à MAV e, por fim, fechamento da veia de drenagem e ressecção em bloco do *nidus*. Uma recomendação importante é não entrar no *nidus* durante a dissecção, pois se promove sangramento e, consequentemente, perdem-se os reparos anatômicos necessários.

Quando se opta por realizar a embolização prévia à cirurgia objetiva-se a oclusão profunda da MAV; dessa forma consegue-se o desvio do fluxo para a porção superficial e melhor controle vascular.

A ressecção microcirúrgica requer conhecimento exaustivo de anatomia, aplicação e domínio de habilidades microcirúrgicas, além de ferramentas tecnológicas que oferecem interpretação real e contínua durante a cirurgia (p. ex., injeção intraoperatória de indocianina verde, monitoramento intraoperatório, neuronavegação, ultrassonografia), bem como manejo neuroanestésico adequado e controle ideal da terapia intensiva no acompanhamento pós-operatório. Para isso é necessário compreender a patologia, saber abordá-la e ter na mesma equipe as diversas opções de tratamento.

## Caso MAV

Paciente do sexo feminino, 4 anos de idade, foi submetida à craniectomia descompressiva à direita devido a hematoma intraparenquimatoso parietoccipital medial e foi encaminhada para avaliação pós-operatória. Os estudos demonstraram a presença de MAV parietoccipital direita difusa com irrigação pelas circulações anterior e posterior e drenagem venosa superficial (Fig. 32-12). Foi submetida à reabertura da abordagem anterior e ressecção microcirúrgica da MAV (Fig. 32-13). Estudos pós-operatórios confirmaram a ressecção completa da MAV (Fig. 32-14). A paciente recebeu alta sem déficit neurológico.

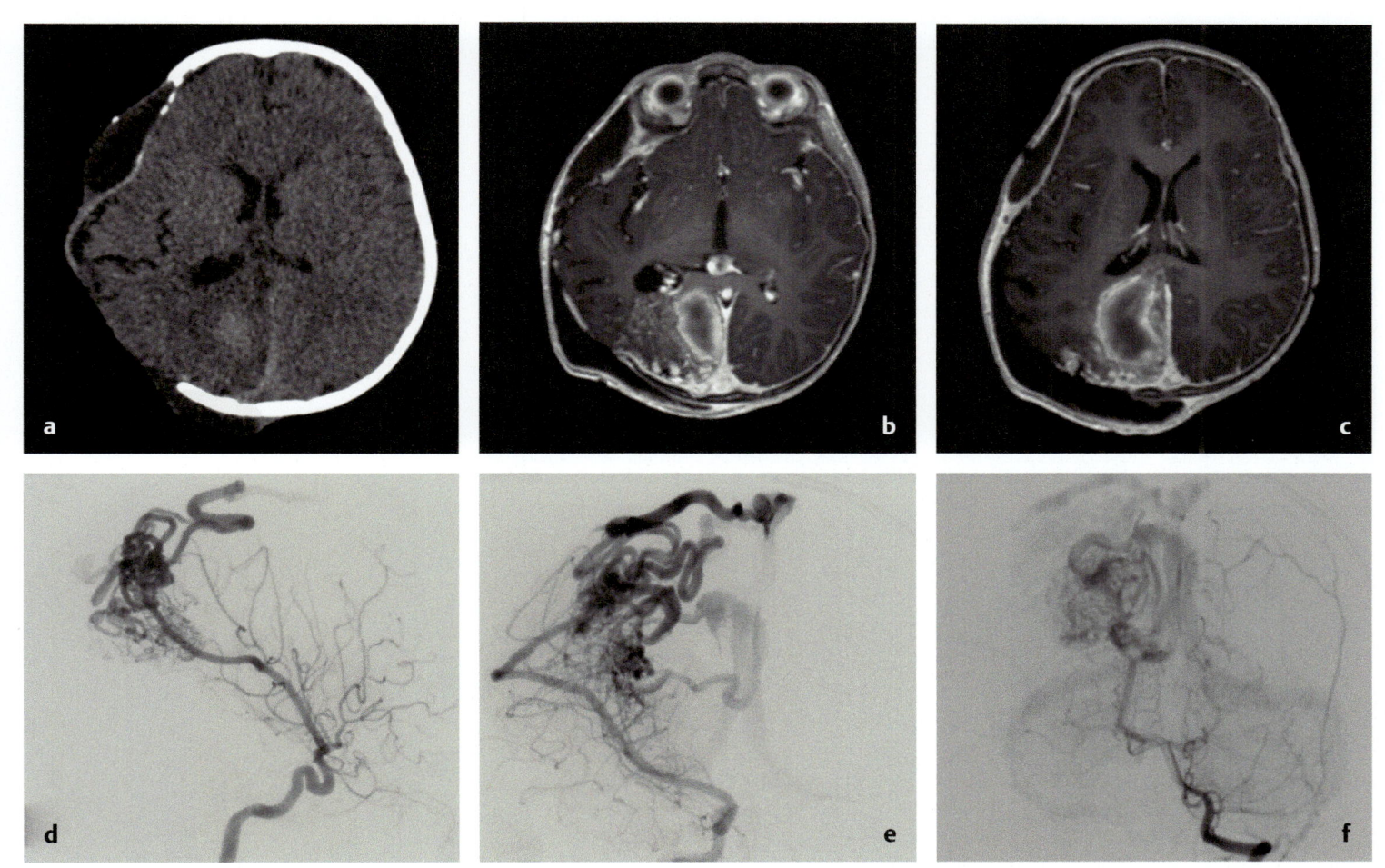

**Fig. 32-12.** (a) Na TC observa-se área hiperdensa na região parietoccipital medial direita, correspondente ao hematoma em processo de reabsorção. (b,c) O exame de RM mostrou a presença do *nidus* da MAV em relação lateral ao hematoma, localizado na convexidade parietoccipital direita. (d) Incidência lateral da angiografia digital mostrando MAV com *nidus* difuso, irrigação pela artéria cerebral posterior (com fluxo pela artéria comunicante posterior) e drenagem venosa superficial para o seio sagital superior. (e) Incidência oblíqua da mesma angiografia que permite visualizar 3 veias de drenagem em direção ao sistema superficial. (f) Angiografia da circulação vertebrobasilar mostrando irrigação através do sistema basilar pela artéria cerebral posterior direita.

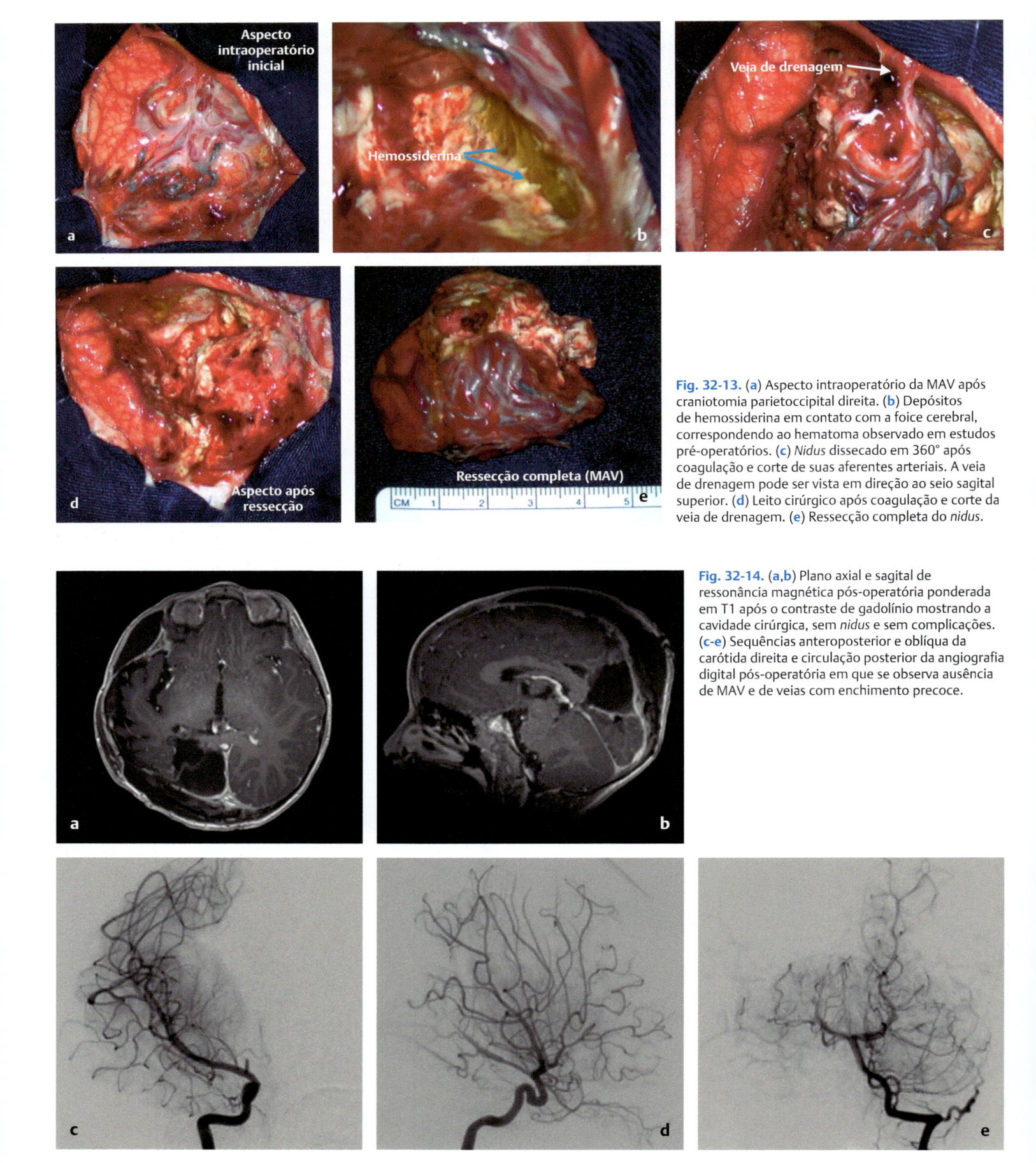

**Fig. 32-13.** (**a**) Aspecto intraoperatório da MAV após craniotomia parietoccipital direita. (**b**) Depósitos de hemossiderina em contato com a foice cerebral, correspondendo ao hematoma observado em estudos pré-operatórios. (**c**) *Nidus* dissecado em 360° após coagulação e corte de suas aferentes arteriais. A veia de drenagem pode ser vista em direção ao seio sagital superior. (**d**) Leito cirúrgico após coagulação e corte da veia de drenagem. (**e**) Ressecção completa do *nidus*.

**Fig. 32-14.** (**a,b**) Plano axial e sagital de ressonância magnética pós-operatória ponderada em T1 após o contraste de gadolínio mostrando a cavidade cirúrgica, sem *nidus* e sem complicações. (**c-e**) Sequências anteroposterior e oblíqua da carótida direita e circulação posterior da angiografia digital pós-operatória em que se observa ausência de MAV e de veias com enchimento precoce.

## BIBLIOGRAFIA

Kim SK, Cho BK, Phi JH, et al. Pediatric moyamoya disease: an analysis of 410 consecutive cases. Ann Neurol. 2010;68:92-101.

Nagiub M, Allarakhia I. Pediatric Moyamoya disease. Am J Case Rep. 2013;14:134-8.

Veeravagu A, Guzman R, Patil CG, et al. Moyamoya disease in pediatric patients: outcomes of neurosurgical interventions. Neurosurg Focus. 2008;24(2):E16.

Matsushima TMD, Inoue TMD, Suzuki SOMD, et al. Surgical treatment of Moyamoya disease in pediatric patients–comparison between the results of indirect and direct revascularization procedures. Neurosurgery. 1992;31(3):401-5.

Smith JL. Understanding and treating moyamoya disease in children. Neurosurg Focus. 2009;26(4):E4.

Dória-Netto H, Campos Christiane, Marussi VH, et al. The intersection between the oculomotor nerve and the internal carotid artery to distinguish extracavernous and intracavernous paraclinoid aneurysms using anatomic dissections – A new 3T magnetic resonance imaging protocol comfirmed by three-dimensionally printed biomodels. World Neurosurg. 2022;167:475-e506.

Buratti S, Mallamaci M, Tuo G, et al. Vein of Galen aneurysmal malformation in newborns: a retrospective study to describe a paradigm of treatment and identify risk factors of adverse outcome in a referral center. Front Pediatr. 2023;11:1193738.

Johnston IH, Whittle IR, Besser M, Morgan MK. Vein of Galen malformation: diagnosis and management. Neurosurgery. 1987;20(5):747-58.

Coelho D, Fernandes B, Silva da Costa M, et al. Cognitive performance in patients with cerebral arteriovenous malformation. J Neurosurg. 2019;132(5):1548-55.

Li-Rong Cao, Chun-Quan Cai. Vein of Galen aneurysmal malformation: an updated review. J Pediatr Neurol. 2019;17:45-56.

Da Silva Hilton, Franca Luciano, Paschoal Eric, et al. Ventricular arteriovenous malformation bleeding: a rare cause of headache in children: case report. Arq Neuropsiquiatr. 2004;62(2B):528-30.

Ghali MG, Srinivasan VM, Mohan AC, et al. Pediatric cerebral cavernous malformations: genetics, pathogenesis, and management. Surg Neurol Int. 2016;7(44):S1127-S1134.

Gross BA, Du R, Orbach DB, et al. The natural history of cerebral cavernous malformations in children. J Neurosurg Pediatr. 2016;17(2):123-8.

Kim SH. Pediatric central nervous system vascular malformation: pathological review with diagram. J Korean Neurosurg Soc. 2024;67(3):265-9.

Loof B, Wainberg R, Paz J, et al. Combined treatment for a hemispheric cerebellar AVM. NeurosurgFocus. 2021;4(1).

Kato Y, Dong VH, Chaddad-Neto F, et al. Expert consensus on the management of brain arteriovenous malformations. Asian J Neurosurg. 2019;14(4):1074-81.

# MALFORMAÇÃO ANEURISMÁTICA DA VEIA DE GALENO (MAVG)

Michel Eli Frudit ▪ Mauricio Jory

## INTRODUÇÃO

A malformação aneurismática da veia de Galeno (MAVG) é uma lesão embrionária rara que acomete, quase que exclusivamente, a população pediátrica. Ela ocorre durante a 6ª e a 11ª semana de gestação e se caracteriza pela comunicação direta entre o sistema arterial coroidal primitivo e a veia prosencefálica medial de Markovski, precursora da veia de Galeno.[1-3] Por essa definição, deveríamos chamar a lesão de malformação aneurismática da veia prosencefálica medial (VPM). No entanto, pelo seu uso histórico já consagrado, continuaremos usando, neste capítulo, o nome tradicional que se refere à veia de Galeno.

Devemos também reforçar a diferença entre a MAVG verdadeira, condição embriológica de outras patologias que podem levar à dilatação da veia de Galeno, as chamadas dilatações aneurismáticas da veia de Galeno (DAVG). Nesse caso trata-se de lesões que ocorrem após a formação normal dos sistemas arterial e venoso cerebrais. Dentre elas podemos citar as malformações arteriovenosas piais profundas que drenam para a veia de Galeno, associadas à estenose ou trombose da sua junção com o seio reto e a variz da veia de Galeno, onde ocorre dilatação dessa veia sem a presença de *shunt* arteriovenoso. A principal característica que define a MAVG verdadeira é a ausência da formação do sistema venoso profundo, na maioria das vezes com ausência do seio reto e persistência de um seio falcorial.[1,4]

Raybaud, em 1989, foi o primeiro a reconhecer que a veia ectasiada na MAVG era, na verdade, a veia prosencefálica medial e não a veia de Galeno.[4]

No início do desenvolvimento embrionário, o suprimento arterial ocorre por meio do plexo coroide e artérias coróideas associadas, enquanto a drenagem venosa é realizada, primariamente, pela veia prosencefálica medial. Entre a 6ª e a 11ª semana de gestação, o segmento proximal da VPM que se conecta com a veia cerebral interna involui e essa veia assume a drenagem venosa do plexo coroide, enquanto o segmento distal da VPM origina a veia de Galeno. No entanto, na MAVG, após a conexão anormal da circulação coroidal com o segmento proximal da VPM, existe aumento da pressão venosa que vai levar à dilatação dessa veia, impedindo assim a involução do seu segmento proximal e persistindo como um *shunt* arteriovenoso de alto fluxo e de baixa resistência com a VPM.[1-3,5]

É uma lesão rara que ocorre em menos de 1% das malformações arteriovenosas cerebrais, sendo que na população pediátrica representa cerca de 30% de todas as lesões neurovasculares, com prevalência de menos de 1 em 25.000 nascimentos.[6,7] Vale ressaltar que esta é uma MAV verdadeiramente congênita, podendo ser diagnosticada até mesmo antes do nascimento, contrariamente às MAV piais.

## ANGIOARQUITETURA

O suprimento arterial na MAVG é bilateral e realizado, principalmente, pelas artérias coróideas anteriores, coróideas posteromediais e laterais, ramos subforniciais das artérias pericalosas, ramos perfurantes subependimários das perfurantes talâmicas e hipotalâmicas e ramos coliculares. A participação de ramos durais pode ocorrer, mas normalmente representa *shunts* secundários devido à trombose de seios ou efeito aspirativo.[1,3]

De acordo com a classificação de Lasjaunias[3] existem dois tipos de MAVG no que se refere à angioarquitetura:

1. *Coroidal*: onde existe participação de todas as artérias coróideas e a existência de múltiplas comunicações arteriovenosas na cisterna do *velum interpositum* antes de drenarem na VPM (Fig. 33-1). Normalmente são encontradas nos neonatos com quadro clínico mais grave.[8]
2. *Mural*: onde encontramos a presença de fístulas arteriovenosas diretas na parede da VPM. Podem ser únicas ou, mais frequentemente, múltiplas (Fig. 33-2a,b).

A drenagem venosa do parênquima cerebral se efetua mais comumente por veias talâmicas posteriores que drenam por uma veia subtemporal no seio sigmoide ou em um seio tentorial, alcançando o seio transverso.

Outras anomalias durais são frequentemente observadas, como persistência do seio falcorial, que drena no seio sagital superior, seio occipital mediano ou em um seio marginal. A hipoplasia do bulbo jugular raramente é observada.

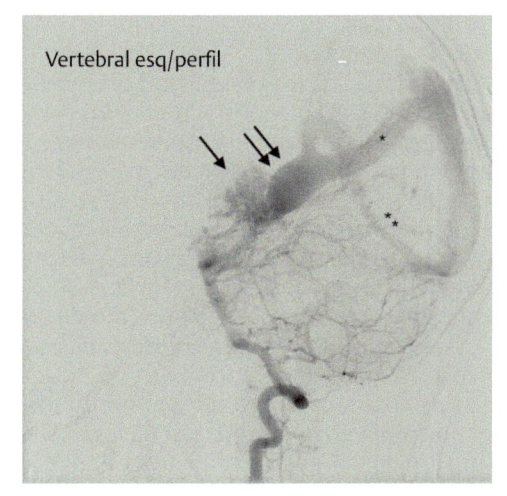

**Fig. 33-1.** Angiografia da artéria vertebral esquerda em perfil mostrando MAVG do tipo coroidal. Notam-se múltiplos *shunts* arteriovenosos na cisterna do *velum interpositum* (seta) irrigados pelas artérias coróideas posteriores antes de se drenarem na dilatação da VPM (dupla seta). A VPM se drena em um seio falcorial (asterisco). Observa-se, ainda, opacificação de um resquício do seio reto (duplo asterisco).

## QUADRO CLÍNICO

O quadro clínico na MAVG decorre de manifestações cardíacas e neurológicas e variam de acordo com a idade dos pacientes, sendo mais graves quanto mais precoces forem estas manifestações.[5,8,9]

No período neonatal, as principais manifestações são a insuficiência cardíaca congestiva (ICC) de grau variável e suas consequências, como hipertensão pulmonar, insuficiência de múltiplos órgãos e encefalomalacia nos casos mais graves.

Nos lactentes, a principal manifestação são as decorrentes de alterações hidrodinâmicas, dentre as quais, podemos citar a macrocrania e hidrocefalia. Modificações adquiridas na drenagem venosa, como as estenoses dos bulbos jugulares ou tromboses de seios venosos, poderão levar à congestão venosa facial, cefaleia, crises convulsivas e, eventualmente, hemorragia em casos mais severos.

Já as crianças maiores e adultos jovens podem apresentar cefaleia, déficit neurológico focal, cognitivo e epilepsia.

### Manifestações Cardíacas

Durante o período intrauterino, a baixa resistência da circulação placentária e o *shunt* arteriovenoso cerebral mantêm um equilíbrio relativo. No entanto, logo após o nascimento, ocorre um aumento abrupto do fluxo através da fístula, resultando em um retorno venoso significativo para as câmaras direitas do coração.[10] Dependendo da severidade dessa lesão, teremos um tipo de manifestação clínica, da cardiomegalia assintomática à falência multiorgânica resistente ao tratamento medicamentoso, com cardiomegalia, hepatomegalia e insuficiência hepática grave e insuficiência renal. As formas coróideas se associam a quadros mais graves do que as formas murais.[5,11]

A ICC se manifesta nas primeiras horas ou dias de vida e tende a se agravar nos dois primeiros dias e apresentar uma pequena melhora no 4º/5º dia. Ela pode se associar a uma comunicação interatrial nos casos em que a pressão atrial direita se encontra elevada, impedindo o fechamento do forame oval. Pelo mesmo motivo, o ducto arterioso também pode permanecer aberto, mas ambos podem apresentar fechamento espontâneo após o tratamento da MAVG.

A ICC é característica do período neonatal, não sendo a forma de apresentação do lactente.

O tratamento intensivo da ICC no período neonatal inclui medidas de redução da sobrecarga cardíaca, com diuréticos e inotrópicos, por vezes necessitando de entubação e ventilação mecânica. A refratariedade do tratamento clínico intensivo é indicativa de intervenção endovascular precoce. Nos casos em que se consiga obter controle da ICC e ganho pôndero-estatural, a primeira sessão do tratamento será protelada para os primeiros meses de vida, idealmente no 5º mês.

### Distúrbios Hidrodinâmicos

Contrariamente às manifestações cardiológicas, os distúrbios hidrodinâmicos são observados tanto no neonato como no lactente e também em ambas as formas, mural e coroidal. Eles são a apresentação mais comum no lactente que não tenha apresentado ICC ao nascimento.

Os distúrbios hidrodinâmicos resultam do aumento da pressão nos seios sagital superior, transverso, sigmoides e veias jugulares internas e seu efeito secundário nas veias cerebrais, levando ao aparecimento de hidrocefalia e/ou macrocrânia. Zerah *et al.*[12] foram o primeiro autor a reconhecer o aumento da pressão venosa como causa de hidrocefalia.

Dois elementos importantes da anatomia vascular do recém-nascido devem ser considerados para a compreensão destes distúrbios: o fato de os seios cavernosos ainda não participarem da drenagem venosa cerebral e a imaturidade das granulações aracnóideas do seio sagital superior, ainda insuficientes para assegurar a reabsorção liquórica, sendo então as veias corticais e transparenquimatosas responsáveis por esta reabsorção. Nas MAVG se estabelece um gradiente pressórico entre os ventrículos laterais e o seio sagital superior através de veias transparenquimatosas.

Por muito tempo se acreditou que a dilatação da veia de Galeno causasse compressão mecânica do aqueduto cerebral levando a uma dilatação ventricular de etiologia obstrutiva, mas este conceito não é mais aceito atualmente.

Trata-se, portanto, de uma congestão venosa cerebral e maior dificuldade da reabsorção liquórica pelas veias cerebrais, levando à dilatação do sistema ventricular do tipo comunicante e macrocrania, nos casos em que a MAVG não for tratada antes do fechamento das suturas cranianas.[13]

A maturação do sistema venoso encefálico, com a participação do seio cavernoso na drenagem venosa do parênquima cerebral oferece uma via de drenagem alternativa ao cérebro e redução da pressão no seio sagital superior e, consequentemente, nas veias transparenquimatosas. Esta fase ocorre por volta do 5º/6º mês de vida.

A compreensão dos fenômenos descritos nos explica a razão pela qual se deve evitar a colocação de derivações liquóricas antes do tratamento das MAVG, pois elas promovem a inversão do gradiente pressórico nas veias transparenquimatosas dos seios para os ventrículos, podendo promover hemorragias ventriculares e hematomas subdurais e parenquimatosos.

### Manifestações Neurológicas

As manifestações neurológicas são excepcionais no recém-nascido. Quando presentes, elas são secundárias às manifestações cardíacas graves e demonstram a existência de lesões cerebrais, o que pode limitar a indicação de tratamento emergencial. A isquemia cerebral precoce e a encefalomalacia representam as lesões secundárias potencialmente sintomáticas nestas circunstâncias.

As manifestações neurológicas no recém-nascido são mais comumente representadas por uma hipotonia axial e retardo das aquisições motoras, precedendo o retardo do desenvolvimento neuropsicomotor (DNPM) do lactente. A intervenção em tempo oportuno pode minimizar ou até mesmo reverter essas alterações observadas no lactente.

Crises epilépticas e déficit neurológico focal podem ser observados em casos onde ocorrem modificações da drenagem venosa dos seios durais com estenoses ou tromboses ou ainda após a instalação de derivações ventriculares.

Hemorragias cerebrais espontâneas das MAVG sem a ocorrência de fenômenos acima descritos é excepcional.

## DIAGNÓSTICO

O diagnóstico da MAVG na maioria dos casos é realizado no período pré-natal por meio da ultrassonografia materna no terceiro trimestre da gestação. O aspecto mais característico é a presença de uma grande lesão cística anecoica na linha média, localizada atrás do terceiro ventrículo. Além disso, o uso de Doppler colorido na ultrassonografia é essencial para identificar o fluxo de alta velocidade dentro da veia dilatada, confirmando a presença de uma fístula arteriovenosa de alto fluxo, característica da MAVG, e auxiliar a diferenciação de outras lesões císticas intracranianas.[2,8] Também é utilizado nos recém-nascidos que não tiveram seu diagnóstico realizado intraútero.[10]

A ressonância magnética (RM) é um exame utilizado para avaliar a MAVG com mais detalhes, assim como seu impacto sobre o tecido cerebral. Atualmente, a RM intraútero é uma ferramenta que também pode ser utilizada para o diagnóstico da lesão e para avaliação da anatomia cerebral do feto (Fig. 33-2c-e).

Embora menos detalhada que a RM, a tomografia computadorizada (TC) pode ser utilizada para o diagnóstico inicial, especialmente em situações de emergência. A TC pode revelar a dilatação ventricular (hidrocefalia) e a presença de uma lesão vascular.

A angiografia cerebral é considerada o padrão ouro para o diagnóstico da MAVG, pois permite a visualização direta das artérias e veias cerebrais, confirmando a presença da fístula arteriovenosa e detalhando a angioarquitetura da lesão. Esse exame possibilita a avaliação do tamanho da dilatação venosa, das artérias nutridoras, das veias de drenagem e da velocidade do fluxo. Além de diagnosticar a MAVG, a angiografia cerebral pode revelar outras anomalias vasculares que podem coexistir, como estenoses ou aneurismas associados, o que é importante para um tratamento abrangente e seguro. No entanto, por se tratar de um exame invasivo, especialmente em pacientes neonatos, deve ser realizado apenas no momento do tratamento endovascular.[2]

Existem ainda as manifestações clínicas que levam ao diagnóstico de MAVG e que já foram descritas anteriormente.

## TRATAMENTO

Se em certo momento da história houve espaço para a abordagem microcirúrgica das MAVG, podemos afirmar que esta foi abandonada em função dos maus resultados e complicações.[14] O tratamento estabelecido desde há algumas décadas é primariamente endovascular.

Dependendo da idade da criança e dos sintomas o objetivo do tratamento será variável. O objetivo fundamental é oferecer ao recém-nascido e ao lactente condições hemodinâmicas satisfatórias para a maturação cerebral sem necessariamente se atingir a cura anatômica da MAVG. Habitualmente a tentativa de cura da lesão se faz nos primeiros 15 meses de vida.

Podemos distinguir diferentes momentos da indicação do tratamento endovascular:

A) No recém-nascido com descompensação da insuficiência cardíaca congestiva e de múltiplos órgãos.
B) No lactente que superou este período crítico, com ou sem o tratamento emergencial nos primeiros dias de vida, ou que não apresentava ICC sintomática.
C) Nas crianças maiores, nas quais não se realizou o diagnóstico por falha dos exames pré-natais ou pela ausência de sintomas, o que pode, também, ocorrer ainda mais raramente em adultos.
D) Tratamento intrauterino para se tentar evitar o nascimento de uma criança com descompensação cardíaca grave e precoce.

### Tratamento Emergencial do Recém-Nascido

A gestação de um feto portador de MAVG deve ser monitorada para se avaliar eventuais sinais de mau prognóstico e da eventual necessidade de intervenção ultraprecoce.

Não há consenso quanto à indicação do tipo de parto frente ao diagnóstico. Em nosso país observa-se uma preponderância da indicação de partos cesáreos em mães portadoras de fetos com MAVG.[15]

Os recém-nascidos devem ser mantidos em UTI neonatal e uma avaliação criteriosa deve ser realizada para se determinar o grau de comprometimento encefálico, cardíaco e dos demais órgãos.

As manifestações cardiológicas leves e moderadas devem ser manejadas clinicamente. Sinais de descompensação, apesar da terapia adequada instituída, são indicativas do tratamento endovascular em caráter de urgência.

A descompensação clínica geralmente ocorre nos primeiros dias de vida. Não é prática aceitável no nosso meio, mas em certos países, neonatos com descompensação grave e lesões encefálicas já estabelecidas recebem tratamento paliativo. Em alguns países, a interrupção da gravidez nesses casos também é permitida.[15]

Não há indicação para a realização de angiografias diagnósticas nestes recém-nascidos nem de tratamento das MAVG em neonatos compensados hemodinamicamente.

Uma vez indicada a embolização no neonato descompensado hemodinamicamente, uma primeira sessão de embolização deve ser realizada. Damos preferência à indicação da via arterial por diminuir rapidamente o fluxo arteriovenoso sem o compromisso da busca da cura anatômica neste primeiro momento. Pode-se utilizar a veia umbilical, caso ela tenha sido preservada, ou as artérias femorais, sabendo-se das dificuldades desta via de acesso nesta faixa etária. Raríssimos são os casos de acesso carotídeo direto atualmente. Um introdutor femoral pediátrico 4F usualmente é utilizado para permitir a passagem de um cateter 4F e se cateterizar os vasos-alvo, carótidas e/ou vertebrais.

O peso do recém-nascido é um fator crítico, tanto para a obtenção do acesso arterial, como com relação ao volume de contraste iodado tolerado sem complicações renais. Usualmente é aceita a dose de 6 mL/kg de contraste e este volume deve ainda ser diluído com solução fisiológica para se aumentar a quantidade total e permitir a obtenção de mais séries angiográficas, uma vez que os angiógrafos atuais permitem a obtenção de imagens de alta qualidade mesmo com contraste diluído. A diluição pode variar, porém, mais comumente é utilizada a 50%.

O tempo do procedimento deve ser cronometrado e imposto um limite considerado seguro e suficiente para o controle emergencial da situação, visto que procedimentos prolongados aumentam as chances de complicações da via de acesso e sistêmicas. Usualmente, 60 a 90 minutos após a obtenção da via arterial de acesso representam a janela de tempo adequada.

Pelos motivos expostos são formalmente contraindicadas angiografias diagnósticas unicamente para avaliação das MAVG, devendo-se realizá-las no momento do procedimento terapêutico.

A análise de exames pré-natais pode orientar quais vasos serão inicialmente abordados, dependentes do sistema carotídeo ou vertebrobasilar, porém, mais comumente as maiores fístulas são nutridas pelas artérias coróideas posteriores e, portanto, os primeiros alvos a serem eliminados.

Uma breve angiografia das carótidas e da artéria vertebral dominante com a menor quantidade de contraste possível é inicialmente realizada, podendo-se utilizar o mesmo cateter diagnóstico 4F como cateter guia na artéria vertebral ou carótida a ser abordada.

A raridade de cateteres específicos desenvolvidos para uso na população pediátrica nos obriga a utilizar cateteres de acesso longos, para uso em adultos.

O tipo de MAVG coroidal ou mural deve ser diagnosticado, sabendo-se que o tipo coroidal é o que mais comumente leva à descompensação cardíaca precoce. Este tipo também é o que nos impõe maiores desafios técnicos devido ao maior número de comunicações arteriovenosas em pontos distintos.

Diversas são as técnicas endovasculares possíveis, porém, a mais tradicional e com resultados imediatos no alívio dos sintomas decorrentes do alto fluxo arteriovenoso é a embolização com líquidos embólicos. A nosso ver a embolização com agentes adesivos (colas à base de cianoacrilatos) concentrados são a primeira escolha para este tipo de embolização.

A necessidade de se controlar a progressão do líquido embólico até o ponto fistular sem grande passagem do mesmo para o coletor venoso é o grande desafio e para tanto se utiliza uma cola bastante concentrada. O produto com o qual se dilui a cola para retardar a sua polimerização e seu endurecimento (Lipiodol – contraste oleoso) serve, também para dar visibilidade à cola e, quando muito concentrada, a mistura perde sua radiopacidade. No passado se adicionavam metais na forma de pó (tântalo) para se dar mais radiopacidade à cola muito diluída, prática esta já não mais realizada atualmente.

O risco da passagem da cola para o compartimento venoso, deixando abertas, mesmo que parcialmente, as comunicações arteriovenosas é a obstrução distal da via de saída do sangue com consequente hemorragia.

Manobras na tentativa de se impedir a passagem da cola para o compartimento venoso, como manobra de Valsalva, indução de hipotensão, uso concomitante de cateter balão proximal e parada cardíaca induzida farmacologicamente ou com marcapasso, podem ser utilizadas em outras situações que não em um RN em estado crítico.

Visto que o objetivo do tratamento emergencial não é a exclusão total da MAVG, geralmente a embolização de duas ou três fístulas de alto débito pode ser obtida na janela de tempo proposta para que se obtenha o alívio imediato da ICC. Caso contrário, ou quando a descompensação volta a ocorrer nos dias subsequentes, nova sessão de embolização pode ser necessária.

Havendo estabilização das condições clinicas do neonato podemos considerar como sucesso o tratamento desta fase emergencial e programar as sessões terapêuticas para a fase de lactância, sendo o 5º ou 6º meses os mais comumente escolhidos. Isto porque se espera que até esta fase a criança tenha ganhado peso e avançado no seu desenvolvimento.

O controle do peso, estatura e perímetro cefálico (PC) são fundamentais no acompanhamento desta fase e podem determinar a realização de um tratamento mais precoce. Ou seja, a falta de ganho do peso ou, ainda, um aumento do PC acima da curva de crescimento pode ser indicativo de uma sessão de embolização mais precoce. A interação entre o pediatra, neuropediatra, neurocirurgião pediátrico e neurointervencionista são fundamentais neste acompanhamento dos pacientes.[16]

Infelizmente os neonatos com descompensações cardiológicas e de múltiplos órgãos apresentam prognóstico reservado com chance de recuperação plena em cerca de 27%.[1,3]

### Tratamento do Lactante Estabilizado

Nesta fase do tratamento eletivo, espera-se que as crianças já tenham obtido certo ganho ponderal e o tratamento é eletivo, geralmente entre o 5º e 6º mês de vida.

Entre a primeira etapa do tratamento do neonato descompensado ou quando do primeiro tratamento da criança compensada, deve-se realizar uma ressonância magnética para se avaliar o parênquima encefálico. Nesta fase do tratamento, a abordagem das eventuais alterações cardíacas associadas também deverão ser avaliadas e tratadas quando houver indicação.

O objetivo do tratamento nesta fase é, sempre que possível, a exclusão completa da MAVG.

O maior número de oclusões de fístulas por sessão terapêutica deve ser almejado, com as mesmas recomendações já discutidas na sessão precedente.

As sessões de embolização nesta fase devem ser realizadas a cada 2 meses, observando-se como parâmetros clínicos o desenvolvimento neuropsicomotor (DNPM), o ganho ponderal, a evolução das manifestações cardiológicas com o tratamento clínico e a evolução do PC.

Alguns autores recomendam evitar longos intervalos entre as sessões de embolização para prevenir o surgimento do que chamaram de uma rede vascular colateral, que pode se formar e proliferar rapidamente, dificultando os procedimentos subsequentes.[17]

Nesta fase evolutiva da doença a macrocrania pode ser acompanhada ou não de dilatação dos ventrículos.

Os distúrbios hidrodinâmicos decorrentes da MAVG são dependentes da dificuldade de absorção liquórica pelas veias corticais e imaturidade das granulações de Pacchioni.[12,13] Há um gradiente pressórico centrífugo entre as veias periventriculares e as veias corticais. Deve-se evitar ao máximo as derivações liquóricas, pois estas podem descompensar e inverter este gradiente pressórico e promover hemorragias ventriculares.

As sessões de embolização, diminuindo progressivamente o fluxo arteriovenoso e, consequentemente, a pressão na tórcula e seio sagital superior podem promover também a redução das dimensões ventriculares.

Idealmente a exclusão da MAVG deve ser atingida no primeiro ano de vida, dando condições para a maior recuperação possível de eventual retardo do DNPM. Resíduos circulatórios pequenos com DNPM normal devem ser cuidadosamente avaliados frente à necessidade de novas sessões de embolização.

Os lactentes que conseguem ser tratados na janela terapêutica ideal (5-15º mês) apresentam os melhores resultados do tratamento, com chances de recuperação plena de 75%.[1,3]

### Tratamento de Crianças Maiores e de Adultos

São raros os diagnósticos de MAVG em crianças assintomáticas ou mesmo de adolescentes/adultos.[17]

Esta situação deve ser criteriosamente avaliada, pois o tratamento endovascular apresenta riscos mesmo em mãos muito experientes.

Não é característica das MAVG apresentarem hemorragias intracranianas, exceto quando submetidas ao tratamento endovascular, o que pode provocar restrições e modificações do padrão de drenagem venosa.

A convivência do cérebro e da MAVG pode demonstrar um caráter evolutivo benigno e neste caso uma conduta conservadora deve ser adotada, após avaliação neuropsicológica adequada.

### Tratamento Intrauterino

Recentemente foi introduzido o conceito de tratamento intrauterino de certos casos de MAVG. A indicação fundamenta-se na tentativa de se evitar a descompensação inicial da IC e se obter controle desta manifestação em um grupo de pacientes que não evoluiria bem, apesar de todo o tratamento intensivo e endovascular realizado no neonato.

Os autores propuseram critérios de identificação de má evolução intrauterina e o procedimento é realizado por via transparietal, por via venosa. Guiando-se por ultrassom, o seio falcorial é cateterizado e molas para embolização são introduzidas na veia de Galeno (VPN) com oclusão incompleta da mesma. O tratamento visa diminuir o fluxo arteriovenoso e não a oclusão total da veia.[18] Os resultados preliminares são animadores, apesar de poucos casos terem sido realizados no mundo e no nosso meio.

### CASO CLINÍCO

Gestante de 30 semanas de feto portador de MAVG diagnosticado por ultrassom obstétrico.

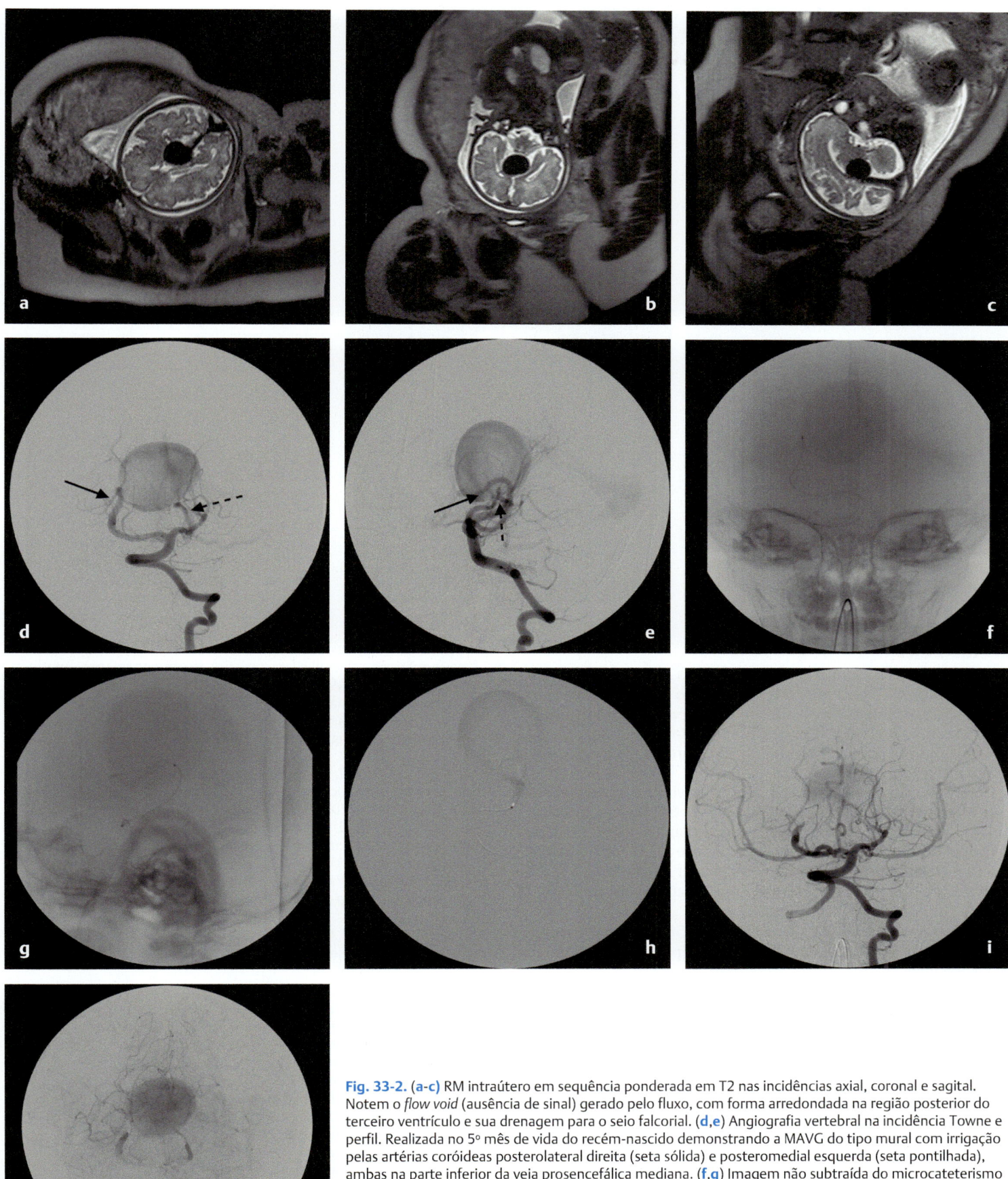

**Fig. 33-2. (a-c)** RM intraútero em sequência ponderada em T2 nas incidências axial, coronal e sagital. Notem o *flow void* (ausência de sinal) gerado pelo fluxo, com forma arredondada na região posterior do terceiro ventrículo e sua drenagem para o seio falcorial. **(d,e)** Angiografia vertebral na incidência Towne e perfil. Realizada no 5º mês de vida do recém-nascido demonstrando a MAVG do tipo mural com irrigação pelas artérias coróideas posterolateral direita (seta sólida) e posteromedial esquerda (seta pontilhada), ambas na parte inferior da veia prosencefálica mediana. **(f,g)** Imagem não subtraída do microcateterismo da artéria coróidea posterolateral direita na incidência Towne e perfil. **(h)** Artéria coróidea posteromedial esquerda precedendo a injeção de cianocrilato concentrado. **(i,j)** Controles angiográficos finais da artéria vertebral esquerda em Towne nas fases arterial precoce e tardia. Demonstrando a exclusão dos *shunts* artertiovenosos embolizados e persistência de tênue opacificação da veia mediana do prosencéfalo.
*(Continua)*

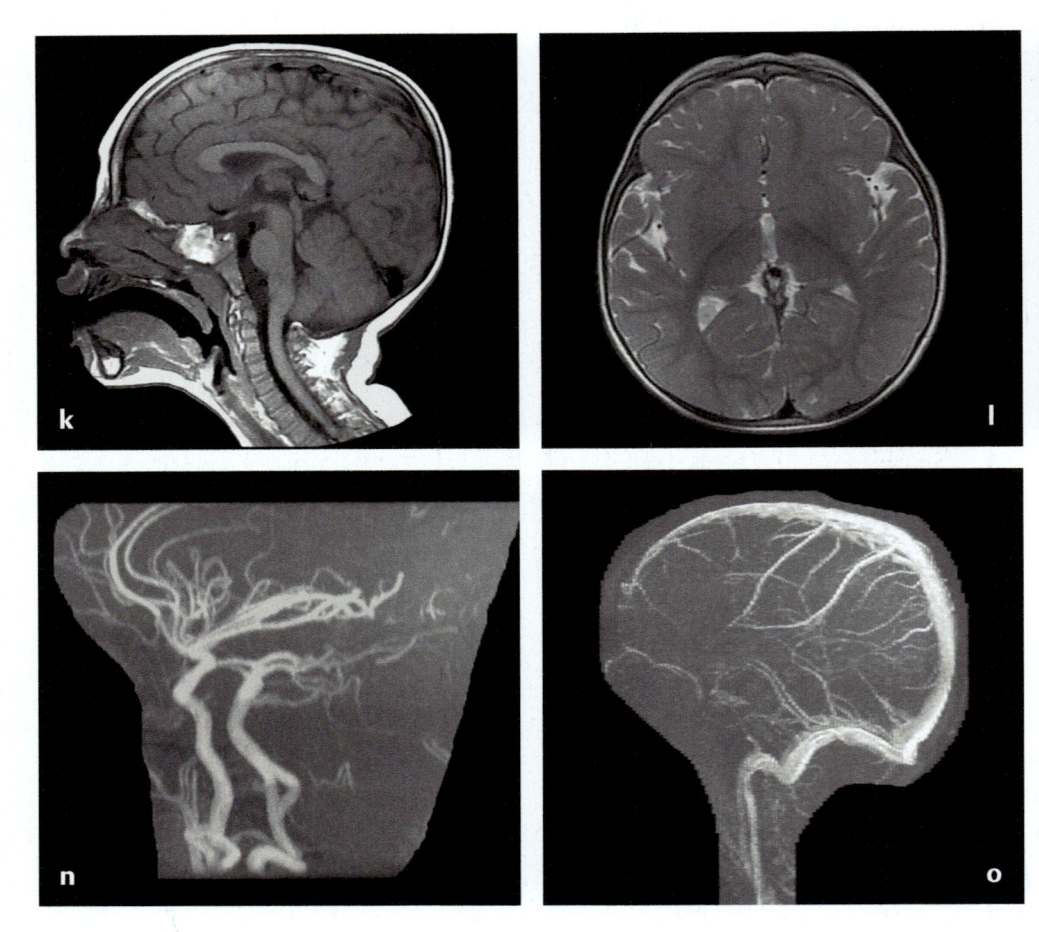

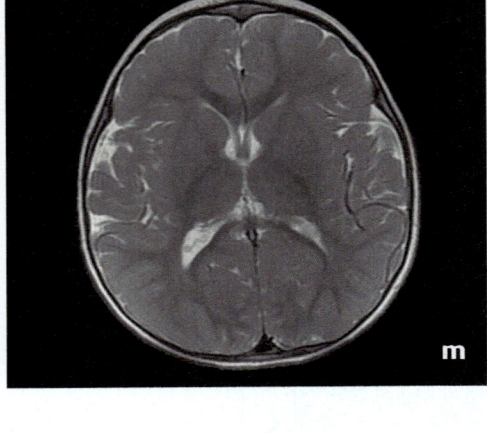

**Fig. 33-2.** (Cont.) (k-m) RM de controle realizada aos 12 meses de vida: (k) sequência ponderada em T1, corte sagital na linha média. (l,m) Cortes axiais de sequência ponderada em T2 demonstrando a exclusão circulatória da veia prosencefálica mediana e dimensões normais do terceiro ventrículo e ventrículos laterais. (n,o) Reconstrução de angiorressonância 3D-TOF, fase arterial e venosa, demonstrando a exclusão da MAVG.

## CONCLUSÃO

Malformações aneurismáticas da veia de Galeno são patologias bastante raras da infância. A veia em questão é, na verdade, a veia prosencefálica medial e a disposição do sistema venoso profundo segue um padrão do embrião com 60 mm (Raybaud).

Dois tipos principais são descritos de acordo com a angioarquitetura da lesão: mural e coroidal.

Deve-se evitar a colocação de derivações ventriculares, pois elas podem aumentar o risco de hemorragias ventriculares e cerebrais, uma vez que a dilatação dos sistema ventricular e a macrocrania são decorrentes da hipertensão venosa e dificuldade de absorção liquórica.

O momento da intervenção endovascular dependerá da manifestação clínica da criança, reservando-se o tratamento emergencial apenas para casos com ICC refratária.

A janela terapêutica ideal ocorre entre o 5º e 15º mês, mas uma evolução desfavorável com déficit de ganho pôndero-estatural ou do DNPM deve indicar um tratamento mais precoce.

A via arterial é a mais utilizada pela maior segurança e diminuição progressiva das comunicações arteriovenosas e da sobrecarga imposta ao sistema venoso que drena o parênquima cerebral.

O tratamento intrauterino se encontra em fase de estudos preliminares e pode representar uma ferramenta importante no futuro para se evitar descompensações cardiológicas na fase neonatal.[18]

## REFERÊNCIAS BIBLIOGRÁFICAS

1. Lasjaunias P, Berenstein A, ter Brugge KG. Vein of galen aneurysmal malformation. In: Surgical neuroangiography. 2nd ed. New York: Springer Berlin Heidelberg, 2001. p. 105-224.
2. Devarajan A, Goldman D, Shigematsu T, et al. Vein of Galen malformations. Neurosurg Clin N Am. 2024;35(3):363-74.
3. Lasjaunias PL, Chng SM, Sachet M, et al. The management of vein of Galen aneurysmal malformations [published correction appears in Neurosurgery. 2007;60(4-2):393]. Neurosurgery. 2006;59(5-3):S184-S13.
4. Raybaud CA, Strother CM, Hald JK. Aneurysms of the vein of Galen: embryonic considerations and anatomical features relating to the pathogenesis of the malformation. Neuroradiology. 1989;31(2):109-28.
5. Spazzapan P, Milosevic Z, Velnar T. Vein of Galen aneurismal malformations - clinical characteristics, treatment and presentation: three cases report. World J Clin Cases. 2019;7(7):855-62.
6. Nurimanov C, Makhambetov Y, Menlibayeva K, et al. Long-term outcomes of endovascular embolization in a vein of galen aneurysmal malformation: a single-center experience. Diagnostics (Basel). 2023;13(16):2704.
7. Brinjikji W, Krings T, Murad MH, et al. Endovascular treatment of vein of Galen malformations: a systematic review and meta-analysis. AJNR Am J Neuroradiol. 2017;38(12):2308-14.
8. Ramdani H, Sahri IE, Elharras Y, et al. Vein of Galen aneurysmal malformation presenting as severe heart failure in a neonate. Radiol Case Rep. 2021;16(12):3961-4.
9. Gupta AK, Rao VR, Varma DR, et al. Evaluation, management, and long-term follow up of vein of Galen malformations. J Neurosurg. 2006;105(1):26-33.
10. Bhattarai K, Patel M, Garcia M, Litra F. Vein of Galen aneurysmal malformation: a case report and literature review. Cureus. 2023;15(12):e51305.
11. Uwaezuoke D, Wahba A. Vein of Galen malformation manifesting as high-output heart failure. Cureus. 2021;13(12):e20067.
12. Zerah M, Garcia-Monaco R, Rodesch G, et al. Hydrodynamics in vein of Galen malformations. Childs Nerv Syst. 1992;8(3):111-7.
13. Paramasivam S. Hydrocephalus in Vein of galen malformations. Neurol India. 2021;69:S376-S379.
14. Lu VM, Luther EM, Silva MA, et al. The composition of landmark vein of Galen malformation research: the emergence of endovascular treatments. Childs Nerv Syst. 2023;39(3):733-41.
15. Gillet de Thorey A, Ozanne A, Melki J, et al. State of the art of antenatal diagnosis and management of vein of Galen aneurysmal malformations. Prenat Diagn. 2022;42(9):1073-80.
16. Di Meglio L, Sica G, Toscano P, et al. A systematic review of prenatally diagnosed vein of Galen malformations: prenatal predictive markers and management from fetal life to childhood. Front Pediatr. 2024;12:1401468.
17. Shigematsu T, Bazil MJ, Fifi JT, Berenstein A. Fine, vascular network formation in patients with vein of galen aneurysmal malformation. AJNR Am J Neuroradiol. 2022;43(10):1481-7.
18. Naggara O, Stirnemann J, Boulouis G, et al. Prenatal treatment of a vein of Galen malformation by embolization and 1-year follow-up. Am J Obstet Gynecol. 2024;230(3):372-4.

# Parte V Doenças Traumáticas e Infecciosas

# TRAUMA CRANIOENCEFÁLICO NA INFÂNCIA

Rodrigo Moreira Faleiro ▪ Guilherme Augusto Sousa Batista ▪ Guilherme Veloso Gomes

## INTRODUÇÃO

O trauma cranioencefálico (TCE) é causa importante de morbidade e mortalidade na infância em todo o mundo. A maioria dos traumas são classificados como leves e não deixam sequelas. Entretanto, o conhecimento das peculiaridades no atendimento e na condução são essenciais para o bom prognóstico.[1]

As causas do TCE pediátrico (TCEP) são diversas, sendo quedas, acidentes automobilísticos, bicicletas e esportes as mais frequentes. O sexo masculino predomina. A implementação de estratégias de prevenção do trauma, a avaliação primária sistematizada para cada idade e o conhecimento das diferenças comparadas ao atendimento do adulto garantem um desfecho favorável para esta população.[1,2]

## EPIDEMIOLOGIA

O TCE é a principal causa de mortalidade e morbidade na criança de 1 a 18 anos no mundo. Nos Estados Unidos, é responsável por aproximadamente 500 mil atendimentos hospitalares, e 60 mil internações a cada ano. No Brasil, este número gira em torno de 30 mil atendimentos, sendo a principal faixa etária a de 0-4 anos. Segundo dados do SUS, o principal motivo foram as quedas, seguidas dos acidentes automobilísticos. O sexo masculino predomina em todas as idades.[1,3]

## AVALIAÇÃO

A avaliação do traumatismo no paciente pediátrico possui peculiaridades, entretanto deve-se sempre respeitar as diretrizes do ATLS e seguir o seu passo a passo (ABCDE).

Inicialmente avaliar os sistemas que podem causar morte iminente como via aérea e circulação. Além disto, garantir a estabilidade dos sinais vitais destes pacientes é de extrema importância para prevenir lesões intracranianas secundárias, como hipóxia, hipotensão, hipertermia ou aumento da pressão intracraniana. Ao contrário do adulto, as letras B e D são a principal causa de mortalidade em vez do choque hemorrágico.[4]

### Airway (Via Aérea)

Garantir a via aérea pérvia e a estabilidade da coluna cervical vêm em primeiro lugar. Algumas peculiares dependem da idade e tamanho da criança, e, por isto, devemos ter atenção para o número do tubo orotraqueal quando necessário, e o colar cervical rígido adequado.

### Breathing (Respiração)

Atentar para oxigenação adequada e para o tórax observando a ventilação e correta expansibilidade. Pequenas compressões na região do tórax de uma criança podem impedir adequadas trocas pulmonares.

### Circulation (Circulação)

Estabilidade circulatória é essencial para adequada perfusão cerebral. É raro algum sangramento intracraniano ser a causa de instabilidade hemodinâmica, entretanto devemos lembrar que, nos casos pediátricos, a simples laceração do couro cabeludo pode ser fonte de sangramentos que podem instabilizar crianças pequenas.

### Disability (Estado Neurológico)

O exame neurológico nesta fase é rápido e conciso. Alguns pontos devem ser frisados no paciente pediátrico:

- Escala de Coma de Glasgow (ECG) adaptada à idade (Quadro 34-1).
- Avaliação das pupilas e reatividade.
- Movimentação dos quatro membros e ou reflexos.
- Palpar fontanelas e avaliar consistência.
- Sinais de fratura de base crânio e possíveis afundamentos do crânio.

A classificação do traumatismo craniano quanto a sua gravidade vai se basear na ECG e fornecer elementos para o manejo de acordo com sua classificação. TCE leve, ECG 13 a 15; TCE moderado, ECG 9 a 12; e TCE grave, ECG menor ou igual a 8. Lembrando ainda que podemos ter uma reclassificação na escala se considerarmos a avaliação pupilar (Quadro 34-2).

Quadro 34-1. Escala de Coma de Glasgow adaptada à idade

| ECG | ECG < 2 anos |
|---|---|
| **Abertura ocular** | |
| (1) Espontânea | (1) Espontânea |
| (2) Ao chamado | (2) Ao chamado |
| (3) À dor | (3) À dor |
| (4) Nenhuma | (4) Nenhuma |
| **Resposta verbal** | |
| (1) Orientado | (1) Balbucio |
| (2) Confuso | (2) Choro irritado/inconsolável |
| (3) Palavras inapropriadas | (3) Choro ao estímulo doloroso |
| (4) Palavras incompreensíveis/sons | (4) Geme ao estímulo doloroso |
| (5) Nenhuma | (5) Nenhuma |
| **Resposta motora** | |
| (1) Normal/obedece comandos | (1) Normal/movimentos espontâneos |
| (2) Localiza a dor | (2) Retira ao toque |
| (3) Movimento inespecífico à dor | (3) Retira à dor |
| (4) Flexão anormal | (4) Flexão anormal |
| (5) Extensão anormal | (5) Extensão anormal |
| (6) Nenhuma | (6) Nenhuma |

Quadro 34-2. Avaliação da resposta pupilar

| Reatividade pupilar | |
|---|---|
| Nenhuma reatividade das pupilas | Subtrair 2 pontos da ECG |
| Sem reação de apenas uma pupila | Subtrair 1 ponto da ECG |
| Pupilas reativas | 0 ponto, ECG mantida |

## Exposition (Exposição)

Na última letra, devemos fazer a exposição do paciente e o controle do ambiente. Atentar novamente para qualquer perda de sangramento e o risco de choque associado. Além disso, evitar perda de calor e distensão gástrica.

## PROPEDÊUTICA

A propedêutica no TCE pediátrico depende da criteriosa avaliação e classificação da sua gravidade. O exame complementar utilizado de rotina na urgência é a tomografia de crânio (TC), e, de forma geral, todos os pacientes com traumatismo cranioencefálico moderado ou grave devem realizá-la.

Entretanto, existe discussão na literatura e na prática sobre quando devemos indicar o exame de imagem na criança com TCE leve. O risco de exposição desnecessária ao cérebro em amadurecimento à irradiação, a necessidade de sedação em alguns casos, e as altas taxas de exames sem alterações fez necessário o desenvolvimento de escalas e critérios para auxiliar o profissional.[4]

Na prática, utilizam-se dois algoritmos que auxiliam nesta decisão. O PECARN (*Pediatric Emergency Care Applied Research Network*) é um estudo multicêntrico publicado em 2009 que ajuda a definir quais pacientes com TCE de risco leve não necessitam de exame de imagem, e podem ser conduzidos com observação neurológica por seis horas (Quadro 34-3). Em 2020, estudo conduzido por especialistas na área validou o algoritmo para população brasileira mostrando sua significância e efetividade no TCEP.[5]

Outro grande estudo que publicou uma regra bastante utilizada é o canadense CATCH (*Canadian Assessment of Tomography for Childhood Head Injury*).[2,6] Este estudo possui sensibilidade de 98% para predizer lesão intracraniana, comparado com 100% de sensibilidade em menores de 2 anos, e 96,8% nas crianças de 2 anos ou mais (Quadro 34-4).[1,4]

Quadro 34-3. Algoritmo PECARN

| Algoritmo PECARN TCE | |
|---|---|
| Criança menor 2 anos | Criança maior ou igual 2 anos |
| **Tomografia de crânio** | |
| ECG Ped = 14 | ECG = 14 |
| Outros sinais de alteração do estado mental | Outros sinais de alteração do estado mental |
| Fratura de crânio palpável | Sinais de fratura da base de crânio |
| **Considerar tomografia de crânio*** | |
| Hematoma subgaleal não frontal | Perda de consciência |
| Perda de consciência maior que 5 segundos | Vômitos |
| Mecanismo de trauma grave** | Mecanismo de trauma grave** |
| Não está "normal" segundo os pais | Cefaleia intensa |
| **Se nenhum acima, tomografia de crânio não indicada** | |

*Em casos nos quais o médico não possui experiência; paciente com mais de um fator de risco listado; alguma piora ou outro sinal de alarme durante observação neurológica; ou, menor de três meses; é indicado realizar o exame complementar. **Mecanismo de trauma grave é considerado quando acidente automobilístico com ejeção; ciclista sem capacete; pedestre atropelado; contusão por objeto em velocidade; ou queda de altura de mais de um metro em menores de dois anos, ou mais de 1,5 metro nas crianças maiores de dois anos.

Quadro 34-4. Regra CATCH

| Regra CATCH |
|---|
| **Tomografia de Crânio em TCE, mais um de:** |
| 1. ECG < 15 após 2 h do trauma |
| 2. Suspeita de fratura aberta ou fratura de afundamento do crânio |
| 3. Irritação ao exame |
| 4. Cefaleia intensa e em piora |
| 5. Sinais da fratura de base do crânio |
| 6. Hematoma subgaleal extenso |
| 7. Mecanismo de trauma grave* |

*Colisão de automóvel motorizado; queda de altura maior que 91 cm; queda de 5 ou mais degraus; queda de bicicleta sem uso de capacete.

## CLASSIFICAÇÕES

A classificação do TCEP segue a mesma divisão aplicada aos adultos. Pacientes que pontuam na ECG entre 13 a 15 pontos são classificados com TCE leve; aqueles que pontuam entre 9 a 12 são categorizados com TCE moderado. Já aqueles que somam 3 a 8 pontos são considerados com TCE grave.[7] Existem outras escalas disponíveis, como a escala FOUR, no entanto, com menos representatividade na rotina dos serviços de urgência e emergência.[8]

O TCE ainda pode ser divido conforme o momento em que a lesão em si se torna evidente, sendo lesão primária quando ocorre no momento do impacto (p. ex., lesão axonal difusa, fraturas e contusões), ou lesão secundária quando decorre de danos secundários, como isquemia, hematomas, edema, vasospasmo e hipoxemia.[8]

### TCE Leve

O traumatismo craniano leve é extremamente comum na população pediátrica, todavia a maioria não traz maiores repercussões, isto é, não desenvolve lesões intracranianas. O maior desafio consiste na adequada seleção de pacientes que necessitarão de exame de imagem para auxiliar no diagnóstico e condutas subsequentes, sendo um dos objetivos evitar o fenômeno *talk and die*, isto é, pacientes que se encontram em bom estado geral e dentro de poucas horas cursam com rebaixamento do sensório ou sintomas de hipertensão intracraniana, geralmente relacionados com a progressão de hematomas ou edema.[9]

No geral, crianças com menos de 2 anos apresentam exame físico mais difícil, bem como estão mais propensas a lesões intracranianas e fraturas da abóboda craniana, mesmo estando assintomáticas; desta forma, justifica-se a maior cautela na observação e indicação de exame de imagem nesta faixa etária.

A concussão cerebral é um dos tipos de traumas cefálicos que cursa com disfunção cerebral, sem apresentar lesões estruturais evidentes. O traumatismo cranioencefálico leve ganha maior importância clínica quando apresenta sinais e sintomas de alarme, como perda transitória de consciência, vômitos, irritabilidade excessiva, bem como lesões com necessidade de abordagem neurocirúrgica, fraturas cranianas em depressão, fístula liquórica ou sinais de fratura de base de crânio.[10]

Naqueles casos que os indivíduos não apresentam sinais de maior gravidade, com mecanismos triviais de trauma, exame físico normal e assintomáticos, são considerados como pacientes de baixo risco para evolução desfavorável, logo, aptos à alta com segurança. Para aqueles que apresentam algum sintoma, alteração do quadro neurológico, considerados como risco intermediário, evita-se exames tomográficos de rotina, tendo em vista reduzir a exposição à radiação, com preferência pela observação de 4 a 6 horas e eventual alta caso evoluam favoravelmente.[11]

Pacientes que apresentam critérios que denotem maior risco devem ser submetidos ao exame tomográfico; caso este não encontre alterações e os exames clínico e neurológico estiverem em melhora, a alta pode ser dada de maneira segura.[12,13] Quando o exame de imagem mostra fratura craniana linear sem demais lesões associadas, não é necessário postergar a observação em ambiente hospitalar, e a alta pode ser feita seguramente.[14]

### TCE Moderado

Os pacientes pediátricos que se enquadram como TCE moderado precisam ser avaliados e conduzidos com extrema cautela e atenção, devido a potencial gravidade que representam. Os principais estudos, como o TRACK-TBI, recomendam vigilância neurológica em leito de terapia intensiva pediátrica.[15]

Alguns autores advogam que o paciente com pontuação de 13 na escala de coma de Glasgow se comporta de modo mais similar ao TCE moderado que como TCE leve, podendo, assim, ser considerado pertencente àquele grupo.[1,16]

### TCE Grave

O TCEP grave confere grande morbimortalidade, necessitando de cuidados intensivos, longos períodos de internação e intensa reabilitação; cabe, assim, ao profissional envolvido no cuidado dos pacientes pediátricos conhecer as peculiaridades na fisiopatologia e manejo.[16]

A gravidade do trauma e a idade desempenham papel preponderante no desfecho relacionado com o traumatismo cranioencefálico, juntamente com características anatômicas das estruturas craniocervicais da criança (crânio, face, cérebro, coluna vertebral etc.) que auxiliam na compreensão do comportamento do TCEP.[17]

O TCEP tem propriedades biomecânicas únicas que se caracterizam pela elevada plasticidade e deformidade da abóboda craniana. O crânio das crianças, em especial as menores, é menos rígido e as suturas conferem maior mobilidade e capacidade de adaptação e deformação. Além dessas propriedades biomecânicas, observa-se que a proporção entre cabeça e corpo é elevada e decai com a idade, assim a propensão a sofrer com traumas cefálicos é maior, com maior risco de lesão das estruturas lá contidas, bem como com maior chance de perda sanguínea significativa.[16,17]

Outro aspecto do desenvolvimento infantil que interfere na fisiopatologia do TCE é a mielinização da substância branca que avança com o decorrer da idade e no sentido caudal para cranial, visto que estruturas menos mielinizadas estão sob maior risco de lesão traumática.[17]

A estabilidade craniocervical é predominantemente dependente dos ligamentos, que precisam sustentar uma cabeça relativamente pesada em relação ao corpo; assim, traumas nesta região apresentam um risco maior de subluxação atlantoaxial rotatória que em adultos precisando ser suspeitada nos casos de traumas de alta energia e que envolvam a região.[16,18]

Com maior representatividade nos casos de TCE grave, os mecanismos de hipoperfusão em conjunto com a hipoxemia, deixam o cérebro mais susceptível a lesão secundária. A perda de autorregulação do fluxo sanguíneo cerebral é outro elemento que prejudica a evolução do quadro traumático e suas consequências. Do ponto de vista neurofisiológico, a liberação de neurotransmissores excitatórios, como glutamato, acetilcolina e aspartato, estaria envolvida no dano neuronal.[16,18]

Após a fase inicial, o edema cerebral desenvolve-se, com o pico em torno de 24 a 72 horas após a lesão. A hipertensão intracraniana decorrente pode comprometer o fluxo sanguíneo cerebral, acarretando formação de áreas isquêmicas, piora do edema, herniação cerebral e morte.[17]

Para predizer o risco de um TCE evoluir com aumento da pressão intracraniana, utiliza-se a Classificação Tomográfica de Marshall, com aplicabilidade satisfatória na população pediátrica (Quadro 34-5).[16,19,20]

**Quadro 34-5.** Classificação tomográfica de Marshall

| Escala tomográfica de Marshall para TCE | |
|---|---|
| Categoria | Definição |
| Marshall I (lesão difusa tipo I) | Sem lesões intracranianas visíveis |
| Marshall II (lesão difusa tipo II) | Cisterna da base livre, desvio de linha média (DLM) de 0-5 mm, lesões de alta densidade ou mistas < 25 cm$^3$, podendo incluir corpo estranho e fragmentos ósseos |
| Marshall III (lesão difusa tipo III/swelling) | Cisternas comprimidas ou ausentes, DLM 0-5 mm, sem lesões com > 25 cm$^3$ |
| Marshall IV (lesão difusa tipo IV/shift) | DLM > 5 mm, lesões < 25 cm$^3$ |
| Marshall V (lesões operadas) | Lesão removida cirurgicamente |
| Marshall VI (lesões não operadas) | Lesão > 25 cm$^3$ não operada |

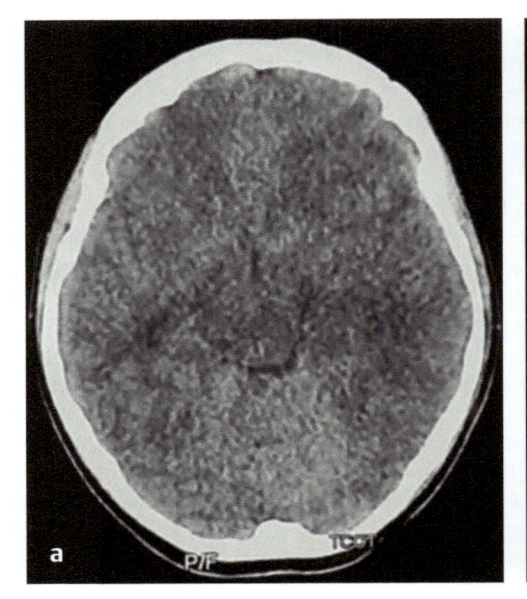

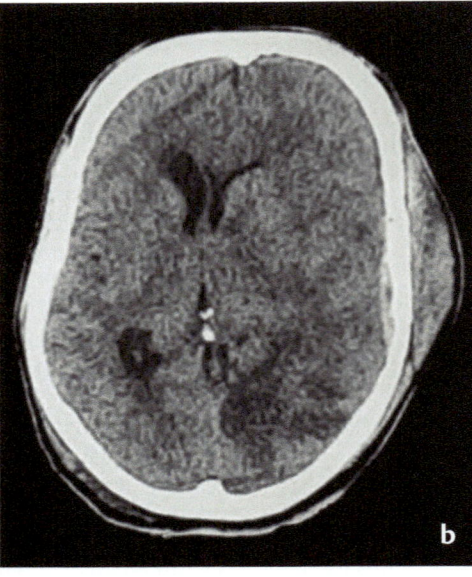

**Fig. 34-1.** (a) Marshall III caracterizado por cisternas da base fechadas, sem DLM significativo. (b) Marshall IV com DLM significativo, sem coleções com volume superior a 25 cm³. (Fonte: Acervo pessoal do autor.)

Crianças menores com TCE grave apresentam um risco maior de edema cerebral, lesões classificadas como Marshal III, em comparação com adultos. A justificativa ainda não é comprovada, apesar dos estudos associarem essa predisposição a características anatômicas e peculiaridades da biomecânica do TCE na população pediátrica (Fig. 34-1).[17]

## MANEJO DO TCE GRAVE PEDIÁTRICO

O TCE grave é uma das principais causas de óbito e sequelas na população pediátrica, e muitos estudos são realizados com a tentativa de definir as melhores condutas com nível de evidência e grau de recomendação.[16,17] As condutas neurointensivas e neurocirúrgicas encontram-se detalhadas a seguir e esquematizadas na Figura 34-2.

### Monitorização da Pressão Intracraniana (PIC)

A monitorização da PIC é feita de rotina em grandes serviços de trauma para pacientes com TCE grave, em coma, em que não é possível obter um exame neurológico adequado. Não é considerada uma recomendação nível I ou II, mas é realizada no intuito de se obter o melhor desfecho no geral destes casos graves.[16,17]

A monitorização pode ser realizada por meio de cateter intraparenquimatoso, subdural ou intraventricular, por exemplo, sendo este último acoplado a um sistema de derivação ventricular externa, que, além de diagnóstico, é também considerado terapêutico.

A monitorização nos oferece um valor e as curvas. O alvo do tratamento da hipertensão intracraniana (HIC) é manter uma PIC < 20 mmHg. Fisiologicamente, encontra-se P1 (pulso arterial sistólico) > P2 (complacência cerebral), mas, nos casos de HIC, ocorre uma inversão e P2 torna-se maior que P1, o que significa a perda da complacência cerebral e uma evolução desfavorável, com necessidade de medidas clínicas/cirúrgicas para controle.[16]

É fundamental que, junto à monitorização adequada, também ocorra o posicionamento adequado do paciente, com cabeceira elevada a 30°, cabeça neutra e pescoço retificado.[8]

### Medidas Avançadas de Neuromonitorização

A oximetria cerebral (PTiO$_2$) é um método que não apresenta evidências suficientes que suportam seu uso rotineiro. Possui utilidade para aqueles casos em que a monitorização invasiva da PIC está contraindicada (p. ex., coagulopatia grave). Quando utilizada, é recomendado manter o nível acima de 10 mmHg.[18]

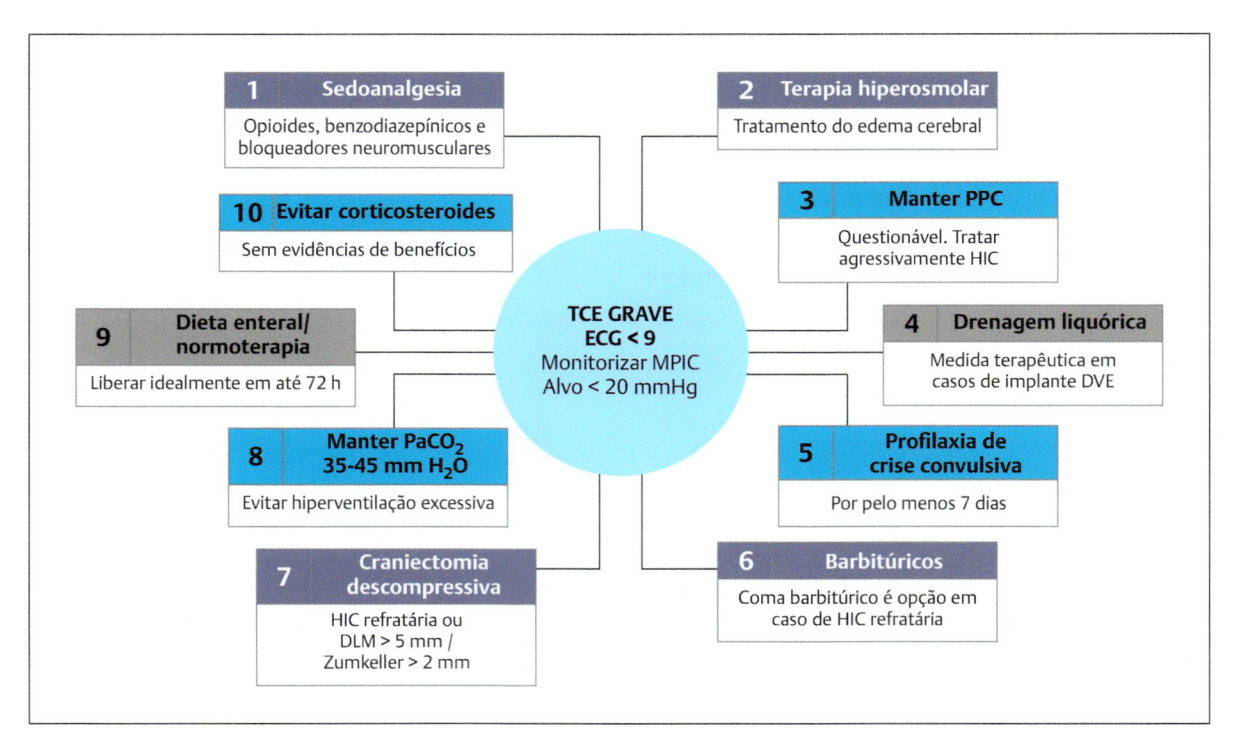

**Fig. 34-2.** Esquematização das condutas no TCE grave.

- **1 Sedoanalgesia**: Opioides, benzodiazepínicos e bloqueadores neuromusculares
- **2 Terapia hiperosmolar**: Tratamento do edema cerebral
- **3 Manter PPC**: Questionável. Tratar agressivamente HIC
- **4 Drenagem liquórica**: Medida terapêutica em casos de implante DVE
- **5 Profilaxia de crise convulsiva**: Por pelo menos 7 dias
- **6 Barbitúricos**: Coma barbitúrico é opção em caso de HIC refratária
- **7 Craniectomia descompressiva**: HIC refratária ou DLM > 5 mm / Zumkeller > 2 mm
- **8 Manter PaCO$_2$ 35-45 mm H$_2$O**: Evitar hiperventilação excessiva
- **9 Dieta enteral/normoterapia**: Liberar idealmente em até 72 h
- **10 Evitar corticosteroides**: Sem evidências de benefícios

**TCE GRAVE** ECG < 9 — Monitorizar MPIC — Alvo < 20 mmHg

## Manutenção de PPC Adequada

*Guidelines for the Management of Pediatric Severe TBI, 3rd Edition*, recomenda que se mantenha uma PPC em torno de 40-50 mm Hg.[17] Contudo, guiar as condutas neurointensivas pela PPC não é considerado seguro em crianças, sendo preferível o tratamento agressivo da HIC.[21]

## Sedoanalgesia e Bloqueadores Neuromusculares

A sedoanalgesia, geralmente com opioides e benzodiazepínicos, é feita com objetivo de reduzir a demanda metabólica das células neuronais e garantir neuroproteção. Além disso, busca-se nível de anestesia necessário para procedimentos invasivos, como manejo das vias aéreas, controle da PIC, para melhor adaptação à ventilação mecânica, bem como para realização de transporte, quando necessário.[17] Nos casos refratários, o uso de bloqueadores neuromusculares pode ser útil para controlar fatores que podem levar ao aumento da PIC, como esforço contra o ventilador, contrações, tosse e tremores.[18]

## Terapia Hiperosmolar

O uso de soluções hiperosmolares pode ser útil no tratamento do edema cerebral, pois a permeabilidade patológica da barreira hematoencefálica leva ao acúmulo de água livre. Ao utilizar uma solução hiperosmolar, ocorre um gradiente osmótico para o espaço vascular em relação ao meio, permitindo que a água livre atinja a circulação e reduza o edema cerebral.[8,18]

A administração de NaCl 3% em *bolus* é considerado recomendação nível II em doses de 2 a 5 mL/kg por 10 a 20 minutos. Outras recomendações nível III para controle de PIC são uso de NaCl 3% em infusão contínua entre 0,1 e 1,0 mL/kg/h, na menor dose, para que se alcance o controle da PIC (< 20 mmHg). Em casos de HIC refratária, pode ser utilizado NaCl 23,4% em *bolus* a 0,5 mL/kg, na dose máxima de 30 mL.[17]

A hipernatremia (160-170 mEq/L) sustentada por > 72 h deve ser evitada, devido ao risco de trombocitopenia, anemia e eventos trombóticos. Embora o manitol seja usado em muitos centros, ainda carece de estudos mais detalhados na população pediátrica; portanto, recomenda-se o uso de solução salina hipertônica.[17]

## Drenagem Liquórica

Pode ser uma alternativa válida para os pacientes em que uma derivação ventricular externa foi implantada e esteja monitorizando a PIC. No caso de HIC refratária, a drenagem pelo sistema pode reduzir o volume contido na caixa craniana, aliviando a pressão em seu interior.[17,18]

## Profilaxia de Crises Convulsivas

A população pediátrica com TCE apresenta um limiar de crises menor que adultos, e, somado a isso, alguns grupos estão sob maior risco, como idade < 2 anos, hipotensão, história de abuso infantil e TCE grave (ECG ≤ 8). O início do anticonvulsivante profilático deve ser feito o quanto antes para evitar crises convulsivas pós-traumática precoces.[17,18]

Não há consenso sobre tempo de uso, mas, em média, são administrados por 7 dias, contudo deve ser analisado caso a caso. No momento, ainda não há evidências do benefício do levetiracetam sobre a fenitoína em relação à eficácia na prevenção de crise convulsiva pós-traumática precoce ou em termos de toxicidade.[17]

## Terapias Ventilatórias

Hiperventilação intensa profilática não é recomendada, isto é, manter uma $PCO_2$ < 30 mmHg nas primeiras 48 horas do trauma aumenta o risco de isquemias cerebrais. Isto porque se presume que nas primeiras 48 h de trauma haverá uma redução do fluxo sanguíneo cerebral (FSC). Como a hiperventilação também contribui para reduzir o fluxo, por meio da vasoconstricção das arteríolas, levará a redução da PIC, mas também pode levar a uma pobre oxigenação do tecido cerebral e isquemia de determinadas regiões.[18]

Entretanto, manter hiperventilação leve ($PaCO_2$ entre 30-35 mmHg) pode contribuir nos casos de HIC refratária, sem agregar riscos considerável de lesão secundária.[8,18]

## Controle Térmico

A hipertermia deve ser evitada. A hipotermia não melhora o desfecho global; no entanto, o uso da hipotermia profilática moderada para controle de PIC pode ser alternativa coadjuvante em alguns casos, por até 48 horas, seguido de reaquecimento lento (0,5-1°C a cada 12-24 h) até atingir normotermia.[18]

## Barbitúricos

Crianças que já estão recebendo outras terapias para controle de PIC, e ainda assim mantém valores elevados, podem ser candidatas ao coma barbitúrico, que é responsável por reduzir a demanda metabólica cerebral. Todavia, é preciso a monitorização rigorosa de parâmetros cardiovasculares, devido ao risco elevado de depressão miocárdica e hipotensão proporcionado pelos barbitúricos.[8,17,18]

## Corticosteroides

Não há evidências que suportem o uso de corticoides que otimizem o desfecho neurológico; por outro lado, observa-se efeitos prejudiciais com impacto sistêmico.[8,17]

## Nutrição

A introdução da nutrição enteral precoce, em até 72 horas da lesão, mostrou redução na mortalidade e melhora do desfecho global.[17]

## Craniectomia Descompressiva

Para aquelas crianças em que as terapias clínicas se esgotaram e continuam com HIC refratária ou para aqueles casos que já são admitidos com desvio de linha média associado a tumefação cerebral, a craniectomia descompressiva (CD) é a opção terapêutica.[17] Esta medida é utilizada tanto no tratamento de crianças como de adultos, no entanto, pelas peculiaridades anatômicas e fisiopatológicas inerentes à pediatria, abordaremos alguns detalhes (Fig. 34-3).

A CD é primária quando o paciente chega ao serviço de emergência, realizada propedêutica de imagem, e apresenta desvio de linha média > 5 mm, com Índice de Zumkeller positivo > 2 mm (que significa que o desvio de linha média é superior à espessura de possíveis hematomas associados, logo atribuído predominantemente ao edema cerebral).[22] Desta maneira o paciente é encaminhado ao bloco cirúrgico assim que possível, em vez de receber apenas medidas clínicas neurointensivas, que não serão suficientes para este perfil de paciente.

A CD secundária é empregada nos casos em que a criança apresenta um TCE grave ou deterioração neurológica significativa, cursa com edema cerebral difuso (Marshall III), está em leito de terapia intensiva pediátrico recebendo tratamento clínico para HIC, porém sem resposta significativa, mantendo HIC refratária.[17,22]

Das técnicas de craniectomia utilizadas, a mais usual é a hemicraniectomia descompressiva (unilateral), mas pode também ser usada a bifrontal e a bitemporal. Sobre a técnica mais comumente usada, são princípios essenciais a amplitude em sentido anteroposterior, a descompressão satisfatória do lobo temporal e a duroplastia expansora hermética (Fig. 34-4), com intuito de reduzir as complicações futuras.[22,23]

O *flap* ósseo retirado deve sempre ser armazenado, quando as condições permitirem, pois os benefícios de utilizar o *flap* autólogo na cranioplastia futura vão desde um risco menor de rejeição/infecção, preservação da anatomia e melhor resultado estético, com efetiva restauração da proteção e dinâmica do fluxo liquórico. No entanto, podem ser utilizados materiais heterólogos, como próteses prototipadas, próteses de metilmetacrilato, telas de titânio, que também são empregados com o mesmo intuito.[22,23]

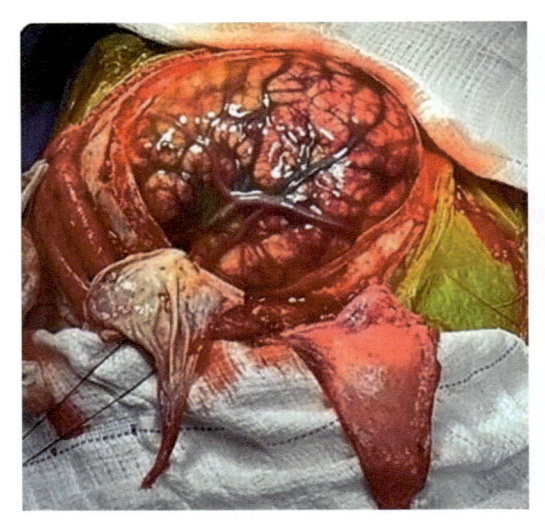

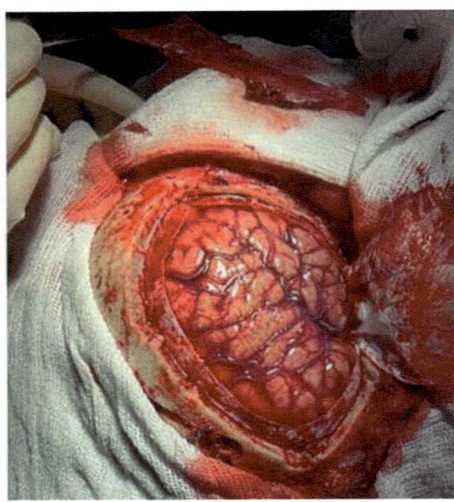

**Fig. 34-3.** Janelas de hemicraniectomia mostrando edema cerebral, hiperemia e ingurgitamento de veias corticais. (Fonte: Acervo pessoal do autor.)

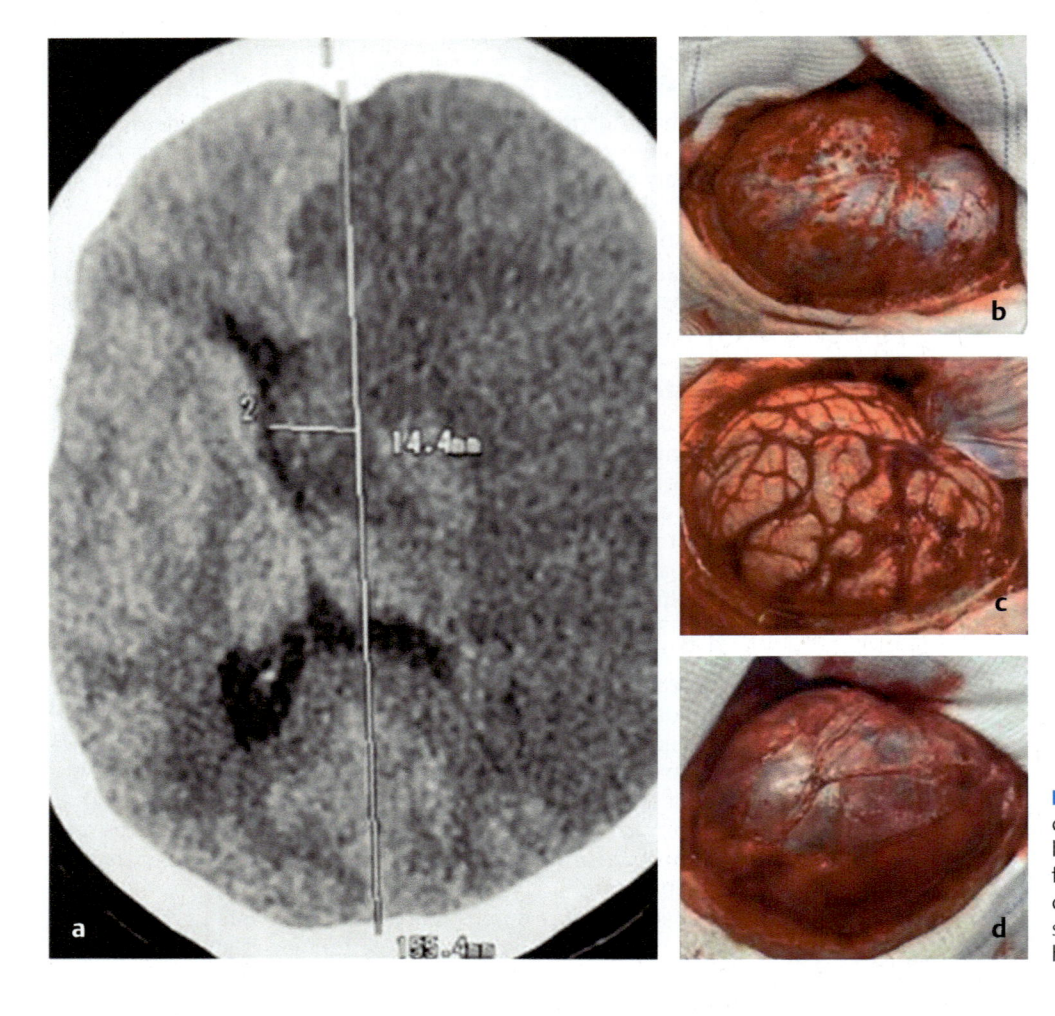

**Fig. 34-4.** (a) Exame de imagem com *swelling* do hemisfério cerebral esquerdo, com desvio de linha média significativo. (b) Feita a craniectomia frontotemporoparietal ampla, com descompressão do polo temporal. (c) Cérebro edemaciado, com sinais de hiperemia. (d) Duroplastia expansora hermética.

A preservação do *flap* ósseo autólogo pode ser no tecido subcutâneo abdominal,[22] pode ser armazenado em banco de ossos (menos comum e disponível), ou então, em crianças menores, pode ser armazenado no espaço subgaleal contralateral ao sítio de craniectomia.[24]

As complicações principais associadas à CD são efusões subdurais, hidrocefalia e infecções (Fig. 34-5). Faleiro *et al.*, em estudo realizado com 89 pacientes, encontraram 11,3% de efusão subdural, 7,9% de hidrocefalia e 15% de infecção.[23] Polin *et al.* relataram 28,5% de hidrocefalia[25] e Guerra *et al.* reportaram 26% de efusão subdural, 14% de hidrocefalia e 2% de infecção.[26]

Muitos autores consideram as coleções subdurais, a hidrocefalia e a síndrome do trefinado como complicações que fazem parte de um mesmo grupo, contudo ocorrendo em fases diferentes.[27] O higroma subdural, especialmente o inter-hemisférico (Fig. 34-5), é considerado um preditor de hidrocefalia, com alta sensibilidade e especificidade (S 94% e E 96%).[28] Uma parcela dos quadros de hidrocefalia é transitória, com resolução espontânea, mas uma parte dos pacientes precisará de *shunt* para auxiliar na drenagem liquórica.[27]

Uma das maneiras de prevenir a instalação da hidrocefalia é a realização de cranioplastia o mais precocemente possível, e se, ainda assim, a alta resistência à drenagem liquórica impedir o adequado fluxo, o uso de *shunt* pode ser indicado.[29]

Os pacientes que não apresentam condições para cranioplastia, mas sofrem com a síndrome do trefinado, podem-se beneficiar do uso de cranioplastia externa (Fig. 34-6) para reduzir os efeitos deletérios da pressão atmosférica sobre o cérebro desprotegido.[30]

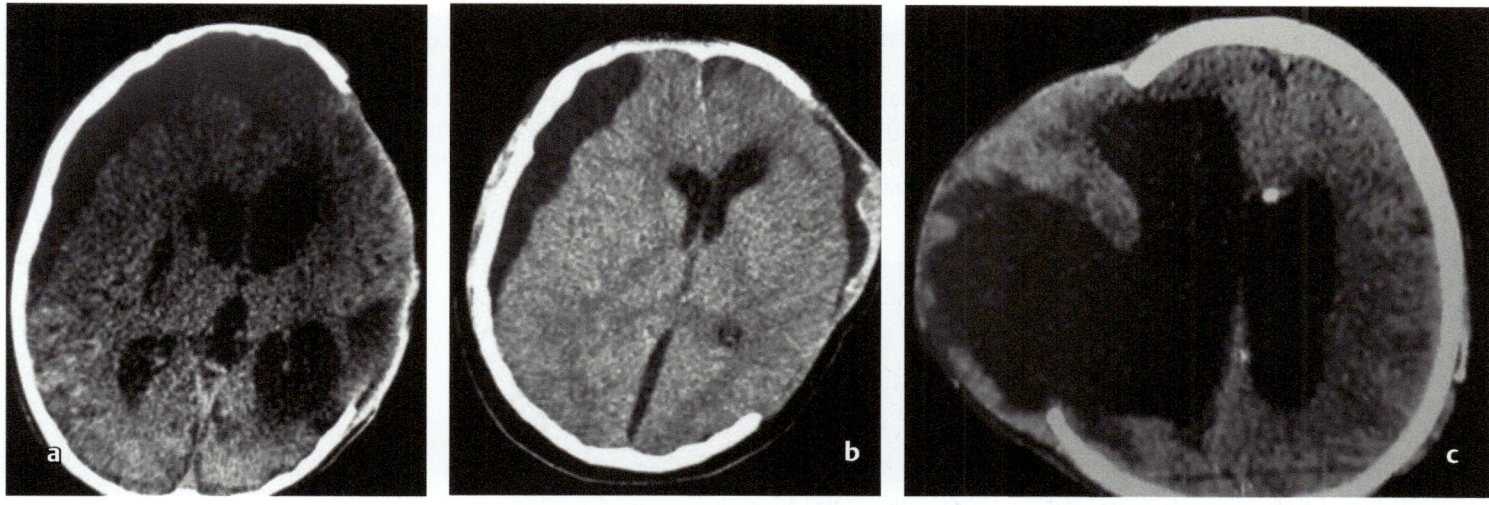

**Fig. 34-5.** Complicações da craniectomia descompressiva. (**a,b**) Observa-se a efusão subdural. (**c**) Observa-se a hidrocefalia. Em **b** encontra-se o higroma inter-hemisférico que é considerado preditor para hidrocefalia. (Fonte: Acervo pessoal do autor.)

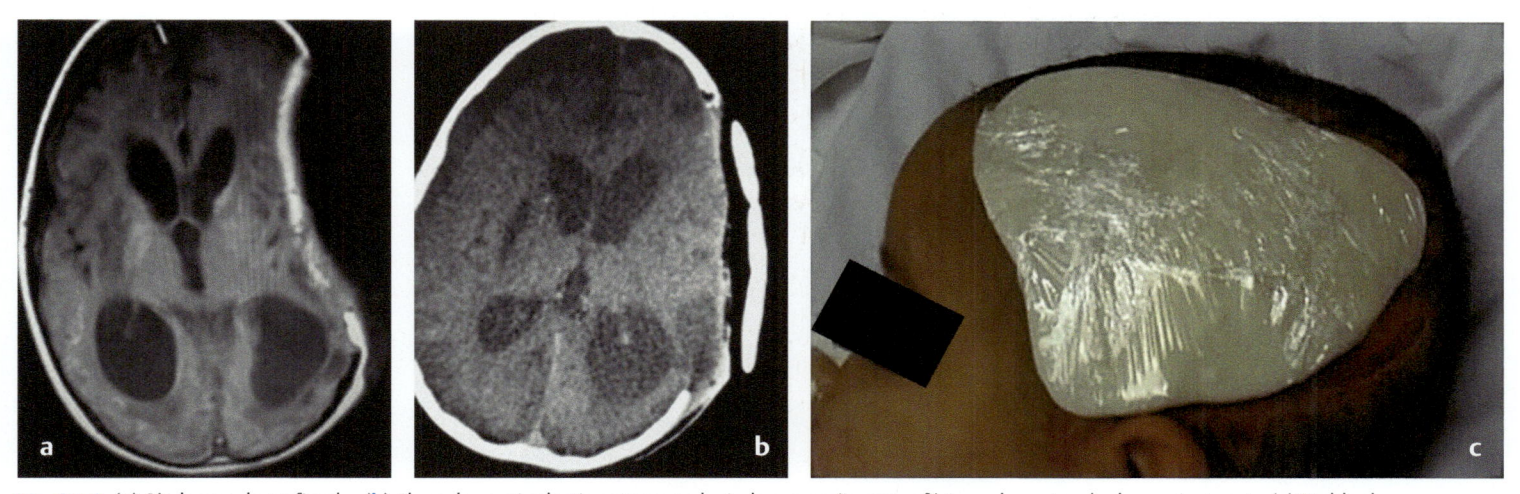

**Fig. 34-6.** (**a**) Síndrome do trefinado. (**b**) Placa de cranioplastia externa reduzindo a pressão atmosférica sobre a janela de craniectomia. (**c**) Molde de cranioplastia externa feito de gesso. (Fonte: Acervo pessoal do autor.)

## LESÕES ESPECÍFICAS DA PEDIATRIA
### Fratura em Crescimento

É uma complicação rara do traumatismo craniano na infância, com uma incidência de 0,05% a 0,1% das fraturas cranianas na infância. Cerca de 90% dos casos ocorrem antes dos 3 anos de idade, e acidentes domésticos e automobilísticos são os mecanismos mais relatos, sendo a região parietal a mais acometida. A lesão da FEC é dinâmica e progressiva, podendo-se manifestar meses a anos após o trauma. Apesar de controvérsias quanto à fisiopatologia, acredita-se que as condições indispensáveis para pensar em FEC são: trauma craniano em criança < 3 anos, fratura craniana linear com afastamento inicial de 3-4 mm e lesão de dura-máter subjacente. A força de pulsação cerebral somada ao crescimento tecidual levam ao alargamento da fratura. A interposição de tecidos leva a inibição dos osteoblastos e reabsorção óssea; assim, a pressão do tecido herniado causa afastamento das bordas ósseas. Pode ocorrer alargamento do ventrículo lateral adjacente à FEC. Nas fases iniciais, o tecido herniado nas proximidades da FEC é gliótico/necrótico.[31]

Os principais sinais e sintomas são tumefações cranianas, crises convulsivas, perda de consciência e déficits neurológicos. A tomografia de crânio é o exame inicial, na qual se identifica a fratura linear e possíveis lesões parenquimatosas associadas, mas, em fase inicial, é limitada em identificar a falha dural. A ressonância magnética de encéfalo pode contribuir no diagnóstico, mostrando o conteúdo e volume herniado, cistos leptomeníngeos ou encefalomalacia próxima à FEC.

O tratamento é cirúrgico e é essencial a ressecção do tecido gliótico ou cístico, o reparo dural hermético e a cranioplastia e o enxerto autólogo (Fig. 34-7). A remoção do tecido gliótico é importante pois pode se comportar como foco epileptogênico, logo sua ressecção pode promover redução de crises ou cessá-las. A duroplastia hermética é a etapa mais importante, podendo ser feita com pericrânio, fáscia lata, enxertos heterólogos e auxílio de cola biológica ou sintética. Um dos pontos mais discutidos é a cranioplastia. Muitos autores afirmam que em crianças menores, com falhas pequenas, a cranioplastia pode ser dispensada. Uma técnica eficaz é o desdobramento ósseo (*split* ósseo) de área doadora para executar a cranioplastia, sendo mais facilmente realizada em crianças maiores, que têm o osso mais espesso.[31,32]

Em casos de pacientes que se manifestem com HIC, geralmente há hidrocefalia ou higroma subdural, e o *shunt* ventriculoperitoneal é necessário antes da correção da FEC. Se a correção não for feita, pode haver falha no tratamento. As principais complicações do tratamento são infecções (superficiais e meningite), fístula liquórica e falhas de ossificação.[32]

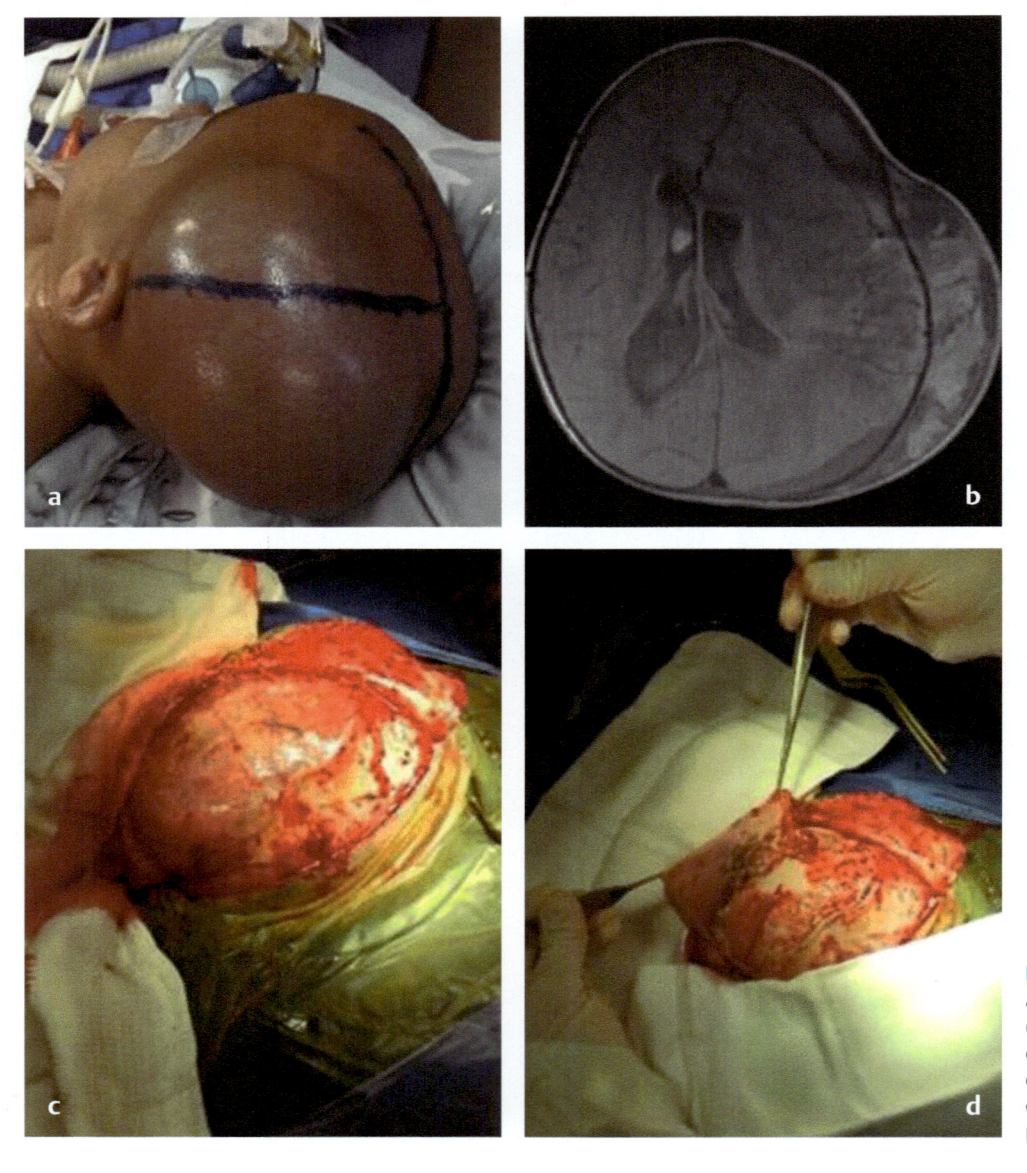

**Fig. 34-7.** (a) Abaulamento expressivo secundário a herniação de tecido neural pela FEC e falha dural. (b) RM de encéfalo demonstrando tecido neural/gliótico transpassando a falha óssea e deslocando estruturas encefálicas. (c) Imagem intraoperatória do tecido herniado. (d) Pericrânio dissecado e preservado para enxerto. *(Continua)*

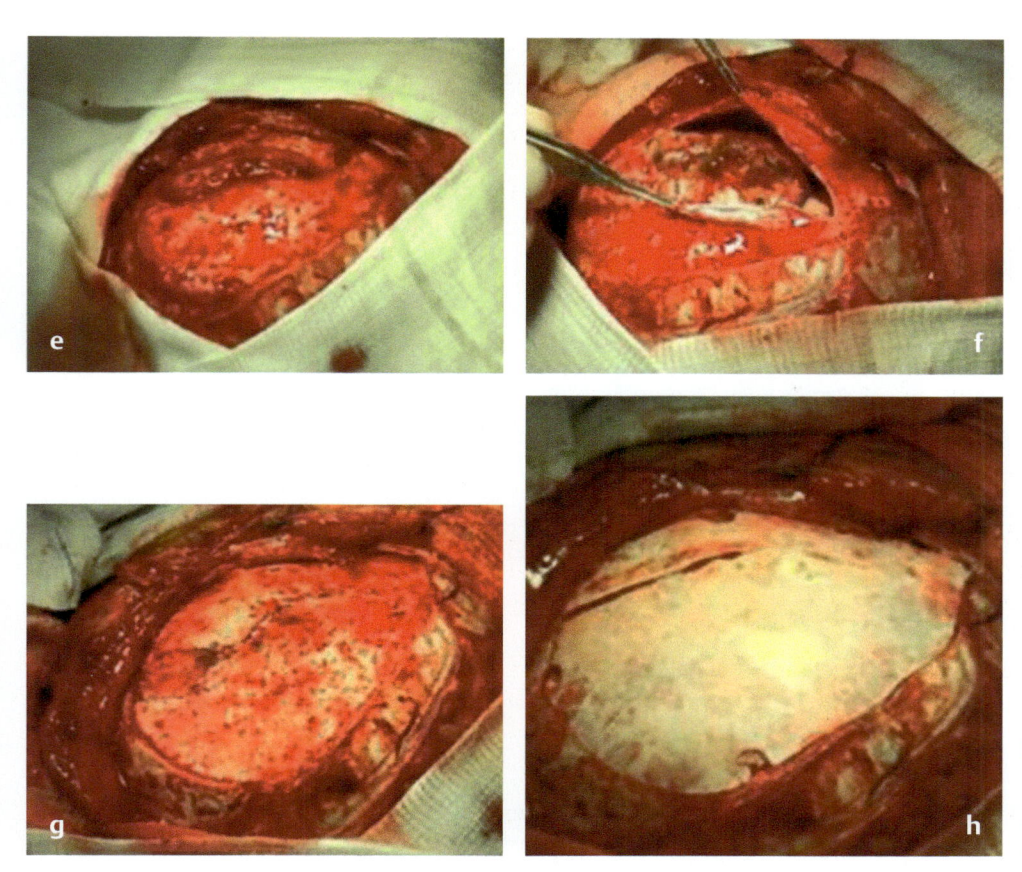

**Fig. 34-7.** *(Cont.)* (**e**) Tecido gliótico que deve ser ressecado. (**f**) Durotomia e completa ressecção de tecido gliótico. (**g**) Duroplastia hermética com auxílio do enxerto de pericrânio. (**h**) Cranioplastia autóloga. (Fonte: Acervo pessoal do autor.)

## Fratura em Pingue-Pongue

Caracteriza-se pela fratura em afundamento fechado do crânio, que recebe esse nome por se assemelhar a uma bola de pingue-pongue afundada com o dedo. Comumente acomete neonatos ou crianças menores (< 2 anos), devido à maior deformidade e plasticidade do crânio infantil, assemelhando-se às fraturas em galho verde.

A maioria dos casos cursa com uma depressão craniana perceptível à visualização ou à palpação, e geralmente não é acompanhada de lesão neurológica. Ocorre no traumatismo do nascimento ou em traumas contusos pós-natais. No exame tomográfico, é vista uma depressão craniana sem traço de fratura presente.

O tratamento pode ser conservador ou cirúrgico, ou por meio de procedimentos menos invasivos. A justificativa para intervir nesta condição seria reduzir o efeito compressivo da deformidade óssea sobre o parênquima cerebral, evitando a possibilidade de baixo fluxo sanguíneo para a região acometida, reduzindo a taxa de crises convulsivas, bem como com o intuito estético de corrigir a falha na calvária. O princípio da técnica cirúrgica é elevar a porção óssea deprimida. A modalidade de tratamento menos invasivo é a vácuo-sucção que consiste no princípio de gradiente de pressão negativa do objeto produtor de vácuo sobre a área deprimida. A pressão interna não contraposta pela pressão atmosférica possibilitaria o retorno da porção óssea deslocada para a posição habitual antes de sofrer o trauma (Fig. 34-8). As complicações são mínimas, no geral, de baixo impacto e de resolução espontânea, como o cefalematoma. Pode ocorrer a formação de hematoma intracraniano pela tração exercida sobre o osso, apesar de bastante raro. Recomenda-se a realização de tomografia computadorizada de crânio, após o procedimento, para descartar complicações graves.[33,34]

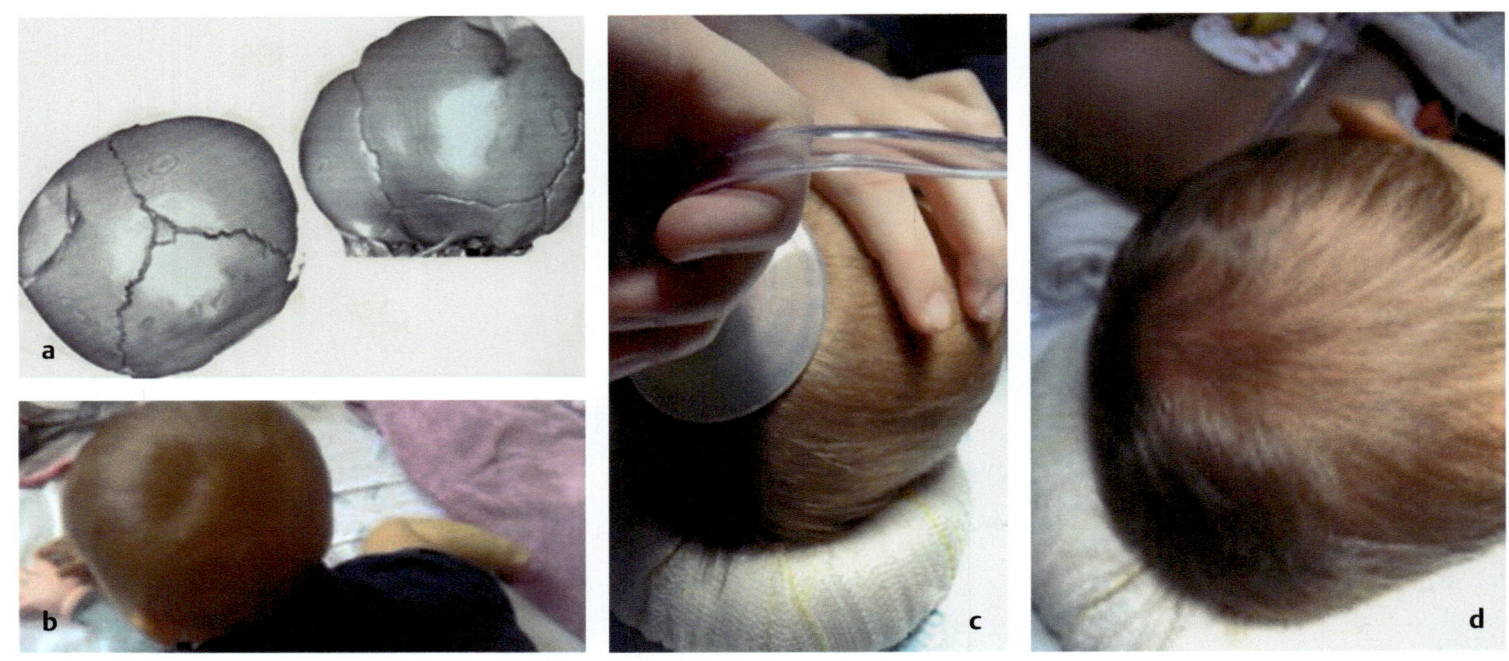

Fig. 34-8. (a,b) Fratura depressiva ("pingue-pongue") fechada, sem traço de fratura associado. (c,d) Correção de fratura em pingue-pongue com sistema de vácuo-sucção. (Fonte: Acervo pessoal do autor.)

## Traumatismo Craniano Não Acidental (TCNA)

As primeiras descrições e relatos médicos são de meados do século XX. O TCNA é composto por três condições: síndrome do bebê sacudido (*shaken baby syndrome*), síndrome da criança espancada e síndrome do bebê sacudido associada a impacto. As lesões associadas aos maus-tratos são reconhecidas como trauma domiciliar, influenciado por questões socioculturais, e ainda é subnotificado. As lesões são de múltiplos sistemas, mas, na grande maioria, há lesão craniana. A faixa etária mais comum é até 2 anos (especialmente no primeiro ano de vida), e predomina o sexo masculino. Metade dos casos apresentará algum déficit, que pode ser neurológico ou visual, com uma taxa de mortalidade de 15 a 35%.[35]

A síndrome do bebê sacudido é a principal representante do grupo: o mecanismo de trauma é caracterizado por movimentos de aceleração, desaceleração e rotação do crânio. Este mecanismo resulta em lesões características, como os hematomas subdurais (que podem ser acompanhados por hemorragia subaracnóidea e contusões cerebrais) e a hemorragia retiniana, que necessita de avaliação oftalmológica precoce (Fig. 34-9). É recomendado também pesquisar por fraturas de ossos longos que podem estar presentes nestes pacientes. As hemorragias subdurais são explicadas por duas teorias: a laceração de veias pontes e a lesão de plexos capilares durais. Os hematomas subdurais (HSD) comumente são bilaterais, inicialmente são hiperdensos à tomografia e vão-se tornando heterogêneos e hipodensos com a progressão temporal (Fig. 34-8). O HSD agudo progride para formar o higroma subdural, que, em sua maioria, tem resolução espontânea, mas uma parcela pode formar o HSD crônico. Além das lesões mais comuns, podem também estar presentes as hemorragias intraparenquimatosas e intraventriculares, as isquemias e o edema cerebral, que conferem ainda mais gravidade ao caso.[36]

São as manifestações mais frequentes de TCNA crises convulsivas, rebaixamento do sensório e abaulamento de fontanela, mas pode apresentar também irritabilidade, vômitos, hipotonia, déficits neurológicos focais e o sinal do sol poente.[35]

As condutas passam inicialmente por prevenção, medidas educativas e adequado reconhecimento diagnóstico e notificação. Crianças com TCNA devem receber cuidados hospitalares, vigilância rigorosa do quadro neurológico e uso de anticonvulsivante profilático ou terapêutico. No geral, as coleções subdurais são de tratamento cirúrgico quando apresentam grande volume (espessura > 10 mm), Glasgow ≤ 12 e sinais de hipertensão intracraniana. Casos que apresentem Glasgow ≤ 8 devem ser conduzidos como TCE grave. As modalidades terapêuticas são bem diversas e devem ser individualizadas: pode ser feito punção liquórica transfontanela, implante de drenos subdural avalvular (provisório ou definitivo), trepanodrenagem ou craniotomia.[35,36]

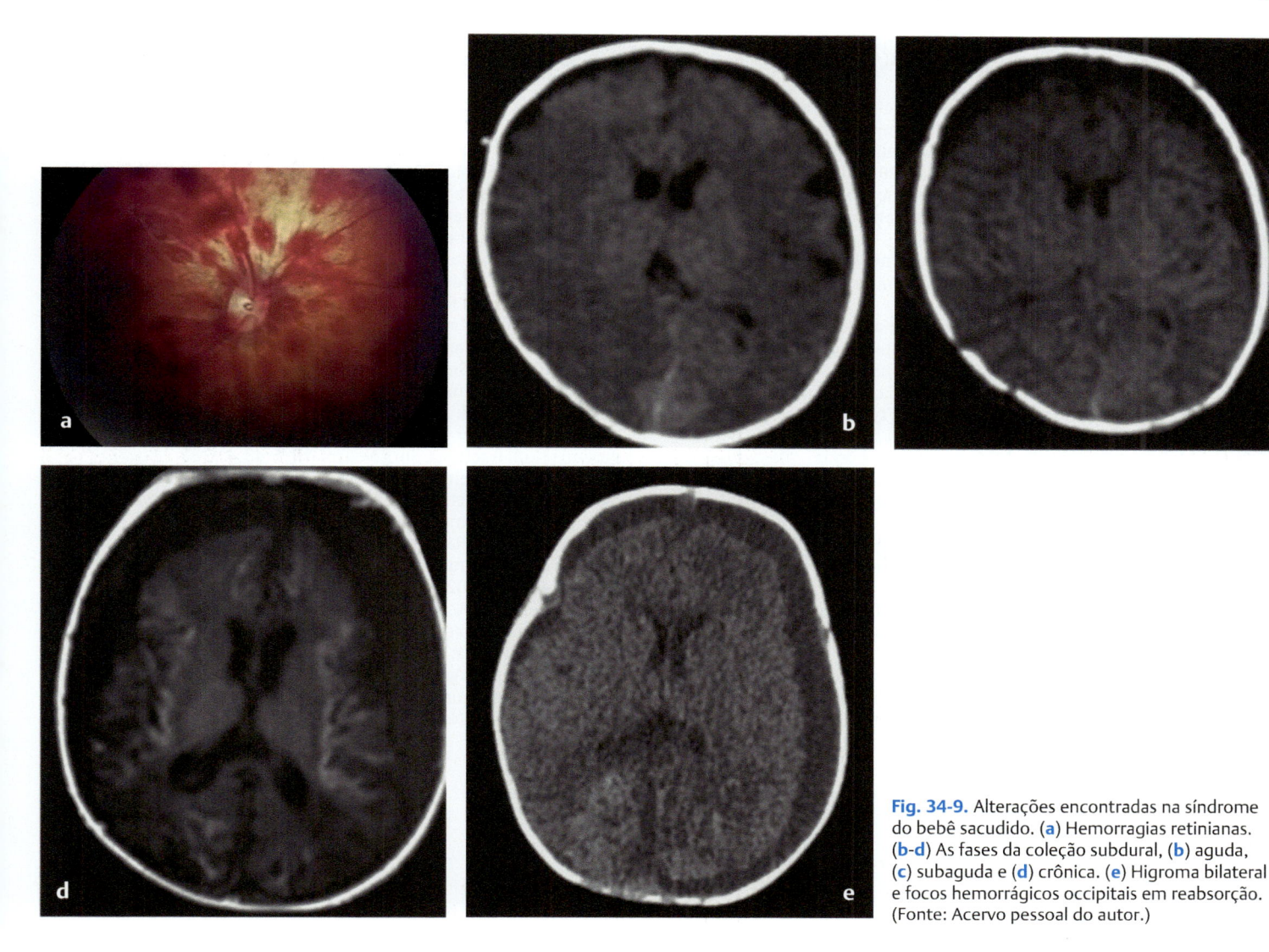

**Fig. 34-9.** Alterações encontradas na síndrome do bebê sacudido. (**a**) Hemorragias retinianas. (**b-d**) As fases da coleção subdural, (**b**) aguda, (**c**) subaguda e (**d**) crônica. (**e**) Higroma bilateral e focos hemorrágicos occipitais em reabsorção. (Fonte: Acervo pessoal do autor.)

## CONCLUSÃO

O TCE na infância representa um desafio crítico na saúde pública e na prática clínica. Considerar as peculiaridades do TCEP é essencial para otimizar o cuidado a essas crianças. A compreensão das diferenças anatômicas e fisiológicas das crianças, aliada à aplicação adequada das diretrizes de atendimento, pode reduzir a morbidade e mortalidade associadas ao trauma.

Importante frisar a ambiguidade do TCEP que, por um lado, tem-se um cérebro anatomicamente frágil, em crescimento e desenvolvimento, e, por outro, um potencial de neuroplasticidade que pode melhorar o prognóstico, possivelmente, justificando o investimento e a expectativa em medidas mais invasivas.

O tratamento do TCE grave requer uma abordagem multidisciplinar, que inclui monitorização neurológica e intervenções cirúrgicas quando necessário. A formação contínua de profissionais de saúde e a melhoria dos protocolos são essenciais para garantir que as crianças recebam o cuidado apropriado. Os investimentos em pesquisas para aprimorar diagnósticos e tratamentos são igualmente importantes.

## REFERÊNCIAS BIBLIOGRÁFICAS

1. Ballestero MFM, Furtado LMF, Oliveira RS. Traumatismo cranioencefálico em crianças. 2021. Disponível em: <https://neurocirurgia.fmrp.usp.br/wp-content/uploads/sites/132/2024/09/TCE.pdf>. Acesso em: 11 fev. 2025.
2. Farrell CA, Canadian Paediatric Society. Acute care committee. Paediatr Child Health. 2013;18(5):253-8.
3. Dewan MC, Mummareddy N, Wellons JC, Bonfield CM. Epidemiology of global pediatric traumatic brain injury: Qualitative review. W Neurosug. 2016;91:497-509.
4. Gelineau-Morel RN, Zinkus TP, Le Pichon JB. Pediatric head trauma: A review and update. Pediatr Rev. 2019;40(9):468-81.
5. Furtado LM, da Costa Val Filho JA, dos Santos AR, et al. Pediatric minor head trauma in Brazil and external validation of PECARN rules with a cost-effectiveness analysis. Brain Inj. 2020;34(11):1467-71.
6. Osmond MH, Klassen TP, Wells GA, et al. CATCH: a clinical decision rule for the use of computed tomography in children with minor head injury. Can Med Assoc J. 2010;182(4):341-8.
7. Holmes JF. Performance of the pediatric Glasgow coma scale in children with blunt head trauma. Acad Emerg Med. 2005;12(9):814-19.
8. Haydel MJ, Weisbrod LJ, Saeed W. Pediatric head trauma. [Updated 2024 Feb 16]. In: StatPearls [Internet]. Treasure Island (FL): StatPearls Publishing; [online]. 2024.
9. Mishra R, Agrawal A, Chacón-Aponte AA, et al. Talk and die syndrome: A narrative review. Panam J Trauma Crit Care Amp Emerg Surg. 2021;10(2):78-81.
10. Schutzman SA, Greenes DS. Pediatric minor head trauma. Ann Emerg Med. 2001;37:65.
11. Pickering A, Harnan S, Fitzgerald P, et al. Clinical decision rules for children with minor head injury: a systematic review. Arch Dis Child. 2011;96:414.
12. Holmes JF, Borgialli DA, Nadel FM, et al. Do children with blunt head trauma and normal cranial computed tomography scan results require hospitalization for neurologic observation? Ann Emerg Med. 2011;58:315.
13. Homer CJ, Kleinman L. Technical report: minor head injury in children. Pediatrics. 1999;104:e78.
14. Blackwood BP, Bean JF, Sadecki-Lund C, et al. Observation for isolated traumatic skull fractures in the pediatric population: unnecessary and costly. J Pediatr Surg. 2016;51(4):654-8.
15. McCrea MA, Giacino JT, Barber J, et al. Functional outcomes over the first year after moderate to severe traumatic brain injury in the prospective, longitudinal TRACK-TBI study. JAMA Neurol. 2021;78(8):982-92.

16. Marshall SA, Bell R, Armonda RA, Ling GS. Management of moderate and severe TBI. In: Traumatic brain injury. New York: Springer; 2012. p. 69-87.
17. Kochanek PM, Tasker RC, Carney N, et al. Guidelines for the management of pediatric severe traumatic brain injury. 3th ed. Update of the Brain Trauma Foundation Guidelines published correction appears in Pediatr Crit Care Med. 2019;20(4):404.
18. Araki T, Yokota H, Morita A. Pediatric traumatic brain injury: Characteristic features, diagnosis, and management. Neurol Medico Chir. 2017;57(2):82-93.
19. Marshall LF, Marshall SB, Klauber MR, et al. A new classification of head injury based on computerized tomography. J Neurosurg. 1991;75:S14-S20.
20. Mikkonen ED, Skrifvars MB, Reinikainen M, et al. Validation of prognostic models in intensive care unit–treated pediatric traumatic brain injury patients. J Neurosurg. 2019;24(3):330-7.
21. Chambers IR, Kirkham FJ. What is the optimal cerebral perfusion pressure in children suffering from traumatic coma? Neurosurg Focus. 2003;15(6):1-8.
22. Faleiro RM, Faleiro LC, Oliveira MM, et al. Craniectomia descompressiva para tratamento da hipertensão intracraniana traumática em crianças e adolescentes: análise de sete casos. Arq Neuro Psiquiatr. 2006;64(3b):839-44.
23. Faleiro RM, Faleiro LC, Caetano E, et al. Decompressive craniotomy: prognostic factors and complications in 89 patients. Arq Neuro Psiquiatr. 2008;66(2b):369-73.
24. Nobre MC, Veloso AT, Santiago CFG, et al. Bone flap conservation in the scalp after decompressive craniectomy. World Neurosurg. 2018;120:e269-e273.
25. Polin RS, Shaffrey ME, Bogaev CA, et al. Decompressive bifrontal craniectomy in the treatment of severe refractory posttraumatic cerebral edema. Neurosurgery. 1997;41(1):84-94.
26. Guerra WK, Gaab MR, Dietz H, et al. Surgical decompression for traumatic brain swelling: indications and results. Neurosurg Focus. 1998;5(6):E1.
27. Kurland DB, Khaladj-Ghom A, Stokum JA, et al. Complications associated with decompressive craniectomy: A systematic review. Neurocrit Care. 2015;23(2):292-304.
28. Kaen A, Jimenez-Roldan L, Alday R et al. Interhemispheric hygroma after decompressive craniectomy: does it predict posttraumatic hydrocephalus? J Neurosurg. 2010;113(6):1287-93.
29. Czosnyka M. Post-traumatic hydrocephalus: influence of craniectomy on the CSF circulation. J Neurol Neurosurg Amp Psychiatry. 2000;68(2):246a-248.
30. Ghinda CD, Stewart R, Totis F, et al. Customized external cranioplasty for management of syndrome of trephined in nonsurgical candidates. Oper Neurosurg (Hagerstown). 2023;25(1):95-101.
31. Singhal GD, Atri S, Suggala S, et al. Growing skull fractures; pathogenesis and surgical outcome. Asian J Neurosurg. 2021;16(3):539-48.
32. Muhonen MG, Piper JG, Menezes AH. Pathogenesis and treatment of growing skull fractures. Surg Neurol. 1995;43(4):367-73.
33. Faleiro RM, Cavalheiro S, Belo JT, et al. Use of vacuum-suction in depressed skull fractures – Case report and technical nuances of nonoperative treatment. Arq Bras Neurocir. 2020.
34. Cavalheiro S, Puch Ramírez MD, et al. Treatment of depressed skull fractures with vacuum devices in the neonatal period: A case series. Childs Nerv Syst. 2023.
35. Paul AR, Adamo MA. Non-accidental trauma in pediatric patients: a review of epidemiology, pathophysiology, diagnosis and treatment. Transl Pediatr. 2014;3(3):195-207.
36. Wittschieber D, Karger B, Niederstadt T, et al. Subdural hygromas in abusive head trauma: Pathogenesis, diagnosis, and forensic implications. Am J Neuroradiol. 2014;36(3):432-9.

# TRAUMATISMO RAQUIMEDULAR EM CRIANÇAS

Ricardo de Amoreira Gepp ▪ Vitor Viana Bonan de Aguiar

## INTRODUÇÃO

A lesão medular traumática na criança é um evento raro quando comparado a outros tipos de traumas, mas tem um efeito devastador na qualidade de vida do paciente e de seus familiares. A criança apresenta anatomia e fisiologia da coluna com particularidades quando comparadas às dos adultos e isso reflete em uma série de modificações na conduta em casos de traumatismo raquimedular (TRM).

O TRM pediátrico difere daquele do adulto por diversas particularidades. Anatomicamente, a coluna da criança apresenta características que têm reflexo no mecanismo de lesão vertebral e da medula. A flexibilidade da coluna permite que ocorram lesões medulares sem alterações das estruturas ósseas.[1]

Nos últimos anos, vários progressos têm acontecido no entendimento e tratamento no TRM pediátrico. Os avanços no tratamento médico, a melhora nos métodos diagnósticos e o tratamento multidisciplinar têm contribuído para os resultados no manejo desses casos. Apesar disso, muitos desafios permanecem, impondo a necessidade de mais pesquisas para questões ainda não resolvidas na lesão medular.

## EPIDEMIOLOGIA

A ocorrência de lesão medular traumática em crianças varia de acordo com as diferentes regiões do planeta, mas há algumas características universais. Quando se analisa a porcentagem do TRM em criança em relação ao número total, estima-se que cerca de 4 a 14% dos traumas sejam em crianças, sendo cerca de 1.000 casos ao ano nos Estados Unidos (EUA).[2,3] É estimado que cerca de 5% de todos os pacientes pediátricos vítimas de TRM venham a falecer antes de receber o primeiro atendimento. Os sobreviventes usualmente têm uma lesão medular com alto impacto na qualidade de vida.[4]

A estimativa mundial de ocorrência do TRM em crianças anualmente é cerca de 14,24 casos para cada 100.000 crianças, com total de 375.734 casos no mundo.[2,4] Desses casos, estima-se também que cerca de 115.000 crianças necessitam de intervenção cirúrgica, e a maioria desses casos ocorreram na Ásia e na África.[4]

De acordo com o *National Spinal Cord Injury Statistical Center*, a lesão medular em crianças representou cerca de 4% de todas as lesões medulares traumáticas nos EUA. A incidência de novos traumas tem caído nos últimos anos, provavelmente devido às melhores condições de segurança nos veículos e às campanhas de conscientização. A incidência caiu de 13 casos por milhão para 8 casos por milhão em 2012.[4]

A idade é um fator determinante para a etiologia e para o mecanismo de trauma. A lesão medular ocorre mais em adolescentes do que no período neonatal devido à maior exposição ao risco. O TRM durante o parto corresponde a cerca de 10% dos óbitos traumáticos periparto. As lesões no período neonatal são raras, com estimativa de 1 a cada 29.000 neonatos.[5] Até o primeiro ano de vida, as ocorrências de trauma devem-se a quedas do colo dos cuidadores ou acidentes automobilísticos.[6]

A avaliação da epidemiologia global demonstra uma disparidade entre os países e uma relação direta com a renda. Haizel-Cobina *et al.* realizaram uma revisão sistemática com 25 estudos.[4] A principal causa de TRM em crianças foram os acidentes automobilísticos, respondendo por cerca de 64% dos casos. Quando analisada a questão econômica dos países, observa-se que, nos países com maior renda, a principal causa de lesão medular são os acidentes de carro e os acidentes na prática de esportes. Nos países de baixa renda, os acidentes de motocicleta e as quedas são as principais causas. Estima-se que a ocorrência de TRM em crianças seja 3 a 5 vezes maior nos países de baixa renda. Deficiências na legislação e falta de programas educacionais de prevenção podem contribuir para isso.[7]

No Brasil, Gepp *et al.* publicaram a análise de 93 casos atendidos em centro de reabilitação.[6] Na avaliação da etiologia do TRM, os acidentes automobilísticos foram a principal causa (40,8%), seguidos por atropelamentos (20,8%) e ferimento por arma de fogo (11,8%).[6]

Quanto ao nível da lesão medular, as crianças têm mais lesões na coluna cervical em relação aos adultos. Isso se deve à maior flexibilidade da coluna cervical e à desproporção da cabeça em relação ao tronco.[8] Apple *et al.* demonstraram que as lesões em C2 ocorrem mais no grupo pré-adolescente. Na adolescência, a lesão tende a ser mais localizada em C4, e, nos adultos, o trauma é mais frequente em C5.[1] De maneira geral, o local mais frequente da lesão medular em crianças é na coluna cervical (80%), seguida pela região torácica com 18% dos eventos e, em 2%, o TRM ocorre na região lombar.[1,8] Quanto ao gênero, em geral a incidência é semelhante para meninos e meninas até os 5 anos de idade, mas, após esta idade, começa a haver predomínio de trauma no gênero masculino. A etiologia também tem relação com o gênero do paciente, já que as meninas têm menor tendência a se envolver com a violência urbana e esportes de risco elevado.[5] Conhecer esses dados é importante principalmente para a realização de campanhas de prevenção.

## PRIMEIRO ATENDIMENTO E MANEJO NÃO CIRÚRGICO

Após a ocorrência do trauma raquimedular, as medidas iniciais de estabilização baseadas nos princípios do *Advance Trauma Life Support* (ATLS) devem ser realizadas. A avaliação e a proteção da coluna cervical são importantes, mas, na criança, é necessária atenção ao risco de lesão medular sem alterações vertebrais.

Após a imobilização cervical, a avaliação da coluna *(Spine Clearance)* deve seguir metodologia rígida. Nas crianças vítimas de politraumatismo, a avaliação da coluna cervical é mandatória, preferencialmente, com tomografia pela maior definição de imagem.

A imagem na população pediátrica tem algumas particularidades importantes. O mecanismo de lesão deve ser levado em consideração na definição de que tipo de imagem e qual área da coluna será investigada. O método NEXUS (*National Emergency X-Radiography Utilization Study*) é um dos mais utilizados para avaliação da coluna cervical em trauma pediátrico. O NEXUS utiliza cinco critérios para definir a necessidade e o melhor tipo de imagem a ser realizado: presença de déficit neurológico, dor cervical, alteração do nível de consciência, intoxicação e lesões com distração da coluna.[9] Na maioria dos casos, é indicada a realização de radiografias cervicais ou tomografia de coluna cervical em crianças abaixo de 9 anos com trauma que não estão conscientes, têm déficit neurológico, dor cervical, estão intoxicadas, com lesão dolorosa em distração ou hipotensão não explicada. Nos pacientes acima de 9 anos, também é recomendada uma radiografia cervical alta com a boca aberta. A AANS/CNS recomenda o uso da tomografia na suspeita de luxação atlantoccipital para avaliar o intervalo entre o côndilo occipital e C1. A RM de coluna é o exame que demonstra a lesão medular com detalhes, mas nem sempre é disponível em situações de urgência.[10]

Após constatada a lesão medular, algumas medidas são importantes. A estabilização clínica e o combate à hipotensão arterial são importantes para evitar a piora da lesão medular. A administração de volume e a utilização de drogas vasoativas são recursos para manter a pressão arterial média estável e acima de 85 mmHg por, pelo menos, 7 dias após o trauma.[11]

Em pacientes pediátricos, a incidência de trombose venosa é menor que em adultos. O risco aumenta em casos de politraumatismos graves. Alguns autores preconizam que se faça profilaxia por 8 semanas nesses casos.[8,12]

A utilização de corticoide não tem base clara na literatura. Os estudos do NASCIS excluíram pacientes abaixo de 13 anos e, dessa forma, não existem estudos demonstrando benefícios para crianças. Desse modo, a evidência é baixa para a utilização de corticoides e sua prescrição não é recomendada.[13]

## TRATAMENTO CIRÚRGICO (PRINCÍPIOS AOSpine)

A cirurgia tem por objetivo restaurar ao máximo possível a anatomia da coluna para permitir que o paciente retorne às suas atividades. Os princípios que estruturam a terapêutica cirúrgica da coluna se fundamentam na estabilidade, no alinhamento, na biologia e na função. O tratamento cirúrgico da coluna terá como objetivo restabelecer a estabilidade da coluna, manter ou corrigir o alinhamento vertebral e restabelecer a biologia da medula para manter a função vertebral.

Embora descritas para adultos, na prática, as classificações de TRM propostas pela AOSpine, baseadas nos quatro princípios discutidos previamente, podem ser aplicadas nos traumas espinhais infantis e de adolescentes.[10,14] Essa classificação tem por base a avaliação de três tipos de lesão primária organizados em progressão de gravidade: A, B e C.[14,15] Cada segmento espinhal é analisado separadamente e dividido em coluna cervical alta, coluna cervical baixa, coluna torácica, transição toracolombar/lombar e sacro. Cada um dos tipos de lesão tem seus subtipos e particularidades locais.[16]

A caracterização geral dos tipos de lesões da coluna pela AOSpine são:

A) Fraturas por compressão envolvendo o corpo vertebral.
B) Lesões ocasionadas por mecanismos de tração que podem levar a lesões ligamentares anteriores ou posteriores.
C) Translação em qualquer plano (Fig. 35-1)

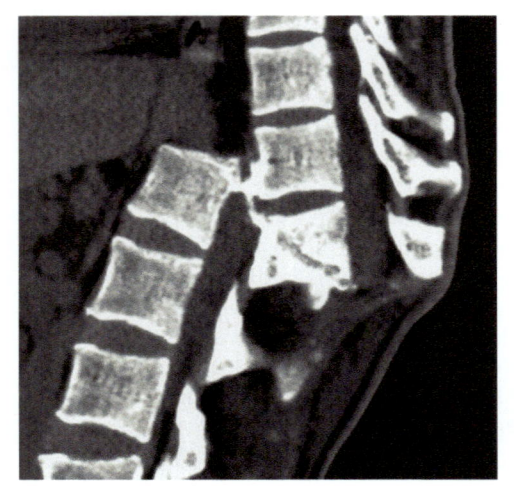

**Fig. 35-1.** Fratura toracolombar com translação classificada como tipo C da AOSpine.

## CLASSIFICAÇÕES

As escalas e classificações das fraturas têm por objetivo facilitar a comunicação entre os profissionais e nortear o processo decisório. Ao longo do tempo, escalas foram propostas e houve uma evolução proposta pelo *Spinal Trauma Study Group* (STSG) que oferece uma classificação baseada na morfologia vertebral, no exame neurológico e na integridade ligamentar. Cada grupo avaliado gera uma pontuação. As classificações do STSG são a *Thoracolumbar Injury Classification and Severity* escore (TLICS) e o *Subaxial Cervical Spine Injury Classification System* (SLICS).[10,13,16] A TLICS utiliza a pontuação para avaliar as estratégias de manejo para as fraturas toracolombares. A pontuação total é obtida pela soma das pontuações dos três componentes (Quadro 35-1). De acordo com a primeira descrição estabelecida do sistema TLICS, a sugestão para o tratamento é terapia conservadora para uma pontuação de 1-3, cirurgia ou terapia conservadora para uma pontuação de 4, e cirurgia para uma pontuação de 5 ou superior. Não existe uma classificação universalmente aceita para auxiliar na decisão do manejo de fraturas. A TLICS provou ser uma ferramenta confiável para avaliar as fraturas toracolombares traumáticas em adultos. O estudo realizado por Dawkins *et al.* mostrou que a TLICS tem boa confiabilidade entre avaliadores quando aplicada a crianças.[17,18]

A região cervical também tem suas particularidades e é comumente atingida na criança.[6] Em adultos, o sistema de classificação de lesões da coluna cervical subaxial (SLICS) (Quadro 35-2) é amplamente utilizado para orientar o tratamento de lesões. O SLICS ainda não foi validado em crianças, embora 60-80% das lesões pediátricas da coluna ocorram na coluna cervical. Em um estudo, O'Neill *et al.* avaliaram a utilidade dos escores SLICS em crianças.[16] Foi feita uma avaliação retrospectiva de prontuários de 61 crianças com lesão traumática da coluna cervical subaxial tratadas entre 2006 e 2020. As lesões foram classificadas usando o sistema SLIC, que avalia a morfologia da fratura, a integridade do complexo disco/ligamentar e o estado neurológico. Os pacientes desse estudo foram classificados em três grupos: SLIC ≤ 3 (n = 43), SLIC = 4 (n = 3) e SLIC ≥ 5 (n = 15), correspondendo aos pontos de corte estabelecidos que orientam o manejo em adultos (≤ 3 = manejo não operatório *vs.* ≥ 5 = manejo operatório). A taxa de mortalidade no grupo SLIC ≥ 5 foi de 40% (6/15) *versus* 9,30% (4/43) no grupo SLICS ≤ 3. Dos 51 pacientes que sobreviveram à lesão, 55,6% dos pacientes com pontuação SLIC ≥ 5 foram tratados cirurgicamente (5/9), contra apenas 2,56% dos pacientes com pontuação SLIC ≤ 3 (1/39). Uma porcentagem significativamente maior de pacientes no grupo SLIC ≥ 5 necessitavam de reabilitação hospitalar em comparação com o grupo SLIC ≤ 3. Nesta coorte, a maioria das lesões ocorreu no nível C7, com a maior parte dessas lesões afetando o processo espinhoso/transverso ou a faceta articular. Uma maior proporção de lesões por distração ocorreu em C3/C4 em comparação com níveis mais baixos.[12] A maior parte de lesões por compressão ocorreu em C5 e C6. Esses resultados sugerem que o escore SLIC tem utilidade na população pediátrica para orientar decisões de tratamento e prever resultados após lesões traumáticas da coluna cervical subaxial.[11]

## CARACTERÍSTICAS ESPECÍFICAS DO TRM NAS CRIANÇAS

A peculiaridade mais estudada do TRM em crianças, que deve ser sempre lembrada, é a ocorrência de SCIWORA.[19] A sigla refere-se aos termos em inglês *Spinal cord injury without radiological anomaly* (SCIWORA) e aplica-se a lesões medulares sem uma lesão vertebral detectável pelos exames de imagem. Em um estudo retrospectivo realizado em centro de trauma pediátrico, cerca de 6% dos casos de TRM não apresentavam alterações vertebrais.[20] Um dado importante foi descrito por Ellis *et al.* que, em uma série, identificaram que cerca de 75% dos casos de SCIWORA foram decorrentes de lesões na prática esportiva ou por abuso infantil.[21] A utilização da RM após a estabilização do paciente aumenta a detecção de lesões não vistas na tomografia ou em radiografias.

Variações normais na imagem da coluna cervical da criança podem ser confundidas com alterações. Espessamento de tecidos moles pré-vertebrais indica lesão em adultos, mas pode ocorrer normalmente durante a expiração ou a flexão do pescoço em crianças e é especialmente proeminente durante o choro. Se repetir a radiografia quando a criança se acalmar for impossível, então a TC pode ser necessária. Além disso, medidas utilizadas para o diagnóstico radiológico em adultos são diferentes em crianças devido às diferenças anatômicas. Por exemplo, o limite do intervalo atlantodental (ADI) usado para determinar a luxação atlantoccipital é de 3 mm em adultos e de 5 mm em crianças (Fig. 35-2).[22] A pseudoluxação (especialmente em C2-3) pode ser observada em imagens devido à elasticidade da coluna cervical. A linha espinolaminar não deve ser interrompida. Também a linha Swischuk (que liga a face anterior dos arcos posteriores de C1 até C3) deve ser avaliada. A linha geralmente é menor que 1 mm anterior ao arco posterior de C2; se essa medida for maior que 2 mm, a pseudosubluxação é improvável e a avaliação de luxação deve ser realizada (a ressonância magnética é particularmente útil aqui para determinar lesão ligamentar). Além dessas situações, sincondroses podem ser confundidas com fraturas na imagem em crianças.[12]

A escoliose é uma complicação do TRM bem específica em crianças, especialmente em lesões medulares altas e em crianças mais jovens. Apple *et al.* demonstraram que a escoliose ocorre mais frequentemente em pacientes pré-adolescentes (23%, em comparação com 5% em adultos). Em um estudo retrospectivo com 130 crianças, Dearolf *et al.* demonstraram que 97% dos pacientes que sofreram TRM antes do estirão de crescimento apresentaram algum grau de escoliose.[23] Pacientes que sofram TRM antes do estirão de crescimento (pré-adolescência) devem ser monitorados quanto à possibilidade de escoliose. O tratamento pode ser realizado com colete para evitar a progressão, mas, caso o ângulo de Cobb progrida para acima de 40°, a correção cirúrgica é necessária para o manejo da deformidade (Fig. 35-3).

Outra questão importante na faixa pediátrica é a suscetibilidade para lesão medular em crianças com diagnóstico de algumas síndromes genéticas. Pacientes com síndrome de Down, mucopolissacaridoses, síndrome de Larsen, displasias ósseas, acondroplasia e outras apresentam um risco maior de lesão medular devido a alterações ósseas e ligamentares características dessas doenças (Fig. 35-2). Esses pacientes apresentam especificidades anatômicas e fisiológicas que favorecem a lesão medular principalmente na região cervical alta. Crianças com essas síndromes genéticas devem ser monitoradas quanto ao risco de instabilidade e, em situações de trauma, devem ser investigadas com maior cautela.

A doença de Hirayama também é uma condição rara, mas encontrada com maior frequência em adolescentes do que na população adulta.[24] Caracteriza-se por uma compressão medular durante a flexão anterior da coluna cervical (Fig. 35-4). Os pacientes que apresentam essa condição podem desenvolver mielopatia aguda diante de um trauma em flexão da coluna. O tratamento nos casos agudos de perda neurológica é a fixação cervical para limitar a movimentação cervical e ampliar o canal vertebral (Fig. 35-4).[25]

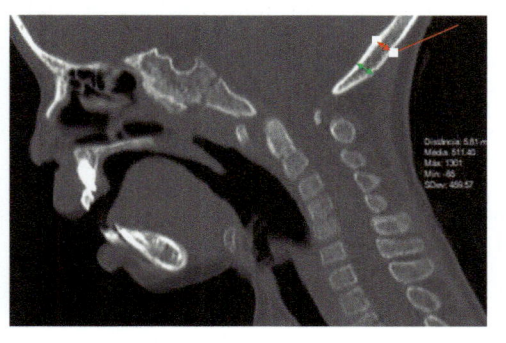

**Fig. 35-2.** Imagem de tomografia em sagital que demonstra aumento da distância atlantoaxial.

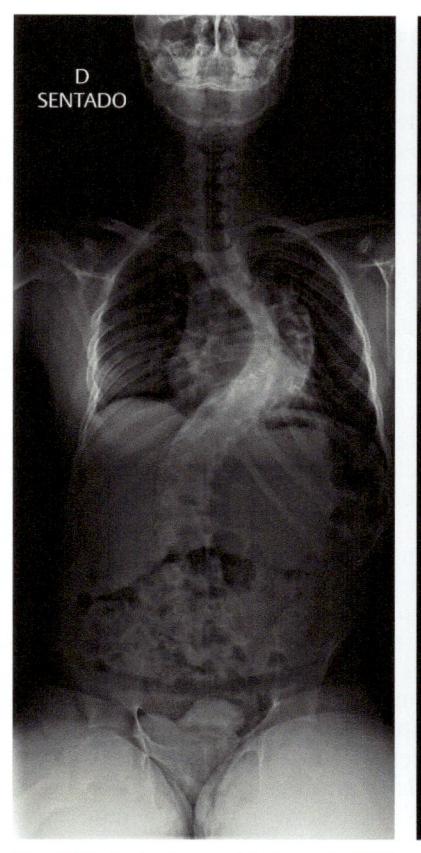

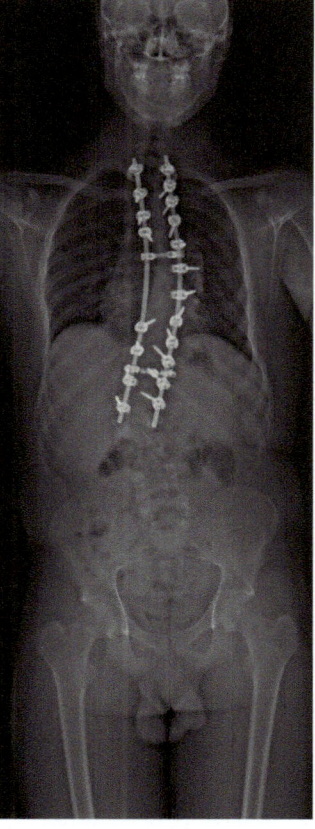

**Fig. 35-3.** Paciente com histórico de TRM na infância que desenvolveu escoliose, sendo necessária a correção cirúrgica.

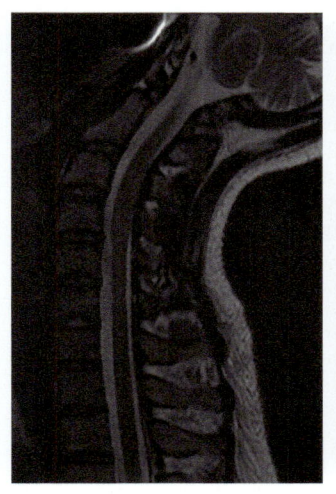

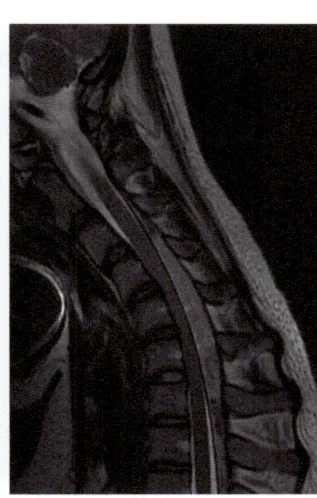

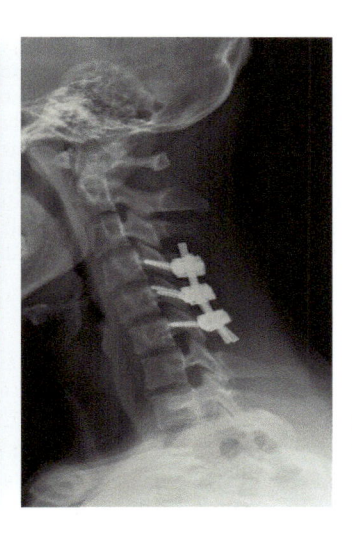

**Fig. 35-4.** Adolescente com doença de Hirayama e compressão medular dinâmica. Após um trauma em flexão, apresentou piora neurológica, sendo submetido a artrodese cervical (fixação).

## REABILITAÇÃO E RECUPERAÇÃO NEUROLÓGICA

A recuperação neurológica é melhor em crianças que em adultos. Alguns estudos demonstram melhor recuperação em lesões incompletas. As lesões ASIA A e B correspondem a cerca de 86% dos TRMs em crianças. Hadley *et al.* observaram melhora neurológica após lesões incompletas em até 89% das crianças e em 20% das crianças que tiveram uma lesão completa (ASIA A) no momento do trauma. Mesmo com esses dados, o prognóstico da lesão medular está relacionado com a intensidade do trauma e o quadro clínico inicial.

Após o trauma, são importantes a reabilitação e o tratamento das consequências da lesão medular. Dentro do programa de reabilitação, várias ações são necessárias para a integração plena da criança na sociedade.

A dor neuropática é uma complicação frequente, mas ocorre menos do que nos adultos. A dor pode ser um importante limitador para a volta à escola e às atividades sociais, sendo muito importante o seu controle. O tratamento clínico da dor é fundamental no processo de reabilitação. A gabapentina e os serotoninérgicos são as medicações mais utilizadas e seguras para uso na infância.

A espasticidade é uma complicação frequente do TRM em crianças. A resistência à movimentação leva a restrições de posicionamento e, nas crianças, isso pode levar à deformidade progressiva das articulações.[26] A eventual presença de espasmos leva a movimentos abruptos que dificultam o posicionamento na cadeira de rodas. O baclofeno é a medicação de escolha para controle da espasticidade. Em alguns casos refratários ao tratamento clínico, e nos quais a espasticidade tem alto impacto na qualidade de vida da criança, o tratamento cirúrgico pode ser considerado. A rizotomia dorsal seletiva pode ajudar na redução da espasticidade, assim como a implantação de bombas de infusão intratecal de baclofeno.[26-28] A utilização da toxina botulínica pode ser útil, mas é necessário cuidado com os limites de dose total a ser aplicada na criança.

O cuidado com as alterações psicológicas na criança com sequela de TRM é muito importante. Estima-se que mais de 20% dos adolescentes com lesão medular têm um grau significativo de depressão. Isso deve ser abordado e acompanhado pela família e por profissionais capacitados.[8]

O paciente pediátrico com lesão medular apresenta necessidades específicas de reabilitação durante o seu crescimento. As demandas durante a infância são diferentes das demandas que ocorrem na adolescência. O retorno precoce à escola e às atividades sociais são muito importantes para o paciente e para sua família.

A lesão medular em pacientes pediátricos é uma situação marcante que pode ocasionar consequências para toda a vida. Desse modo, a prevenção é fundamental. Entender a incidência e a etiologia para cada faixa etária, criar campanhas de prevenção e centros de atendimento especializados para o primeiro atendimento e para a reabilitação são objetivos importantes para diminuir os impactos da lesão medular para os pacientes, para as famílias e para a sociedade.

## REFERÊNCIAS BIBLIOGRÁFICAS

1. Apple DF, Anson CA, Hunter JD, Bell RB. Spinal cord injury in youth. Clin Pediatr (Phila). 1995;34(2):90-5.
2. Devivo MJ. Epidemiology of traumatic spinal cord injury: trends and future implications. Spinal Cord. 2012;50(5):365-72.
3. DeVivo MJ, Chen Y. Trends in new injuries, prevalent cases, and aging with spinal cord injury. Arch Phys Med Rehabil. 2011;92(3):332-8.
4. Haizel-Cobbina J, Thakkar R, Still M, et al. Global epidemiology of pediatric traumatic spine injury: A systematic review and meta-analysis. World Neurosurg. 2023;178:172-80.e3.
5. Chien LC, Wu JC, Chen YC, et al. Age, sex, and socio-economic status affect the incidence of pediatric spinal cord injury: an eleven-year national co-hort study. PLoS One. 2012;7(6):e39264.
6. de Amoreira Gepp R, Nadal LG. Spinal cord trauma in children under 10 years of age: clinical characteristics and prevention. Childs Nerv Syst. 2012;28(11):1919-24.
7. Kumar R, Lim J, Mekary RA, Rattani A, et al. Traumatic spinal injury: Global epidemiology and worldwide volume. World Neurosurg. 2018;113:e345-e63.
8. Cunha NSC, Malvea A, Sadat S, Ibrahim GM, Fehlings MG. Pediatric spinal cord injury: A review. Children (Basel). 2023;10(9).
9. Mo AZ, Miller PE, Glotzbecker MP, et al. The reliability of the AOSpine thoracolumbar classification system in children: Results of a multicenter study. J Pediatr Orthop. 2020;40(5):e352-e6.
10. Vaccaro AR, Oner C, Kepler CK, et al. AOSpine thoracolumbar spine injury classification system: fracture description, neurological status, and key modifiers. Spine (Phila Pa 1976). 2013;38(23):2028-37.
11. Konovalov N, Peev N, Zileli M, et al. Pediatric cervical spine injuries and SCIWORA: WFNS spine committee recommendations. Neurospine. 2020;17(4):797-808.
12. Yadav A, Singh A, Verma R, et al. Pediatric cervical spine injuries. Asian J Neurosurg. 2022;17(4):557-62.
13. Vaccaro AR, Koerner JD, Radcliff KE, et al. AOSpine subaxial cervical spine injury classification system. Eur Spine J. 2016;25(7):2173-84.
14. Kepler CK, Vaccaro AR, Schroeder GD, et al. The thoracolumbar AOSpine injury escore. Global Spine J. 2016;6(4):329-34.
15. Sadiqi S, Lehr AM, Post MW, et al. Development of the AOSpine patient reported outcome spine trauma (AOSpine PROST): a universal disease-specific outcome instrument for individuals with traumatic spinal column injury. Eur Spine J. 2017;26(5):1550-7.
16. O'Neill NP, Mo AZ, Miller PE, et al. The reliability of the AO Spine upper cervical classification system in children: Results of a multi-center study. J Pediatr Orthop. 2023;43(4):273-7.
17. Dawkins RL, Miller JH, Ramadan OI, et al. Thoracolumbar injury classification and severity escore in children: a reliability study. J Neurosurg Pediatr. 2018;21(3):284-91.
18. Dawkins RL, Miller JH, Menacho ST, et al. Thoracolumbar injury classification and severity escore in children: A validity study. Neurosurgery. 2019;84(6):E362-E7.
19. Freigang V, Butz K, Seebauer CT, et al. Management and mid-term outcome after real SCIWORA in children and adolescents. Global Spine J. 2022;12(6):1208-13.
20. Romero-Muñoz LM, Peral-Alarma M, Barriga-Martín A. SCIWORA in children. A rare clinical entity: Ambispective study. Rev Esp Cir Ortop Traumatol. 2024;68(2):151-8.
21. Ellis MJ, McDonald PJ, Olson A, et al. Cervical spine dysfunction following pediatric sports-related head trauma. J Head Trauma Rehabil. 2019;34(2):103-10.
22. Copley PC, Tilliridou V, Kirby A, et al. Management of cervical spine trauma in children. Eur J Trauma Emerg Surg. 2019;45(5):777-89.
23. Dearolf WW, Betz RR, Vogel LC, et al. Scoliosis in pediatric spinal cord-injured patients. J Pediatr Orthop. 1990;10(2):214-8.
24. Freitas LF, Duarte ML, Machado PHC, et al. Hirayama disease: The role of the neuroradiologist to confirm the diagnosis and correlation with electromyography. Neurol India. 2024;72(2):456-8.
25. Kayastha SR, Pandey A, Keshari S. Hirayama disease successfully treated by posterior fixation: a case report. Ann Med Surg (Lond). 2024;86(6):3708-12.
26. Ughratdar I, Muquit S, Ingale H, et al. Cervical implantation of intrathecal baclofen pump catheter in children with severe scoliosis. J Neurosurg Pediatr. 2012;10(1):34-8.
27. Albright AL, Tyler-Kabara EC. Combined ventral and dorsal rhizotomies for dystonic and spastic extremities. Report of six cases. J Neurosurg. 2007;107(4):324-7.
28. Mittal S, Farmer JP, Al-Atassi B, et al. Impact of selective posterior rhizotomy on fine motor skills. Long-term results using a validated evaluative measure. Pediatr Neurosurg. 2002;36(3):133-41.

# PARALISIA NEONATAL DO PLEXO BRAQUIAL

Mario Gilberto Siqueira ■ Carlos Otto Heise ■ Roberto Sergio Martins

## INTRODUÇÃO

A paralisia neonatal do plexo braquial (PNPB) caracteriza-se por fraqueza flácida do membro superior, parcial ou completa, secundária à lesão de um ou mais elementos do plexo braquial, que geralmente ocorre como complicação de partos difíceis. A maior parte desses recém-nascidos apresentará boa evolução em termos de recuperação funcional do membro, mas um menor número de casos apresentará potencial para desenvolver sequelas incapacitantes, se o caso não for bem conduzido, levando a consequências graves para a vida da criança e de seus familiares.

## INCIDÊNCIA

A exata incidência da PNPB não é conhecida, apresentando grandes variações quando consideradas as diversas séries da literatura.[1-3] Porém, quando se analisam somente séries com mais de 1 milhão de nascimentos, a incidência varia entre 1,5 e 1,9 casos por 1.000 nascimentos vivos.[4,5] O tipo e a disponibilidade de cuidados maternal e fetal certamente produzem variações nos índices de incidência,[6] mas a despeito do maior conhecimento dessas lesões e dos avanços da obstetrícia moderna, esses números permaneceram praticamente inalterados nas últimas décadas. Não existem dados precisos sobre a incidência da PNPB no Brasil, mas provavelmente deve ser mais baixa que a de outros países devido à nossa alta proporção de partos cesáreos. De acordo com a literatura, a maioria dos casos de PNPB (50%) consiste em lesões das raízes C5-C6 (paralisia de Erb). Quando existe acometimento também da raiz C7 (C5-C6-C7) a lesão é denominada paralisia de Erb estendida e ocorre em torno de 25% dos casos. As lesões completas do plexo são responsáveis também por 25% dos casos.[1,7-9] A lesão distal isolada do plexo (C8-T1/paralisia de Klumpke) é muito rara, ocorrendo em menos de 1% dos casos.[10] O lado direito é afetado em dois terços dos casos devido à posição fetal mais comum no trabalho de parto (occipital anterior esquerda). Em pequeno número de casos, observados mais frequentemente na apresentação pélvica, o acometimento do plexo pode ser bilateral.[11]

## HISTÓRIA NATURAL

A maioria das paralisias da PNPB são transitórias. Recuperação espontânea completa ou quase completa nos dois primeiros meses de vida é a regra na maioria das crianças com PNPB.[12,13] Cerca de 50% dos pacientes apresentarão recuperação espontânea completa. Da metade restante, cerca de 35% dos pacientes demonstrarão evolução satisfatória, mas com alguma limitação funcional,[3] enquanto 15% persistirá severamente incapacitada com amplitude de movimentos limitada, força diminuída e comprimento e diâmetro da extremidade reduzidos.[14-16] Esses pacientes com persistência de déficits severos serão os candidatos ao tratamento cirúrgico. Profissionais que cuidam de pacientes com PNPB devem ter cautela com relação a alguns paradigmas existentes: **a paralisia neonatal do plexo braquial sempre recupera espontaneamente** e **espere por um ano para que a recuperação espontânea possa ocorrer**. Alguns pacientes nunca apresentarão recuperação funcional e, após longo período de espera, perde-se o momento ideal para o tratamento cirúrgico. Esses paradigmas são prejudiciais e não têm suporte em dados atuais da literatura.

Em geral:

A) As crianças que recuperam força antigravitacional parcial dos músculos inervados pelo tronco superior do plexo braquial durante os 2 primeiros meses de vida geralmente alcançam recuperação completa até o fim do primeiro ano de vida.
B) As crianças que não recuperam força de bíceps antigravitacional até o quinto/sexto mês de vida devem ser submetidas a reconstrução microcirúrgica, pois a cirurgia pode resultar em melhor prognóstico que a história natural.
C) As crianças que apresentam recuperação parcial de força antigravitacional em C5-C7 durante o terceiro ao sexto mês de vida apresentarão limitações no movimento e na força, assim como um risco de desenvolver contraturas no membro afetado.
D) As crianças com lesões completas do plexo com avulsão do tronco inferior têm o pior prognóstico e as maiores limitações, com disfunção do braço e mão por toda a vida.[17]

## FATORES DE RISCO E ETIOLOGIA

Existem diversos fatores de risco associados à PNPB, que podem ser relacionados com o feto, a mãe e o trabalho de parto.[18,19] Os dois fatores de risco mais importantes relacionados com o feto são a distocia de ombro e o peso elevado ao nascimento. A distocia de ombro, que ocorre quando o ombro superior do feto impacta na sínfise pubiana da mãe, é considerado o principal fator de risco para instalação do quadro de PNPB.[20,21] Esse risco está relacionado com o reconhecimento precoce da distocia e aumenta com o número e tipos de manobras necessárias para tratá-la.[22] Infelizmente a distocia de ombro é, com frequência, uma emergência obstétrica imprevisível, pois nem sempre seu diagnóstico é feito antes do parto. Aproximadamente um terço dos casos de PNPB ocorrem na ausência desse fator de risco.[23-25]

A macrossomia fetal, definida como o peso fetal igual ou maior que 4.500 g, também é um fator de risco importante, mas cerca de 75% dos casos de PNPB ocorre em crianças sem macrossomia.[25-27] O índice de peso corpóreo maternal está aumentando em diversos países desenvolvidos e isto está levando a um aumento do tamanho fetal e ao aumento na incidência de diabetes gestacional.[28]

Dentre os fatores de risco relacionados com a mãe destacam-se idade avançada, primiparidade ou multiparidade, obesidade, diabetes e apresentação pélvica. Anomalias uterinas (p. ex., útero bicorno) também podem estar associadas à PNPB. Essas anomalias podem diminuir o espaço disponível para o feto com consequente mal posicionamento crônico e compressão do feto levando à lesão do plexo braquial.[29]

Dos fatores obstétricos, um segundo estágio do parto prolongado tem sido citado como fator de risco.[30] Parto vaginal assistido por fórceps ou vácuo extrator também tem sido relacionado com a PNPB,[31] mas acredita-se que a necessidade desta assistência seja um marcador do grau de dificuldade do parto e não necessariamente um fator de risco. Os fatores de risco podem ocorrer de forma isolada ou combinada, mas somente uma minoria dos partos com fatores de risco identificáveis resultará em lesão do plexo braquial.[15]

A lesão neonatal do plexo braquial geralmente é resultante de aumento abrupto do ângulo entre o pescoço e o ombro (Fig. 36-1), que produz forças de estiramento longitudinal que excedem a tolerância dos nervos à tensão. Embora uma causa mecânica para a PNPB

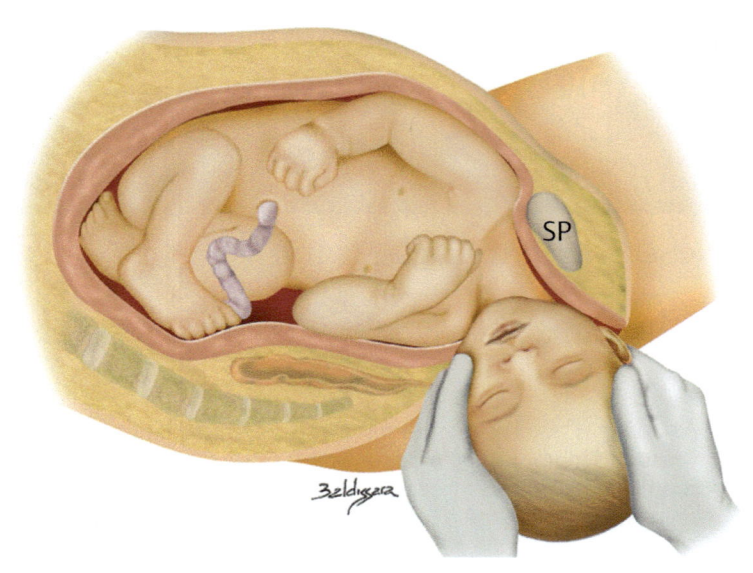

Fig. 36-1. Desenho demonstrando a tração lateral forçada para baixo da cabeça do feto na tentativa de liberar o ombro superior, posicionado por trás da sínfise púbica (SP) materna. Constitui o mecanismo mais frequente de lesão do plexo braquial na paralisia neonatal.

seja a teoria predominante para a etiologia da lesão, existem relatos raros de possíveis causas congênitas, como, por exemplo, um plexo hipoplásico.[32] Além disso, tem sido mencionado que existem forças uterinas anormais (forças maternais propulsivas) que atuam na região posterior do ombro e no plexo, à medida que o feto passa sobre o promontório do sacro, durante o parto, que podem lesionar o plexo.

Em muitos casos é notório que o trauma por tração durante o parto é a provável explicação para a PNPB; contudo, em algumas situações, é impossível definir-se exatamente como ou quando a lesão ocorreu. Torna-se evidente a necessidade de que explicações alternativas para o mecanismo de lesão devam ser levadas em consideração.[33]

Na tentativa de reduzir a incidência da PNPB, houve um aumento de partos por cesariana em alguns centros. Estudo prospectivo com dados de 13 universidades americanas (37.110 partos cesáreos) demonstrou um índice de 0,2% de lesões do plexo braquial em cada 1.000 partos cesáreos. Embora a cesariana não garanta a prevenção da PNPB, reduz bastante a sua incidência.

## DIAGNÓSTICO
### Diagnóstico Clínico

Na maioria dos casos, o diagnóstico torna-se evidente nas primeiras 48 horas após o nascimento, mas, em geral, a identificação da lesão ao nascimento é incomum. A simples observação clínica de fraqueza do membro superior após o nascimento deve alertar quanto à possibilidade de PNPB. No entanto, tendo em vista o fato de que neonatos normais apresentam relativa escassez de movimentos dos membros superiores logo após o parto, essa observação precoce nem sempre é tarefa fácil.

É necessário paciência para realizar exame clínico adequado do recém-nato. A observação da movimentação espontânea, os testes dos reflexos neonatais e a estimulação das atividades motora e sensitiva são necessários para a realização de um exame preciso.

Além de localizar a lesão e avaliar sua gravidade, o exame clínico permite a determinação do prognóstico para recuperação. Por isso, exames seriados são críticos para a previsão do prognóstico e para determinar a indicação do tratamento cirúrgico.[6]

Além da lesão do plexo braquial propriamente dita, existem sinais adicionais de lesões mais graves em alguns casos. A presença da síndrome de Horner (ptose, miose e enoftalmia), geralmente relacionada a mau prognóstico, é decorrente de comprometimento da cadeia simpática e sugere lesão por avulsão das raízes inferiores do plexo. Uma evidente assimetria na expansão torácica com dificuldade de oxigenação ou alimentação pode indicar paralisia diafragmática por lesão do nervo frênico.

Os pacientes com PNPB também podem ser classificados de acordo com o momento de instalação da lesão: antes do início do trabalho de parto (pré-parto) e durante o trabalho de parto (intraparto). As lesões pré-parto compreendem um número muito pequeno de casos e, por vezes, uma atrofia do membro pode estar presente já ao nascimento.

Em uma análise prognóstica, Narakas[34] classificou os casos de PNPB em quatro grupos:

1. *Grupo I*: paralisia de Erb/lesão de C5 e C6. Paralisia da abdução e rotação externa do ombro, da flexão do cotovelo e da supinação do antebraço. A flexão do punho e dedos está intacta. Recuperação espontânea efetiva ocorre em mais de 80% dos casos nesse grupo.
2. *Grupo II*: paralisia de Erb estendida/lesão de C5, C6 e C7. Além dos achados do Grupo I, os pacientes não apresentam extensão de punho e dedos, assumindo a clássica postura "em gorjeta de garçom" (Fig. 36-2). Ocorre boa recuperação espontânea em cerca de 60% dos casos. Podem desenvolver deformidades secundárias em rotação interna do ombro.
3. *Grupo III*: paralisia completa da extremidade com alguma mobilidade residual nos dedos/lesão de C5-T1. Pode haver alguma recuperação espontânea parcial, mas raramente satisfatória, em 30-50% dos casos.
4. *Grupo IV*: paralisia flácida completa da extremidade/lesão de C5-T1 e síndrome de Horner. É o comprometimento mais grave na PNPB. Essas crianças podem ter lesões associadas de estruturas extraplexuais, como do nervo frênico. O prognóstico de recuperação espontânea desses casos é muito reservado.

Para fins prognósticos também é importante definir se o nível de lesão é pré ou pós-ganglionar (Fig. 36-3), pois a gravidade e a forma de tratar essas lesões é diferente. Devido à proximidade do gânglio da raiz dorsal com a medula espinhal e ao fato de que o corpo celular motor está localizado no corno anterior da medula espinhal, as lesões pré-ganglionares, em geral, produzem avulsões da medula espinhal que não apresentarão recuperação espontânea. A avaliação da função de alguns nervos, que se originam próximo da linha média e do gânglio da raiz dorsal, auxilia na determinação do nível da lesão pelo exame físico: a presença da síndrome de Horner (cadeia simpática), de hemidiafragma elevado (nervo frênico), de escápula alada (nervo torácico longo) e a ausência de função dos músculos romboides (nervo escapular dorsal) indicam que a lesão é pré-ganglionar. As lesões pós-ganglionares, quando não perdem a continuidade, podem apresentar algum grau de recuperação espontânea.

Graduar a recuperação de músculos específicos em crianças é difícil e existe uma variedade de escalas com este propósito. Provavelmente a de maior utilização é a escala do Medical Research Council,

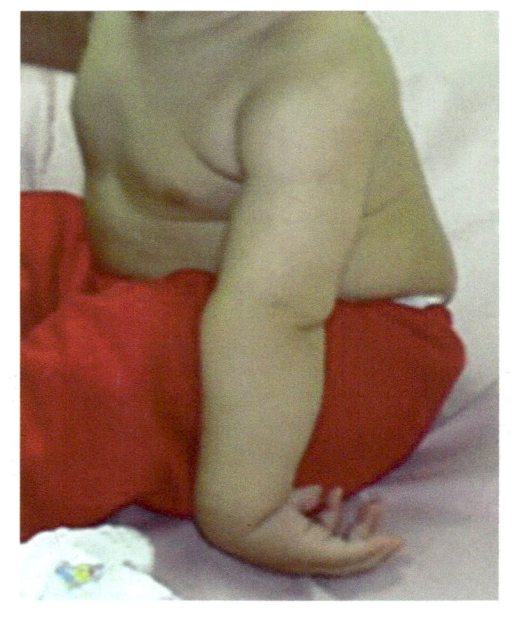

Fig. 36-2. Postura em "gorjeta de garçom" típica da lesão de Erb estendida (C5, C6 e C7). O membro superior acometido persiste estendido e em rotação interna, com o punho e dedos em flexão.

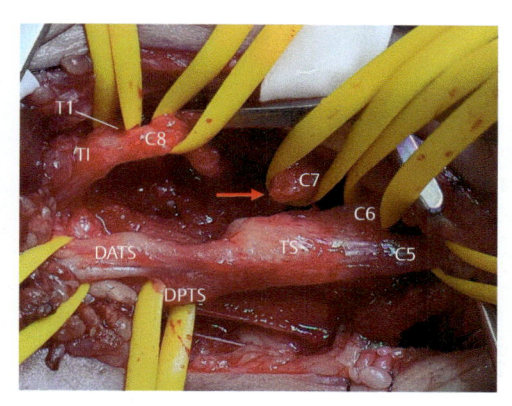

**Fig. 36-3.** Foto cirúrgica demonstrando lesão dupla pós-ganglionar: neuroma no tronco superior (TS) e rotura da raiz C7 (seta). C5, C6, C7, C8, T1 são as raízes formadoras do plexo braquial. DATS, divisão anterior do tronco superior; DPTS, divisão posterior do tronco superior; TI, tronco inferior.

que foi adaptada por Gilbert e Tassin[35] para uso em crianças, abolindo os graus 4 e 5 que demandam na participação ativa dos pacientes: grau 0 (nenhuma contração), grau 1 (contração sem movimento), grau 2 (movimento com gravidade eliminada) e grau 3 (movimento completo contra o peso correspondente da extremidade). Mais recentemente, Clarke et al.[36] criaram a Active Movement Scale, um sistema de gradação que divide a força muscular em movimento com a gravidade anulada e movimento contra a gravidade, com o escore variando de 0 (sem contração com gravidade abolida) até 7 (amplitude de movimento total, contra a gravidade). Mallet também desenvolveu uma escala que, em vez de focar em movimentos individuais, foca na função de todo o membro.[37] Devido à complexidade dos movimentos, essa escala só pode ser aplicada em crianças maiores de 3 anos. Diversas outras escalas foram desenvolvidas para avaliação de um movimento específico ou de uma articulação, incluindo a escala de Gilbert para a função do ombro, a escala de Gilbert e Raimondi para a função do cotovelo e a escala de Raimondi para a função da mão.

A base do diagnóstico da PNPB é o exame físico, mas estudos eletrodiagnósticos e por imagem podem colaborar na definição do quadro. Esses exames complementares devem ser considerados como extensões do exame físico e não como seus substitutos.

## Eletroneuromiografia (ENMG)

Embora o eletrodiagnóstico seja muito importante na avaliação e complemente o exame físico na localização de lesões do plexo braquial em adultos, sua interpretação na PNPB é menos objetiva, muitas vezes, discordando dos achados clínicos. De acordo com Malessy et al.,[38] existem cinco motivos para essa discordância:

1. Exame clínico inadequado.
2. Superestimação do número de potenciais de unidade motora.
3. Inervação de luxo.
4. Distúrbios motores centrais.
5. Ramificação nervosa anormal.

Devido a essa discordância, a utilidade prática da eletroneuromiografia em casos de PNPB é controversa. No entanto, muitos autores acreditam que o exame pode fornecer informações úteis e o utilizam como complemento aos estudos por imagem. O estudo precoce (com 30 dias de vida), antes da ocorrência da reinervação, pode identificar os casos com grave comprometimento axonal e prognóstico desfavorável.[3,39] A ENMG é precária na detecção de avulsões radiculares, com sensibilidade de apenas 27,8%. Por outro lado, é mais sensível que os exames de imagem para detectar roturas de nervos. Essa sensibilidade é confirmada no intraoperatório em 92,8% dos casos.[40] É fato que o resultado do exame com agulha é muito otimista, quando comparado com a apresentação clínica do paciente e seu prognóstico final.[41,42] Uma das utilidades da eletromiografia com agulha tem sido a identificação das lesões pré-parto com base na suposição de que uma lesão aguda levaria cerca de duas semanas para gerar atividade muscular espontânea anormal.[43] No entanto, existem evidências experimentais de que este período é consideravelmente mais curto em neonatos.[44] A ENMG também pode ser útil quando utilizada de forma sequencial para detectar evidências de recuperação, que precedem os achados clínicos.

## Estudos por Imagem

### Radiologia Simples

No período pós-natal imediato, pode haver indicação para exame radiológico simples, sempre que existir suspeita de fratura de clavícula ou de úmero. O RX de tórax é importante na avaliação da motilidade do hemidiafragma ipsilateral, paralisado nas lesões associadas do nervo frênico (Fig. 36-4).

### Ultrassonografia (US)

Utilizamos a US nos casos de lesão C5, C6/tronco superior para avaliar simplesmente a existência ou não de neuroma supraclavicular (Fig. 36-5).[45] Se a US demonstrar a existência de um neuroma, não consideramos necessária a realização de RM. A US também pode ser utilizada para avaliar a movimentação diafragmática, na suspeita de distúrbio da função do nervo frênico e para definir a viabilidade muscular.

### Mielotomografia Computadorizada (Mielo-TC) e Mielografia por Ressonância Magnética (RM)

Tanto a mielo-TC como a RM identificam com grande acerto a existência de avulsões radiculares pela ausência de raiz e pela formação de pseudomeningocele (Fig. 36-6). No entanto, deve ser lembrado que a mielo-TC é um exame invasivo em que existe o risco de infecção e de convulsão pela injeção intratecal de contraste, os riscos da exposição à radiação e a necessidade de sedação mais profunda ou anestesia geral.[46] Além disso a RM também tem a capacidade de identificar lesões pós-ganglionares e comprometimento muscular. Todos os nossos pacientes com lesão completa do plexo e aqueles que não apresentam neuroma supraclavicular na ultrassonografia são submetidos a estudo

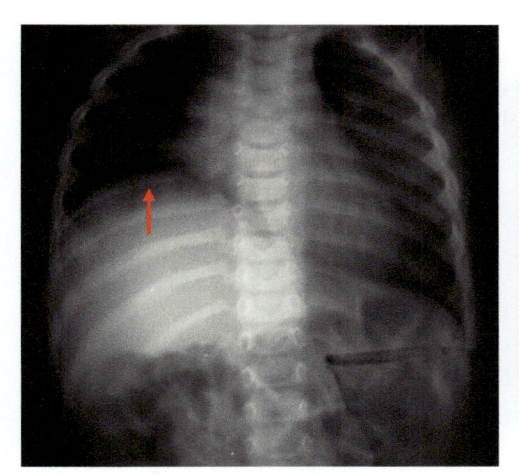

**Fig. 36-4.** Radiografia de tórax demonstrando elevação da cúpula diafragmática direita (seta) consequente à lesão do nervo frênico ipsilateral.

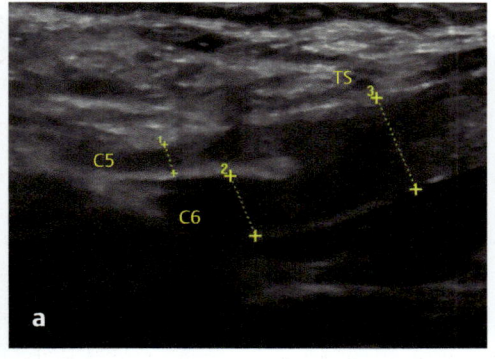

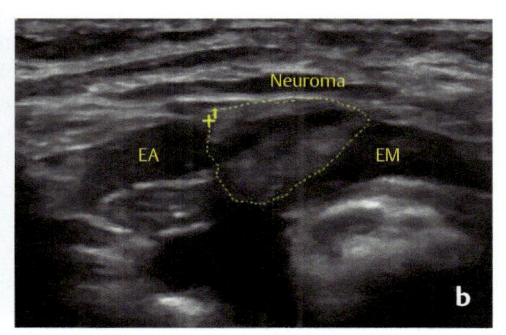

**Fig. 36-5.** Exame de imagem por ultrassonografia de lesão de elementos superiores do plexo braquial. (a) Imagem longitudinal demonstrando raiz C5 de tamanho normal, raiz C6 aumentada de tamanho e o tronco superior (TS) também dilatado por formação de neuroma. (b) Imagem transversa demonstrando neuroma entre os músculos escaleno anterior (EA) e escaleno médio (EM). (Imagens cedidas pela Dra. Ana Lucila Moreira.)

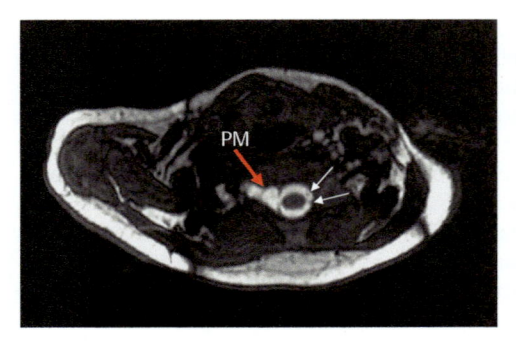

**Fig. 36-6.** Imagem axial de ressonância magnética (Fiesta). Seta apontando para pseudomeningocele (PM) consequente à avulsão de uma raiz formadora do plexo braquial, sem evidência de raiz em seu interior. Setas brancas apontam para raízes ventral e dorsal contralaterais.

por RM para avaliar se existe avulsão radicular. Por ser invasivo e não fornecer informações sobre a porção pós-ganglionar do plexo, a mielo-TC vem sendo progressivamente substituída pela RM.

### Diagnóstico Diferencial

O diagnóstico diferencial da PNPB inclui pseudoparalisia resultante de fratura (clavícula, úmero) ou, menos comumente, consequente a infecção, lesão do sistema nervoso central, lesão da medula cervical, distúrbios neuromusculares, articulação séptica ou artrogripose[47] e anomalias congênitas do membro superior que resultem em movimentação limitada.

É relativamente comum o encaminhamento de pacientes com paralisia cerebral (PC) para serviços terciários de tratamento de lesões do plexo braquial. Diferentemente da PNPB, a PC não está presente ao nascimento e costuma ser identificada a partir dos 4 meses de idade. O comprometimento motor geralmente tem predomínio distal e está associado à postura de mão fechada. O reflexo bicipital é exaltado, o que nunca ocorre nos casos de plexopatia.

## TRATAMENTO
### Tratamento Clínico

Exceto quando existem lesões esqueléticas, a imobilização do membro, conduta frequente no passado, não deve ser realizada, pois não tem eficácia comprovada. A formação de contraturas no ombro pode ter início precocemente (2 a 3 semanas após o nascimento). Tipicamente, essas contraturas restringem a rotação externa, além da abdução do membro superior e levam a deformidade no desenvolvimento da articulação glenoumeral. A criança deve ser incluída em um programa de reabilitação o mais precocemente possível e devem ser iniciados exercícios focados na prevenção da contratura e na otimização da mobilidade articular. O principal movimento consiste na rotação externa passiva em adução e supinação, com o cotovelo fletido a 90 graus, até o ponto em que se perceba certa tensão. O membro sadio também deve ser mobilizado, de forma simétrica, para que sua amplitude de movimento seja uma referência para o membro comprometido (Fig. 36-7). Esse movimento passivo deve ser realizado diversas vezes ao dia e, por isso, procuramos sempre envolver os familiares/cuidadores solicitando que executem o movimento o mais frequentemente possível durante o dia ou pelo menos em todas as trocas de fraldas.[39]

A criança que não recupera a movimentação do membro superior por completo até um mês de idade deve ser encaminhada a um centro especializado.[48] Esse encaminhamento precoce é muito importante, para que não se perca o melhor momento para o tratamento cirúrgico dessas crianças. A meta inicial é prever qual criança apresentará ou não recuperação espontânea. Exames físicos seriados juntamente com estudos eletrodiagnósticos e, em casos selecionados, também exames de imagem podem fornecer informações suficientes para chegar a decisão de persistir no acompanhamento clínico ou realizar tratamento cirúrgico.

### Momento Operatório

O tempo de recuperação de funções motoras específicas e a ausência de recuperação espontânea são os principais fatores para a indicação de cirurgia. A maioria dos cirurgiões utiliza o critério de Gilbert e Tassin[35] de recuperação da função antigravitacional do bíceps aos 3 meses de idade como indicador de recuperação espontânea do plexo

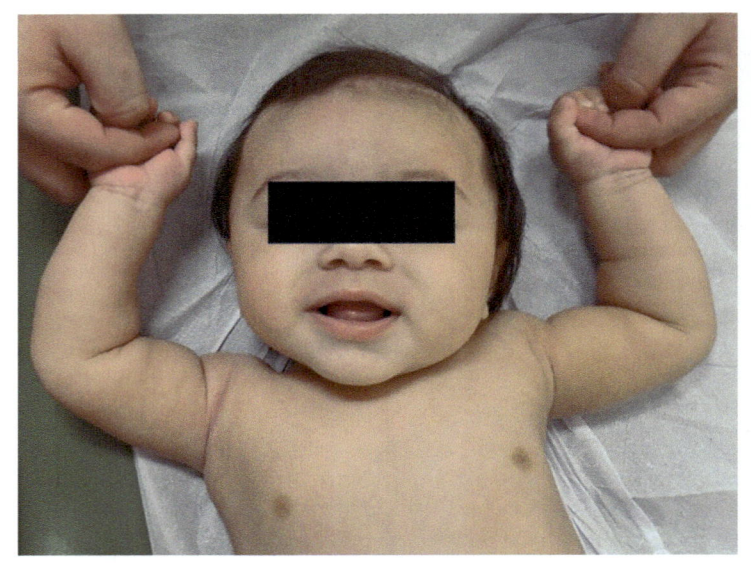

**Fig. 36-7.** Exercício para prevenção de contratura da articulação do ombro: rotação externa passiva em abdução e supinação, com o cotovelo fletido a 90 graus, até o ponto em que se perceba certa resistência ao movimento. Os membros superiores devem ser mantidos nessa posição por alguns segundos e depois liberados.

braquial. Se a recuperação espontânea for inadequada, o tratamento cirúrgico estaria indicado. Apesar desse critério ser amplamente difundido, não há consenso sobre a sua aplicação. Alguns autores acreditam que a relação custo-benefício é melhor quando a cirurgia é realizada aos 6 meses[49] ou mesmo aos 9 meses[50] de idade. No nosso centro, a PNPB é operada aos 3 meses de idade quando a lesão do plexo braquial é completa e entre 4 e 6 meses quando a lesão é parcial.

### Tratamento Cirúrgico

Todos os procedimentos microcirúrgicos em lactentes são realizados sob anestesia geral, sem uso de agentes bloqueadores neuromusculares, que interferem no resultado da estimulação elétrica.

A criança é posicionada em decúbito dorsal, com a cabeça rodada no sentido contralateral à lesão e com uma compressa enrolada posicionada longitudinalmente na linha média, sob a coluna vertebral torácica. O dorso da mesa cirúrgica deve ser elevado (pouco) para melhorar a drenagem venosa da cabeça.

Como cerca de 75% dos casos de PNPB é de lesões altas, o acesso cirúrgico restringe-se ao triângulo posterior do pescoço. Utilizamos uma incisão transversa supraclavicular de cerca de 4 cm, que se estende desde a borda medial do músculo trapézio até a borda lateral do músculo esternocleidomastóideo. A distância da incisão para a borda superior da clavícula deve ser de 3-4 cm nas lesões totais e de 2 cm em lesões dos elementos superiores (Fig. 36-8).

Após a exposição do plexo, deve ser feita a distinção do tipo de lesão,[39] com base:

A) Na inspeção do estado de continuidade do nervo no nível intraforaminal em combinação com a presença ou ausência de filamentos em estudos por imagem.

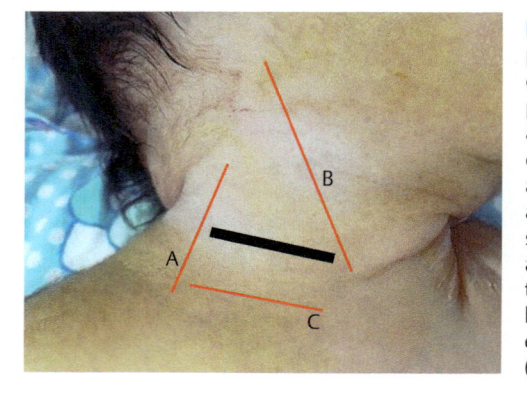

**Fig. 36-8.** Incisão (linha preta) no triângulo cervical posterior, paralela e proximal à borda superior da clavícula (C), para o acesso supraclavicular ao plexo braquial, que se estende da borda anterior do músculo trapézio (A) até a borda lateral do músculo esternocleidomastóideo (B).

B) Na localização e extensão da formação do neuroma.
C) Na estimulação elétrica seletiva de todos os nervos espinhais envolvidos.

Quando o nervo espinhal apresenta somente discreta fibrose epineural, sem aumento substancial na área do corte transverso e com sua continuidade fascicular intacta, considera-se que a lesão é axonotmética. Por outro lado, o nervo espinhal é considerado neurotmético quando tem aspecto normal ao nível intraforaminal, quando existe nítido aumento na área do corte transverso no nível justaforaminal, quando existe abundante fibrose epineural, perda da continuidade fascicular, consistência aumentada e aumento no comprimento do nervo, com concomitante deslocamento distal. Por fim, um nervo espinhal é considerado avulsionado quando exibe filamentos radiculares intra ou justaforaminal, quando o gânglio da raiz dorsal está visível, quando não há neuroma e quando a estimulação elétrica não produz contração muscular.

Na maioria das vezes, a clavícula pode ser mantida intacta na exposição do plexo braquial, sendo mobilizada com um dreno de Penrose ou com um retrator para adequar a exposição, o que possibilita a dissecção distal sob a clavícula, com a identificação das divisões ou até mesmo dos cordões do PB. Em poucos casos de lesão completa, pode haver necessidade de seccionar a clavícula obliquamente para melhor exposição do plexo lesionado. Ao término da cirurgia, a clavícula é reposicionada e fixada com fios de sutura passados através de orifícios brocados nas duas extremidades do osso ou com pequenas placas de compressão.

As técnicas cirúrgicas para o tratamento da PNPB incluem neurólise externa, ressecção de neuroma, enxerto de nervos e transferência de nervos. A sutura direta epineural terminoterminal raramente é realizada devido à dificuldade de obter um reparo sem tensão, sem o uso de enxerto.

Nas avulsões parciais do plexo, a reconstrução cirúrgica pode ser realizada por meio de enxertos ou da combinação de enxertos e transferência de nervos, mas, nas avulsões completas do plexo (que são raras), as transferências de nervos são a única opção para a reconstrução cirúrgica.

Depois dos bons resultados em adultos, as transferências nervosas também passaram a ser empregadas na reconstrução das lesões C5-C6 e C5-C6-C7 em lactentes.[51,52]

Nos pacientes com lesões completas do plexo braquial (geralmente com avulsão de C8 e T1), a prioridade de reinervação é a mão. Diferente dos adultos, crianças com PNPB têm o potencial de recuperar a função da mão com o tratamento cirúrgico, devido principalmente à menor distância entre o local da lesão e os músculos alvos no membro superior, além de maior capacidade de regeneração e maior plasticidade cerebral. Além disso, as crianças sem sensibilidade na mão podem apresentar negligência espacial do membro e automutilação (Fig. 36-9).[53] A meta é conseguir um nível de recuperação da função da mão, sensitiva e motora, que permita seu uso como mão de apoio em atividades bimanuais.

A escolha entre enxerto ou transferência de nervo como técnica de reconstrução deve ser individualizada para cada paciente.

Pode ocorrer recuperação dissociada quando somente alguns dos músculos inervados recuperam função suficiente. Nesses casos, a meta é restaurar a inervação dos músculos com paralisia remanescente sem perder a função dos músculos já recuperados. Manipulação dos elementos funcionantes deve ser evitada, sempre que possível.

### *Técnica Cirúrgica*
### Neurólise Externa

A neurólise externa consiste na remoção de tecido cicatricial presente ao redor do nervo. Não há comprovação de que, isoladamente, seja um método efetivo,[54] mas é etapa necessária no preparo para outras estratégias reconstrutivas. Embora a neurólise tenha sido amplamente utilizada no passado, autores de renome relataram resultados insatisfatórios com esta técnica,[41,55] que foi praticamente abandonada na maioria dos centros especializados. Atualmente considera-se que os resultados da neurólise são idênticos à história natural.

### Enxertos

Nas lesões extraforaminais (pós-ganglionares), o procedimento padrão é a remoção do neuroma em continuidade e a utilização de um ou mais segmentos de enxerto para conectar os dois cotos do nervo. Nessas crianças, os enxertos de nervo sural têm 11-13 cm de extensão; portanto, em alguns casos de lesão C5-C6, um nervo sural pode ser suficiente, mas, nos casos de lesão completa, ambos os membros inferiores devem ser preparados para a retirada de enxertos. Quando necessário, pode-se utilizar outros nervos como enxerto (p. ex., nervo cutâneo medial do antebraço).

Em alguns casos, pode haver necessidade de exposição mais ampla do plexo infraclavicular e, para tal, realizamos uma segunda incisão sobre o sulco deltopeitoral.

### Transferências

As transferências de nervos podem fazer parte da reconstrução cirúrgica do plexo braquial ou podem ser realizadas sem a exploração formal do plexo. As vantagens das transferências incluem a distância mais curta que o axônio em regeneração deverá percorrer, a inexistência de enxertos e a realização em um campo operatório distante do local da lesão e, portanto, sem reações cicatriciais. As transferências mais empregadas no tratamento cirúrgico da PNPB são:

A) De nervos intercostais para o nervo musculocutâneo.
B) Do fascículo do nervo ulnar (ou do nervo mediano) para o ramo motor do bíceps.
C) Da porção terminal do nervo acessório para o nervo supraescapular.
D) De ramo do nervo radial para uma das cabeças do músculo tríceps para a divisão anterior do nervo axilar.

### *Estratégia Cirúrgica*

A meta primária no reparo cirúrgico em crianças com PNPB é a restauração da preensão da mão. A segunda prioridade é a restauração da flexão do cotovelo, a terceira é a restauração dos movimentos do ombro e a quarta é a extensão do cotovelo, punho e dedos.

A estratégia de reparo cirúrgico deve ser individualizada dependendo do tempo decorrido desde a lesão, da extensão da paralisia, do número de nervos espinhais proximais viáveis para enxerto, da disponibilidade de nervos doadores para transferências e da preferência do cirurgião. Com a finalidade de discutir as diferentes estratégias cirúrgicas, dividiremos as lesões mais comuns em grupos, mas a análise de caso a caso é primordial, pois existem inúmeras formas e intensidades de lesões.

### Grupo 1

*Lesões de C5, C6/tronco superior.* Nesse tipo de lesão, as raízes superiores geralmente estão intactas no nível dos forames e existe um neuroma extraforaminal no ponto de junção das raízes C5 e C6 que formam o tronco superior. É a lesão mais encontrada em pacientes com PNPB, que pode apresentar-se de três formas diferentes.

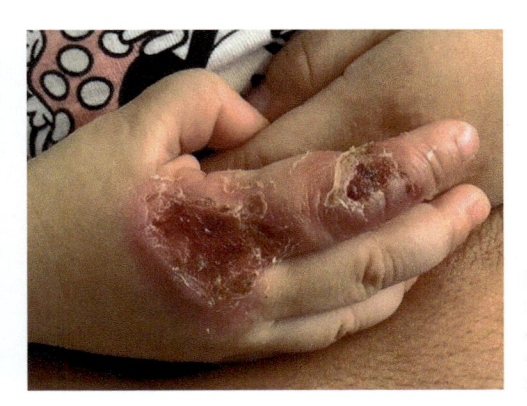

Fig. 36-9. Lesão da mão consequente à automutilação em caso de perda total da sensibilidade.

## Tipo 1

Lesão neurotmética de C5, C6/tronco superior, com formação de neuroma em continuidade (Fig. 36-10). A estratégia mais frequente é a ressecção do neuroma e enxertia com o nervo sural desde as raízes C5 e C6 até tecido neural sadio (Fig. 36-11) por meio de duas opções:

1. Geralmente a raiz de C5 é conectada à divisão posterior do tronco superior. Eventualmente o alvo pode ser o cordão posterior, o nervo axilar ou o nervo radial. Quando a área transversa da raiz de C5 permite, um enxerto é direcionado ao nervo supraescapular. Essa última coaptação deve ser realizada no quadrante rostroventral da área de corte transverso de C5 ou seja, entre 9 e 12 horas do ponto de vista do cirurgião em exploração do plexo braquial do lado direito. Isso minimiza a perda axonal, podendo melhorar o prognóstico.[56] Por vezes, a raiz C5 tem área transversa pequena e a alternativa é realizar a transferência do nervo acessório distal para o nervo supraescapular.

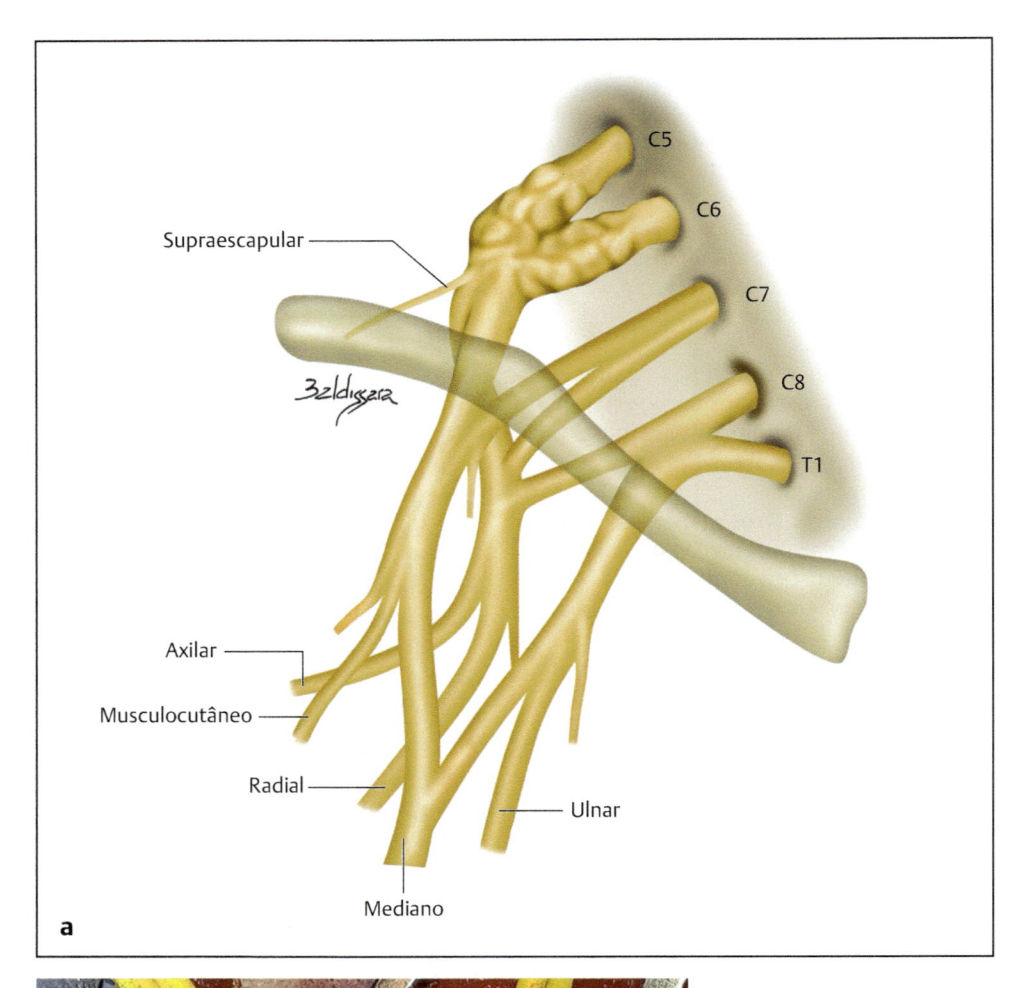

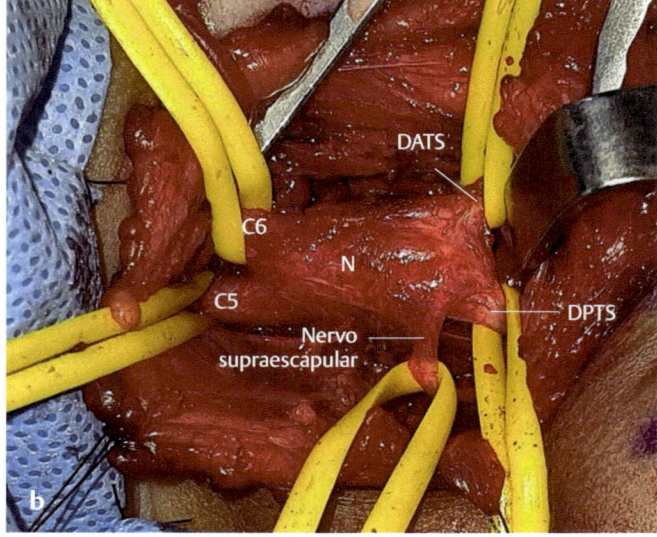

**Fig. 36-10.** Lesão C5, C6/tronco superior, Tipo 1. (a) Desenho esquemático do plexo braquial esquerdo demonstrando a lesão mais frequente na PNPB: neuroma em continuidade das raízes C5, C6 e do tronco superior. (b) Foto cirúrgica de neuroma em continuidade do tronco superior (N). DATS, divisão anterior do tronco superior; DPTS, divisão posterior do tronco superior.

2. Os enxertos a partir da raiz C6 são direcionados à divisão anterior do tronco superior ou, menos frequentemente, ao cordão lateral ou ao nervo musculocutâneo.

Os enxertos podem ser coaptados às terminações nervosas proximal e distal com suturas epineurais, cola de fibrina ou ambas. O uso somente de cola de fibrina diminui substancialmente o tempo cirúrgico e tornou-se prática padrão de muitos cirurgiões, especialmente quando é necessária uma coaptação muito proximal, devido à dificuldade de sutura no interior ou adjacente ao forame intervertebral. No entanto, no pós-operatório inicial, a segurança com a cola na manutenção da coaptação é menor que a fornecida pela sutura. Seja qual for o método empregado, é importante que os enxertos sejam suficientemente longos para evitar tensão na coaptação. Geralmente utilizamos a combinação de pontos e cola.

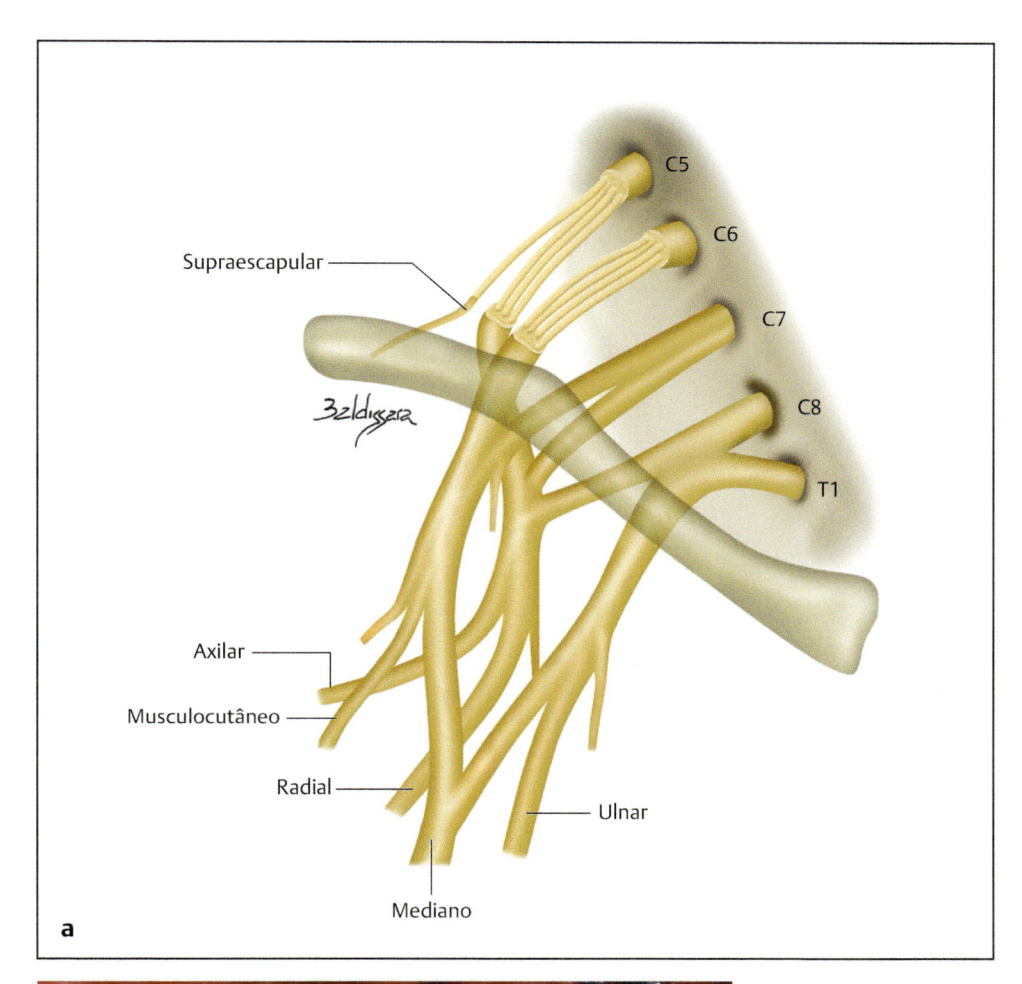

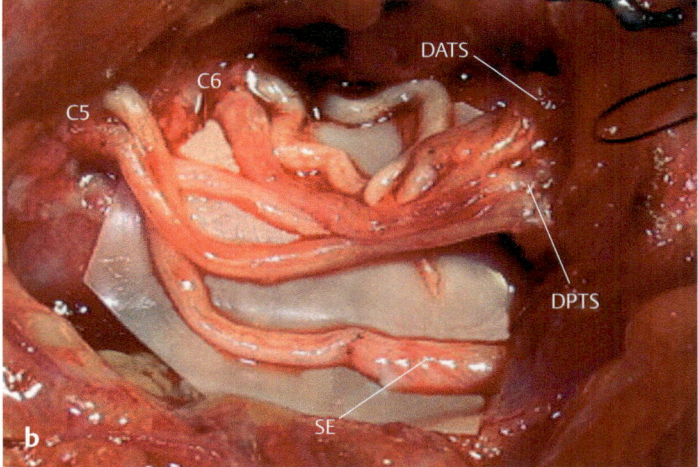

**Fig. 36-11.** Reparo de lesão C5, C6/tronco superior. (**a**) Desenho esquemático do plexo braquial esquerdo demonstrando o reparo habitual nas lesões de C5, C6/tronco superior: enxertos (sural) de C5 para a divisão posterior do tronco superior e para o nervo supraescapular e enxertos de C6 para a divisão anterior do tronco superior. (**b**) Foto cirúrgica da reconstrução referida em **a**. DATS: divisão anterior do tronco superior; DPTS: divisão posterior do tronco superior; SE: nervo supraescapular.

## Tipo 2

Lesão neurotmética de C5 e avulsão de C6. A reconstrução consiste em enxertos de C5 para a divisão posterior do tronco superior e para o nervo supraescapular (Fig. 36-12). Se necessário (quando C5 é delgada), é preferível fazer a transferência do nervo acessório distal para o nervo supraescapular (Fig. 36-13a). Para a flexão do cotovelo, é realizada a transferência de nervos intercostais (Fig. 36-13b), do nervo peitoral medial ou de fascículo do nervo ulnar (técnica de Oberlin) para o nervo musculocutâneo (Fig. 36-13c) ou para o ramo do nervo musculocutâneo para o músculo bíceps. Pela qualidade dos resultados, nossa preferência é a técnica de Oberlin.[52]

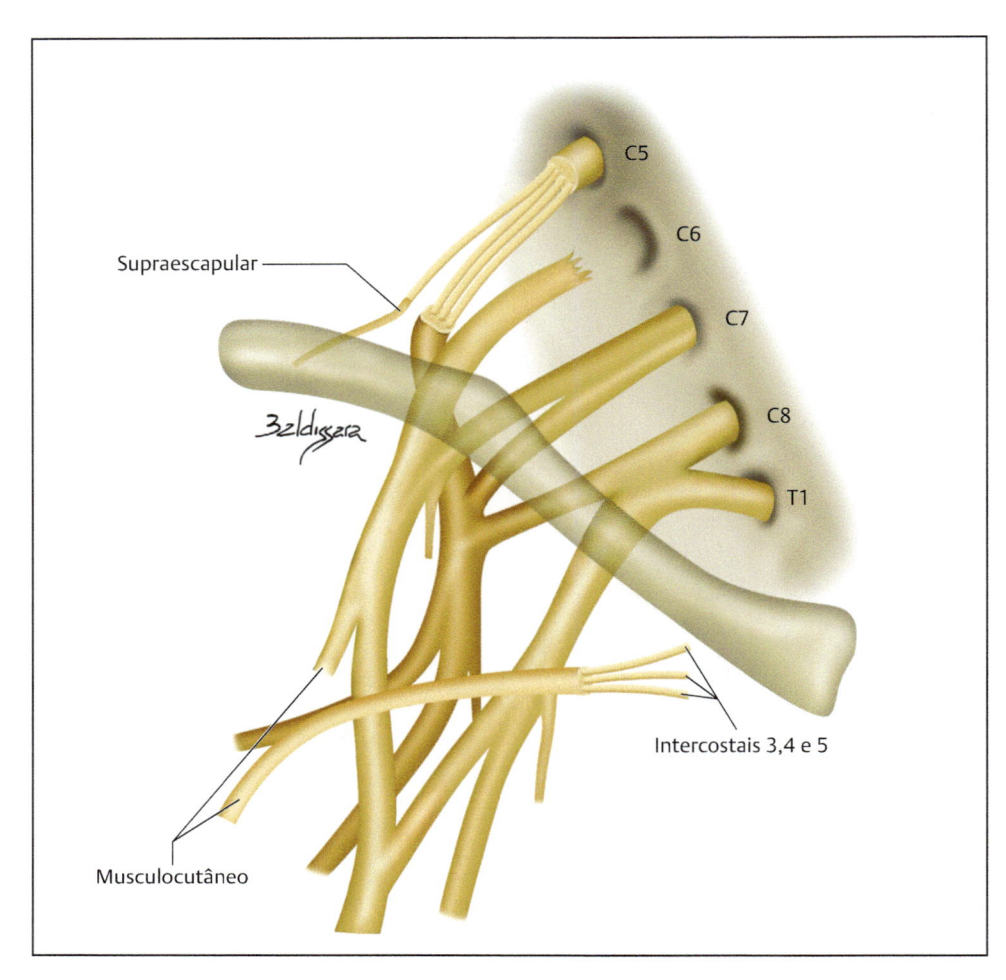

**Fig. 36-12.** Desenho esquemático do plexo braquial esquerdo demonstrando lesão C5, C6/tronco superior com a porção proximal da raiz C5 viável e a raiz C6 avulsionada. Reconstrução por meio de enxertos de C5 para a divisão posterior do tronco superior e para o nervo supraescapular e transferência do terceiro, quarto e quinto nervos intercostais para o nervo musculocutâneo.

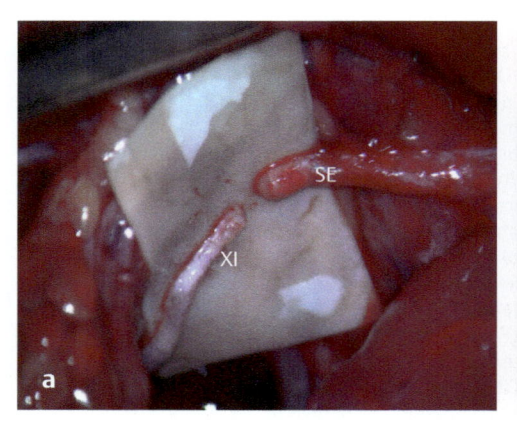

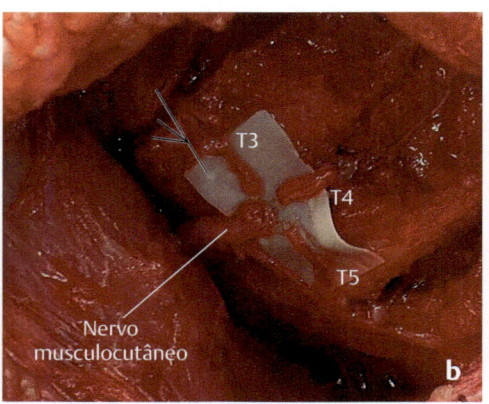

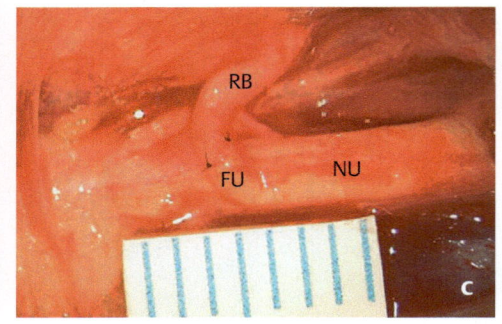

**Fig. 36-13.** Transferências de nervos que podem ser utilizadas no reparo da lesão do plexo braquial em casos de PNPB. (a) Transferência do nervo acessório para o nervo supraescapular. (b) Transferência de nervos intercostais para o nervo musculocutâneo. (c) Transferência de fascículo ulnar para o ramo do nervo musculocutâneo para o músculo bíceps. T3, T4 e T5: terceiro, quarto e quinto tnervos intercostais; SE: nervo supraescapular; XI: nervo acessório; FU: fascículo do nervo ulnar relacionado com o músculo flexor ulnar do carpo; NU: nervo ulnar; RB: ramo do nervo musculocutâneo para o músculo bíceps.

## Tipo 3

Avulsão de C5 e C6. Nesses casos, nossa estratégia é efetuar uma tríplice transferência: de fascículo do nervo ulnar para o ramo do nervo musculocutâneo para o músculo bíceps (técnica de Oberlin), de ramo do nervo radial de uma das cabeças do músculo tríceps (geralmente para a cabeça medial) para a divisão anterior do nervo axilar (técnica de Somsack) e da porção distal do nervo acessório para o nervo supraescapular. Existe resistência de alguns autores quanto ao emprego da técnica de Oberlin na PNPB pelo temor de comprometimento da mão em crescimento;[57] contudo, já existe comprovação clínica de que o desenvolvimento da mão não é prejudicado.[58-60]

## Grupo 2 Lesões de C5, C6, C7

Além da clínica relacionada com a lesão das raízes C5 e C6, os pacientes desse grupo também apresentam déficit na extensão do cotovelo, punho e dedos. Nesse grupo, as lesões podem ser de dois tipos:

1. Os achados intraoperatórios são de neuroma em continuidade de C5, C6/tronco superior associado a um neuroma de C7/tronco médio. A estratégia de reparo é semelhante à descrita para o Grupo 1, acrescida do reparo de C7/tronco médio geralmente com enxertos.
2. Nesse tipo, existe neuroma em continuidade em C5, C6/tronco superior e avulsão da raiz C7. O neuroma deve ser ressacado e o defeito deve ser reconstruído com enxertos. A raiz de C7 deverá ser tratada com um ou mais enxertos desde a porção inferior da raiz C6 como a doadora.

## Grupo 3 Lesões de C5, C6, C7, C8, T1 (Pan-Plexopatia)

Crianças com lesões do grupo 3 apresentam-se com o membro superior completamente inerte. A prioridade nesses casos é a reinervação da mão, seguida da flexão do cotovelo e depois dos movimentos do ombro. Existem inúmeros possíveis alvos para a reinervação da mão, mas a maioria dos autores elege a raiz de C8 ou o tronco inferior (Fig. 36-14). Felizmente, a avulsão completa das raízes do plexo braquial é extremamente rara. Geralmente ocorre lesão pós-ganglionar das raízes C5 e C6 e avulsão das raízes C7, C8 e T1. Quando as duas raízes superiores estão disponíveis como doadoras de axônios, a raiz de C6 é coaptada, parte no tronco inferior e parte na divisão anterior do tronco superior, diretamente ou com enxertos. A raiz de C5 é coaptada com a divisão posterior do tronco superior, também, com a interposição de enxertos (Fig. 36-15). A raiz de C7 pode ser deixada intocada ou pode receber nervos supraclaviculares como enxertos para aumentar a função sensitiva da mão. A reconstrução é completada com a transferência da porção distal do nervo acessório para o nervo supraescapular.

Quando existe somente uma raiz proximal disponível para receber enxertos (geralmente C5), deve ser utilizada inteiramente para a reinervação da mão (Fig. 36-16). Nesses casos, a flexão do cotovelo pode ser alcançada por meio da transferência de nervos intercostais para o nervo musculocutâneo e a abdução (eventualmente também a rotação externa) do ombro pela transferência do nervo acessório distal para o nervo supraescapular.

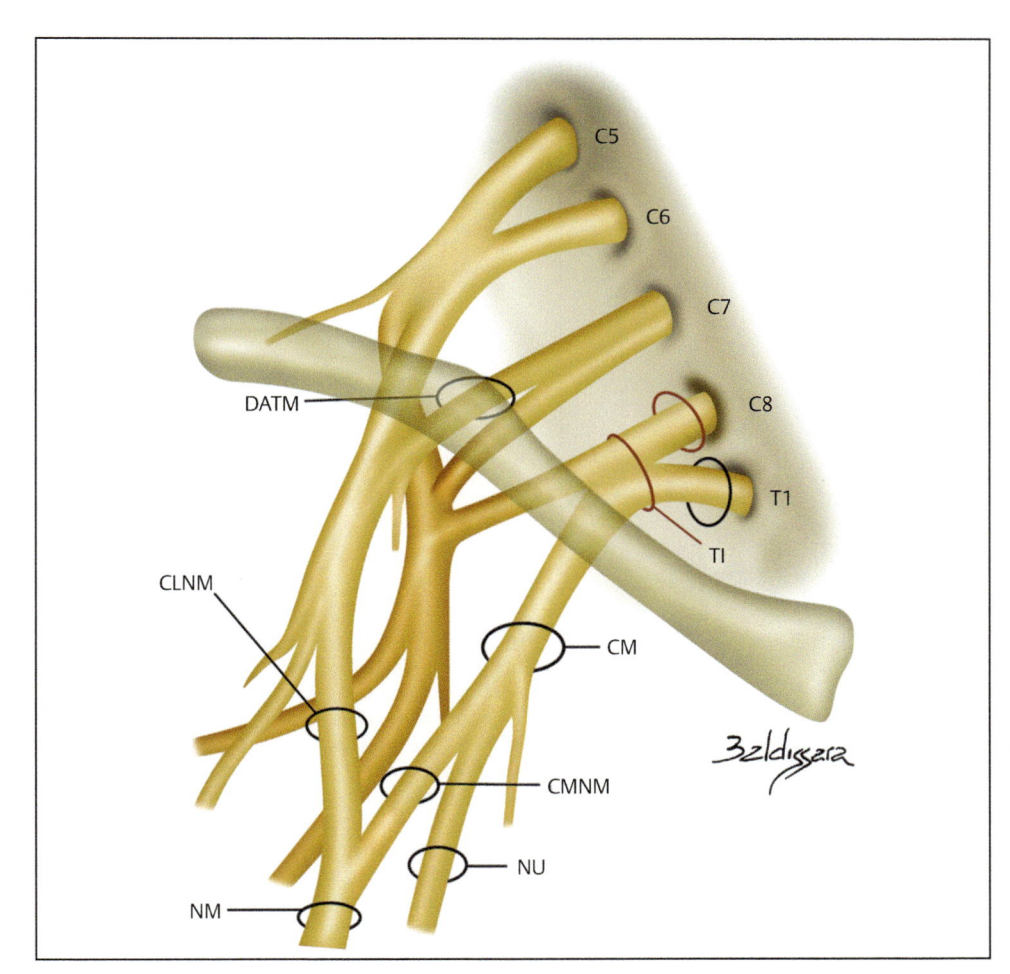

**Fig. 36-14.** Desenho esquemático do plexo braquial demonstrando inúmeros alvos teóricos para a reinervação da mão em casos de PNPB. Os alvos preferidos pela maioria dos cirurgiões de nervos são a raiz C8 e o tronco inferior (TI) (círculos vermelhos). CM: cordão medial; CLNM: contribuição lateral para o nervo mediano; CMNM: contribuição medial para o nervo mediano; DATM: divisão anterior do tronco médio; NM: nervo mediano; NU: nervo ulnar.

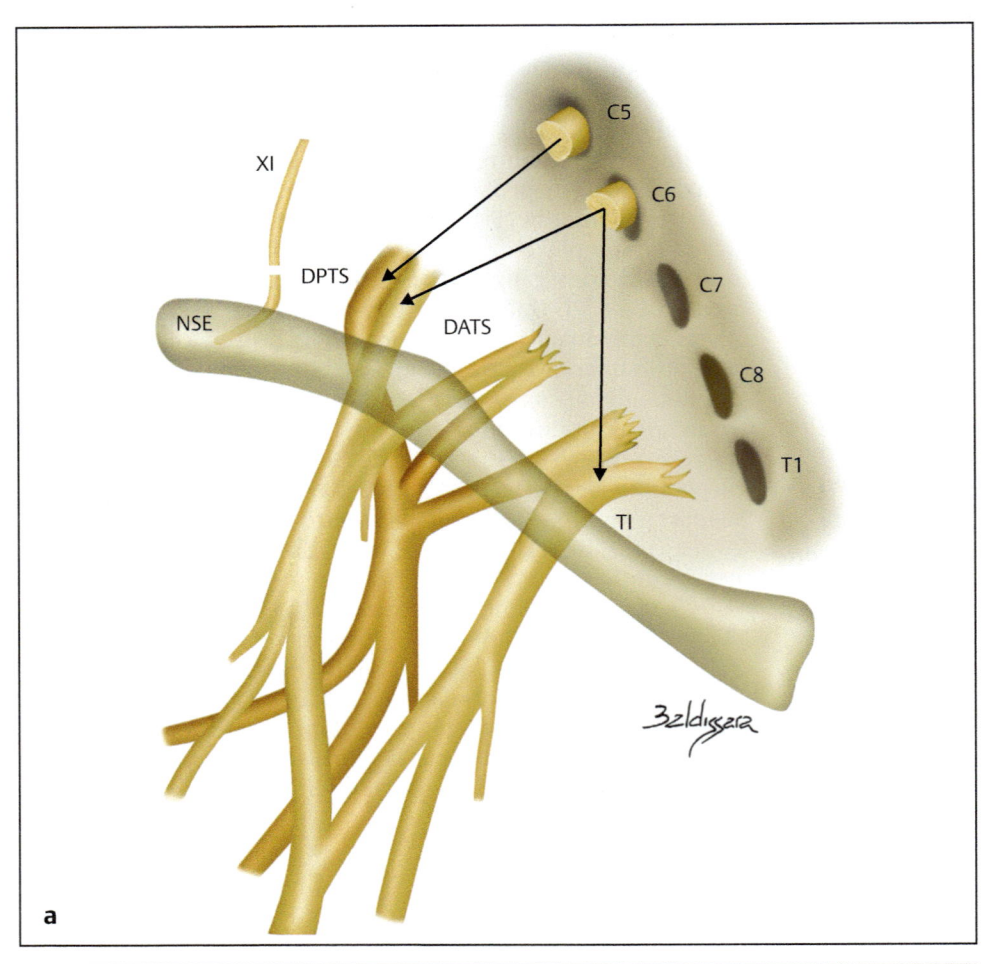

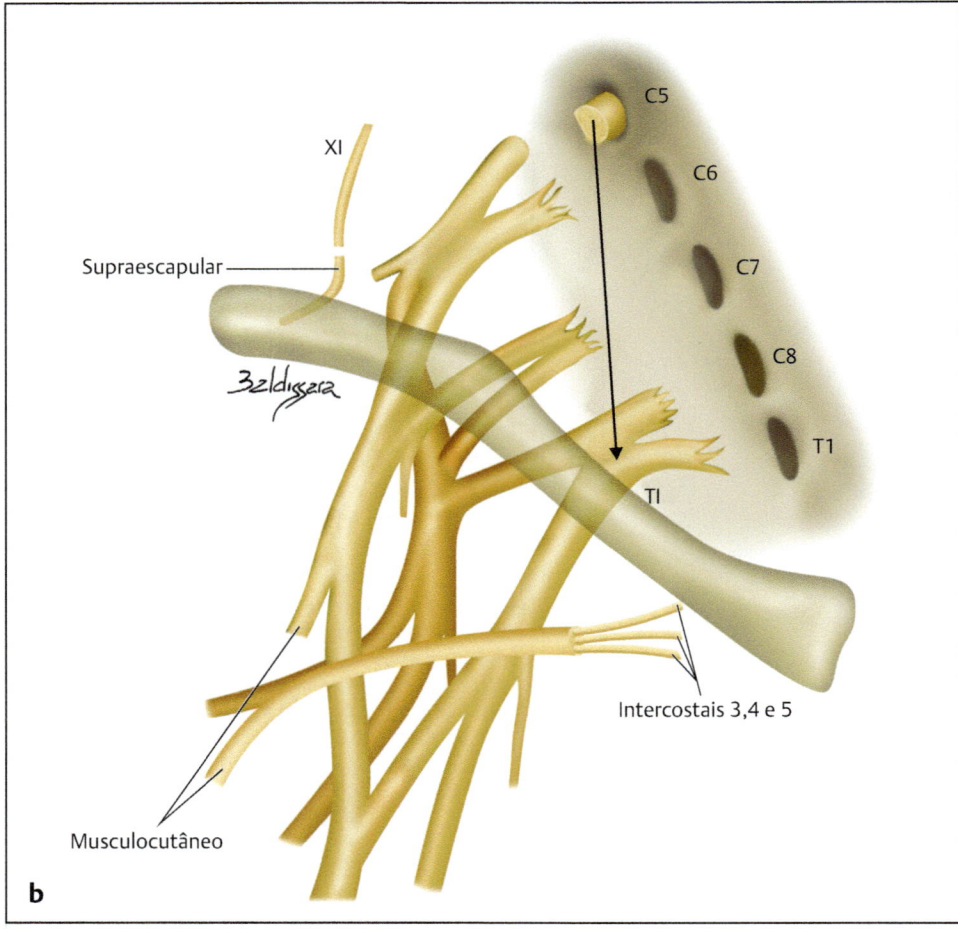

**Fig. 36-15.** Desenhos esquemáticos demonstrando as possibilidades de reconstrução cirúrgica em casos de lesão completa do plexo braquial. (**a**) Duas raízes superiores disponíveis como doadoras de axônios: a raiz C6 é coaptada parte no tronco inferior e parte na divisão anterior do tronco superior e a raiz C5 é coaptada com a divisão posterior do tronco superior. Além disso, o nervo acessório é transferido para o nervo supraescapular. (**b**) Uma raiz superior disponível como doadora de axônios (geralmente C5): a raiz C5 é coaptada ao tronco inferior, o nervo acessório é transferido para o nervo supraescapular e três nervos intercostais são transferidos para o nervo musculocutâneo. DATS: divisão anterior do tronco superior; DPTS: divisão posterior do tronco superior; NSE: nervo supraescapular; TI: tronco inferior; XI: nervo acessório.

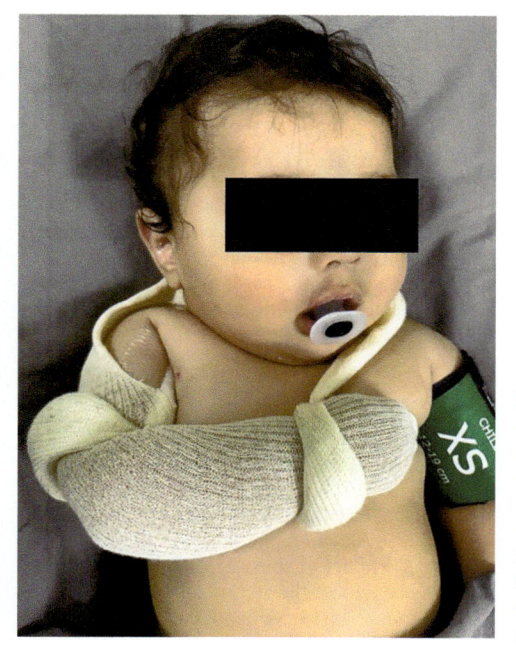

**Fig. 36-16.** Membro superior imobilizado por tipoia tipo-Velpeau, confeccionada com malha tubular, que mantém o membro superior operado fletido a 90 graus no cotovelo, em rotação interna, justaposto ao corpo.

## COMPLICAÇÕES

Complicações, como infecção, sangramento, quilotórax ou uma piora da condição neural, são raras.

Por vezes, a paralisia do nervo frênico, que pode estar envolvido por neuroma, consequente à tração ou compressão, pode resultar em um hemidiafragma elevado. A manifestação clínica geralmente não é de verdadeira depressão respiratória ou dessaturação, mas sim dificuldade para se alimentar ou infecções respiratórias recorrentes. No período de recuperação, pode ser necessário o acompanhamento por um nutricionista e/ou nutrólogo. A paralisia do nervo frênico geralmente é o resultado de tração sobre o nervo e, na maioria dos casos, regride com o tempo. Nos casos em que a paralisia persiste e afeta a função respiratória, uma plicatura tardia do diafragma pode ser necessária.

Outra possível complicação é a não união de osteotomia de clavícula, que pode produzir dor crônica e limitação de movimentos no membro afetado. O tratamento requer fixação interna e, por vezes, enxerto ósseo.

Uma importante complicação da microcirurgia é a falha em alcançar o resultado desejado. Se não houver recuperação em 6 a 12 meses de pós-operatório, a simples observação certamente não irá melhorar a função. Reexploração com reconstrução nervosa adicional ou cirurgia secundária com transferência muscular ou músculo livre podem ser necessárias para melhorar o resultado.

La Scala et al.[61] analisaram retrospectivamente uma série de 173 pacientes consecutivos submetidos à reconstrução microcirúrgica em casos de PNPB e encontraram complicações em 33,5% (58 pacientes, alguns com mais de uma complicação), sem mortalidade. As complicações mais graves (lesão do nervo frênico, extubação acidental, pneumotórax e quilotórax) foram todas intraoperatórias e ocorreram em 12,2% dos casos.

Antes da cirurgia, é fundamental que os familiares compreendam que a perfeita amplitude de movimento, a recuperação total da força, da postura e da função não serão alcançados com a cirurgia dos nervos. No entanto, uma melhora funcional superior à história natural é quase sempre possível.

## MANEJO PÓS-OPERATÓRIO NA CIRURGIA DOS NERVOS

Após a cirurgia, o membro superior da criança deve ser imobilizado com tipoia tipo-Velpeau confeccionada com malha tubular,[62] que mantém o membro superior operado fletido a 90 graus e em rotação interna, justaposto ao corpo. Esse tipo de imobilização deve ser trocado periodicamente e mantido por três semanas.

Curativos nos membros inferiores para as feridas operatórias da retirada dos nervos surais devem ser refeitos e mantidos por um período de 2 semanas. As crianças são reavaliadas semanalmente até completar a terceira semana, para controle da ferida cirúrgica e para refazer o curativo. Geralmente as feridas operatórias são ocluídas com pontos intradérmicos, mas, quando existem pontos externos, devem ser retirados em 15 dias. Uma vez retirada a imobilização, a reabilitação deve ser reiniciada (terapia física ou ocupacional), sempre envolvendo os pais ou responsáveis. São reiniciados movimentos passivos para manter a amplitude e evitar o desenvolvimento de contraturas. Por vezes, a injeção de toxina botulínica nos músculos rotadores internos pode ser realizada no momento da cirurgia para facilitar o alongamento pós-operatório. Após esse período inicial, a criança será avaliada no ambulatório com intervalos de 6 meses, até alcançar, pelo menos, os 4 anos de idade.

Nos casos de lesão completa com perda importante da sensibilidade na mão, pode ser necessário que se envolva a mão, isolando-a, para evitar automutilação. Os parentes e terapeutas devem ser informados que melhora da função não ocorrerá até 6 a 18 meses. No entanto, a inexistência de recuperação progressiva por 6-9 meses é preocupante. Reexploração e microcirurgia adicional (p. ex., transferência de nervo) podem estar indicadas quando não há recuperação do bíceps por 9 a 12 meses de pós-operatório.

## PROBLEMAS MUSCULOESQUELÉTICOS SECUNDÁRIOS

A lesão neurológica durante o período neonatal prejudica o crescimento pós-natal normal e o desenvolvimento do sistema musculoesquelético. A menos que haja recuperação neurológica nas primeiras semanas de vida, tais distúrbios causam problemas musculoesqueléticos progressivos e permanentes.

As duas principais manifestações desses distúrbios de desenvolvimento são contraturas articulares e deformidades ósseas. As contraturas prejudicam substancialmente a função e a qualidade de vida e são a razão mais comum para indicação de cirurgia secundária após a paralisia ao nascimento.

O desenvolvimento de contratura é especialmente prejudicial quando ocorre no ombro, onde a paralisia residual dos músculos inervados pelo tronco superior leva à restrição da movimentação glenoumeral passiva, com resultante displasia glenoumeral. A restrição mais evidente na motilidade glenoumeral passiva é a contratura em rotação interna. A principal teoria para o desenvolvimento dessa contratura é o desequilíbrio muscular entre rotadores internos funcionantes e rotadores externos paralisados, o que leva a postura estática da articulação em rotação interna que progride para contratura.[63]

## REABILITAÇÃO

Um programa de reabilitação deve ser iniciado o mais precocemente possível, por equipe que inclua fisiatras, fisioterapeutas e terapeutas ocupacionais. Não existem evidências conclusivas de que o manuseio cuidadoso do pescoço e do membro superior nos exercícios para manutenção da amplitude dos movimentos possa ampliar a lesão dos nervos. Da mesma forma, ao contrário do que se pensava anteriormente, o início precoce de atividades não parece aumentar o risco de subluxação do ombro.[64]

Além da mobilização passiva, esses profissionais utilizam técnicas e recursos de reabilitação de forma complementar, como eletroestimulação, injeção de toxina botulínica, talas de imobilização e terapia de movimento induzido por restrição do membro não lesionado. As metas da terapia conservadora incluem a manutenção da amplitude dos movimentos articulares à movimentação passiva, com promoção do uso funcional da extremidade e o fortalecimento seletivo dos músculos afetados.

## LITÍGIO

Em 1872, o neurologista francês Guillaume Duchenne descreveu o quadro clínico típico da lesão alta do plexo braquial em crianças e criou o termo "paralisia obstétrica",[65] que foi amplamente utilizado para descrever a PNPB. Mais recentemente, tem havido alguma preocupação com o uso desse termo pelas possíveis consequências legais negativas da utilização de terminologia com conotação de erro médico. Talvez o termo mais apropriado seja "paralisia neonatal do plexo braquial".[24] A hipótese de que as lesões na PNPB são quase sempre provocadas pelo obstetra constitui argumento médico-legal. A argumentação é de que o feto é protegido de lesões pelas forças naturais do parto e que, portanto, a lesão só poderia ser causada pela tração do obstetra. Em 1955, Morris publicou um artigo clássico no qual combinou sua experiência clínica com estudos em cadáveres de fetos para concluir que certas atitudes durante o parto, como movimentos bruscos em vez de tração constante, tração lateral e força rotacional aplicada diretamente na cabeça do feto podem aumentar a tensão ou danificar o plexo braquial.[66] A noção de que a maioria dos casos de PNPB é devida à tração inadequada do feto evoluiu a partir desse artigo e essa argumentação tem sido usada com frequência em processos de responsabilidade médica.[67] Diversos estudos sugerem que, à medida que a intensidade da distocia de ombro aumenta, maior é a tração exercida pelo obstetra sobre o feto,[68,69] o que é esperado. Quando os ombros do feto não descem após posicionamento maternal e aplicação de força de rotação do ombro diretamente de forma adequada, o próximo passo é tracionar de forma mais intensa na direção correta, mesmo que o obstetra saiba que as forças propulsivas do parto já estiraram o plexo braquial.[67] Se isso não for feito, existe risco alto de ocorrência de óbito fetal ou dano cerebral. É óbvio que, durante parto difícil, o obstetra pode julgar de forma errônea a quantidade de força utilizada; no entanto, isso não deve ser confundido com tração negligente.

## CONCLUSÃO

O potencial impacto da PNPB no desenvolvimento físico e psicológico da criança e as futuras consequências socioeconômicas alertam para a necessidade de se reconhecer os pacientes de alto risco e para se desenvolver estratégias de prevenção. Atualmente existem evidências de que causas que não envolvem a equipe médica podem ter papel importante na gênese da PNPB. Melhora na vigilância, encaminhamento precoce e controle de fatores de risco, juntamente com melhoria das técnicas e estratégias obstétricas e de reparo de nervos, certamente contribuem para redução da incidência e da morbidade provocadas pela PNPB.

## REFERÊNCIAS BIBLIOGRÁFICAS

1. Buterbaugh KL, Shah AS. The natural history and management of brachial plexus birth palsy. Curr Ver Musculoskelet Med. 2016;9:418-26.
2. Foad SL, Mehlman CT, Ying J. The epidemiology of neonatal brachial plexus palsy in the United States. J Bone Joint Surg Am. 2008;90:1258-64.
3. Hale HB, Bae DS, Waters PM. Current concepts in the management of brachial plexus birth palsy. J Hand Surg Am. 2010;35:322-31.
4. Bager B. Perinatally acquired brachial plexus palsy – a persisting challenge. Acta Paediatr. 1997;86:1214-19.
5. Gilbert WM, Nesbitt TS, Danielsen B. Associated factors in 1611 cases of brachial plexus injury. Obstet Gynecol. 1999;93:536-40.
6. Donnelly V, Foran A, Murphy J, et al. Neonatal brachial plexus palsy: an unpredictable injury. Am J Obstet Gynecol. 2002;187:1209-12.
7. Michelow BJ, Clarke HM, Curtis CG, et al. The natural history of obstetrical brachial plexus palsy. Plast Reconstr Surg. 1994;93:675-80.
8. Pondaag W, Malessy MJ, Van Dijk JG, Thomeer RT. Natural history of obstetric brachial plexus palsy: a systematic review. Dev Med Child Neurol. 2004;46:138-44.
9. Van Dijk JG, Pondaag W, Malessy MJA. Obstetric lesions of the brachial plexus. Muscle Nerve. 2001;24:1451-61.
10. El-Sayed AA, Al-Qattan M, Clarke HM, Curtis CG. Incidence of Klumpke's birth palsy: comparison between two decades. Can J Plast. 1996;1:1-6.
11. Jennett RJ, Tarby TJ, Kreinick CJ. Brachial plexus palsy: an old problem revisited. Am J Obstet Gynecol. 1992;166:1673-6.
12. Greenwald AG, Schute PC, Shiveley JL. Brachial plexus birth palsy: a 10 year report on the incidence and prognosis. J Pediatr Orthop. 1984;5:689-92.
13. Sjoberg I, Erichs K, Bjerre I. Cause and effect of obstetric (neonatal) brachial palsy. Acta Paediatr Scand. 1988;77:357-64.
14. Evans-Jones G, Kay SP, Weindling AM, et al. Congenital brachial plexus palsy: incidence, causes, and outcome in the United Kingdom and Republic of Ireland. Arch Dis Child Fetal Neonatal Ed. 2004;88:185-9.
15. Heise CO, Martins RS, Siqueira MG. Neonatal brachial plexus palsy: a permanent challenge. Arq Neuropsiquiatr. 2015;73:803-8.
16. Terzis JK, Kokkalis ZT. Pediatric brachial plexus reconstruction. Plast Reconstr Surg. 2009;124:0-385.
17. Cornwall R, Waters PM. Pediatric brachial plexus palsy. In: Wolfe SW, Hotchkiss RN, Pederson WC, Kozin SH, Cohen MS, editors. In Green's operative hand surgery. Philadelphia, PA: Elsevier; 2017. p. 1391-424.
18. Van der Looven R, Le Roy L, Tanghe E, et al. Risk factors for neonatal brachial plexus palsy: a systematic review and meta-analysis. Dev Med Child Neurol. 2020:73-83.
19. Zuares-Easton S, Zafran N, Garmi G, et al. Are there modifiable risk factors that may predict the occurrence of brachial plexus injury? J Perinatol. 2015;35:349-52.
20. Nocom JJ, McKenzie DK, Thomas LJ, Hansell RS. Shoulder dystocia: an analysis of risks and obstetric maneuvers. Am J Obstet Gynecol. 1993;168:1732-17.
21. Skolbekken JA. Shoulder dystocia – malpractice or acceptable risk? Acta Obstet Gynecol Scand. 2000;79:750-6.
22. Michelotti F, Flatley C, Kumar S. Impact of shoulder dystocia, stratified by type of manoeuvre, on severe neonatal outcome and maternal morbidity. Aust NZJ Obstet Gynecol. 2018;58:298-305.
23. Ouzounian JG, Gherman RB. Shoulder dystocia: are historic risk factors reliable predictors? Am J Obstet Gynecol. 2005;192:1933-8.
24. Phua PD, Al-Samkari HT, Borschel GH. Is the term obstetrical brachial plexus palsy obsolete? An international survey to assess consensus among peripheral nerve surgeons. J Plast Reconstr Aesthet Surg. 2012;65:1227-32.
25. Torki M, Barton L, Miller DA, Ouzonian JG. Severe brachial plexus palsy in women without shoulder dystocia. Obstet Gynecol. 2012;120:539-41.
26. Gherman RB, Ouzounian JG, Miller DA, et al. Spontaneous vaginal delivery: a risk factor for Erb's palsy? J Obstet Gynecol. 1998;178:423-7.
27. Poggi SH, Stallings SP, Ghidini A, et al. Intrapartum risk factors for permanent brachial plexus injury. Am J Obstet Gynecol. 2003;189:725-9.
28. Mehta SH, Blackwell SC, Bujold E, et al. What factors are associated with neonatal injury following shoulder dystocia? J Perinatol. 2006;26:85-8.
29. Jay V. On a historical note: Duchenne de Bologne. Pediatr Dev Pathol. 1998;3:254-5.
30. Mehta SH, Bujold E, Blackwell SC, et al. Is abnormal labor associated with shoulder dystocia in nulliparous women? Am J Obstet Gynecol. 2004;190:1604-7.
31. Gardella C, Taylor M, Benedetti T, et al. The effect of sequential use of vacuum and forceps for assisted vaginal delivery on neonatal and maternal outcomes. Am J Obstet Gynecol. 2001;185:896-902.
32. Paradiso G, Granana N, Maza E. Prenatal brachial plexus paralysis. Neurology. 1997;49:261-2.
33. Sandmire HF, DeMott RK. Erb's palsy: concepts of causation. Obstet Gynecol. 2000;95:941-2.
34. Narakas AO. Injuries to the brachial plexus. In, Bora F, editor. The pediatric upper extremity: Diagnosis and management. Philadelphia: WB Saunders; 1987. p. 247-58.
35. Gilbert A, Tassin JL. [Surgical repair of the brachial plexus in obstetric paralysis.] Chirurgie. 1984;110:70-5.
36. Clarke HM, Curtis CG. An approach to obstetrical brachial plexus injuries. Hand Clin. 1995;11:563-81.
37. Mallet J. Paralysie obstétricale du plexus brachial. II. Thérapeutique. Traitment des séquelles. Resultat de différentes techniques et indications thérapeutiques. Rev Chir Orthop Reparatrice Appar Mot. 1972;58(1):166-8.
38. Malessy MJA, Pondaag W, van Dijk JG. Electromyography, nerve action potential, and compound motor action potentials in obstetric brachial plexus lesions: validation in the absence of a gold standard. Neurosurgery. 2009;65(4):A153-A159.
39. Malessy MJA, Pondaag W. Obstetric brachial plexus injuries. Neurosurg Clin N Am. 2009;20:1-14.
40. Vanderhave KL, Bovid K, Alpert H, et al. Utility of electrodiagnostic testing and computed tomography myelography in the preoperative evaluation of neonatal brachial plexus palsy. J Neurosurg Pediatr. 2012;9(3):283-9.
41. Gilbert A, Razaboni R, Amar-Khodja S. Indications and results of brachial plexus surgery in obstetrical palsy. Orthop Clin North Am. 1998;19:91-105.

42. Heise CO, Siqueira MG, Martins RS, et al. Clinical-electromyography correlation in infants with obstetric brachial plexopathy. J Hand Surg Am. 2007;32:999-1004.
43. Koenigsberger MR. Brachial plexus at birth: intrauterine or due to delivery trauma? Ann Neurol. 1980;8:228.
44. Gonik B, McCormick EM, Verweij BH, et al. The timing of congenital brachial plexus injury: a study of electromyography in the newborn piglet. Am J Obstet Gynecol. 1998;178:688-695.
45. Yang LJS. Neonatal brachial plexus palsy – Management and prognostic factors. Semin Perinatol. 2014;38:222-34.
46. Tse R, Nixon JN, Iyer RS, et al. The diagnostic value of CT myelography, MR myelography, and both in neonatal brachial plexus palsy. AJNR Am. 2014;35:1425-32.
47. Smith BW, Daunter AK, Yang LJS, Wilson TJ. An update on the management of neonatal brachial plexus palsy – Replacing old paradigms: A review. JAMA Pediatr. 2018;172:585-91.
48. Coroneos CJ, Voineskos SH, Coroneos MK, et al. Primary nerve repair for obstetrical brachial plexus injury: a meta-analysis. Plast Reconstr Surg. 2015;136:765-79.
49. Brauer CA, Waters PM. An economic analysis of the timing of microsurgical reconstruction in brachial plexus birth palsy. J Bone Joint Surg Am. 2007;89:970-8.
50. Borschel GH, Clarke HM. Obstetrical brachial plexus palsy. Plast Reconstr Surg. 2009;124:144e.
51. Noaman HH, et al. Oberlin´s ulnar nerve transfer to the biceps motor nerve in obstetric brachial plexus palsy: indications, and good and bad results. Microsurgery. 2004;24:182-7.
52. Siqueira MG, Socolovsky M, Heise CO, et al. Efficacy and safety of Oberlin´s procedure in the treatment of brachial plexus birth palsy. Neurosurgery. 2012;71:1156-61.
53. Heise CO, Zacariotto M, Martins RS, et al. Self-biting behavior in patients with neonatal brachial plexus palsy. Childs Nerv Syst. 2022;38:1773-6.
54. Lin JC, Schwntker-Colizza A,Curtis CG, Clarke HN. Final results of grafting versus neurolysis in obstetrical brachial plexus palsy. Plast Reconstr Surg. 2009;123:939-48.
55. Clarke HM, Al-Qattan MM, Curtis CG, Zuker RM. Obstetrical brachial plexus palsy: Results following neurolysis of conducting neuromas-in-continuity. Plast Reconstr Surg. 1996;97:974-82.
56. Siqueira MG, Foroni L, Martins RS, et al. Fascicular topography of the suprascapular nerve in the C5 root and upper trunk of the brachial plexus: A microanatomic study from a nerve surgeon´s perspective. Neurosurgery. 2010;67(2):402-6.
57. Malessy MJA, Pondaag W. Estratégias cirúrgicas e técnicas de reparo das lesões do plexo braquial ao nascimento. In: Siqueira MG, Martins RS, editores. Lesões do plexo braquial. Rio de Janeiro: Di Livros; 2011. p. 333-43.
58. Heise CO, Siqueira MG, Martins RS, Gherpelli JL. Motor nerve-conduction studies in obstetric brachial plexopathy for a selection of patients with a poor outcome. J Bone Joint Surg Am. 2009;91:1729-37.
59. Malessy MJ, Pondaag W, Yang LJ, et al. Severe obstetric brachial plexus palsies can be identified at one month of age. PLoS One. 2011;6:e26193.
60. Siqueira MG, Heise CO, Martins RS, et al. Hand function outcomes following surgical treatment of complete neonatal brachial plexus palsy. Childs Nerv Syst. 2024;40:1455-9.
61. La Scala GC, Rice SB, Clarke HM. Complications of microsurgical reconstruction of obstetrical brachial plexus palsy. Plast Reconstr Surg. 2003;111:1383.
62. Gilchrist DK. A stockinette-velpeau for immobilization of shoulder girdle. J Bone Joint Surg Am. 1967;49:750-1.
63. Pearl ML. Shoulder problems in children with brachial plexus birth palsy: evaluation and management. J Am Acad Orthop Surg. 2009;17:242-54.
64. Justice D, Rasmunssen L, DiPietro M, et al. Prevalence of posterior shoulder subluxation in children with neonatal brachial plexus palsy after early full passive range of motion exercises. PM&R. 2015;7:1235-42.
65. Siqueira MG, Heise CO, Martins RS. Surgical treatment of birth-related brachial plexus injuries: a historical review. Childs Nerv Syst. 2020;36:1859-68.
66. Morris WIC. Shoulder dystocia. J Obstet Gynaecol Br Empire. 1955;:302-6.
67. Noble A. Litigation concerning obstetric brachial plexus palsy: an alternative view. Obstet Gynaecol. 2006;8:45-9.
68. Allen RH, Sorab J, Gonik B. Risk factors forces for shoulder dystocia: an engineering study of clinician-applied forces. Obstet Gynecol. 1991;77:352-5.
69. Gonik B, Alen R, Sorab J. Objective evaluation of the shoulder dystocia phenomenon: effect of maternal pelvic orientation on force reduction. Obstet Gynecol. 1989;74:44-8.

# EMPIEMA SUBDURAL E ABSCESSO CEREBRAL NA INFÂNCIA

Artur Henrique Galvão Bruno da Cunha ▪ Rita de Cássia Ferreira Valença Mota
Gustavo Nery da Costa Azevedo ▪ Thailane Marie Feitosa Chaves ▪ Gabriele Maria Barros Pimentel Tenório

## INTRODUÇÃO

Os processos infecciosos que acometem as meninges e o cérebro são muito frequentes na população pediátrica, porém subdiagnosticados na fase inicial devido aos sinais clínicos e sintomas inespecíficos, e à associação com outras patologias infecciosas prévias, como otites e sinusites. Os pacientes são encaminhados para os pediatras com histórico de febre, cefaleia, astenia, anorexia, otalgia, otorreia, congestão nasal, o que limita o diagnóstico à doença de base e atrasa a investigação de um processo intracraniano. A suspeita de uma complicação infecciosa intracraniana surge quando ocorre agravamento das manifestações clínicas, com vômitos, sonolência, cefaleia intensa e refratária e crises convulsivas. A abordagem multidisciplinar liderada pela neurocirurgia, com a participação de infectologistas e neurorradiologistas é muito importante para o sucesso do tratamento.[1]

Os abscessos cerebrais são lesões infecciosas, geralmente focais e únicas, raramente múltiplas, que se caracterizam por uma área de necrose central circundada por uma cápsula, em geral, espessa, endurecida e vascularizada. O volume é variável e o aspecto radiográfico depende do estágio de desenvolvimento do processo. Observa-se também a presença de edema perilesional. A maioria dos abscessos localiza-se nas regiões frontal, temporal e na fossa posterior.[1,2]

Abscessos cerebrais podem ocorrer como complicação infecciosa de traumas cranianos, cirurgias neurológicas e, mais raramente, após procedimentos odontológicos. Endocardites bacterianas, ou outros processos inflamatórios à distância, podem ser a causa de abscessos pela via hematogênica, porém não são frequentes na associação com meningites. Em 10-15% dos casos, a via de contaminação é desconhecida.[1,3,4]

Empiemas são coleções piogênicas que se formam ao redor do cérebro, associadas, na maioria das vezes, a lesões infecciosas sinusais ou de base do crânio e processos contíguos, como sinusites, otites, mastoidites, celulites orbitárias ou osteomielites. No entanto, eles também podem ocorrer por contaminação direta através de traumatismos cranianos abertos ou após a drenagem de um hematoma subdural. Podem exercer efeito compressivo sobre o parênquima cerebral e resultar em grave reação inflamatória e edema cerebral. Essas coleções podem se desenvolver no espaço subdural, ou, menos frequentemente, no espaço extradural.[1,5]

Empiemas extradurais ocorrem em um espaço que se forma como resultado de um processo patológico, que separa a dura-máter das partes internas do crânio. Quando localizados na região frontal, o que é comum, os empiemas extradurais normalmente se espalham na frente do seio sagital e são confinados pelas suturas do crânio. Em contraste, os empiemas subdurais cruzam a dura-máter, frequentemente devido à microtromboflebite. Na região frontal, essas coleções podem se estender atrás do seio sagital, seguindo a foice do cérebro, e não são limitadas pelas suturas. A alta concentração de vasos sanguíneos na área subdural as torna suscetível à tromboflebite, que é uma complicação séria associada a esse tipo de infecção cerebral.[3]

Tem-se observado uma maior ocorrência de empiemas e abscessos cerebrais em crianças desnutridas e com baixa imunidade. Processos infecciosos no sistema nervoso central inadequadamente tratados são também referidos como causa de empiemas e abscessos cerebrais.[1,6]

## EPIDEMIOLOGIA

A incidência de empiemas e abscessos cerebrais é muito variável de um país para outro e, até mesmo, de uma região para outra. Nos países desenvolvidos, a incidência é de 4-25% das infecções intracranianas em todas as idades. Nos países em desenvolvimento, é esperada uma incidência maior devida às precárias condições de saúde, com uma mortalidade que pode chegar a mais de 50%. Parece haver uma diminuição na incidência nos últimos anos, devido aos novos esquemas terapêuticos e condutas profiláticas.[3-7]

No Hospital da Restauração, em Recife, na neurocirurgia pediátrica, recebemos aproximadamente um caso por semana, seja de empiema ou abscesso cerebral. Parece haver uma predominância pelo sexo masculino, sendo os abscessos mais frequentes em crianças, raros nos primeiros 2 anos de vida, enquanto os empiemas acometem crianças na pré-adolescência.[7]

## QUADRO CLÍNICO

Os sinais e sintomas inicialmente estão relacionados com o processo infeccioso de base, como cefaleia (69%), febre (53%), náuseas e vômitos (47%), secreção nasal ou otorreia e rigidez de nuca (32%), e evoluem com sinais neurológicos focais (48%), edema de papila (35%), convulsões (25%), e edema periorbitário e de face.[7]

Devido a reação inflamatória, trombose venosa, edema cerebral e áreas de infarte, a evolução comporta-se com progressiva deterioração do nível de consciência, déficits neurológicos focais, hemianopsia, hemiparesia, afasia e crises convulsivas. O quadro clínico depende da agressividade do agente e da reação do hospedeiro, número, tamanho e distribuição do abscesso, estruturas cerebrais específicas envolvidas e distúrbios envolvendo estruturas vizinhas, como cisternas, ventrículos e seios venosos durais. A evolução pode ser crônica ou subaguda, mais frequente nos abscessos cerebrais, ou aguda, como nos empiemas subdurais.[1]

## DIAGNÓSTICO

O diagnóstico dos empiemas e abscessos cerebrais inicia pela histórica clínica, já mencionada anteriormente, pela progressão dos sinais e sintomas de comprometimento neurológico, alterações laboratoriais por meio do hemograma, PCR, análise do líquido cefalorraquidiano (LCR) e exames de imagens. Um passo importante na investigação inicial é diferenciar sintomas de meningite de sintomas de encefalite, sendo o comprometimento nos padrões de consciência e contato verbal presentes na segunda.

A análise do LCR coletado por punção lombar pode não mostrar alterações diagnósticas nos abscessos cerebrais, exceto quando houve ruptura da lesão. Com relação aos empiemas subdurais, o LCR pode apresentar, entre outras alterações, aumento da celularidade, neutrofilia, proteinemia, e presença de pus. Recomenda-se não fazer punções lombares antes da realização de uma tomografia computadorizada de crânio (TCC), devido ao risco de herniações pela pressão intracraniana. Infelizmente, seja pela não contaminação do LCR ou pelo uso prévio de antibióticos, no nosso serviço, cerca de 60-80% das culturas são negativas.

A TCC, com e sem a administração de contraste, é o método de eleição para o diagnóstico de empiemas subdurais e abscessos cerebrais.

O abscesso cerebral apresenta-se na TCC contrastada como uma lesão expansiva, captante e encapsulada. Essa imagem é resultante da presença de um aglomerado de células capilares e tecido granular rico em fibroblastos (membrana de abscesso) que se forma ao redor de uma área centralmente amolecida e necrótica. Com o passar do tempo, a membrana deforma-se em uma cápsula de tecido conjuntivo vascular de múltiplas camadas e rica em colágeno. A estrutura fibrosa da cápsula do abscesso e o espessamento do conteúdo necrótico fazem com que o abscesso se encolha ao longo do tempo em uma massa de tecido conjuntivo, que, no entanto, ainda pode conter germes purulentos. A margem do edema perifocal observado na tomografia, que se desenvolve intensamente na maioria dos casos no estágio inicial do abscesso, vai-se reduzindo com o passar do tempo.

Assim as imagens obtidas pela TCC variam com o estágio de desenvolvimento do abscesso. Na fase inicial de cerebrite (1º ao 4º dia), a tomografia computadorizada mostra redução pouco diferenciada da densidade subcortical como expressão do edema cerebral localizado. No estágio seguinte (4º ao 10º dia), subagudo, observa-se a formação de um halo que capta contraste que vai se intensificando até a formação de uma cápsula (11º ao 14º dia). Observa-se a presença de intenso edema perilesional, e o conteúdo do abscesso, em fase mais tardia, pode ser hipodenso em relação ao parênquima cerebral. Ainda na fase tardia, após 2-3 semanas, forma-se uma zona gliótica, circundada por uma área de neovascularização, com uma menor captação de contraste (Figs. 37-1 a 37-4).[1] O diagnóstico diferencial com lesões hemorrágicas e neoplásicas nem sempre é possível por meio da TCC, sendo necessária a complementação do estudo por ressonância magnética.

Na TCC, o empiema subdural aparece como zonas biconvexas de densidade reduzida próximas ao crânio. O diagnóstico nem sempre é muito evidente devido à proximidade da abóbada craniana, especialmente se a coleção não for muito grande. Após a injeção do meio de contraste, o tecido de granulação que circunda o conteúdo purulento fica fortemente aceso, devido a captação do contraste. O empiema subdural no espaço inter-hemisférico aparece na TCC simples como uma zona hipodensa fusiforme, que é delimitada de forma relativamente plana pela foice e estende-se em direção ao cérebro em um arco lateralmente convexo. A TCC geralmente não consegue demonstrar alterações corticais e

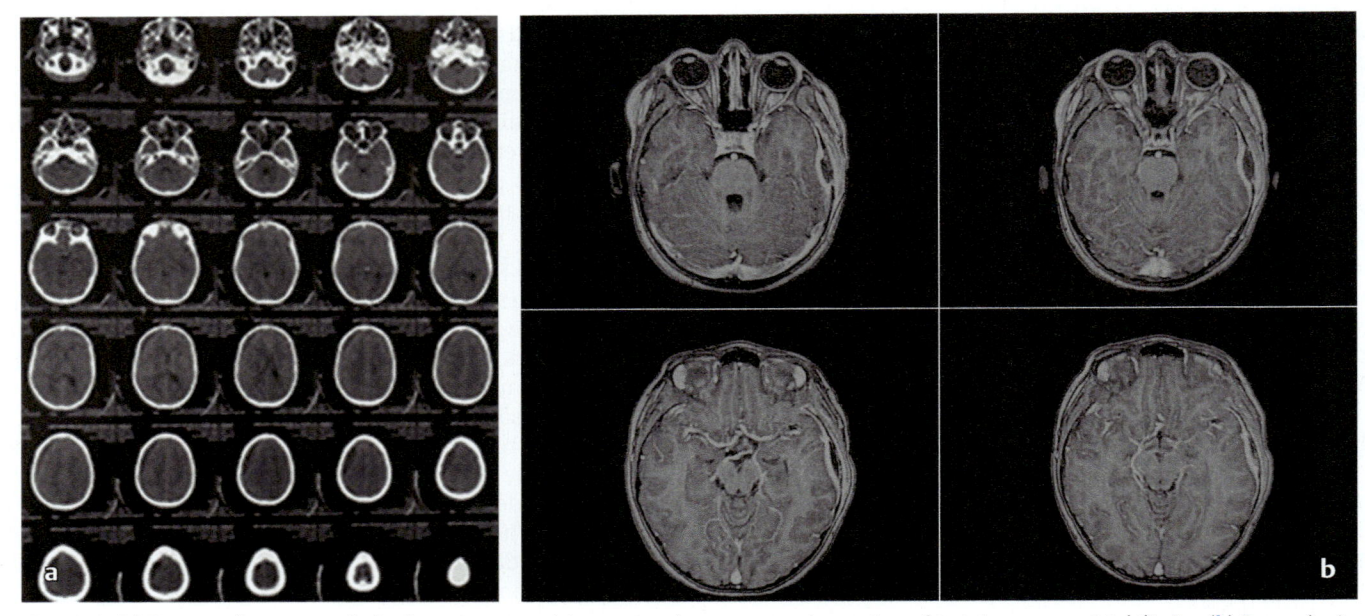

Fig. 37-1. (a) Tomografia computadorizada, em cortes axiais, mostrando a presença de empiema frontotemporoparietal direito. (b) Ressonância magnética mostrando a presença de empiema temporal esquerdo.

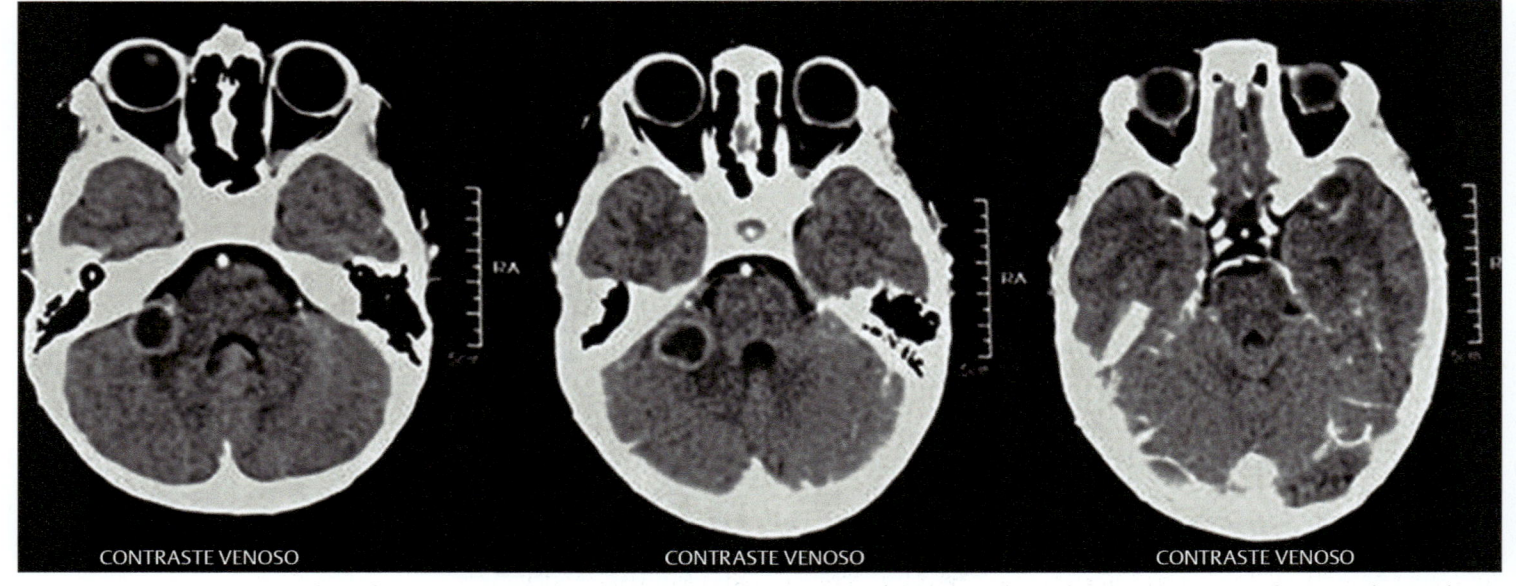

Fig. 37-2. Tomografia computadorizada com contraste em corte axial mostrando a presença de um abscesso cerebelar, à direita, com a formação de cápsula e conteúdo hipodenso.

# CAPÍTULO 37 ▪ EMPIEMA SUBDURAL E ABSCESSO CEREBRAL NA INFÂNCIA

vasculares que podem estar presentes na superfície cerebral. O estudo deve ser complementado com a ressonância magnética (MR) (Figs. 37-1b, 37-5 e 37-6).[2,3]

A MR mostra com maior sensibilidade as alterações vasculares e teciduais, sendo o método adequado ao diagnóstico do processo infeccioso, assim como no diagnóstico diferencial. A MR também é uma importante ferramenta na avaliação da resposta ao tratamento.

No abscesso cerebral, sequências ponderadas em T1 revelam uma lesão hipodensa cercada por um halo isointenso ou levemente hiperintenso que mostra realce de contraste. Nas sequências FLAIR ponderadas em T2, o edema perilesional exibe hiperintensidade de sinal, enquanto a cápsula aparece como um halo hipointenso devido à presença de oxigênio paramagnético produzido por macrófagos. Essa observação auxilia na diferenciação entre a lesão e a necrose tumoral.[2]

A imagem ponderada por difusão (DWI) é uma sequência de ressonância magnética que utiliza a difusão de moléculas de água para criar contraste em imagens e mapear a arquitetura dos tecidos. Em sequências DWI, o material purulento parece hiperintenso porque restringe o movimento das moléculas de água. Em contraste, o tecido necrótico encontrado em tumores cerebrais geralmente

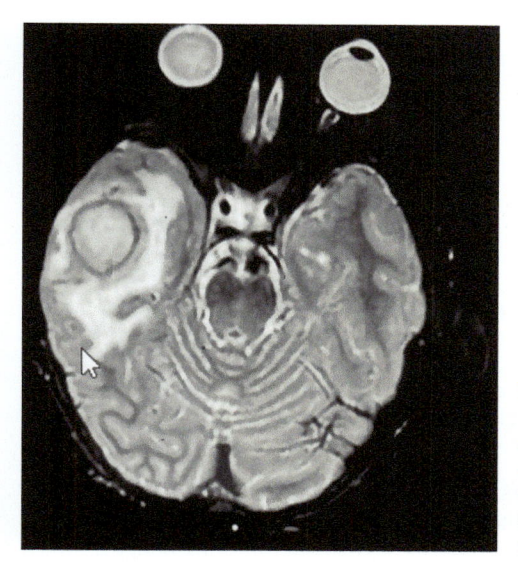

**Fig. 37-3.** Ressonância magnética em corte axial mostrando abscesso cerebral temporal direito com importante edema perilesional.

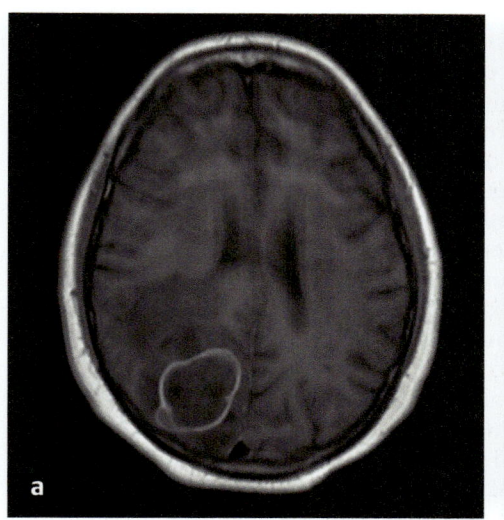

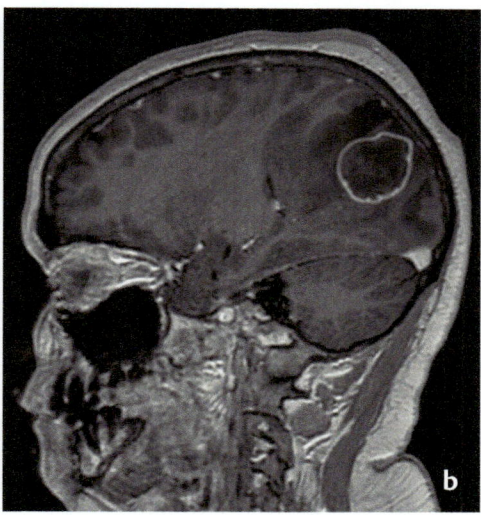

**Fig. 37-4.** (a,b) Ressonância magnética em T1 mostrando a presença de abscesso cerebral parietal posterior direito.

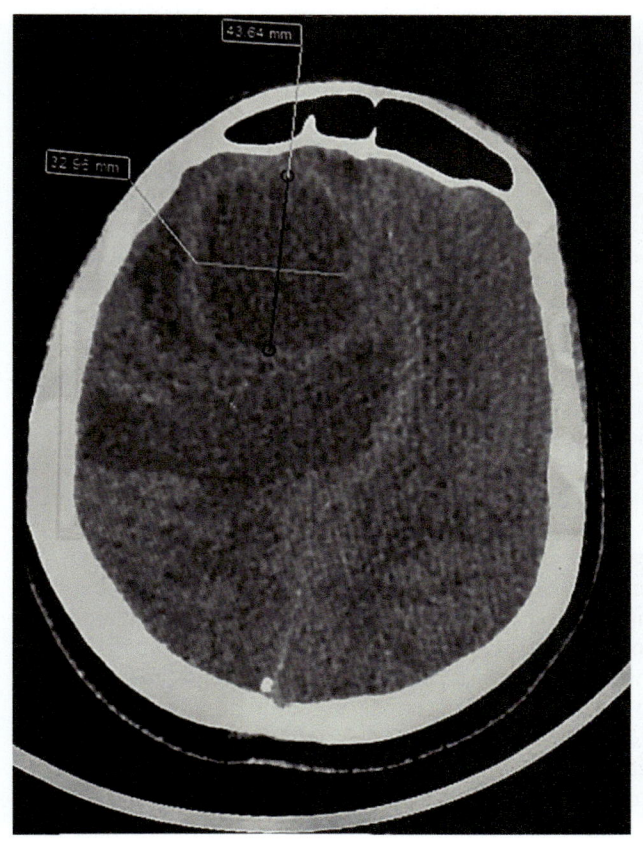

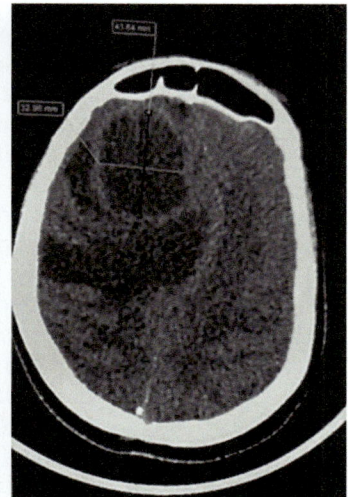

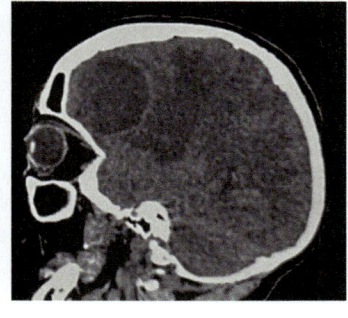

**Fig. 37-5.** (a) Imagem tomográfica, sem a adição de contraste, mostrando grande lesão expansiva frontal direita, com importante edema perilesional exercendo desvio de linha média. O diagnóstico inicial foi de uma lesão neoplásica diante de manifestações clínicas inflamatórias. (b) A paciente, devido ao quadro clínico de hipertensão intracraniana, foi operada na urgência, e o achado cirúrgico foi de um abscesso cerebral. Após o esvaziamento do abscesso, os cirurgiões decidiram pela retirada da cápsula.

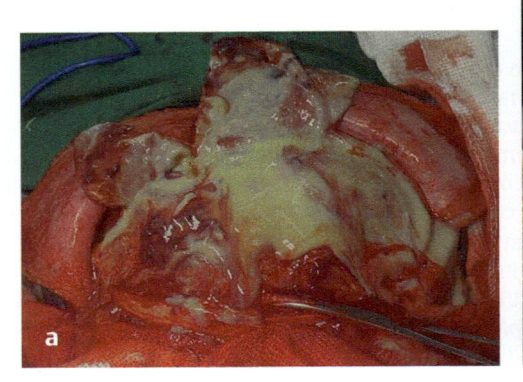

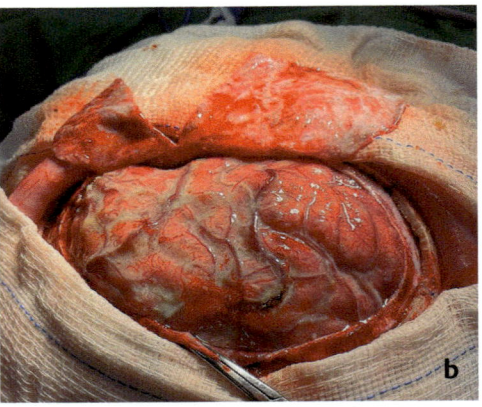

**Fig. 37-6.** (a) Imagem cirúrgica de uma craniectomia descompressiva para tratamento de volumoso empiema cerebral, com importante edema cerebral. (b) Mesmo caso de empiema após a limpeza cirúrgica.

parece hipointenso e tem um alto coeficiente de difusão aparente. A imagem de difusão é muito menos específica para abscessos não piogênicos. Os valores do Coeficiente de Difusão Aparente (ADC), obtidos de uma varredura de ressonância magnética medem a difusão de moléculas de água e podem fornecer *insights* sobre a integridade do tecido. Esses valores ajudam a distinguir entre vários tipos de tecidos e lesões. Em sequências de imagens ponderadas por difusão (DWI), abscessos cerebrais exibem intensidade de sinal aumentada e mostram valores baixos de ADC, enquanto lesões tumorais aparecem como áreas de intensidade reduzida e têm valores altos de ADC. Essas informações aumentam a sensibilidade e a especificidade dos diagnósticos de ressonância magnética.[2,3]

A espectroscopia, na investigação de abscessos cerebrais, é usada com menos frequência do que a imagem de difusão. Porém, ela desempenha um papel importante no diagnóstico positivo de todas as lesões cerebrais, especialmente para identificar uma lesão expansiva intracerebral. Tecnicamente, apenas sequências de tempo de eco longo (TE) podem ser utilizadas, pois os metabólitos presentes em abscessos cerebrais exibem sequências T2 intermediárias ou longas, que são mais bem demonstradas com sequências TE longas. Para aumentar a sensibilidade da técnica, o centro da investigação pode ser posicionado dentro da área necrótica. Nessa sequência, dois fatores-chave são relevantes para o diagnóstico de um abscesso cerebral: primeiro, não havendo marcadores de tecido cerebral saudável (como picos de N-acetil aspartato, colina ou creatinina); segundo, há um pico de aminoácido, que pode incluir leucina, isoleucina e valina. Esse pico de aminoácido pode ou não ser acompanhado por picos de lactato, acetato, succinato e lipídios.[2,3]

Empiemas exibem características de imagem semelhantes a abscessos cerebrais em imagens de ressonância magnética (MR). Eles se mostram claramente hiperintensos em sequências T2 e FLAIR, enquanto são hipointensos em sequências T1. No caso de um empiema extradural, há realce periférico que corresponde à dura-máter inflamatória. Para um empiema subdural, uma cápsula distinta é observada. Além disso, na imagem ponderada por difusão, essas coleções, com uma redução no coeficiente de difusão aparente (ADC), são vistas em mapas de ADC.[3]

## BACTERIOLOGIA

Os organismos mais frequentemente identificados nos abscessos e empiemas são os *Streptococcus* (34%) e *Staphylococcus* (18%).[3] Em pacientes portadores de doenças autoimunes, os agentes bacterianos são responsáveis por mais de 95% dos abscessos cerebrais.[6]

*Peptostreptococcus* e *Streptococcus* são agentes infecciosos frequentemente associados a doença cardíaca cianótica e *shunts* da direita para a esquerda em pacientes pediátricos. Na doença cardíaca cianótica, a saturação arterial de oxigênio diminuída e o aumento da viscosidade sanguínea podem causar isquemia cerebral focal, geralmente, no território da artéria cerebral média.[1]

*Staphylococcus* e *Streptococcus* são frequentemente isolados em infecções pós-procedimentos neurocirúrgicos, enquanto *Staphylococcus*, *Streptococcus*, *Clostridium* e enterobactérias são identificados em pacientes com traumatismos cranianos abertos.[1]

Infecções fúngicas, toxoplasmose, *Staphylococcus* spp., *Streptococcus* spp. e *Pseudomonas* podem ser identificados em pacientes imunodeprimidos ou submetidos a transplantes de órgãos, quimioterapia, ou em uso crônico de corticosteroides.[1,6]

## TRATAMENTO

A abordagem dos empiemas e abscessos cerebrais seguem, em geral, três protocolos com base na localização, no volume e na gravidade do quadro clínico: tratamento conservador com antibioticoterapia prolongada; trepanação com punção e drenagem da coleção com ou sem lavagem do espaço subdural; e craniotomia para esvaziamento das coleções purulentas. São raras as indicações de fazer a marsupialização, devido ao maior risco de lesões no parênquima cerebral e sequelas neurológicas.

Existem ainda muitas controvérsias com relação aos protocolos de tratamento, não existindo um esquema definido.[4] O ideal seria que, no tratamento conservador, iniciássemos conhecendo o agente infeccioso. Porém, a colheita do material para análise é precedida sempre de administração de antibióticos, seja para tratamento da doença de base ou mesmo do empiema ou abscesso cerebral. Na nossa experiência, no Hospital da Restauração, em Recife, 60-80% das culturas são negativas. O uso de antibioticoterapia prolongada tem sido indicado em pequenas lesões sem efeito de massa neurotóxico importante. Tem sido utilizados protocolos com antibióticos de largo espectro, por exemplo, Vancomicina associada a Metronidazol, Ceftriaxona ou Cefotaxima, ou Meropenem, por 6-8 semanas, que podem ser mudados de acordo com resultado de culturas ou resposta clínica. Recomendamos realizar TCC a cada duas semanas para avaliar a resposta ao tratamento. Nos casos de infecção fúngica, é indicado o uso intensivo de Anfotericina B.[1]

Nos empiemas frontoparietais extensos, a realização de trepanação e lavado do espaço subdural com soro fisiológico ou ringer lactato pode ser uma boa abordagem. Podem ser realizadas duas ou mais trepanações e, na maioria das vezes, não é necessário deixar um dreno no espaço. Esse procedimento acelera o controle do processo infeccioso. Trepanações guiadas por neuronavegação, estereotaxia ou ultrassonografia podem permitir a aspiração de lesões profundas e em áreas eloquentes para esvaziamento de abscessos. As punções devem somente ser realizadas após a realização de uma RM para uma segura programação do trajeto da agulha de punção. A literatura inclui o uso de abordagem estereotáxica para punção de lesões profundas ou em áreas eloquentes.

As craniotomias para tratamento de empiemas subdurais e abscessos cerebrais têm indicações específicas. Porém, temos indicado craniectomias descompressivas nos casos de empiemas ou abscessos associados a edema cerebral com significativa elevação da pressão intracraniana. Não deve ser tentada a marsupialização ou retirada de tecido de granulação ou fibrose, evitando hemorragias e lesões corticais. Identificada a presença de osteomielite, deve ser realizada a craniectomia da área afetada e preservada a área sadia.

Seja qual for a opção de tratamento, deve ser iniciado o mais breve possível e sob monitorização rigorosa da resposta terapêutica.

## PROGNÓSTICO

Apesar dos avanços nas diversas formas de tratamento dos empiemas e abscessos cerebrais, ainda se observa uma alta morbimortalidade. Em torno de 2/3 dos pacientes evoluem com alguma sequela irreversível e uma mortalidade em torno de 5-15% nos abscessos cerebrais e de até 50% nos empiemas.[7] A taxa de mortalidade nas infecções fúngicas, mesmo com o uso da Anfotericina B varia de 75-100%.[1]

Alguns fatores podem ser mencionados por terem importância no prognóstico. O mais importante deles é o estado clínico neurológico do paciente no momento do diagnóstico e início do tratamento. Pacientes em coma ou com graves sequelas neurológicas antes de serem tratados estão associados a graves sequelas ou uma maior mortalidade. Um segundo fator importante é a idade do paciente, que quanto mais jovem maiores os riscos de sequelas, como atraso de desenvolvimento neuropsicomotor, hemiparesias, afasias, distúrbios comportamentais e crises epiléticas. Com relação aos abscessos, um terceiro fator prognóstico importante é a localização. Lesões profundas frontais posteriores e parietais no hemisfério dominante tendem a evoluir com hemiparesias, distúrbios de linguagem e crises convulsivas.[4,7]

## CONCLUSÕES

Pacientes com histórico de sinusites, otites, mastoidites ou outras contíguas, assim como traumatismos cranianos abertos e cirurgias neurológicas recentes com sinais clínicos de infecção, são candidatos a complicações por abscessos cerebrais ou empiemas.

Pacientes com suspeita de abscessos ou empiemas cerebrais são emergências neurocirúrgicas e devem ter o tratamento iniciado imediatamente.

A tomografia computadorizada de crânio contrastada é o exame inicial no diagnóstico, que deve ser complementado pela ressonância magnética.

A imagem de difusão é confiável, em combinação com as outras sequências, para o diagnóstico de um abscesso cerebral piogênico.

O tratamento dos abscessos e empiemas cerebrais envolve antibioticoterapia por largo prazo, e, dependendo do volume, da localização, do efeito compressivo e do quadro clínico, uma abordagem cirúrgica pode ser necessária.

## REFERÊNCIAS BIBLIOGRÁFICAS

1. Muzumdar D, Jhawar S, Goel A. Brain abscess: an overview. Int J Surg. 2011;9(2):136-44.
2. Ruiz-Barrera MA, Santamaria-Rodriguez AF, Zorro OF. Brain abscess: A narrative review. Neurology Perspectives. 2022;2:160-7.
3. Sarrazin J-L, Bonneville F, Martin-Blondel G. Brain infections. Diagnostic and interventional imaging. 2012;93:473-90.
4. Wei J, Zhong F, Sun L, Huang C. Brain abscess of odontogenic origin: a case report and literature review. Medicine (Baltimore). 2023;102(48):e36248.
5. Mameli C, Genoni T, Madia C, et al. Brain abscess in pediatric age: a review. Child's Nerv Syst. 2018;35(7):1117-28.
6. Sonneville R, Ruimy R, Benzonana N, et al. An update on bacterial brain abscess in immunocompetent patients. Clin Microbiol Infect. 2017;23(9):614-20.
7. Brouwer MC, Coutinho JM, van de Beek D. Clinical characteristics and outcome of brain abscess: systematic review and meta-analysis. Neurology. 2014;82(9):806-13.

# Parte VII Neurocirurgia Funcional

# CIRURGIA DE EPILEPSIA DO LOBO TEMPORAL NA INFÂNCIA

Ricardo Silva Centeno ■ José Renan Miranda Cavalcante Filho
Felipe Ostermann Magalhães

## INTRODUÇÃO

A epilepsia do lobo temporal (ELT) é a mais comum das epilepsias focais, sendo a esclerose mesial temporal (EMT) a etiologia mais frequente nos adultos.[1] Em contraponto, na população pediátrica a epilepsia extratemporal é a mais frequente, e a EMT se equipara às lesões neoplásicas em prevalência na ELT.[2] Na maior revisão já feita sobre a ELT na população pediátrica foram revisados 2.089 casos. Nesse trabalho observam-se tumores (32,1%), EMT (29,5%) e displasias (13,2%) como principais causas.[3]

Segundo a classificação da International League Against Epilepsy (ILAE), a epilepsia é classificada como refratária quando há persistência de crises a despeito da utilização de dois fármacos anticonvulsivantes (FAC) adequados para o tipo de epilepsia e em doses otimizadas.[4] Nesses casos, o tratamento cirúrgico deve ser considerado. Em 2001, Wiebe et al. publicaram o primeiro ensaio clínico randomizado em adultos que comprovou, de forma evidente, a superioridade, nos pacientes com epilepsia refratária, da cirurgia da ELT em relação à terapia farmacológica antiepiléptica.[5] Resultados semelhantes foram demonstrados em séries pediátricas.[6-8]

As cirurgias de lobo temporal são o tratamento de escolha para cerca de 70% dos casos de epilepsia farmacorresistente nos adultos e em apenas 20% nos pacientes pediátricos.[2,9] O motivo para tal discrepância é multifatorial, mas deve-se levar em consideração que nas crianças as epilepsias são predominantemente extratemporais.[1]

Os resultados no controle de crises após cirurgia da ELT nos pacientes pediátricos foi semelhante ou até mesmo superior quando comparados aos dos adultos.[3,10,11] Os pacientes que evoluem livres de crises (Classificação Engel I) após lobectomia temporal variam de 60-78%, dependendo da série e das características da população.[12-14] Portanto, por ser uma modalidade de tratamento capaz de impactar o desenvolvimento cognitivo e psicológico dos pacientes, o tratamento cirúrgico da ELT é revisado e discutido no presente capítulo.

## APRESENTAÇÃO CLÍNICA

As manifestações clínicas da ELT em pacientes pediátricos são diversas, podendo cursar com crises tônicas, mioclônicas, clônicas, hipermotoras e espasmos. Assim como nos casos de adultos, as crises de ELT na infância, semiologicamente, podem apresentar *staring* e parada comportamental, especialmente no início. Os automatismos apresentam-se com movimentos gestuais ou oromastigatórios em crianças menores, porém, em idades mais avançadas, os automatismos comportamentais e verbais são comumente observados e mais facilmente percebidos.[15]

Nos pacientes em idade escolar, os sinais de lateralização das crises são mais evidentes, incluindo: versão cefálica, postura distônica e desvio de olhar conjugado. As auras são comuns, mas de difícil avaliação, principalmente em crianças menores ou não verbais. Portanto, mudanças de comportamento repentinas e anormais, como choros imotivados e expressões de medo que ocorram de modo periódico e estereotipado devem ser investigadas no contexto das crises epilépticas.[16]

Nos adolescentes, as manifestações das crises epilépticas são semelhantes às dos adultos. Portanto, além do quadro típico de parada comportamental, *staring* e automatismos orofaciais e apendiculares, queixas autonômicas como sudorese, taquicardia, palidez, sensação epigástrica ascendente, auras olfativas e *déjà vu* também são descritas.[17] O período pós-ictal nestes pacientes é variável, podendo se estender por várias horas.

Em relação à etiologia do quadro de ELT, a série de casos de Ormond et al. revelou que o início precoce das crises (< 1 ano) é observado de forma frequente nos pacientes com displasias corticais em detrimento das lesões neoplásicas e outros diagnósticos. Cerca de 40% dos pacientes com displasia iniciam crises no primeiro ano de vida, enquanto o mesmo acontece em 28% nos casos de EMT e em apenas 16% dos tumores temporais.[3]

Os déficits neuropsicológicos comumente vistos em pacientes adultos com ELT são hemisfério-dependentes. A memória verbal relaciona-se com o hemisfério dominante, enquanto o não dominante está associado à memória visuoespacial. Na população pediátrica, em razão da plasticidade neuronal, os prejuízos neuropsicológicos são menos frequentes e com melhor prognóstico de desenvolvimento de linguagem e memória em comparação com os adultos.[18]

## DIAGNÓSTICO POR IMAGEM

Uma variedade de modalidades de neuroimagem tem sido utilizada para auxiliar no diagnóstico das patologias envolvidas na ELT. A ressonância magnética (RM) sem protocolos específicos pode ter relativamente baixa sensibilidade para detecção de achados de EMT.[19] O padrão ouro para o diagnóstico de EMT é a RM volumétrica ponderada em T1 de alta resolução com cortes coronais, cujo enfoque pormenorize as estruturas mesiais temporais, hipocampo e a amígdala. As imagens ponderadas em T2 com *spin eco* ou *spin eco* rápido também auxiliam no diagnóstico. A sensibilidade da RM de alta resolução para detecção de EMT é superior a 90%, com especificidade acima de 80%.[20,21] Os achados clássicos de EMT na RM incluem atrofia hipocampal e hipersinal em T2 das estruturas temporais mesiais. A presença de alterações lesionais na RM é um fator preditivo de bom resultado cirúrgico. Portanto, anormalidades anatômicas evidenciadas nos exames de neuroimagem correlacionadas com a localização das crises descritas nos exames eletroencefalográficos podem ser alvo em potencial de ressecção.[3]

A espectroscopia é fundamental na diferenciação entre as possíveis etiologias causadoras da ELT. Também auxilia na lateralização da zona de início ictal ao demonstrar a distribuição anatômica de metabólitos biológicos, que são regionalmente anormais dentro de focos epileptogênicos.[22,23]

O PET-*scan* com fluorodesoxiglicose (18F) evidencia o hipometabolismo nas estruturas mesiais temporais durante o período interictal em pacientes com ELT. Embora menos frequente, outras regiões do lobo temporal (porção lateral e polo) e extratemporais (ínsula, frontal, parietal) também podem apresentar metabolismo reduzido, especialmente na EMT.[24,25]

O SPECT detecta a hiperperfusão relativa na zona de início ictal durante uma crise epiléptica. No período interictal há hipoperfusão em comparação com o tecido cerebral adjacente sadio. A sensibilidade do método na localização de crises em pacientes com ELT foi próxima de 40% no período interictal e de 70% no pós-ictal.[26] Na população pediátrica poucos estudos confirmaram a utilidade do SPECT ictal-interictal.[27,28]

## CLASSIFICAÇÃO HISTOPATOLÓGICA

Nos pacientes com EMT, os achados histopatológicos são perda neuronal, gliose do hipocampo, neuronogênese e reorganização axonal.[29] A classificação da ILAE de esclerose hipocampal (EH) é baseada em padrões de insultos neuronais. A esclerose hipocampal tipo 1 é caracterizada por perda neuronal grave e gliose, predominantemente em CA1 e CA4. O tipo 2 apresenta perda neuronal predominante e gliose em CA1 e pode estar presente em até 10% de todos os casos cirúrgicos de ELT.[30] A esclerose hipocampal tipo 3 apresenta perda celular predominante em CA4, com relativa preservação de CA1. Um padrão adicional é caracterizado por astrogliose sem perda evidente de células do hipocampo.[31] Em até 20% dos pacientes com ELT há apenas o achado de gliose, e nesses casos a classificação define como hipocampo sem esclerose.[31] Embora importante para o melhor entendimento sobre os padrões de acometimento do hipocampo, ainda não há correlação estabelecida entre a classificação histopatológica e o prognóstico cirúrgico ou o controle de crises.[32]

Dentre os tumores, o ganglioglioma é considerado o mais frequente nos pacientes com ELT cirúrgica.[33] Histologicamente, apresenta-se com um padrão bifásico com mescla de células tumorais envoltas por astrócitos e neurônios.[34,35] Os DNETs também têm importante representatividade entre os tumores temporais associados à epilepsia na faixa etária pediátrica.[36] Microscopicamente existe uma membrana intracortical multinodular padrão de colunas de células do tipo oligodendroglial limitando uma matriz mucoide com neurônios maduros (neurônios flutuantes).[37]

As displasias corticais são classificadas de acordo com a ILAE como tipo I quando há alteração da laminação cortical com citoarquitetura intacta. No tipo II há também comprometimento da citoarquitetura. No subtipo IIa há presença de neurônios dismórficos e no subtipo IIb além dos neurônios dismórficos existe também a presença de células em balão. O tipo III é a associação da displasia tipo I com outras lesões subtipo IIIa (EMT), IIIb (tumores), IIIc (malformações vasculares) e IIId (miscelânea).[37] É importante a distinção entre as displasias tipo III dos casos de *dual pathology*, nos quais a lesão estrutural se associa a uma displasia tipo II.[38,39]

## TRATAMENTO CIRÚRGICO

Nos pacientes com epilepsia farmacorresistente o tratamento cirúrgico deve ser considerado e o atraso na indicação correlaciona-se à piora do prognóstico cognitivo e psicossocial, especialmente na população pediátrica.[20,40,41]

O tratamento cirúrgico da ELT reduziu de forma importante a morbidade com a contribuição dos avanços da técnica microcirúrgica, da neurofisiologia intraoperatória e de métodos diagnósticos de neuroimagem. Adicionalmente, o mapeamento intraoperatório e a eletrocorticografia, são ferramentas importantes que auxiliam na identificação precisa do foco epileptogênico a ser removido e das áreas corticais eloquentes que devem ser preservadas. Na série de Ormond *et al.*, 4,5% dos pacientes não apresentavam lesões estruturais na RM. Nestas situações, a indicação cirúrgica passa frequentemente pela técnica de estereoeletroencefalografia (EEEG), que representa o refinamento máximo das técnicas de imagem e de eletrofisiologia utilizadas para implantação de eletrodos de profundidade (Fig. 38-1).[3]

As estratégias cirúrgicas para o tratamento da ELT têm se diversificado ao longo do tempo. As primeiras séries de casos empregaram predominantemente, a lobectomia temporal anterior (LTA), técnica que recebeu decisiva contribuição do neurocirurgião brasileiro Paulo Niemeyer. Esta técnica consiste na ressecção do polo do lobo temporal e também das estruturas mesiais temporais (giro para-hipocampal, amígdala e hipocampo). Na amígdalo-hipocampectomia seletiva (AHS), ressecam-se as estruturas mesiais temporais (hipocampo, amígdala e giropara-hipocampal) por um acesso transcortical e transventricular, por corticectomia pelo giro temporal médio. A lesionectomia é uma técnica que apresenta elevada taxa de sucesso quando bem indicada. Acredita-se que este resultado benéfico é devido à associação do tecido lesional com o foco epileptogênico e à maior facilidade de ressecção quando há uma lesão específica, excluindo outras patologias que contribuam para a ocorrência de crises, como a EMT.[3]

A despeito dos avanços tecnológicos no tratamento cirúrgico das epilepsias, permanece como elemento fundamental na técnica microcirúrgica a ressecção subpial, preservando a anatomia vasculo-nervosa vista sob transparência da pia. Esta técnica foi desenvolvida por Penfield e Jasper na década de 40 para reduzir os riscos associados à cirurgia de epilepsia (Fig. 38-2).[42]

Recentemente a neuromodulação com estimulador cerebral profundo ou estimulador do nervo vago tem ocupado um espaço importante no tratamento da ELT. No entanto, não tem indicação em pacientes candidatos à cirurgia ressectiva por constituir um tratamento paliativo.[43]

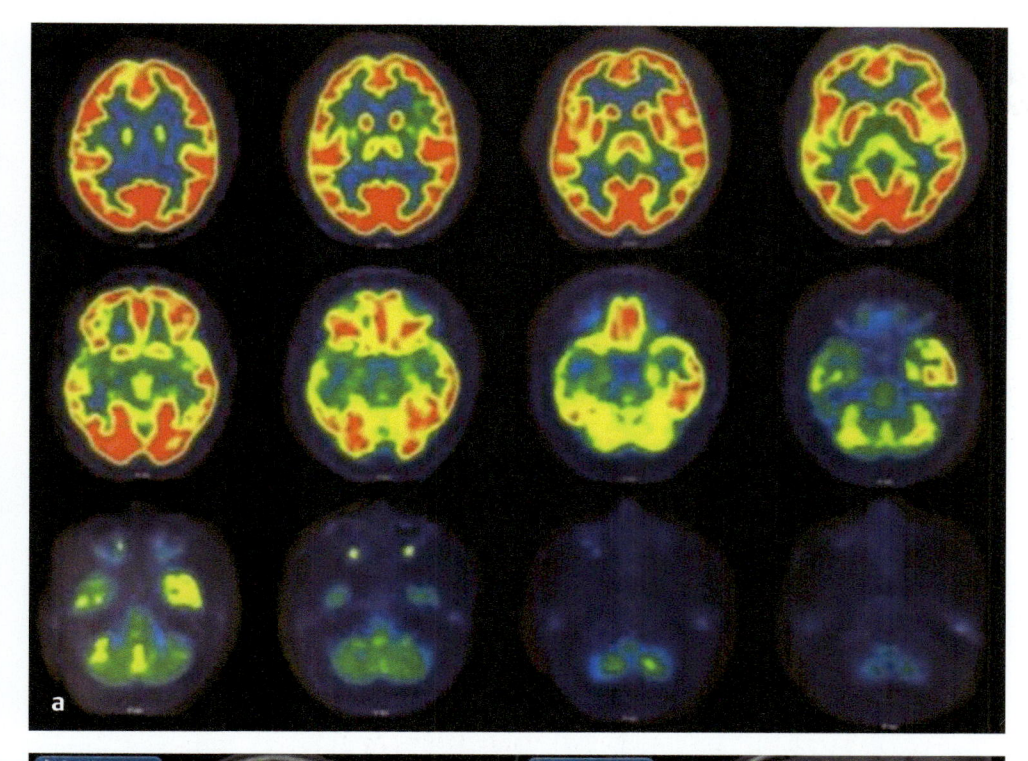

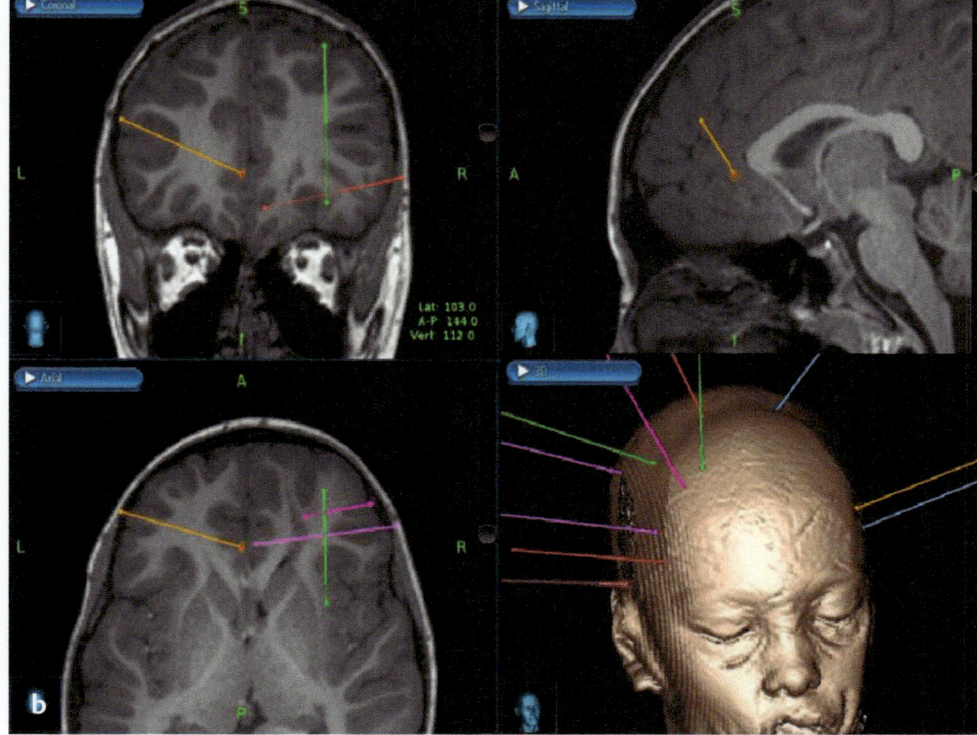

**Fig. 38-1.** Estereoeletroencefalografia (SEEG). (a) PET-*scan* com hipometabolismo temporal esquerdo. (b) Planejamento pré-operatório da implantação dos eletrodos de profundidade. *(Continua)*

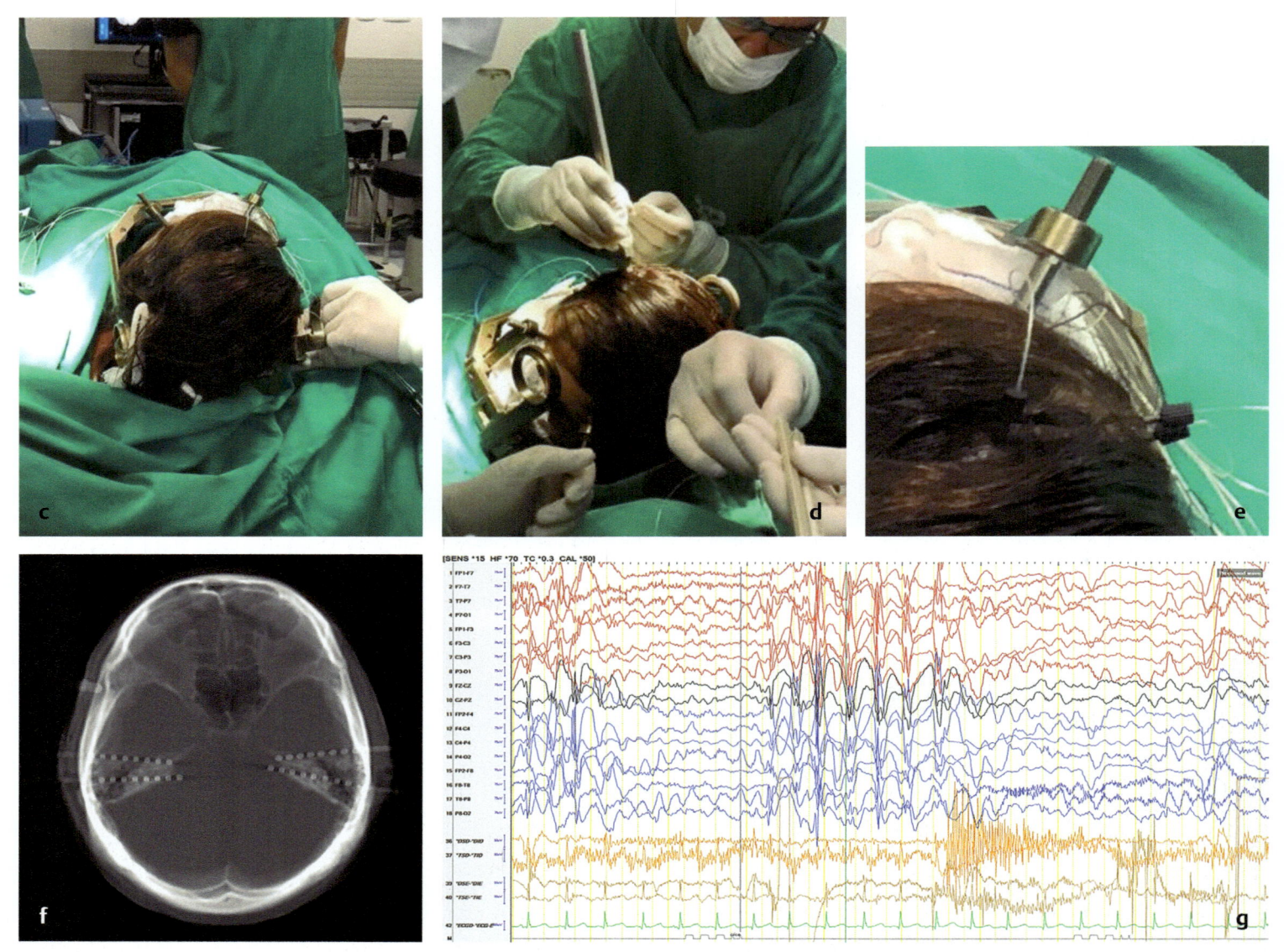

**Fig. 38-1.** *(Cont.)* (**c,d**) Implantação estereotáxica dos eletrodos. (**e**) Posição final do eletrodo implantado. (**f**) Aspecto dos eletrodos implantados na tomografia de crânio. (**g**) Registro do SEEG do paciente em ambiente ambulatorial que revela: atividade de base desorganizada e simétrica e atividade epileptiforme do tipo ondas agudas isoladas e agrupadas e espícula-onda com a seguinte distribuição: Generalizada; Predomínio frontal E (F1, F3); Predomínio frontal D (F4, AF4) e registro de crises eletroclínicas, com frequência de 2 por hora (até 5 por hora), durante a vigília.

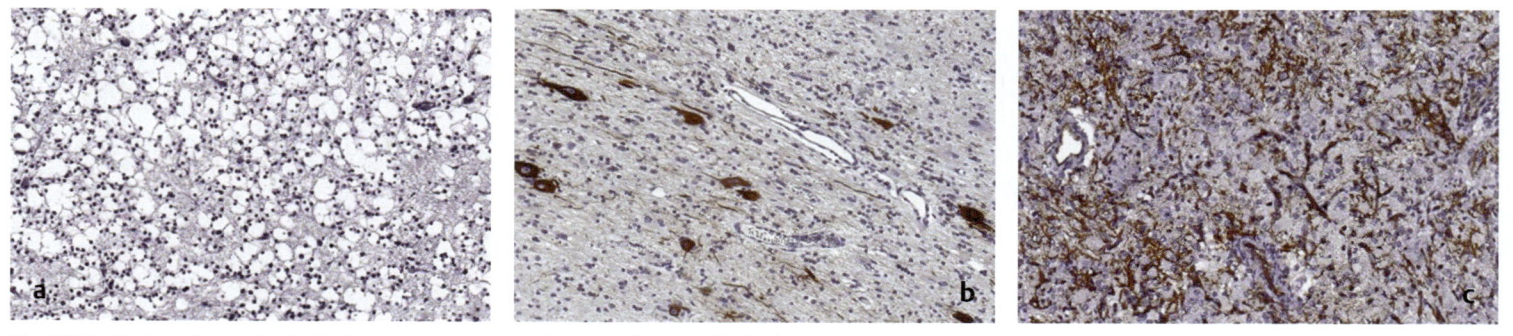

**Fig. 38-2.** Lâminas de patologia. (**a**) Representa um caso de DNET. (**b**) Caso de displasia. (**c**) Lâmina de ganglioglioma.

## CASOS ILUSTRATIVOS
### Caso 1

Paciente de 14 anos, sexo feminino, apresentou primeiro episódio de crise epilética aos 3 anos de idade, caracterizada por parada comportamental, sem evento precipitante relacionado. Aos 5 anos evoluiu com crises focais disperceptivas recorrentes, caracterizadas por parada comportamental, *staring*, desvio cefálico para a esquerda, automatismos oromastigatórios e na mão esquerda, e hipertonia de membro superior direito, com duração de aproximadamente 1 minuto, seguido de sonolência pós-ictal, sem relato de evolução para crises tônico-clônicas bilaterais. Apresentava, em média, 3 episódios por mês, mesmo em uso de carbamazepina e clobazam em doses otimizadas, caracterizando quadro de epilepsia refratária. Foi submetida à investigação com eletroencefalograma e videoeletroencefalograma, que evidenciou presença de descargas epileptiformes nos períodos interictal e ictal na região temporal esquerda. Uma RM cerebral revelou lesão expansiva com isossinal em T2 e hipersinal em FLAIR na região para-hipocampal esquerda com leve realce pelo meio de contraste, com imagens císticas de permeio, em aspecto de bolha de sabão (Fig. 38-3). Foi indicada lesionectomia com uso de eletrocorticografia intraoperatória (Fig. 38-4). Realizada craniotomia frontotemporal esquerda ampla seguida de corticectomia do giro temporal médio e ressecção completa da lesão. Devido à presença de atividade epileptogênica no polo temporal na eletrocorticografia realizada após lesionectomia, realizada ressecção adicional do córtex temporal e da amígdala. A eletrocorticografia final mostrou ausência de paroxismos epileptiformes, ou qualquer atividade epileptiforme residual. O exame histopatológico evidenciou ganglioma. A paciente foi submetida à retirada de fármacos anticonvulsivantes após permanecer 2 anos livre de crises e com EEG sem atividade epileptiforme. Com 5 anos de acompanhamento ambulatorial permanece sem déficits neurológicos, com classificação Engel 1A e desenvolvimento neuropsicomotor adequado para a idade e sem evidências de recidiva da lesão.

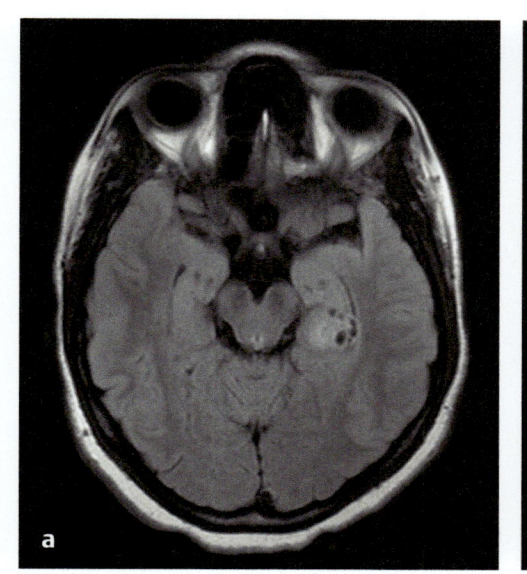

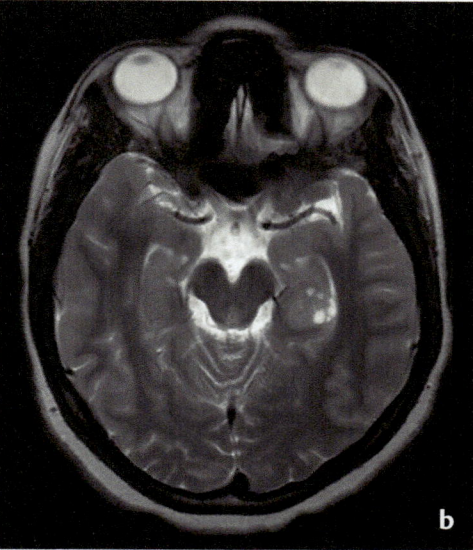

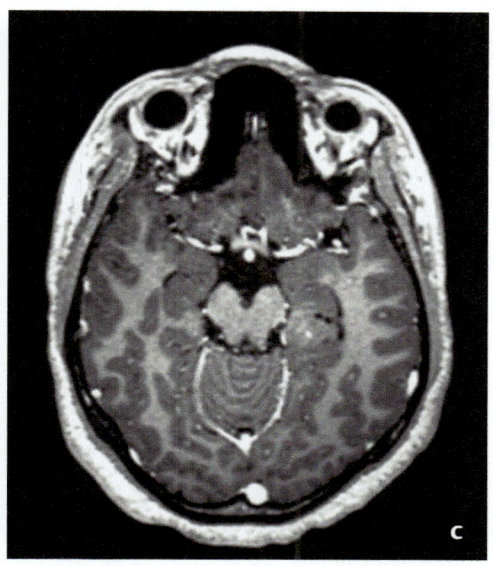

**Fig. 38-3.** Ressonância magnética com contraste em cortes axiais. Lesão com isossinal em T2. (**a**) Hipersinal em FLAIR. (**b**) Na porção para-hipocampal esquerda com leve realce pelo meio de contraste. (**c**) Com presença de imagens císticas de permeio, em aspecto de bolha de sabão, medindo cerca de 1,7 cm com leve efeito expansivo, deslocando superiormente o hipocampo e sem edema adjacente.

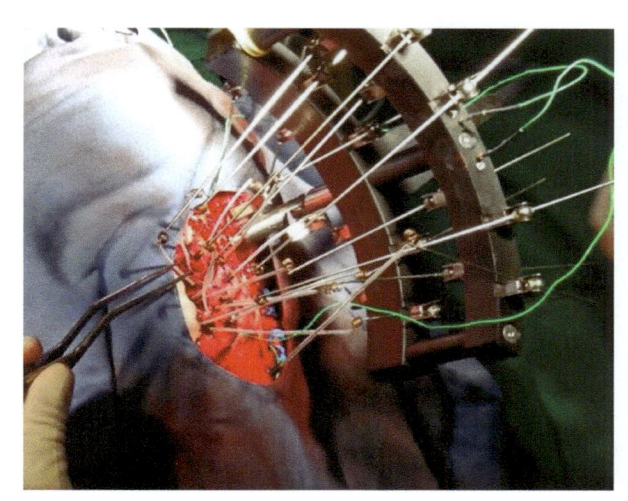

**Fig. 38-4.** Imagem intraoperatória de eletrocorticografia (ECog) com "*sixteen channel*" ou "Aranha".

## Caso 2

Paciente com história de primeira crise epiléptica aos 15 dias de vida, caracterizada por desvio ocular para a esquerda, piscamento bipalpebral e movimentos oromastigatórios, com duração de aproximadamente 30 segundos. Evoluiu com aumento progressivo da frequência de crises inicialmente sendo prescrito fenobarbital e, posteriormente, associadas carbamazepina e fenitoína, sem controle adequado. Aos 2 meses de idade apresentou estado de mal epiléptico, sendo submetida à intubação orotraqueal e transferida para nosso serviço. Após estabilização clínica, permaneceu apresentando episódios diários de crises, com semiologia caracterizada por desvio oculocefálico para a direita e postura assimétrica, com flexão do dimídio direito e extensão do esquerdo. Ao exame físico apresentava hemiplegia à direita. Foi realizada investigação complementar com EEG com evidência de paroxismos epileptiformes focais na região temporal médio-posterior esquerda e RM de crânio com presença de displasia cortical na região têmporo-occipital à esquerda (Fig. 38-5). Devido ao baixo peso da paciente foi programada cirurgia estagiada em dois tempos: primeiramente a realização de corticoamigdalo-hipocampectomia e, posteriormente, a realização de quadrantotomia anatômica. A criança foi submetida à primeira cirurgia com 3 meses de vida, com 4.475 g, saindo do *status* epiléptico após o procedimento e recebendo alta da UTI no 3º dia pós-operatório. Evoluiu com redução da frequência de crises de 30 para 5 episódios por dia, sendo liberada do hospital para ganho de peso antes da segunda cirurgia. Exame anatomopatológico evidenciou displasia cortical focal do tipo IIB e RM de controle pós-operatória confirmou ressecção do lobo temporal (Fig. 38-6). Aos 10 meses de vida, pesando 8.250 g, a paciente foi submetida à segunda cirurgia para realização de quadrantotomia anatômica conforme programação inicial de cirurgia estagiada. Evoluiu sem intercorrências, submetida à TC de controle (Fig. 38-7) e recebendo alta no 5º PO. Após 2 anos de acompanhamento, apresentou apenas dois episódios isolados de crises focais perceptivas durante tentativa de retirada de medicação, sendo classificada como Engel 1D. Segue em acompanhamento ambulatorial regular com ganho importante de marcos do desenvolvimento, além de melhora progressiva da força no dimídio direito.

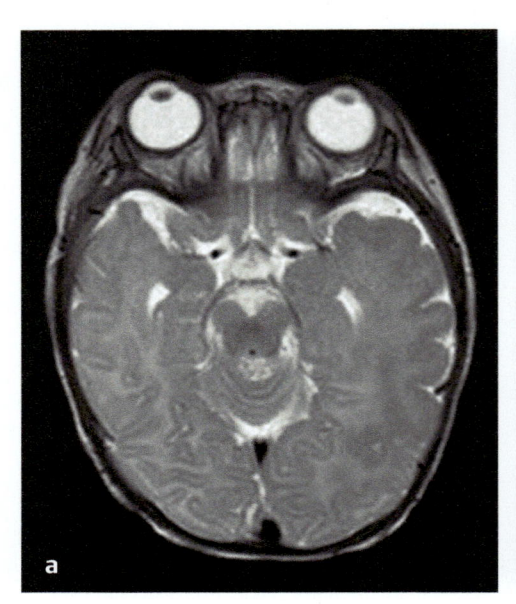

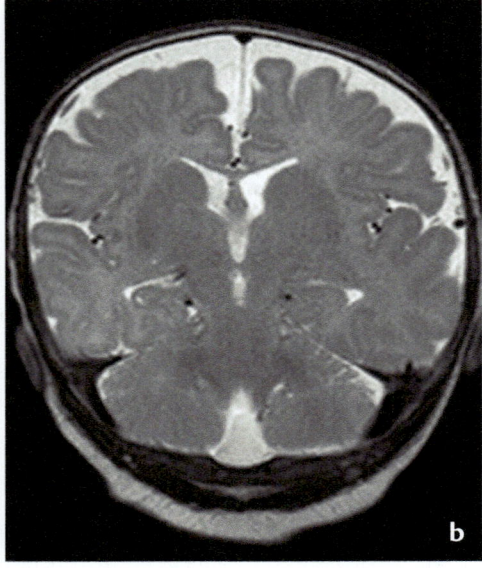

**Fig. 38-5.** Ressonância magnética de crânio com presença de displasia cortical em região temporo-occipital à esquerda. (a) Corte axial. (b) Corte coronal.

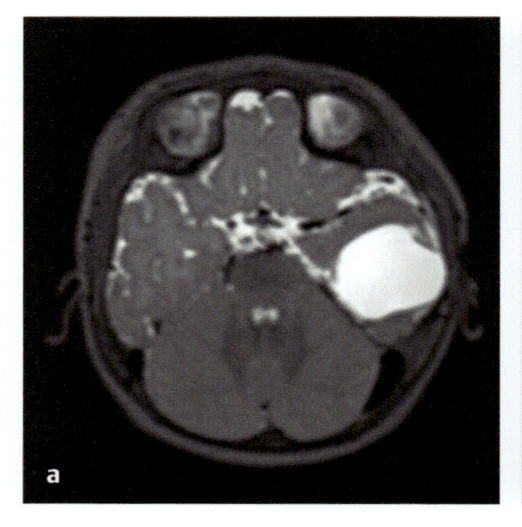

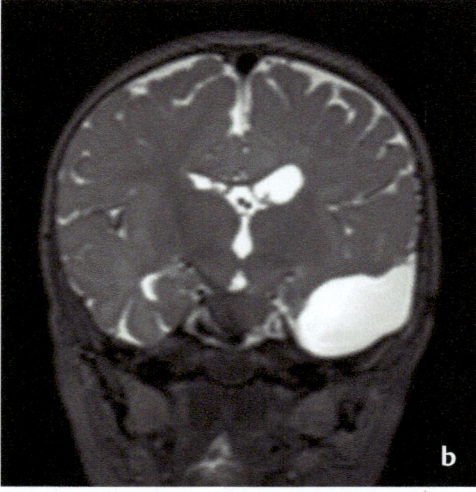

**Fig. 38-6.** Ressonância magnética de crânio pós-operatória de corticoamigdalo-hipocampectomia à esquerda. (a) Corte axial. (b) Corte coronal.

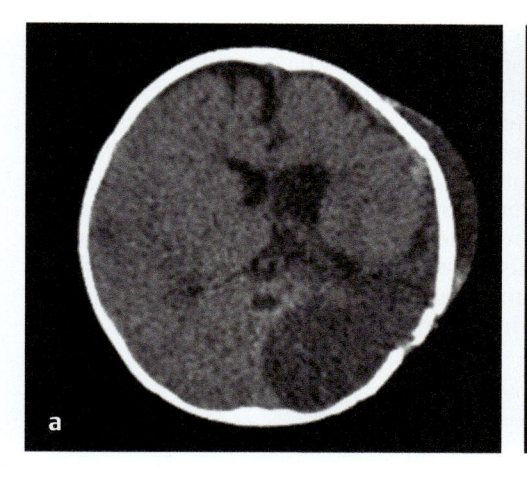

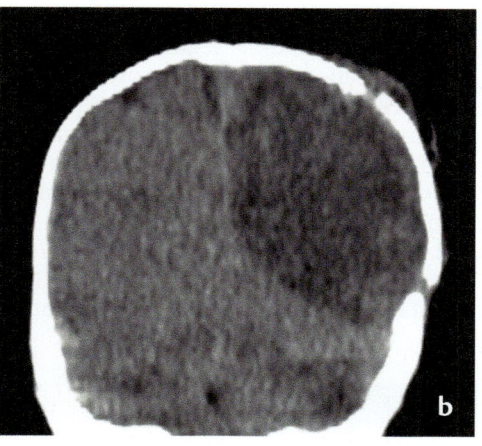

**Fig. 38-7.** Tomografia de crânio de controle pós-operatória de quadrantotomia à esquerda. (**a**) Corte axial. (**b**) Corte coronal.

## Caso 3

Paciente de 12 anos, sexo feminino, com história de primeira crise epilética com 1 ano de idade durante episódio febril. Desde então permaneceu apresentando crises focais disperceptivas mesmo em uso de fármacos anticrise em doses otimizadas. Os episódios eram caracterizados por início com sensação de medo e mal-estar epigástrico, seguido de parada comportamental, *staring*, automatismos na mão esquerda e postura distônica no MSD com duração de aproximadamente 1 minuto e presença de sonolência pós-ictal, com frequência aproximada de 4 crises por mês. Foi realizada investigação com EEG e VEEG, com presença de atividade epileptiforme focal e zona de início ictal na região temporal esquerda. A ressonância cerebral evidenciou esclerose mesial temporal esquerda (Fig. 38-8). Na avaliação neuropsicológica a paciente apresentava QI estimado na faixa média superior, com rebaixamento de funções linguísticas, memória de curto prazo e memória operacional, sugerindo disfunção de hemisfério dominante, com provável acometimento hipocampal. Devido ao quadro de epilepsia refratária, associado a zonas corticais concordantes na avaliação, foi indicada a realização de amigdalo-hipocampectomia seletiva à esquerda. Como recursos especiais durante a cirurgia foram utilizados aspirador ultrassônico para aspiração subpial e monitorização neurofisiológica intraoperatória para auxílio da preservação da artéria coróideia anterior. A eletrocorticografia não é utilizada na EMT, sendo indicado seu uso nos casos de displasia e tumores. Em relação à técnica cirúrgica, a paciente foi posicionada em decúbito dorsal com versão cefálica para a direita, com coxim sob o ombro esquerdo. A cabeça foi fixada em suporte de Mayfield em extensão, deixando a maxila no ponto mais alto do campo operatório, com rotação de 45° (Fig. 38-9). Utilizamos incisão cutânea em *question mark* na região frontotemporal,

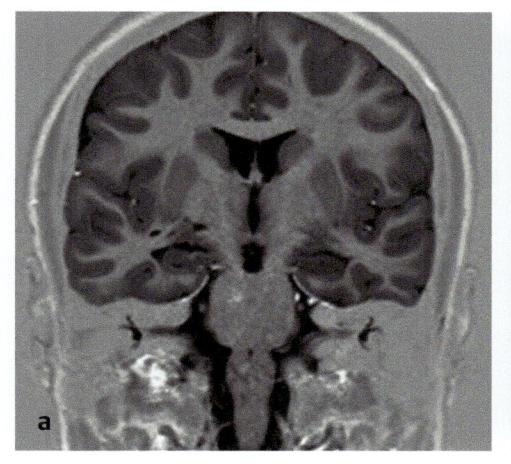

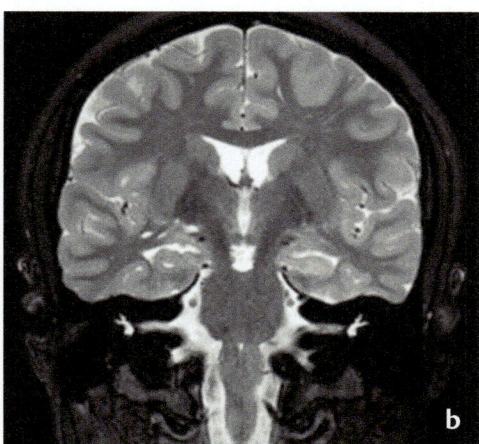

**Fig. 38-8.** Ressonância magnética de crânio em cortes coronais. (**a**) T1IR: redução volumétrica da formação hipocampal esquerda, com perda da sua arquitetura interna habitual. (**b**) T2 sinal aumentado sugerindo gliose.

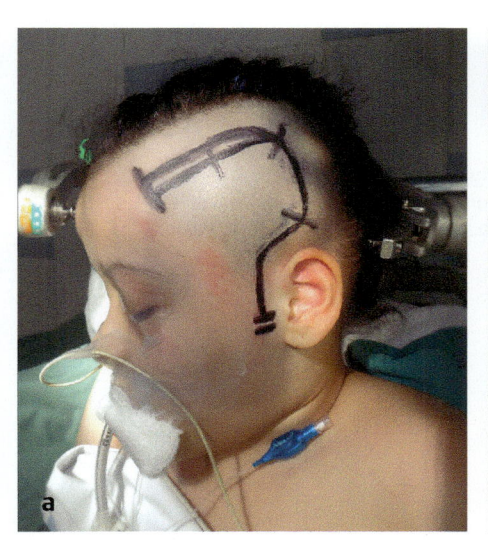

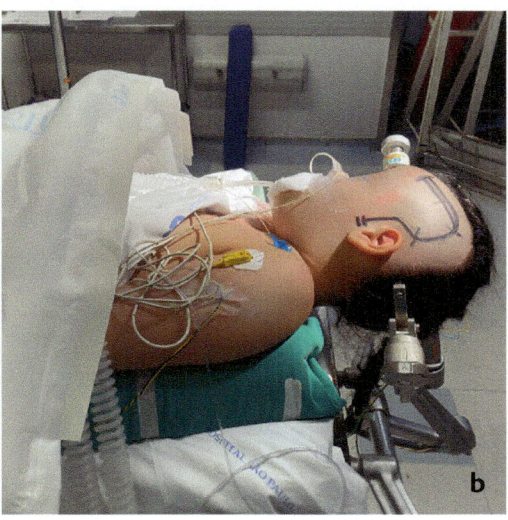

**Fig. 38-9.** Posicionamento da cabeça para abordagem de lesões mesiais temporais. (**a**) Maxila acima do nível do coração com a cabeça rodada e estendida. (**b**) Rotação da cabeça 60° para abordagem do corpo e cauda do hipocampo.

seguida de rebatimento de *flap* miocutâneo (Fig. 38-10a). A craniotomia frontotemporal foi realizada centrada no ponto rolândico inferior, na borda mais alta da sutura escamosa (Fig. 38-10b). A abertura dural foi feita em formato de envelope (Fig. 38-10c). Foi realizada corticectomia de aproximadamente 3 cm no giro temporal médio, com limite posterior localizado a 4,5 cm da ponta do lobo temporal (Fig. 38-11a). O acesso transcortical transventricular foi utilizado para exposição do hipocampo e do ponto coroídeo inferior, sendo realizada ressecção subpial em bloco da amígdala, hipocampo e giro para-hipocampal (Figs. 38-11b e 38-12). Foi realizada irrigação com soro morno sob pressão e revisão rigorosa da hemostasia.

O aspecto final da ressecção permitiu a visualização subpial das seguintes estruturas: nervo óptico, artéria carótida interna, nervo oculomotor, borda livre da tenda, artéria coroideia anterior, artéria cerebral posterior, artéria cerebelar posterior e pedúnculo cerebral (Fig. 8-13). A paciente evoluiu sem intercorrências após a cirurgia, com tomografia de controle evidenciando ressecção adequada das estruturas mesiais temporais (Fig. 38-14), recebendo alta 3 dias após o procedimento. Com 2 anos de acompanhamento ambulatorial pós-operatório, a paciente permanece sem crises, sendo classificada como Engel 1A. O exame neuropsicológico de controle apresentou melhora do desempenho cognitivo.

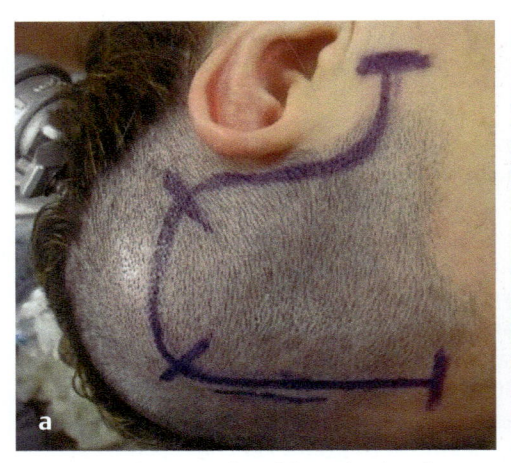

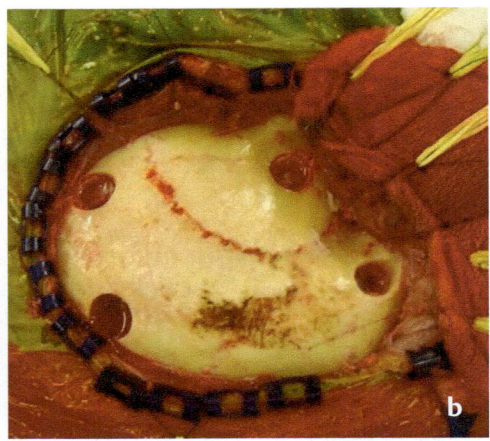

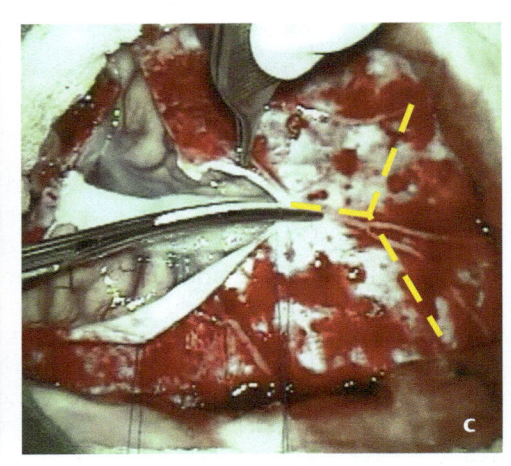

**Fig. 38-10.** Intraoperatório. (**a**) Incisão da pele em *question mark*. (**b**) Rebatimento do *flap* musculocutâneo com craniotomia centrada no ponto rolândico inferior, na borda mais alta da escama do osso temporal. (**c**) Abertura da dura-máter em envelope.

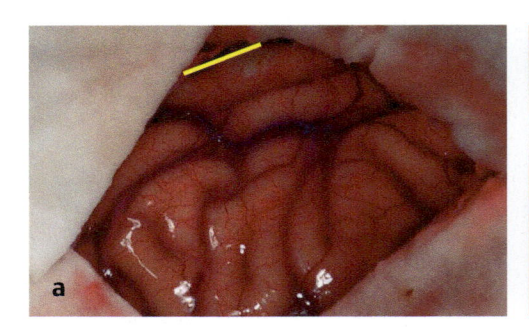

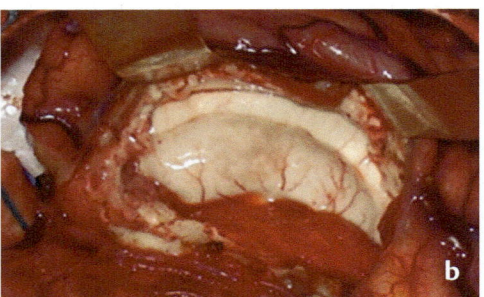

**Fig. 38-11.** Intraoperatório. (**a**) Limite da corticectomia (linha amarela) no giro temporal médio com 3 cm de extensão, desde 4,5 cm da ponta do lobo temporal. (**b**) Exposição sob microscopia do hipocampo após acesso transcortical transventricular.

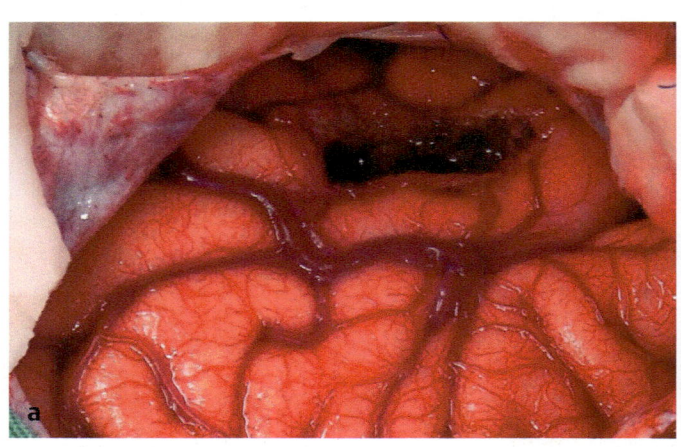

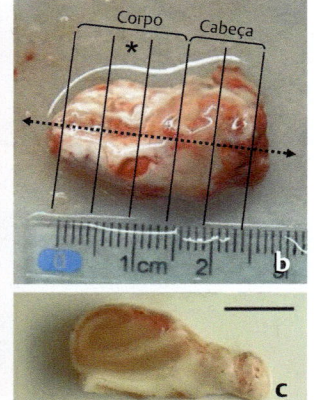

**Fig. 38-12.** (**a**) Aspecto final da AH seletiva, com corticetomia em giro temporal médio. (**b,c**) Hipocampo ressecado em bloco.

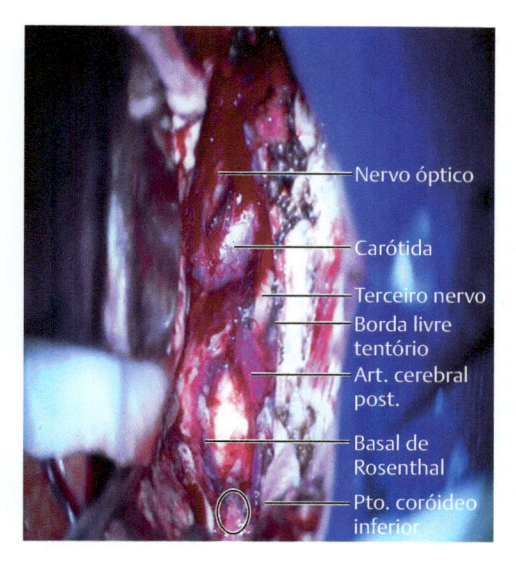

**Fig. 38-13.** Imagem intraoperatória de visão microscópica. Aspecto final da ressecção em bloco das estruturas mesiais permite a visualização subpial do nervo óptico, artéria carótida interna, nervo oculomotor, borda livre do tentório, artéria coróideia anterior, artéria cerebral posterior e veia basal de Rosenthal.

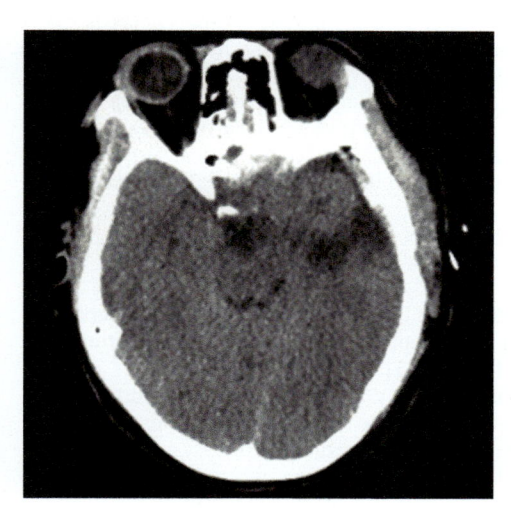

*Labels: Nervo óptico; Carótida; Terceiro nervo; Borda livre tentório; Art. cerebral post.; Basal de Rosenthal; Pto. coróideo inferior.*

**Fig. 38-14.** Tomografia de crânio de controle pós-operatória de amigdalo-hipocampectomia seletiva à esquerda em corte axial.

## RESULTADOS CIRÚRGICOS

Na maior revisão da literatura sobre o resultado no controle das crises após a cirurgia de ELT em crianças, 74-82% dos pacientes tornaram-se livres de crises.[44] Clusmann *et al.* sugeriram em seu estudo que o desfecho no controle de crises foi melhor em pacientes com menos de 18 anos com ou sem EMT e obteve melhor resultado para LTA em comparação com AHS,[45] algo que segue controverso na literatura referente a adultos. Talvez tal diferença se deva à maior ocorrência de displasias tipo I associadas a lesões estruturais tais como tumores e EMT na população pediátrica.[46]

Comparativamente à população adulta, a possibilidade de atingir a classe IA de Engel na maior revisão de ELT da literatura, em 2.089 crianças operadas, foi significativamente maior, especialmente para acompanhamentos mais longos.[3] Também há estudos que sugerem maior percentual de retirada dos FACs nos pacientes pediátricos operados.[47,48]

O prognóstico cognitivo após a cirurgia de ELT também é controverso em adultos e crianças.[49-52] No entanto, há evidências que favorecem melhor desempenho cognitivo nos pacientes operados que tornaram-se livres de crises (Engel 1) e também os que retiram completamente os FACs.[50,53]

A avaliação cognitiva dos pacientes operados por ELT na população pediátrica apresenta dificuldades relacionadas com a falta de padronização dos métodos utilizados, diferentes instrumentos para diferentes faixas etárias, tamanhos de amostra variados para medidas individuais e pequena amostra de pacientes com conjuntos de dados completos. Embora sem significância estatística, já foi encontrado maior prejuízo em domínios de linguagem em pacientes operados por ELT do hemisfério dominante. O resultado benéfico da cirurgia é comprovado com melhora em longo prazo na função intelectual nos pacientes que ficaram livres de crises e que reduziram os FACs. A memória episódica apresentou melhores escores quando o hipocampo foi poupado e memória semântica com a preservação do polo temporal.[54,55] Diante de tais particularidades de avaliação, não há, atualmente, evidências robustas que indiquem ocorrência de declínio cognitivo pós-cirúrgico.

Sobre as complicações, a maior série de revisões evidenciou que 1,9% dos pacientes evoluíram com déficits motores. Em relação ao prognóstico visual, a mesma série evidenciou campimetria normal em 72,3% dos casos, quadrantonopsia superior contralateral em 21,3% e hemianopsia homônima contralateral em 6,4%.[3]

## CONCLUSÃO

A cirurgia da ELT em crianças é indicada nos casos refratários ao tratamento medicamentoso. Nas séries pediátricas, as cirurgias da ELT são menos frequentes que as cirurgias extratemporais, ao contrário das séries de cirurgias de epilepsia em adultos. Enquanto no adulto existe a predominância de EMT na ELT, na criança há maior frequência de casos de displasia e de tumores. Os resultados das cirurgias da ELT em criança apresentam melhor controle de crises e este resultado é mais sustentado ao longo do tempo do que nos adultos. A grande maioria das crianças não apresenta declínio cognitivo após cirurgia de ELT, provavelmente devido à plasticidade cerebral própria da infância.

## REFERÊNCIAS BIBLIOGRÁFICAS

1. Bourgeois M, Sainte-Rose C, Lellouch-Tubiana A, et al. Surgery of epilepsy associated with focal lesions in childhood. J Neurosurg. 1999;90(5):833-42.
2. Blumcke I, Spreafico R, Haaker G, et al. Histopathological findings in brain tissue obtained during epilepsy surgery. N Engl J Med. 2017;377:1648-56.
3. Ormond DR, Clusmann H, Sassen R, et al. Pediatric temporal lobe epilepsy surgery in bonn and review of the literature. Clin Neurosurg. 2019;84:844-56.
4. Kwan P, Arzimanoglou A, Berg AT, et al. Definition of drug resistant epilepsy: consensus proposal by the ad hoc Task Force of the ILAE Commission on Therapeutic Strategies [published correction appears in Epilepsia. 2010 Sep;51(9):1922]. Epilepsia. 2010;51(6):1069-77.
5. Wiebe S, Blume WT, Girvin JP, Eliasziw M. Effectiveness and efficiency of surgery for temporal lobe epilepsy study group. A randomized, controlled trial of surgery for temporal-lobe epilepsy. N Engl J Med. 2001;345(5):311-8.
6. Davidson S, Falconer MA. Outcome of surgery in 40 children with temporal-lobe epilepsy. Lancet. 1975;1(7919):1260-3.
7. Terra-Bustamante VC, Inuzuca LM, Fernandes RM, et al. Temporal lobe epilepsy surgery in children and adolescents: clinical characteristics and post-surgical outcome. Seizure. 2005;14(4):274-81.
8. Blume WT. Temporal lobe epilepsy surgery in childhood: rationale for greater use. Can J Neurol Sci. 1997;24(2):95-8.
9. Harvey AS, Cross JH, Shinnar S, Mathern GW. ILAE Pediatric Epilepsy Surgery Survey Taskforce. Defining the spectrum of international practice in pediatric epilepsy surgery patients [published correction appears in Epilepsia. 2013 Jun;54(6):1140. Mathern, Bary W [corrected to Mathern, Gary W]]. Epilepsia. 2008;49(1):146-55.
10. West S, Nevitt SJ, Cotton J, et al. Surgery for epilepsy. Cochrane Database Syst Rev. 2019;6(6):CD010541. Published 2019.
11. Lee YJ, Kang HC, Bae SJ, et al. Comparison of temporal lobectomies of children and adults with intractable temporal lobe epilepsy. Childs Nerv Syst. 2010;26(2):177-83.
12. Mittal S, Montes JL, Farmer JP, et al. Long-term outcome after surgical treatment of temporal lobe epilepsy in children. J Neurosurg. 2005;103(5):401-12.
13. Cendes F. Febrile seizures and mesial temporal sclerosis. Curr Opin Neurol. 2004;17(2):161-4.
14. Tarkka R, Pääkkö E, Pyhtinen J, et al. Febrile seizures and mesial temporal sclerosis: no association in a long-term follow-up study. Neurology. 2003;60(2):215-8.
15. Salanova V, Morris HH, Van Ness P, et al. Frontal lobe seizures: electroclinical syndromes. Epilepsia. 1995;36(1):16-24.
16. Nickels KC, Wong-Kisiel LC, Moseley BD, Wirrell EC. Temporal lobe epilepsy in children. Epilepsy Res Treat. 2012;2012:849540.
17. Kotagal P, Lüders H, Morris HH, et al. Dystonic posturing in complex partial seizures of temporal lobe onset: a new lateralizing sign. Neurology. 1989;39(2):196-201.

18. Aldenkamp AP, Alpherts WC, Dekker MJ, Overweg J. Neuropsychological aspects of learning disabilities in epilepsy. Epilepsia. 1990;31(4):S9-S20.
19. McBride MC, Bronstein KS, Bennett B, et al. Failure of standard magnetic resonance imaging in patients with refractory temporal lobe epilepsy. Arch Neurol. 1998;55(3):346-8.
20. Berkovic SF, McIntosh AM, Kalnins RM, et al. Preoperative MRI predicts outcome of temporal lobectomy: an actuarial analysis. Neurology. 1995;45(7):1358-63.
21. Jack CR Jr, Rydberg CH, Krecke KN, et al. Mesial temporal sclerosis: diagnosis with fluid-attenuated inversion-recovery versus spin-echo MR imaging. Radiology. 1996;199(2):367-73.
22. Capizzano AA, Vermathen P, Laxer KD, et al. Temporal lobe epilepsy: qualitative reading of 1H MR spectroscopic images for presurgical evaluation. Radiology. 2001;218(1):144-51.
23. Li LM, Cendes F, Antel SB, et al. Prognostic value of proton magnetic resonance spectroscopic imaging for surgical outcome in patients with intractable temporal lobe epilepsy and bilateral hippocampal atrophy. Ann Neurol. 2000;47(2):195-200.
24. Semah F, Baulac M, Hasboun D, et al. Is interictal temporal hypometabolism related to mesial temporal sclerosis? A positron emission tomography/magnetic resonance imaging confrontation. Epilepsia. 1995;36(5):447-56.
25. Arnold S, Schlaug G, Niemann H, et al. Topography of interictal glucose hypometabolism in unilateral mesiotemporal epilepsy. Neurology. 1996;46(5):1422-30.
26. Devous MD Sr, Thisted RA, Morgan GF, et al. SPECT brain imaging in epilepsy: a meta-analysis. J Nucl Med. 1998;39(2):285-93.
27. Harvey AS, Bowe JM, Hopkins IJ, e al. Ictal 99 mTc-HMPAO single photon emission computed tomography in children with temporal lobe epilepsy. Epilepsia. 1993;34(5):869-77.
28. King MA, Newton MR, Jackson GD, et al. Epileptology of the first-seizure presentation: a clinical, electroencephalographic, and magnetic resonance imaging study of 300 consecutive patients. Lancet. 1998;352(9133):1007-11.
29. Velísek L, Moshé SL. Temporal lobe epileptogenesis and epilepsy in the developing brain: bridging the gap between the laboratory and the clinic. Progression, but in what direction? Epilepsia. 2003;44(12):51-9.
30. Blümcke I, Thom M, Aronica E, et al. International consensus classification of hippocampal sclerosis in temporal lobe epilepsy: a Task Force report from the ILAE Commission on Diagnostic Methods. Epilepsia. 2013;54(7):1315-29.
31. Thom M. Review: Hippocampal sclerosis in epilepsy: a neuropathology review. Neuropathol Appl Neurobiol. 2014;40(5):520-43.
32. Gales JM, Jehi L, Nowacki A, Prayson RA. The role of histopathologic subtype in the setting of hippocampal sclerosis-associated mesial temporal lobe epilepsy. Hum Pathol. 2017;63:79-88.
33. Blumcke I, Aronica E, Urbach H, et al. A neuropathology-based approach to epilepsy surgery in brain tumors and proposal for a new terminology use for long-term epilepsy-associated brain tumors. Acta Neuropathol. 2014;128(1):39-54.
34. Solomon DA, Blümcke I, Capper D, Gupta K. Varlet P–Gangliopglioma. In: Central Nervous System Tumours: WHO Classification of Tumours. 5th ed. Lyons (France): International Agency for Research on Cancer. 2021:111-5.
35. Zaky W, Patil SS, Park M, et al. Ganglioglioma in children and young adults: single institution experience and review of the literature. J Neuro-Oncol. 2018;139(03):739-47.
36. Thom M, Toma A, An S, et al. One hundred and one dysembryoplastic neuroepithelial tumors: an adult epilepsy series with immunohistochemical, molecular genetic, and clinical correlations and a review of the literature. J Neuropathol Exp Neurol. 2011;70(10):859-78.
37. Blümcke I, Thom M, Aronica E, et al. The clinicopathologic spectrum of focal cortical dysplasias: a consensus classification proposed by an ad hoc Task Force of the ILAE Diagnostic Methods Commission. Epilepsia. 2011;52(01):158-74.
38. Cendes F, Cook MJ, Watson C, et al. Frequency and characteristics of dual pathology in patients with lesional epilepsy. Neurology. 1995;45:2058-64.
39. Li LM, Cendes F, Andermann F, et al. Surgical outcome in patients with epilepsy and dual pathology. Brain. 1999;122 (Pt 5):799-805.
40. Stephen LJ, Kwan P, Brodie MJ. Does the cause of localisation-related epilepsy influence the response to antiepileptic drug treatment?. Epilepsia. 2001;42(3):357-62.
41. Brodie MJ, French JA. Management of epilepsy in adolescents and adults. Lancet. 2000;356(9226):323-9.
42. Penfield W, Jasper H, Boston Little, et al. Epilepsy and the Functional Anatomy of the Human Brain. 1954.
43. Clusmann H, Kral T, Gleissner U, et al. Analysis of different types of resection for pediatric patients with temporal lobe epilepsy. Neurosurgery. 2004;54(4):847-60.
44. Ryvlin P, Rheims S, Hirsch LJ, et al. Neuromodulation in epilepsy: state-of-the-art approved therapies [published correction appears in Lancet Neurol. 2021;20(12):e7.
45. Wyllie E. Surgical treatment of epilepsy in children. Pediatr Neurol. 1998;19(3):179-88.
46. Barba C, Cossu M, Guerrini R, et al. Temporal lobe epilepsy surgery in children and adults: a multicenter study. Epilepsia. 2021;62(1):128-42.
47. Edelvik A, Rydenhag B, Olsson I, et al. Long-term outcomes of epilepsy surgery in Sweden: a national prospective and longitudinal study. Neurology. 2013;81(14):1244-51.
48. Lamberink HJ, Boshuisen K, Otte WM, et al. TimeToStop Study Group. Individualized prediction of seizure relapse and outcomes following antiepileptic drug withdrawal after pediatric epilepsy surgery. Epilepsia. 2018;59(3):e28-e33.
49. Vogt VL, Äikiä M, Del Barrio A, et al. Current standards of neuropsychological assessment in epilepsy surgery centers across Europe. Epilepsia. 2017;58(3):343-55.
50. Moosa ANV, Wyllie E. Cognitive Outcome After Epilepsy Surgery in Children. Semin Pediatr Neurol. 2017;24(4):331-9.
51. Andersson-Roswall L, Engman E, Samuelsson H, Malmgren K. Cognitive outcome 10 years after temporal lobe epilepsy surgery: a prospective controlled study. Neurology. 2010;74(24):1977-85.
52. Van Schooneveld MM, Braun KP. Cognitive outcome after epilepsy surgery in children. Brain Dev. 2013;35(8):721-9.
53. Sibilia V, Barba C, Metitieri T, et al. Cognitive outcome after epilepsy surgery in children: a controlled longitudinal study. Epilepsy Behav. 2017;73:23-30.
54. Skirrow C, Cross JH, Cormack F, et al. Long-term intellectual outcome after temporal lobe surgery in childhood. Neurology. 2011;76(15):1330-7.
55. Skirrow C, Cross JH, Harrison S, et al. Temporal lobe surgery in childhood and neuroanatomical predictors of long-term declarative memory outcome. Brain. 2015;138(1):80-93.

# CIRURGIA DE EPILEPSIA EXTRATEMPORAL

Enrico Ghizoni ▪ Fábio Rogério
João Pedro Leite ▪ Maria Augusta Montenegro

## AVALIAÇÃO PRÉ-CIRÚRGICA

A maioria dos pacientes com epilepsia recém-diagnosticada tem crises controladas com a introdução do primeiro ou do segundo fármaco anticrise (FAC); entretanto, cerca de 30-40% dos pacientes apresentam crises farmacorresistentes. Apenas 5-16% dos pacientes com falha terapêutica de dois FAC apresentaram melhora adicional após a adição de novos FAC[1] e há evidência robusta de que, nesses casos, a cirurgia de epilepsia tem maior eficácia e menor morbidade e mortalidade.[1-3] A avaliação pré-cirúrgica é dividida em fase 1 (determina se o paciente é candidato à cirurgia de epilepsia) e fase 2 (refina a localização da área epileptogênica e pode mapear a área motora, a linguagem e outros).

O objetivo da avaliação pré-cirúrgica é identificar uma potencial zona epileptogênica (ZE) que é definida como a zona ictal (que está deflagrando as crises) mais a zona potencialmente epileptogênica.

- Fase 1 (avaliação não invasiva):
  - Exame neurológico.
  - Campimetria visual.
  - EEG de rotina.
  - Video-EEG.
  - Ressonância magnética de crânio.
  - SPECT ictal/interictal.
  - PET.
  - fMRI.
  - MEG.
  - Avaliação neuropsicológica.
- Fase 2 (avaliação invasiva):
  - EEG invasivo
    ◆ SEEG.
    ◆ Eletrodos subdurais.
    ◆ Eletrocorticografia (feito durante a cirurgia).

## DISPLASIA CORTICAL FOCAL

Displasia cortical focal é uma malformação do desenvolvimento cortical vista na ressonância magnética (RM) como área de espessamento cortical, borramento entre a substância branca e a cinzenta, atrofia focal e sinal hiperintenso nas sequências T2 e FLAIR. Por ser uma lesão sutil, não é incomum que os exames de neuroimagem sejam considerados normais e a displasia cortical focal seja identificada apenas após análise detalhada das imagens. Atualmente as displasias são classificadas conforme suas características patológicas (Quadro 39-1).[4,5]

Displasia cortical focal é uma das causas mais comuns de epilepsia farmacorresistente extratemporal na infância. Aproximadamente 70% dos pacientes apresentam prognóstico favorável após cirurgia de epilepsia, principalmente quando é possível realizar a ressecção completa da displasia cortical focal (Figs. 39-1 e 39-2).[6]

Quadro 39-1. Classificação das displasias corticais focais[4,5]

| Displasia cortical focal tipo 1 (laminação anormal) | Anormalidade na laminação e estrutura das colunas do córtex |
|---|---|
| Displasia cortical focal tipo 2 | ▪ Tipo IIA: anormalidade estrutural com neurônios dismórficos, mas sem células em balão<br>▪ Tipo IIB: anormalidade estrutural com neurônios dismórficos e células em balão |
| Displasia cortical focal tipo 3 | ▪ Tipo IIIA: DCF + atrofia hipocampal<br>▪ Tipo IIIB: DCF + tumor<br>▪ Tipo IIIC: DCF + malformação vascular<br>▪ Tipo IIID: DCF + lesão adquirida no início da vida (p. ex., lesão isquêmica) |
| Substância branca | ▪ mMDC com neurônios heterotópicos<br>▪ mMCD com hiperplasia oligodendroglial (*mMCD with oligodendroglial hyperplasia inepilepsy*: MOGHE) |

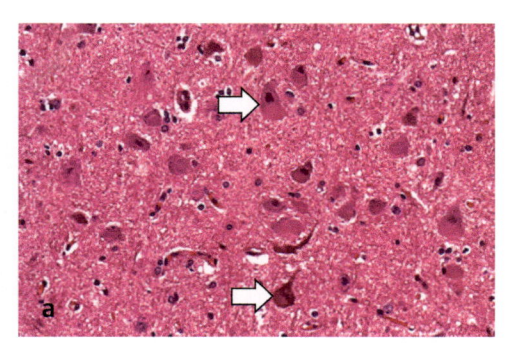

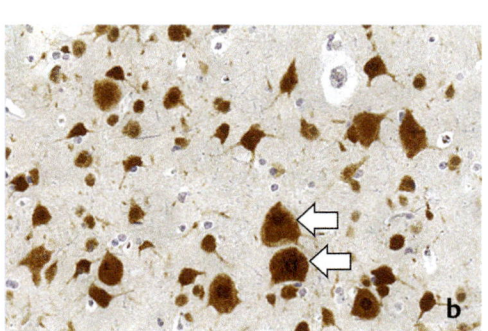

Fig. 39-1. Displasia cortical focal tipo IIa da Liga Internacional de Epilepsia (ILAE). (a) Notam-se neurônios dismórficos (setas brancas), caracterizados como células hipertróficas, com agregados anormais de corpúsculos de Nissel e orientação anômala. Nota-se, ainda, desarranjo arquitetural (perda da laminação cortical). (b) Observam-se neurônios dismórficos (setas brancas) apresentando marcação positiva após realização de técnica imuno-histoquímica para o marcador neuronal NeuN. (a) Hematoxilina e eosina. (b) Imunoperoxidase. (a,b) Barra de escala: 50 um.

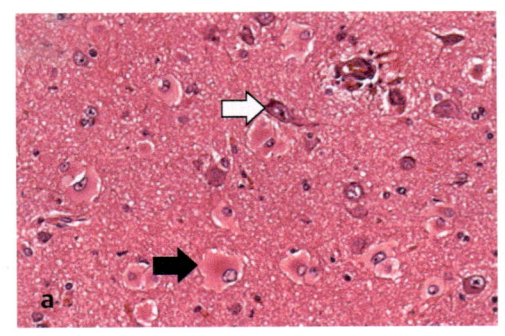

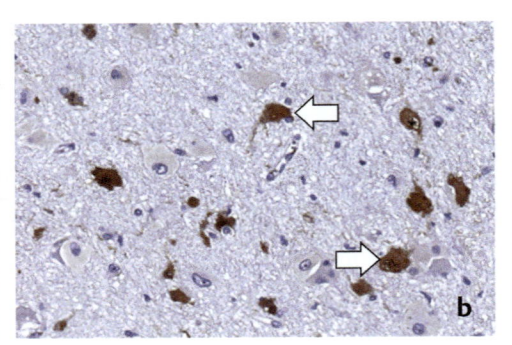

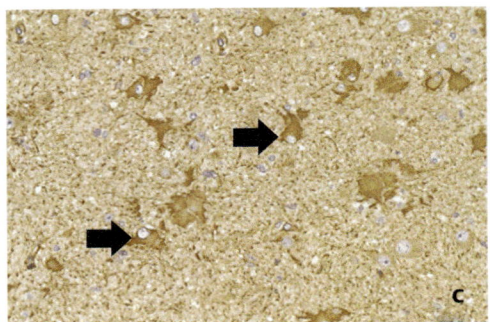

**Fig. 39-2.** Displasia cortical focal tipo IIb da Liga Internacional de Epilepsia (ILAE). (**a**) Notam-se neurônios dismórficos (seta branca) com as mesmas características histológicas observadas na DCF tipo IIa da ILAE. Notam-se, também, células em balão (seta preta) exibindo forma arredondada, citoplasma amplo com aspecto vítreo e núcleo excêntrico. (**b**) Neurônios dismórficos (setas brancas) apresentando imunopositividade para o marcador neuronal NeuN. (**c**) Imunomarcação para o filamento intermediário vimentina exibindo positividade citoplasmática nas células em balão (setas pretas). (**a**) Hematoxilina e eosina. (**b,c**) Imunoperoxidase. (**a-c**) Barra de escala: 50 um.

## TUMORES

Os tumores primários do sistema nervoso central são frequentemente associados à epilepsia na infância, principalmente um grupo de tumores de crescimento lento chamado LEAT (*low-grade developmental and epilepsy associated tumor*), que inclui os seguintes tipos de tumor:

- Ganglioglioma (Fig. 39-3 e 39-4).
- *Disembryoblastic neuroepithelial tumor* (DNET) (Fig. 39-5).
- Astrocitoma pilocítico.
- *Isomorphic diffuse glioma*.
- Glioma angiocêntrico.
- *Multinodular* e *vacuolated neuronal tumor*.
- Tumor Papillary glioneuronal.
- *Polymorphous low-grade neuroepithelial tumor of the young*.
- Tumores neuroepiteliais de baixo-grau.

A maioria dos LEATs está localizada no lobo temporal, mas pode acometer outros locais e estar associada à displasia cortical focal. A grande maioria dos pacientes apresenta epilepsia farmacorresistente e o tratamento cirúrgico pode ser realizado por cirurgia aberta ou por ablação a *laser*.[7,8]

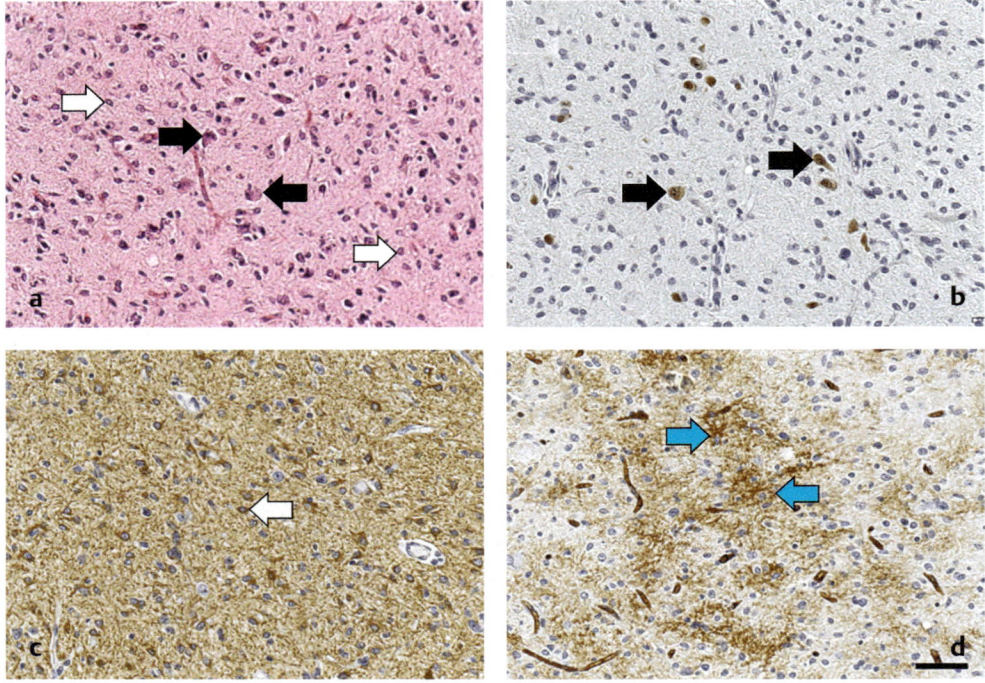

**Fig. 39-3.** Ganglioglioma, grau 1 da Organização Mundial da Saúde (OMS). (**a**) Neoplasia glioneuronal constituída por componente de células neuronais de aspecto ganglionar (setas pretas) e componente de células gliais, ao fundo (setas brancas). (**b**) Células ganglionares (setas pretas) apresentando imunopositividade para o marcador neuronal NeuN. (**c**) Imunopositividade para marcador de linhagem astrocitária (proteína ácida fibrilar glial [GFAP]) em células do componente glial da lesão, ao fundo (seta branca). (**d**) Agrupamentos de células anômalas imaturas imunopositivas para o epítopo oncofetal CD34. (**a**) Hematoxilina e eosina. (**b-d**) Imunoperoxidase. (**a-d**) Barra de escala: 50 um.

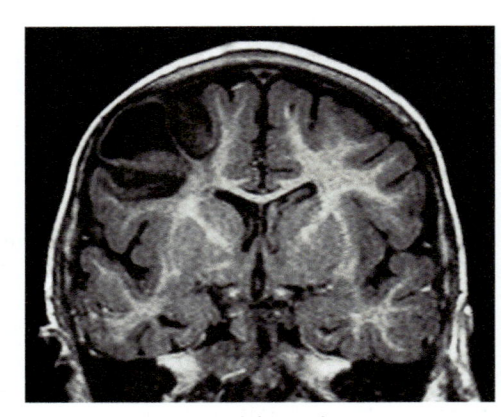

**Fig. 39-4.** Corte coronal de RM de crânio em sequência T1 evidenciando ganglioglioma em giro frontal médio direito.

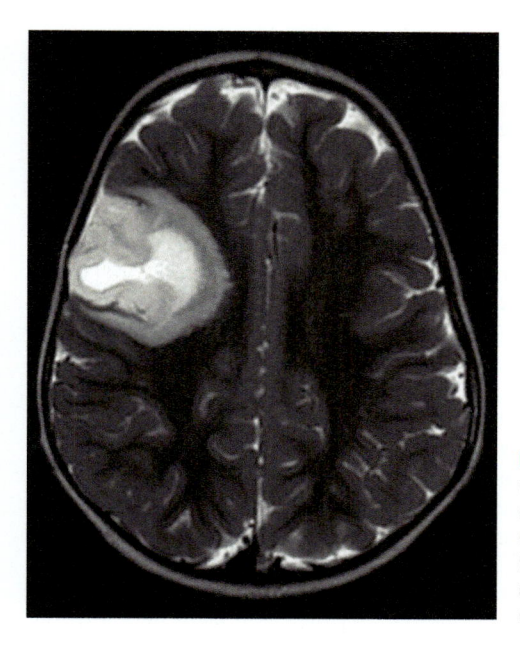

**Fig. 39-5.** Corte axial de RM de crânio em sequência T2 evidenciando DNET (*disembryoblastic neuroepithelial tumor*) em lobo frontal direito.

A maioria dos pacientes apresenta a primeira crise epiléptica antes de 10 anos de idade. A maior parte das crises envolve o córtex motor, mas também pode envolver o córtex somatossensitivo ou visual. A etiologia da encefalite de Rasmussen ainda não foi definida, mas possivelmente está associada a processo autoimune. O exame anatomopatológico revela processo inflamatório crônico.

A ressonância de crânio mostra atrofia progressiva de um dos hemisférios cerebrais, geralmente iniciando-se nas regiões operculares. Muitas vezes o córtex apresenta hipersinal nas sequências de T2 e FLAIR.

Frequentemente os pacientes com lesões hemisféricas apresentam um padrão clínico e eletroencefalográfico caracterizado por crises generalizadas compatíveis com síndrome de West ou síndrome de Lennox-Gastaut. Apesar do padrão generalizado da epilepsia, o tratamento de escolha ainda é a hemisferotomia.

Hemisferotomia aberta é a opção de escolha da maioria dos cirurgiões, mas em caso de desconexão incompleta, a ablação a *laser* pode ser uma opção na abordagem complementar.[11]

## HAMARTOMA HIPOTALÂMICO

Hamartoma hipotalâmico é uma lesão congênita frequentemente associada à epilepsia farmacorresistente com início na infância. Ocorre de forma esporádica e, apesar de estar associado a vários tipos de crise epiléptica, o tipo de crise mais comum são as crises gelásticas (riso inapropriado). Outros sintomas como atraso do desenvolvimento neuropsicomotor, distúrbios psiquiátricos e puberdade precoce podem estar presentes.

A neuroimagem mostra uma lesão que não capta contraste na região das cisternas interpeduncular e suprasselar, mais facilmente visualizada nos cortes coronais como um nódulo no interior/parede do terceiro ventrículo.

Cirurgia aberta está associada a várias complicações e ressecção incompleta, ao passo que ablação a *laser* proporciona melhores resultados e menos complicações.[12,13] A cirurgia endoscópica também surge como uma opção viável para o manejo dessas lesões, tanto a ressecção quanto a desconexão, visto que a desconexão se mostra suficiente para o controle da epilepsia, atingindo até 90% de redução de mais de 50% das crises. Lesões unilaterais com menos de 15 mm e intraventriculares apresentam as maiores taxas de sucesso com o procedimento endoscópico, porém, ele também pode ser utilizado em lesões maiores, potencialmente auxiliado por neuronavegação e eletrodos profundos de monitorização neurológica. A complicação mais comum é alteração de memória (15-25% dos casos), havendo registros de ocorrência de hemiparesia e infarto hipotalâmico.[14]

## HETEROTOPIA NODULAR PERIVENTRICULAR

Heterotopia nodular periventricular (HNP) pode ser uni ou bilateral, única ou múltipla.[15] Quando predomina nas regiões anteriores geralmente está associada à mutação ligada ao X no gene *FLNA*. A forma com predomínio posterior frequentemente não apresenta a mutação no gene *FLNA* e pode estar associada a displasia cortical focal, polimicrogiria e outras alterações, inclusive hipocampais.[16,17]

A maioria dos pacientes com HNP apresenta epilepsia farmacorresistente e o grande desafio é definir se a zona epileptogênica está restrita ao nódulo periventricular ou se ela se espalha até as áreas corticais adjacentes.[18] Monitorização invasiva geralmente é feita

## ESCLEROSE TUBEROSA

A esclerose tuberosa é uma doença multissistêmica causada por mutação nos genes *TSC1* e *TSC2*. Aproximadamente 75-90% dos pacientes com esclerose tuberosa apresentam epilepsia, muitas vezes, farmacorresistente,[9] geralmente sendo candidatos à cirurgia de epilepsia.

O maior desafio no tratamento cirúrgico da epilepsia associada à esclerose tuberosa é a identificação do túber responsável pela maioria das crises. Apesar de a ablação a *laser* ser uma opção, tuberectomia associada à ressecção da área perituberal é a abordagem cirúrgica clássica.[10] Além disso, a esclerose tuberosa é um dos exemplos mais típicos em que a estratégia cirúrgica pode ser a abordagem de múltiplas áreas epileptogênicas na mesma cirurgia (Fig. 39-6).

## LESÕES HEMISFÉRICAS

As lesões hemisféricas mais comuns na infância são a hemimegalencefalia, sequela extensa de evento vascular perinatal e encefalite de Rasmussen.

Hemimegalencefalia é uma malformação do desenvolvimento cortical que acomete um único hemisfério. Trata-se de lesão extensa com aumento do volume do hemisfério acometido e áreas de paquigiria, polimicrogiria e heterotopia. Essa malformação pode estar associada a síndromes genéticas como neurofibromatose tipo I e hipomelanose de Ito. Clinicamente os pacientes apresentam epilepsia farmacorrtente com início já nos primeiros meses de vida (muitas vezes no período neonatal), hemiparesia e atraso do desenvolvimento neuropsicomotor. Espasmos epilépticos são frequentemente vistos entre os 4 e 12 meses de idade.

Encefalite de Rasmussen é uma doença uni-hemisférica de etiologia provavelmente autoimune, caracterizada por atrofia hemisférica unilateral progressiva associada à epilepsia focal farmacorresistente, hemiparesia progressiva e déficit cognitivo. As crises epilépticas são muito frequentes e quando praticamente contínuas são chamadas de *epilepsia partialis continua*.

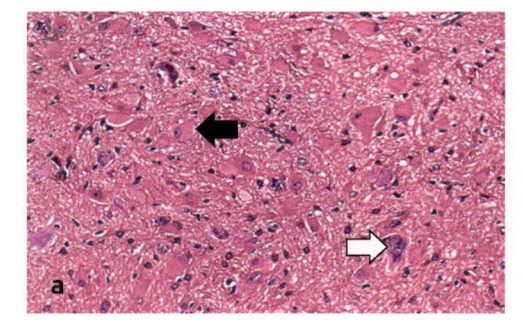

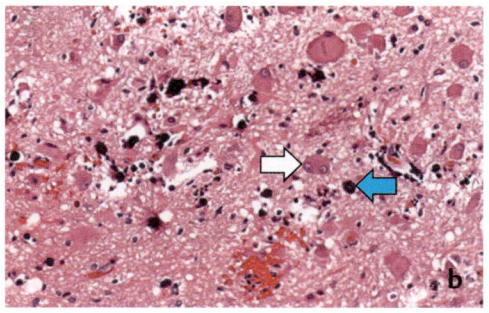

**Fig. 39-6.** Esclerose tuberosa. (**a,b**) Túber apresentando perda da laminação cortical e constituído por neurônios anômalos e hipertróficos (seta branca em **a**), células grandes com citoplasma amplo e número variável de núcleos (de linhagem indefinida e histologicamente similares às células em balão observadas na displasia cortical focal tipo IIb; setas pretas em **a**, **b**) e microcalcificações (seta azul em **b**). (**a,b**) Hematoxilina e eosina. Barra de escala: 50 um.

com SEEG para determinar se a zona epileptogênica se restringe à HNP ou se há extensão às estruturas adjacentes, permitindo definir com precisão a estratégia cirúrgica.[19-21] É importante salientar que a monitorização invasiva com SEEG permite que o alvo da termocoagulação por *laser* seja mais de um nódulo.[22]

## EPILEPSIA EXTRATEMPORAL NÃO LESIONAL
### Tratamento Cirúrgico

A cirurgia para as epilepsias extratemporais apresenta bom controle de crises em 50 a 60% dos pacientes selecionados, sendo o procedimento para epilepsia mais frequente na população pediátrica. Descreveremos os principais procedimentos potencialmente curativos que podem ser divididos em lesionectomia/corticectomia, lobectomias e desconexões, a depender da extensão da lesão a ser tratada.

### *Lesionectomia/Corticectomia*

Lesionectomias são destinadas a pacientes portadores de lesões focais, bem delimitadas ou com o potencial de serem bem delimitadas com o uso de investigação invasiva. Os principais exemplos de patologias epilépticas suscetíveis à lesionectomia são os tumores do neurodesenvolvimento relacionados com epilepsia (LEATs) e displasias corticais focais do tipo 2.

O tratamento cirúrgico dos LEATs extratemporais se diferencia do tratamento dos localizados no lobo temporal mesial, onde a lobectomia apresenta melhor prognóstico. Blumke *et al.* introduziram o conceito de displasia cortical focal tipo IIIB associada a tumor e, assim, a potencial necessidade de investigação invasiva por ECoG nas margens tumorais. Contudo, este conceito não tem se replicado em diversos centros de cirurgia para epilepsia ao redor do mundo. Dorfer *et al.*, de Viena, durante o Congresso da Sociedade Europeia de Neurocirurgia Pediátrica (ESPN 2023), relataram bons resultados de controle de crises somente com lesionectomia simples e não encontraram DFC IIIB como esperado, resultado este em acordo com os resultados do nosso grupo.[23] Assim, advogamos lesionectomia simples sem a necessidade de ECoG para pacientes portadores de LEATs extratemporais (Fig. 39-7).

Displasias corticais focais são patologias cujo diagnóstico pré-operatório, intraoperatório e pós-operatório é desafiador. Para o tratamento cirúrgico das displasias corticais focais é fundamental uma craniotomia ampla que contemple toda a potencial zona epileptogênica e permita uma monitorização intraoperatória por ECoG (Fig. 39-8). Uma vez definida a área a ser ressecada, deve ser realizada a corticectomia utilizando o fundo de sulco como referência para que a ressecção contemple toda a camada cortical e ao mesmo tempo se mantenha somente nas fibras em U na substância branca. Desta forma, as fibras comissurais, de projeção e associação podem ser preservadas, ao mesmo tempo em que poderá ser entregue um espécime cirúrgico ao patologista em que o fundo de sulco poderá ser apropriadamente analisado. A análise de um espécime com as orientações e o fundo de sulco preservados é fundamental para que o patologista possa fornecer o melhor diagnóstico possível.

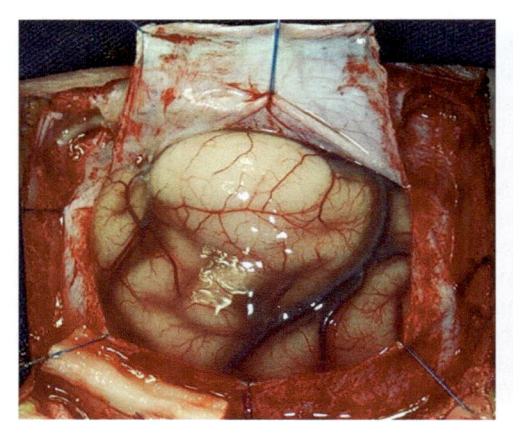

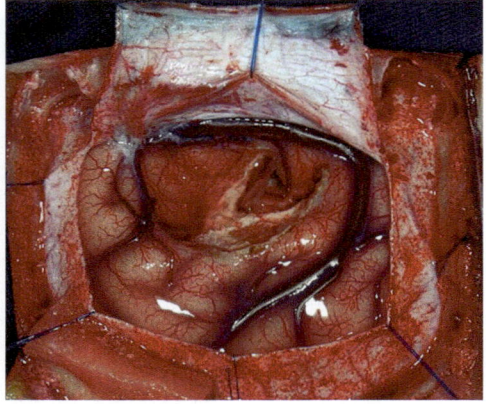

**Fig. 39-7.** Lesionectomia para ressecção de ganglioglioma frontal (OMS grau 1).

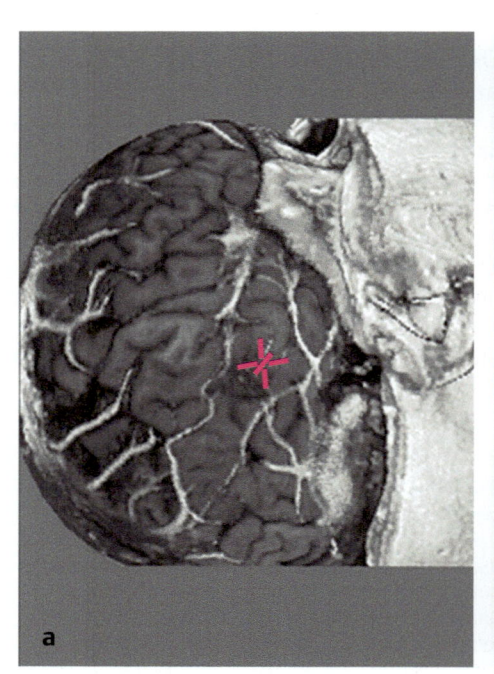

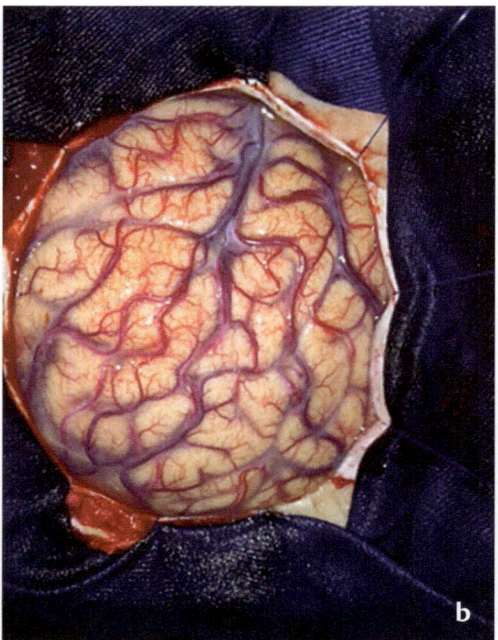

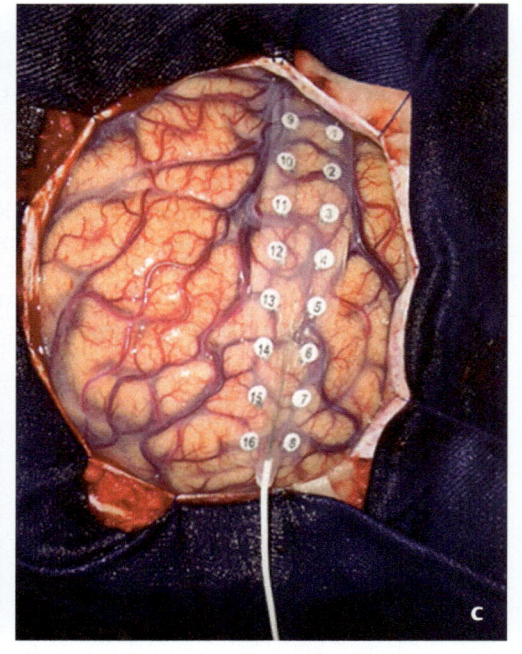

**Fig. 39-8.** Cirurgia para ressecção de displasia cortical focal. (**a**) *Software* VMTK aplicado à RM para planejamento pré-operatório, evidenciando padrão vascular venoso. (**b**) Aspecto intraoperatório com craniotomia ampla. (**c**) Eletrocorticografia intraoperatória.

## Lobectomias

Em pacientes portadores de lesões mais extensas e menos delimitadas podem ser realizadas lobectomias frontal, temporal, occipital e parietal. A lobectomia temporal é a mais utilizada em cirurgia para epilepsia, mas está fora do escopo deste capítulo. A segunda mais utilizada é a lobectomia frontal, que será o nosso enfoque. É fundamental o conhecimento de limites anatômicos do lobo frontal para que o procedimento seja realizado com segurança e o menor dano possível para a substância branca subjacente.

O paciente é posicionado em posição neutra e uma craniotomia ampla com exposição da linha média, do sulco central e da fissura sylviana é fundamental. Uma vez exposto o campo cirúrgico, o giro pré-central deve ser reconhecido por meio de monitorização neurofisiológica intraoperatória (MNIO), neuronavegador e marcos anatômicos. As fissuras sylviana e inter-hemisférica podem ser facilmente reconhecidas, e o limite de ressecção da face basal do lobo frontal é a artéria cerebral anterior (A1). Mantendo os princípios citados anteriormente na técnica cirúrgica para corticectomias, o fundo do sulco pré-central, o sulco do cíngulo e o sulco limitante superior da ínsula devem ser corretamente delimitados pela aspiração subpial. O fundo do sulco pré-central é obtido através da aspiração subpial dos giros frontais inferior, médio e superior adjacentes a este; o sulco frontal superior é um excelente marcador da profundidade dos sulcos. Já os sulcos do cíngulo e limitante superior da ínsula são atingidos através da aspiração dos giros superior e inferior (opérculo frontal), respectivamente. Desta forma, um grande bloco de lobo frontal pode ser ressecado por meio da união destes sulcos através da substância branca (fibras em U) com a extensão mais frontal possível, preservando os fundos de sulco para análise e os feixes de substância branca mais profundos. O remanescente basal do lobo frontal é ressecado através de aspiração subpial, utilizando a artéria A1 como limite posterior.

A utilização da técnica descrita permite que lobectomias frontais parciais sejam realizadas em hemisférios eloquentes para linguagem, com preservação do opérculo frontal e dos feixes profundos de substância branca (Fig. 39-9). A ressecção ou não do giro do cíngulo irá depender da avaliação neuropsicológica pré-operatória.

## Desconexões

Em epilepsias de difícil controle com focos epileptogênicos extensos extratemporais, acometendo os lobos frontal, parietal e occipital, cirurgias ressectivas tornam-se inviáveis, tanto pelo tempo cirúrgico quanto pelo risco de morbimortalidade. Portanto, nesses casos, os procedimentos de desconexão são preferencialmente escolhidos em contraste a lobectomias, reduzindo complicações associadas à grande perda sanguínea e hidrocefalia.[23] A desconexão do foco epileptogênico, sem ressecção, é eficaz para o controle de crises epilépticas:[23]

- *Desconexão do quadrante posterior (desconexão temporoparieto-occipital)*: indicada para epilepsias com foco na região temporoparieto-occipital unilateral, poupando o lobo frontal. O paciente é posicionado em decúbito dorsal, com cabeça rotacionada para expor a região parieto-occipital. Uma craniotomia ampla expondo a região opercular e perirrolândica é essencial, sendo realizada a 1 cm da linha média superiormente, a 1 cm da base do temporal inferiormente, e usando a sutura coronal como limite anterior. O uso de neuronavegação, em associação à monitorização neurológica e eletrocorticografia é recomendado. O tempo principal se inicia com a desconexão intraparietal, com incisão cortical posterior ao giro pós-central, progressivamente aprofundada por meio da substância branca até atingir a foice. Nesse ponto é feita desconexão subpial do nível do seio sagital superior até o corpo caloso, seguida pela calosotomia posterior intraventricular. O próximo passo é incisão cortical ao nível do giro temporal superior, removido subpialmente. Realizada desconexão da substância branca até atingir o corno temporal do ventrículo e, posteriormente, unindo a incisão temporal à incisão parietal. Por fim, é realizada a ressecção do lobo temporal mesial (amígdala e hipocampo) e a desconexão do fórnice.[23]
- *Desconexão parieto-occcipital*: indicada quando não há acometimento temporal. A técnica cirúrgica é semelhante à desconexão de quadrante posterior, porém, sem as etapas temporais. É sempre importante reforçar com o paciente o déficit esperado de hemianopsia no pós-operatório, além do risco de hemiparesia.[23]
- *Desconexão frontal:* indicada para pacientes com foco epileptogênico frontal unilateral. A técnica cirúrgica também demanda craniotomia extensa, estendendo-se da linha média até a fissura sylviana, lateralmente, e 4-5 cm posteriormente à sutura coronal, a fim de exposição do giro pré-central e sulco central. Neuronavegação, monitorização neurológica e eletrocorticografia são recomendados. O tempo principal se inicia com incisão cortical supraorbital paralela à base anterior do crânio, aprofundada transversalmente até atingir a linha média. A desconexão continua lateralmente pela convexidade, paralela ao sulco pré-central, entrando no ventrículo lateral, onde é realizada calosotomia intraventricular. Complicações do procedimento são raras.[23]

Em casos de persistência das crises após os procedimentos de desconexões parciais, com uma nova investigação demonstrando patologia hemisférica, pode ser necessário completar a desconexão através de hemisferotomia.[23]

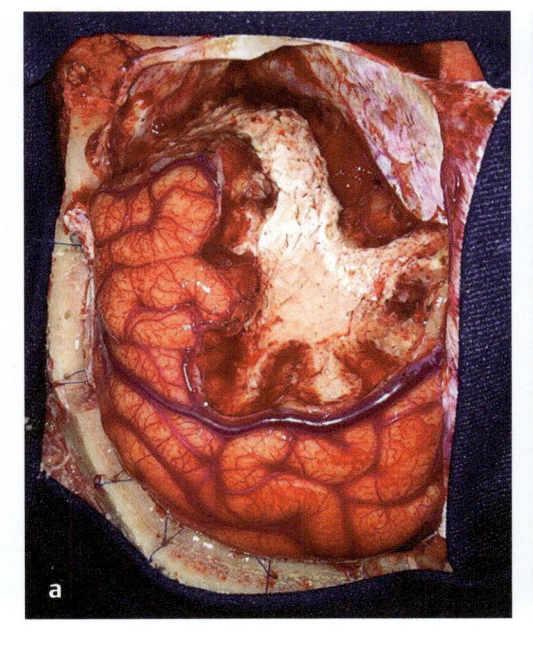

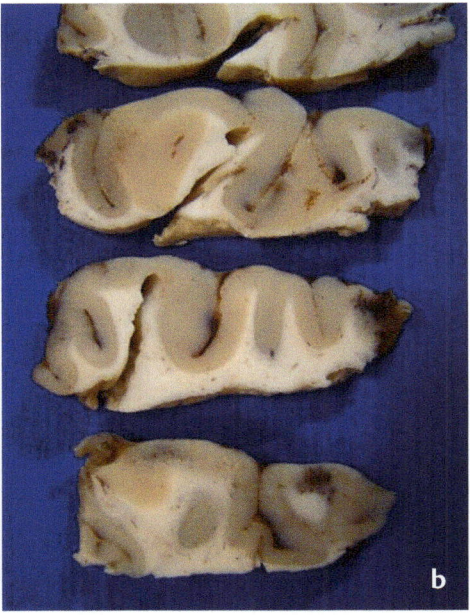

**Fig. 39-9.** (**a**) Lobectomia frontal parcial preservando opérculo frontal e os feixes profundos de substância branca. (**b**) Peça cirúrgica evidenciando o uso do fundo de sulco como referência de ressecção, sem ultrapassar as fibras em U da substância branca (preservação de feixes profundos).

## CONSIDERAÇÕES FINAIS

A cirurgia de epilepsia é inicialmente considerada em pacientes com epilepsia farmacorresistente, que passam então por uma rigorosa avaliação pré-operatória para avaliar o benefício cirúrgico.

As principais causas de epilepsia extratemporal são as displasias corticais focais (DCFs) e os LEATs (*low-grade developmental and epilepsy associated tumor*).

Os procedimentos cirúrgicos são divididos em **ressectivos** (lesionectomia/corticectomia/lobectomia) e **desconectivos** (desconexões frontal, parieto-occipital, temporoparieto-occipital e hemisferotomia).

## REFERÊNCIAS BIBLIOGRÁFICAS

1. Chen Z, Brodie MJ, Liew D, Kwan P. Treatment outcomes in patients with newly diagnosed epilepsy treated with established and new antiepileptic drugs: a 30-year longitudinal cohort study. JAMA Neurol. 2018;75:279-86.
2. Wiebe S, Blume WT, Girvin JP, Eliasziw M. Effectiveness and Efficiency of Surgery for Temporal Lobe Epilepsy Study Group. A randomized, controlled trial of surgery for temporal-lobe epilepsy. N Engl J Med. 2001;345:311-8.
3. Engel J Jr, McDermott MP, Wiebe S, et al. Early surgical therapy for drug-resistant temporal lobe epilepsy: a randomized trial. JAMA. 2012;307:922-30.
4. Najm I, Lal D, Alonso Vanegas M, et al. The ILAE consensus classification of focal cortical dysplasia: An update proposed by an ad hoc task force of the ILAE diagnostic methods commission. Epilepsia. 2022;63:1899-919.
5. Najm Willard A, Antonic-Baker A, Chen Z, et al. Seizure outcome after surgery for mri-diagnosed focal cortical dysplasia: a systematic review and meta-analysis. Neurology. 2022;98:e236-e248.
6. Arocho-Quinones EV, Lew SM, Handler MH, et al. Magnetic resonance imaging-guided stereotactic laser ablation therapy for the treatment of pediatric epilepsy: a retrospective multiinstitutional study. J Neurosurg Pediatr. 2023;3:1-14.
7. Slegers RJ, Blumcke I. Low-grade developmental and epilepsy associated brain tumors: a critical update 2020. Acta Neuropathol Commun. 2020;8:27.
8. Saxena A, Sampson JR. Epilepsy in tuberous sclerosis: phenotypes, mechanisms, and treatments. Semin Neurol. 2015;35:269-76.
9. Specchio N, Pepi C, de Palma L, et al. Surgery for drug-resistant tuberous sclerosis complex-associated epilepsy: who, when, and what. Epileptic Disord. 2021;23:53-73.
10. Ravindra VM, Ruggieri L, Gadgil N, et al. An Initial Experience of Completion Hemispherotomy via Magnetic Resonance-Guided Laser Interstitial Therapy. Stereotact Funct Neurosurg. 2023;101:179-87.
11. Curry DJ, Raskin J, Ali I, Wilfong AA. MR-guided laser ablation for the treatment of hypothalamic hamartomas. Epilepsy Res. 2018;142:131-4.
12. Du VX, Gandhi SV, Rekate HL, Mehta AD. Laser interstitial thermal therapy: A first line treatment for seizures due to hypothalamic hamartoma? Epilepsia. 2017;58(2):77-84.
13. Barkovich AJ, Guerrini R, Kuzniecky RI, et al. A developmental and genetic classification for malformations of cortical development: update 2012. Brain. 2012;135(5):1348-69.
14. Shim KW, Park EK, Kim DS. Endoscopic treatment of hypothalamic hamartomas. J Korean Neurosurg Soc. 2017;60(3):294-300.
15. Mandelstam SA, Leventer RJ, Sandow A, et al. Bilateral posterior periventricular nodular heterotopia: a recognizable cortical malformation with a spectrum of associated brain abnormalities. AJNR Am J Neuroradiol. 2013;34(2):432-8.
16. Sheen VL, Dixon PH, Fox JW, et al. Mutations in the X-linked filamin 1 gene cause periventricular nodular heterotopia in males as well as in females. Hum Mol Genet. 2001;10(17):1775-83.
17. Christodoulou JA, Barnard ME, Del Tufo SN, et al. Integration of gray matter nodules into functional cortical circuits in periventricular heterotopia. Epilepsy Behav. 2013;29(2):400-6.
18. Esquenazi Y, Kalamangalam GP, Slater JD, et al. Stereotactic laser ablation of epileptogenic periventricular nodular heterotopia. Epilepsy Res. 2014;108(3):547-54.
19. Khoo HM, Gotman J, Hall JA, Dubeau F. Treatment of epilepsy associated with periventricular nodular heterotopia. Curr Neurol Neurosci Rep. 2020;20(12):59.
20. Scholly J, Pizzo F, Timofeev A, et al. High-frequency oscillations and spikes running down after SEEG-guided thermocoagulations in the epileptogenic network of periventricular nodular heterotopia. Epilepsy Res. 2019;150:27-31.
21. Ravindra VM, Lee S, Gonda D, et al. Magnetic resonance-guided laser interstitial thermal therapy for pediatric periventricular nodular heterotopia-related epilepsy. J Neurosurg Pediatr. 2021;28(6):657-62.
22. Giglio MV. Tratamento cirúrgico das epilepsias associadas a tumores cerebrais de origem glioneuronal: epidemiologia, resultados cirúrgicos e patologia. Dissertação (mestrado) - Faculdade de Ciências Médicas, Universidade Estadual de Campinas. Campinas - SP, [s.n.]. 2020.
23. Santos MV, Machado HR. Extratemporal disconnective procedures for the treatment of epilepsy in children. Epilepsia. 2017;58(1):28-34.

# TRATAMENTO CIRÚRGICO DA EPILEPSIA HEMISFÉRICA (HEMISFERECTOMIA/HEMISFEROTOMIA)

CAPÍTULO 40

Marcelo Volpon Santos ▪ Hélio Rubens Machado

## INTRODUÇÃO

Na faixa etária pediátrica, as patologias que acometem todo um hemisfério cerebral são altamente frequentes em candidatos à cirurgia de epilepsia; em centros de referência de cirurgia de epilepsia infantil, constituem um dos procedimentos mais comumente realizados, juntamente com as lobectomias temporais. Ademais, as técnicas cirúrgicas para tratamento da epilepsia hemisférica sofreram grandes avanços nas últimas décadas, passando das hemisferectomias anatômicas, inicialmente, para as desconexões funcionais mais usadas atualmente, que possuem diferentes nuances, mas que oferecem excelentes resultados aos pacientes, do ponto de vista de controle das crises. O presente capítulo versará sobre as indicações, técnicas, prognóstico e complicações desses procedimentos.

## HISTÓRICO E EVOLUÇÃO DAS CIRURGIAS HEMISFÉRICAS

Walter Dandy foi o primeiro a perceber a viabilidade e a realizar uma hemisferectomia anatômica (remoção de todo o hemisfério cerebral com manutenção *in situ* dos gânglios da base) em 1928, embora o tenha feito para tratamento de glioma maligno.[1] Foi McKenzie, em 1938, quem primeiro aplicou esta técnica para tratamento da epilepsia,[2] sendo seguido por Krynauw, que operou 12 crianças na década de 1950 com bons resultados.[3]

Desse modo, o procedimento ganhou aceitação internacional e passou a ser usado em um número maior de centros de neurocirurgia.

Entretanto, após alguns anos, a busca por alternativas técnicas foi motivada pela ocorrência de duas principais complicações graves que comumente ocorriam após tais hemisferectomias: a hemossiderose cerebral superficial, devido ao acúmulo crônico de micro-hemorragias na cavidade cirúrgica e espaços subdurais; e a hidrocefalia, em virtude de obstrução dos forames interventriculares e da reabsorção liquórica prejudicada pela presença de sangue e reação inflamatória intensa. Desse modo, apesar de bons resultados clínicos, a hemisferectomia foi sendo gradualmente substituída.[4]

Ignelzi e Bucy desenvolveram uma técnica conhecida como hemidecorticação,[5] porém, foi Rasmussen, primeiramente com sua descrição da hemisferotomia subtotal com preservação dos lobos frontal e occipital e, posteriormente, com seu conceito de hemisferotomia funcional, que pavimentou o caminho para o surgimento de técnicas menos agressivas. Desenvolveram-se assim as técnicas mais utilizadas atualmente, dentre elas a hemisferotomia peri-insular proposta por Villemure[6] e modificada por Shimizu,[7] a parassagital descrita por Delalane,[8] e a transilviana usada por Schramm,[9] que serão mais bem detalhadas a seguir (Fig. 40-1).

Dessa forma, em linhas gerais, as cirurgias desconectivas têm sido atualmente preferidas para o tratamento da epilepsia em detrimento das ressecções mais extensas, uma vez que apresentam vantagens como menor tempo operatório e menor índice de complicações, enquanto apresentam resultados clínicos e funcionais equivalentes.[10]

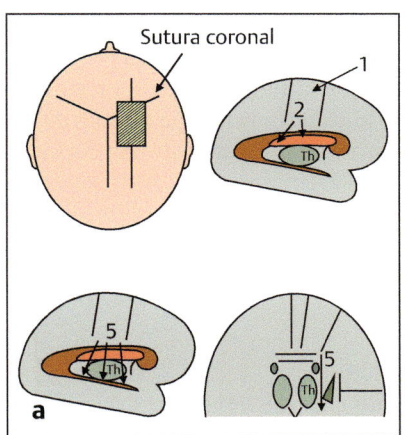

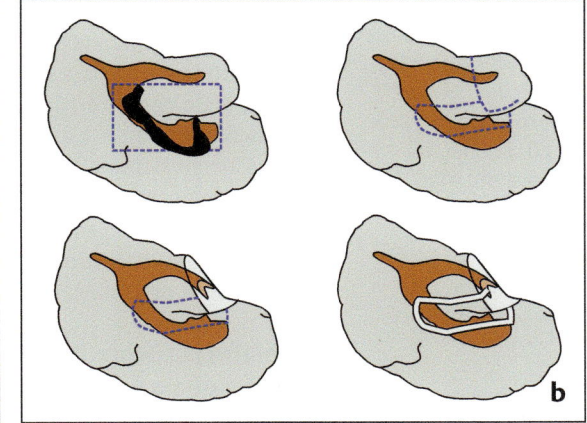

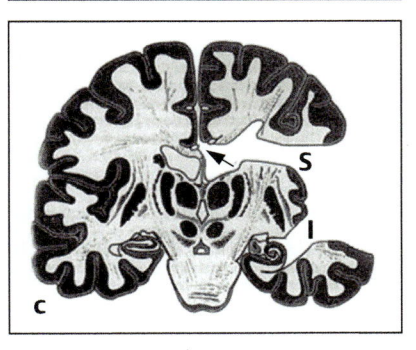

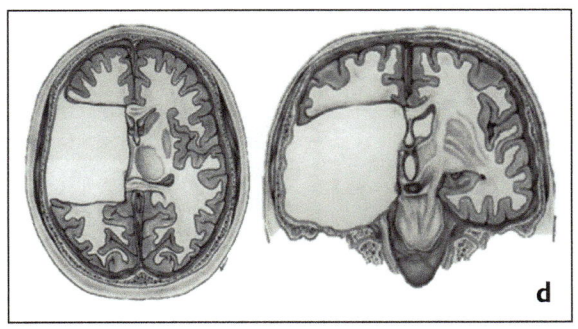

**Fig. 40-1.** Esquemas representativos históricos das principais técnicas cirúrgicas de hemisferotomia funcional. (**a**) Parassagital (Delalande). (**b**) Transilviana (Schramm). (**c**) Peri-insular (Villemure). (**d**) Lateral modificada (Rasmussen/Mathern).[4,6,8,9]

407

## INDICAÇÕES CIRÚRGICAS/SELEÇÃO DE PACIENTES

Os pacientes candidatos à hemisferotomia, evidentemente, devem ser portadores de epilepsia farmacorresistente, isto é, que não atingiram melhora significativa das crises após o uso adequado de dois esquemas de drogas antiepilépticas toleradas e apropriadamente escolhidas (seja como monoterapias ou em combinação), relacionada com patologias localizadas em todo um hemisfério cerebral. A atividade epileptogênica pode ser, no hemisfério acometido, multifocal ou generalizada. Causas congênitas de epilepsia hemisféricas incluem as displasias corticais, a hemimegalencefalia, os angiomas leptomeníngeos característicos da síndrome de Sturge-Weber e a esclerose tuberosa; por outro lado, as etiologias adquiridas mais comuns são as porencefalias extensas secundárias a lesões hipóxico-isquêmicas, a encefalite de Rasmussen e a epilepsia hemiplégica-hemiconvulsiva (Quadro 40-1).[11]

Obrigatoriamente, os pacientes candidatos à cirurgia para tratamento de epilepsia intratável devem passar por rigoroso protocolo de avaliação pré-operatória a fim de se identificar com precisão a epilepsia hemisférica e evitar possíveis complicações, especialmente cognitivas. A evolução das técnicas de neuroimagem e o refinamento dos métodos eletrofisiológicos permitiram cumprir estes objetivos. Tal protocolo deve incluir avaliação clínica/neurológica pormenorizada, eletroencefalografia (EEG) de escalpo, ressonância nuclear magnética de crânio (RNM) de alta resolução (preferivelmente 3T), vídeo-eletroencefalografia (Vídeo-EEG) ictal e interictal, avaliação neuropsicológica e psiquiátrica, e avaliação social. Em casos selecionados, tomografia computadorizada por emissão de fóton único (SPECT), tomografia por emissão de pósitrons (PET-T) RNM funcional, avaliação eletrográfica invasiva (eletrodos corticais) e teste de Wada podem se fazer necessários.[12]

De maneira geral, o objetivo principal da cirurgia de epilepsia pediátrica é o controle das crises, de preferência total; no entanto, muitas vezes o controle parcial das crises já propicia melhora comportamental e cognitiva. Estima-se que 90% do crescimento e maturação cerebral ocorram até os 5 anos de idade, e intensa atividade sinaptogênica e dendrítica permanece até os 7 anos de idade, tornando este período propício para melhor recuperação pós-operatória.[13] Ressalta-se que na infância a ocorrência de plasticidade neuronal é máxima, e várias áreas corticais eloquentes têm ótima capacidade de reorganizar seus circuitos, além de poder haver representatividade funcional em ambos os hemisférios cerebrais, o que permite que a recuperação seja extraordinária.[14] Portanto, é imperativo que a cirurgia seja indicada precocemente, e realizada em centros especializados, com equipe multidisciplinar experiente e programa de reabilitação bem estabelecido.

Ademais, em crianças, a realização de hemisferotomia no lado esquerdo não parece trazer piora cognitiva; ao contrário, há vários estudos na literatura médica mostrando melhora ou, mais frequentemente, manutenção das funções cognitivas após cirurgia à esquerda.[15-17] A transferência de linguagem para o hemisfério direito parece occorrer nos casos de crianças até os 9-10 anos de idade, e, por outro lado, adiar ou evitar a cirurgia pode resultar em aumento na frequência das crises, bem como deterioração motora e cognitiva.[18] Entretanto, quando o hemisfério esquerdo é afetado mais tardiamente, a decisão de indicação cirúrgica torna-se incerta devido à possibilidade de afasia.[17,19] Este é um cenário particular, diferente daqueles pacientes com lesões cerebrais hemisféricas cerebrais adquiridas precocemente; nestes casos a lesão frequentemente induz uma transferência contralateral de função.[18]

Comumente, candidatos à cirurgia hemisférica para epilepsia apresentam, previamente, hemiparesia, hemianopsia e déficits cognitivos.[11] O déficit motor tornar-se-á completo após a cirurgia, inclusive com piora da marcha, porém, a maioria dos pacientes apresenta recuperação satisfatória das funções motoras e da capacidade de marcha após programa de reabilitação adequado específico,[20] e algumas séries mostraram que as crianças podem ter boa adaptação funcional mesmo na presença de hemianopsia completa. Em nosso serviço iniciamos fisioterpia precoce e mantemos regime intensivo de pelo menos 2 horas por 30 dias, com resultados excelentes.[20] A ausência de tais déficits em pacientes com epilepsia hemisférica catastrófica não deve ser considerada contraindicação absoluta, embora a indicação cirúrgica deva ser discutida individualmente com a equipe multidisciplinar e o paciente e familiares.[11]

## TÉCNICA CIRÚRGICA

Conforme mencionado acima, as técnicas cirúrgicas mais utilizadas atualmente privilegiam a desconexão com ressecção tecidual o menor possível, embora alguns centros ainda utilizem a hemisferectomia anatômica que, a despeito da complexidade e aparente maior índice de complicações, também propicia resultados satisfatórios no controle de crises.[21] Independentemente da variante técnica, a desconexão hemisférica deve abranger quatro etapas principais: secção da cápsula interna e coroa radiada, ressecção ou desconexão de estruturas temporais mesiais, transventricular, calosotomia total transventricular e secção das fibras horizontais frontobasais. Contudo, a escolha da técnica cirúrgica deve levar em consideração características anatômicas individuais do paciente e a experiência do cirurgião.

As técnicas cirúrgicas em cirurgia de epilepsia hemisférica seguem os padrões estabelecidos na prática neurocirúrgica pediátrica. Costumamos permitir a presença de familiares próximos, junto à criança, até o centro cirúrgico e logo após a cirurgia na sala de recuperação, de maneira a minimizar os fatores de estresse. Procedimentos anestésicos habituais, como acessos venosos, monitorização invasiva da pressão arterial, cardioscopia, intubação orotraqueal, infusão de drogas, transfusões, sondas gástricas e vesicais, devem ser realizados de acordo com o procedimento a ser realizado e com os protocolos de cada serviço.

### Hemisferectomia Anatômica

Consiste na remoção de todo o hemisfério com exceção dos gânglios da base, sendo utilizada em alguns centros após falha de hemisferotomia funcional prévia.[21] Inicia-se por lobectomia temporal, primeiramente neocortical seguida de amígdalo-hipocampectomia total. A ínsula é então completamente exposta após ressecção opercular e a coroa radiada seccionada após coagulação da artéria cerebral média. Realiza-se, então, a calosotomia transventricular, com dissecção do giro do cíngulo até o tentório cerebelar, encontrando a região de ressecção do hipocampo posterior, e desconectando, assim, o fórnice e permitindo a divisão da artéria cerebral posterior. Após a secção de joelho, a artéria cerebral anterior é seccionada e o lobo frontal é separado em sua base, retirando-se a maior parte do hemisfério em bloco, com cuidado para coagular e seccionar as veias-ponte corticais.[11]

**Quadro 40-1.** Proporção dos substratos patológicos de 721 pacientes pediátricos submetidos a tratamento cirúrgico no Centro de Cirurgia de Epilepsia, Hospital das Clínicas, Faculdade de Medicina de Ribeirão Preto – Universidade de São Paulo, em um período de 20 anos

| Patologia | |
|---|---|
| Displasia cortical | 30,5% |
| Lesões destrutivas/gliose | 18% |
| Tumor | 13,7% |
| Esclerose mesial temporal | 12,9% |
| Encefalite Rasmussen | 8,6% |
| Esclerose tuberosa | 4,9% |
| RM normal | 3,9% |
| Outras | 7,5% |

## Hemisferotomias Funcionais: Vertical (Delalande)/ Horizontal (Villemure-Shimizu)

A despeito das variadas nuances técnicas que podem ser adotadas, para fins didáticos dividiremos as hemisferotomias funcionais em dois subtipos, a vertical ou parassagital (conforme a técnica descrita por Delalande),[8] e a horizontal peri-insular (descrita por Villemure e modificada por Shimizu),[6,7,22] por serem as técnicas com que os autores têm maior experiência e que constituem, em linhas gerais, as alternativas que o neurocirurgião pediátrico deve escolher. Embora ambas as opções sejam eficazes, alguns fatores podem privilegiar a escolha de uma ou de outra. Por exemplo, para lesões destrutivas, as hemisferotomias horizontais (laterais) são uma ótima opção, já que muitas vezes as janelas corticais já estão abertas; por outro lado, a calosotomia é mais facilmente completada por via vertical.[23] Por outro lado, nas hemimegalencefalias, a hemisferotomia é sempre um grande desafio, independente da técnica, conquanto o córtex cerebral espesso e malformado e os ventrículos pequenos dificultam o acesso cirúrgico a estruturas profundas.[23]

A hemisferotomia parassagital é feita por meio de incisão reta ou arciforme junto à linha média, seguida de craniotomia para acesso inter-hemisférico e calosotomia total.[11] A secção das fibras brancas da convexidade e cápsula interna ocorre ao confeccionar-se um corredor paramediano, 2-3 cm da linha média, que deve atingir o ventrículo lateral ipsilateral em toda sua extensão, e continuar lateralmente até o sulco circular superior da ínsula, cujo córtex é desconectado lateralmente dos núcleos da base.[11] Este corredor continua até o corno temporal, através do límen insular, permitindo a desconexão ou ressecção das estruturas temporais mesiais. Esta técnica tem sido feita mais recentemente em alguns centros por via endoscópica, com resultados semelhantes e menor tempo cirúrgico.[24,25]

Para a realização da hemisferotomia horizontal ou lateral, incisão cutânea em C ou ponto de interrogação invertido é a que usamos em nosso serviço, embora incisões em T ou em porta de celeiro também possam ser empregadas. A craniotomia deve ser customizada, obviamente, de maneira a apresentar as referências anatômicas pertinentes, porém, ampla o suficiente para expor a base posterior do frontal junto à asa maior do esfenoide, e as projeções laterais do corpo caloso e corno temporal e átrio ventriculares, podendo ser ampliada, se necessário.

Após a durotomia, passa-se à confecção de janela opercular; segundo a descrição original, eram feitas duas janelas, uma supra e outra infrassilviana; atualmente, temos realizado o procedimento apenas por meio de ampla janela suprassilviana fronto-opercular, conforme demonstrado na Figura 40-2. Entretanto, em casos especiais, particularmente na hemimegalencefalia e em pacientes com malformações corticais graves, realizamos a janela temporal lateral como forma de melhorar a exposição. Dissecando-se o sulco circular inferior da ínsula, a artéria cerebral média é exposta e coagulada, permitindo adentrar o corno temporal ventricular através do límen.

Posteriormente, todo o corpo do ventrículo lateral ipsilateral é exposto através da dissecção da coroa radiada e faz-se a deconexão frontobasal seguindo-se a asa do esfenoide até a linha média, identificada pelo trato olfatório e a secção do giro reto. Procede-se, então, à calosotomia total intraventricular, seguindo-se os ramos da artéria cerebral anterior até o esplênio; o corno temporal é totalmente aberto, permitindo a desconexão da amígdala-hipocampo e do fórnice, até a visualização completa do bordo livre do tentório cerebelar e da incisura. A desconexão hemisférica finalmente se completa com a ressecção do córtex da ínsula. O vídeo completo desta técnica pode ser visto em Machado HR e Santos MV 2024.[26]

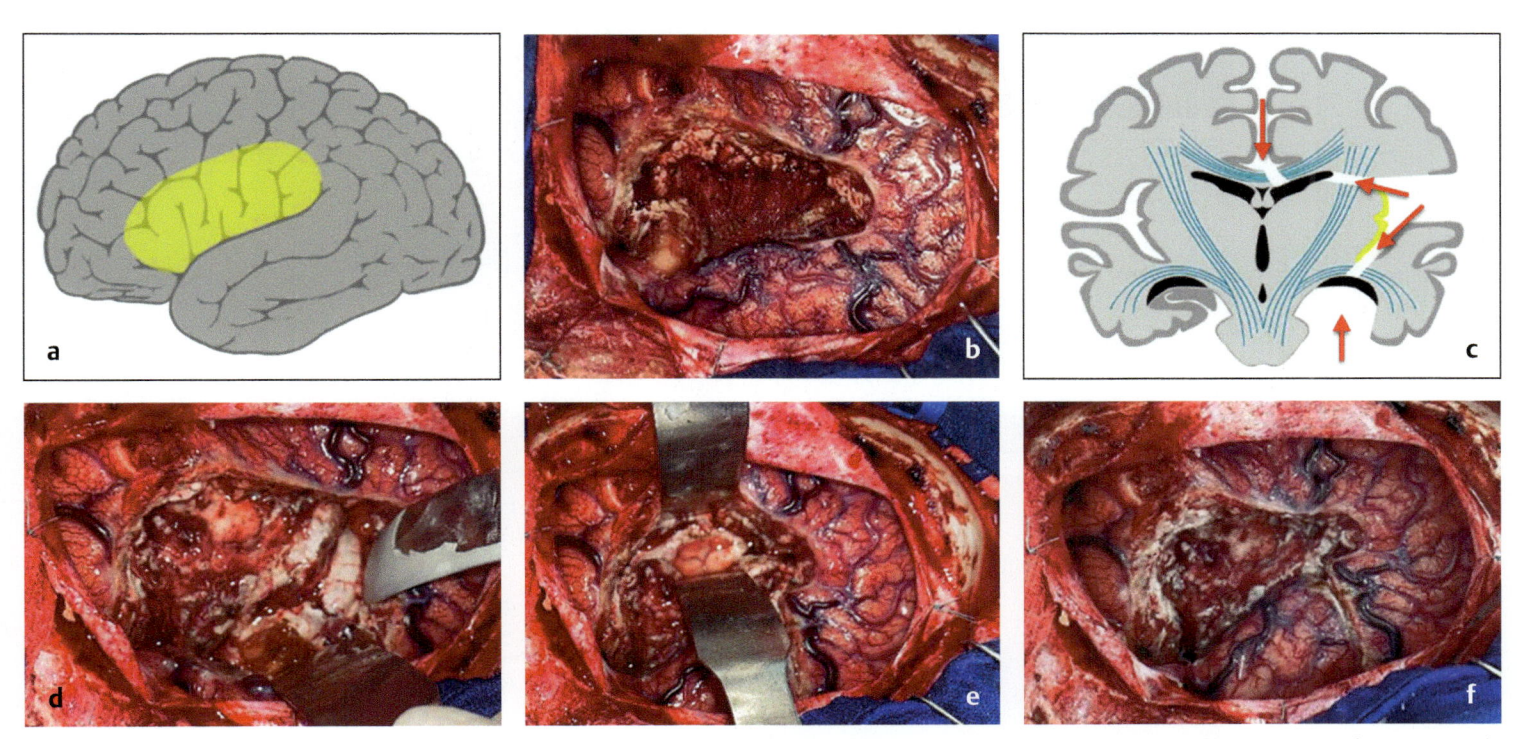

**Fig. 40-2.** Sequência iconográfica e fotográfica intraoperatória da hemisferotomia peri-insular. (a, b) Confecção da janela opercular frontoparietal e exposição da ínsula. (c,d) Secção da coroa radiada e exposição ventricular. (c, e) Desconexão temporal mesial pelo corno temporal do ventrículo. (c) Amarelo. (f) Corticectomia da ínsula; aspecto pós-operatório final.

## PROGNÓSTICO/COMPLICAÇÕES

As hemisferotomias são procedimentos altamente eficazes no controle de crises, com taxas de sucesso variando entre 52 e 80% (Fig. 40-3).[27-29] Com relação ao desfecho cognitivo em crianças, a literatura mostra que não há declínio na maioria dos pacientes, que mantém seu *status* pré-operatório ou mesmo melhoram em todos os domínios,[28] secundariamente ao controle das crises. Em adultos, os dados não são tão categóricos, embora haja estudos mostrando resultados semelhantes aos dos grupos pediátricos.[30,31] Nosso centro estudou recentemente os resultados da cirurgia hemisférica em pacientes com encefalite de Rasmussen; na última avaliação, 68% dos pacientes estavam livres de crises e 70% foram classificados como Engel I ou II. No pós-operatório, a *performance* cognitiva permaneceu inalterada em 64% dos pacientes e, da mesma forma, a função motora permaneceu inalterada em 54% dos pacientes e 74% apresentaram habilidade funcional da mão após HS. Há que se lembrar, todavia, que diferentes graus de desempenho intelectual anormal e hemiparesia foram observados em 86% e 90%, respectivamente, antes da cirurgia.[32] A revisão sistemática de Yates *et al.* identificou 393 pacientes em 13 estudos elegíveis, com desfecho Engel I ocorrendo em 82,4% dos pacientes; ademais, comprometimento intelectual ou motor foi visto em 84% dos pacientes e, embora apenas 5 dos 13 estudos tenham descrito déficits neurológicos pós-operatórios, estes pioraram em 28/68 pacientes (41,1%).[33]

Ainda, embora a hemisferotomia frequentemente produza hemianopsia homônima, muitos pacientes apresentam função visual

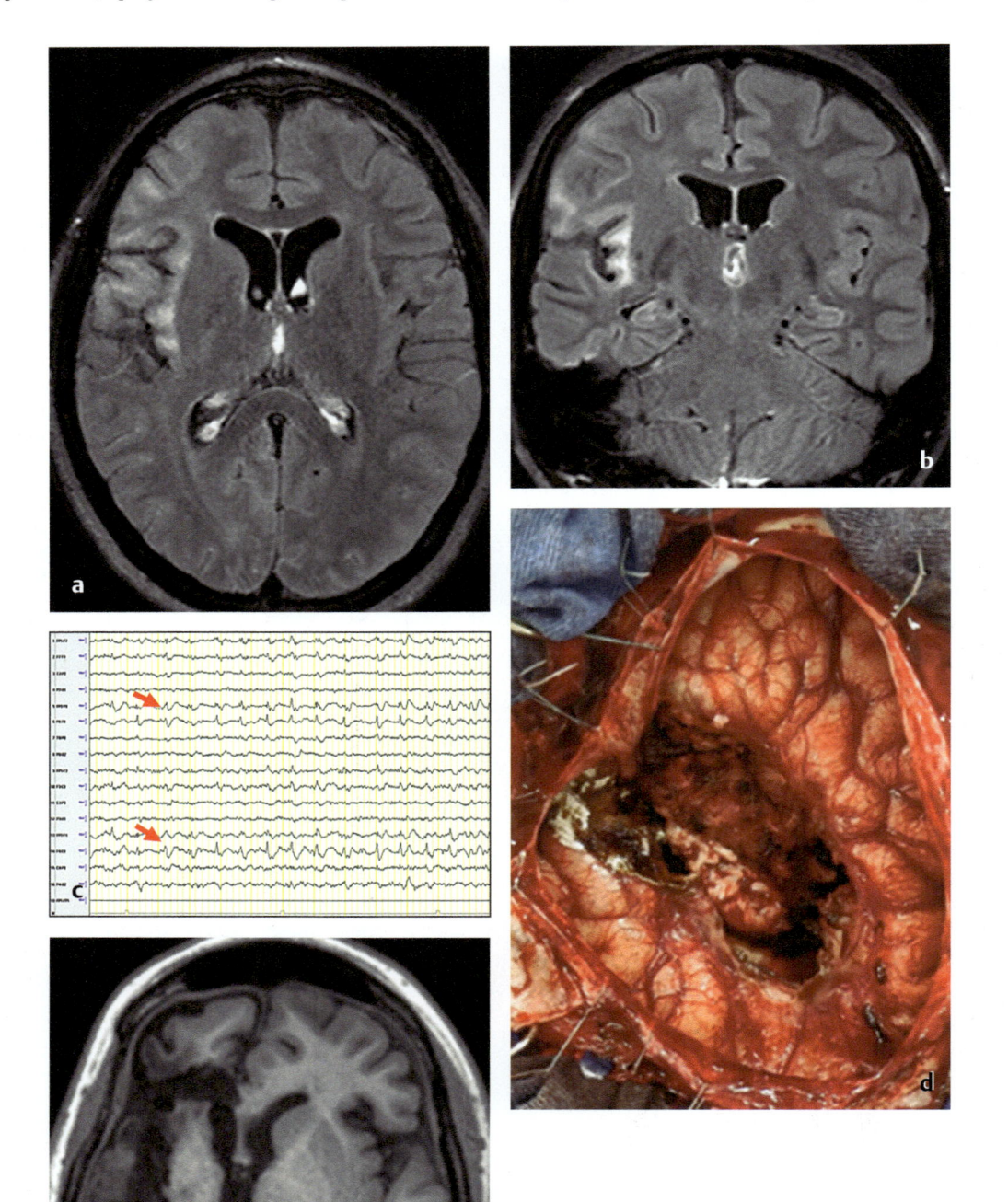

**Fig. 40-3.** Paciente de 13 anos, com quadro de epilepsia parcial contínua e hemiparesia à esquerda. (a,b) sequências FLAIR (*fluid-attenuated inversion recovery*) de ressonância magnética mostrando hipersinal perisilviano e insular característicos da encefalite de Rsmussen. (c) Eletroencefalograma do paciente evidenciou descargas epileptiformes contínuas à direita, principalmente frontais. O paciente foi submetido à hemisferotomia direita. (d) Imagem intraoperatória final. (e) Ressonância magnética pós-operatória. A criança encontra-se sem crises após 6 anos da cirurgia.

residual com a qual se adaptam favoravelmente.[11] Explicações plausíveis para este fato incluem reorganização do córtex contralateral, com expansão da visão periférica e da área de representação cortical, além da mediação de outras estruturas cerebrais, como o mesencéfalo (colículos superiores e área pré-tectal).[34]

Em nossa série, possíveis fatores prognósticos, como duração da epilepsia, frequência das crises antes do procedimento, idade de início da epilepsia e na cirurgia, dentre outros, não se correlacionaram com o desfecho de crises, exceto o uso de imunoterapia que levou a piores resultados.[35] Na literatura médica, somente a ocorrência de crises no pós-operatório precoce parece relacionar-se com pior prognóstico.[36] Outros fatores como gênero, patologia subjacente, semiologia das crises, lado da cirurgia e anormalidades interictais também foram investigados, mas não se mostraram preditivos.[11,27] Falha no controle das crises indica epileptogênese bilateral ou desconexão incompleta, com necessidade de reoperação em até 20% dos casos.[37]

Como mencionado anteriormente, complicações frequentes no passado, hidrocefalia e hemossiderose têm sido infrequentes. Karagianni *et al.*, em revisão sistemática, descreveram taxas de 16% de hidrocefalia com necessidade de *shunt*, hematoma com necessidade de evacuação em 8%, infecções em 11%, e transfusão sanguínea em 28% dos casos.[38] Febre com sinais de meningite asséptica pode ocorrer, e geralmente se resolve com o auxílio de corticosteroides sistêmicos. A mortalidade geral da cirurgia hemisférica situa-se em torno de 5%, sendo majoritariamente relacionada com edema ou isquemia graves.[33,38]

## CONCLUSÃO

A cirurgia hemisférica para tratamento da epilepsia em crianças traz resultados bastante gratificantes, com ótimo controle de crises e estabilidade ou melhora das funções motoras e cognitivas. Dentre as várias técnicas disponíveis, aquelas ditas funcionais, com preservação da grande parte do parênquima que permanece *in situ*, mas completamente desconectado do restante do cérebro e, portanto, sem manifestar sua atividade anômala, oferecem claras vantagens em relação à ressecção total do hemisfério, embora os desfechos clínicos sejam semelhantes. A seleção de pacientes candidatos à hemisferotomia deve ser cuidadosa, porém, sem postergar a indicação cirúrgica, em vista do grande impacto positivo que a cirurgia propicia a estas crianças.

## REFERÊNCIAS BIBLIOGRÁFICAS

1. Dandy W. Removal of right cerebral hemisphere for certain tumors. JAMA. 1928;90:823.
2. McKenzie K. The present status of a patient who had the right cerebral hemisphere removed. JAMA. 1938;3:168-83.
3. Krynauw RA. Infantile hemiplegia treated by removing one cerebral hemisphere. J Neurol Neurosurg Psychiatry. 1950;13(4):243-67.
4. Rasmussen T. Hemispherectomy for seizures revisited. Can J Neurol Sci [J Can Sci Neurol]. 1983;10(2):71-8.
5. Ignelzi RJ, Bucy PC. Cerebral hemidecortication in the treatment of infantile cerebral hemiatrophy. J Nerv Ment Dis. 1968;147(1):14-30.
6. Villemure JG, Mascott CR. Peri-insular hemispherotomy: surgical principles and anatomy. Neurosurgery. 1995;37(5):975-81.
7. Shimizu H, Maehara T. Modification of peri-insular hemispherotomy and surgical results. Neurosurgery. 2000;47(2):367-73.
8. Delalande O, Pinard J, Basdevant C, et al. Hemispherotomy: a new procedure from central disconnection. Epilepsia. 1992;33(S3):99-100.
9. Schramm J, Kral T, Clusmann H. Transsylvian keyhole functional hemispherectomy. Neurosurgery. 2001;49(4):891-901.
10. Kawai K. Epilepsy surgery: current status and ongoing challenges. Neurol Med Chir (Tokyo) 2015;55:357-66.
11. Alotaibi F, Albaradie R, Almubarak S, et al. Hemispherotomy for epilepsy: the procedure evolution and outcome. Canadian Journal of Neurological Sciences. 2021;48(4):451-63.
12. Santos MV, Machado HR. Extratemporal disconnective procedures for the treatment of epilepsy in children. Epilepsia. 2017;58 (1):28-34.
13. Terra-Bustamante VC, Fernandes RM, Inuzuka LM, et al. Surgically amenable epilepsies in children and adolescents: clinical, imaging, electrophysiological, and post-surgical outcome data. Childs Nerv Syst. 2005;21(7):546-51.
14. Volpon Santos M, Machado HR. Tratamento cirúrgico da epilepsia na infância. In: Siqueira MG. Tratado de Neurocirurgia da Sociedade Brasileira de Neurocirurgia. Barueri: Manole, 2015:1602-13.
15. Lidzba K, Bürki SE, Staudt M. Predicting language outcome after left hemispherotomy: a systematic literature review. Neurol Clin Pract. 2021;11(2):158-66.
16. Girishan S, Chaudhary K, Samala R, et al. Long-term functional outcome following left hemispherotomy in adults and pediatric participants with Fmri analysis. Neurol India. 2022;70(4):1593-600.
17. Bulteau C, Grosmaitre C, Save-Pédebos J, et al. Language recovery after left hemispherotomy for Rasmussen encephalitis. Epilepsy Behav. 2015;53:51-7.
18. Silva JR, Sakamoto AC, Thomé Ú, et al. Left hemispherectomy in older children and adolescents: outcome of cognitive abilities. Childs Nerv Syst. 2020;36(6):1275-82.
19. Hoffman CE, Ochi A, Snead OC 3rd. Rasmussen's encephalitis: advances in management and patient outcomes. Childs Nerv Syst. 2016;32:629-40.
20. Matias I, Riberto M, Caldas CAT, et al. Early intensive inpatient rehabilitation for children undergoing hemispherotomy. The Journal of the International Society of Physical and Rehabilitation Medicine. 2021;4(1):22-9.
21. Sood S, Ilyas M, Marupudi NI, et al. Anatomical hemispherectomy revisited-outcome, blood loss, hydrocephalus, and absence of chronic hemosiderosis. Childs Nerv Syst. 2019;35(8):1341-9.
22. Schramm J, Kuczaty S, Sassen R, et al. Pediatric functional hemispherectomy: outcome in 92 patients. Acta Neurochir. 2012;154(11):2017-28.
23. Bulteau C, Otsuki T, Delalande O. Epilepsy surgery for hemispheric syndromes in infants: hemimegalencepahly and hemispheric cortical dysplasia. Brain Dev. 2013;35:742-7.
24. Sood S, Marupudi NI, Asano E, et al. Endoscopic corpus callosotomy and hemispherotomy. J Neurosurg Pediatr. 2015;16(6):681-6.
25. Chandra PS, Kurwale N, Garg A, et al. Endoscopy-assisted interhemispheric transcallosal hemispherotomy: preliminary description of a novel technique. Neurosurgery. 2015;76(4):485-95.
26. Machado HR, Santos MV. Hemispheric surgery in children: perisylvian technique. Neurosurg Focus Video. 2024;11(1):V12.
27. Moosa AN, Gupta A, Jehi L, et al. Longitudinal seizure outcome and prognostic predictors after hemispherectomy in 170 children. Neurology. 2013;80(3):253-60.
28. Basheer SN, Connolly MB, Lautzenhiser A, et al. Hemispheric surgery in children with refractory epilepsy: seizure outcome, complications, and adaptive function. Epilepsia. 2007;48(1):133-40.
29. Terra-Bustamante VC, Inuzuka LM, Fernandes RM, et al. Outcome of hemispheric surgeries for refractory epilepsy in pediatric patients. Childs Nerv Syst. 2007;23(3):321-36.
30. McGovern RA, Moosa ANV, Jehi L, et al. Hemispherectomy in adults and adolescents: Seizure and functional outcomes in 47 patients. Epilepsia. 2019;60(12):2416-27.
31. Althausen A, Gleissner U, Hoppe C, et al. Long-term outcome of hemispheric surgery at different ages in 61 epilepsy patients. J Neurol Neurosurg Psychiatry. 2012;83:529-36.
32. Thomé U, Batista LA, Rocha RP, et al. The important role of hemispherotomy for Rasmussen encephalitis: clinical and functional outcomes. Pediatr Neurol. 2024;150:82-90.
33. Yates CF, Malone S, Riney K, et al. Peri-insular hemispherotomy: a systematic review and institutional experience. Pediatr Neurosurg. 2023;58(1):18-28.
34. Ptito A, Fortin A, Ptito M. Seeing in the blind hemifield following hemispherectomy. Prog Brain Res. 2001;134:367-78.
35. Nava BC, Costa UT, Hamad APA, et al. Long-term seizure outcome and mobility after surgical treatment for Rasmussen encephalitis in children: A single-center experience. Epileptic Disord. 2023;25(5):749-57.
36. Mani J, Gupta A, Mascha E, et al. Postoperative seizures after extratemporal resections and hemispherectomy in pediatric epilepsy. Neurology. 2006;66(7):1038-43.
37. Volpon Santos M, Teixeira TL, Ioriatti ES, et al. Risk factors and results of hemispherotomy reoperations in children. Neurosurg Focus. 2020;48(4):E5.
38. Karagianni MD, Brotis AG, Tasiou A, et al. Hemispherotomy revised: a complication overview and a systematic review meta-analysis. Brain Spine. 2023;3:101766.

# ESPASTICIDADE E OUTROS TRANSTORNOS DO MOVIMENTO

Eduardo Jucá ■ Renata Jucá
Adelina Feitosa ■ Jansen Vasconcelos

## INTRODUÇÃO

O controle do movimento pelo cérebro é um processo complexo que envolve várias áreas e estruturas neurais trabalhando em conjunto: córtex motor primário, córtex pré-motor e córtex suplementar, gânglios da base, cerebelo, tronco encefálico e medula espinal.

No processo de controle do movimento, o cérebro integra informações sensoriais, processa sinais motores e ajusta continuamente a execução dos movimentos com base no *feedback* sensorial. Essa integração complexa envolve várias regiões do cérebro, trabalhando em sincronia para garantir movimentos fluidos, coordenados e adaptáveis às necessidades do corpo.

Os distúrbios do movimento são caracterizados por atividade excessiva (hipercinética) ou reduzida (bradicinética). Os distúrbios hipercinéticos são caracterizados por movimentos involuntários anormais. Esses movimentos excessivos podem ser regulares e rítmicos, como no tremor; mais sustentados e padronizados, como na distonia; breves e aleatórios, como na coreia; ou semelhantes a espasmos e temporariamente suprimíveis, como nos tiques. O diagnóstico da condição específica depende, principalmente, da observação cuidadosa das características clínicas.[1] Os tiques são o distúrbio hipercinético mais comum em crianças. Distonia, estereotipias, coreoatetose, tremores e mioclonias também ocorrem, mas são menos comuns. Muitos distúrbios do movimento hipercinéticos se manifestam com vários tipos de movimentos, que podem incluir uma combinação das várias hipercinesias.

As principais vias de controle do movimento têm a participação dos núcleos da base que regulam a iniciação, a escala e o controle da amplitude e da direção do movimento. Os distúrbios do movimento podem resultar de anomalias bioquímicas ou estruturais nessas estruturas. Os núcleos da base são um complexo de núcleos profundos que consiste no corpo estriado, globos pálidos e substância negra. O corpo estriado, que inclui o núcleo caudado e o putâmen, recebe *inputs* do córtex cerebral e do tálamo e, por sua vez, projeta-se para o globo pálido. A substância negra é dividida em *pars compacta*, rica em dopamina, e *pars reticularis*, menos densa. A *pars reticularis* é histológica e quimicamente semelhante ao segmento medial do globo pálido, e ambos se projetam via tálamo para o córtex pré-motor e motor. A substância negra *pars compacta* dá origem à via nigroestriatal, que é a principal via dopaminérgica. A projeção dos gânglios da base projeta-se por meio do tálamo para o córtex cerebral e, em seguida, para o sistema piramidal. A saída dos gânglios da base às vezes é referida como sistema extrapiramidal, pois anteriormente se pensava que estava em paralelo com o sistema piramidal. A integração dos núcleos da base com o córtex facilita o controle motor.

## DISTONIA

A distonia é um distúrbio do movimento caracterizado por contrações musculares sustentadas ou intermitentes que causam movimentos ou posturas anormais e repetitivos. Os movimentos distônicos são tipicamente padronizados, distorcidos e podem ser trêmulos, frequentemente iniciados ou piorados por ação voluntária e associados à ativação muscular excessiva.[2]

A paralisia cerebral é, provavelmente, a causa mais comum de distonia adquirida observada em crianças.[3] Outras causas de distonia na infância incluem uma variedade de distúrbios heredodegenerativos, como a doença de Wilson e a neurodegeneração com acúmulo de ferro no cérebro.

O início dos movimentos involuntários ocorre antes dos 20 anos em aproximadamente 30% dos pacientes com distonia. A distribuição dos grupos musculares afetados parece depender da idade. O distúrbio geralmente começa de modo distal em crianças, enquanto uma distribuição craniocervical é mais comum em adultos. A distonia infantil geralmente progride para um distúrbio generalizado, enquanto a distonia adulta geralmente permanece focal ou segmentar.

A gravidade da distonia é variável e pode depender da situação. Por exemplo, alguns pacientes têm distonias específicas de tarefa que ocorrem apenas quando participam de certas atividades, como escrever, digitar ou tocar piano (mãos de músico).[4] À medida que a distonia piora, ela geralmente se estende para músculos adjacentes e, eventualmente, ocorre mesmo em repouso. Em casos raros, os espasmos tornam-se graves e podem causar problemas no disco cervical, nervo ou raiz.[5] A degradação muscular com mioglobinúria (tempestade distônica) também pode ocorrer.[6]

Nenhuma alteração morfológica específica foi observada em exames neuropatológicos de pacientes com distonia isolada. Em vez disso, estudos de imagem funcional fornecem evidências de que a distonia é uma doença de rede que envolve conexões entre os gânglios da base, o cerebelo e o tronco encefálico.[7]

A hemidistonia (também conhecida como distonia unilateral) envolve metade do corpo e ocorre, frequentemente, em crianças e jovens adultos. Em uma série retrospectiva de 33 pacientes com hemidistonia, aproximadamente 60% dos pacientes tinham uma lesão estrutural nos gânglios da base contralaterais, muitas vezes o putâmen, resultante de um insulto ao cérebro. As etiologias mais comuns foram infarto ou hemorragia (30%), lesão perinatal (27%) e trauma (24%). A hemidistonia frequentemente se apresentou vários anos após o fator precipitante; esse atraso ocorreu mais frequentemente em crianças.[8]

A distonia isolada generalizada de início precoce (anteriormente chamada de distonia primária) pode ser esporádica ou hereditária. Os casos com início na infância geralmente são hereditários em um padrão autossômico dominante. Muitos casos hereditários são causados por um defeito no gene *TOR1A* (DYT1), que codifica a torsina A, uma proteína de ligação ao trifosfato de adenosina (ATP) no *locus* 9q34. Uma causa rara de distonia hereditária é a distonia responsiva à dopa. O número de variantes genéticas associadas à distonia tem se expandido a um ritmo exponencial, e a classificação e a nomenclatura genética estão continuamente evoluindo.[9]

Já a distonia responsiva à dopa (DRD) é uma forma incomum de distonia progressiva hereditária que começa durante a primeira década após o nascimento. A distonia geralmente começa nas pernas e se torna generalizada. Alguns pacientes também podem ter hiper-reflexia, rigidez, tremor e outros sinais parkinsonianos, e, menos comumente, sinais cerebelares. A mais frequente forma de DRD é a distonia DYT5 autossômica dominante. A característica distintiva da DRD é uma resposta clinicamente significativa e sustentada à levodopa. Várias formas genéticas raras de distonia são caracterizadas por discinesia paroxística, são elas: discinesia paroxística não cinética (PNKD), coreoatetose cinética paroxística e discinesia induzida por esforço paroxístico.

O tratamento adequado da distonia depende de um diagnóstico preciso. Pacientes com características atípicas, como deficiência intelectual, crises epiléticas, anormalidades neuro-oftalmológicas, ataxia, sinais do trato corticoespinhal, déficits sensoriais, distúrbios graves da fala e distribuição unilateral da distonia têm mais chances de ter um distúrbio subjacente que pode ser tratado, como a doença de Wilson.

O tratamento inclui os seguintes princípios:

- Para pacientes pediátricos com distonia focal ou generalizada de etiologia desconhecida, recomenda-se um teste de levodopa para confirmar ou excluir o diagnóstico de distonia responsiva à dopa.
- Pacientes com distonia isolada multifocal ou generalizada que não respondem à levodopa podem ser tratados com outros medicamentos orais, injeções de toxina botulínica ou intervenção cirúrgica com estimulação cerebral profunda em casos refratários.
- Para crianças com distonia isolada multifocal ou generalizada debilitante que não responde a um teste de levodopa, é adequada a tentativa de tratamento com triexifenidil.
- Para distonia isolada multifocal ou generalizada debilitante que não responde ao tratamento farmacológico, sugerimos injeção de toxina botulínica em músculos selecionados.
- Para crianças com distonia isolada multifocal ou generalizada debilitante que não respondem à terapia farmacológica ou às injeções de toxina botulínica, recorre-se á intervenção neurocirúrgica com estimulação cerebral profunda bilateral do globo pálido interno.

O *status* distônico (também chamado de tempestade distônica) é uma condição rara e potencialmente fatal caracterizada por contrações distônicas generalizadas graves cada vez mais frequentes ou contínuas que podem ser refratárias ao tratamento médico padrão.[5] O *status* distônico pode ocorrer em crianças e adultos como resultado de uma piora progressiva em vários tipos de distonia, muitas vezes em situação de gatilho identificável, como doença intercorrente ou infecção. Embora os dados sejam limitados pelo pequeno número de casos publicados (aproximadamente 100), as complicações comumente relatadas incluem fraqueza bulbar, comprometimento progressivo da função respiratória levando à insuficiência respiratória, exaustão, dor e alterações metabólicas, incluindo rabdomiólise e lesão renal aguda.

O *status* distônico constitui uma emergência neurológica e requer intervenção urgente. O manejo inclui cuidados de suporte com admissão na unidade de terapia intensiva, hidratação intravenosa, antipiréticos e cobertores de resfriamento, controle da dor, monitoramento para o desenvolvimento de rabdomiólise, sedação com midazolam ou propofol e suporte de vias aéreas, além de medidas específicas como administração de triexifenidil, benzodiazepínicos, baclofeno e gabapentina.[10]

Casos crônicos ou refratários de distonias incapacitantes podem exigir medidas mais agressivas como injeção de toxina botulínica, baclofeno intratecal,[11] estimulação cerebral profunda do globo pálido interno, bilateralmente,[12,13] ou palidotomia.[14]

Uma reação distônica aguda, geralmente transitória, é uma complicação reconhecida dos medicamentos bloqueadores dos receptores de dopamina, como os antipsicóticos (p. ex., haloperidol, clorpromazina) e antieméticos (p. ex., fenotiazinas, metoclopramida).[15] Reações distônicas também podem ocorrer com levodopa, anticonvulsivantes, antidepressivos (p. ex., inibidores seletivos da recaptação de serotonina) e ergotamínicos.[16] O tratamento da distonia aguda com anti-histamínicos ou medicamentos anticolinérgicos em geral é rapidamente eficaz.[17] A difenidramina parenteral na dose de 1 a 2 mg/kg (dose máxima de 50 mg) é usada com mais frequência e geralmente resulta na resolução de uma reação distônica aguda dentro de minutos. A administração intravenosa é preferida em relação à administração oral para iniciar o tratamento, pois os pacientes podem ter dificuldade para engolir. A administração parenteral é necessária para distonia com risco de vida associada a laringospasmo ou estridor.[17] A difenidramina também pode ser administrada por via intramuscular, mas o início da ação é atrasado em comparação com a administração intravenosa. O diazepam intravenoso também é eficaz no tratamento de reações distônicas agudas. Uma vez tratada a reação distônica aguda, a difenidramina é administrada por via oral na dose de 1,25 mg/kg a cada 6 horas por 1 a 2 dias para prevenir recorrências. Em alguns casos, no entanto, uma única dose de difenidramina oral ou triexifenidil é suficiente. O medicamento causador deve ser descontinuado. Pacientes tratados com agentes bloqueadores dos receptores de dopamina ocasionalmente desenvolvem distonia tardia persistente após a interrupção do medicamento causador. Se nenhuma melhora espontânea ocorrer, eles podem responder a testes com relaxantes musculares, medicamentos anticolinérgicos ou agentes depletores de dopamina, como tetrabenazina, deutetrabenazina e valbenazina.[18]

## ESPASTICIDADE

A espasticidade é uma condição clínica multicausal característica da síndrome do neurônio motor superior (SNMS) presente na grande maioria dos casos de paralisia cerebral, traumatismo raquimedular e em menor frequência no traumatismo cranioencefálico e acidente vascular cerebral.

Afetando milhões de pessoas ao redor do mundo, de diversas idades, a espasticidade pode estar associada a prejuízos funcionais, do controle motor, limitação da amplitude de movimento articular, contraturas, deformidades, dor.[19]

Além disso, em crianças com paralisia cerebral (PC), definida como déficits motores não progressivos resultantes de insultos cerebrais na fase de desenvolvimento, a espasticidade pode interferir no desenvolvimento motor, aumentar risco de luxação de quadril e limitar atividades de vida diária e, consequentemente, a participação social (Fig. 41-1).[20]

Segundo Lance (1980),[21] a espasticidade é um distúrbio motor caracterizado por aumento no tônus muscular velocidade-dependente, decorrente da hiperexcitabilidade do reflexo de estiramento. Mais recentemente foi descrito que a espasticidade, assim como as outras desordens da síndrome do neurônio motor superior (SNMS), é resultado da interrupção de vias descendentes envolvidas no controle motor, como as vias reflexas proprioceptivas, cutâneas e nociceptivas. As características clínicas da SNMS podem ser divididas em aspectos positivos, que são decorrentes do aumento da atividade reflexa (hiper-reflexia, clônus, espasticidade, dissinergia e espasmos) e negativos, relativos à redução de atividade motora (fraqueza, perda de destreza e fadiga). Todos esses fatores podem interferir nas alterações de movimento apresentadas pelos pacientes. Em longo prazo, a espasticidade gera alterações morfológicas permanentes

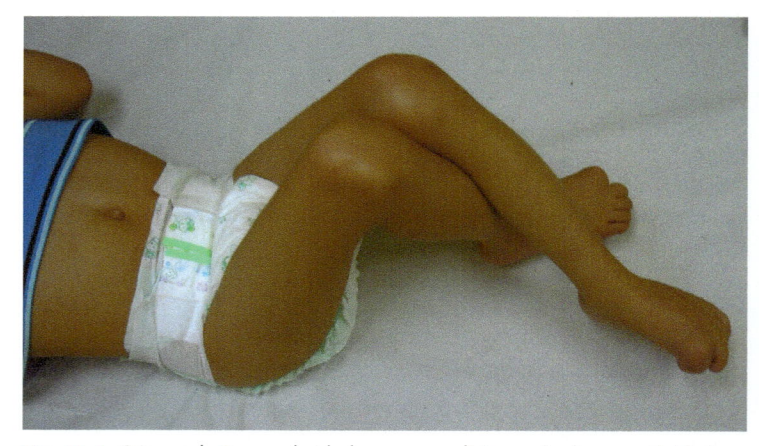

**Fig. 41-1.** Criança de 5 anos de idade, com paralisia cerebral e espasticidade importante, GMFCS grau V, com hipertonia de membros inferiores, pés equinos bilaterais, hiperadução dos quadris e postura de repouso com cruzamento dos membros inferiores.

no tecido muscular, como aumento de tecido colagenoso e fibrótico, redução de vascularização, o que leva à rigidez do tecido.[22]

A espasticidade é, portanto, apenas um dos fatores envolvidos nas disfunções. É importante diferenciá-la dos demais para propor a intervenção terapêutica mais adequada.

## Avaliação

O paciente com espasticidade frequentemente apresenta outros sinais clínicos de lesões do neurônio motor superior, como fraqueza e déficit de coordenação motora. Fatores como estado emocional, temperatura do ambiente, rigidez do tecido muscular podem interferir na apresentação da espasticidade, o que torna o processo de avaliação complexo.[22]

Os testes clínicos para avaliação da espasticidade mais conhecidos na prática clínica são as Escalas Modificadas de Ashworth e Tardieu. A despeito da ampla utilização, a literatura discute a limitação da escala de Ashworth por não conseguir diferenciar aspectos neurais (espasticidade) e não neurais (rigidez muscular, hipertonia), sendo a escala de Tardieu mais confiável. Métodos quantitativos como análise biomecânica da marcha, associada à avaliação da atividade eletromiográfica podem ajudar a distinguir os componentes neurais envolvidos e direcionar corretamente o melhor tratamento.[19]

O paciente com espasticidade deve ser avaliado de forma ampla e multidisciplinar, incluindo fatores pessoais e contexto ambiental, de forma que todos os aspectos envolvidos na sua funcionalidade sejam considerados.

A Gross Motor Function Classification System (GMFCS) auxilia na caracterização da função motora de crianças com PC,[23] mas a queixa principal do paciente e de sua família devem nortear o processo terapêutico e definir o objetivo central da conduta.

Crianças com PC mais comprometidas em relação à função motora grossa (GMFCS IV e V) geralmente apresentam espasticidade mais severa, o que gera grandes prejuízos na saúde e qualidade de vida. São comuns casos de deformidades articulares, dor e luxação de quadril decorrentes da espasticidade, além de relatos de dificuldades dos pais no posicionamento, nas transferências e na higiene.[24]

Crianças com PC GMFCS II e III, mais ativas funcionalmente, podem ter prejuízos relativos a espasticidade no controle motor seletivo durante funções como a marcha, manipulação de objetos e outras atividades de vida diária.[25]

Por ser parte integrante da equipe multidisciplinar, o fisioterapeuta deve contribuir com o processo de decisão da melhor opção para o tratamento da espasticidade.

A partir da demanda apresentada pelo paciente e por sua família, o fisioterapeuta avalia quais funções estão prejudicadas, que estruturas estão afetadas e quais componentes estão envolvidos na disfunção.

A avaliação funcional pré-operatória inclui: análise do movimento ativo, desempenho muscular, amplitude de movimento ativa e passiva, presença de encurtamentos ou deformidades articulares, testes clínicos para hipertonia (escala de Ashworth modificado) e espasticidade (escala modificado de Tardieu), presença de clônus, avaliação de reflexos musculotendíneos, força muscular (teste manual de força).

Após minuciosa avaliação, algumas perguntas precisam ser respondidas:

- Qual a expectativa do paciente e família em relação ao tratamento?
- O paciente apresenta apenas espasticidade? Existem outros componentes envolvidos na disfunção (rigidez muscular, fraqueza, falta de coordenação motora)?
- O paciente se beneficia, de alguma forma, pela espasticidade apresentada (p. ex., para ficar de pé)?
- A disfunção relatada pelo paciente está, de fato, relacionada com a espasticidade? (p. ex., alteração do desempenho motor, qualidade do movimento, coordenação motora, aumento do gasto energético).

- Se a espasticidade for tratada, o paciente será beneficiado? Isso poderá potencializar os resultados da reabilitação?
- Quais grupos musculares estão afetados? Quais músculos precisarão de maior ou menor intervenção?

Além da avaliação clínica, escalas funcionais como a *Gross Motor Function Measurement* (GMFM) são utilizadas para incrementar a avaliação, quantificando possíveis mudanças e monitorando o impacto do tratamento proposto nas atividades motoras das crianças ao longo do tempo.[26]

A família deve ser informada sobre todas as opções terapêuticas, possíveis riscos e benefícios de cada uma, inclusive para alinhar expectativas em relação ao tratamento, sendo parte ativa no processo de decisão.

Coletadas estas informações, o objetivo terapêutico pode ser definido. No caso da rizotomia dorsal seletiva, por exemplo, definem-se quais serão os grupos musculares espásticos a serem tratados e qual o percentual de secção de suas respectivas raízes nervosas, de acordo com o objetivo funcional. Músculos espásticos com maior impacto funcional terão maior percentual de secção de suas raízes.

## Tratamento

A espasticidade, conforme se compreende da descrição do quadro clínico e da fisiopatologia, provoca considerável morbidade e comprometimento da qualidade de vida dos pacientes. Tendo em conta que uma das principais causas da espasticidade é o conjunto de lesões cerebrais ligados à paralisia cerebral resultante da prematuridade, o tratamento dessa condição interessa, de maneira fundamental, aos neuropediatras e aos neurocirurgiões pediátricos.

Inicialmente, é preciso compreender que o tratamento da espasticidade é essencialmente multidisciplinar. Uma vez que mesmo condições gerais como infecções urinárias ou até infecções nas unhas dos pés (onicomicoses) podem exacerbar o arco reflexo que agrava a rigidez patológica, a criança deve ser encarada em seu contexto de maneira global desde os cuidados centrais de pediatria.

Um tratamento clínico conservador conduzido por neuropediatra é o próximo passo a ser avançado na condução da espasticidade. Nesse ponto, é importante identificar a proporção entre os componentes espástico e distônico na rigidez apresentada pela criança, e o neuropediatra tem papel fundamental nesse diagnóstico diferencial. A distinção entre espasticidade e distonia adquire especial importância por causa das diferenças no manejo terapêutico das duas condições. É possível, mesmo, haver situações em que uma conduta direcionada à espasticidade pode agravar a distonia subjacente, como no caso da intervenção cirúrgica com rizotomia dorsal seletiva. Hipóteses para explicar esse fenômeno incluem eventual liberação da musculatura previamente espástica que passa a expressar de maneira mais intensa o estado distônico, sem a contenção anteriormente proporcionada pela hipertonia.

Estabelecida a necessidade de tratar a espasticidade com atitudes além do acompanhamento de reabilitação, um tratamento medicamentoso pode ser inicialmente tentado, embora os resultados sejam, em geral, limitados e, em grande parte dos casos, insuficiente. Uma abordagem menos específica pode ser tentada com benzodiazepínicos via oral. Essa opção pode ser especialmente útil em casos com epilepsia associada, situação em que a medicação pode servir aos dois propósitos. Nesse contexto, a droga mais utilizada é o diazepam.

Outra medicação que pode ser utilizada para manejo mais específico da espasticidade é o baclofeno, um agonista de receptores GABA B cuja apresentação é em comprimidos de 10 mg. A depender do peso da criança e da intensidade da espasticidade, a administração pode começar com 5 ou 10 mg via oral por dia e avançar até 10 mg via oral 3 vezes ao dia.[27]

Apesar de as medicações serem um tratamento conservador útil e largamente utilizado, encontram limitações na extensão da eficácia e nos efeitos adversos provocados mesmo em doses terapêuticas, como sonolência excessiva, hipotonia axial, salivação excessiva e disautonomias. Desse modo, acabam funcionando como adjuvantes ao acompanhamento de fisioterapia e terapia ocupacional. Ao ser atingido o limite terapêutico, um tratamento mais assertivo deve ser instituído.[27]

### Correções Ortopédicas

O estado contínuo de hipertonia associado a quadros distônicos ou espásticos pode levar a deformidades ortopédicas que resultam em dor, dificuldades para os cuidados diários e piora dos prejuízos funcionais. As mais frequentes deformidades ortopédicas associadas à paralisia cerebral são os pés equinos, a luxação ou a subluxação do quadril e a escoliose. Em um ciclo fisiopatológico, essas deformidades podem, por sua vez, servir como estímulo para o agravamento adicional da rigidez. Em muitos casos, essas situações exigem intervenção cirúrgica para correção estrutural e combate aos efeitos funcionais.[28]

As técnicas cirúrgicas empregadas para tratamento das deformidades ortopédicas associadas à espasticidade ou distonia variam de acordo com o diagnóstico específico, a condição clínica e o peso da criança. Nesse contexto, secção dos tendões aquileus (tenotomias) pode ser empregada para combater o pé equino resultante da hipertonia do músculo tríceps sural (gastrocnêmios e sóleo). Secção dos tendões da musculatura adutora podem ser utilizados para tratar a hiperadução dos quadris. Já quadros mais avançados de luxação da articulação do quadril exigem manipulação direta, reposicionamento, fixação e instrumentação com parafusos de titânio (Fig. 41-2).[29] As intervenções para correção de escoliose são cirurgias de grande porte com extensa utilização de material de fixação metálica para retificação da coluna.

A avaliação pré-operatória, a indicação das cirurgias ortopédicas, sua realização e o acompanhamento pós-cirúrgico devem ser conduzidos por ortopedistas com experiência e dedicação a crianças com paralisia cerebral e transtornos do movimento. Reforçando a ideia de abordagem multidisciplinar, esses especialistas devem estar sempre em diálogo com os pediatras, neuropediatras, equipe de reabilitação e com os neurocirurgiões pediátricos para que os objetivos prioritários sejam atingidos.

É importante notar que, apesar de representarem importantíssimas contribuições no tratamento global da criança com paralisia cerebral, as cirurgias ortopédicas não são direcionadas à causa das condições como a espasticidade, mas às suas consequências osteomusculares e articulares. De fato, em muitos casos, é vantajosa a intervenção cirúrgica para tratamento da espasticidade antecedendo a cirurgia ortopédica, para que esta seja realizada com menos dificuldade e tenha maiores chances de sucesso.[28]

### Tratamento Neurocirúrgico

Os procedimentos neurocirúrgicos, conduzidos por neurocirurgiões dedicados à neurocirurgia pediátrica, são parte integrante e fundamental do tratamento da espasticidade. Constituem um conjunto variado de intervenções que se soma aos cuidados pediátricos e neuropediátricos, à reabilitação física e às cirurgias ortopédicas para que sejam alcançados os melhores resultados para a criança e para a família. A indicação desses procedimentos passa pelo neurocirurgião, mas em diálogo próximo com todos os componentes da equipe.

Nesse contexto podem ser escolhidos procedimentos neurocirúrgicos destinados a tratar espasticidade de maneira mais global ou mais localizada, e em caráter mais transitório ou mais permanente. Com esses critérios é possível fazer a escolha entre as diversas opções disponíveis.

Em uma fase preliminar, uma ferramenta largamente utilizada para tratamento de espasticidade de maneira localizada, mesmo que em múltiplos sítios, é a injeção intramuscular de toxina botulínica. A substância atua no bloqueio da liberação de acetilcolina na placa neuromuscular, levando a uma paralisia muscular flácida. Em casos de hipertonia patológica, como na espasticidade, a toxina botulínica contribui com redução da contração exacerbada e com melhora do quadro clínico.

Apesar de ter eficácia bastante eloquente e efeito rápido e consistente, o uso da toxina botulínica apresenta algumas limitações em casos de crianças com paralisia cerebral. Para casos de espasticidade global, há dificuldade relacionada com a dose máxima permitida, pois múltiplas injeções são frequentemente necessárias. Dessa forma, a dose possível para cada grupo muscular acaba sendo reduzida. Por outro lado, é necessário um ambiente e equipamentos adequados para o procedimento. É possível realizar as injeções sem anestesiar a criança, mas acreditamos que isso seja demasiadamente desgastante para as crianças e para as famílias. O emprego da ultrassonografia para certificação de atingimento do ventre muscular também é bastante desejável (Fig. 41-3).[30]

Quanto ao efeito, a eficácia da toxina botulínica em espasticidade é decrescente ao longo do tempo de modo que, após 3 ou 4 meses, é necessário repetir a injeção. Estudos demonstram também que as aplicações adicionais costumam ter menor eficácia e que uma reação de fibrose muscular se desenvolve no interior do músculo. Assim, esse recurso é bem-vindo em determinadas etapas do tratamento da espasticidade em sintonia com os demais elementos do arsenal terapêutico, mas é necessário conhecer a evolução do tratamento para dimensionar adequadamente as expectativas. Por outro lado, a resposta clínica à injeção com toxina botulínica é um bom preditor dos resultados da rizotomia dorsal seletiva (RDS), procedimento neurocirúrgico de larga aplicação, destinado a casos de espasticidade global com resultados duradouros.[31]

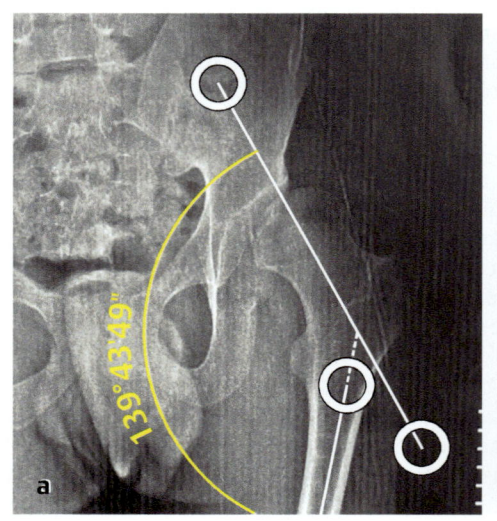

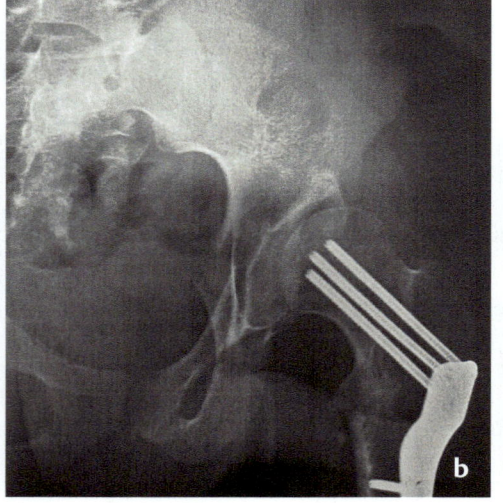

**Fig. 41-2.** Luxação de quadril em paciente com paralisia cerebral mista, com espasticidade e distonia importantes. (a) Pré-operatório. (b) Pós-operatório de correção da luxação com instrumentação e fixação do quadril.

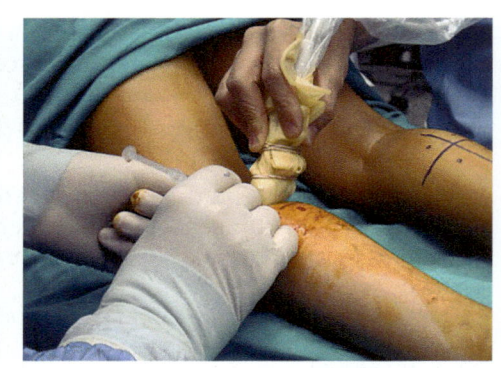

**Fig. 41-3.** Aplicação de toxina botulínica para tratamento de espasticidade focal. Notar a utilização de importantes recursos como ultrassonografia, ambiente estéril e sedação.

Para casos de espasticidade focal para a qual se deseja um tratamento definitivo, uma boa opção neurocirúrgica são as neurotomias. Como exemplo, é possível indicar a neurotomia do nervo tibial para tratamento de pé equino, também chamado de pé espástico. A intervenção exige conhecimento anatômico da área e experiência na cirurgia de nervos periféricos. O advento da monitorização neurofisiológica intraoperatória permite a dissecção do nervo e sua neurotomia parcial e seletiva.[32]

Em contraste com tratamentos destinados à espasticidade localizada, a implantação de bombas para liberação direta no sistema nervoso (compartimento intratecal) de drogas como o baclofeno é uma opção com resultados bastante efetivos. Diferente da ação limitada por via oral, o baclofeno intratecal é capaz de tratar a espasticidade global, inclusive com melhora da funcionalidade.[33]

A técnica cirúrgica envolve as etapas empregadas para a implantação de bombas muito utilizadas no tratamento da dor crônica ou oncológica: incisão da parede abdominal e dissecção dos planos, implantação do dispositivo profundamente à fáscia anterior do músculo reto abdominal, punção lombar entre os processos espinhosos das vértebras L3 e L4 e conexão do cateter distal à bomba com tunelização subcutânea, com utilização de radioscopia para checagem da localização da extremidade distal do sistema. O ajuste da dose (velocidade de liberação da droga) é feito por telemetria com dispositivo próprio, através da parede abdominal. O abastecimento da bomba após o fim da quantidade disponível acontece, em geral, a cada 3 meses, por meio de punção subcutânea até o interior da bomba, atravessando membrana em região palpável do dispositivo, em procedimento relativamente simples.

As limitações desse método incluem maior risco de infecção, por envolver implante de material heterólogo, e de ruptura da cicatriz, principalmente em crianças mais jovens ou de mais baixo peso ou, ainda, quando o implante é feito no compartimento subcutâneo. São possíveis complicações raras como superdosagem ou subdosagem do baclofeno decorrentes de falha do sistema, com o aparecimento das síndromes clínicas relacionadas, resultando em insuficiência respiratória nos casos mais graves de dosagem excessiva.[34] Testes pré-operatórios com injeção intratecal de baclofeno podem ajudar a prever a eficácia em cada caso, bem como eventuais efeitos adversos.

A despeito de ser um tratamento eficaz e com resultados bastante conhecidos, o uso das bombas de baclofeno encontra resistência em contextos socioeconômicos como o que predomina no Brasil, tendo em conta o custo do equipamento e da medicação que precisa ser continuamente reposta ao longo do tempo. Além disso, é preciso haver disponibilidade de estrutura e equipe especializada para atendimento contínuo a eventuais casos de mau funcionamento do equipamento, o que dificulta seu uso corrente em países com dimensões continentais e com frequentes dificuldades de deslocamento.

Dessa forma, o procedimento neurocirúrgico mais executado em nosso meio para tratamento da espasticidade global, de maneira eficaz e duradoura, é a RDS.

## Rizotomia Dorsal Seletiva (RDS)

A RDS é o procedimento neurocirúrgico mais realizado para o tratamento da espasticidade global, devido a diversas características. Entre as principais está a capacidade de atuar sobre o substrato fisiopatológico da hipertonia, que é o arco reflexo exacerbado devido à perda do controle tônico inibitório resultante de lesões cerebrais. Os resultados clínicos bastante efetivos também favorecem sua indicação.

Os objetivos da RDS variam de acordo com o quadro clínico da criança e seu estado funcional. Mesmo pacientes muito comprometidos, com classificação GMFCS IV ou V e sem prognóstico de marcha, beneficiam-se do procedimento devido a ganhos como redução da dor, maior facilidade de instalação, manuseio e higiene, melhora do sono e do balanço energético-metabólico. Crianças em GMFCS III podem ganhar na *performance* da marcha e adquirir maior independência. Mesmo em casos em que não haja mudança da classificação funcional, é possível, por exemplo, passar do uso de andador para muletas. A RDS possui nível I de evidência científica para tratamento de espasticidade de crianças com PC diplégica.[20] Crianças com PC GMFCS II e III, que possuem maior potencial de melhora funcional, como na marcha, se beneficiam de maior seletividade no corte das raízes. Músculos mais funcionais terão menor percentual de secção de suas respectivas raízes. Já crianças com GMFCS IV e V, com maior comprometimento motor, tendem a se beneficiar de maiores proporções de secção, para que possam ser mais bem posicionadas, transferidas e até higienizadas no seu cotidiano.[35]

Os critérios de eleição do paciente para realização da RDS têm-se tornado mais liberais ao longo do tempo. A idade mínima tem sido consensualmente adotada como 2 anos de idade. A preferência por padrão diplégico adotada no passado tem sido relativizada devido às evidências de que o procedimento também resulta em melhora da espasticidade nos membros superiores. Deformidades importantes da coluna vertebral ainda podem ser consideradas contraindicação em casos muito graves, tendo em conta a exequibilidade técnica do procedimento.

A técnica operatória tem evoluído bastante ao longo de mais de 100 anos em que a cirurgia é realizada com esta finalidade, permanecendo o princípio da secção parcial das raízes dorsais, sensitivas, com a finalidade de reduzir a exacerbação do arco reflexo que está na base da fisiopatologia. Entre os recursos técnicos agregados, destacam-se a ultrassonografia intraoperatória para localização do cone medular e a monitorização neurofisiológica intraoperatória, que confere maior segurança na identificação das raízes e permite selecionar as radículas com condução nervosa com maior excitabilidade.[36]

Entretanto, é possível afirmar que o maior avanço técnico das últimas décadas foi a proposta de acesso com laminotomia em um só nível, em substituição à laminotomia estendida de toda a coluna lombar. Isso tornou a cirurgia menos invasiva, menos laboriosa, mais segura e com menos probabilidade de deformidades de coluna em longo prazo (Fig. 41-4).[37]

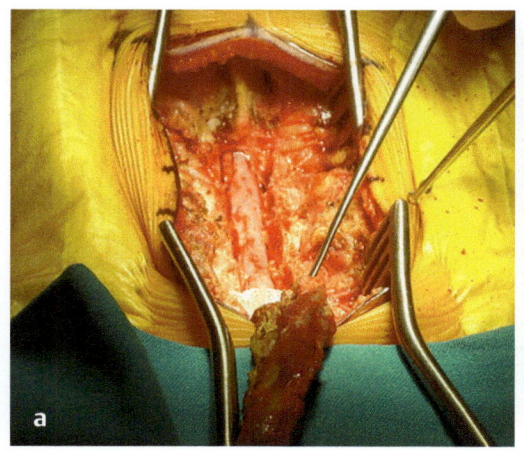

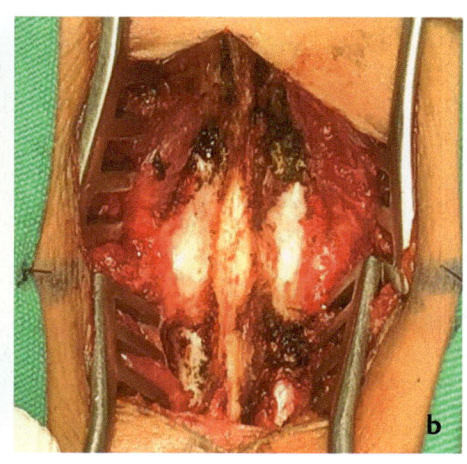

**Fig. 41-4.** Técnicas de acesso à cauda equina para realização de RDS. (**a**) Laminotomia lombar estendida. (**b**) Acesso para laminotomia em nível único.

Dessa maneira, os passos técnicos da RDS podem ser sintetizados da seguinte forma:

1. Anestesia geral e posicionamento em decúbito ventral.
2. Incisão sobre o processo espinhoso de L1.
3. Dissecção da musculatura paravertebral.
4. Laminotomia de L1 4. Durotomia.
5. Identificação das raízes dorsais de L1 a S1.
6. Dissecção de cada raiz em 4 ou 5 radículas.
7. Avaliação da excitabilidade das radículas por meio da monitorização neurofisiológica e da avaliação da contração muscular após estímulo pelo fisioterapeuta na sala de cirurgia (Fig. 41-5).
8. Secção parcial das radículas na porcentagem prevista segundo o planejamento pré-operatório, monitorização neurofisiológica intraoperatória e avaliação do fisioterapeuta na sala de cirurgia.
9. Repetição do processo de L1 a S1 (parcialmente em S2 quando a monitorização esfincteriana permitir) bilateralmente.
10. Fechamento de modo habitual.

Dentro do bloco cirúrgico, o posicionamento do campo deve ser organizado de forma que o sítio estéril da incisão seja isolado da área em que os membros inferiores da criança estejam expostos, para que o fisioterapeuta possa se acomodar para palpar e observar a contração muscular durante a eletroestimulação.[36]

Durante a estimulação das raízes nervosas pelo neurocirurgião, o neurofisiologista monitora quais radículas provocam atividade eletromiográfica com maior excitabilidade (Fig. 41-6), enquanto o fisioterapeuta identifica quais músculos de fato contraem e como respondem à eletroestimulação por meio da palpação. Essas informações aumentam a confiabilidade em relação à identificação do nível medular estimulado. Além disso, a classificação das respostas motoras realizada pelo fisioterapeuta, com base no comportamento muscular, é comparada à do neurofisiologista, facilitando a decisão de quais radículas e em qual percentual deverão ser seccionadas (Fig. 41-7).[36]

A RDS é o procedimento mais adaptado ao contexto social predominante no Brasil, conforme demonstrado por Steinbok em comparação dos custos totais com o tratamento com bombas de baclofeno.[38] A reabilitação deve ser reiniciada de maneira precoce, para que os ganhos possam ser aproveitados ao máximo possível.

Após 24 horas da cirurgia, o paciente sem intercorrências anestésicas ou cirúrgicas poderá sentar-se no leito, movimentar ativa ou passivamente membros inferiores, sempre no limite do seu conforto. A família deverá ser orientada a continuar a mobilização e realizar alongamentos em casa, após a alta hospitalar.

Após a primeira semana, o paciente poderá iniciar o programa de reabilitação intensivo, de acordo com o objetivo funcional definido com a família. Após a redução ou abolição da espasticidade, os demais aspectos da SNMS, como fraqueza e déficit de coordenação motora, serão evidenciados, revelando a nova formatação do controle motor do paciente.[39] É papel da reabilitação auxiliar a criança nesta adaptação. As atividades propostas como exercícios deverão ser lúdicas, desafiadoras e contemplar preferências da criança, mas sempre coerentes com o planejamento terapêutico.[40]

Crianças com GMFCS IV e V podem ser posicionadas em pranchas ortostáticas, com uso de órteses e braces já na segunda semana. São indicados, também, exercícios de alongamento, treino de controle de tronco na postura sentada, transferências, coordenação motora e atividades bimanuais. Para crianças com GMFCS II e III, deverão ser iniciados ortostatismo, exercícios ativos e, assim que possível, exercícios para treino de coordenação motora e fortalecimento muscular com aumento progressivo de carga (Fig. 41-8).[39]

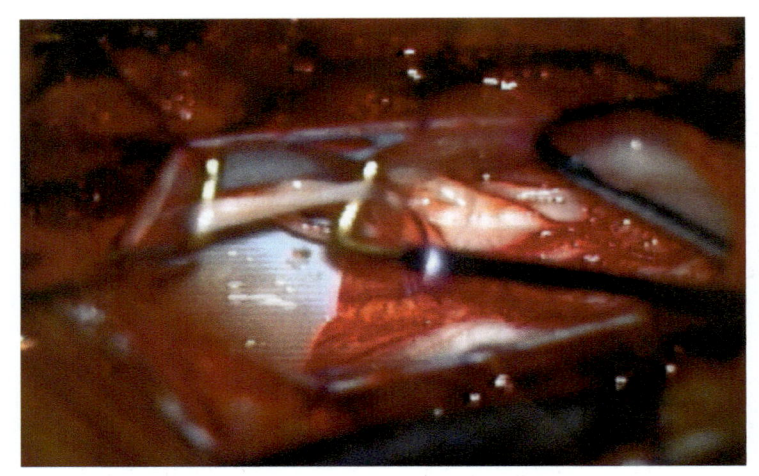

Fig. 41-5. Reparo e estimulação de raiz nervosa durante RDS, acesso de nível único.

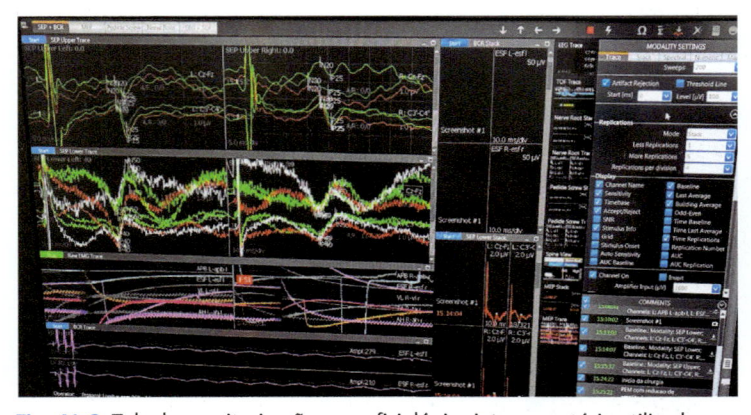

Fig. 41-6. Tela de monitorização neurofisiológica intraoperatória utilizada durante RDS. Além de membros inferiores e superiores, o esfíncter anal também é monitorado.

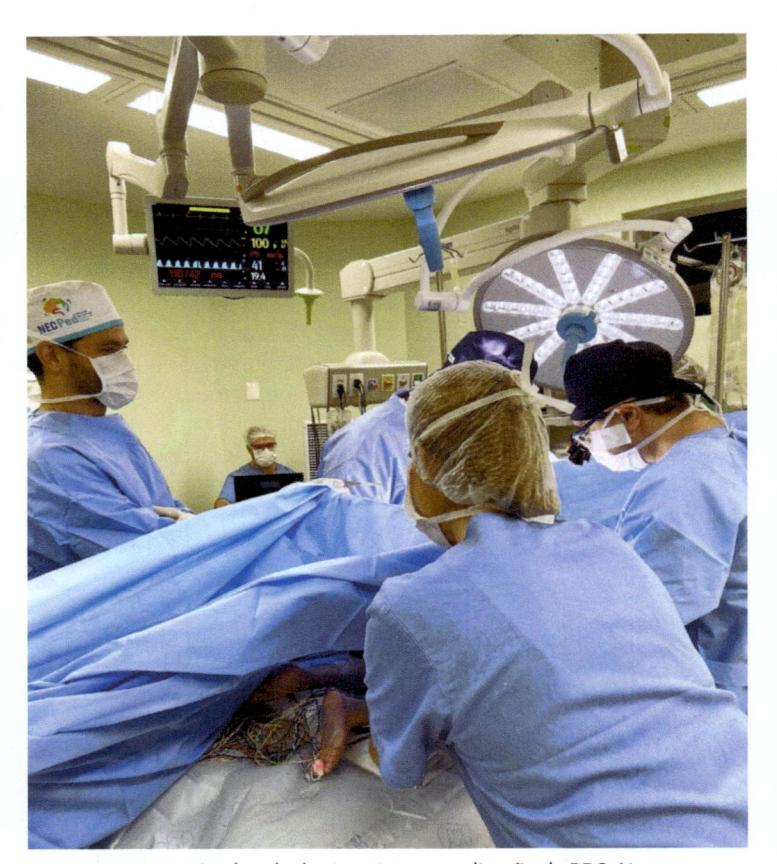

Fig. 41-7. Disposição de sala de cirurgia para realização de RDS. Notar os eletrodos para monitorização neurofisiológica intraoperatória (MNIO) e a presença da fisioterapeuta para avaliação da resposta muscular à estimulação das raízes. Ao fundo, neurofisiologista para checagem da resposta eletromiográfica à estimulação.

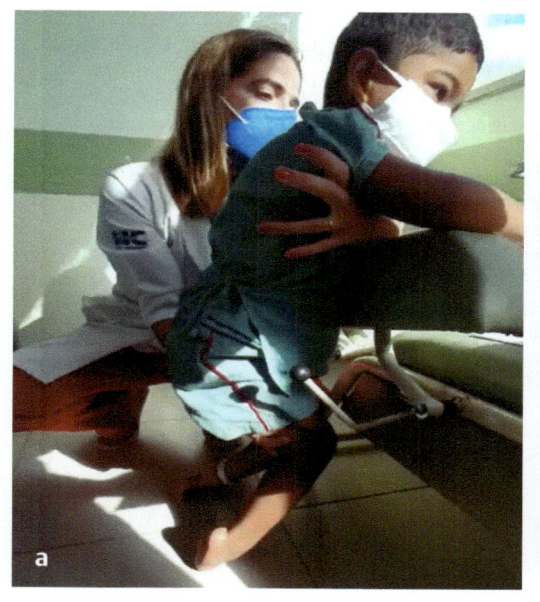

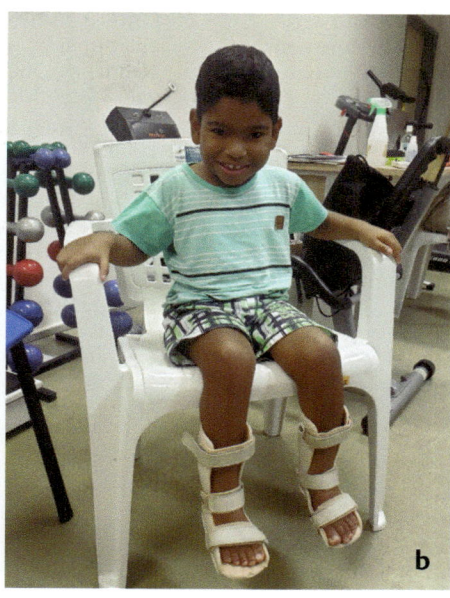

**Fig. 41-8.** Paciente de 4 anos de idade, vítima de encefalopatia congênita por vírus zika. (**a**) Pré-operatório de RDS, espasticidade importante, pés equinos bilaterais, impossibilidade de colocação de órteses. (**b**) Pós-operatório de RDS, órteses instaladas, postura sentada estável.

## CONSIDERAÇÕES FINAIS

Os transtornos do movimento em crianças constituem um grupo de doenças com elevado impacto na funcionalidade e na qualidade de vida, da criança e das famílias. A participação da neurocirurgia pediátrica nesse campo tem elevado potencial de contribuição para o alcance dos objetivos traçados em conjunto com a equipe multidisciplinar em que participam pediatras, neuropediatras, fisioterapeutas, terapeutas ocupacionais e ortopedistas, entre outros profissionais.

Além de dominar o avanço das técnicas empregadas, faz parte da missão dessa equipe a divulgação dos tipos de tratamento e a defesa da integração dos pacientes nos diferentes meios da sociedade, incluindo comunidade e escola. A promoção da saúde das crianças com distonia, espasticidade ou outros tipos de transtornos do movimento é uma tarefa conjunta que requer esforço de muitos participantes. A neurocirurgia pediátrica não pode estar fora desse esforço.

## REFERÊNCIAS BIBLIOGRÁFICAS

1. Jankovic J, Hallett M, Okun MS, et al. Principles and practice of movement disorders, 2021.
2. Albanese A, Bhatia K, Bressman SB, et al. Phenomenology and classification of dystonia: A consensus update. Movement Disorders. 2013;28(7).
3. Van Egmond ME, Kuiper A, Eggink H, et al. Dystonia in children and adolescents: A systematic review and a new diagnostic algorithm. J Neurol Neurosurg Psychiatry. 2015;86(7).
4. Rosenkranz K, Williamon A, Butler K, et al. Pathophysiological differences between musician's dystonia and writer's cramp. Brain. 2005;128(4).
5. Manji H, Howard RS, Miller DH, et al. Status dystonicus: The syndrome and its management. Brain. 1998;121(2).
6. Opal P, Tintner R, Jankovic J, et al. Intrafamilial phenotypic variability of the DYT1 dystonia: From asymptomatic TOR1A gene carrier status to dystonic storm. Movement Disorders. 2002;17(2).
7. Conte A, Rocchi L, Latorre A, et al. Ten-year reflections on the neurophysiological abnormalities of focal dystonias in humans. Movement Disorders. 2019;34(11).
8. Chuang C, Fahn S, Frucht SJ. The natural history and treatment of acquired hemidystonia: Report of 33 cases and review of the literature. J Neurol Neurosurg Psychiatry. 2002;72(1).
9. Lange LM, Gonzalez-Latapi P, Rajalingam R, et al. Nomenclature of Genetic Movement Disorders: Recommendations of the International Parkinson and Movement Disorder Society Task Force – An Update. Movement Disorders. 2022;37(5).
10. Saini AG, Hassan I, Sharma K, et al. Status dystonicus in children: a cross-sectional study and review of literature. J Child Neurol. 2022;37(6).
11. Goswami JN, Roy S, Patnaik SK. Pediatric dystonic storm: a hospital-based study. Neurol Clin Pract. 2021;11(5).
12. Grandas F, Fernandez-Carballal C, et al. Treatment of a dystonic storm with pallidal stimulation in a patient with PANK2 mutation. Movement Disorders. 2011;26(5).
13. Vogt LM, Yan H, Santyr B, et al. Deep brain stimulation for refractory status dystonicus in children: multicenter case series and systematic review. Ann Neurol. 2024;95(1).
14. Marras CE, Rizzi M, Cantonetti L, et al. Pallidotomy for medically refractory status dystonicus in childhood. Dev Med Child Neurol. 2014;56(7).
15. Mejia NI, Jankovic J. Metoclopramide-induced tardive dyskinesia in an infant. Movement Disorders. 2005;20(1).
16. Derinoz O, Caglar AA. Drug-induced movement disorders in children at paediatric emergency department: Dystonia. Emergency Medicine Journal. 2013;30(2).
17. Kanburoglu MK, Derinoz O, Cizmeci MN, Havali C. Is acute dystonia an emergency? Sometimes, it really is! Pediatr Emerg Care. 2013;29(3).
18. Niemann N, Jankovic J. Real-world experience with VMAT2 inhibitors. Clin Neuropharmacol. 2019;42(2).
19. Verduzco-Gutierrez M, Raghavan P, Pruente J, et al. AAPM&R consensus guidance on spasticity assessment and management. PM and R. Published online. 2024.
20. Novak I, Morgan C, Fahey M, et al. State of the Evidence Traffic Lights 2019: Systematic Review of Interventions for Preventing and Treating Children with Cerebral Palsy. Curr Neurol Neurosci Rep. 2020;20(2).
21. Malhotra S, Pandyan AD, Day CR, et al. Spasticity, an impairment that is poorly defined and poorly measured. Clin Rehabil. 2009;23(7).
22. Howard IM, Patel AT. Spasticity evaluation and management tools. Muscle Nerve. 2023;67(4).
23. Palisano RJ, Rosenbaum P, Bartlett D, Livingston MH. Content validity of the expanded and revised Gross Motor Function Classification System. Dev Med Child Neurol. 2008;50(10):744-50.
24. D'Aquino D, Moussa AA, Ammar A, et al. Selective dorsal rhizotomy for the treatment of severe spastic cerebral palsy: efficacy and therapeutic durability in GMFCS grade IV and V children. Acta Neurochir (Wien). 2018;160(4).
25. Nicolini-Panisson RDA, Tedesco AP, Folle MR, Donadio MVF. Selective dorsal rhizotomy in cerebral palsy: Selection criteria and postoperative physical therapy protocols. Revista Paulista de Pediatria. 2018;36(1):100-8.
26. Hurvitz EA, Marciniak CM, Daunter AK, et al. Functional outcomes of childhood dorsal rhizotomy in adults and adolescents with cerebral palsy: Clinical article. J Neurosurg Pediatr. 2013;11(4).
27. Brandenburg JE. Is baclofen the least worst option for spasticity management in children? J Pediatr Rehabil Med. 2023;16(1):11-7.
28. O'Brien DF, Park TS. A review of orthopedic surgeries after selective dorsal rhizotomy. Neurosurg Focus. 2006;21(2).
29. Givon U. Management of the spastic hip in cerebral palsy. Curr Opin Pediatr. 2017;29(1):65-9.
30. Gupta AD, Baguley I, Estell J, et al. Statement of the Rehabilitation Medicine Society of Australia and New Zealand for the therapeutic use of botulinum toxin A in spasticity management. Intern Med J. 2024;54(1).

31. Van Schie PEM, Schothorst M, Dallmeijer AJ, et al. Short- and long-term effects of selective dorsal rhizotomy on gross motor function in ambulatory children with spastic diplegia: Clinical article. J Neurosurg Pediatr. 2011;7(5).
32. Dauleac C, Sindou M, Mertens P. How I do it: selective tibial neurotomy. Acta Neurochir (Wien). 2020;162(8).
33. Hasnat MJ, Rice JE. Intrathecal baclofen for treating spasticity in children with cerebral palsy. Cochrane Database of Systematic Reviews. 2015;2015(11).
34. Gburek-Augustat J, Krause M, Bernhard M, et al. Unusual mechanical failures of intrathecal baclofen pump systems: symptoms, signs, and trouble shooting. Child's Nervous System. 2021;37(8).
35. Jucá RVB de M, Jucá CEB, Caldas CAT, et al. O efeito da rizotomia dorsal seletiva no quadro clínico e nos cuidados diários de crianças com paralisia cerebral espástica. Acta Fisiátrica. 2011;18(1):11-5.
36. Mittal S, Farmer JP, Poulin C, Silver K. Reliability of intraoperative electrophysiological monitoring in selective posterior rhizotomy. J Neurosurg. 2001;95(1):67-75.
37. Park TS, Johnston JM. Surgical techniques of selective dorsal rhizotomy for spastic cerebral palsy. Technical note. Neurosurg Focus. 2006;21(2):e7.
38. Steinbok P, Daneshvar H, Evans D, Kestle JRW. Cost analysis of continuous intrathecal baclofen versus selective functional posterior rhizotomy in the treatment of spastic quadriplegia associated with cerebral palsy. Pediatr Neurosurg. 1995;22(5).
39. Smania N, Picelli A, Munari D, et al. Rehabilitation procedures in the management of spasticity. Eur J Phys Rehabil Med. 2010;46(3).
40. Wright M, Gorter JW. Effects of selective dorsal rhizotomy and meaningful outcomes for the child and family. Dev Med Child Neurol. 2020;62(5):538-9.

Parte **VII** Miscelânia

# CIÊNCIA TRANSLACIONAL EM NEUROCIRURGIA PEDIÁTRICA

CAPÍTULO 42

Sergio Cavalheiro ▪ Lorena Favaro Pavon
Marcos Devanir da Costa ▪ Tatiana Tais Sibov

## INTRODUÇÃO

A medicina translacional é um campo da ciência que busca conectar a pesquisa biomédica básica à inovação em saúde. A pesquisa translacional surge a partir de perguntas que emergem durante a avaliação clínica ou procedimentos cirúrgicos, as quais não podem ser respondidas nestas práticas; ou seja, necessitam de ferramentas aplicadas em laboratórios experimentais para responder as lacunas existentes nas demandas da prática clínica.

Historicamente, a pesquisa biomédica seguiu dois caminhos separados:

1. *Pesquisa básica*: focada em compreender os mecanismos biológicos e moleculares das doenças.
2. *Pesquisa clínica*: que avalia a eficácia e segurança de novos tratamentos em seres humanos. Assim, a medicina translacional nasceu da necessidade de integrar esses dois campos, traduzindo a ciência básica em ciência aplicada à prática médica, otimizando, então, o desenvolvimento de novas formas terapêuticas.

Durante os últimos quarenta anos de exercício da prática neurocirúrgica, deparamo-nos com muitos questionamentos sem respostas evidentes. Sendo assim, construímos dois laboratórios que pudessem contribuir na prática translacional: Laboratório de Microneuroanatomia (Fig. 42-1) e Laboratório de Neurocirurgia Translacional (Fig. 42-2). Tais laboratórios estão vinculados à Universidade Federal de São Paulo, no *campus* Vila Clementino.

Neste capítulo, apresentaremos algumas pesquisas desenvolvidas com este escopo translacional.

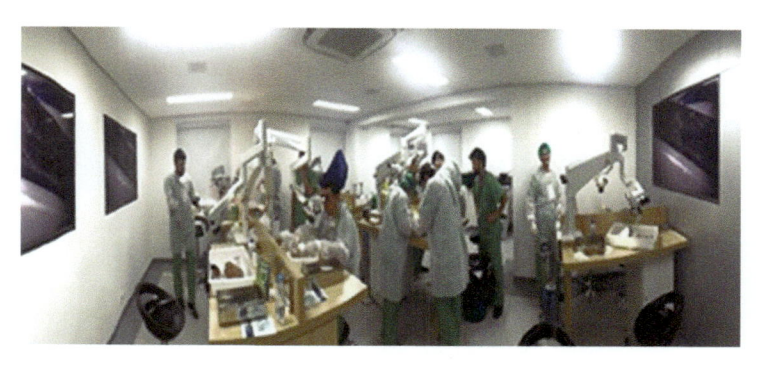

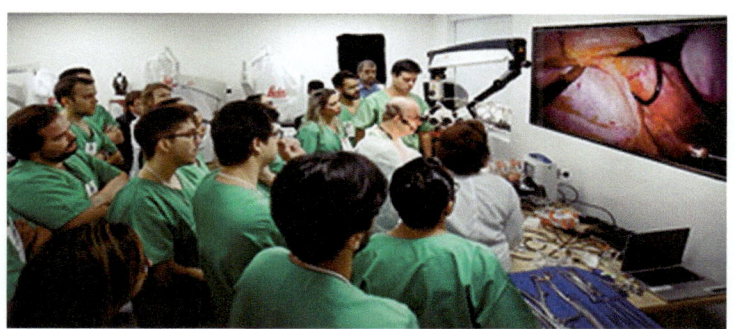

**Fig. 42-1.** Laboratório de Anatomia Microneurocirúrgica da Disciplina de Neurocirurgia da Escola Paulista de Medicina (Unifesp).

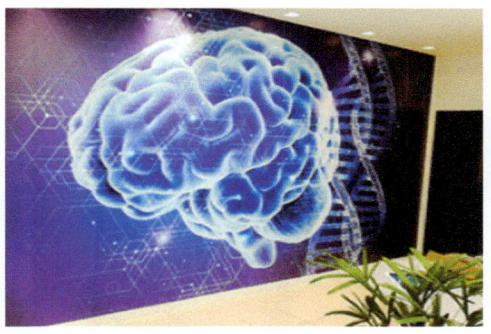

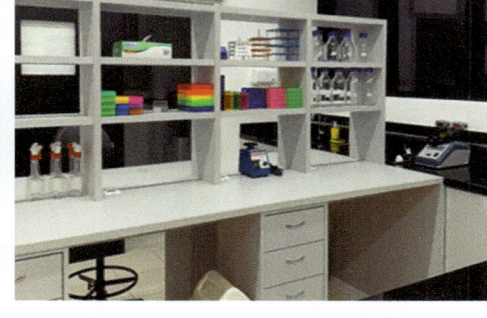

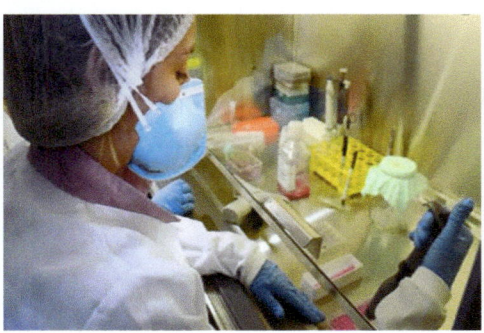

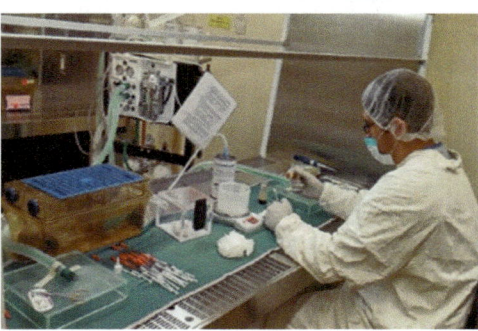

**Fig. 42-2.** Laboratório de Neurocirurgia Translacional da Disciplina de Neurocirurgia da Escola Paulista de Medicina (Unifesp).

## ESTUDO DAS FIBRAS BRANCAS EM GLIOMA DIFUSO DA PONTE

O Laboratório de Anatomia Microneurocirúrgica objetivou estudar as fibras brancas da ponte em pacientes, com gliomas difusos, submetidos a radioterapia e a quimioterapia (Fig. 42-3). Tais tumores são sabidamente agressivos, e os recursos terapêuticos utilizados não conseguem controlar a progressão da doença, refletindo na baixa sobrevida desses pacientes. Para tanto, passamos a realizar o estudo de fibras brancas em pacientes, com gliomas da ponte, que vieram a óbito. Nestas dissecções, pudemos notar uma verdadeira destruição da ponte, com perda da sua arquitetura anatômica peculiar e uma intensa vacuolização tecidual.

## AVALIAÇÃO DE ACESSO SEGURO DA PONTE CEREBRAL

Outro estudo translacional desenvolvido, no Laboratório de Anatomia Microneurocirúrgica, foi a identificação de uma zona segura de acesso a ponte, exatamente na região interpeduncular. Tratava-se de uma criança do sexo masculino, 5 anos de idade, com queixas de cefaleia, e o exame de imagem demonstrou a presença de um tumor na região entre o pedúnculo cerebelar superior e médio (Fig. 42-4). Submetido a avaliação por tractografia,

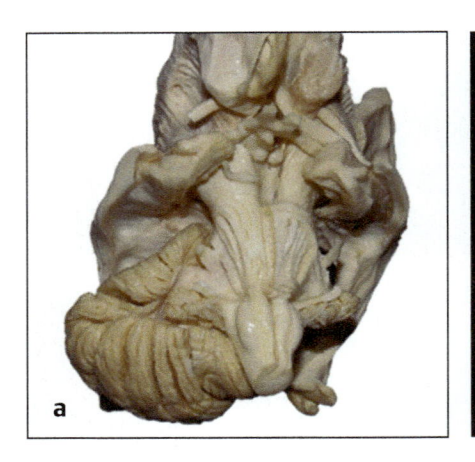

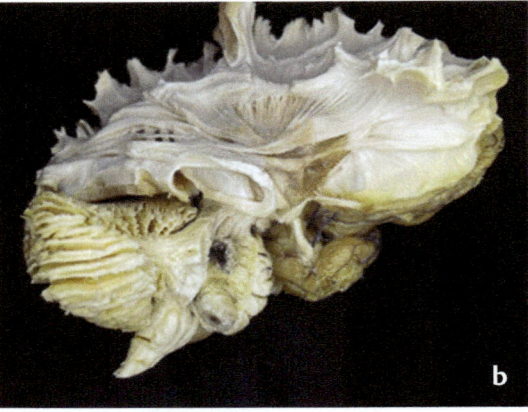

**Fig. 42-3.** Dissecção de fibras brancas pela técnica de Klinger. (a) Encéfalo normal demonstrando a orientação do trato piramidal. (b) Perda das características de normalidade anatômica; vacuolização no interior da ponte. Amostra tecidual de uma paciente de 8 anos de idade, sexo feminino, portadora de um tumor difuso, que foi tratado com radioterapia e quimioterapia.

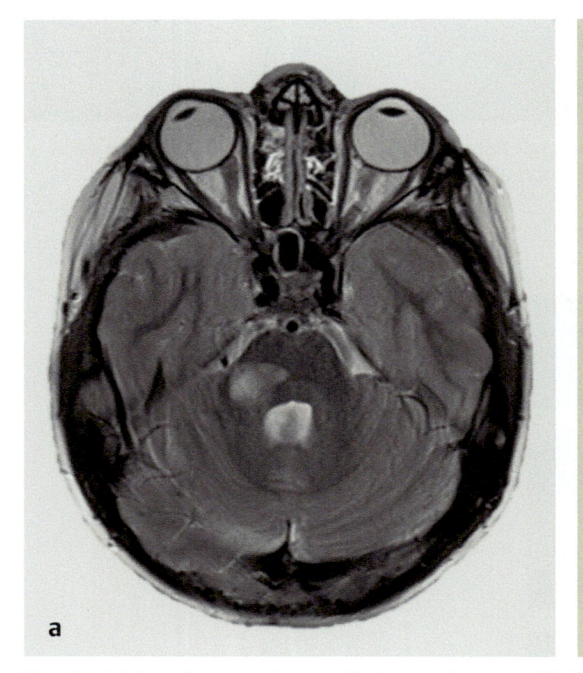

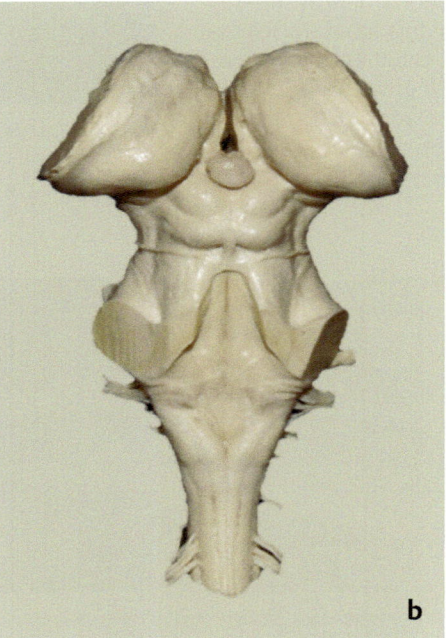

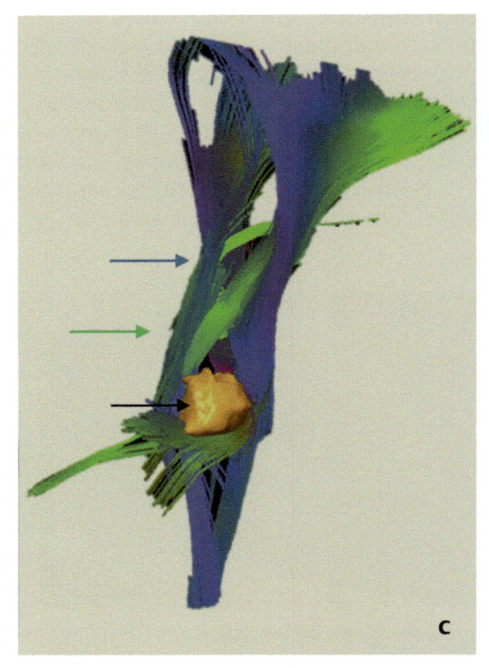

**Fig. 42-4.** (a) Lesão tumoral na região interpeduncular. (b) Peça anatômica da região interpeduncular. (c) Representação esquemática do sulco interpeduncular (seta verde) em continuidade com o sulco lateral do mesencéfalo (seta azul); tumor em contato com o trato piramidal (seta preta).

foi demonstrado que o trato piramidal estava envolvendo a lesão. Procuramos na literatura uma possível descrição para abordagem desta lesão, porém não encontramos. Com isso, utilizando os recursos experimentais do laboratório, pudemos constatar que o sulco interpeduncular é continuidade do sulco lateral do mesencéfalo; destacando aqui que já havíamos operado vários pacientes através deste sulco.[1] Sendo assim, verificamos a relação do quarto nervo, o núcleo denteado e a artéria cerebelar superior, e traçamos uma estratégia de abordar a lesão, por uma via infratentorial supracerebelar, e incisar o tronco encefálico com bisturi na direção do sulco interpeduncular. O tumor foi acessado com sucesso, sendo removido com o auxílio de aspirador ultrassônico. A lesão, glioma de baixo grau, pôde ser removida completamente, considerando cinco anos de seguimento sem recidiva. Este caso foi publicado,[2] e, na sequência, novas pesquisas foram realizadas comparando os diferentes acessos ao sulco interpeduncular, elegendo, assim, uma nova abordagem para lesões localizadas na porção posterior da ponte.[3-5]

Além desta correlação anatômico-cirúrgica e clínico-cirúrgica, o Laboratório de Anatomia Microneurocirúrgica tem como finalidade o ensino da anatomia microneurocirúrgica e do refinamento cirúrgico. A exemplo deste trabalho do acesso interpeduncular, vários outros artigos foram contemplados com capas de revista (Fig. 42-5).

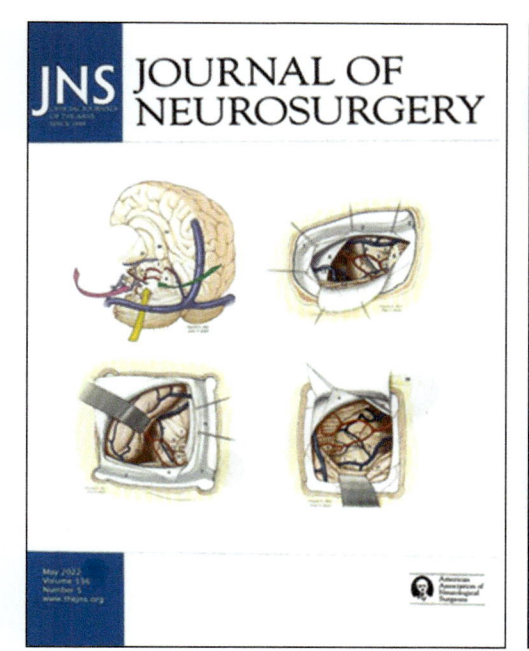

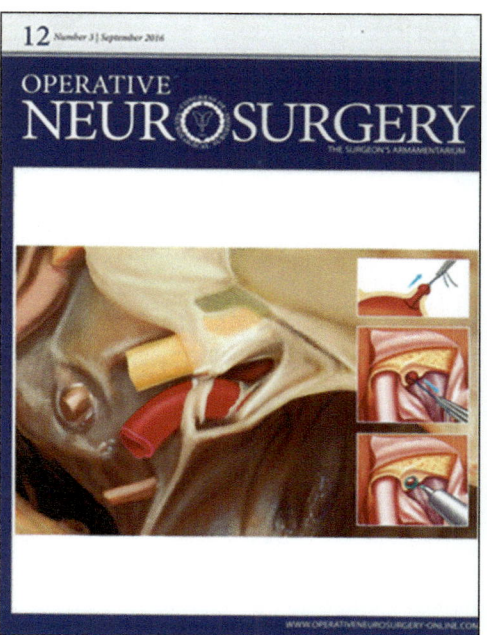

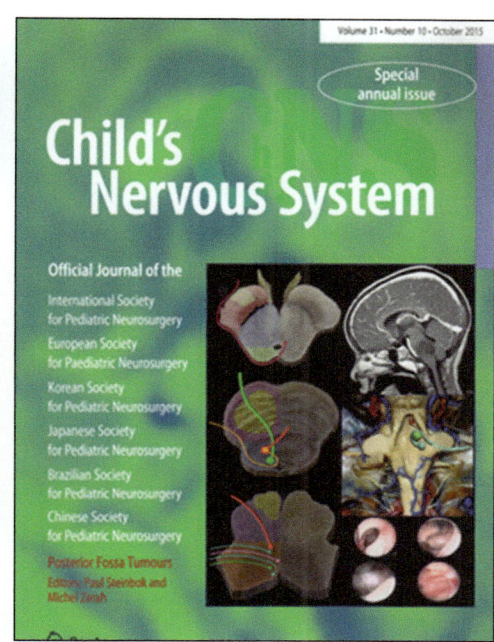

Fig. 42-5. (a) Capa do Journal of Neurosurgery – Pediatrics referente à via de acesso interpeduncular. (b) Capa da revista Operative Neurosurgery onde foi publicado o artigo relacionado com o estudo das variações do processo clinoide anterior do osso esfenoide. (c) Capa da revista do Child's Nervous System com o artigo sobre zonas seguras de acesso ao tronco encefálico.

## CIRURGIAS DE MIELOMENINGOCELE E INOVAÇÕES CIENTÍFICAS

Um dos melhores exemplos desta atividade translacional está relacionado com os procedimentos neurocirúrgicos fetais. Desde 1998, possuímos expressiva atividade neurocirúrgica no tratamento das hidrocefalias fetais. Porém, no ano de 2003, tivemos a oportunidade de realizar, com sucesso, a primeira correção de mielomeningocele no Brasil; desde então, já realizamos mais de 500 correções neurocirúrgicas fetais.

Uma das grandes questões translacionais, nesse contexto, compreendia o bom processo de cicatrizações das lesões fetais. Dessa forma, o Laboratório de Neurocirurgia Translacional propôs-se a estudar o líquido amniótico, bem como a pele fetal, que, a partir de então, passaram a ser coletados durante os procedimentos cirúrgicos.

Este estudo mostrou que, de fato, o líquido amniótico pode ser considerado uma fonte de células-tronco com padrão imunofenotípico mesenquimal [CD29, CD44, CD73, CD90, CD105 e CD166] e expressão negativa e/ou baixa de CD14, CD31, CD34, CD45, CD106, CD133 e HLA-DR.[6] Este trabalho também evidenciou o efeito regenerador das céluas-tronco fetais em modelo animal de acidente vascular cerebral (AVC), sendo observado que as células transplantadas migraram para a lesão focal isquêmica, o volume do infarto diminuiu (Fig. 42-6) e os déficits motores melhoraram. Assim, concluímos que essas células possuem efeito reparador, possivelmente com base em sua capacidade de melhorar os mecanismos de reparo endógenos.

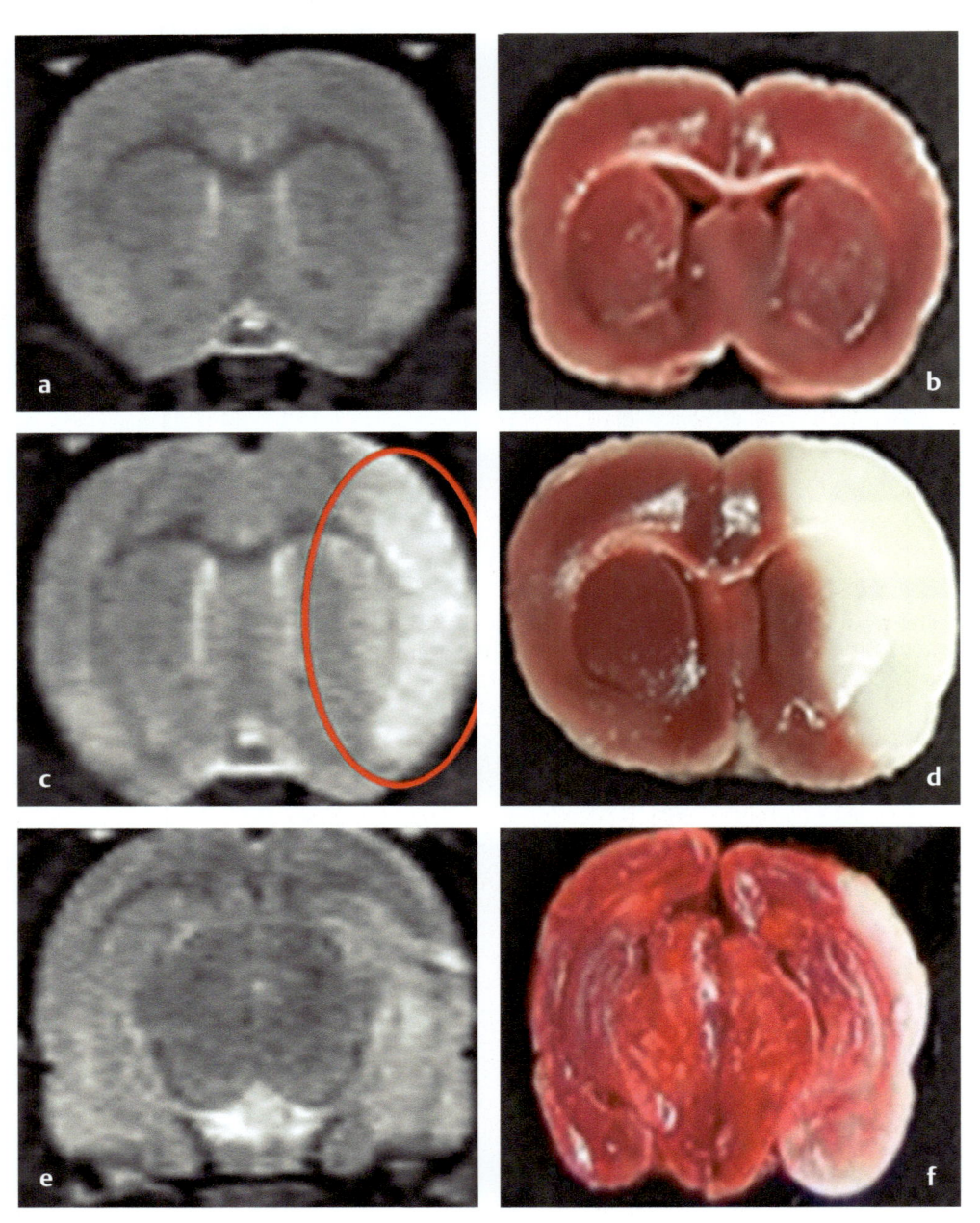

**Fig. 42-6.** O volume do infarto foi reduzido pelo transplante das células-tronco fetais marcadas com MION-Rh. Figura representativa. (a,c,e) Ratos monitorados por ressonância magnética, ponderada em T2, após 28 dias. (a) Animal de controle. (c) Animal de controle de AVC. (e) Animal de AVC tratado. (b,d,f) Coloração TTC, após 28 dias; (b) animal de controle. (d) Animal de controle de AVC. (f) Animal de AVC tratado (6 h). *(Continua)*

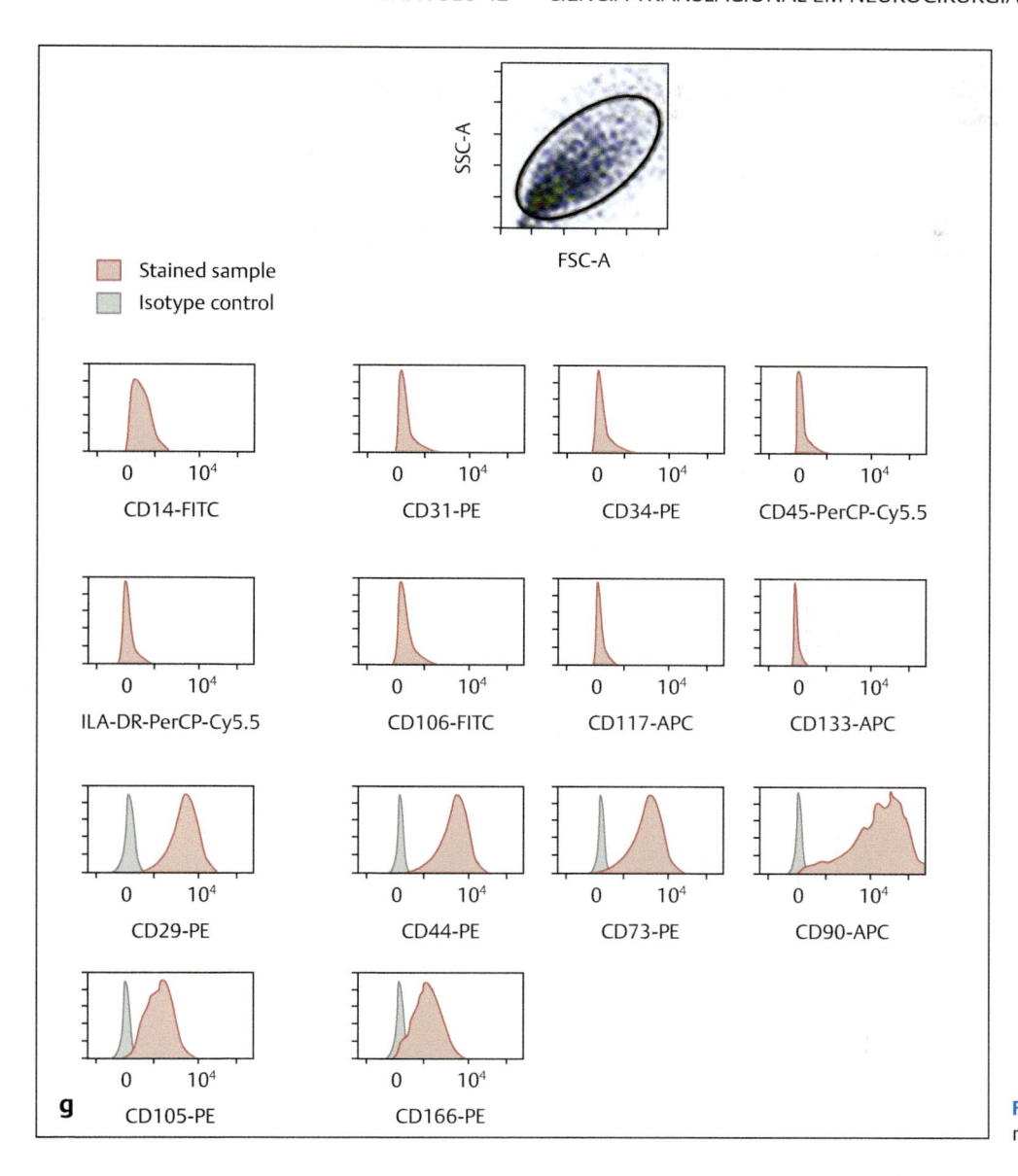

**Fig. 42-6.** *(Cont.)* **(g)** Painel imunofenotípico mesenquimal das células-tronco fetais. *(Continua)*

A maioria das cirurgias fetais, para correção das mielomeningocele, são realizadas entre a 24ª e 26ª semana de gestação. Uma questão translacional, que se faz presente, é se uma possível abordagem cirúrgica precoce traria mais benefícios para os fetos por meio da diminuição dos déficits motores e preservando as funções esfincterianas.

Laboratório de Neurocirurgia Translacional tem investido seus esforços no processo de descelularização de pele fetal e consequente obtenção de matriz extracelular como *scaffolds* (Fig. 42-7), ou seja, produção de um arcabouço mecânico para adesão e crescimento das células-tronco fetais, suporte de nutrientes, metabólitos, citocinas, hormônios, fatores de crescimento e outras moléculas reguladoras (Fig. 42-8). Futuramente, esses recursos serão utilizados na bioengenharia medular, em que, pela implantação de enxerto autólogo, o processo de regeneração tecidual poderá ser otimizado, reduzindo possíveis comprometimentos neurológicos.

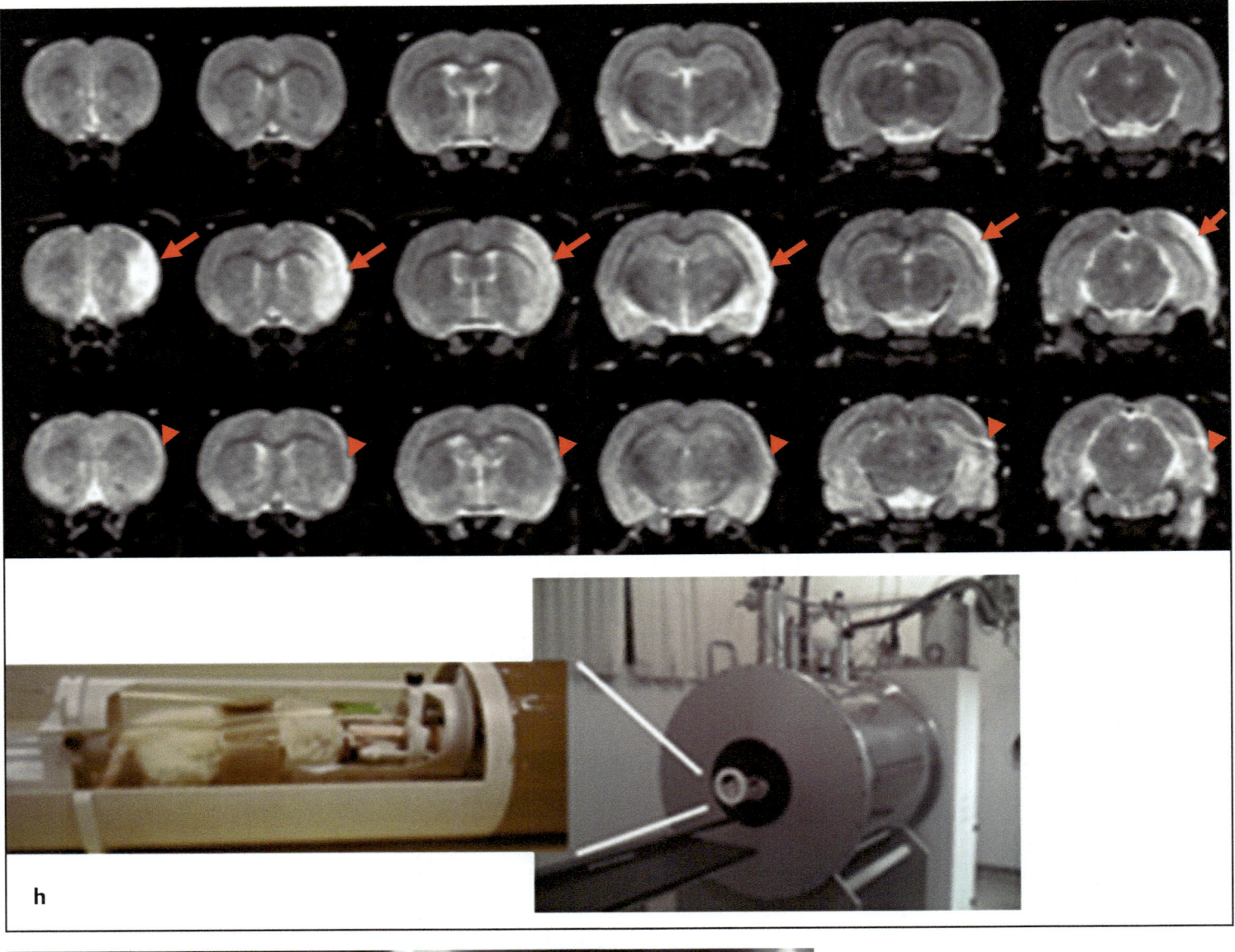

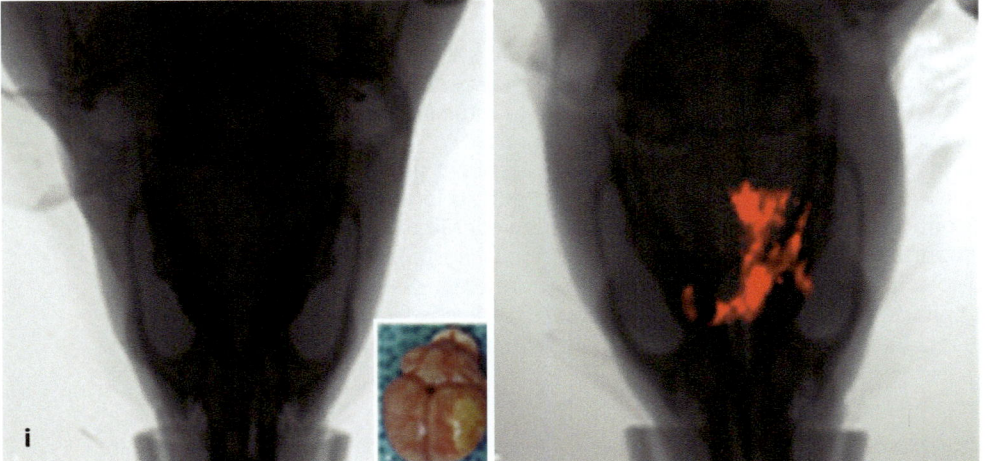

**Fig. 42-6.** *(Cont.)* (**i**) Raios X acoplados à fluorescência do cérebro de rato evidenciando presença das células-tronco fetais marcadas com nanopartícula fluorescente.

CAPÍTULO 42 ■ CIÊNCIA TRANSLACIONAL EM NEUROCIRURGIA PEDIÁTRICA 429

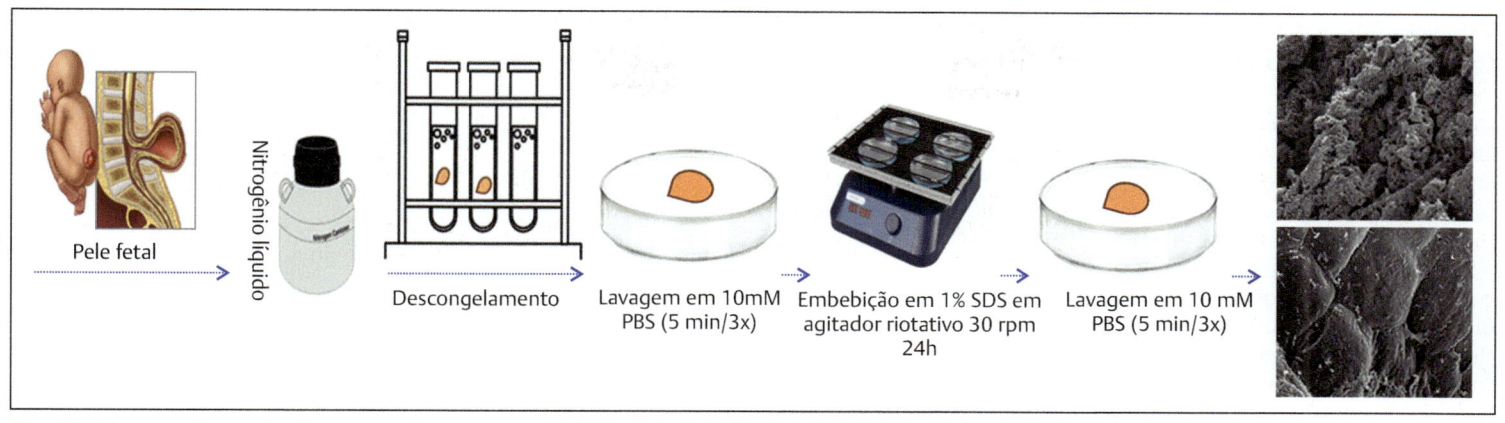

**Fig. 42-7.** Esquema ilustrativo demonstrando o processo de descelularização de pele fetal: i) tecido fetal embebido em nitrogênio líquido por 10 min; ii) descongelado em temperatura ambiente; iii) lavado com PBS 10 mM durante 5 minutos; iv) embebido em SDS a 1%; v) agitador rotativo misturado a 30 rpm por 24 horas; vi), iii) novamente lavado com PBS 10 mM durante 5 minutos; e viii) visualizado por microscopia eletrônica de varredura (MEV).

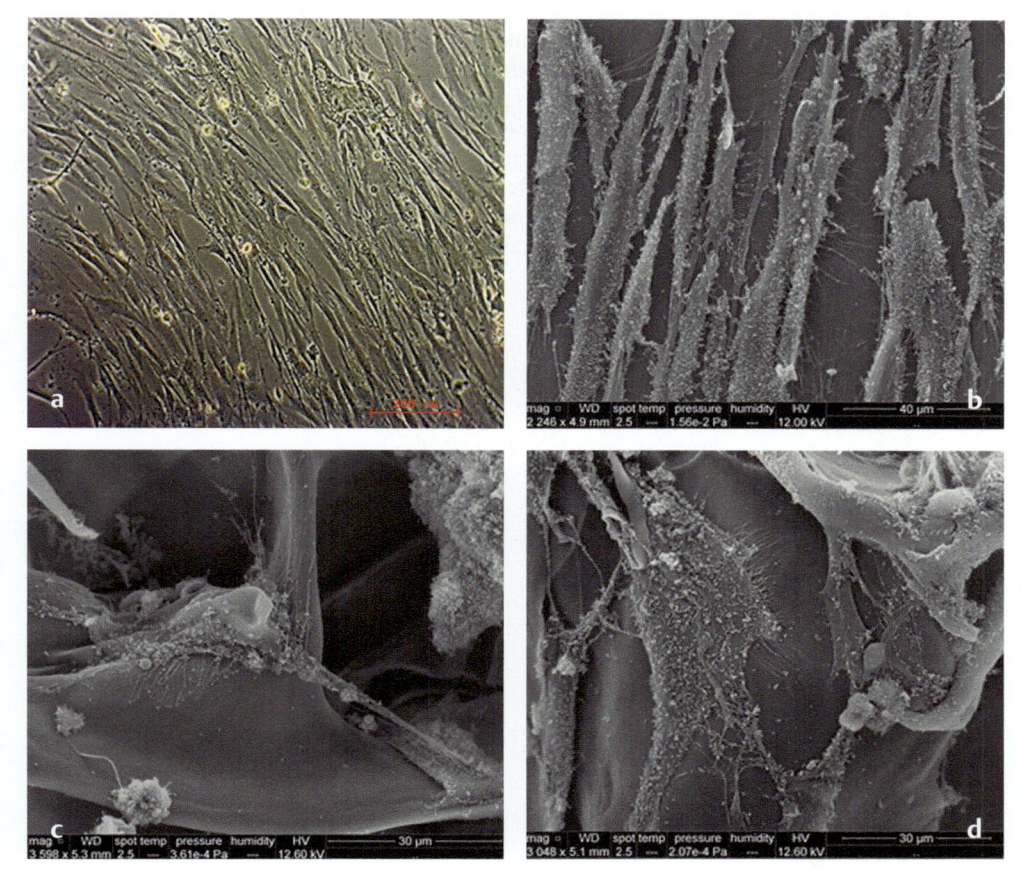

**Fig. 42-8.** (**a**) Cultura primária de células-tronco fetais obtidas do líquido amniótico em abordagens cirúrgicas de mielomeningocele. (**b**) Microscopia eletrônica de varredura de células-tronco fetais. (**c,d**) Microscopia eletrônica de varredura de evidenciadas células-tronco aderidas a matriz extracelular obtida por meio do processo de descelularização de pele fetal.

## ONCOLOGIA PEDIÁTRICA E INTERFACES TRANSLACIONAIS

A medicina translacional possui um papel extremamente relevante no campo da neuro-oncologia pediátrica. O convívio de vários anos com os obstetras, em cirurgias fetais, bem como com os oncologistas, do Instituto de Oncologia Pediátrica (GRAACC), tem nos desafiado a tratar, de maneira inédita, alguns tumores no período fetal.[7] Um dos primeiros casos que pudemos acompanhar foi de um feto de 32 semanas, com diagnóstico de tumor de fossa posterior gigante, que evoluiu com quadro de hidrocefalia. O parto foi antecipado, e o exame de ressonância magnética, realizado após o nascimento, evidenciou um volumoso tumor na fossa posterior com intensa captação de contraste, e a angiorressonância demonstrou intensa vascularização tumoral. O aspecto da lesão (Fig. 42-9), curiosamente, não era compatível com nenhum tumor da fossa posterior comumente descrito na infância: meduloblastoma; ependimoma; astrocitoma; carcinoma de plexo coroide e atípico teratoide rabdoide. Neste momento, por conta do quadro de hidrocefalia, realizamos uma derivação ventriculoperitoneal, com válvula programável. Pesquisamos qual o tratamento para lesões com muita vascularização, e encontramos um trabalho que utilizava propranolol para hemangiomas de face.[8] Como não tínhamos outra opção de tratamento, optamos por utilizá-lo em nosso paciente com 3 mg/kg/dia. Prosseguimos com o medicamento por seis meses e, no decorrer de um ano, o tumor havia desaparecido por completo. No *follow-up* de oito anos, não é mais possível identificar o tumor e o paciente apresenta um desenvolvimento neuropsicomotor absolutamente normal (Fig. 42-10).

Vários anos após este caso, deparamo-nos com uma situação similar, em que a ressonância magnética fetal demonstrara um volumoso tumor cortical, com confirmação de intensa vascularização pelo *Doppler* (Fig. 42-11). Reproduzimos o protocolo, com a introdução de 120 mg/dia de propranolol na gestante, sendo observado, no seguimento clínico, o desaparecimento completo do tumor.[9]

Ainda em relação ao tratamento de tumores cerebrais no período fetal, tivemos a oportunidade de operar vários astrocitomas subependimários de células gigantes. Tais tumores, característicos de pacientes portadores do complexo de esclerose tuberosa (CET), costumam bloquear o buraco interventricular causando hidrocefalia (Fig. 42-12a,b).

Após a descoberta das vias de inibição do crescimento destes tumores, a partir do bloqueio da via mTorc1 com o uso de derivados da rapamicina, as abordagens cirúrgicas diminuíram consideravelmente.[10] Curatolo *et al.* [11,12] têm utilizado esta droga para auxiliar no tratamento das crises convulsivas, que, muitas vezes, são incontroláveis. Os pacientes, portadores desta doença, também podem cursar com autismo em até 20% dos casos. Associam-se a estes tumores os rabdomiomas cardíacos (Fig. 42-12c), que costumam desaparecer no primeiro ano de vida. Porém, os autores são unânimes em utilizar derivados da rapamicina no período fetal, quando a fração de ejeção cardíaca está diminuída.[13,14] A associação de tumor cardíaco e tumor ventricular no período fetal, ao nosso ver, é patognomônica de CET. Então, por que não tratarmos o CET no período fetal?

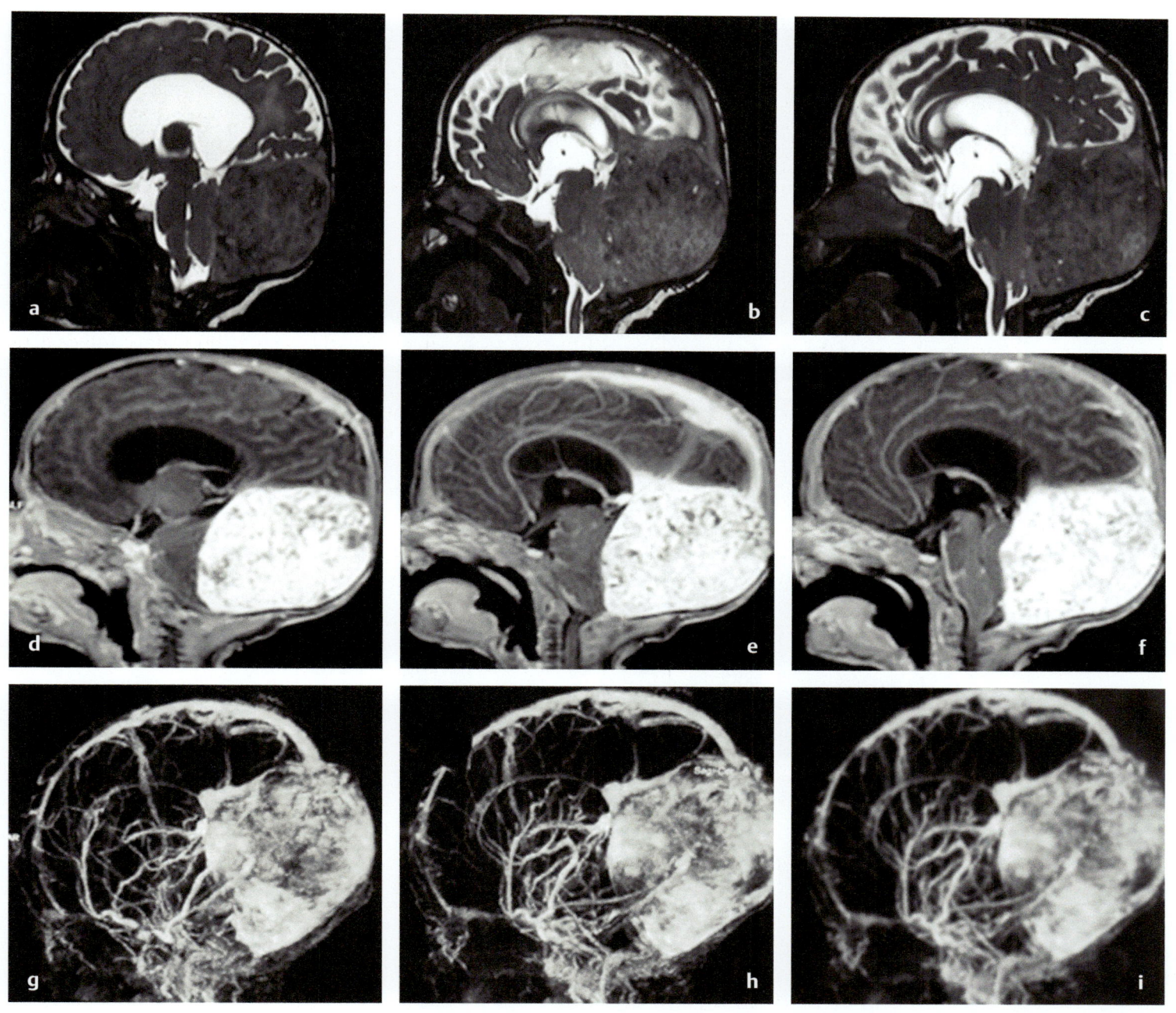

**Fig. 42-9.** (a-c) Ressonância magnética (RM) de crânio ponderada em T2 demonstrando um volumoso tumor de fossa posterior isointenso ao cérebro. (d-f) RM ponderada em T1, após injeção de gadolínio, com intenso realce. (g-i) Angiorressonância demonstrando intensa vascularização.

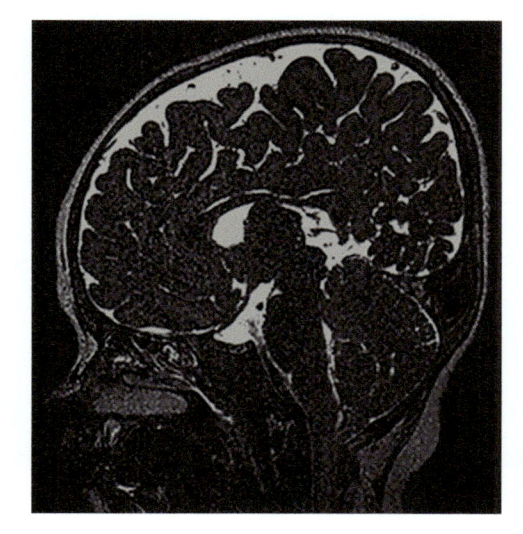

**Fig. 42-10.** RM de crânio ponderada em T2 realizada oito anos após o tratamento, com desaparecimento completo da lesão.

**Fig. 42-11.** (a,b) RM fetal, com 22 semanas de gestação, revelando um volumoso tumor na convexidade. (c,d) RM, dois anos após o tratamento, evidenciando o desaparecimento completo da lesão. (e) Doppler craniano no período fetal (22 semanas) demonstrando intensa vascularização. (f) Doppler com 36 semanas com desaparecimento quase que completo da lesão.

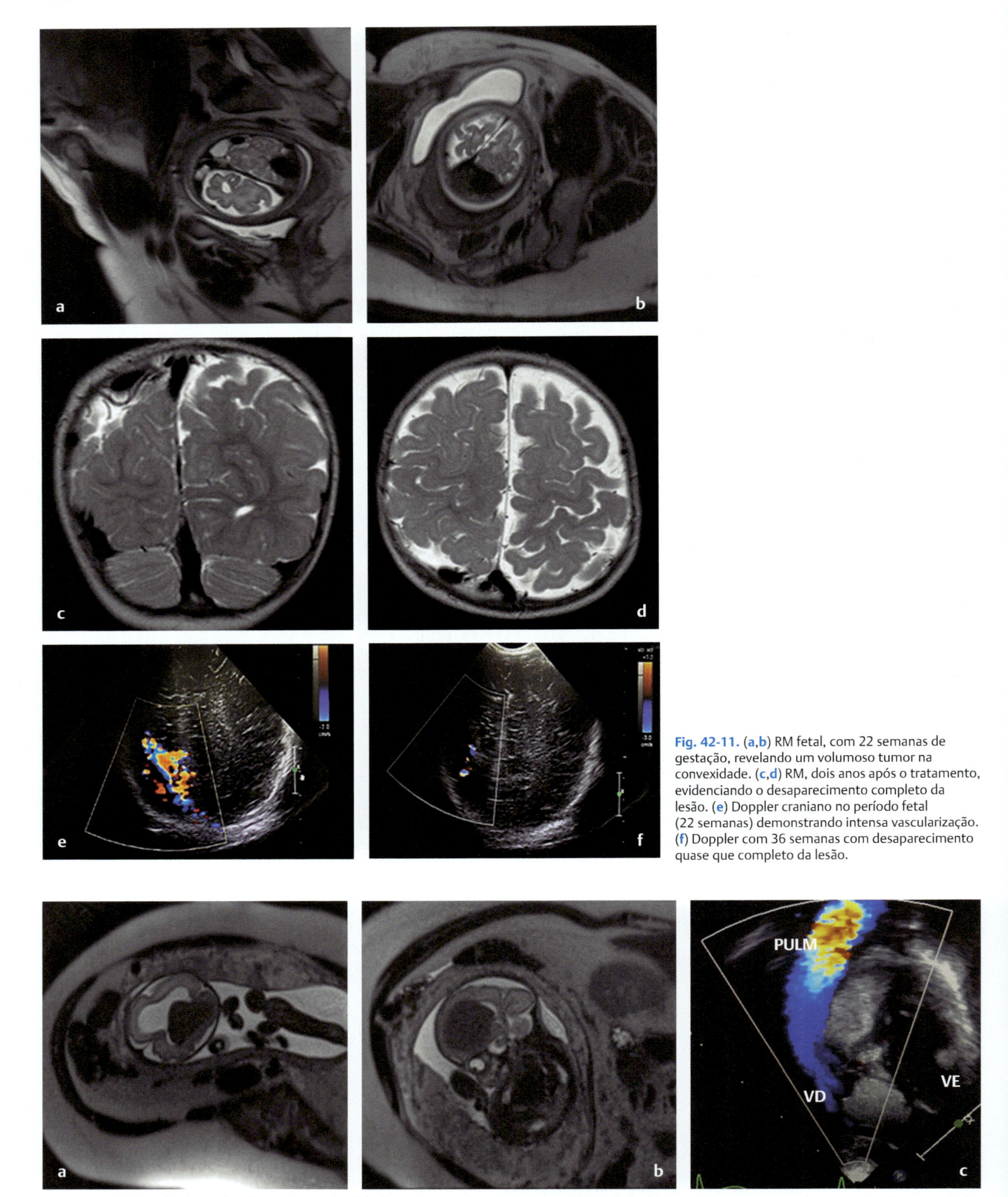

**Fig. 42-12.** (a,b) RM fetal, ponderada em T2, revelando volumoso tumor intraventricular e hidrocefalia. (c) Ecocardiograma com volumoso tumor intraventricular característico de rabdomioma.

Com base neste conceito passamos a tratar fetos portadores de CET no período fetal. Tivemos a oportunidade de tratar seis pacientes, e, em todos eles, houve uma diminuição significativa dos tumores e dos túberes que acompanham esta doença (Fig. 42-13). Nenhum paciente apresentou crise convulsiva e todos tiveram um desenvolvimento intelectual normal.[15]

O próximo projeto, nesta linha de pesquisa, será tratar ratas com esclerose tuberosa, e comparar as tratadas, durante a gestação, e as não tratadas, com o intuito de evitarmos os tumores, as crises convulsivas e talvez o comportamento autista.

A construção dessas abordagens terapêuticas, diante dos diversos paradigmas vivenciados na oncologia pediátrica, aponta para o grande valor do desenvolvimento de estratégias translacionais multidisciplinares.

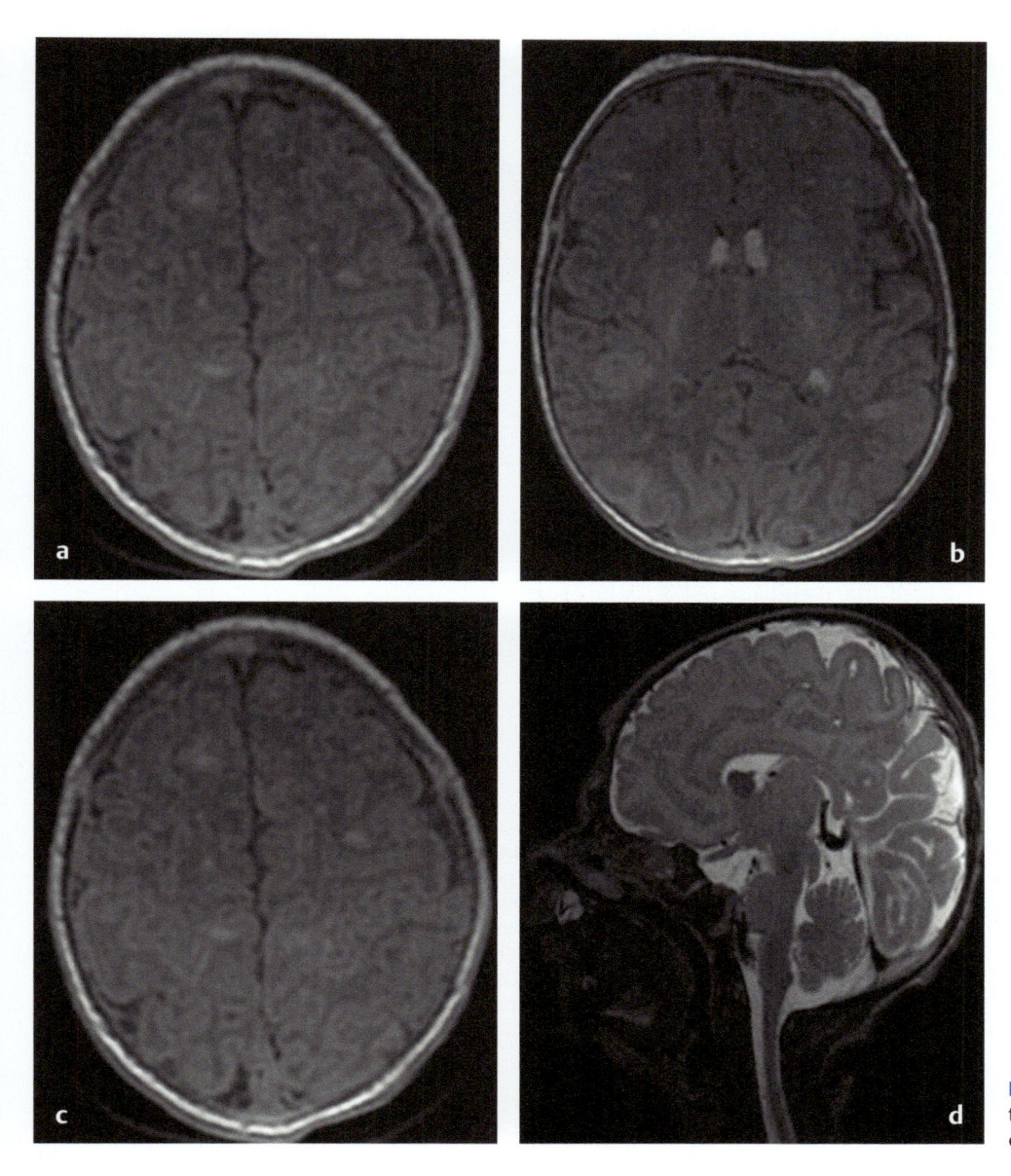

**Fig. 42-13.** RM de crânio após 4 anos de tratamento, iniciado no período fetal, com diminuição das lesões e dos túberes.

Considerando ainda os desafios neuro-oncológicos, destaco os ependimomas da fossa posterior. Esses tumores são de difícil tratamento, em que a melhor conduta ainda é a abordagem cirúrgica. Porém, a sobrevida livre de doença, em cinco anos, é de apenas 50%.[16] Dessa forma, é de extrema relevância, portanto, a busca de novos estudos sobre a biologia celular e molecular, bem como novas opções terapêuticas que controlem a progressão tumoral. Com este objetivo, o Laboratório de Neurocirurgia Translacional tem investido seus esforços em estabelecer a cultura primária dos ependimomas de fossa posterior, bem como fundamentar modelos experimentais (Fig. 42-14) que reproduzam o fenótipo tumoral dos ependimomas[17] abordados em crianças operadas no Instituto de Oncologia Pediátrica – GRAACC (Fig. 42-15).[16]

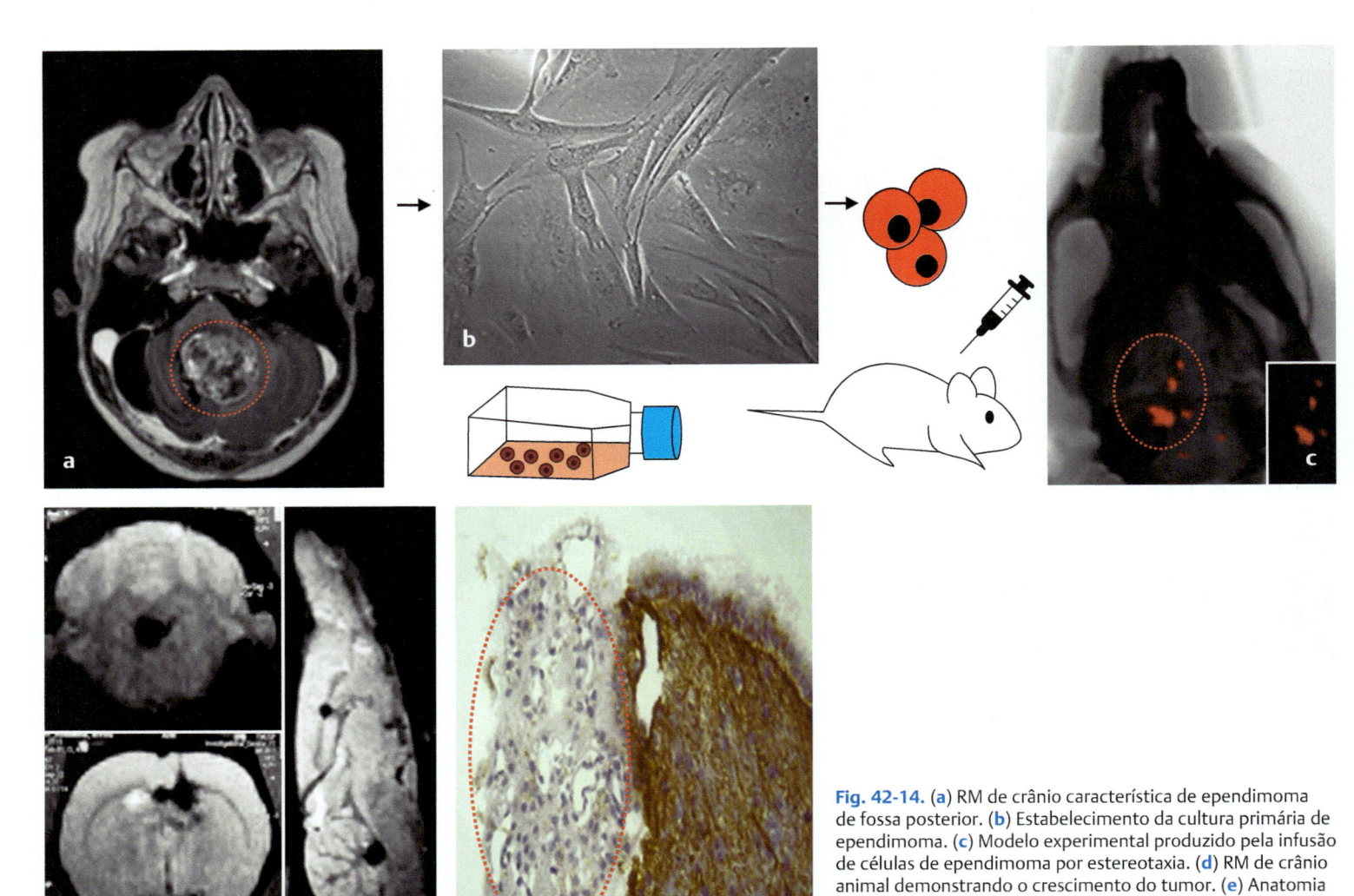

**Fig. 42-14.** (**a**) RM de crânio característica de ependimoma de fossa posterior. (**b**) Estabelecimento da cultura primária de ependimoma. (**c**) Modelo experimental produzido pela infusão de células de ependimoma por estereotaxia. (**d**) RM de crânio animal demonstrando o crescimento do tumor. (**e**) Anatomia patológica do cérebro animal evidenciando proliferação tumoral por imuno-histoquímica (Ki67).

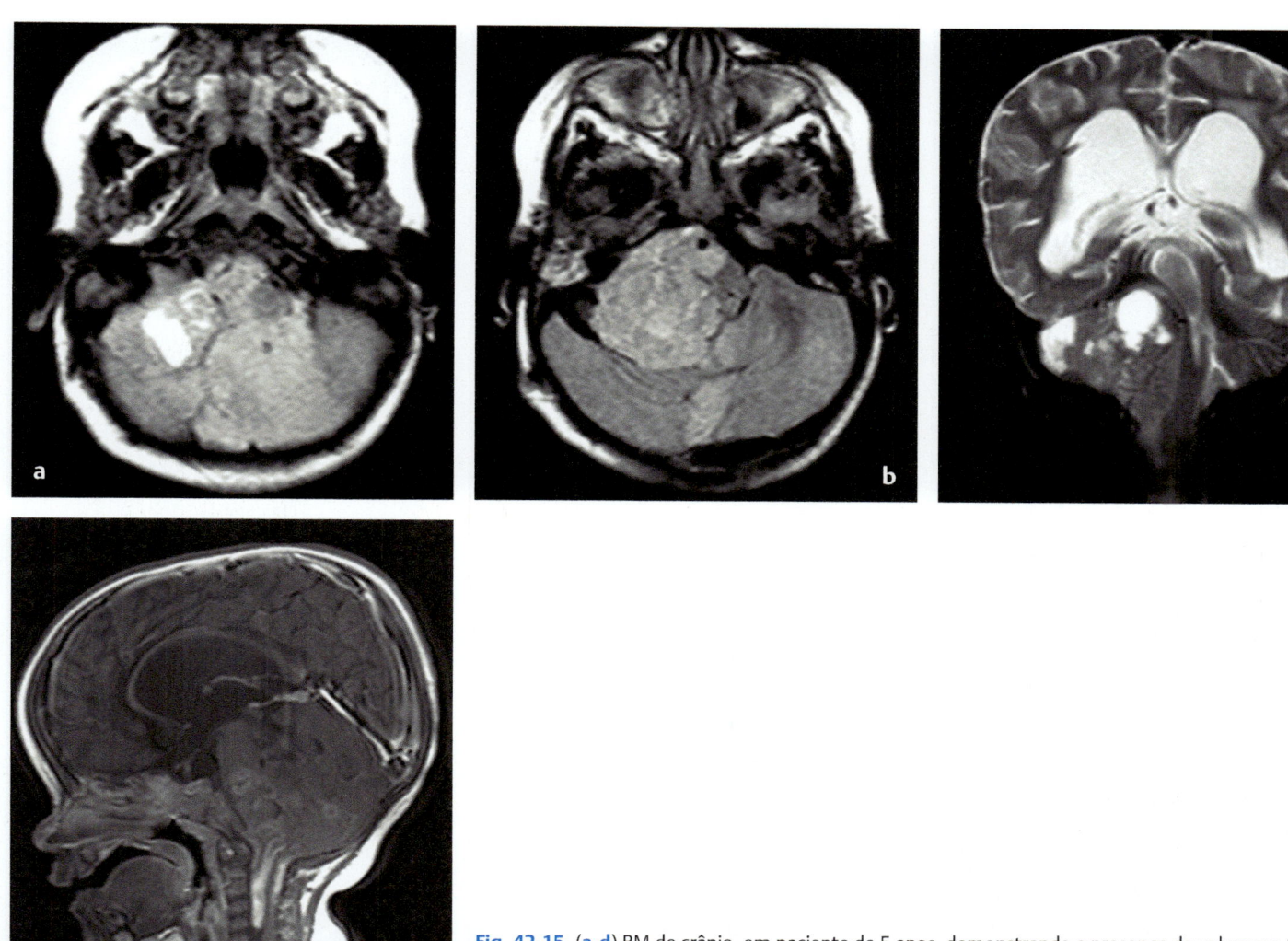

**Fig. 42-15.** (a-d) RM de crânio, em paciente de 5 anos, demonstrando a presença de volumoso tumor na fossa posterior, que se insinua para o ângulo ponto direito, pelo forame de Luschka, com extensão para o canal raquiano, característico de ependimoma. *(Continua)*

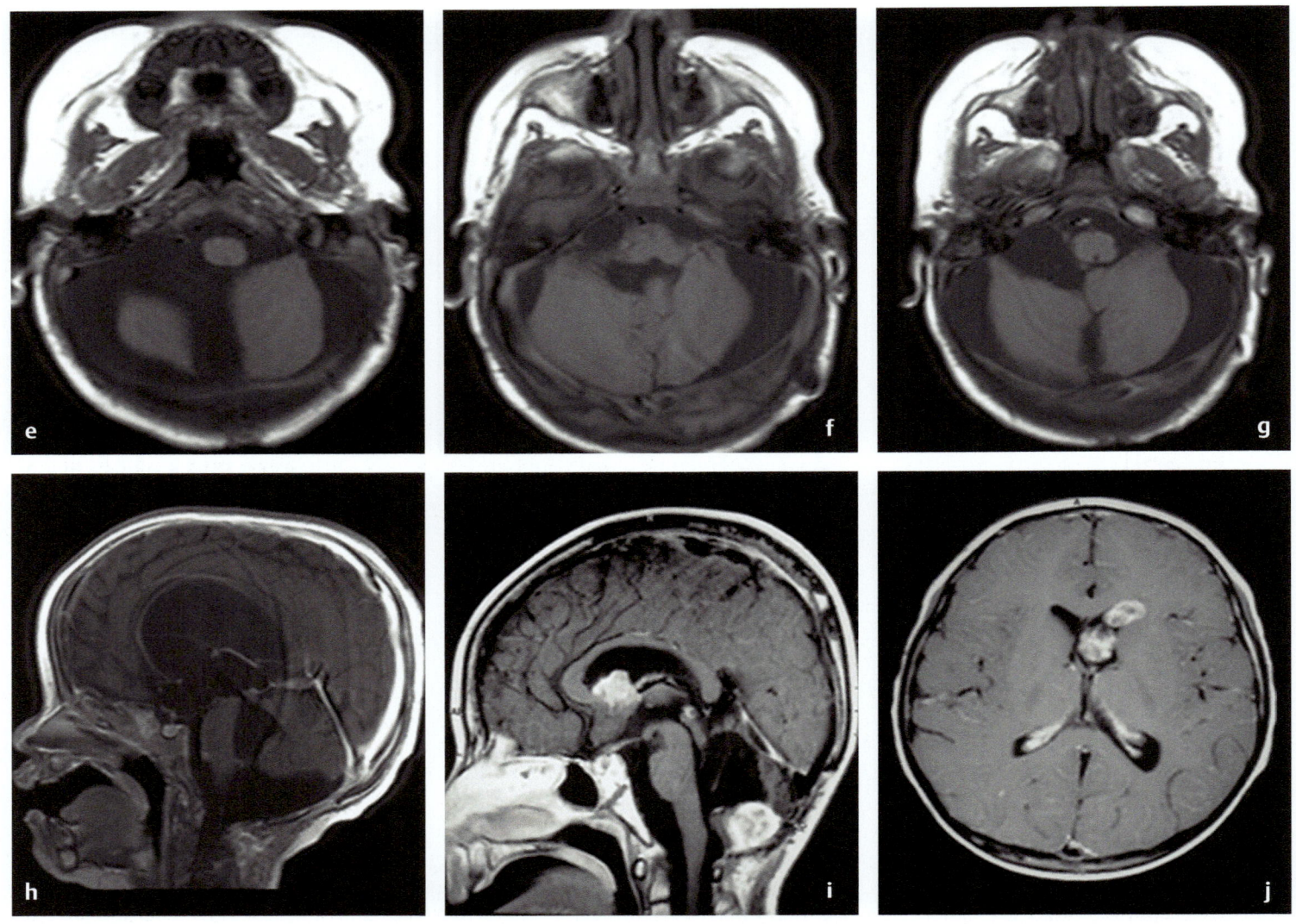

**Fig. 42-15.** *(Cont.)* **(e-h)** Controle pós-operatório após ressecção completa da lesão. **(i,j)** Recidiva do tumor após 4 anos, embora o paciente tenha sido submetido a quimioterapia e radioterapia, após a cirurgia.

O difícil controle dos ependimomas, ou seja, a quimiorresistência aos processos terapêuticos comumente utilizados, poderia justificar-se, entre outras hipóteses, pela competência das células tumorais aos moldes de células-tronco: fração de células raras que formam neuro-oncosferas responsáveis pela tumorigênese, resistência e recorrência tumoral. Por isso, o Laboratório de Neurocirurgia Translacional propôs-se a isolar, cultivar e caracterizar a pluripotencialidade desse conjunto clonogênico de células, avançando assim no processo de caracterização imunofenotípica, que identificou o padrão de expressão CD133+/CD90+Nestina+/RC2 para as células progenitoras de sistema ventricular ou célula precursora ependimal de glia radial (Fig. 42-16). Tais células são consideradas radio/quimiorresistentes, sendo a recorrência tumoral caracterizada pela *dormant-like cells*, assim assegurando a hipótese de que a natureza quiescente das células-tronco resiste ao tratamento das terapias convencionais.

A identificação dessa subpopulação de células, formadora de neuro-oncosferoides, é importante para o avanço do controle da autorrenovação neoplásica, do processo de metastização e quimiorresistência tumoral, ou mesmo para a eleição de marcadores de pluripotência de excelência prognóstica.

Neste contexto, persistimos na busca de novos alvos terapêuticos que controlem a gênese dos ependimomas, bem como na construção de novos modelos experimentais *in vitro* que reproduzam a realidade do microambiente tumoral.

Nessa perspectiva, construímos minitumores utilizando matriz extracelular de ependimomas, a partir do próprio tecido tumoral descelularizado. Esta matriz apresenta FGFs (fatores de crescimento fibroblástico), VEGFs (fatores de crescimento vascular endotelial), BMPs (proteínas ósseas morfogenéticas), além de proteoglicanas e glicosaminoglicanos (GAGs), que são macromoléculas consideradas como reservatórios de fatores de crescimento. Assim, nosso objetivo foi repopular esta matriz extracelular tecidual com células progenitoras de glia radial (CD133+/CD90+Nestina+/RC2), favorecendo o remodelamento tecidual e neuronal, por meio da adesão, diferenciação e proliferação celular, desenvolvendo minitumores *in vitro* que reproduzam o "verdadeiro" microambiente tumoral (Fig. 42-17).

Nossos modelos experimentais foram alvos importantes na colaboração com o Instituto Butantan, onde, com auxílio da Fundação de Amparo à Pesquisa (FAPESP_Proc. Nº 2019/27624-0), desenvolvemos um projeto de pesquisa que identificou atividade antineoplásica em uma proteína obtida a partir da biblioteca de cDNA das glândulas salivares do carrapato *Amblyomma cajenense*. Esta proteína recombinante, denominada Amblyomin-X, quando testada em culturas primárias de ependimoma pediátricos, apresentou atividade apoptótica *in vitro* (Fig. 42-18a-e) e atividade antitumoral *in vivo* (Fig. 42-18h), bem como atividade antimetastática e antiangiogênica, não possuindo atividade em células neuronais não tumorais (Fig. 42-18a). Experimentos *in vitro* demonstraram que o Amblyomin-X foi capaz de inibir o proteassoma, ocasionar alterações no ciclo celular dessas células, bem como promover estresse do retículo endoplasmático nas células tumorais, assim como disfunção mitocondrial (Fig. 42-18e) com liberação de citocromo-c, ativando a via da caspase, ou seja, ação de vias relacionadas com a morte de células tumorais.[18] Em modelos animais, em que as células de ependimoma foram implantadas no cérebro de ratos, foi

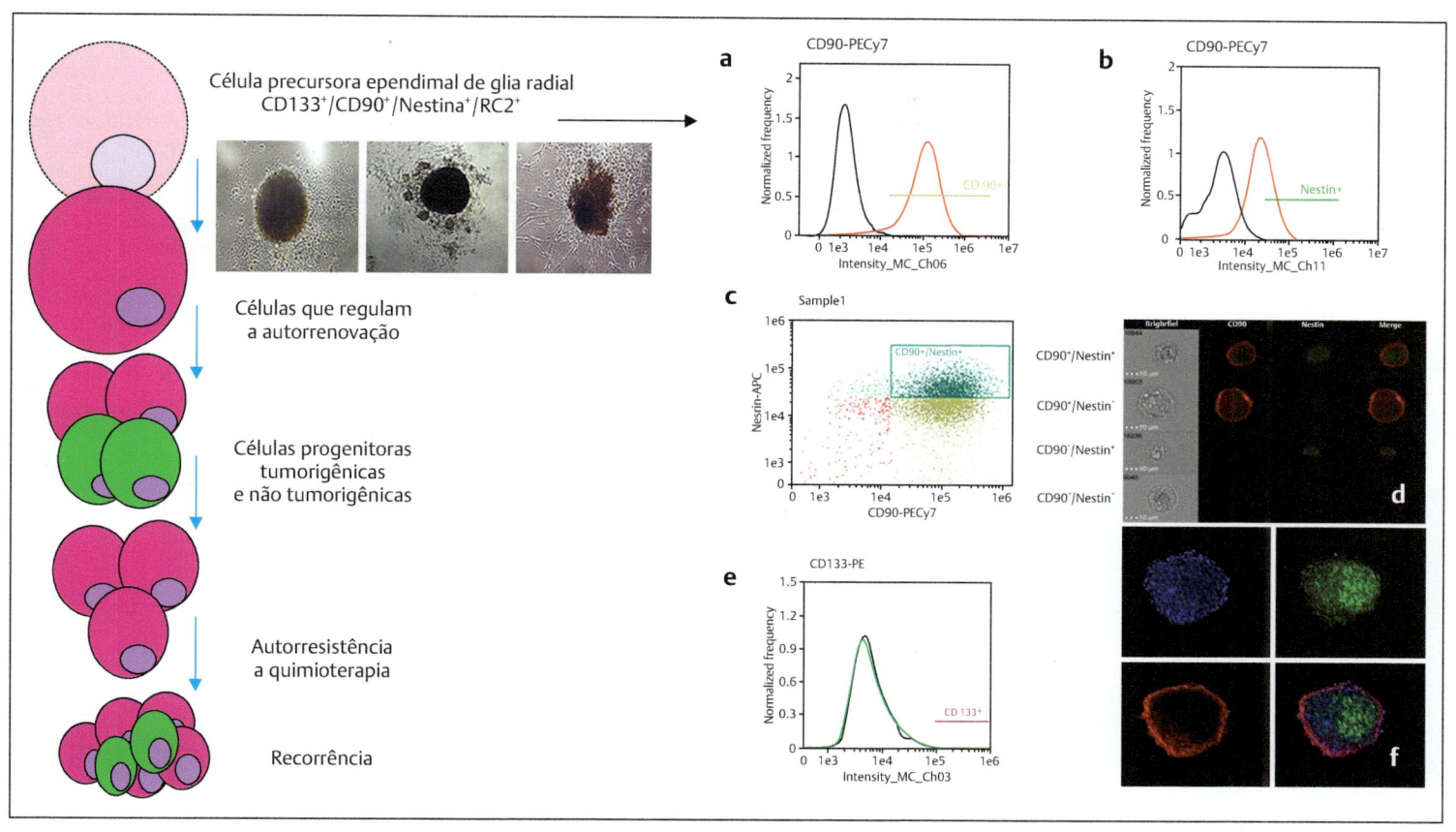

**Fig. 42-16.** Representação esquemática evidenciando a rota de transformação tumorigênica do ependimoma, bem como outras células envolvidas no processo de resistência. Imunofenotipagem por citometria de fluxo de imagem. (a,b,e) Histograma de intensidade de fluorescência para CD90, CD133, nestina. (c) *Scatterplot* CD90 vs. nestina mostrando coexpressão dos dois marcadores. (d) Imagens representativas da coexpressão de CD90 vs. nestina. (f) Imunofluorescência das neuro-oncosferas de ependimoma evidenciando pluripotencialidade CD133⁺/CD90⁺Nestina⁺/RC2 das células precursoras tumorais.

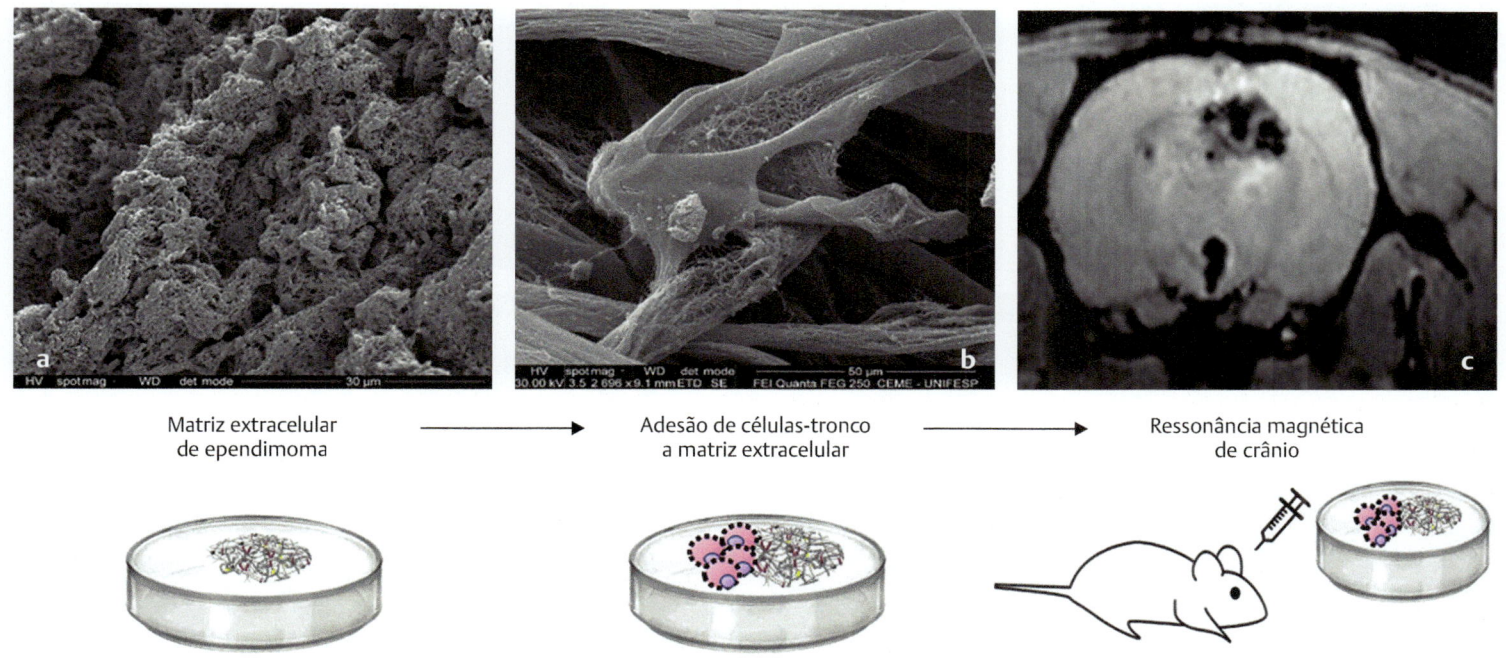

**Fig. 42-17.** (a) Microscopia eletrônica de varredura (MEV) da matriz extracelular de ependimoma obtida a partir do processo de descelularização tumoral. (b) MEV evidenciando adesão das células-tronco de ependimoma à matriz extracelular. (c) Ressonância magnética de crânio do animal que recebeu, por estereotaxia, o conjunto: matriz extracelular repopulada com células-tronco de ependimoma.

observado, por ressonância magnética (Fig. 42-18H) e anatomia patológica (Fig. 42-18F,G), uma diminuição importante do crescimento tumoral. Porém, na continuação do estudo, pudemos verificar que a droga não foi capaz de "destruir" completamente o tumor, pois não conseguimos inibir a proliferação das células-tronco (CD90⁺/CD133⁺) de ependimoma. Neste momento, estamos modificando a molécula Amblyomin-X, na tentativa de otimizar sua seletividade e controlar o crescimento do tumor (Fig. 42-19).

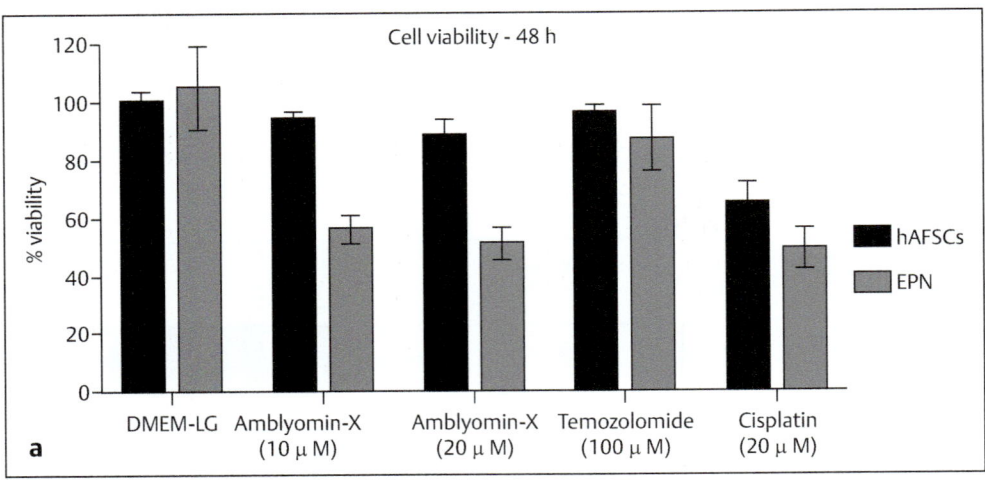

Fig. 42-18. (a) Viabilidade celular de células da cultura primária de ependimoma e células-tronco fetais humanas (hFSCs) como controle. As células foram tratadas com Amblyomin-X [10 μM, 20 M], TMZ [100 m] e cisplatina [20 μM]. Os dados estão apresentados como a média ± EPM ($^*p < 0,05$ e $^{***}p < 0,001$) quando comparados ao controle contendo unicamente meio de cultura (test $t$, n = 3). (b,c) Cultura primária de ependimoma. (d,e) Microscopia eletrônica de transmissão; destaque para alteração ultraestrutural das mitocôndrias. (f,g) Imuno-histoquímica (ki67) do cérebro de rato. (h) Avaliação da atividade da Amblyomin-X, por meio do estudo de imageamento tumoral por RM 7 Tesla, em modelos animais de ependimoma.

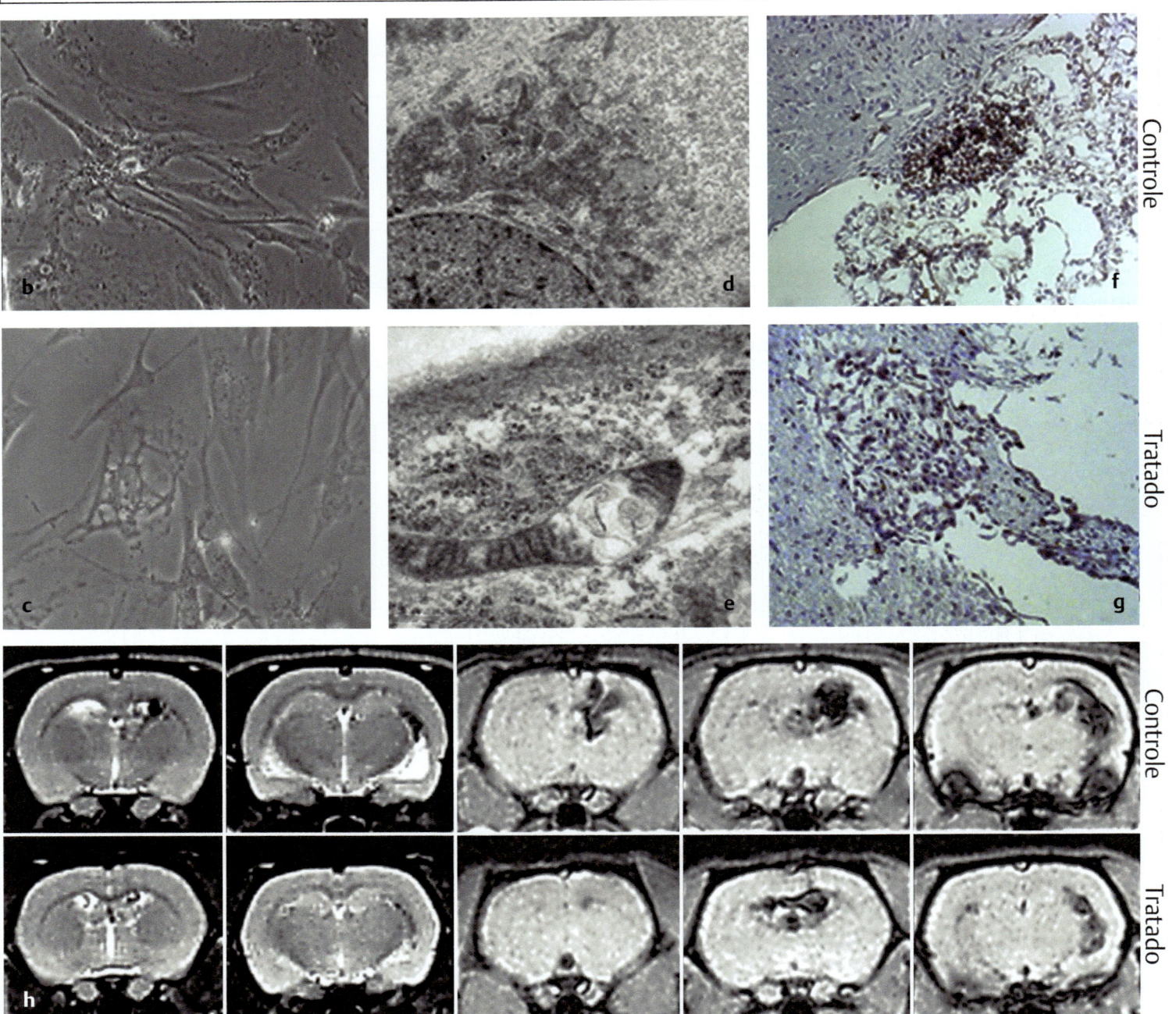

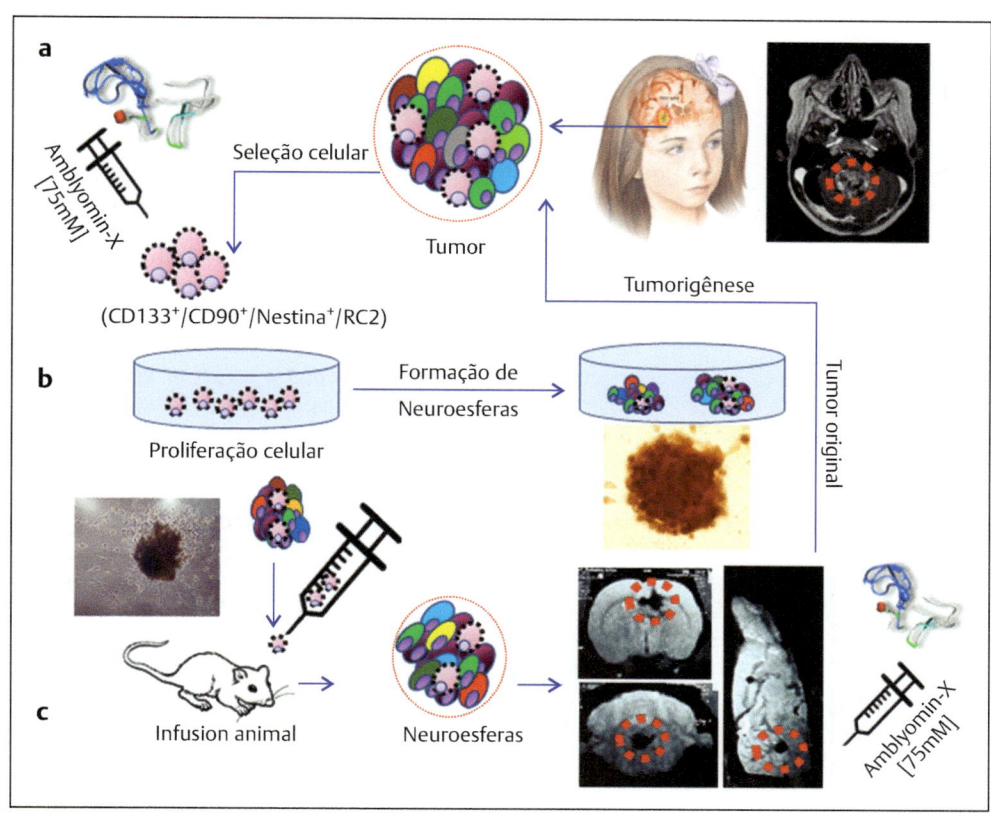

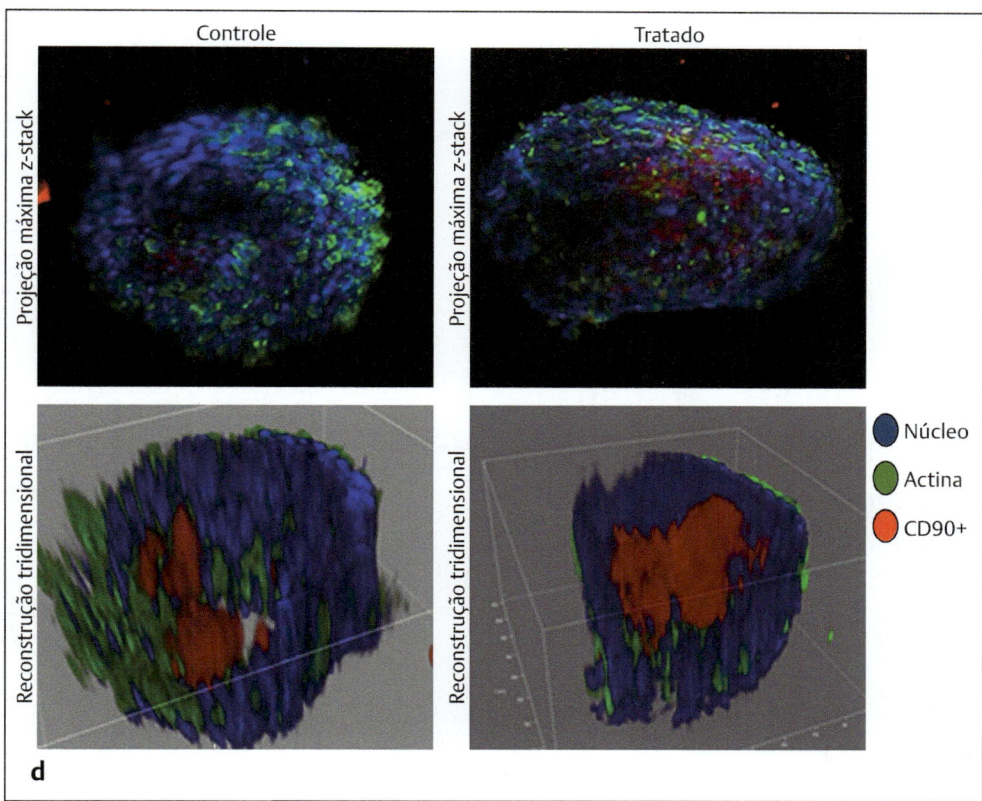

**Fig. 42-19.** Representação da *proposta* e sua estratégia de ação: após o processo de seleção de células CD90hiCD338+, a partir de cultura primária. (**a**) As neuroesferas estabeleceram-se sob estímulos *in vitro* em placas de cultura, seguido da avaliação da citotoxicidade tumoral, após o tratamento com Amblyomin-X. (**b,c**) Processo de infusão das neuroesferas em animais imunodeficientes resultando na fenocópia do tumor original (tumorigênese) em 45 dias, seguido da avaliação da atividade da Amblyomin-X *in vivo*. (**d**) Imunofluorescência das neuroesferas de ependimoma evidenciando a manutenção da expressão de marcadores de pluripotencialidade (CD90+).

Seguindo nesta linha neuro-oncológica e possíveis interfaces translacionais, não poderia deixar de ressaltar nossa vasta experiência com craniofaringiomas pediátricos.

O craniofaringioma é o tumor da região diencéfalo hipofisário que apresenta sérios desafios no seu tratamento, principalmente, na infância e adolescência. Existe dois tipos de craniofaringiomas, o adamantinomatoso e o papilífero. Na criança, predomina o adamantinomatoso e, no adulto, o papilífero; porém, podemos encontrar os dois tipos no adulto. Ambos apresentam poucas alterações genéticas. Os adamantinomatosos são mais difíceis de serem removidos, pois apresentam muitas calcificações, e, mesmo após sua remoção total, podem apresentar recidivas. A radioterapia pode ser uma ferramenta útil, porém também não evita a recidiva e acaba piorando a parte endocrinológica. A sua topografia envolvendo o hipotálamo, a hipófise, os nervos ópticos, as artérias carótidas e basilar, bem como seus ramos perfurantes dificultam a sua exérese completa. O controle endocrinológico é fundamental, e a maioria destes pacientes vão necessitar de reposição hormonal da adeno e neuro-hipófise. No passado, a reposição de vasopressina só era possível no Brasil, com reposição intranasal do hormônio antidiurético, e o seu armazenamento tinha de ser refrigerado. Muitos pacientes não dispunham de geladeira para guardar o hormônio, que acabava se deteriorando, e alguns pacientes morriam pela falta do hormônio.

Neste momento, paramos para refletir sobre a necessidade de termos um quimioterápico que pudesse controlar este tumor sem cirurgia. Já tínhamos experiência com o uso da bleomicina intratumoral, por meio da implantação de um reservatório de *Ommaya*, a retirada de fluido intratumoral e a colocação de bleomicina. Em muitos casos, tivemos sucesso, inclusive com o desaparecimento completo do tumor, com o desaparecimento das calcificações e a preservação hormonal.[19] Porém, a literatura começou a relatar sérias complicações com uso desta droga, com altas taxas de morbidade e mortalidade, e nós mesmos tivemos um caso de óbito por insuficiência cardíaca após o uso intratumoral de bleomicina. Estávamos buscando outra droga que pudesse controlar o craniofaringioma, porém sem os efeitos deletérios da bleomicina. Jakaki *et al.*[20] publicaram 12 casos de craniofaringiomas tratados com interferon alfa subcutâneo e, em três casos, obtiveram resposta. Como tínhamos experiencia com o uso intratumoral da bleomicina, resolvemos utilizar o Interferon alfa 2 nos casos de craniofaringiomas císticos. Utilizamos a mesma dose que a utilizada para tratamento de meningites, e, como ele pode ser administrado por via intratecal, não corríamos o risco de complicações. Apresentamos nossos casos iniciais e depois realizamos um estudo multicêntrico envolvendo o Chile e a Itália, com 60 casos, e, em 70% dos casos, conseguíamos controlar esses pacientes.[21] Em 2017, foi publicado um estudo multicêntrico internacional com este protocolo, envolvendo 27 serviços, demonstrando uma grande eficácia deste tipo de tratamento.[22] Porém restava uma grande pergunta: será que o tumor desaparece apenas pelo esvaziamento da parte cística? Qual seria o efeito do interferon alfa 2A no craniofaringioma? Como tínhamos todos os líquidos removidos antes da injeção da droga, começamos a analisar os componentes do fluido e pudemos verificar um aumento do sFAS-ligante, após as sucessivas injeções intratumorais, um elemento que ativa a caspase 8, demonstrando o aumento da apoptose. Fomos os pioneiros a demonstrar o efeito apoptótico do interferon no craniofaringioma, e recebemos o prêmio Anthony Raimondi da Sociedade Internacional de Neurocirurgia Pediátrica (ISPN).[23]

Algumas perguntas translacionais referentes aos craniofaringiomas são pertinentes. Será que as calcificações deixadas no leito tumoral, ou aderidas em nervos ou vasos, é a causa de recidiva dos craniofaringiomas? Será que podemos gerar craniofaringiomas a partir de sua calcificação? Diante disso, coletamos amostras das calcificações de cinco pacientes operados de craniofaringiomas adamantinomatosos, e, na sequência, estas "pedras" foram exaustivamente lavadas e colocadas em meio de cultura. Para nossa surpresa, verificamos o estabelecimento da cultura primária, a partir desse componente calcificado (Fig. 42-20a). O material obtido desta cultura foi injetado no ventrículo lateral de ratos, por estereotaxia, e pudemos verificar em quatro ratos o crescimento de craniofaringioma, tanto por ressonância magnética (Fig. 42-20b,c) quanto pela anatomia patológica (Fig. 42-20d,e). Este experimento pôde nos responder que realmente as calcificações dos craniofaringiomas podem sim resultar na recidiva da lesão, e que temos de removê-las cirurgicamente sempre que possível, preservando, obviamente, as funções hipotalâmicas.

Procuramos uma droga que pudesse ser administrada por via oral para controle dos craniofaringiomas. Atualmente temos realizado testes de quimiorresistência para todos os tumores intracranianos pediátricos removidos. Pudemos verificar que o craniofaringioma apresenta relativa sensibilidade a temozolamida (Fig. 42-20f,g). Atualmente, estamos reavaliando esses resultados em animais de experimentação, porém, já utilizando a temozolamida no tratamento de craniofaringiomas recidivados.

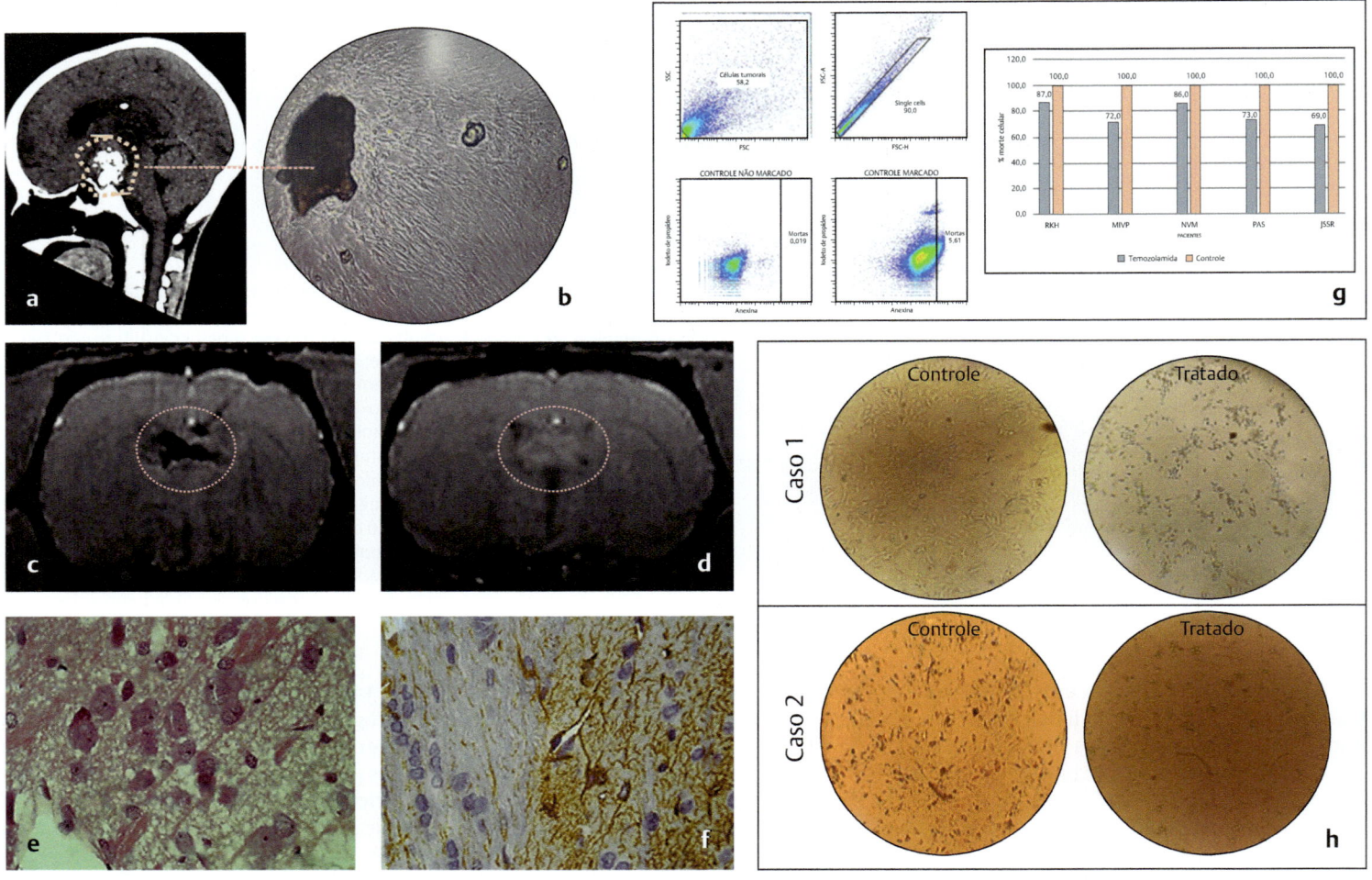

**Fig. 42-20.** (**a**) RM de crânio evidenciando craniofaringioma com calcificação tipo pipoca. (**b**) Estabelecimento da cultura primária, a partir da porção calcificada do craniofaringioma. (**c,d**) RM de crânio do rato após infusão das culturas de craniofaringioma no ventrículo lateral por estereotaxia. (**e,f**) Anatomia patológica do lesão produzida no animal de experimentação. (**e,h,f**) Imuno-histoquímica para citoqueratina-7. (**g**) Avaliação de apoptose, por citometria de fluxo, das culturas de craniofaringioma tratadas com temozolamida. (**h**) Cultura primária pediátrica de craniofaringioma tratada com temozolamida, bem como controle sem tratamento.

## CONCLUSÃO

O exercício da prática translacional motiva-nos a investir nossos esforços no estudo das disfunções inerentes ao sistema nervoso central em crianças e consequentes aplicações clínicas.

## REFERÊNCIAS BIBLIOGRÁFICAS

1. Cavalheiro S, Yagmurlu K, da Costa MD, et al. Surgical approaches for brainstem tumors in pediatric patients. Childs Nerv Syst. 2015;31(10):1815-40.
2. Cavalheiro S, Serrato-Avila JL, Párraga RG, et al. Interpeduncular sulcus approach to the posterolateral pons. World Neurosurg. 2020;138:e795-e805.
3. Serrato-Avila JL, Archila JAP, da Costa MDS, Biol PRR, et al. Microsurgical anatomy of the cerebellar interpeduncular entry zones. World Neurosurg. 2022;166: e933-e948.
4. Serrato-Avila JL, Paz Archila JA, Monroy-Sosa A, et al. Resection of the quadrangular lobule of the cerebellum to increase exposure of the cerebello mesencephalic fissure: an anatomical study with clinical correlation. J Neurosurg. 2023;140(4):1160-8.
5. Serrato-Avila JL, Paz Archila JA, Costa MDSD, et al. Microsurgical approaches to the cerebellar interpeduncular region: qualitative and quantitative analysis. J Neurosurg. 2021;136(5):1410-23.
6. Sibov TT, Pavon LF, Cabral FR, et al. Intravenous grafts of human amniotic fluid-derived stem cells reduce behavioral deficits in experimental ischemic stroke. Cell Transplant. 2019;28(9-10):1306-20.
7. Cavalheiro S, Moron AF, Hisaba W, et al. Fetal brain tumors. Childs Nerv Syst. 2003;19(7-8):529-36.
8. Storch CH, Hoeger PH. Propranolol for infantile haemangiomas: insights into the molecular mechanisms of action. Br J Dermatol. 2010;163:269-74.
9. Cavalheiro S, Campos HG, Silva da Costa MD. A case of giant fetal intracranial capillary hemangioma cured with propranolol. J Neurosurg Pediatr. 2016;17(6):711-6.
10. Cappellano AM, Senerchia AA, Adolfo F, et al. Successful everolimus therapy for SEGA in pediatric patients with tuberous sclerosis complex. Childs Nerv Syst. 2013;29(12):2301-5.
11. Curatolo P, Cusmai R, Cortesi F, et al. Neuropsychiatric aspects of tuberous sclerosis. Ann N Y Acad Sci. 1991;615:8-16.
12. Curatolo P, Bjørnvold M, Dill PE, et al. The role of mTOR inhibitors in the treatment of patients with tuberous sclerosis complex: evidence-based and expert opinions. Drugs. 2016;76:551-65.
13. Barnes BT, Procaccini D, Crino J, et al. Maternal sirolimus therapy for fetal cardiac rhabdomyomas. N Engl J Med. 2018;378:1844-5.
14. Bader RS, Chitayat D, Kelly E, et al. Fetal rhabdomyoma: prenatal diagnosis, clinical outcome, and incidence of associated tuberous sclerosis complex. J Pediatr. 2003;143:620-4.
15. Cavalheiro S, da Costa MDS, Richtmann R. Childs Nerv Syst. Everolimus as a possible prenatal treatment of in utero diagnosed subependymal lesions in tuberous sclerosis complex: a case report. 2021;37(12):3897-o9.
16. Costa MDSD, Torres Soares C, Dastoli PA, et al. Survival analysis and prognostic factors in posterior fossa ependymomas in children and adolescents. J Neurosurg Pediatr. 2023;32(4):404-12.
17. Pavon LF, Sibov TT, Caminada de Toledo SR, et al. Establishment of primary cell culture and an intracranial xenograft model of pediatric ependymoma: a prospect for therapy development and understanding of tumor biology. Oncotarget. 2018;9(31):21731-43.
18. Pavon LF, Capper D, Sibov TT, et al. New therapeutic target for pediatric anaplastic ependymoma control: study of anti-tumor activity by a Kunitz-type molecule, Amblyomin-X. Sci Rep. 2019;9(1):9973.
19. Cavalheiro S, Sparapani FV, Franco JO, et al. Use of bleomycin in intratumoral chemotherapy for cystic craniopharyngioma. Case report J Neurosurg. 1996;84(1):124-6.
20. Jakacki RI, Cohen BH, Jamison C, et al. Phase II evaluation of interferon-alpha-2a for progressive or recurrent craniopharyngiomas. J Neurosurg. 2000;92(2):255-60.
21. Cavalheiro S, Di Rocco C, Valenzuela S, et al. Craniopharyngiomas: intratumoral chemotherapy with interferon-alpha: a multicenter preliminary study with 60 cases. Neurosurg Focus. 2010;28(4).
22. Kilday JP, Caldarelli M, Massimi L, et al. Intracystic interferon-alpha in pediatric craniopharyngioma patients: an international multicenter assessment on behalf of SIOPE and ISPN. Neuro Oncol. 2017;19(10):1398-407.
23. Lerardi DF, Fernandes MJ, Silva IR, et al. Apoptosis in alpha interferon (IFN-alpha) intratumoral chemotherapy for cystic craniopharyngiomas. Childs Nerv Syst. 2007;23(9):1041-6.

# O FUTURO DA NEUROCIRURGIA PEDIÁTRICA: DESAFIOS E PERSPECTIVAS

CAPÍTULO 43

Eduardo Jucá ■ Tatiana Protzenko
Simone Mendes Rogério ■ Patrícia Alessandra Dástoli

## INTRODUÇÃO

A Neurocirurgia Pediátrica descreveu, nas últimas décadas, um arco histórico que vai desde seu surgimento como uma das mais jovens áreas da Neurocirurgia até o atual estágio de consolidação em todo o mundo. No ponto presente, testemunhamos atividade intensa em todos os continentes, progresso técnico contínuo e produção científica consistente. Nesse contexto, é importante avaliar as perspectivas futuras do campo, para que seja possível moldar a continuidade da sua evolução do modo mais adequado possível.

Assim, seguindo a tendência de profissionalização e de complexidade crescentes ao longo do tempo, é importante utilizar ferramentas de gestão validadas para que se possa ter uma visão mais acurada do que nos espera como especialidade. No presente texto, empregaremos, mesmo de maneira muito simplificada, a análise SWOT, uma ferramenta de gestão estratégica.

A metodologia SWOT, desenvolvida no início deste século para gestão estratégica de processos no mundo corporativo, busca enumerar as forças (*Stregths*), fraquezas ou vulnerabilidades (*Weaknesses*), oportunidades (*Opportunies*) e ameaças (*Threats*), a fim de reforçar as posições vantajosas e orientar proteção contra as desvantajosas. As forças e fraquezas referem-se a características internas, e as oportunidades e as ameaças, a elementos externos. A utilização da técnica SWOT não é nova na área da saúde,[1] e tem servido como auxílio na análise de diversos cenários, incluindo, por exemplo, o posicionamento de empresas prestadoras de serviços de saúde ou a incorporação de novas tecnologias médico-cirúrgicas, bem como a avaliação de áreas como a cirurgia oncológica em nível global.[2]

A seguir, serão analisadas algumas das forças, das vulnerabilidades, das oportunidades ou das ameaças relacionadas com a Neurocirurgia Pediátrica e suas influências no futuro da subespecialidade.

## FORÇAS
### Avanço Técnico

A principal força da Neurocirurgia Pediátrica é o avanço técnico que a tornou progressivamente especializada e destacada da neurocirurgia geral, área-mãe que lhe legou os princípios e abordagens principais, mas cujo escopo foi se tornando insuficiente para contemplar as exigências do sistema nervoso das crianças à luz do progresso científico.

Um postulado consagrado da Pediatria afirma que crianças não são adultos pequenos. Seu cuidado, portanto, exige abordagem teórica e técnica atitudinal diferente do cuidado generalista direcionado aos adultos. Trata-se de seres humanos em desenvolvimento e, portanto, dotados de características biológicas e emocionais muito específicas. A afirmação também é verdade, em escala aumentada, para as doenças do sistema nervoso, em que as intervenções cirúrgicas exigem assistência direcionada e especializada.

A literatura revela frequentes análises sobre a evolução técnica da Neurocirurgia Pediátrica e sua individualização frente às outras áreas da Neurocirurgia. Desde o lançamento do livro *Neurosurgery of Infancy and Childhood*, de Ingraham e Matson, na década de 50 do século XX, até as perspectivas atuais que englobam a biologia molecular e as fronteiras empurradas pela inteligência artificial, foi percorrido um longo caminho de incorporação de procedimentos e tecnologias próprias.[3]

A consolidação do campo afiliado à neurocirurgia geral, porém individualizado, foi-se materializando com os anos no tratamento de doenças neurocirúrgicas próprias da infância, como os disrafismos espinhais e as cranioestenoses, mas também na adoção pioneira de particularidades técnicas, como a craniotomia para tumores de fossa posterior e o estudo molecular dos tumores cerebrais típicos da infância, caso dos meduloblastomas.[3] Nas cranioestenoses, por exemplo, em poucas décadas passou-se das tentativas pioneiras de descompressão cerebral para os remodelamentos complexos da atualidade e para os avanços no conhecimento genético subjacente ao aparecimento das diferentes apresentações clínicas.[4]

Esse corpo consistente de conhecimentos, além da abordagem humanística e bioética específica, encontra-se fora do alcance da neurocirurgia geral e reforça o reconhecimento da Neurocirurgia Pediátrica como campo específico de estudo e de aplicação.

### Multidisciplinaridade

A própria necessidade de prover cuidados integrais à criança, vista de maneira global, leva a um envolvimento dos neurocirurgiões pediátricos de maneira muito intensa com o trabalho de outros profissionais da área da saúde, de outras especialidades médicas e da equipe multiprofissional. Esse envolvimento acaba sendo bem mais acentuado do que na Neurocirurgia geral, novamente tendo em conta as especificidades da criança. De maneira de difícil comprovação científica, certos traços de temperamento e personalidade na área pediátrica também parecem favorecer a multidisciplinaridade.

Um exemplo muito concreto desse quadro é o acompanhamento das crianças com mielomeningocele, que exigem a presença continuada de especialistas da Pediatria, da Urologia infantil, da Nefrologia infantil, e da Ortopedia infantil, além dos cuidados de Enfermagem, Fisioterapia, Terapia Ocupacional e Psicologia. Tendo em conta a necessidade de visitas a múltiplos profissionais, é muito desejável o desenvolvimento de centros de assistência em que a criança possa ser avaliada em conjunto, evitando múltiplos deslocamentos e contribuindo para o cuidado global e a qualidade de vida dos pacientes e das famílias.[5]

Uma outra situação que evidencia bastante a interação entre a Neurocirurgia Pediátrica e outras áreas é o cuidado com as crianças com prematuridade e paralisia cerebral (PC). Além das especialidades médicas e dos profissionais de reabilitação, conjunto que inclui também a Fonoaudiologia, a assistência aos pacientes com PC e espasticidade, por exemplo, inclui o papel do Fisioterapeuta na sala de cirurgia durante a realização da Rizotomia Dorsal Seletiva (RDS), palpando a musculatura dos membros inferiores após estimulação e decidindo quais raízes ou radículas serão cortadas.[6]

Essa intensa multidisciplinaridade tem como efeito final a assistência de melhor qualidade para as crianças. Associadamente, esses relacionamentos ajudam a divulgar a Neurocirurgia Pediátrica na área da saúde e reforçar a necessidade do especialista da nossa subespecialidade no tratamento das crianças com doenças neurocirúrgicas do sistema nervoso. Certamente, essa é uma posição vantajosa a ser reforçada e a render ainda mais frutos no futuro.

## Vida Associativa

A Neurocirurgia Pediátrica tem-se caracterizado, desde seu surgimento, tanto em nível global como local, por uma intensa vida associativa. Esse cenário promove acentuada troca de experiências e intercâmbios e colabora na formação das novas gerações de especialistas. Embora tenha nos congressos e encontros sua manifestação mais evidente, a atuação das sociedades tem acontecido de maneira continuada, colaborando para a consolidação da identidade da área e preparando seu futuro.

Assim, a massa crítica de conhecimentos e de colaboração é renovada periodicamente nos encontros anuais da International Society for Pediatric Neurosurgery (ISPN), fundada em 1971, bem como no de outras sociedades de destaque, como a European Society for Pediatric Neurosurgery (ESPN, 1967) e a American Association of Pediatric Neurosurgeons (ASPN, 1978). Os benefícios dessa atividade associativa englobam aspectos técnicos, como a realização de cursos e de pesquisas globais por amostragem, mas não se restringem a eles, pois possibilitam ações como a defesa dos direitos das crianças enquanto pacientes e a conscientização sobre as doenças infantis de tratamento cirúrgico.[7]

A Sociedade Brasileira de Neurocirurgia Pediátrica (SBNPed) tem sua origem no Departamento de Neurocirurgia Pediátrica da Sociedade brasileira de Neurocirurgia (SBN) e, ao longo do tempo, vem adquirindo crescente protagonismo e identidade própria, sem perder os laços com a sociedade-mãe. Embora o surgimento da personalidade legal seja mais recente, identifica-se o surgimento da SBNPed com o primeiro Congresso Brasileiro de Neurocirurgia Pediátrica (São Paulo, 1995).[8] Desde então, a sociedade tem promovido congressos bianuais, além de organizar e apoiar outros eventos, promover sessões clínicas *on-line* e atuar na discussão de temas de interesse, como materializado no consenso brasileiro sobre deformidade de Chiari tipo I.[9]

## FRAQUEZAS OU VULNERABILIDADES

### Demografia

A quantidade e a distribuição dos neurocirurgiões pediátricos em nível global e no Brasil é claramente incongruente com as necessidades das diferentes populações. Há estimativa que aponta cerca de 2.300 neurocirurgiões pediátricos atuando globalmente no ano de 2018. Esse número absoluto já parece claramente insuficiente e adquire contornos ainda mais eloquentes em termos de escassez ao se considerar que há cerca de 400.000 casos novos anuais de hidrocefalia no mundo e aproximadamente 950.000 intervenções cirúrgicas para hidrocefalia ao ano, apenas para ficar na doença mais frequentemente enfrentada pelos neurocirurgiões pediátricos.[10]

Muitos fatores podem contribuir para o baixo número de neurocirurgiões pediátricos no mundo. Entre esses, é possível apontar o surgimento recente do campo, cuja origem é geralmente associada ao aparecimento dos primeiros serviços especializados há menos de um século, as relativamente escassas oportunidades de formação e a quantidade restrita de postos de trabalho com estrutura adequada na maioria dos países.

Somando-se a essa reduzida quantidade, observa-se uma distribuição muito heterogênea da presença dos neurocirurgiões pediátricos no mundo. Enquanto 85% desses profissionais atuam em países de renda alta ou média alta, estimativa de 2018 apontava menos de 350 especialistas em países de renda baixa ou média baixa, correspondendo a 1,2 bilhão de crianças.[10]

Mesmo dentro de um mesmo país desenvolvido, pode existir marcante escassez e heterogeneidade na distribuição demográfica dos neurocirurgiões pediátricos. Levantamento de 2018, nos Estados Unidos, encontrou 355 especialistas atuando no país, perfazendo uma média de 1 profissional para cada 290.000 pessoas abaixo de 24 anos. Além disso, 20% das crianças residiam a uma distância próxima ou superior a 100 km do centro especializado em neurocirurgia pediátrica mais próximo.[11]

No Brasil, país de dimensões continentais e biomas muito diversos, as disparidades em relação à assistência em Neurocirurgia Pediátrica são muito evidentes. Dados do Instituto Brasileiro de Geografia e Estatística (IBGE) de 2019 revelam uma população de 53,7 milhões de pessoas, cerca de 25% da população total. A Sociedade Brasileira de Neurocirurgia Pediátrica (SBNPed) conta, em 2024, com 170 membros autônomos. Uma relação entre esses dados sugere um neurocirurgião dedicado ao cuidado infantil para cada 316.000 crianças e adolescentes. Entretanto, as diferenças regionais tornam o quadro ainda mais complexo, pois percebe-se uma concentração de profissionais no Sudeste do país ao passo em que diversos Estados da Região Norte não contam com nenhum neurocirurgião com formação específica em Neurocirurgia Pediátrica.

### Desigualdades no Acesso a Recursos de Saúde

As crianças, com seu caráter intrínseco de vulnerabilidade, estão entre os indivíduos mais afetados pela pobreza e pelas desigualdades sociais. Isto também é evidente quando se considera a assistência à saúde. E o quadro é ainda mais impactante ao se analisar uma área com necessidade de recursos tecnológicos complexos e de pessoal muito especializado, como a Neurocirurgia Pediátrica.

De fato, o enfoque das doenças precisa ser dado de maneira diferente nos diversos contextos, levando em conta as condições socioeconômicas. Nesse sentido, técnicas que possam tratar doenças prevalentes com custo mais baixo e em escala aumentada devem ser estimuladas, como é possível perceber no trabalho do Professor Benjamin Warf ao estudar a fundo a hidrocefalia no continente africano e impulsionar a terceiro ventriculostomia com coagulação do plexo coroide como método para mitigar os efeitos da doença nesse ambiente de carência de recursos.[12]

Após o esforço inicial em Uganda, o projeto do Professor Warf e equipe vem sendo replicado em outras partes do mundo por meio do Projeto Neurokids. De fato, missões organizadas por neurocirurgiões pediátricos têm sido uma estratégia utilizada para disseminar conhecimentos e técnicas em lugares anteriormente sem acesso ao tratamento de diversos tipos de doenças. A formação de neurocirurgiões de países em desenvolvimento em grandes centros mundiais com posterior retorno aos países de origem também é um fator de aprimoramento da assistência.[13]

Além disso, iniciativas como a defesa da política de suplementação com ácido fólico nos alimentos para redução de casos de disrafismo espinhal tem um importante olhar para a saúde de populações em vulnerabilidade social. Recentemente, um grupo de trabalho em Neurocirurgia Pediátrica obteve, junto à Organização Mundial da Saúde (OMS), uma resolução orientando a suplementação de alimentos farináceos com ácido fólico por todos os países do mundo.[14] Esta ação teve o empenho decisivo dos neurocirurgiões pediátricos Adrian Cáceres (Costa Rica) e Kemel Gothme (Colômbia).

Para além dessas disparidades regionais, a experiência dos neurocirurgiões pediátricos nos países em desenvolvimento demonstra marcantes diferenças no acesso e na qualidade do cuidado recebido segundo a classe social e o poder aquisitivo das famílias. A realidade dos grandes hospitais públicos contrasta em muitos aspectos com a neurocirurgia praticada em instituições privadas. Lutar contra essas discrepâncias também faz parte da missão dos neurocirurgiões pediátricos.

Necessidade de reconhecimento como subespecialidade individualizada

A evolução da Neurocirurgia Pediátrica desde o trabalho pioneiro dos neurocirurgiões com dedicação às crianças e desde a organização dos primeiros serviços direcionados, na primeira metade do século XX, resultou em um conjunto de técnicas, conhecimentos e atitudes que não deixa dúvidas sobre o fato de que este campo representa, de fato, uma subespecialidade individualizada dentro da Neurocirurgia.

A consistência dos eventos das sociedades e das revistas científicas dedicadas à Neurocirurgia Pediátrica são fatores adicionais que demonstram essa realidade. A International Society for Pediatric Neurosurgery (ISPN) realiza congressos anuais com afluência crescente desde 1971. Em cada continente e em cada país, sociedades regionais ou nacionais reforçam o trabalho de congregar os neurocirurgiões pediátricos e de estimular o progresso da área. A contínua evolução da Sociedade Brasileira de Neurocirurgia Pediátrica (SBNPed) está neste contexto.

No que se refere aos periódicos científicos específicos, o posicionamento da Neurocirurgia Pediátrica também está consolidado e materializado em revistas consistentes e reconhecidas como as norte-americanas Pediatric Neurosurgery e Journal of Neurosurgery – Pediatrics e da revista da ISPN, a *Child's Nervous System*, que também é órgão de divulgação da SBNPed. Adicionalmente, a Sociedade Brasileira de Neurocirurgia Pediátrica lançou seu veículo próprio para publicação de artigos científicos de autores brasileiros ou estrangeiros, por exemplo, o Archives of Pediatric Neurosurgery, que vem ganhando destaque crescente e já se encontra indexado em diversas bases importantes, como a Scopus (Fig. 43-1).

Entretanto, apesar de todas essas evidências apontando para a Neurocirurgia Pediátrica como uma área de atuação com grandes especificidades em relação à Neurocirurgia geral, seu reconhecimento como tal é muito heterogêneo ao redor do mundo. Nas regiões em que a distinção é reconhecida de maneira insuficiente, corre-se o risco de que as crianças não recebam plenamente os benefícios do progresso científico e técnico da subespecialidade.

Assim, os exemplos de reconhecimento da atuação em Neurocirurgia Pediátrica são diversos. Nos Estados Unidos, por exemplo, existe certificação oficial por banca *(board)* da American Society of Pediatric Neurosurgeons exigida para a titulação reconhecida em Neurocirurgia Pediátrica. Na Europa, de maneira predominante, a construção da carreira de um Neurocirurgião Pediátrico nos grandes centros se faz com a incorporação a um grande serviço especializado com ascensão gradual na carreira. Na Argentina, existe até mesmo formação específica integral já durante a residência para os especialistas que se dedicarão à subespecialidade.

No Brasil, apesar de uma sociedade estruturada e de um corpo crescente de profissionais com formação específica e dedicação exclusiva, a falta de um reconhecimento mais objetivo à área da Neurocirurgia Pediátrica dificulta o acesso das famílias à assistência especializada. Desse modo, há dificuldade na realização de concursos específicos para neurocirurgiões pediátricos com vistas à atuação no sistema público via Sistema Único de Saúde (SUS). Já na saúde suplementar, as empresas de prestação de serviço em saúde não reconhecem diferença na atuação do neurocirurgião pediátrico, o que também é um entrave ao acesso das crianças ao cuidado devido.

Essa heterogeneidade no reconhecimento da Neurocirurgia Pediátrica como subespecialidade própria é uma vulnerabilidade que afeta a assistência às crianças e o progresso da área como um todo. Assim como outras áreas de atenção à saúde infantil precisaram percorrer um longo caminho no sentido do necessário reconhecimento formal com consequências práticas, como a Neuropediatria, a Neurocirurgia Pediátrica precisa do esforço de todos os seus quadros para que todo o conjunto conceitual, teórico, prático e atitudinal construído ao longo do tempo tenha a devida validação legal em todos os lugares do mundo.

## OPORTUNIDADES
### Defesa de Causas e Direitos

A atividade conhecida como *advocacy* em língua inglesa vem ganhando destaque na missão das diferentes especialidades médicas.

A defesa das causas e direitos em neurocirurgia pediátrica é essencial para assegurar que as crianças recebam cuidados de saúde adequados e estejam protegidas contra condições preveníveis. Uma das áreas mais importantes, por exemplo, é a prevenção de traumatismos cranianos, que são uma das principais causas de lesões e mortalidade em crianças. Por meio de campanhas de conscientização e advocacia, é possível promover o uso de dispositivos de segurança, como capacetes e cadeirinhas de carro, além de educar pais e cuidadores sobre a importância de ambientes seguros.[15]

Outra área importante de atuação é a promoção do uso de ácido fólico durante a gestação para prevenir disrafismos espinhais. A suplementação com ácido fólico é uma medida simples, eficaz e de baixo custo, que pode prevenir até 70% dos casos de defeitos do tubo neural. A defesa dessa prática inclui educar o público e os profissionais de saúde sobre a importância da suplementação antes da concepção e durante as primeiras semanas de gravidez. Além disso, é fundamental garantir o acesso fácil e gratuito ao ácido fólico, especialmente para mulheres em idade fértil, por meio de políticas públicas de saúde (Fig. 43-2).[16]

A defesa dessas causas em neurocirurgia pediátrica não se limita apenas à prevenção, mas também abrange a garantia de acesso a diagnósticos e tratamentos precoces e adequados para crianças afetadas por essas condições. *Advocacy* nesse campo implica em trabalhar para melhorar a infraestrutura de saúde, capacitar profissionais e criar uma rede de apoio para as famílias. Dessa forma, é possível não apenas prevenir lesões e malformações, mas também assegurar que todas as crianças tenham a oportunidade de um desenvolvimento saudável.

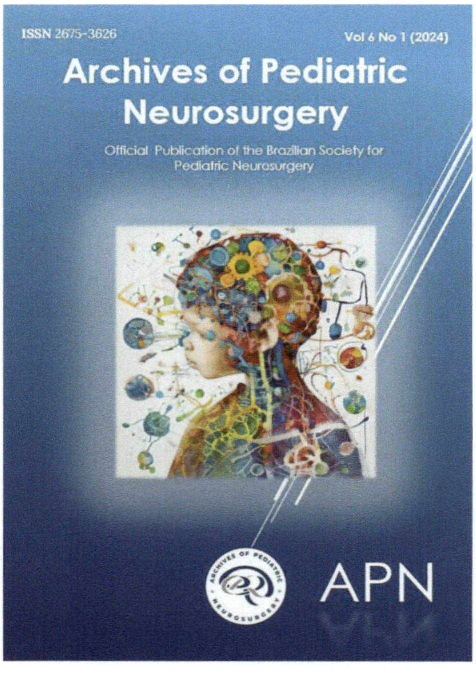

**Fig. 43-1.** Revista Archives of Pediatric Neurosurgery, veículo de produção científica da Sociedade Brasileira de Neurocirurgia Pediátrica (SBNPed).

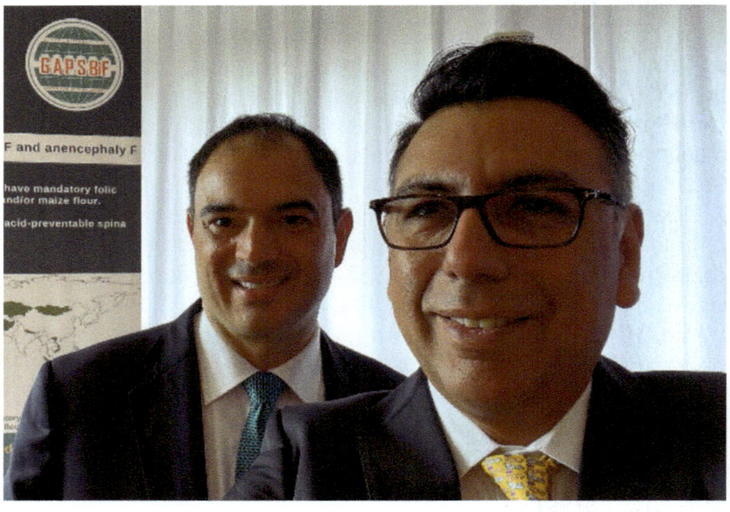

**Fig. 43-2.** Adrian Cáceres, da Costa Rica, e Kemel Gothme, da Colômbia, neurocirurgiões pediátricos com destaque da defesa da causa da suplementação de ácido fólico em alimentos para prevenção de disrafismos espinhais.

## Divulgação Científica

A divulgação científica em neurocirurgia pediátrica é fundamental para informar o público geral sobre as complexidades e avanços dessa área médica, facilitando o entendimento sobre condições neurológicas que afetam crianças. Muitas vezes, termos técnicos e procedimentos cirúrgicos podem parecer inacessíveis para quem não tem formação médica. Por isso, traduzir essas informações para uma linguagem clara e acessível pode ajudar a empoderar pais e cuidadores, ajudando-os a tomar decisões informadas sobre o cuidado de seus filhos. As redes sociais são um importante canal a ser explorado nesse sentido.

Além disso, a divulgação científica pode desmistificar medos e preconceitos associados a procedimentos neurológicos, como cirurgias cerebrais e tratamentos para epilepsia. Quando as pessoas compreendem os riscos, benefícios e o processo de recuperação, tornam-se mais propensas a buscar assistência médica precoce e seguir as recomendações dos profissionais de saúde. Isso não apenas melhora os resultados dos tratamentos, mas também promove um maior engajamento e adesão às terapias propostas.

A disseminação de informações corretas e atualizadas ajuda a combater a desinformação, que pode ser prejudicial especialmente em áreas tão sensíveis como a neurocirurgia pediátrica. Um exemplo marcante disso é a controvérsia em torno do fechamento "precoce" das fontanelas cranianas e o receio que isto provoca nas famílias, tendo em conta a equivocada associação com o diagnóstico de cranioestenoses.[17]

Por meio de campanhas educativas, palestras e materiais informativos, a comunidade médica pode alcançar um público mais amplo, garantindo que mais pessoas tenham acesso a informações vitais sobre prevenção, diagnóstico e tratamento de doenças neurológicas ou neurocirúrgicas em crianças (Fig. 43-3).[18]

## Colaboração Internacional

A colaboração internacional em neurocirurgia pediátrica tem sido uma ferramenta importante para melhorar o acesso a cuidados especializados em países de baixa renda, especialmente para tratar condições como hidrocefalia, tumores cerebrais, malformações congênitas e epilepsia.[19] Profissionais de países desenvolvidos podem compartilhar conhecimento e técnicas avançadas, capacitando médicos locais para realizar procedimentos complexos, como técnicas neuroendoscópicas, ressecção de tumores e correção de espinha bífida. Nesse contexto, tem sido fundamental o papel da ISPN na promoção das interações por meio de seus congressos, simpósios e cursos, bem como no apoio a missões ou estágios internacionais.

Essa colaboração não apenas facilita a transferência de equipamentos médicos, mas também promove o treinamento contínuo por meio de *workshops*, conferências e telemedicina, permitindo que os médicos locais se atualizem com as melhores práticas e inovações. O suporte de especialistas internacionais também auxilia decisões clínicas em casos complexos, oferecendo consultoria remota em situações críticas.[20]

Ao estabelecer centros de referência, essas parcerias fortalecem as capacidades locais e asseguram que crianças de diferentes regiões tenham acesso a cuidados de saúde de alta qualidade. A colaboração internacional, portanto, desempenha um papel fundamental na equidade de acesso a tratamentos. Essa é mais uma grande oportunidade de avanço da Neurocirurgia Pediátrica em nível mundial.

## Inovação Tecnológica

O avanço da biociência e das biotecnologias representa para a Neurocirurgia Pediátrica uma grande oportunidade de avanço para os próximos anos. Nesse sentido, doenças com tratamento restrito e técnicas de eficácia ainda limitada poderão ajudar com maior efetividade na luta contra as doenças neurocirúrgicas da infância.

Como exemplos desses avanços, podem ser citados os aprimoramentos nas técnicas de neuronavegação e de neuroendoscopia. Antes limitada às crianças com possibilidade de fixação do crânio e, portanto, excluindo pacientes mais jovens, a neuronavegação evoluiu para a possibilidade de referencial sem instalação do crânio em suporte Mayfield, o que tem ampliado bastante sua aplicação.[21]

A neuroendoscopia, por sua vez, também tem evoluído de modo a ampliar suas taxas de sucesso evitando a instalação de cateteres de derivação ventricular. Essa evolução acontece tanto no sentido da ampliação da faixa etária para crianças mais jovens e com etiologias antes desencorajadoras (p. ex., mielomeningocele), quanto com a incorporação de refinamentos técnicos, como a coagulação do plexo coroide. Em alguns casos, ambas as estratégias, navegação e endoscopia, podem ser combinadas para que sejam alcançados os objetivos, como é o caso nas hidrocefalias multisseptadas (Fig. 43-4).

O avanço técnico também tende a incluir a ciência translacional, com a incorporação de técnicas de laboratório em integração com

**Fig. 43-3.** Exemplo de divulgação científica realizada pela SBNPed por meio de conferência *on-line*, com periodicidade mensal.

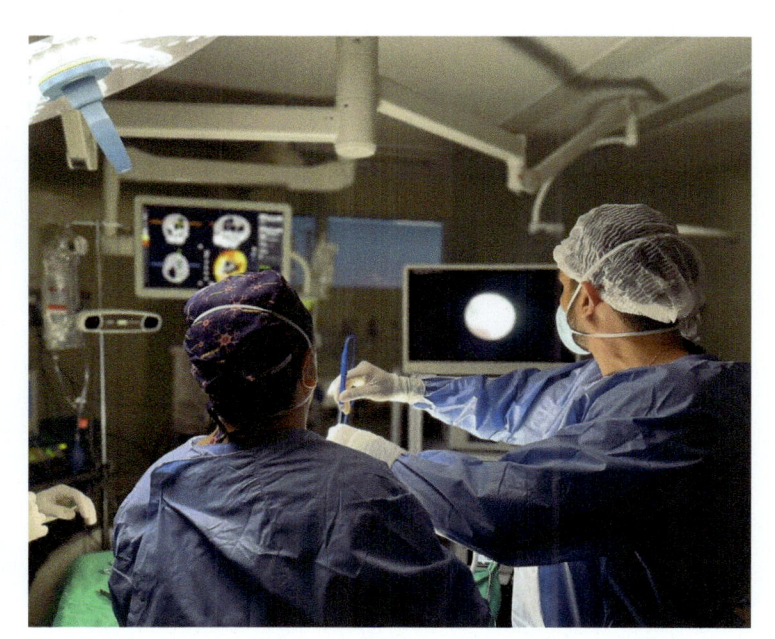

**Fig. 43-4.** Avanço tecnológico com utilização conjunta de neuroendoscopia e neuronavegação *frameless* no tratamento de hidrocefalia multisseptada.

os diagnósticos e as tomadas de decisão em Neurocirurgia Pediátrica. Um caminho considerável já foi percorrido com a utilização da imuno-histoquímica e da biologia molecular na neuro-oncologia, visto que o diagnóstico e o tratamento dos meduloblastomas já adota esse recurso como rotina. Outras perspectivas estão abertas na literatura, como na investigação da ativação da via WNT em craniofaringiomas.[22]

## DESAFIOS
### Formação de Pessoal

A formação de novas gerações de neurocirurgiões pediátricos é uma oportunidade a ser aproveitada pela área como um todo, tendo em vista a necessidade de corrigir as distorções na demografia da especialidade e as facilidades trazidas pelos avanços dos meios de comunicação, além da maior disponibilidade de pessoal capacitado para atuar como mentores e orientadores. Assim, o estímulo para que mais neurocirurgiões façam sua opção pela dedicação às crianças torna-se também uma missão das sociedades de Neurocirurgia Pediátrica.

Desse modo, a subespecializarão formal conta com programas de *fellowship* e treinamento em serviço já existentes em grandes serviços reconhecidos no exterior e com iniciativas semelhantes em número crescente na América Latina e no Brasil. O caminho para a formação em Neurocirurgia Pediátrica, portanto, é diverso e pode consistir em diferentes trajetórias.[23] Com o aumento progressivo dos serviços formadores, é importante formatar estratégias para manter controle sobre a qualidade da formação oferecida, e as sociedades também terão um papel importante nesse sentido.

Paralelamente à formação estruturada, a realização de cursos de menor duração também pode servir como impulso na construção de carreiras em Neurocirurgia Pediátrica, além de oferecer um ambiente de convivência em que sejam feitos contatos que gerem oportunidades de estágios, visitas e complementações de formação. Um exemplo já consolidado desse tipo de atividade é o Curso Latino-Americano de Neurocirurgia Pediátrica, realizado bianualmente e que conta com a participação efetiva da Sociedade Brasileira de Neurocirurgia Pediátrica e da Associação Latino-Americana de Neurocirurgia Pediátrica (ASOLANPED) (Fig. 43-5).[24]

### Interação com a Indústria

Uma relação ética e sinérgica com a indústria de equipamentos biomédicos e cirúrgicos é fundamental para que o avanço técnico da Neurocirurgia Pediátrica prossiga ao longo do tempo. De fato, a indústria torna possível a utilização, na prática, das inovações tecnológicas que possibilitam abordagens cirúrgicas mais eficazes e menos invasivas, com benefícios concretos para os pacientes.

Entretanto, essa relação potencialmente benéfica e vantajosa precisa ser exercida com rigorosos princípios éticos e de conformidade com boas práticas e com a legislação vigente. Estudo de 2020 demonstrou que 95% dos neurocirurgiões atuando em instituições acadêmicas na assistência pública nos Estados Unidos recebeu pagamentos registrados da indústria. A subespecialidade com maior fluxo de recebimentos foi a cirurgia de coluna, e a com menor foi a Neurocirurgia Pediátrica.[25] É interessante notar a diversidade na relação com a indústria nas diferentes regiões do mundo, pois, enquanto nos Estados Unidos a realização de pagamentos a médicos parece ser mais usual em diferentes modalidades, na Europa e no Brasil há intensa restrição nesse sentido.

Por outro lado, uma relação saudável com a indústria pode colaborar inclusive com a formação das novas gerações de neurocirurgiões pediátricos, por meio do estabelecimento de parcerias e da organização de ambientes simulados para o treinamento de habilidades (Fig. 43-6). A construção desse relacionamento que proporcione avanço técnico dentro de rigorosos parâmetros éticos também é missão das sociedades de especialidades.

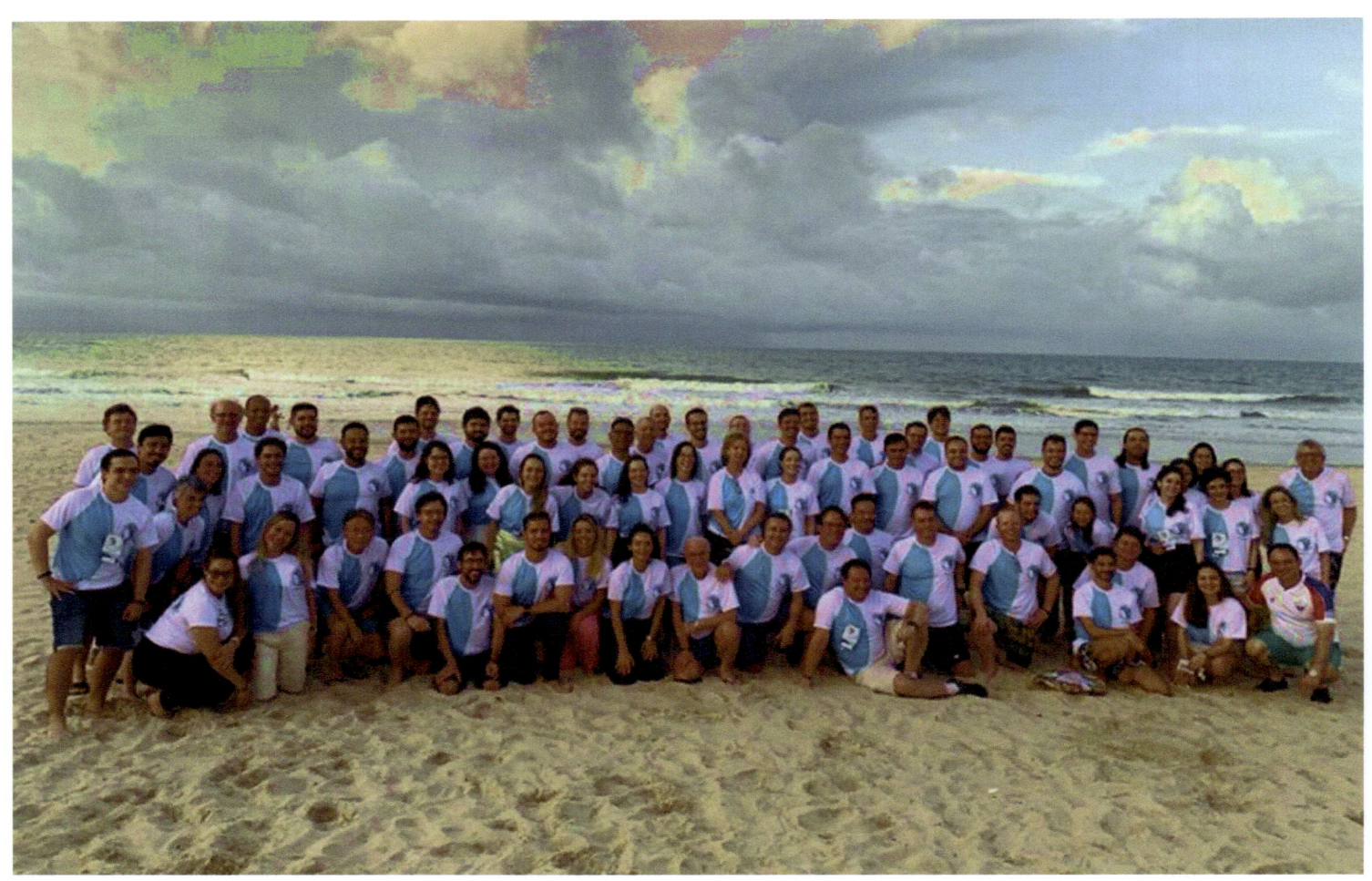

**Fig. 43-5.** Edição do Curso Latino-Americano de Neurocirurgia Pediátrica, realizado em 2022, em Fortaleza – Brasil.

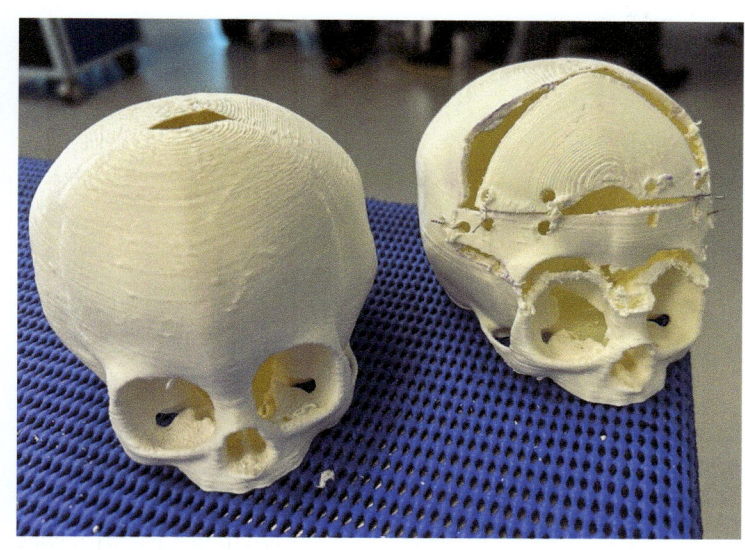

**Fig. 43-6.** Simulação realística no tratamento de cranioestenoses em curso destinado a residentes de Neurocirurgia.

## Aspectos Bioéticos e Legais

Apesar de os conceitos e valores bioéticos serem universais, as atitudes consideradas eticamente adequadas em Neurocirurgia Pediátrica têm sofrido mudanças ao longo do tempo. Há algumas décadas, no Brasil, era aceitável que crianças permanecessem internadas sem a companhia de um familiar, o que não se concebe, felizmente, na atualidade. Um grande avanço para buscar garantir o cumprimento dos direitos das crianças e para orientar as condutas mais apropriadas do ponto de vista ético foi a adoção do Estatuto da Criança e do Adolescente.[26]

Assim como nas outras áreas da assistência à saúde da criança, é preciso levar em conta, na Neurocirurgia Pediátrica, as abordagens bioéticas, como a ética do dever com inspiração de Immanuel Kant, e o principialismo, que põe em evidência os quatro grandes princípios da bioética: a autonomia, a beneficência, a não maleficência e a justiça. No caso das crianças, a questão da autonomia é especialmente sensível, pois as decisões não são tomadas especificamente pelo paciente, mas por seus representantes legais.

A preservação funcional também se tornou uma prioridade, nas últimas décadas, da Neurocirurgia Pediátrica. Se, por exemplo, anos atrás, era aceitável uma criança passar a ter severas sequelas neurológicas em troca de ressecções tumorais completas, não se considera eticamente aceitável comprometer gravemente a funcionalidade da criança de maneira consciente e previsível em um procedimento cirúrgico.

Paralelamente, a prática de cuidados paliativos vem ganhando destaque em alguns setores da Neurocirurgia Pediátrica, sobretudo na neuro-oncologia e em áreas com comprometimento do prognóstico ou com limitação importante das condições de vida. Uma vez mais a multidisciplinaridade contribui para a qualidade de vida das crianças e das famílias.[27]

## REFERÊNCIAS BIBLIOGRÁFICAS

1. Van Wijngaarden JDH, Scholten GRM, Van Wijk KP. Strategic analysis for health care organizations: The suitability of the SWOT-analysis. International Journal of Health Planning and Management. 2012;27(1):34-49.
2. Sadler SJ, Torio EF, Golby AJ. Global cancer surgery in low-resource settings: A strengths, weaknesses, opportunities, and threats analysis. Cancer. 2023;129(5):671-84.
3. Tomita T. Pediatric neurosurgery - Science, art, and humility: Reflection of personal experience. Child's Nervous System. 2013;29(9):1403-14.
4. Di Rocco F, Proctor MR. Technical evolution of pediatric neurosurgery: craniosynostosis from 1972 to 2023 and beyond. Child's Nervous System. 2023;39(10).
5. Rocque BG, Hopson BD, Blount JP. Caring for the Child with Spina Bifida. Pediatr Clin North Am. 2021;68(4).
6. Fukuhara T, Najm IM, Levin KH, et al. Nerve rootlets to be sectioned for spasticity resolution in selective dorsal rhizotomy. Surg Neurol. 2000;54(2).
7. Seow WT. Using a rights-based approach to improve the healthcare of children with neurosurgical diseases—Presidential address for the 49th Annual Meeting of the ISPN, Vina del Mar, Chile. Child's Nervous System. 2023;39(10).
8. Brasileira R, Francisco J, Salomão M, Paulo S. Atualização em neurocirurgia pediátrica. História da neurocirurgia pediátrica no Brasil. Márcia Cristina da Silva Secretária Executiva-SBNPed (2013-15). Neocenter/Hospital Vila da Serra. Hospital João XXIII-FHEMIG-Belo Horizonte, MG. Vol. 18.; [Internet]. 2014.
9. Canheu AC, Santos MV, Furlanetti LL, et al. The Brazilian Society for Pediatric Neurosurgery: consensus on Chiari I deformity. Child's Nervous System. 2020;36(1).
10. Dewan MC, Baticulon RE, Rattani A, et al. Pediatric neurosurgical workforce, access to care, equipment and training needs worldwide. Neurosurg Focus. 2018;45(4).
11. Ahmed AK, Duhaime AC, Smith TR. Geographic proximity to specialized pediatric neurosurgical care in the contiguous United States. In: Journal of Neurosurgery: Pediatrics. Vol 21. 2018.
12. Muir RT, Wang S, Warf BC. Pediatric hydrocephalus in the developing world. In: Pediatric Hydrocephalus. 2nd ed. Vol 1. 2019.
13. Muir RT, Wang S, Warf BC. Global surgery for pediatric hydrocephalus in the developing world: A review of the history, challenges, and future directions. Neurosurg Focus. 2016;41(5).
14. Caceres A, Jimenez-Chaverri AL, Alpizar-Quiros PA, Wong-McClure R. Pre and postnatal care characteristics and management features of children born with myelomeningocele in the post-folate fortification era of staple foods in Costa Rica (2004–2022). Child's Nervous System. 2023;39(7).
15. Du RY, LoPresti MA, García RM, Lam S. Primary prevention of road traffic accident-related traumatic brain injuries in younger populations: A systematic review of helmet legislation. J Neurosurg Pediatr. 2020;25(4).
16. Estevez-Ordonez D, Davis MC, Hopson B, et al. Reducing inequities in preventable neural tube defects: The critical and underutilized role of neurosurgical advocacy for folate fortification. Neurosurg Focus. 2018;45(4).
17. Furtado LMF, Filho JA da CV, Freitas LS, Dantas dos Santos AK. Anterior fontanelle closure and diagnosis of non-syndromic craniosynostosis: a comparative study using computed tomography. J Pediatr (Rio J). Published online July 1, 2021.
18. Sader N, Kulkarni AV, Eagles ME, et al. The quality of YouTube videos on endoscopic third ventriculostomy and endoscopic third ventriculostomy with choroid plexus cauterization procedures available to families of patients with pediatric hydrocephalus. J Neurosurg Pediatr. 2020;25(6).
19. Rocque BG, Davis MC, McClugage SG, et al. Surgical treatment of epilepsy in Vietnam: Program development and international collaboration. Neurosurg Focus. 2018;45(4).
20. Haglund MM, Warf B, Fuller A, et al. Past, present, and future of neurosurgery in Uganda. Clin Neurosurg. 2017;80(4).
21. Reavey-Cantwell JF, Bova FJ, Pincus DW. Frameless, pinless stereotactic neurosurgery in children. J Neurosurg. Pediatrics. 2006;104(6).
22. Jucá CEB, Colli LM, Martins CS, et al. Impact of the Canonical Wnt Pathway Activation on the Pathogenesis and Prognosis of Adamantinomatous Craniopharyngiomas. Hormone and Metabolic Research. 2018;50(7).
23. Pineda FG, Pinillos SD, Pineda JPG, et al. How to become a pediatric neurosurgeon in Latin America: training opportunities, current status, and future challenges. Child's Nervous System. 2023;39(6).
24. de Oliveira RS, Ballestero MFM. Latin American Course in Pediatric Neurosurgery: a unique and different course! Archives of Pediatric Neurosurgery. 2022;4(2).
25. Motiwala M, Herr MJ, Jampana SS, et al. Dissecting the financial relationship between industry and academic neurosurgery. Neurosurgery. 2020;87(6):1111-18.
26. Gomes HB, Mavignier MIA, Campos SF, et al. Saulus, Sanitas e Saúde: o Direito à Saúde de Crianças e Adolescentes em Debate. Revista Ibero-Americana de Humanidades, Ciências e Educação. 2023;9(7).
27. Ferreira EAL, Valete COS, Sarracini MR, et al. Pediatric palliative care and childhood neurosurgery: reflections based on a quantitative analysis of a survey data. Archives of Pediatric Neurosurgery. 2024;6(1).

# ENDOSCOPIA – FERRAMENTA ESSENCIAL NA NEUROCIRURGIA PEDIÁTRICA

Samuel Tau Zymberg

## INTRODUÇÃO

A utilização de endoscópios na cirurgia pediátrica trouxe tremendo impacto para a especialidade nas últimas três décadas. A melhora das ópticas e das microferramentas de trabalho propiciaram a utilização destes artefatos em uma série de procedimentos neurocirúrgicos. O endoscópio proporciona a vantagem de excelente visualização e iluminação com angulações, muitas vezes, não proporcionadas pelo microscópio cirúrgico. Ele permite a navegação próxima a estruturas escondidas pelo campo de visão obtido nas tradicionais craniotomias.[1] O espaço ventricular cerebral, continente do transparente líquido cefalorraquiano permite ótima observação de estruturas profundas (Fig. 44-1) que só poderiam ser acessadas por meio de grandes craniotomias ou complexos acessos para a base do crânio. Neste particular, a adoção dos acessos transnasais endoscópicos para o tratamento de malformações e tumores selares e suprasselares trouxeram novas possibilidades de acessos menos invasivos e mais eficazes.[2] Neste capítulo, faremos uma breve viagem a respeito das principais indicações de endoscopia do sistema ventricular, suas técnicas e resultados e, ao final, revisaremos as principais *nuances* relacionadas com os acessos transnasais em crianças. A maioria destes tópicos estará contemplada em capítulos específicos.

## TERCEIROVENTRICULOSTOMIA ENDOSCÓPICA (TVE)

Este procedimento descrito originalmente para o tratamento das hidrocefalias obstrutivas[3] passou por diversas etapas ao longo do seu desenvolvimento e finalmente se consagrou na década de 1990 em função das melhoras tecnológicas da endoscopia. Entre a publicação de Mixter, em 1923, e a de Vries, em 1978, houve o domínio das derivações ventriculares com válvulas.[4,5] A partir dos anos 1990, diversas publicações demostraram a segurança e eficácia da TVE e, a partir dos anos 2000, há farta literatura que reforça esses conceitos.[6-11]

### Indicações

O sucesso do procedimento tem íntima relação com a correta escolha segundo a etiologia da hidrocefalia. Idealmente, selecionamos as hidrocefalias obstrutivas relacionadas com uma variedade de causas, como as congênitas (estenose do aqueduto, malformação de Chiari tipo II, obstruções do quarto ventrículo) e as adquiridas (obstruções tumorais na região pineal – situação em que uma biópsia do tumor pode ser realizada simultaneamente, gliomas tectais, pacientes previamente derivados por etiologia obstrutiva, tumores da fossa posterior com hidrocefalia, síndrome dos ventrículos colabados).[1] Outras etiologias, como hidrocefalia de pressão normal, pós-hemorrágica e pós-infecciosa, têm sido relatadas como indicações relativas.[1,8,9]

### Técnica Cirúrgica

A técnica cirúrgica para TVE encontra-se padronizada e documentada.[4,5] Tradicionalmente, realiza-se trepanação frontal direita a 2,5 cm da linha média e à frente da sutura coronal. Em neonatos e lactentes, faz-se uma pequena craniotomia expondo a dura a ser aberta e fechada ao final. Nos casos em que a fontanela é muito ampla, é possível abrir a dura-máter abaixo dos planos cutâneos (Fig. 44-2). Depois da corticectomia, é feita punção do polo frontal do ventrículo lateral com cateter *peel-away* ou diretamente com a camisa e mandril do endoscópio. Após a colocação da óptica, inicia-se a identificação das estruturas de referência. Utilizamos cateter de Fogarty 4 F para perfuração e dilatação do túber cinéreo (Fig. 44-1).

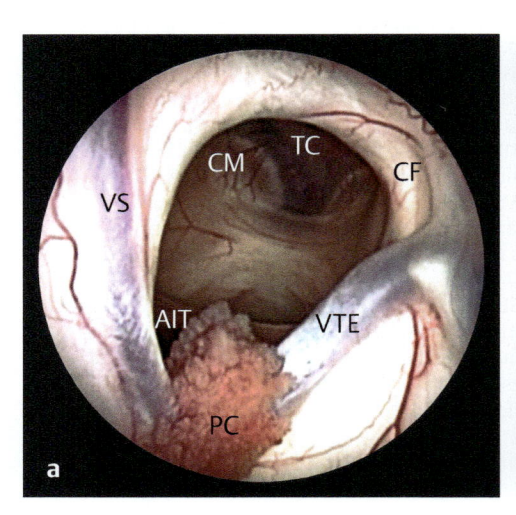

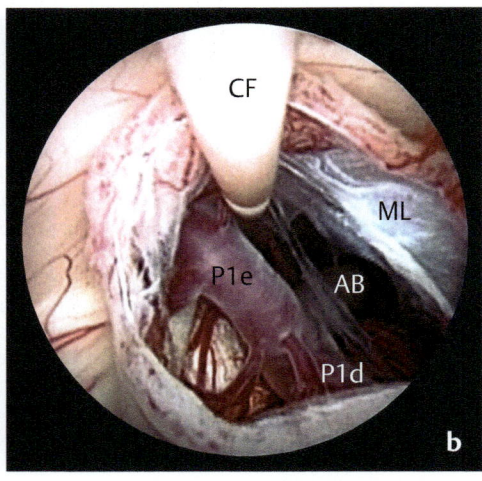

**Fig. 44-1.** (**a**) Visão endoscópica do ventrículo lateral D centrada no forame de Monro. (**b**) Assoalho do terceiro ventrículo: AIT: aderência intertalâmica; AB: artéria basilar; CF: cateter de Fogarty; cF: coluna do fórnix; CM: corpo mamilar; ML: membrana de Lilliequist; P1d, e: segmento P1 da artéria cerebral posterior; PC: plexo coroide; TC: túber cinéreo; VS: veia septal; VTE: veia talamoestriada.

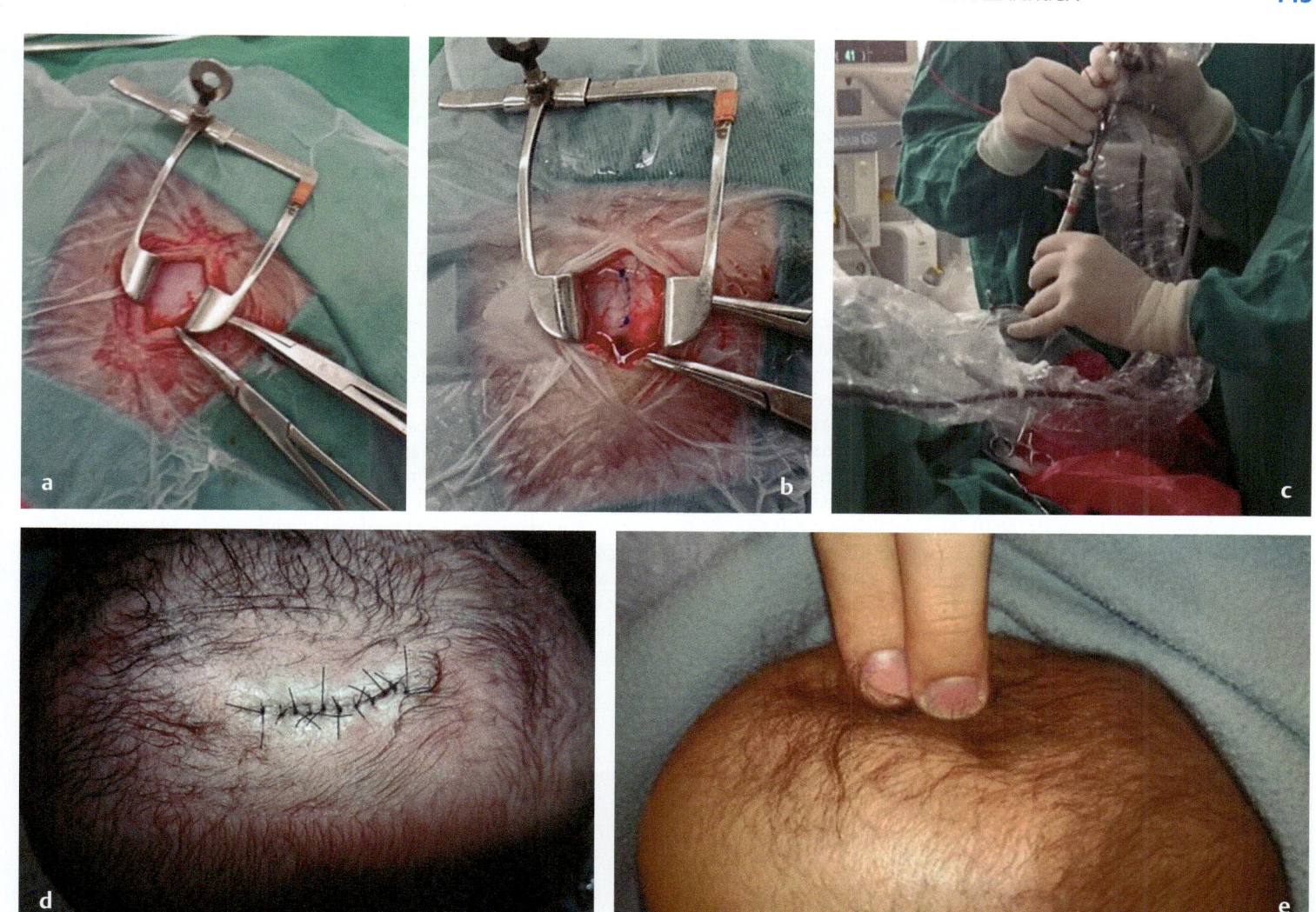

**Fig. 44-2.** TVE em neonato, aspectos técnicos. (**a**) Exposição da dura-máter. (**b**) Fechamento hermético ao final. (**c**) Posicionamento da equipe. (**d**) Aspecto pós-fechamento. (**e**) Aspecto após 20 dias mostra fontanela deprimida.

## Resultados e Expectativa de Sucesso

Levando em conta as possibilidades de sucesso da TVE para a resolução da hidrocefalia, indicadores voltados à possibilidade de sucesso foram desenvolvidos.[12] O mais utilizado, o ETVSS leva em conta a idade, a causa da hidrocefalia, a presença de derivação prévia e a experiência da equipe cirúrgica. A idade do paciente (acima de 6 meses de vida) foi o preditor mais fortemente associado ao sucesso da TVE a longo prazo. A associação do procedimento com a simultânea coagulação do plexo coroide parece ser um adjuvante que aumenta a taxa de sucesso em crianças abaixo de 1 ano.[8] No pós-operatório, além da avaliação dos aspectos clínicos, outras métricas, como redução do tamanho ou volume dos ventrículos, podem ser avaliadas por imagem, assim como o fluxo liquórico no assoalho do terceiro ventrículo por meio de estudo dinâmico ou mesmo na sequência T1 sagital (Fig. 44-3).

Diversas publicações entre 2002 e 2011 analisaram séries de TVE em crianças com hidrocefalias obstrutivas. Apesar da heterogeneidade dos estudos na seleção de casos e na faixa etária, a taxa de sucesso variou de 60 a 100%.[6,8,13-15]

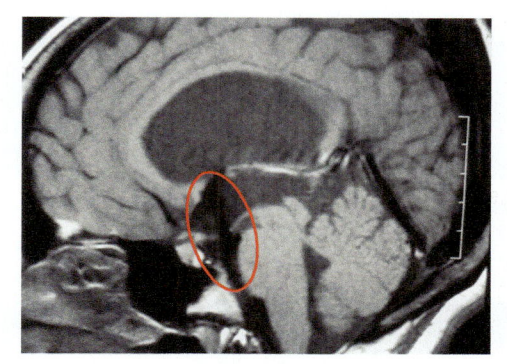

**Fig. 44-3.** Ressonância magnética T1 sagital pós-operatória. TVE mostra abertura no túber cinéreo e artefato de fluxo (*flow void*) demonstrando movimento liquórico.

## Complicações

Estudos recentes reportam uma taxa de complicações ao redor de 7%. Algumas das mais comuns são fístulas liquóricas, interrupção do procedimento por motivos técnicos, hemorragia ventricular e infecção. Com a padronização de equipamentos e da técnica, observa-se que a taxa de complicações vem decrescendo nos últimos anos.[1,14]

## CISTOS CEREBRAIS: FENESTRAÇÃO, DESCOMPRESSÃO, RESSECÇÃO

Grande parte dos cistos cerebrais identificados em crianças nas regiões intraventricular ou paraventricular, nas cisternas ou no espaço subaracnoide são e permanecerão assintomáticos.[16] Por outro lado, ao crescerem, provocam compressões ou obstruções nos sistemas ventricular ou cisternal. Há uma variedade de etiologias e aqui destacaremos as mais comuns.

### Cistos Aracnoides

São malformações congênitas do espaço subaracnoide que formam cistos liquóricos em diversas localizações: fossa média, cisterna suprasselar, cisterna da lâmina quadrigêmea, ângulo pontocerebelar e canal vertebral. Quando sintomáticos, apresentam efeito de massa com compressão de estruturas neurais ou obstruções do sistema ventricular e fluxo liquórico. Assim, os sinais e sintomas de hipertensão intracraniana surgem na forma de macrocrania nas crianças pequenas e cefaleia, vômitos, atraso ou regressão no desenvolvimento psicomotor, sinais focais ou convulsões. Nestes casos, o tratamento impõe-se e a endoscopia surgiu como uma ótima alternativa às derivações com válvula e à cirurgia aberta. Desta forma, o procedimento visa à criação de ampla comunicação com o sistema ventricular ou cisternal mais próximo (Fig. 44-4), solucionando o bloqueio do sistema liquórico. Em geral, a redução volumétrica do cisto aracnoide ocorre de forma variável dependendo de sua localização e da faixa etária do paciente.[17-19] Os cistos temporais são os mais comuns e, muitas vezes, seu achado é casual. São classificados segundo suas dimensões e comunicação com o espaço subaracnoide (Galassi 1 a 3).[20] Duas modalidades endoscópicas podem ser aplicadas no tratamento: endoscopia pura ou microcirurgia assistida por endoscopia. O objetivo é a fenestração do cisto para as cisternas basais por meio de aberturas nos espaços entre a artéria carótida e o nervo óptico, entre a artéria carótida e nervo oculomotor e posteriormente ao nervo oculomotor (Fig. 44-5). Os resultados obtidos pelas duas técnicas e mesmo pela abertura microcirúrgica com microscópio são bastante similares. O sucesso da fenestração endoscópica pode ser observado na literatura com a melhora dos sintomas e redução volumétrica do cisto.[1,21,22] Outros cistos aracnoides são particularmente apropriados para endoscopia pura. Os cistos suprasselares são originados de malformação da membrana de Lilliequist[23] e apresentam geralmente um mecanismo valvular em sua base, junto à artéria basilar.[24-26] São frequentemente associados a hidrocefalia pois bloqueiam simultaneamente os forames de Monro e o aqueduto cerebral. Produzem também sintomas endocrinológicos como puberdade precoce e, ocasionalmente, um movimento automático da cabeça chamado *bobblehead doll*. O tratamento endoscópico indicado é a ventrículo-cisto-cisternostomia (Fig. 44-6), que tem se mostrado segura e eficaz ao promover redução do cisto e livre comunicação entre os espaços liquóricos, com consequente melhora clínica. Os cistos quadrigeminais também se associam a hidrocefalia. Nestes casos, uma ventriculocistostomia associada à TVE[27] pode controlar a hidrocefalia, tornando desnecessária a colocação de derivação.

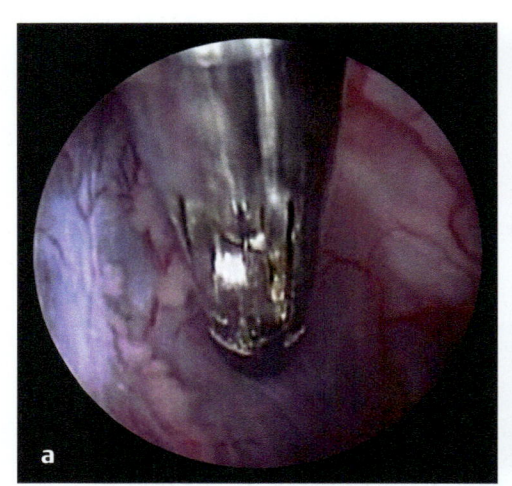

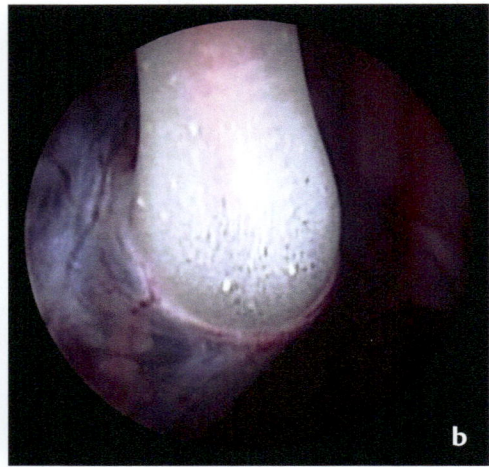

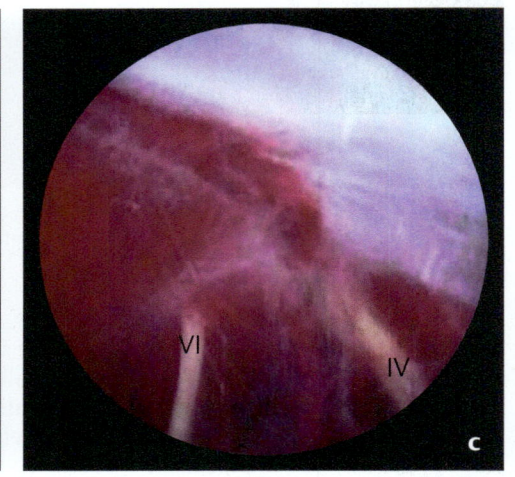

**Fig. 44-4.** Imagens intraoperatórias de fenestração de cisto suprasselar. (**a**) Parede do cisto antes da perfuração com pinça. (**b**) Dilatação com cateter de Fogarty 4 F. (**c**) Visão cisternal exterior ao cisto, ao fundo IV e VI nervos cranianos à D.

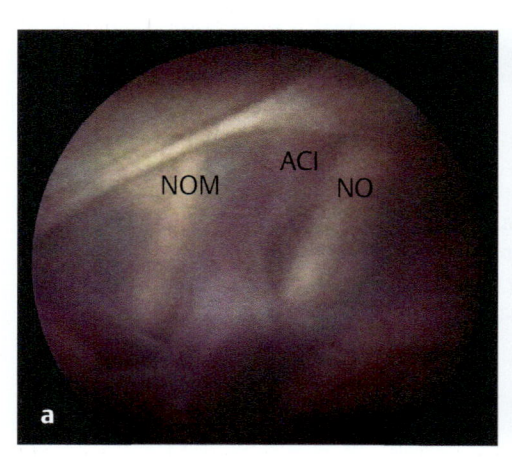

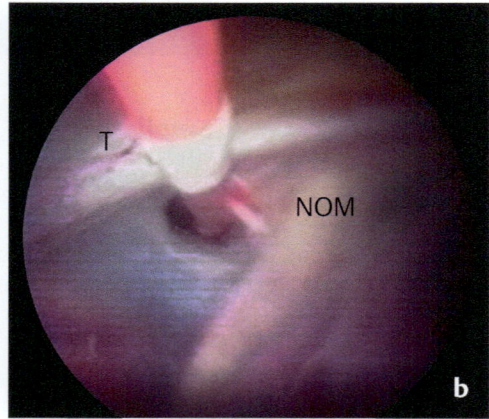

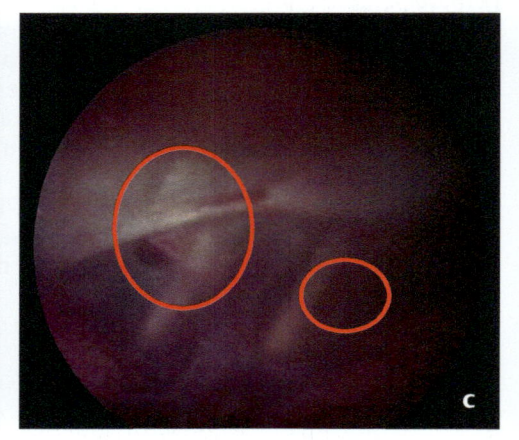

**Fig. 44-5.** Cisto aracnoide da fossa média esquerda. (**a**) Visão geral com identificação dos nervos e artéria. (**b**) Abertura da aracnoide posterior ao nervo oculomotor. (**c**) Aberturas finais ao redor do NOM e NO. NOM: nervo oculomotor; ACI: artéria carótida interna; NO: nervo óptico; T: tentório.

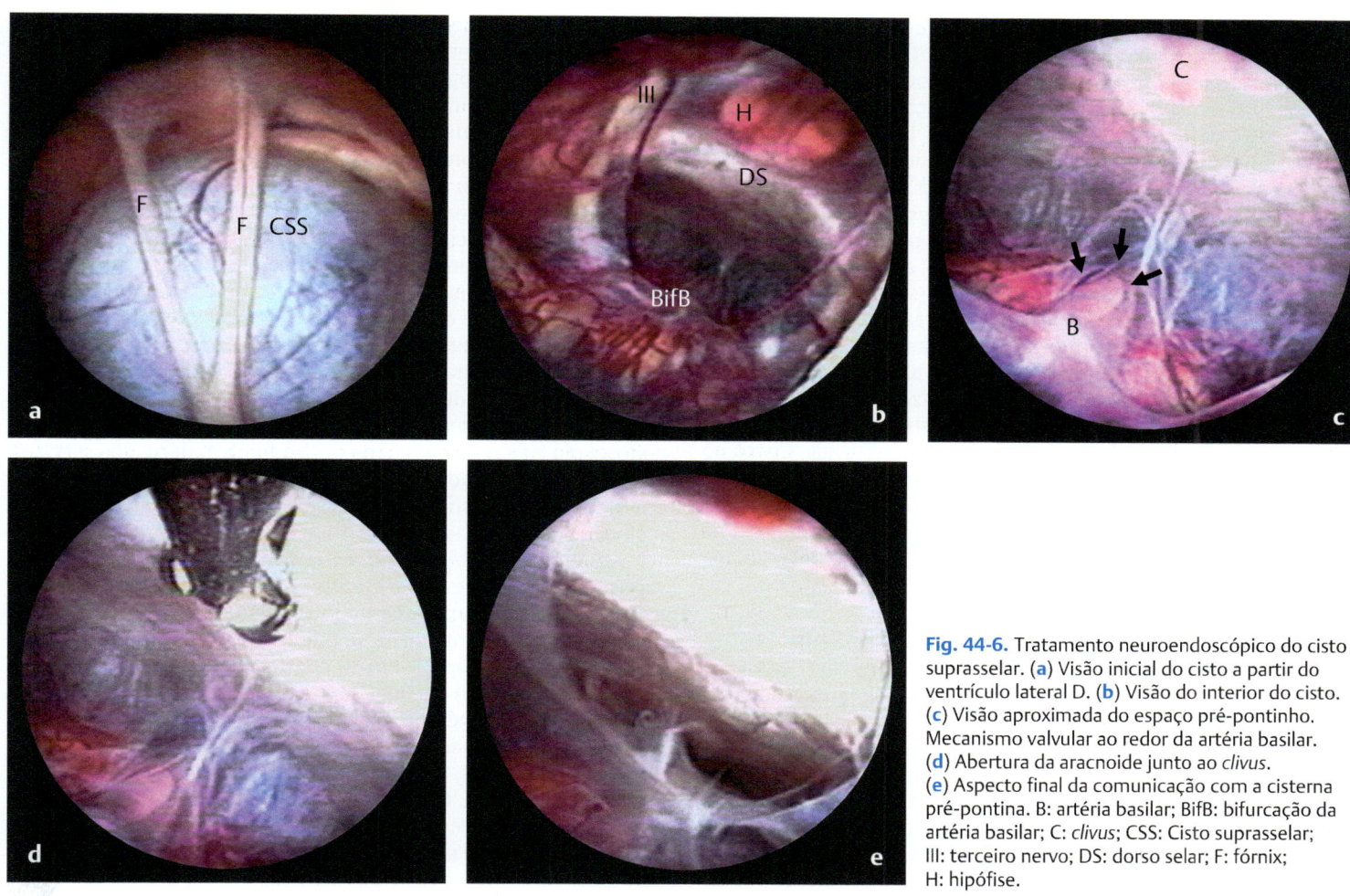

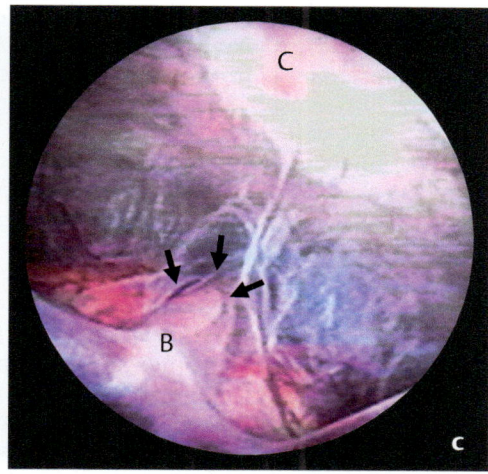

**Fig. 44-6.** Tratamento neuroendoscópico do cisto suprasselar. (**a**) Visão inicial do cisto a partir do ventrículo lateral D. (**b**) Visão do interior do cisto. (**c**) Visão aproximada do espaço pré-pontinho. Mecanismo valvular ao redor da artéria basilar. (**d**) Abertura da aracnoide junto ao *clivus*. (**e**) Aspecto final da comunicação com a cisterna pré-pontina. B: artéria basilar; BifB: bifurcação da artéria basilar; C: *clivus*; CSS: Cisto suprasselar; III: terceiro nervo; DS: dorso selar; F: fórnix; H: hipófise.

## Cistos Intraventriculares

O cisto coloide do terceiro ventrículo e a neurocisticercose são doenças que, embora um pouco menos frequentes na faixa pediátrica, devem ser lembradas na perspectiva trazida pela endoscopia como técnica segura e eficaz. O cisto coloide, que apresenta muitas alternativas de tratamento, tem sido abordado com sucesso por acessos endoscópicos e as séries têm demonstrado, comparativamente, menor permanência hospitalar, retorno mais precoce ao trabalho e baixo índice de complicações.[28-30] A cirurgia deve ser feita de maneira a permitir visualização do terceiro ventrículo, em especial sua região posterior. Para esta finalidade, o ponto de trepanação pode ser planejado por estereotaxia ou por navegação. Em geral, o plexo coroide está aderido à capsula e deve ser coagulado. A seguir, a cápsula é aberta com microtesoura e o conteúdo esvaziado. Após esta etapa, a cápsula é mobilizada, dissecada e removida. De forma alternativa, podemos realizar a coagulação extensiva da cápsula, com bons resultados (Fig. 44-7).[28]

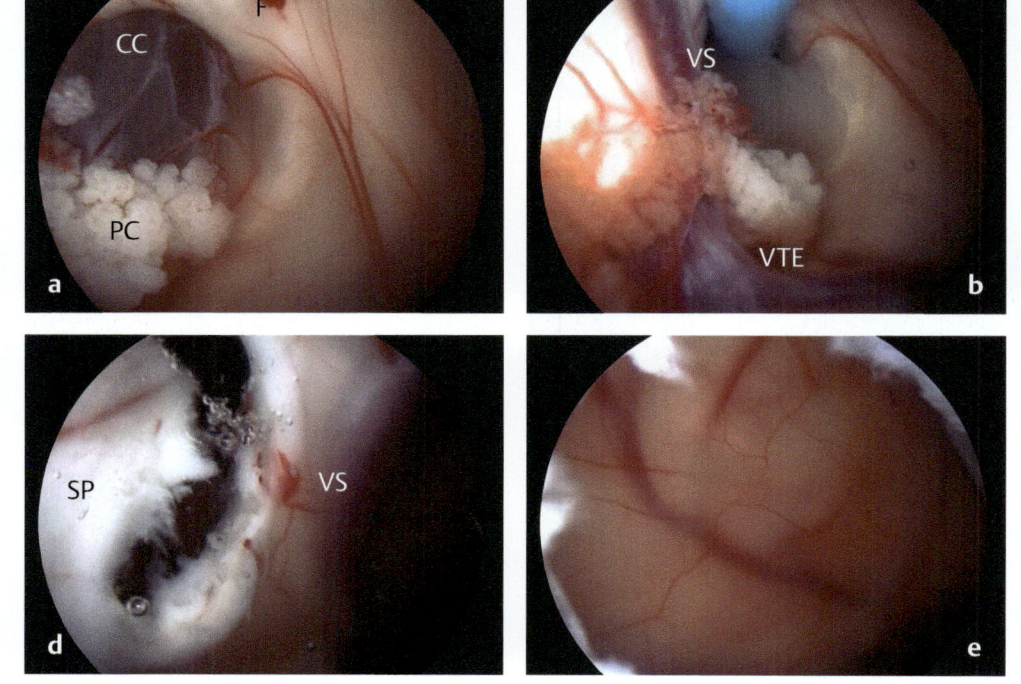

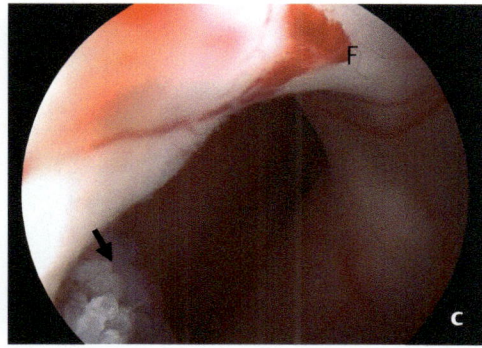

**Fig. 44-7.** Cirurgia endoscópica do cisto coloide do terceiro ventrículo: (**a**) Visão do forame de Monro à direita com plexo coroide já coagulado e cisto coloide com cápsula aberta. (**b**) Aspiração do conteúdo com cateter de Fogarty 6 F. (**c**) Liberação do terceiro ventrículo, cápsula coagulada (seta). (**d**) Septostomia posterior à veia septal anterior. (**e**) Visão do ventrículo contralateral. CC: cisto coloide; F: fórnix; PC: plexo coroide; SP: septo pelúcido; VS: veia septal; VTE: veia talamoestriada.

No Brasil e em outros países das Américas, a neurocisticercose segue sendo um problema de saúde pública. Cerca de 15 a 30% dos casos apresentam hidrocefalia que pode ocorrer por mecanismos diversos: inflamação do epêndima, presença de cistos livres nos ventrículos e déficit absortivo. Além disso, formas ventriculares não costumam responder bem às medicações tradicionais como Albendazol e Praziquantel. A neuroendoscopia pode ser útil nestes casos de diversas maneiras: TVE em casos obstrutivos, remoção de cistos livres ventriculares e desobstrução de partes isoladas.[31,32] No caso das hidrocefalias por déficit absortivo, as derivações ventriculoperitoneais são a melhor opção. Estima-se que 2,4 milhões de pessoas ao redor do mundo sejam portadoras de cisticercose com envolvimento ventricular, condição de agravamento da doença. Cistos livres podem ser facilmente removidos na ausência de reação ependimária. Alguns cuidados, como a utilização de corticoide, a irrigação ventricular vigorosa e a retirada do sistema para a remoção dos cistos, são fundamentais para o sucesso da cirurgia. Cistos no quarto ventrículo e na cisterna interpeduncular associados a formas racemosas graves podem ser removidos dependendo da ausência de quadro inflamatório. O prognóstico desses casos depende de uma série de fatores, como etiologia da hidrocefalia, tempo e intensidade da infestação, além da resposta imunológica.[31-33]

## BIÓPSIA E RESSECÇÃO DE TUMORES CEREBRAIS

Tumores ventriculares ou com extensão para os ventrículos são considerados desafiadores devido a sua profundidade, relações anatômicas ou infiltração neoplásica. A neuroendoscopia pode desempenhar importante papel no manuseio de tumores intra e paraventriculares, como os tumores da região pineal, do terceiro ventrículo e outras regiões das paredes ventriculares. Em crianças, a chance da ocorrência de tumores com maior grau de sensibilidade à radioterapia e à quimioterapia traz a possibilidade de biópsias associadas ou não à TVE como medida inicial para o correto diagnóstico da lesão. Com isso, pode-se reduzir a manipulação excessiva dos tecidos adjacentes, a morbimortalidade e, em muitos casos, possibilitar a terapia oncológica complementar.[1] Tecnicamente, as lesões situadas nas proximidades do forame de Monro e do corno frontal são abordadas a partir de uma trepanação habitual para uma TVE. Lesões mais posteriores no terceiro ventrículo ou no corpo do ventrículo lateral podem requerer uma trepanação mais anterior (Fig. 44-8). A utilização de estereotaxia ou de neuronavegação facilita o planejamento da cirurgia nesses casos. Durante a biópsia, são frequentes os sangramentos tumorais que devem ser controlados com irrigação vigorosa e com a utilização de coaguladores bipolares. Debate também ocorre sobre o tipo de endoscópio a ser utilizado: rígido ou flexível. Atualmente, permanece, no nosso meio, certa dificuldade para a disponibilidade de endoscópios flexíveis com melhor qualidade óptica e instrumental mais resistente. Preço e dificuldade na manutenção são outros fatores que mantêm o endoscópio rígido como o mais utilizado na maioria dos serviços. É importante, ainda, o papel das cirurgias tubulares assistidas pelo endoscópio para casos com necessidade de dissecção bimanual e melhor controle da hemostasia.

Atualmente, as biópsias e ressecções endoscópicas de tumores são consideradas seguras e eficazes nos grupos com experiência na área. O risco de sangramento intraoperatório que leva ao abandono do procedimento situa-se em 2,3%.[34] Estudo multicêntrico, que analisou 293 biópsias em 13 centros de nove países, mostrou acerto do diagnóstico em 90,4% dos casos (Fig. 44-9).[35] Uma limitação importante do método para as ressecções tumorais é o estreito corredor proporcionado pelo canal de trabalho e o pequeno tamanho das ferramentas, além da limitação de movimento na profundidade. Desta forma, recomenda-se que a lesão não seja maior do que 3 cm, dado o tempo necessário para a completa remoção (Fig. 44-10). O aspirador ultrassônico pode ser utilizado nesses casos para aumentar a velocidade da ressecção.[36,37]

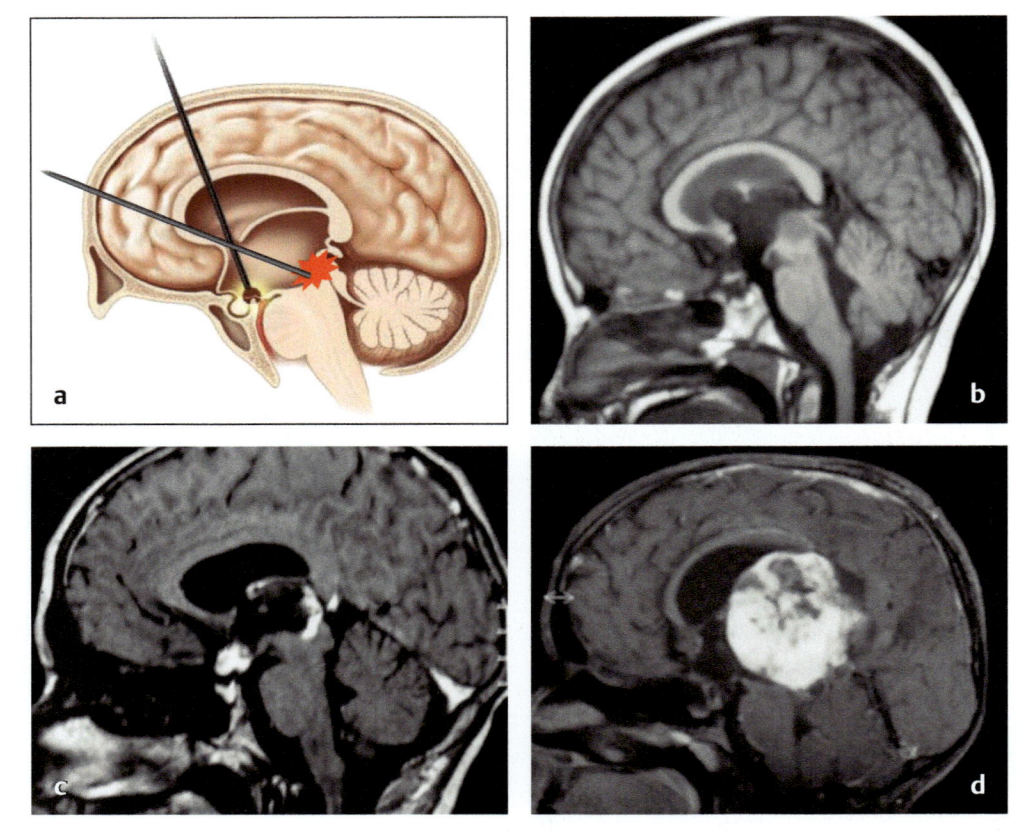

**Fig. 44-8.** TVE + biópsia. (**a**) Angulações diferentes podem tornar necessária a realização de trepanação mais anterior. Situações que favorecem trepanação única. (**b**) Forame de Monro dilatado. (**c**) Lesões bipolares. (**d**) Tumores de grandes dimensões.

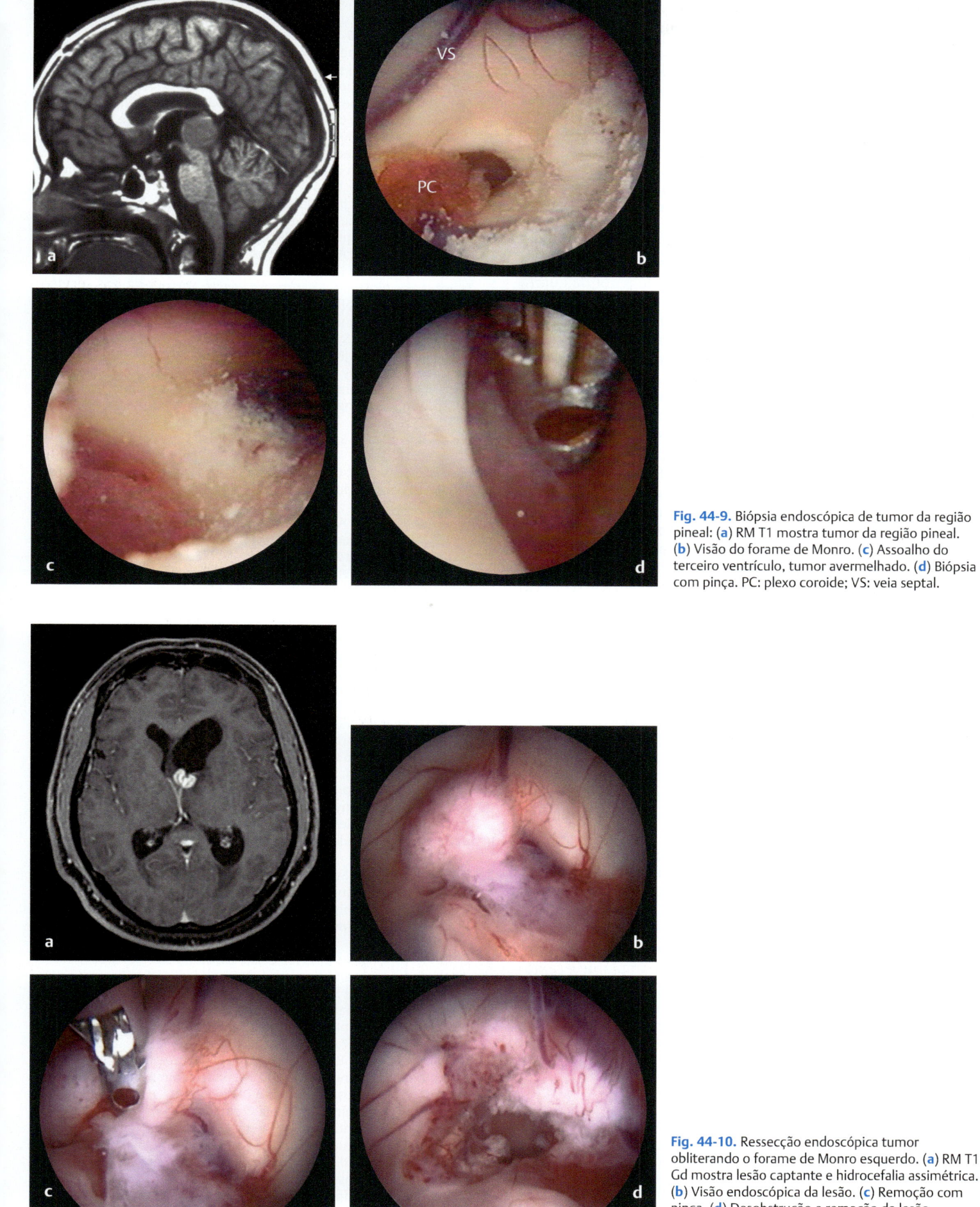

# CAPÍTULO 44 ■ ENDOSCOPIA – FERRAMENTA ESSENCIAL NA NEUROCIRURGIA PEDIÁTRICA

**Fig. 44-9.** Biópsia endoscópica de tumor da região pineal: (a) RM T1 mostra tumor da região pineal. (b) Visão do forame de Monro. (c) Assoalho do terceiro ventrículo, tumor avermelhado. (d) Biópsia com pinça. PC: plexo coroide; VS: veia septal.

**Fig. 44-10.** Ressecção endoscópica tumor obliterando o forame de Monro esquerdo. (a) RM T1 Gd mostra lesão captante e hidrocefalia assimétrica. (b) Visão endoscópica da lesão. (c) Remoção com pinça. (d) Desobstrução e remoção da lesão.

## CIRURGIA ENDOSCÓPICA DA BASE DO CRÂNIO ANTERIOR EM CRIANÇAS

Os acessos endoscópicos endonasais foram originalmente planejados e realizados na população adulta. Existem diferenças importantes na criança no que tange ao desenvolvimento da anatomia nasossinusal que depende da idade do paciente. As indicações mais comuns destes acessos são craniofaringeomas selares e suprasselares, fístulas liquóricas rinogênicas com ou sem encefaloceles, adenomas hipofisários, cistos da bolsa de Rathke, cordomas, condrossarcomas e outros.[2]

Com relação à embriologia dos seios paranasais, os seios maxilar e etmoide iniciam desenvolvimento ao redor da décima semana gestacional. O seio maxilar apresenta crescimento até os 18 anos. O seio etmoide já está desenvolvido ao nascimento e segue amadurecendo até os 12 anos. Evaginações pareadas do recesso esfenoetmoidal dão origem ao seio esfenoide ao redor da quarta semana gestacional.[12,38]

A aeração esfenoidal é iniciada entre 2 e 4 anos de idade e avança até a puberdade. O processo tem início anteromedialmente junto aos óstios esfenoidais e prossegue posterolateralmente e superiormente em direção à sela e ao plano esfenoidal. Após os 10 anos de idade, a aeração toma uma direção posteroinferior em direção ao recesso clival.[39,40]

Diversos aspectos não diferem dos acessos para adultos, como a utilização de ópticas de 4 mm, antibioticoprofilaxia e, eventualmente, turbinectomia. A distância intercarotídea também deve ser cuidadosamente avaliada por meio de imagem para qualquer acesso selar, suprasselar ou clival.[41] Se a cirurgia ocorrer no espaço cisternal, realiza-se o retalho nasosseptal pediculado. Para a esfenoidotomia utilizamos *drill* com broca diamantada. O *Doppler* intraoperatório tem utilidade na identificação das artérias carótidas durante o acesso. A neuronavegação também deve ser utilizada em situações em que pontos de referência não estão claros.[2]

O controle da hemostasia é outro aspecto fundamental nos pacientes pediátricos. Diversas técnicas podem ser utilizadas, como algodões com vasoconstritor, irrigação, coagulação mono e bipolar, agentes hemostáticos, hipotensão controlada e elevação do decúbito. É papel do anestesista identificar queda na temperatura bem como coagulopatia relacionada com a perda sanguínea.[42,43]

Na população pediátrica, as taxas de fístula liquórica pós-operatória são maiores do que nos adultos. Nas fístulas pequenas, substituto dural e enxerto livre de mucosa podem ser suficientes. Nos defeitos maiores, no plano esfenoidal ou no *clivus*, deve-se reconstruir com múltiplas camadas e *flaps* pediculados. O *flap* nasosseptal é uma ótima opção para os defeitos selares e do plano esfenoidal. Outras opções são o retalho de concha média e os *flaps* de parede lateral. Selantes de fibrina, selantes durais, celulose oxidada e matrizes de colágeno são adjuvantes desta reconstrução.[2,38,41]

A endoscopia está integrada às mais diversas áreas da neurocirurgia pediátrica. Não citamos aqui as possibilidades de lavagem ventricular na criança e no adulto, nem o implante e remoção de cateteres de derivação sob visão direta ou o tratamento das septações ventriculares. Enfim, várias outras possibilidades serão discorridas em outras partes desta obra. Não há como imaginar a neurocirurgia pediátrica hoje sem a utilização dos endoscópios. Estão alinhados com o microscópio, o ultrassom e tantas outras formas de amplificar a visão humana durante a atividade cirúrgica.

## REFERÊNCIAS BIBLIOGRÁFICAS

1. Choudhri O, Feroze AH, Nathan J, et al. Ventricular endoscopy in the pediatric population: review of indications. Childs Nerv Syst. 2014;30:1625-43.
2. Valencia-Sanchez BA, Kim JD, Zhou S, et al. Special considerations in pediatric endoscopic skull base surgery. J Clin Med. 2024;13:1924.
3. Dandy WE. Cerebral ventriculoscopy. Johns Hopkins Hosp Bull. 1922;33:189.
4. Mixter WJ. Ventriculoscopy and puncture of the floor of the third ventricle. Boston Med Surg J. 1923;188:277-8.
5. Vries JK. An endoscopic technique for third ventriculostomy. Surg Neurol. 1978;9:165-8.
6. Wellons JC 3rd, Tubbs RS, Banks JT, et al. Long-term control of hydrocephalus via endoscopic third ventriculostomy in children with tectal plate gliomas. Neurosurgery. 2002;51:63-7.
7. Gorayeb RP, Cavalheiro S, Zymberg ST. Endoscopic third ventriculostomy in children younger than 1 year of age. J Neurosurg Pediatrics. 2004;100:427-9.
8. Warf BC. Comparison of endoscopic third ventriculostomy alone and combined with choroid plexus cauterization in infants. Childs Nerv Syst. 2014;30:1625-43.
9. Kulkarni AV, Drake JM, Mallucci CL, et al. Pediatric Neurosurgery Study G. Endoscopic third ventriculostomy in the treatment of childhood hydrocephalus. J Pediatr. 2009;155:254-9.
10. Di Rocco F, Juca CE, Arnaud E, et al. The role of endoscopic third ventriculostomy in the treatment of hydrocephalus associated with faciocraniosynostosis. J Neurosurg Pediatr. 2010;6:17-22.
11. Marton E, Feletti A, Basaldella L, Longatti P. Endoscopic third ventriculostomy in previously shunted children: a retrospective study. Childs Nerv Syst. 2010;26:937-43.
12. Kulkarni AV, Drake JM, Kestle JR, et al. Canadian Pediatric Neurosurgery Study G. Predicting who will benefit from endoscopic third ventriculostomy compared with shunt insertion in childhood hydrocephalus using the ETV Success Escore. J Neurosurg Pediatr. 2010;6:310-15.
13. Cinalli G, Peretta P, Spennato P, et al. Childs Nerv Syst. 2006;30:1625-43.
14. Peretta P, Ragazzi P, Galarza M, et al. Complications and pitfalls of neuroendoscopic surgery in children. J Neurosurg. 2006;105:187-93.
15. Drake JM, Kulkarni AV, Kestle J. Endoscopic third ventriculostomy versus ventriculoperitoneal shunt in pediatric patients: a decision analysis. Childs Nerv Syst. 2010;25:467-72.
16. Al-Holou WN, Yew A, Boomsaad Z, et al. Prevalence and natural history of arachnoid cysts in children. J Neurosurg. 2010;5:578-85.
17. Schroeder HW, Gaab MR, Niendorf WR. Neuroendoscopic approach to arachnoid cysts. J Neurosurg. 1996;85:293-8.
18. Hopf NJ, Perneczky A. Endoscopic neurosurgery and endoscope-assisted microneurosurgery for the treatment of intracranial cysts. Neurosurgery. 1998;43:1330-6.
19. Choi JU, Kim DS, Huh R. Endoscopic approach to arachnoid cyst. Childs Nerv Syst. 1999;15:285-91.
20. Galassi E, Tognetti F, Gaist G. et al. CT scan and Metrizamide CT cistemography in arachnoid cyst of the middle cranial fossa. Surg Neurol. 1982;17:363-9.
21. Ersahin Y, Kesikci H, Ruksen M, et al. Endoscopic treatment of suprasellar arachnoid cysts. Childs Nerv Syst. 2008;24:1013-20.
22. Spacca B, Kandasamy J, Mallucci CL, Genitori L. Endoscopic treatment of middle fossa arachnoid cysts: a series of 40 patients treated endoscopically in two centres. Childs Nerv Syst. 2010;6:163-72.
23. Fox JL, Al-Mefty O. Suprasellar arachnoid cysts: An extension of the membrane of liliequist. Neurosurgery. 1980;7(6):615-18.
24. Caemaert J, Abdullah J, Calliaw L, et al. Endoscopic treatment of suprasellar arachnoid cysts. Acta Neurochir. (Wien). 1992;119:68-73.
25. Santamarta D, Aguas J, Ferrer E. The natural history of arachnoid cysts: endoscopic and cine-mode MRI evidence of a slit-valve mechanism. Minim Invas Neurosurg. 1995;38:133-7.
26. Schroeder HWS, Gaab MR. Endoscopic observation of a slit-valve mechanism in a suprasellar prepontine arachnoid cyst: case report. Neurosurgery. 1997;40:198-200.
27. Cinalli G, Spennato P, Columbano L, et al. Neuroendoscopic treatment of arachnoid cysts of the quadrigeminal cistern: a series of 14 cases. J Neurosurg Pediatr. 2010;6:489-97.
28. Zymberg ST, Riechelmann GS, Da Costa MDS, et al. Third ventricle colloid cysts: An endoscopic case series emphasizing technical variations. Surg Neurol Int. 2021;12:376.
29. Teo C. Complete endoscopic removal of colloid cysts: issues of safety and efficacy. Neurosurg Focus. 1999;6:e9.
30. Charalampaki P, Filippi R, Welschehold S, Perneczky A. Endoscope-assisted removal of colloid cysts of the third ventricle. Neurosurg Rev. 2006;29:72-9.
31. Zymberg, ST. Neurocysticercosis. World Neurosurg. 2012;79:S24.e5-S24.e8.

32. Cavalheiro S, Zymberg ST, Silva MC. Hydrocephalus in neurocysticercosis and other parasitic and infectious diseases. In: Giuseppe Cinalli; Wirginia June Maixner; Christian Sainte-Rose. (Org.). Pediatric Hydrocephalus. Milão: Springer-Verlag; 2004. p. 245-57.
33. Colli BO, Carlotti CG, Assirati JA, et al. Surgical treatment of cerebral cysticercosis: long-term results and prognostic factors. Neurosurg Focus. 2002;12:e.
34. Luther N, Cohen A, Souweidane MM. Hemorrhagic sequelae from intracranial neuroendoscopic procedures for intraventricular tumors. Neurosurg Focus. 2005;19:E9.
35. Constantini S, Mohanty A, Zymberg S, et al. Safety and diagnostic accuracy of neuroendoscopic biopsies: an international multicenter study. J Neurosurg Pediatr. 2013;11:704-9.
36. Gaab MR, Schroeder HW. Neuroendoscopic approach to intraventricular lesions. Neurosurg Focus. 1999;6:e5.
37. Souweidane MM. Endoscopic surgery for intraventricular brain tumors in patients without hydrocephalus. Neurosurgery. 2005;57:312-18.
38. Rastatter JC, Snyderman CH, Gardner PA, et al. Endoscopic endonasal surgery for sinonasal and skull base lesions in the pediatric population. Otolaryngol Clin N Am. 2015;48:79-99.
39. London NR, Rangel GG, Walz PC. The expanded endonasal approach in pediatric skull base surgery: A review. Laryngoscope Investig Otolaryngol. 2020;5:313-25.
40. Madsen PJ, Lang S-S, Adappa ND, et al. Pediatric pituitary surgery. Otolaryngol Clin N Am. 2022;55:477-91.
41. Kobets A, Ammar A, Dowling K, et al. The limits of endoscopic endonasal approaches in young children: A review. Childs Nerv Syst. 2020;36:263-71.
42. LoPresti MA, Sellin JN, DeMonte F. Developmental considerations in pediatric skull base surgery. J Neurol Surg. Part B Skull Base. 2018;79:3-12.
43. Jellish WS, Murdoch J, Leonetti JP. Perioperative management of complex skull base surgery: The anesthesiologist's point of view. Neurosurg Focus. 2002;12:e5.

# ÍNDICE REMISSIVO

Entradas acompanhadas por um f ou q em *itálico* indicam figuras e quadros, respectivamente.

4º Ventrículo
  embriologia do, 178
    desenvolvimento do, 179*f*
      normal, 179*f*

## A

ABCDE (*Airway, Breathing, Circulation, Disability, Exposition*/Via Aérea, Respiração, Circulação, Estado Neurológico, Exposição)
  avaliação, 353
  no TCE, 353
Abscesso Cerebral
  na infância, 383-387
    bacteriologia, 386
    diagnóstico, 383
    epidemiologia, 383
    prognóstico, 387
    quadro clínico, 383
    tratamento, 386
ACC (Aplasia Cutânea Congênita)
  casos ilustrativos, 72
    1, 72
    2, 73
    3, 73
    4, 74
  classificação, 69
    de Frieden, 70*q*
  epidemiologia, 69
  etiologia, 69
    defeito no fechamento, 69
      do tubo neural, 69
    drogas teratogênicas, 69
    fatores genéticos, 69
    infecções intrauterinas, 69
    teoria, 69
      amniogênica, 69
      vascular, 69
  história, 69
  tratamento, 70
    cirúrgico, 70
      desbridamento das bordas, 70*f*
      fechamento primário, 70*f*
      rotação de retalho cutâneo, 71*f*
        simples, 71*f*
        pediculado, 71*f*
    conservador, 70

Acesso
  a recursos de saúde, 443
    desigualdade no, 443
      neurocirurgia pediátrica e, 443
  seguro, 424
    da ponte cerebral, 424
      avaliação de, 424
  zonas de, 212, 213*f*, 219*f*
    gliomas, 212, 213*f*, 219*f*
      do tronco cerebral, 212, 213*f*, 219*f*
        janelas cirúrgicas, 219*f*
        seguras, 212
Acesso(s) Cirúrgico(s)
  aos tumores, 302
    da região pineal, 302
      infratentorial supracerebelar, 303
      inter-hemisférico, 305
        transcaloso transcoróideo, 305
      occipital transtentorial, 304
Achado(s)
  patológicos, 163
    dos tumores, 163
      intramedulares, 163
Acondroplasia
  distúrbios da JCV e, 138
Adenoma(s)
  hipofisários, 290
    *versus* craniofaringioma, 291*f*
    testes hormonais nos, 292*q*
      diagnósticos, 292*q*
        de hiperfunção hipofisária, 292*q*
        de hipofunção hipofisária, 292*q*
Adulto(s)
  MAVG em, 348
    tratamento do, 348
Agenesia
  caudal, 86*f*
Alteração(ões)
  oftalmológicas, 53*f*
    fluxograma de atendimento, 53*f*
    CSS e, 53*f*
Amplificação
  de MYCN, 156
    ependimomas espinhais com, 156
    ependimomas espinhais sem, 156

Ampulheta
  neurofibroma em, 150*f*
Anaplasia
  características histológicas de, 230
    astrocitomas com, 230
      pilocíticos, 230
Anatomia
  embrionária, 89
    craniovertebral, 89
      na prática clínica, 89
    da junção, 89*f*
      craniovertebral, 89*f*
  radiológica, 167-176
    da fossa posterior, 167-176
      desenvolvimento da, 167
        embrionário, 167
      em crianças, 169
        cerebelo, 169
        tronco cerebral, 170
        vascular, 175
        *vermis* cerebelar, 169
Anestesiologista
  CSS e, 51
Aneurisma(s)
  cerebrais, 325
    apresentação clínica, 325
    caso de, 326
    diagnóstico, 326
    epidemiologia, 325
    patogenia, 325
    tratamento, 326
    clipagem do, 328*f*
    visão intraoperatória, 328*f*
Angioarquitetura
  da MAVG, 345
Anomalia(s)
  de segmentação, 138
    distúrbios da JCV e, 138
Aqueduto
  cerebral, 181*f*, 217
    anatomia, 217
    cisto posterior com, 181*f*
      e hidrocefalia, 181*f*
    fechamento do, 181*f*
    zonas de acesso, 217
      seguras, 217

estenose de, 182*f*
    após TVE, 182*f*
        MDW e, 182*f*
    patência do, 183*f*
ARRF (Fixação Rotatória Atlantoaxial)
    distúrbios da JCV e, 139
Artrodese
    cirurgia de, 147
        convencional, 147
            e deformidade da coluna, 145
Aspecto(s)
    da neurocirurgia pediátrica, 447
        bioéticos, 447
        legais, 447
Astrocitoma(s), 155
    da fossa posterior, 238*q*
        tratamento dos, 238*q*
            entre 1995-2021, 238*q*
    diferenciação na RM, 156
    e NF1, 160
    ependimomas e, 156
        diferenciação entre, 156
            na RM, 156
    pilocítico, 230, 231*f*-234*f*
        com características histológicas, 230
            de anaplasia, 230
        macroscopia de, 230*f*
        sólido, 234*f*
    pilomixoide, 230
    terapias adjuvantes, 164
Atrofia
    cerebral, 24
Avaliação
    de acesso seguro, 424
        da ponte cerebral, 424
    por RM, 59*f*
        CFM, 59*f*
    pré-cirúrgica, 401
        na epilepsia, 401
            extratemporal, 401
Avanço
    frontofacial, 52*f*
        cirurgia de, 52*f*
            osteotomia da, 52*f*
            resultado do, 52*f*
        técnico, 442
            da neurocirurgia pediátrica, 442

# B

Bacteriologia
    na infância, 386
        do abscesso cerebral, 386
        do empiema subdural, 386
Banda
    aminiótica, 99*f*
        e encefalocele frontal, 99*f*
Barbitúrico(s)
    no TCEP grave, 357
Biópsia
    de tumores cerebrais, 452
        por endoscopia, 452
            na neurocirurgia pediátrica, 452

Bloqueador(es)
    neuromusculares, 357
        no TCEP grave, 357
Borda(s)
    desbridamento das, 70*f*
        e fechamento primário, 70*f*
            na ACC, 70*f*
Braquicefalia
    posicional, 41-47
        antecedentes, 41
        assimetrias posicionais, 43
            potenciais complicações das, 43
        caso clínico, 45, 46
            terapia com capacete, 45, 46
        definição, 41
        deformação craniana, 41
            etiologia da, 41
            mecanismo da, 41
        diagnóstico, 42
            avaliação clínica, 42
            imagens complementares, 43
        fatores de risco na, 53*q*
            principais, 42*q*
        opções de tratamento, 44
            educação, 44
            posicionamento contrário ativo, 44
            prevenção, 44
            terapias, 44
                com capacetes, 44
                físicas, 44
        severidade da, 43*q*
            classificação Argenta em 3 graus, 43*q*
        tratamento da, 38
            técnica, 38
                aberta, 38
                endoscópica, 38
Bulbo
    anatomia, 224
        anterior, 224
        posterior, 224
        zonas de acesso, 224
            seguras, 224
    medular, 175
        em crianças, 175

# C

CA (Cefalocele Atrésica)
    apresentação clínica, 75
    caso ilustrativo, 75
        occipital, 75*f*, 76*f*
    classificação, 74
        occipital, 74*f*
        parietal, 74*f*
    conceito, 74
    neuroimagem, 75
    prognóstico, 75
    tratamento, 75
CA (Craniofaringioma
    Adamantinomatoso), 283
CAFP (Cistos Aracnoides da Fossa
    Posterior), 177, 185
    retrocerebelar, 186*f*

CAs (Cistos Aracnoides)
    estrutura do, 57*f*
    supratentorial, 57-66
        CCs, 64
        CFM, 58
        CIHs, 64
        CQs, 63
        CSS, 59
Causa(s)
    defesa de, 444
        neurocirurgia pediátrica e, 444
Cavernoma, 338
CB (Crânio Bífido), 76
CBB (Cisto da Bolsa de Blake), 177, 184
CC (Cordomas de *Clivus*), 243-247
    considerações anatômicas, 243
    diagnóstico, 243
    epidemiologia, 243
    prognóstico, 246
    quadro clínico, 243
    tratamento, 246
CCM (Meningioma de Células Claras), 151
CCs (Cisto da Convexidade Cerebral), 64
CD (Craniectomia Descompressiva)
    no TCEP grave, 357
Céfalo-Hematoma
    calcificado, 320
Célula(s)
    de Langerhans, 318
        histiocitose, 318
Cerebelar(es)
    gliomas, 229-241
        apresentação clínica, 229
        de alto grau, 235*f*
        diagnóstico por imagem, 231
            diferencial, 234
            RM, 232
            TC, 232
            outros, 234
        patologia, 229
            achados macroscópicos, 229
            diagnóstico molecular, 230
            histopatologia, 230
            imunofenótipo, 230
            subtipos, 230
        tratamento cirúrgico, 235
            casos ilustrativos, 240
            complicações, 239
            cuidados, 235, 237
                pós-operatórios, 237
                pré-operatórios, 235
            da lesão residual, 238
            da recidiva, 238
            manejo, 235, 236
                cirúrgico, 236
                da hidrocefalia, 235
            oncológico complementar, 239
            prognóstico, 239
            ressecção do tumor, 237
            resultados cirúrgicos, 238

# ÍNDICE REMISSIVO

Cerebelo
  embriologia do, 178
  em crianças, 169
    superfície tentorial, 169
Cerebral(is)
  doenças, 1-77
    adquiridas, 1-77
    congênitas, 1-77
CFM (Cisto da Fossa Média), 58
  avaliação por RM, 59*f*
  classificação de Galassi, 58*f*
  esquerda, 59*f*
Ciência Translacional
  em neurocirurgia pediátrica, 423-441
    avaliação de acesso seguro, 424
      da ponte cerebral, 424
    de MMC, 426
    estudo das fibras brancas, 424
      em glioma difuso da ponte, 424
    inovações científicas, 426
    interfaces translacionais, 430
    oncologia pediátrica, 430
CIHs (Cistos Inter-Hemisféricos), 64
  imagens, 65*f*
    pré-operatórias, 65*f*
Cirurgia
  craniomaxilofacial, 52*f*
  CSS e, 52*f*, 53
    bucomaxilofacial, 52*f*, 53
  de artrodese, 147
    convencional, 147
      e deformidade da coluna, 145
  de avanço frontofacial, 52*f*
    osteotomia da, 52*f*
  de descompressão craniana, 52*f*
    posterior, 52*f*
  de ELT, 391-399
    na infância, 391-399
      apresentação clínica, 391
      casos ilustrativos, 395
      classificação histopatológica, 392
      diagnóstico por imagem, 391
      resultados cirúrgicos, 399
      tratamento cirúrgico, 392
  de epilepsia, 401-406
    extratemporal, 401-406
      avaliação pré-cirúrgica, 401
      DCF, 401
      esclerose tuberosa, 403
      HH, 403
      HNP, 403
      lesões hemisféricas, 403
      não lesional, 404
        tratamento cirúrgico, 404
      tumores, 402
  de tumores, 266
    supratentoriais, 266
      de hemisférios cerebrais, 266
      de lobos cerebrais, 266
  hemisféricas, 407
    evolução, 407
    histórico, 407
    papel da, 305
      nos tumores, 305
        da região pineal, 305
    para ressecção, 404*f*
      de DCF, 404*f*
Cisterna
  interpeduncular, 287*f*
    extensão para, 287*f*
      craniofaringioma com, 287*f*
Cisto(s)
  cerebrais, 450
    na neurocirurgia pediátrica, 450
      aracnoides, 450
      descompressão, 450
      fenestração, 450
      intraventriculares, 451
      ressecção, 450
  da fossa posterior, 177-187
    aspectos, 179, 180
      genéticos, 179
      radiológicos, 180
    CAFP, 185
    CBB, 184
    embriologia, 178
      do 4º ventrículo, 178
      do cerebelo, 178
    história, 177
    MCM, 184
    MDW, 180
      hidrocefalia na, 181
        fisiopatologia da, 181
        tratamento da, 182
    VDW, 183
  dermoide, 151*f*, 318
    intradural, 151*f*
      torácico, 151*f*
  epidermoide, 318
  neuroentérico, 83*f*
  ósseo, 319
    aneurismático, 319
      osteoblastomas, 319
      osteomas, 319
      osteoide, 319
Classificação
  de Galassi, 58*f*
    CFM, 58*f*
  de Kassan, 288*f*
    craniofaringioma, 288*f*
      tipo 2, 288*f*
Clipagem
  do aneurisma, 328*f*
    visão intraoperatória, 328*f*
Colaboração
  internacional, 445
    neurocirurgia pediátrica e, 445
Coleção(ões) Extra-Axial(is)
  não traumáticas, 23-26
    da infância, 23-26
      diagnósticos, 23
        diferenciais, 24
      epidemiologia, 23
      etiologia, 23
      fisiopatologia, 23
      fluxograma, 25
      hematoma subdural, 24
      histórico, 23
      quadro clínico, 23
      tratamento, 24
        cirúrgico, 25
        conservador, 24
        medicamentoso, 24
        punções seriadas, 25
      prognóstico, 25
Colocação
  de parafusos, 141
    na fixação, 141
      dos distúrbios da JCV, 141
        de C2, 141
        occipital, 141
Coluna
  deformidades da, 163
    pós-operatórias, 163
  doenças da, 79-164
  embriologia da, 81-90
    aplicação na prática clínica, 81-90
      disrafismos, 88
        formas complexas de, 88
      gastrulação, 81, 82
      neurulação, 83, 85
        juncional, 85, 86
        primária, 83
        secundaria, 85, 86
Coluna Vertebral
  deformidades da, 143-148
    classificação da escoliose, 143
      desenvolvimento, 144
      EIP, 143
      neuromuscular, 143
      progressão, 144
    complicações, 147
      de ferida operatória, 147
    diagnóstico radiológico, 144
      radiografia convencional, 144
      RM, 144
      sistema EOS, 144
      US pré-natal, 144
    quadro clínico, 143
      variabilidade neurológica, 143
    tratamento cirúrgico, 145, 146
      cirurgia de artrodese, 146
      considerações, 146
        psicológicas, 146
        sociais, 146
      gravidade, 145
      *growing rods*, 146
      idade do paciente, 145
      impacto na qualidade de vida, 145
      progressão da curva, 145
      sintomas neurológicos, 145
      sistemas, 146, 147
        bipolar, 147
        de crescimento, 146

tratamento conservador, 145
   fisioterapia, 145
   órteses, 145
Complicação(ões)
  na PNPB, 379
Compressão
  nos distúrbios, 136, 137
   craniovertebrais, 137
    investigação de, 137
   da JCV, 136
    tratamento cirúrgico, 140
     anterior, 140
     posterior, 141
Controle
  térmico, 357
   no TCEP grave, 357
Correção(ões)
  ortopédicas, 416
   na espasticidade, 416
Corticectomia
  na epilepsia, 404
   extratemporal, 404
    não lesional, 404
Corticosteroide(s)
  no TCEP grave, 357
Couro Cabeludo
  lesões do, 69-76
   congênitas, 69-76
    ACC, 69
CP (Craniofaringioma Papilífero), 283
CQs (Cistos Quadrigeminais), 63
Crânio
  CSS e, 51*f*
   órtese de, 51*f*
   distrator de, 52*f*
  lesões do, 69-76
   congênitas, 69-76
    CA, 74
    CB, 76
    FPA, 76
  tumores ósseos do, 317-322
   apresentação clínica, 317
   casos ilustrativos, 321
   classificação, 318
   diagnóstico, 317*q*, 318
    diferencial, 317*q*
    por imagem, 318
   malignos, 320
   tratamento cirúrgico, 320
Cranioestenose(s)
  não sindrômicas, 27-39
   avaliação, 38
    de desfechos, 38
    de seguimento, 38
   classificação, 28
   diagnóstico, 28
   epidemiologia, 27
   fisiopatologia, 27
   técnica aberta, 39
    *versus* endoscópica, 39
     comparação entre, 39

tratamento, 31
  considerações gerais, 31
  da braquicefalia, 38
  da escafocefalia, 31
  da plagiocefalia, 35, 37
   anterior, 35
   posterior, 37
  da trigonocefalia, 33
Craniofaringioma, 283
  adenomas hipofisários *versus*, 291*f*
  cístico, 288*f*
   recidivado, 288*f*
  cisto do, 284*f*
  com extensão, 287*f*
   para a cisterna interpeduncular, 287*f*
  tipo 2, 288*f*
   classificação de Kassan, 288*f*
  volumoso, 286*f*
Crescimento
  fratura em, 360
   na pediatria, 360
  sistemas de, 146
   e deformidade da coluna, 146
    indicações de tratamento, 146
Criança(s)
  anatomia em, 169
   da fossa posterior, 169
    cerebelo, 169
     superfície tentorial, 169
    tronco cerebral, 170
     bulbo medular, 175
     mesencéfalo, 171
     ponte, 174
    vascular, 175
    *vermis* cerebelar, 169
     superfície petrosa, 170
     superfície suboccipital, 170
  com malformação, 123*f*
   da medula dividida, 123*f*
  distúrbios em, 137
   craniovertebrais, 137
    investigação de, 137
    compressão, 137
    deformidade, 137
    instabilidade, 137
  maiores, 348
   MAVG em, 348
    tratamento do, 348
  pequenas, 141
   e fixação, 141
    dos distúrbios da JCV, 141
  TRM em, 365-368
   características específicas do, 366
   classificações, 366
   epidemiologia, 365
   manejo não cirúrgico, 365
   primeiro atendimento, 365
   reabilitação, 368
   recuperação neurológica, 368
   tratamento cirúrgico, 366
    princípios AOSpine, 366

tumores em, 149-154
  extramedulares, 149-154
   apresentação clínica, 149
   classificação, 151
   diagnóstico por imagem, 150
   epidemiologia, 149
   neurofisiologia, 150
   patologia, 151
   tratamento cirúrgico, 152
  intradurais, 149-154
   apresentação clínica, 149
   classificação, 151
   diagnóstico por imagem, 150
   epidemiologia, 149
   neurofisiologia, 150
   patologia, 151
   tratamento cirúrgico, 152
Crise(s) Convulsiva(s)
  profilaxia de, 357
   no TCEP grave, 357
Crouzon
  síndrome de, 52*f*, 53*f*
   com RED, 52*f*
CS (Craniossinostose), 49
  lambdoide, 43*f*
CSS (Cistos Suprasselares), 59
  categorias de, 62*f*
   imagens, 61*f*
    da VCC, 61*f*
   origens, 60*q*
   sinais, 60*q*
   sintomas, 60*q*
  tipo I, 60*f*, 61*f*
   fisiopatologia, 60*f*
   tratamento, 60*f*, 61*f*
    neuroendoscópico, 61*f*
  tipo III, 62*f*
CSS (Craniossinostose Sindrômica), 49-54
  acompanhamento clínico, 49
  anestesiologista, 51
  cirurgia, 53
   bucomaxilofacial, 53
  enfermagem, 50
  fonoaudiologia, 53
  genética, 50
  neurocirurgia, 51
   órtese de crânio, 51*f*
   suturectomia, 51*f*
    bicoronal, 51*f*
    endoscópica, 51*f*
  oftalmologia, 53
   alterações oftalmológicas, 53*f*
   fluxograma de atendimento, 53*f*
  ortodontia, 53
  ortopedia, 53
  otorrinolaringologia, 53
  pediatria, 50
  principais, 49*q*
   características físicas, 49*q*
  psicologia, 53
  serviço social, 50

tratamento das, 54f
  linha do tempo do, 54f
Cuidado(s)
  pós-operatórios, 237
    gliomas cerebelares, 237
  pré-operatórios, 235
    gliomas cerebelares, 235
Curva
  da deformidade da coluna, 145
    progressão da, 145
      indicações de tratamento, 145

# D

DCF (Displasia Cortical Focal), 406
  classificação das, 401q
  ressecção de, 404f
    cirurgia para, 404f
Defeito
  no fechamento, 69
    do tubo neural, 69
      ACC e, 69
Defesa
  neurocirurgia pediátrica e, 444
    de causas, 444
    de direitos, 444
Deformação
  craniana, 41
    etiologia da, 41
    mecanismo da, 41
Deformidade(s)
  craniovertebrais, 137
    investigação de, 137
  da coluna vertebral, 143-148
    classificação da escoliose, 143
      desenvolvimento, 144
      EIP, 143
      neuromuscular, 143
      progressão, 144
    complicações, 147
      de ferida operatória, 147
    diagnóstico radiológico, 144
      radiografia convencional, 144
      RM, 144
      sistema EOS, 144
      US pré-natal, 144
    quadro clínico, 143
      variabilidade neurológica, 143
    tratamento cirúrgico, 145, 146
      cirurgia de artrodese, 146
      considerações, 146
        psicológicas, 146
        sociais, 146
      gravidade, 145
      growing rods, 146
      idade do paciente, 145
      impacto na qualidade de vida, 145
      progressão da curva, 145
      sintomas neurológicos, 145
      sistemas, 146, 147
        bipolar, 147
        de crescimento, 146

  tratamento conservador, 145
    fisioterapia, 145
    órteses, 145
  nos distúrbios, 136, 137, 140, 141
    da JCV, 136, 140, 141
      tratamento cirúrgico, 140, 141
        ARRF, 140
        cifose cervical, 140
        invaginação basilar, 140
  pós-operatórias, 163
    da coluna, 163
Delalande
  hemisferotomia, 409
    funcional, 409
Demografia
  neurocirurgia pediátrica e, 443
Derivação
  coleções extra-axiais e, 25
    não traumáticas, 25
      DVP, 25
      lombar, 25
      subduroperitoneal, 25
      ventricular externa, 25
Desafio(s)
  da neurocirurgia pediátrica, 442-447
    aspectos, 447
      bioéticos, 447
      legais, 447
    formação de pessoal, 446
    interação com a indústria, 446
Desbridamento
  das bordas, 70f, 73f
    e fechamento primário, 70f
    na ACC, 70f
Descompressão
  de cistos cerebrais, 450
    na neurocirurgia pediátrica, 450
Desconexão(ões)
  na epilepsia, 405
    extratemporal, 405
    não lesional, 405
Desenvolvimento
  embrionário, 169f
    do segmento rostral, 169f
    do mielencéfalo, 169f
Desigualdade(s)
  no acesso, 443
    a recursos de saúde, 443
      neurocirurgia pediátrica e, 443
Diagnóstico
  das doenças, 135-142
    da JCV pediátrica, 135-142
  laboratorial, 300
    tumores, 300
      da região pineal, 300
  por imagem, 13, 150, 197, 231, 262, 299, 318, 391
    de ependimoma, 197
      infratentoriais, 197
    de gliomas, 231
      cerebelares, 231

  de tumores, 150, 262, 299, 318
    da região pineal, 299
    em crianças, 150
      extramedulares, 150
      intradurais, 150
    ósseos, 318
      do crânio, 318
    supratentoriais, 262
      de hemisférios cerebrais, 262
      de lobos cerebrais, 262
  na cirurgia de ELT, 391
    na infância, 391
  neurocirurgia fetal e, 13
    RNM, 15f
    US fetal, 14f
Diencéfalo
  divisões do, 309f
Diferenciação
  entre astrocitomas, 156
    e ependimomas, 156
    na RM, 156
Direito(s)
  defesa de, 444
    neurocirurgia pediátrica e, 444
Disjunção
  ectodérmica, 85f
    incompleta, 85f
      em MDL, 85f
      em SD, 85f
Displasia
  fibrosa, 319
Disrafismo(s)
  abertos, 91f
    anatomia dos, 91f
  espinhal, 143-148
    classificação da escoliose, 143
      desenvolvimento, 144
      EIP, 143
      neuromuscular, 143
      progressão, 144
    complicações, 147
      de ferida operatória, 147
    diagnóstico radiológico, 144
      radiografia convencional, 144
      RM, 144
      sistema EOS, 144
      US pré-natal, 144
    quadro clínico, 143
      deformidades da coluna, 143
      variabilidade neurológica, 143
    tratamento cirúrgico, 145, 146
      cirurgia de artrodese, 146
      considerações, 146
        psicológicas, 146
        sociais, 146
      gravidade, 145
      growing rods, 146
      idade do paciente, 145
      impacto na qualidade de vida, 145
      progressão da curva, 145
      sintomas neurológicos, 145

sistemas, 146, 147
   bipolar, 147
   de crescimento, 146
  tratamento conservador, 145
   fisioterapia, 145
   órteses, 145
 formas complexas de, 88
 múltiplos, 88f
  associados, 88f
 ocultos, 113-124
  tratamento cirúrgico dos, 113-124
   e tumor de origem
    embriológica, 117
   lipoma complexo da medula
    espinal, 118
   lipomielomeningocele, 118
   malformação da medula
    dividida, 121, 122f, 123f
   medula ancorada, 115
   meningocele manqué, 116
   propedêutica ultrassonográfica, 114
   sintomatologia, 113
Distinção
 topográfica, 155
  de tumores espinhais, 155
Distonia, 413
Distribuição
 de tumores intramedulares, 158q
  na população, 158q
   adulta, 158q
   infantil, 158q
Distúrbio(s)
 da JCV, 135
  apresentação clínica, 136
  classificação dos, 135
   compressão, 136
   deformidade, 136
   instabilidade, 135
  específicos, 137
   acondroplasia, 138
   anomalias de segmentação, 138
   ARRF, 139
   MPS, 139
   OI, 139
   síndrome de Down, 137
  investigação de, 136
   exame, 137
  técnicas de fixação, 141
   colocação de parafusos, 141
   considerações cirúrgicas, 141
   crianças pequenas, 141
   enxerto ósseo, 141
   extensão da, 141
  tratamento cirúrgico dos, 140
   compressão, 140
   deformidade, 140, 141
   instabilidade, 141
 da junta homocinética, 135q
  exemplos de, 135q
  e consequências biomecânicas, 135q
Divisão(ões)
 do diencéfalo, 309f

Divulgação
 científica, 445
  neurocirurgia pediátrica e, 445
Doença(s)
 cerebrais, 1-77
  adquiridas, 1-77
  congênitas, 1-77
 da coluna, 79-164
 da JVC pediátrica, 135-142
  abordagem para, 135-142
   apresentação clínica, 136
   classificação dos distúrbios, 135
    compressão, 136
    deformidade, 136
    instabilidade, 135
   diagnóstico, 135-142
   distúrbios em crianças, 137
    investigação de, 137
   investigação, 135-142
    exame, 137
   tratamento, 135-142
  distúrbios da, 135, 137
   classificação dos, 135
    compressão, 136
    deformidade, 136
    instabilidade, 135
   específicos, 137
    acondroplasia, 138
    anomalias de segmentação, 138
    ARRF, 139
    MPS, 139
    OI, 139
    síndrome de Down, 137
   técnicas de fixação, 141
    colocação de parafusos, 141
    considerações cirúrgicas, 141
    crianças pequenas, 141
    enxerto ósseo, 141
    extensão da, 141
   tratamento cirúrgico dos, 140
    compressão, 140
    deformidade, 140
    deformidade, 141
    instabilidade, 141
 da transição, 79-164
  craniovertebral, 79-164
 de Moyamoya, 329
  apresentação clínica, 329
  casos clínicos, 330
   revascularização, 330
    direta, 330
    indireta, 334
  diagnóstico, 330
  epidemiologia, 329
  patogenia, 329
  tratamento, 330
   revascularização, 330
    direta, 330
    indireta, 330
 infecciosas, 351-387
 infratentoriais, 165-248

 neurovasculares, 325-342
  da infância, 325-342
   aneurismas cerebrais, 325
   de Moyamoya, 329
   MAV, 340
   MAVG, 335
   MC, 337
  supratentoriais, 249-350
  traumáticas, 351-387
Down
 síndrome de, 137
  distúrbios da JCV e, 137
Drenagem
 liquórica, 357
  no TCEP grave, 357
Droga(s)
 teratogênicas, 69
  ACC e, 69
DVA (Derivação Ventriculoatrial), 8
DVP (Derivação Ventriculoperitoneal), 8
 na MMC, 109q
  critérios de indicação, 109q
 nas coleções extra-axiais, 25
  não traumáticas, 25
   da infância, 25
 técnica cirúrgica, 10
DVs (Derivações Ventriculares), 7
 internas, 8
  na hidrocefalia, 8
   cirurgia, 10
    complicações, 12
    cuidados pós-operatórios, 11
    escolhas, 10
     da técnica, 10
     da válvula, 10
    técnica cirúrgica, 10

# E

ECG (Escala de Coma de Glasgow)
 adaptada à idade, 353q
ECog (Eletrocorticografia)
 imagem intraoperatória de, 395f
EEEG (Estereoeletroencefalografia), 392, 393f
EIP (Escoliose de Início Precoce), 143
Eletrodos
 para monitorização, 133f
  do reflexo bulbocavernoso, 133f
ELT (Epilepsia do Lobo Temporal)
 na infância, 391-399
  cirurgia de, 391-399
   apresentação clínica, 391
   casos ilustrativos, 395
   classificação histopatológica, 392
   diagnóstico por imagem, 391
   resultados cirúrgicos, 399
   tratamento cirúrgico, 392
Embriogênese
 processo na, 168f
  de neurulação, 168f

# ÍNDICE REMISSIVO

Embriologia
  aplicação na prática clínica, 81-90
    da coluna, 81-90
      disrafismos, 88
        formas complexas de, 88
      gastrulação, 81, 82
      neurulação, 83, 85
        juncional, 85, 86
        primária, 83
        secundária, 85, 86
    da transição craniovertebral, 81-90
      junção craniovertebral, 88
  da MMC, 93
  do 4º ventrículo, 178
    desenvolvimento do, 179*f*
      normal, 179*f*
  do cerebelo, 178
Empiema Subdural
  na infância, 383-387
    bacteriologia, 386
    diagnóstico, 383
    epidemiologia, 383
    prognóstico, 387
    quadro clínico, 383
    tratamento, 386
Encefalocele(s), 99-110
  anterior, 100*f*, 102
    nasoetmoidal, 102*f*
    nasofrontal, 102*f*
    naso-orbitária, 102*f*
    tratamento cirúrgico, 103
  classificação, 99
  conceito, 99
  diagnóstico, 100
  fetal, 17*f*
    reparo da, 17*f*
      etapas do, 17*f*
  frontal, 99*f*
    banda amniótica e, 99*f*
  frontoetmoidal, 103*f*
  incidência, 99
  malformações associadas, 99
  occipital, 16, 18*f*, 100
    inferior, 100*f*
    neurocirurgia fetal e, 16
    superior, 100*f*
    tratamento cirúrgico, 100
      dura-máter da, 101*f*
        exposição da, 101*f*
        reparo da, 101*f*
  posterior, 100*f*
  transesfenoidal, 103*f*
    e fenda palatina, 103*f*
Endoscopia
  ferramenta essencial, 448-454
    na neurocirurgia pediátrica, 448-454
      cistos cerebrais, 450
        descompressão, 450
        fenestração, 450
        ressecção, 450

      tumores cerebrais, 452
        biópsia de, 452
        ressecção de, 452
      TVE, 448
Enfermagem
  e CSS, 50
ENMG (Eletroneuromiografia)
  no diagnóstico, 371
    da PNPB, 371
Enxerto(s)
  na PNPB, 373
  ósseo, 141
    na fixação, 141
      dos distúrbios da JCV, 141
EOS
  sistema
    escoliose no, 144
Ependimoma(s), 155
  astrocitomas e, 156
    diferenciação na RM entre, 156
  classificação, 254
  de fossa posterior, 202*q*
    características de, 202*q*
      clínico-moleculares, 202*q*
  definição, 254
  diagnóstico, 264
    por imagem, 264
  diferenciação na RM, 156
  e NF2, 160
  espinhais, 156
    com amplificação de MYCN, 156
    sem amplificação de MYCN, 156
  infratentoriais, 197-208
    apresentação clínica, 197
    casos ilustrativos, 203
      caso 1, 203
      caso 2, 204
      caso 2, 206
    classificação, 201
      histopatológica, 201
    diagnóstico, 197
      por imagem, 197
    perspectivas, 208
    radiogenômica, 197
    sobrevida, 207
      análise de, 207
    tratamento, 202, 207
      cirúrgico, 202
      complementares, 207
  intramedular, 156*f*
  mixopapilar, 150*f*, 156
    abordagem de, 152*f*
      por hemilaminectomia, 152*f*
      retirada completa, 152*f*
  restritos, 200*f*
    ao 4º ventrículo, 200*f*
  terapias adjuvantes, 163
Epidemiologia
  CC, 243
  da doença, 329
    de Moyamoya, 329

    da MAVG, 335
    da MC, 337
    da MMC, 105
    das MAv, 340
  de aneurismas, 325
    cerebrais, 325
  de coleções extra-axiais, 23
    não traumáticas, 23
      da infância, 23
  de cranioestenoses, 27
    não sindrômicas, 27
  de gliomas, 271
    de vias ópticas, 271
  de TRM, 365
    em crianças, 365
  de tumores, 149, 309
    em crianças, 149
      extramedulares, 149
      intradurais, 149
    talâmicos, 309
  MB, 191
  na infância, 353, 383
    do abscesso cerebral, 383
    do empiema subdural, 383
    do TCE, 353
Epilepsia
  extratemporal, 401-406
    cirurgia de, 401-406
      avaliação pré-cirúrgica, 401
      DCF, 401
      esclerose tuberosa, 403
      HH, 403
      HNP, 403
      lesões hemisféricas, 403
      não lesional, 404
        tratamento cirúrgico, 404
      tumores, 402
  hemisférica, 407-411
    tratamento cirúrgico da, 407-411
      complicações, 410
      evolução, 407
      hemisferectomia, 407-411
      hemisferotomia, 407-411
      histórico, 407
      indicações cirúrgicas, 408
      prognóstico, 410
      seleção de pacientes, 408
      técnica cirúrgica, 408
ESB (Efusão Subdural Benigna)
  da infância, 23
    diagnóstico, 23
      diferenciais, 24
    epidemiologia, 23
    etiologia, 23
    fisiopatologia, 23
    fluxograma, 25
    histórico, 23
    prognóstico, 25
    quadro clínico, 23
    tratamento, 24
      cirúrgico, 25

conservador, 24
    medicamentoso, 24
    punções seriadas, 25
suspeita de, 25f
  manejo na, 25f
    fluxograma do, 25f
Escafocefalia
  recém-nascido com, 28f
  tratamento da, 31
    técnica, 31, 32
      aberta, 31
      endoscópica, 32
Esclerose
  tuberosa, 403
    epilepsia e, 403
      extratemporal, 403
Escoliose
  classificação da, 143
    deformidades, 144
      desenvolvimento, 144
      progressão, 144
    EIP, 143
    neuromuscular, 143
      tipos de, 143
  complicações, 147
    de ferida operatória, 147
  diagnóstico radiológico, 144
    radiografia convencional, 144
    RM, 144
    sistema EOS, 144
    US pré-natal, 144
  tratamento, 145, 146
    cirúrgico, 145, 146
      cirurgia de artrodese, 146
      considerações, 146
        psicológicas, 146
        sociais, 146
      gravidade, 145
      *growing rods*, 146
      idade do paciente, 145
      impacto na qualidade de vida, 145
      progressão da curva, 145
      sintomas neurológicos, 145
      sistemas, 146, 147
        bipolar, 147
        de crescimento, 146
    conservador, 145
      fisioterapia, 145
      órteses, 145
Espasticidade, 413-419
  avaliação, 415
    importante, 414f
  tratamento, 415
    correções ortopédicas, 416
    neurocirúrgico, 416
      RDS, 417
Espinha
  bífida, 132f
    oculta, 132f
Espinhal(is)
  tumores, 155
    distinção topográfica de, 155

Estenose
  de aqueduto, 182f
    após TVE, 182f
    MDW e, 182f
Estigma
  cutâneo, 110f, 114f
    e seio dérmico, 110f
    exemplos de, 114f
Estratégia Cirúrgica
  na PNPB, 373
    grupo 1, 373
      tipo 1, 374
      tipo 2, 376
      tipo 3, 377
    grupo 2, 377
      lesões de C5, C6, C7, 377
    grupo 3, 377
      lesões de C5, C6, C7, C8, T1, 377
      pan-plexopatia, 377
Estrutura
  do CAs, 57f
Estudo(s)
  das fibras brancas, 424
    em glioma difuso, 424
      da ponte, 424
  de tractografia, 172f
    do lemnisco medial, 172f
    do pedúnculo cerebelar, 174f
      médio, 174f
    do trato corticoespinhal, 172f
  por imagem, 371
    na PNPB, 371
      mielografia por RM, 371
      mielo-TC, 371
      radiologia simples, 371
      US, 371
Etiologia
  da PNPB, 369
Evans
  índice de, 5f
Extensão
  da fixação, 141
    nos distúrbios da JCV, 141

## F

Facomatose(s)
  associação a, 160
    de tumores intramedulares, 160
      astrocitoma, 160
        e NF1, 160
      ependimoma, 160
        e NF2, 160
      hemangioblastomas, 160
        e VHL, 160
Fator(es)
  genéticos, 69
    ACC e, 69
Fechamento
  do tubo neural, 69
    defeito no, 69
      ACC e, 69

      primário, 70f, 73f
        na ACC, 70f
        desbridamento das bordas e, 70f
Fenda
  palatina, 103f
    encefalocele e, 103f
      transesfenoidal, 103f
Fenestração
  de cistos cerebrais, 450
    na neurocirurgia pediátrica, 450
Ferida
  operatória, 147
    complicações de, 147
      e deformidade da coluna, 147
Fibra(s) Branca(s)
  estudo das, 424
    em glioma difuso, 424
      da ponte, 424
Fisioterapia
  escoliose e, 145
Fixação
  técnicas de, 141
    nos distúrbios da JCV, 141
      colocação de parafusos, 141
      considerações cirúrgicas, 141
      crianças pequenas, 141
      enxerto ósseo, 141
      extensão da, 141
Fonoaudiologia
  CSS e, 53
Força(s)
  da neurocirurgia pediátrica, 442
    avanço técnico, 442
    multidisciplinaridade, 442
    vida associativa, 443
Formação
  das vesículas cerebrais, 168f
    primárias, 168f
    secundárias, 168f
  de pessoal, 446
    na neurocirurgia pediátrica, 446
Fossa Posterior
  anatomia radiológica da, 167-176
    desenvolvimento da, 167
      embrionário, 167
      em crianças, 169
        cerebelo, 169
          superfície tentorial, 169
        tronco cerebral, 170
          bulbo medular, 175
          mesencéfalo, 171
          ponte, 174
          vascular, 175
        *vermis* cerebelar, 169
          superfície suboccipital, 170
          superfície petrosa, 170
  astrocitomas da, 238q
    tratamento dos, 238q
      entre 1995-2021, 238q
  cistos da, 177-187
    aspectos, 179, 180
      genéticos, 179

radiológicos, 180
CAFP, 185
CBB, 184
embriologia, 178
do 4º ventrículo, 178
do cerebelo, 178
história, 177
MCM, 184
MDW, 180
hidrocefalia na, 181
fisiopatologia da, 181
tratamento da, 182
VDW, 183
ependimoma de, 202q
características de, 202q
clínico-moleculares, 202q
sistema na, 175f
vertebrobasilar, 175f
FPA (Forames Parietais Alargados), 76
Fraqueza(s)
da neurocirurgia pediátrica, 443
demografia, 443
desigualdades no acesso, 443
a recursos de saúde, 443
Fratura
na pediatria, 360, 361
em crescimento, 360
em pingue-pongue, 361
Frieden
classificação de, 70q
para ACC, 70q

## G

Galassi
classificação de, 58f
CFM, 58f
Ganglioglioma(s), 157
frontal, 404f
lesionectomia de, 404f
Ganglioneuroma(s), 157
Gastrulação, 81
defeitos da, 82f
na prática clínica, 82
Genética
CSS e, 50
Glândula
pineal, 298
tumores da, 298
classificação dos, 298
Glioblastoma
congênito, 252f
Glioma(s)
cerebelares, 229-241
apresentação clínica, 229
de alto grau, 235f
diagnóstico por imagem, 231
diferencial, 234
RM, 232
TC, 232
outros, 234

patologia, 229
achados macroscópicos, 229
diagnóstico molecular, 230
histopatologia, 230
imunofenótipo, 230
subtipos, 230
tratamento cirúrgico, 235
casos ilustrativos, 240
complicações, 239
cuidados, 235, 237
pós-operatórios, 237
pré-operatórios, 235
da lesão residual, 238
da recidiva, 238
manejo, 235, 236
cirúrgico, 236
da hidrocefalia, 235
oncológico complementar, 239
prognóstico, 239
ressecção do tumor, 237
resultados cirúrgicos, 238
de alto grau, 251f, 254, 264
classificação, 254
definição, 254
diagnóstico, 264
por imagem, 264
de baixo grau, 253, 262, 278
classificação, 253
definição, 253
diagnóstico, 262
por imagem, 262
pediátrico, 278
quimioterapia em, 278
de vias ópticas, 253f, 271-279
apresentação clínica, 272
biologia molecular, 275
diagnóstico, 273
métodos de, 273
epidemiologia, 271
manejo dos, 275
patologia, 275
predisposição genética, 271
prognóstico, 279
difuso, 424
da ponte, 424
estudo em, 424
das fibras brancas, 424
do SNC, 261q
de importância pediátrica, 261q
classificação para, 261q
do tronco cerebral, 211-226
anatomia, 212
aqueduto cerebral, 217
bulbo, 224
anterior, 224
posterior, 224
mesencéfalo, 212
anterior, 213
central, 216
dorsal, 217
posterior, 217

ponte, 219
anterior, 221
posterior, 223
classificação, 211
da transição bulbomedular, 211
difusos, 11
exofíticos, 211
focais, 211
experiência institucional, 226
zonas de acesso, 212, 213f
janelas cirúrgicas, 219f
seguras, 212
Gravidade
da deformidade, 145
da coluna, 145
indicações de tratamento, 145
*Growing Rods*
e deformidade da coluna, 146
indicações de tratamento, 146

## H

HCRN (*Hydrocephalus Clinical Research Network*), 10
protocolo estandardizado, 11q
para redução de infecção, 11q
de válvula, 11q
Hemangioblastoma(s), 156
e VHL, 160
Hematoma
subdural, 24
atrofia cerebral, 24
hidrocefalia, 24
macrocefalia, 24
Hemilaminectomia
abordagem por, 152f
de ependimoma, 152f
mixopapilar, 152f
Hemisferectomia, 407-411
técnica cirúrgica, 408
anatômica, 408
Hemisfério(s) Cerebral(is)
tumores supratentoriais de, 261-268
apresentação clínica, 261
diagnósticos, 262
diferenciais, 262
por imagem, 262
embrionários, 266
ependimoma, 264
gliomas de alto grau, 264
gliomas de baixo grau, 262
glioneurais, 265
neurais, 265
tratamento, 266
cirurgia, 266
quimioterapia, 267
RT, 268
variantes histopatológicas, 261
Hemisferotomia, 407-411
peri-insular, 409f
sequência intraoperatória, 409f
fotográfica, 409f

iconográfica, 409f
técnica cirúrgica, 409
  funcionais, 409
    Delalande, 409
    horizontal, 409
    vertical, 409
    Villemure-Shimizu, 409
HH (Hamartoma Hipotalâmico), 281
  epilepsia e, 403
    extratemporal, 403
  visão endoscópica do, 282f
    intraoperatória, 282f
Hidrocefalia, 24
  diagnóstico, 3-12
    anamnese, 4
    exames de imagem, 4
    manifestações clínicas, 4
  e MB, 194
  em TC, 6f
  fechamento e, 181f
    do aqueduto cerebral, 181f
      cisto posterior com, 181f
  fetal, 19
    neurocirurgia na, 19
    tratamento de, 20
      algoritmo de, 30
  história, 3-12
  manejo da, 235, 301
    em gliomas cerebelares, 235
    em tumores, 301
      na região pineal, 301
  na MDW, 181
    fisiopatologia da, 181
    tratamento da, 182
      estratégias cirúrgicas, 183q
  neurocirurgia fetal e, 19
    algoritmo de tratamento, 20f
  tratamento, 3-12
    clínico, 7
    cirúrgico, 7
      DVs internas, 8
      TVE, 7
Hiperfunção
  hipofisária, 292q
    testes diagnósticos de, 292q
      nos adenomas, 292q
      nos tumores, 292q
        selares, 292q
        suprasselares, 292q
Hipofunção
  hipofisária, 292q
    testes diagnósticos de, 292q
      nos adenomas, 292q
      nos tumores, 292q
        selares, 292q
        suprasselares, 292q
Histiocitose
  células de Langerhans, 318
Histologia
  subgrupos por, 194
    de MBs, 194

Histopatologia
  de gliomas, 230
    cerebelares, 230
HNP (Heterotopia Nodular Periventricular)
  epilepsia e, 403
    extratemporal, 403

# I

Idade
  do paciente, 145
    e deformidade da coluna, 145
      indicações de tratamento, 145
Imagem
  diagnóstico por, 13, 150, 197, 231, 262, 299, 318, 391
    de ependimoma, 197
      infratentoriais, 197
    de gliomas, 231
      cerebelares, 231
    de tumores, 150, 262, 299, 318
      da região pineal, 299
      em crianças, 150
        extramedulares, 150
        intradurais, 150
      ósseos, 318
        do crânio, 318
      supratentoriais, 262
        de hemisférios cerebrais, 262
        de lobos cerebrais, 262
    na cirurgia de ELT, 391
      na infância, 391
    neurocirurgia fetal e, 13
      RNM, 15f
      US fetal, 14f
  estudos por, 371
    na PNPB, 371
      mielografia por RM, 371
      mielo-TC, 371
      radiologia simples, 371
      US, 371
Impacto
  na qualidade de vida, 145
    da deformidade da coluna, 145
      indicações de tratamento, 145
Imunofenótipo
  de gliomas, 230
    cerebelares, 230
Índice
  de Evans, 5f
Indústria
  interação com a, 446
    da neurocirurgia pediátrica, 446
Infância
  abscesso cerebral na, 383-387
    bacteriologia, 386
    diagnóstico, 383
    epidemiologia, 383
    prognóstico, 387
    quadro clínico, 383
    tratamento, 386

  coleções extra-axiais da, 23-26
    não traumáticas, 23-26
      diagnósticos, 23
      diferenciais, 24
      epidemiologia, 23
      etiologia, 23
      fisiopatologia, 23
      fluxograma, 25
      hematoma subdural, 24
      histórico, 23
      prognóstico, 25
      quadro clínico, 23
      tratamento, 24
        cirúrgico, 25
        conservador, 24
        medicamentoso, 24
        punções seriadas, 25
  empiema subdural na, 383-387
    bacteriologia, 386
    diagnóstico, 383
    epidemiologia, 383
    prognóstico, 387
    quadro clínico, 383
    tratamento, 386
  ESB da, 23
  TCE na, 353-363
    avaliação, 353
      ABCDE, 353
      da resposta pupilar, 354q
    classificações, 355
      grave, 355
      leve, 355
      moderado, 355
      tomográfica de Marshall, 355q
    epidemiologia, 353
    lesões específicas, 360
      da pediatria, 360
    manejo do TCEP, 356
      grave, 356
    propedêutica, 354
      algoritmo PECARN, 354q
      regra CATCH, 354q
Infecção(ões)
  intrauterinas, 69
    ACC e, 69
Infecciosa(s)
  doenças, 351-387
Infratentorial(is)
  doenças, 165-248
Inovação(ões)
  científicas, 426
    cirurgia e, 426
    de MMC, 426
  tecnológica, 445
    neurocirurgia pediátrica e, 445
Instabilidade
  nos distúrbios, 135, 137, 141
    craniovertebrais, 137
      investigação de, 137
    da JCV, 135, 141
      tratamento cirúrgico, 141

Interação
　da neurocirurgia pediátrica, 446
　　com a indústria, 446
Interface(s)
　translacionais, 430
　　oncologia pediátrica e, 430
Intracraniano(s)
　tumores, 251-259
　　no primeiro ano de vida, 251-259
　　　classificação, 251
　　　definição, 251
　　　prognóstico, 258
　　　tratamento, 258
Intrauterino
　tratamento, 348
　　de MAVG, 348
Investigação
　das doenças, 135-142
　　da JCV pediátrica, 135-142
　　　exame, 137

## J
JCV (Junção Craniovertebral)
　pediátrica, 135-142
　　distúrbios da, 135, 137
　　　classificação dos, 135
　　　　compressão, 136
　　　　deformidade, 136
　　　　instabilidade, 135
　　　específicos, 137
　　　　acondroplasia, 138
　　　　anomalias de segmentação, 138
　　　　ARRF, 139
　　　　MPS, 139
　　　　OI, 139
　　　　síndrome de Down, 137
　　　técnicas de fixação, 141
　　　　colocação de parafusos, 141
　　　　considerações cirúrgicas, 141
　　　　crianças pequenas, 141
　　　　enxerto ósseo, 141
　　　　extensão da, 141
　　　tratamento cirúrgico dos, 140
　　　　compressão, 140
　　　　deformidade, 140, 141
　　　　instabilidade, 141
　　doenças da, 135-142
　　　apresentação clínica, 136
　　　classificação dos distúrbios, 135
　　　　compressão, 136
　　　　deformidade, 136
　　　　instabilidade, 135
　　　diagnóstico, 135-142
　　　distúrbios em crianças, 137
　　　　investigação de, 137
　　　investigação, 135-142
　　　　exame, 137
　　　tratamento, 135-142
Junção
　craniovertebral, 88
　　anatomia da, 89f
　　　embrionária, 89f

embriologia da, 88
　RM da, 90f
Junta
　homocinética, 135q
　　exemplos de distúrbios da, 135q
　　　e consequências biomecânicas, 135q

## K
Kassan
　classificação de, 288f
　　craniofaringioma, 288f
　　tipo 2, 288f
Klippel-Feil
　síndrome de, 90f

## L
Lactante
　estabilizado, 348
　　MAVG no, 348
　　　tratamento do, 348
Langerhans
　células de, 318
　　histiocitose, 318
LCFP (Lesões Císticas da Fossa Posterior), 177
Lemnisco
　medial, 172f
　　estudo do, 172f
　　　de tractografia, 172f
Lesão(ões)
　congênitas, 69-76
　　do couro cabeludo, 69-76
　　　ACC, 69
　　do crânio, 69-76
　　　CA, 74
　　　CB, 76
　　　FPA, 76
　específicas, 360
　　da pediatria, 360
　　　fratura, 360, 361
　　　　em crescimento, 360
　　　　em pingue-pongue, 361
　　　TCNA, 362
　hemisféricas, 403
　　epilepsia e, 403
　　　extratemporal, 403
　residual, 238
　　de gliomas cerebelares, 238
　　　tratamento da, 238
　ulcerativa, 73f
　　em linha média, 73f
Lesionectomia
　de ganglioglioma frontal, 404f
　na epilepsia, 404
　　extratemporal, 404
　　não lesional, 404
Linfoma(s)
　primários, 157
　　da medula, 157
Linha do Tempo
　do tratamento, 54f
　　das CSS, 54f

Linha Média
　medular, 162
　　localização da, 162
　monitorização da, 162
Lipoma
　caótico, 86f
　　anatomia cirúrgica, 86f
　complexo, 118, 121f
　　da medula espinal, 118
　　do tipo caótico, 121f
　espinhal, 84f
　　e defeito, 86f
　　　de neurulação juncional, 86f
Lipomielomeningocele, 118
Litígio
　PNPB e, 379
Lobectmia(s)
　na epilepsia, 405
　　extratemporal, 405
　　não lesional, 405
Lobo(s) Cerebral(is)
　tumores supratentoriais de, 261-268
　　apresentação clínica, 261
　　diagnósticos, 262
　　　diferenciais, 262
　　　por imagem, 262
　　　　embrionários, 266
　　　　ependimoma, 264
　　　　gliomas de alto grau, 264
　　　　gliomas de baixo grau, 262
　　　　glioneurais, 265
　　　　neurais, 265
　　tratamento, 266
　　　cirurgia, 266
　　　quimioterapia, 267
　　　radioterapia, 268
　　variantes histopatológicas, 261
Localização
　da linha média, 162
　　medular, 162
　dos subgrupos, 192f, 193
　　de MBs, 192f, 193
　　　não SHH, 193
　　　não WNT, 193
　　　SHH, 193
　　　WNT, 193

## M
Macroadenoma, 291f
Macrocefalia, 24
Malformação
　da medula dividida, 121, 122f, 123f
　　criança com, 123f
　　recém-nascido com, 122f
Manejo
　do TCEP, 356
　　grave, 356
　　　barbitúricos, 357
　　　bloqueadores neuromusculares, 357
　　　CD, 357
　　　controle térmico, 357

corticosteroides, 357
drenagem liquórica, 357
manutenção de PPC adequada, 357
monitorização da PIC, 356
neuromonitorização, 356
  medidas avançadas de, 356
nutrição, 357
profilaxia de crises convulsivas, 357
sedoanalgesia, 357
terapia, 357
  hiperosmolar, 357
  ventilatórias, 357
em gliomas cerebelares, 235, 236
  cirúrgico, 236
  da hidrocefalia, 235
Manutenção
  de PPC adequada, 357
  no TCEP grave, 356
Marcador(es)
  moleculares, 163q
    dos tumores, 163
      intramedulares, 163
  tumorais, 300
    na região pineal, 300
MAV (Malformações Arteriovenosas)
  apresentação clínica, 340
  caso, 341
  diagnóstico, 340
  epidemiologia, 340
  patogenia, 340
  tratamento, 340
MAVG (Malformação Aneurismática da Veia de Galeno), 345-350
  angioarquitetura, 345
  apresentação clínica, 336
    manifestações, 336
      cardíacas, 336
      neurológicas, 336
  caso clínico, 348
  diagnóstico, 336, 346
  epidemiologia, 335
  patogenia, 336
  quadro clínico, 346
    distúrbios hidrodinâmicos, 346
    manifestações, 346
      cardíacas, 346
      neurológicas, 346
  tratamento, 336, 347, 348
    de adultos, 348
    de crianças maiores, 348
    do lactante estabilizado, 348
    emergencial, 347
      do recém-nascido, 347
    intrauterino, 348
MB (Meduloblastoma), 189-195, 252
  apresentação clínica, 191
  classificação, 254
  definição, 254
  diagnóstico, 191
    metástases, 192, 193f

epidemiologia, 191
fatores de risco, 191
qualidade de vida, 194
SHH P53, 190f
  selvagem, 190f
subgrupos, 192f, 193
  localização dos, 192f
  não SHH, 193
  não WNT, 193
  por histologia, 194
  SHH, 193
  WNT, 193
tratamento, 194
  cirurgia, 194
  hidrocefalia, 194
  quimioterapia, 194
  RT, 194
MC (Malformações Cavernosas)
  apresentação clínica, 337
  caso clínico, 338
    cavernoma, 338
  diagnóstico, 337
  epidemiologia, 337
  patogenia, 337
  tratamento, 338
MCM (Megacisterna Magna), 177, 184
MDL (Mielosquise Dorsal Limitada), 84
  disjunção ectodérmica em, 85f
    incompleta, 85f
MDW (Malformação de Dandy-Walker), 177, 180
  e estenose de aqueduto, 182f
    após TVE, 182f
  hidrocefalia na, 181
    fisiopatologia da, 181
    tratamento da, 182
      estratégicas cirúrgicas, 183q
  recém-nascido com, 180f
    e encefalocele, 181f
Medula
  ancorada, 115, 127-133
    adolescente com, 115f
    após mini-histerotomia intraútero, 131f
    de MMC, 131f
    na MMC, 127-133
      tratamento cirúrgico da, 127-133
        avaliação clínica, 128
        fetal, 129
        MNIO, 131
        pós-natal, 130
        reancoragem da medula espinal, 130
    ancoramento da, 127f, 128f
      MMC com, 127f, 128f
        cervical, 127f
        fetal, 128f
    dividida, 121, 122f, 123f
      malformação da, 121, 122f, 123f
        criança com, 123f
        recém-nascido com, 122f

duplicação da, 124f
  no nível lombar, 124f
espinal, 118
  lipoma da, 118
    complexo, 118
Melanoma
  primário, 157
Meningocele(s), 99-110
  *manqué*, 116
Mesencéfalo
  anatomia, 212
    anterior, 213
    central, 216
    dorsal, 217
    posterior, 217
  em crianças, 171
  secção do, 173f
    transversa, 173f
  zonas de acesso, 212, 213f
    endoscópico, 213f
    seguras, 212
Metástase(s)
  de MBs, 192, 193f
  intramedulares, 158
Mielencéfalo
  segmento rostral do, 169f
    desenvolvimento do, 169f
    embrionário do, 169f
Mielocistocele
  terminal, 87f
Mielografia
  por RM, 371
  na PNPB, 371
Mielorraquisquise
  e MMC, 92
    diferença estrutural entre, 92f
Mielo-TC (Mielotomografia Computadorizada)
  na PNPB, 371
Miscelânea, 421-455
  neurocirurgia pediátrica, 423-454
    ciência translacional em, 423-441
    ferramenta essencial na, 448-454
      endoscopia, 448-454
    o futuro da, 442-447
      desafios, 442-447
      perspectivas, 442-447
Mixopapilar(es)
  ependimomas, 156
MMC (Mielomeningocele), 105-109
  abordagem neurocirúrgica da, 95f
    pós-natal, 95f
  anatomia da, 84f
    cirúrgica, 84f
  cervical, 127f
    com ancoramento da medula, 127f
  cirurgia de, 426
    e inovações científicas, 426
  complicações, 109
  correção da, 96f
    neonatal, 96f
      curativo hidrocelular após, 96f

diagnóstico, 106
diferença estrutural entre, 92f
   e mielorraquisquise, 92f
DVP na, 109q
  critérios de indicação, 109q
embriologia, 106
epidemiologia, 105
etiologia, 106
  fatores etiológicos, 106q
fetal, 128f
  com ancoramento da medula, 128f
lesões associadas, 106
  malformações cranianas, 106q
lombar, 95f
  tratamento, 95f
    etapas do, 95f
medula ancorada na, 127-133
  tratamento cirúrgico da, 127-133
    avaliação clínica, 128
    fetal, 129
    MNIO, 131
    pós-natal, 130
    reancoragem da medula espinal, 130
neurocirurgia fetal e, 13
  RNM fetal, 15f
pós-natal, 128f
  raquisquise pós-natal, 128f
tratada intraútero, 131f
  por mini-histeretomia, 131f
    medula ancorada após, 131f
tratamento, 106
  cirurgia fetal, 106q
    contraindicações, 106q
    critérios de inclusão, 106q
  da hidrocefalia, 109
  pós-natal, 107
    posicionamento do paciente, 107f
  pré-natal, 108
    correção intrauterina, 108f
tratamento pós-natal, 91-96
  acompanhamento, 96
  conceito, 91
  embriologia, 93
  perspectiva histórica, 92
  planejamento terapêutico, 94
  prevenção, 96
  princípios do, 94
  propedêutica, 93
  técnica operatória, 95
MNIO (Monitoramento Neurofisiológico Intraoperatório)
  no tratamento cirúrgico, 131
    da medula ancorada, 131
    na MMC, 131
Monitorização
  da linha média, 162
    medular, 162
  da PIC, 356
    no TCEP grave, 356

do reflexo bulbocavernoso, 133f
  eletrodos para, 133f
  intraoperatória, 162f
Movimento
  transtornos do, 413-419
    outros, 413-419
      distonia, 413
Moyamoya
  doença de, 329
    apresentação clínica, 329
    casos clínicos, 330
      revascularização, 330
        direta, 330
        indireta, 334
    diagnóstico, 330
    epidemiologia, 329
    patogenia, 329
    tratamento, 330
      revascularização, 330
        direta, 330
        indireta, 330
MPS (Mucopolissacaridose)
  distúrbios da JCV e, 139
Multidisciplinaridade
  da neurocirurgia pediátrica, 442
MYCN
  amplificação de, 156
    ependimomas espinhais com, 156
    ependimomas espinhais sem, 156

# N

Nervo(s)
  transferências de, 373
    na PNPB, 373
Neurocirurgia
  CSS e, 51
    órtese de crânio, 51f
    suturectomia, 51f
      bicoronal, 51f
      endoscópica, 51f
  fetal, 13-21
    diagnóstico, 13
      por imagem, 13
    encefalocele, 16
      occipital, 16
    hidrocefalia fetal, 19
      algoritmo de tratamento, 20f
    MMC, 13
    técnica cirúrgica, 15
      considerações sobre, 16
    tumores fetais, 18
  funcional, 389-420
    de ELT, 391-399
      na infância, 391-399
    de epilepsia, 401-406, 407-411
      extratemporal, 401-406
      hemisférica, 407-411
    espasticidade, 413-419
    transtornos do movimento, 413-419
      outros, 413-419

Neurocirurgia Pediátrica
  ciência translacional em, 423-441
    avaliação de acesso seguro, 424
      da ponte cerebral, 424
      de MMC, 426
      estudo das fibras brancas, 424
        em glioma difuso da ponte, 424
      inovações científicas, 426
      interfaces translacionais, 430
      oncologia pediátrica, 430
  ferramenta essencial na, 448-454
    endoscopia, 448-454
  o futuro da, 442-447
    desafios, 442-447
      aspectos, 447
        bioéticos, 447
        legais, 447
      formação de pessoal, 446
      interação com a indústria, 446
    forças, 442
      avanço técnico, 442
      multidisciplinaridade, 442
      vida associativa, 443
    fraquezas, 443
      demografia, 443
      desigualdades no acesso, 443
        a recursos de saúde, 443
    oportunidades, 444
      colaboração internacional, 445
      defesa, 444
        de causas, 444
        de direitos, 444
      divulgação científica, 445
      inovação tecnológica, 445
    perspectivas, 442-447
    vulnerabilidades, 443
Neurofibroma
  em ampulheta, 150f
  em criança, 153f
    com neurofibromatose, 153f
Neurofibromatose
  criança com, 153f
  neurofibroma em, 153f
Neurólise
  externa, 373
    na PNPB, 373
Neuromonitorização
  medidas avançadas de, 356
    no TCEP grave, 356
Neurovascular(es), 325-342
  doenças da infância, 325-342
    aneurismas cerebrais, 325
    de Moyamoya, 329
    MAV, 340
    MAVG, 335
    MC, 337
Neurulação
  juncional, 85, 86
    defeito de, 86f
      lipoma espinhal e, 86f
    na prática clínica, 86

na embriogênese, 168f
  processo de, 168f
primária, 83
  na prática clínica, 83
secundária, 85, 86
  na prática clínica, 86
  sequência da, 85f
NF1 (Neurofibromatose Tipo I)
  astrocitoma e, 160
NF2 (Neurofibromatose Tipo II)
  ependimoma e, 160
Nutrição
  no TCEP grave, 357

# O

O Futuro
  da neurocirurgia pediátrica, 442-447
    desafios, 442-447
      aspectos, 447
        bioéticos, 447
        legais, 447
      formação de pessoal, 446
      interação com a indústria, 446
    forças, 442
      avanço técnico, 442
      multidisciplinaridade, 442
      vida associativa, 443
    fraquezas, 443
      demografia, 443
      desigualdades no acesso, 443
        a recursos de saúde, 443
    oportunidades, 444
      colaboração internacional, 445
      defesa, 444
        de causas, 444
        de direitos, 444
      divulgação científica, 445
      inovação tecnológica, 445
    perspectivas, 442-447
    vulnerabilidades, 443
Oftalmologia
  CSS e, 53
    alterações oftalmológicas, 53f
      fluxograma de atendimento, 53f
OI (Osteogênese Imperfeita)
  distúrbios da JCV e, 139
Oncologia
  pediátrica, 430
    e interfaces translacionais, 430
Oportunidade(s)
  neurocirurgia pediátrica e, 444
    colaboração internacional, 445
    defesa, 444
      de causas, 444
      de direitos, 444
    divulgação científica, 445
    inovação tecnológica, 445
Órtese(s)
  de crânio, 51f
    CSS e, 51f
  escoliose e, 145

Ortodontia
  CSS e, 53
Ortopedia
  CSS e, 53
Osteoblastoma(s), 319
Osteoma(s)
  osteoide, 319
Osteotomia(s)
  da cirurgia, 52f
    de avanço frontofacial, 52f
Otorrinolaringologia
  CSS e, 53

# P

Parafuso(s)
  colocação de, 141
    na fixação, 141
      dos distúrbios da JCV, 141
PC (Plexo Coroide), 448f
  tumores do, 257
    classificação, 257
    definição, 257
Pediatria
  e CSS, 50
  lesões específicas da, 360
    fratura, 360, 361
      em crescimento, 360
      em pingue-pongue, 361
    TCNA, 362
Pedúnculo(s)
  cerebelares, 174f
    médios, 174f
      estudo do, 174f
        de tractografia, 174f
      na ponte, 174f
Perspectiva(s)
  da neurocirurgia pediátrica, 442-447
Pessoal
  formação de, 446
    na neurocirurgia pediátrica, 446
PIC (Pressão Intracraniana)
  monitorização da, 356
    no TCEP grave, 356
Pinealoblastoma, 258f
  PNET, 258
    classificação, 258
    definição, 258
Pingue-Pongue
  fratura em, 361
    na pediatria, 361
Plagiocefalia
  anterior, 35
    tratamento da, 35
      técnica, 35, 36
        aberta, 35
        endoscópica, 36
  lactente com, 29f
  posicional, 41-47
    antecedentes, 41
    assimetrias posicionais, 43
      potenciais complicações das, 43

caso clínico, 45, 46
  terapia com capacete, 45, 46
definição, 41
deformação craniana, 41
  etiologia da, 41
  mecanismo da, 41
diagnóstico, 42
  avaliação clínica, 42
  imagens complementares, 43
direita, 42f
fatores de risco na, 53q
  principais, 42q
opções de tratamento, 44
  educação, 44
  posicionamento contrário ativo, 44
  prevenção, 44
  terapias, 44
    com capacetes, 44
    físicas, 44
severidade da, 43q
  classificação Argenta em 5 tipos, 43q
  posterior, 37, 43f
    tratamento da, 37
      técnica, 37
        aberta, 37
        endoscópica, 37
PNETs (Tumores Neuroectodérmicos Primitivos), 261
  pinealoblastoma, 258
    classificação, 258
    definição, 258
  supratentorial, 258
    classificação, 258
    definição, 258
PNPB (Paralisia Neonatal do Plexo Braquial), 369-380
  cirurgia dos nervos, 379
    manejo na, 379
      pós-operatório, 379
  complicações, 379
  diagnóstico, 370
    clínico, 370
    diferencial, 372
    ENMG, 371
    estudos por imagem, 371
      mielografia por RM, 371
      mielo-TC, 371
      radiologia simples, 371
      US, 371
  etiologia, 369
  fatores de risco, 369
  história natural, 369
  incidência, 369
  litígio, 379
  problemas musculoesqueléticos, 379
    secundários, 379
  reabilitação, 379
  tratamento, 372
    cirúrgico, 372
      estratégia cirúrgica, 373
        grupo 1, 373

grupo 2, 377
grupo 3, 377
pan-plexopatia, 377
técnica cirúrgica, 373
enxertos, 373
neurólise externa, 373
transferências, 373
clínico, 372
momento operatório, 372
Ponte
  anatomia, 219
    anterior, 221
    posterior, 223
    zonas de acesso, 219
      seguras, 219
  cerebral, 424
    acesso seguro da, 424
      avaliação de, 424
  em crianças, 174
  glioma difuso da, 424
    estudo em, 424
      das fibras brancas, 424
  pedúnculos cerebelares na, 174*f*
    médios, 174*f*
    secção da, 174*f*
    transversa, 174*f*
Postura
  em gorjeta de garçom, 370*f*
PPC
  adequada, 357
    manutenção de, 357
      no TCEP grave, 356
Prática Clínica
  aplicação da embriologia, 81-90
    da coluna, 81-90
      disrafismos, 88
        formas complexas de, 88
      gastrulação, 81, 82
      neurulação, 83, 85
        juncional, 85, 86
        primária, 83
        secundária, 85, 86
    da transição craniovertebral, 81-90
      junção craniovertebral, 88
Problema(s)
  musculoesqueléticos, 379
    secundários, 379
      na PNPB, 379
Processo
  de neurulação, 168*f*
    na embriogênese, 168*f*
Profilaxia
  de crises convulsivas, 357
    no TCEP grave, 357
Progressão
  da curva, 145
    da deformidade da coluna, 145
      indicações de tratamento, 145
Psicologia
  CSS e, 53

## Q
Qualidade de Vida
  impacto na, 145
    da deformidade da coluna, 145
      indicações de tratamento, 145
  MB e, 194
Quimioterapia
  e MB, 194
  em tumores, 267, 314
    supratentoriais, 267
      de hemisférios cerebrais, 267
      de lobos cerebrais, 267
    talâmicos, 314

## R
Radiografia
  convencional, 144
    escoliose na, 144
Radiologia
  simples, 371
    na PNPB, 371
Raquisquise
  pós-natal, 128*f*
RDS (Rizotomia Dorsal Seletiva)
  na espasticidade, 417
Reabilitação
  na PNPB, 379
Reancoragem
  da medula espinal, 130
    tratamento cirúrgico da, 130
Recém-Nascido
  com malformação, 122*f*
    da medula dividida, 122*f*
  com MDW, 180*f*
  e encefalocele, 181*f*
  MAVG no, 347
    tratamento do, 347
      emergencial, 347
Recidiva
  de gliomas cerebelares, 238
    tratamento da, 238
Recurso(s) de Saúde
  acesso a, 443
    desigualdade no, 443
      neurocirurgia pediátrica e, 443
RED (*Rigid External Device*)
  síndrome de Crouzon com, 52*f*
Reflexo
  bulbocavernoso, 133*f*
    monitorização do, 133*f*
      eletrodos pra, 133*f*
Região Pineal
  imagem anatômica da, 297*f*
  tumores da, 297-306
    acessos cirúrgicos, 302
      infratentorial supracerebelar, 303
      inter-hemisférico, 305
        transcaloso transcoróideo, 305
      occipital transtentorial, 304
    apresentação clínica 299
    da glândula pineal, 298
      classificação dos, 298
    diagnóstico, 299
      laboratorial, 300
      por imagem, 299
    manejo, 301
      algoritmo de, 301*f*
      da hidrocefalia, 301
      diagnóstico, 301
    marcadores tumorais, 300
    papel da cirurgia nos, 305
    patogênese dos, 298
    tratamento adjuvante, 306
Ressecção
  cirurgia para, 404*f*
    de DCF, 404*f*
  de cistos cerebrais, 450
    na neurocirurgia pediátrica, 450
  de tumores cerebrais, 452
    por endoscopia, 452
      na neurocirurgia pediátrica, 452
  do tumor, 237
    gliomas cerebelares, 237
  tumoral, 162
    completa, 162*f*
Resultado(s)
  cirúrgicos, 238
    de gliomas cerebelares, 238
Retalho Cutâneo
  rotação de, 71*f*
    na ACC, 71*f*
      pediculado, 71*f*
      simples, 71*f*
Revascularização
  direta, 330
    na doença, 330
      de Moyamoya, 330
  indireta, 330, 334
    na doença, 330, 334
      de Moyamoya, 330, 334
RM (Ressonância Magnética), 4
  avaliação por, 59*f*
    CFM, 59*f*
  diferenciação na, 156
    entre astrocitomas, 156
    e ependimomas, 156
  escoliose na, 144
  fetal, 15*f*, 19*f*
    MMC em, 15*f*
    tumor subependimário em, 19*f*
  gliomas na, 232
    cerebelares, 232
  mielografia por, 371
    na PNPB, 371
  tumor em, 156*f*
    intramedular, 156*f*
      cervical, 156*f*
      torácico, 156*f*
Rotação
  na ACC, 71*f*
    de retalho cutâneo, 71*f*
      pediculado, 71*f*

simples, 71f
    de retalho cutâneo, 71f
    RT (Radioterapia), 271
    e MB, 194
    em tumores, 268, 314
        supratentoriais, 268
            de hemisférios cerebrais, 268
            de lobos cerebrais, 268
        talâmicos, 314

## S

Schwannoma
    toracolombar, 153f
SD (*Sinus* Dermal), 84
    disjunção ectodérmica em, 85f
        incompleta, 85f
Sedoanalgesia
    no TCEP grave, 357
Segmentação
    anomalias de, 138
        distúrbios da JCV e, 138
Segmento
    rostral, 169f
        do mielencéfalo, 169f
            desenvolvimento
                embrionário do, 169f
Seio(s)
    dérmicos, 99-110, 117f
        criança com, 117f
        diagnóstico, 110
        e estigma cutâneo tipo, 110f
            apêndice cutâneo, 110f
            *dipple*, 110f
            fosseta, 110f
        quadro clínico, 110
        tratamento, 110
    esfenoidal, 287f
        tipos de, 287f
            conchal, 287f
            pré-selar, 287f
            selar, 287f
Serviço Social
    e CSS, 50
SHH (*Sonic Headgehog*)
    MB, 193
Síndrome
    de Crouzon, 52f, 53f
        com RED, 52f
    de Down, 137
        distúrbios da JCV e, 137
    de Klippel-Feil, 90f
Sintoma(s)
    neurológicos, 145
        e deformidade da coluna, 145
            indicações de tratamento, 145
Siringomielia
    cervical, 156f
Sistema(s)
    e deformidade da coluna, 146, 147
        indicações de tratamento, 146, 147
            bipolar, 147
            de crescimento, 146

EOS, 144
    escoliose no, 144
    vertebrobasilar, 175f
        na fossa posterior, 175f
SNC (Sistema Nervoso Central), 3
    gliomas do, 261q
        de importância pediátrica, 261q
        classificação para, 261q
Subgrupo(s)
    de MBs, 192f, 193
        localização dos, 192f
        não SHH, 193
        não WNT, 193
        por histologia, 194
        SHH, 193
        WNT, 193
Subtipo(s)
    de gliomas cerebelares, 230
        astrocitoma, 230
            pilocítico, 230, 231f-234f
            pilomixoide, 230
Superfície
    em crianças, 169
        petrosa, 170
        suboccipital, 170
        tentorial, 169
Supratentorial(is)
    doenças, 249-350
    tumores, 261-268
        de hemisférios cerebrais, 261-268
            apresentação clínica, 261
            diagnósticos, 262
                diferenciais, 262
                por imagem, 262
            tratamento, 266
                cirurgia, 266
                quimioterapia, 267
                RT, 268
            variantes histopatológicas, 261
        de lobos cerebrais, 261-268
            apresentação clínica, 261
            diagnósticos, 262
                diferenciais, 262
                por imagem, 262
            tratamento, 266
                cirurgia, 266
                quimioterapia, 267
                RT, 268
            variantes histopatológicas, 261
Suturectomia
    CSS e, 51f
        bicoronal, 51f
        endoscópica, 51f

## T

Tálamo
    tumores do, 310
TC (Tomografia Computadorizada), 4
    gliomas na, 232
        cerebelares, 232
    hidrocefalia em, 6f

TCE (Trauma Cranioencefálico)
    grave, 356f
        condutas no, 356f
            esquematização das, 356f
    na infância, 353-363
        avaliação, 353
            ABCDE, 353
            da resposta pupilar, 354q
        classificações, 355
            grave, 355
            leve, 355
            moderado, 355
            tomográfica de Marshall, 355q
        epidemiologia, 353
        lesões específicas, 360
            da pediatria, 360
        manejo do TCEP, 356
            grave, 356
        propedêutica, 354
            algoritmo PECARN, 354q
            regra CATCH, 354q
TCEP (Trauma Cranioencefálico
    Pediátrico), 353
    grave, 356
        manejo do, 356
            barbitúricos, 357
            bloqueadores neuromusculares, 357
            CD, 357
            controle térmico, 357
            corticosteroides, 357
            drenagem liquórica, 357
            manutenção de PPC adequada, 357
            monitorização da PIC, 356
            neuromonitorização, 356
                medidas avançadas de, 356
            nutrição, 357
            profilaxia de crises convulsivas, 357
            sedoanalgesia, 357
            terapia, 357
                hiperosmolar, 357
                ventilatórias, 357
TCGNG (Tumores de Células Germinativas
    Não Germinativos), 289
    metastático, 289f
TCGS (Tumores de Células Germinativas
    Suprasselares), 289
TCNA (Traumatismo Craniano Não
    Acidental)
    na pediatria, 362
TCPAV (Tumores Cerebrais do Primeiro
    Ano de Vida)
    histologia, 252
    incidência, 252
    localização, 252
    quadro clínico, 252
Técnica Cirúrgica
    em neurocirurgia fetal, 15
        considerações sobre, 16
    na epilepsia hemisférica, 408
        hemisferectomia, 408
            anatômica, 408

hemisferotomia, 409
　funcionais, 409
　　Delalande, 409
　　horizontal, 409
　　vertical, 409
　　Villemure-Shimizu, 409
　na PNPB, 373
　　enxertos, 373
　　neurólise externa, 373
　　transferências, 373
Teoria
　ACC e, 69
　amniogênica, 69
　vascular, 69
Terapia
　no TCEP grave, 357
　　hiperosmolar, 357
　　ventilatórias, 357
Teste(s)
　hormonais diagnósticos, 292q
　　de hiperfunção hipofisária, 292q
　　　nos adenomas, 292q
　　　nos tumores, 292q
　　　　selares, 292q
　　　　suprasselares, 292q
　　de hipofunção hipofisária, 292q
　　　nos adenomas, 292q
　　　nos tumores, 292q
　　　　selares, 292q
　　　　suprasselares, 292q
Tractografia
　estudo de, 172f
　　do lemnisco medial, 172f
　　do pedúnculo cerebelar, 174f
　　　médio, 174f
　　do trato corticoespinhal, 172f
Transferência(s)
　de nervos, 373
　na PNPB, 373
Transição
　bulbomedular, 211
　　tumores da, 211
　craniovertebral, 79-164
　　doenças da, 79-164
　　embriologia da, 81-90
　　　aplicação na prática clínica, 81-90
　　　　junção craniovertebral, 88
Transtorno(s)
　do movimento, 413-419
　　outros, 413-419
　　　distonia, 413
Tratamento
　das doenças, 135-142
　　da JCV pediátrica, 135-142
　　　cirúrgico, 140
　　　　compressão, 140
　　　　deformidade, 140, 141
　　　　instabilidade, 141
　　　　técnicas de fixação, 141
　　　　　colocação de parafusos, 141
　　　　　considerações cirúrgicas, 141

crianças pequenas, 141
　enxerto ósseo, 141
　extensão da, 141
Tratamento Cirúrgico
　da epilepsia hemisférica, 407-411
　　complicações, 410
　　evolução, 407
　　hemisferectomia, 407-411
　　hemisferotomia, 407-411
　　histórico, 407
　　indicações cirúrgicas, 408
　　prognóstico, 410
　　seleção de pacientes, 408
　　técnica cirúrgica, 408
Trato
　corticoespinhal, 172f
　　estudo do, 172f
　　　de tractografia, 172f
Traumática(s)
　doenças, 351-387
Trigonocefalia
　tratamento da, 33
　　avanço, 33
　　　endoscópica, 32
　　　fronto-orbitário, 33
　　técnica, 33, 34
　　　aberta, 33
　　　endoscópica, 34
TRM (Traumatismo Raquimedular)
　em crianças, 365-368
　　características específicas do, 366
　　classificações, 366
　　epidemiologia, 365
　　manejo não cirúrgico, 365
　　primeiro atendimento, 365
　　reabilitação, 368
　　recuperação neurológica, 368
　　tratamento cirúrgico, 366
　　　princípios AOSpine, 366
Tronco
　encefálico, 171f
　　divisão do, 171f
Tronco Cerebral
　em crianças, 170
　　bulbo medular, 175
　　mesencéfalo, 171
　　ponte, 174
　gliomas do, 211-226
　　anatomia, 212
　　　aqueduto cerebral, 217
　　　bulbo, 224
　　　　anterior, 224
　　　　posterior, 224
　　　mesencéfalo, 212
　　　　anterior, 213
　　　　central, 216
　　　　dorsal, 217
　　　　posterior, 217
　　　ponte, 219
　　　　anterior, 221
　　　　posterior, 223

classificação, 211
　da transição bulbomedular, 211
　difusos, 11
　exofíticos, 211
　focais, 211
experiência institucional, 226
zonas de acesso, 212, 213f, 219f
　seguras, 212
　janelas cirúrgicas, 219f
　endoscópico, 213f
TTRA (Tumor Teratoide Rabdoide Atípico)
　classificação, 256
　definição, 256
Tubo Neural
　fechamento do, 69
　defeito no, 69
　　ACC e, 69
Tumor(es)
　cerebrais, 452
　　endoscopia nos, 452
　　　na neurocirurgia pediátrica, 452
　　　　biópsia de, 452
　　　　ressecção de, 452
　da região pineal, 297-306
　　acessos cirúrgicos, 302
　　　infratentorial supracerebelar, 303
　　　inter-hemisférico, 305
　　　　transcaloso transcoróideo, 305
　　　occipital transtentorial, 304
　　apresentação clínica 299
　　da glândula pineal, 298
　　classificação dos, 298
　　diagnóstico, 299
　　　laboratorial, 300
　　　por imagem, 299
　　manejo, 301
　　　algoritmo de, 301f
　　　da hidrocefalia, 301
　　　diagnóstico, 301
　　　marcadores tumorais, 300
　　papel da cirurgia nos, 305
　　patogênese dos, 298
　　tratamento adjuvante, 306
　de origem embriológica, 117
　　seio dérmico e, 117
　diagnóstico de, 265
　　por imagem, 265
　　　embrionários, 266
　　　glioneurais, 265
　　　neurais, 265
　do tronco cerebral, 211
　　da transição, 211
　　　bulbomedular, 211
　　difusos, 11
　　exofíticos, 211
　　focais, 211
　　tipo, 211
　　　I, 211
　　　II, 211
　　　III, 211
　　　IV, 211

epilepsia e, 402
  extratemporal, 402
extramedulares, 149-154
  em crianças, 149-154
    apresentação clínica, 149
    classificação, 151
    diagnóstico por imagem, 150
    epidemiologia, 149
    neurofisiologia, 150
    patologia, 151
    tratamento cirúrgico, 152
intracranianos, 251-259
  no primeiro ano de vida, 251-259
    classificação, 251
    definição, 251
    prognóstico, 258
    tratamento, 258
intradurais, 149-154
  em crianças, 149-154
    apresentação clínica, 149
    classificação, 151
    diagnóstico por imagem, 150
    epidemiologia, 149
    neurofisiologia, 150
    patologia, 151
    tratamento cirúrgico, 152
intramedulares, 155-164
  associação a facomatoses, 160
    astrocitoma, 160
      e NF1, 160
    ependimoma, 160
      e NF2, 160
    hemangioblastomas, 160
      e VHL, 160
  cervical, 156f
    com extensão, 159f
    até o cone, 159f
  distribuição na população de, 158q
    adulta, 158q
    infantil, 158q
  espinhais, 155
    distinção topográfica de, 155
  medulares pediátricos, 158
    associação a facomatoses, 160q
    e adultos, 158
      apresentação clínica, 158
      diferenças, 158
  principais, 155
    astrocitoma, 155
      diferenciação na RM, 156
    ependimoma, 155
      diferenciação na RM, 156
      mixopapilares, 156
    ependimomas espinhais, 156
      com amplificação
        de MYCN, 156
      sem amplificação
        de MYCN, 156
    gangliogliomas, 157
    ganglioneuromas, 157
    hemangioblastomas, 156

imagem habituais dos, 158q
  características de, 158q
linfomas primários, 157
  da medula, 157
melanoma primário, 157
metástases intramedulares, 158
terapias adjuvantes, 163
  astrocitomas, 164
  ependimomas, 163
torácico, 156f
tratamento cirúrgico, 160
  acesso cirúrgico, 161
  achados patológicos dos, 163
  deformidades
    pós-operatórias, 163
  linha média medular, 162
    localização da, 162
    monitorização da, 162
  marcadores moleculares, 163q
  planejamento, 161
  ressecção tumoral, 162
neurocirurgia fetal e, 18
  subependimário, 19f
  RM fetal de, 19f
ósseos, 317-322
  do crânio, 317-322
    apresentação clínica, 317
    casos ilustrativos, 321
    classificação, 318
    diagnóstico, 317q, 318
      diferencial, 317q
      por imagem, 318
    malignos, 320
    tratamento cirúrgico, 320
selares, 281-293
  adenomas hipofisários, 290
  avaliação dos, 292
    endocrinológica, 292
  craniofaringioma, 283
  manejo clínico, 292, 293
    pós-alta, ambulatorial, 293
    pós-operatório, 293
    pré-operatório, 292
  testes hormonais nos, 292q
    diagnósticos, 292q
      de hiperfunção
        hipofisária, 292q
      de hipofunção
        hipofisária, 292q
suprasselares, 281-293
  avaliação dos, 292
    endocrinológica, 292
  craniofaringioma, 283
  HH, 281
  manejo clínico, 292, 293
    pós-alta, ambulatorial, 293
    pós-operatório, 293
    pré-operatório, 292
  TCG, 289
  testes hormonais nos, 292q
    diagnósticos, 292q
      de hiperfunção hipofisária, 292q

      de hipofunção
        hipofisária, 292q
supratentoriais, 261-268
  de hemisférios cerebrais, 261-268
    apresentação clínica, 261
    diagnósticos, 262
      diferenciais, 262
      por imagem, 262
    tratamento, 266
      cirurgia, 266
      quimioterapia, 267
      RT, 268
    variantes
      histopatológicas, 261
  de lobos cerebrais, 261-268
    apresentação clínica, 261
    diagnósticos, 262
      diferenciais, 262
      por imagem, 262
    tratamento, 266
      cirurgia, 266
      quimioterapia, 267
      RT, 268
    variantes
      histopatológicas, 261
  talâmicos, 309-315
    anatomia, 309
    diagnóstico, 312
    epidemiologia, 309
    manifestações clínicas, 312
    tratamento, 312
      cirúrgico, 312
      terapias adjuvantes, 314
        quimioterapia, 314
        RT, 314
TVE (Terceiroventriculostomia
  Endoscópica)
  na hidrocefalia, 7
    cirurgia, 8
    complicações, 8
    cuidados pós-operatórios, 8
    técnica cirúrgica, 8
      passo a passo, 9f
  na neurocirurgia pediátrica, 448
    complicações, 449
    expectativa de sucesso, 449
    indicações, 448
    resultados, 449
    técnica cirúrgica, 448
  sucesso de, 7q
    escore de, 7q

## U

US (Ultrassonografia)
  fetal, 14f
    imagem estática de, 14f
  na PNPB, 371
pré-natal, 144
  escoliose na, 144

USTF (Ultrassonografia
  Transfontanela), 4

## V

Válvula(s)
  implantação de, 11q
    protocolo para, 11q
      na hidrocefalia, 11q
  infecção de, 11q
    protocolo para redução de, 11q
      estandardizado HCRN, 11q
Variabilidade
  neurológica, 143
    no disrafismo espinhal, 143
VCC (Ventriculocistocisternostomia Endoscópica), 59
  imagens da, 61f
    CSS, 61f
VDW (Variante Dandy-Walker), 177, 183
*Vermis*
  cerebelar, 169
    em crianças, 169
      superfície, 170
        petrosa, 170
        suboccipital, 170
    segmentação do, 170f
  hipoplasia de, 183f
Vesícula(s)
  cerebrais, 168f
    formação das, 168f
      primárias, 168f
      secundárias, 168f
VHL (Doença de von Hippel-Lindau)
  hemangioblastomas e, 160
Via(s) Óptica(s)
  gliomas de, 271-279
    apresentação clínica, 272
    biologia molecular, 275
    diagnóstico, 273
      métodos de, 273
    epidemiologia, 271
    manejo dos, 275
    patologia, 275
    predisposição genética, 271
    prognóstico, 279
Vida
  associativa, 443
    da neurocirurgia pediátrica, 443
Villemure-Shimizu
  hemisferotomia, 409
    funcional, 409
Vulnerabilidade(s)
  da neurocirurgia pediátrica, 443
    demografia, 443
    desigualdades no acesso, 443
      a recursos de saúde, 443

## W

WNT (*Wingless*)
  MB, 193

## Z

Zona(s) de Acesso
  gliomas, 212, 213f, 219f
    do tronco cerebral, 212, 213f, 219f
      janelas cirúrgicas, 219f
      seguras, 212